개정판

재활치료학

REHABILITATION THERAPEUTICS

대표저자 전 세 일

계 축 문 화 사

저자대표

전 세 일 CHA의과학대학교 재활의학과 교수
통합의학대학원 원장

공동저자

곽 은 희 (연세의료원 재활의학과 재활심리실 실장)
김 경 미 (인제대학교 의생명공학대학 작업치료학과 부교수)
김 선 현 (CHA의과학대학교 통합의학대학원 임상미술치료학전공 주임교수)
김 선 엽 (대전대학교 자연과학대학 물리치료학과 교수)
김 장 환 (한서대학교 의료보장구학과 교수)
김 종 만 (서남대학교 물리치료학과 교수)
김 현 숙 (여주대학 물리치료과 교수)
배 소 영 (한림대 언어청각학부 언어병리학전공 교수)
안 덕 현 (인제대학교 물리치료학과 부교수)
원 종 임 (전주대학교 물리치료학과 부교수)
유 병 규 (신구대학 물리치료과 교수)
유 호 경 (연세대학교 재활학교 교장)
이 숙 자 (세브란스병원 임상사회사업사)
이 원 희 (연세대학교 간호대학)
이 재 호 (전 서울보건대학 물리치료과 교수)
이 정 원 (여주대학 작업치료과 교수)
이 충 휘 (연세대학교 물리치료학과 교수)
이 호 선 (세브란스병원 임상영양과 과장)
정 원 미 (동남보건대학 작업치료과 교수)
조 상 현 (연세대학교 물리치료학과 교수)
최 경 식 (세브란스병원 임상사회사업사, CHA의과학대학교 헬스산업학과 외래교수)
황 병 용 (용인대학교 보건복지대학 물리치료학과 교수)

개정판을 내면서

재활치료의 특징에는 포괄적인 진료평가, 기능위주의 치료 내용, 팀 위주의 치료방법이 포함된다. 가장 이상적이고 최대한의 재활치료 효과를 성취하기 위해서는 환자를 신체적, 정신적, 심리적, 정서적, 사회적, 영적 차원에서 포괄적으로 다루어줘야 하기 때문이고, 환자가 보람된 삶을 살아가는데 필요한 최대한 최고 수준의 기능을 성취하도록 치료 해 주어야 하기 때문이며, 그런 목표를 달성하기 위해서는 다양한 분야의 전문가들이 집단협조 진료체계를 구축해 주어야 하기 때문이다.

한 오케스트라가 훌륭한 교향악을 만들어 내기 위해서는 다양한 악기들이 컨덕터의 지휘 아래 일사불란하게 연주되어야 하듯이 만족스러운 재활치료효과를 얻어내기 위해서는 다양한 재활치료 팀의 구성 멤버들이 치료 프로그램에 일사불란하게 협조참여 해 주어야만 가능하다. 자기 자신의 실력만 최대한으로 발휘하면 되는 것이 아니고 다른 멤버들의 역할에도 협조적으로 보조를 맞추어 줘야 총체적 조화물을 창출해 낼 수 있을 것이다. 재활치료 팀의 각 구성 멤버들은 상대방의 기능과 역할에 대해서도 숙지하고 있어야 서로 협조를 제공할 수도 있고, 협조를 요구할 수도 있고, 평가할 수도 있을 것이다.

재활치료 분야 전문가들 중에는 재활의학 전문의를 비롯해 재활간호사, 물리치료사, 작업치료사, 언어치료사, 임상심리치료사, 오락치료사, 임상예술치료사, 임상영양사, 임상보장구사, 임상사회사업사 등이 포함되어 있기 때문에, 본서에서는 이러한 각 분야에서 수업하고 있는 학생들을 대상으로 하여 재활치료의 기본 원칙을 간추려 소개하였다.

21세기에 들어서면서 많은 것이 변했고 그것도 빠른 속도로 변화 발전해 가고 있다. 재활치료 분야에 있어서도 예외는 아니다. 재활치료학 초판을 펴낸 1998년 이래로 많은 연구업적이 새로이 축적되었고 또 많은 진료 기술과 요법이 개발되었다. 이번에 펴내는 개정판에서는 재활치료 현장에서 교육, 진료, 연구에 직접 참여 활동하고 있는 교수 전문가 24명이 그 동안의 경험의 축적과 변화발전된 정보를 종합 정리하여 공동으로 집필하였다.

이번 개정판에는 새로이 임상미술치료학이 추가되었으며 동양전통의학과 보완대체의학의 내용을 초판보다 좀 더 자세하게 확대 소개하였다. 이는 이들 분야의 교육·연구·진료 활동이 빠르게 넓게 보급 확산되고 있는 전 세계 추세에 발을 맞추기 위함이고, 다른 어느 분야보다도 더 포괄적인 지식을 요구하고 있는 재활치료 전문가들에게 폭 넓은 지식을 보급해 주기 위함이고, 연구 발상(research idea)의 보고라 할 수 있는 이들 예술치료, 전통의학, 보완대체의학 속에서 다양한 연구 발상을 얻어 많은 기초연구를 활발하게 할 수 있도록 도와주기 위함이며, 임상에 창의적이고 건설적으로 응용할 수 있는 지혜를 제공해 주기 위함이다.

본서가 의료 계통의 학생들뿐만 아니라 의사, 한의사, 치과의사, 치료사, 기초 임상 연구가, 의료 행정가, 일반 지식층 소비자 모두에게도 유용한 참고서가 되기를 기대해 본다.

2011년 7월

대표저자 전 세 일

머 리 말

선진국 치고 재활의학이 발달되지 않은 나라가 없으며, 재활의학이 발달된 나라 치고 선진국이 아닌 나라가 없다. 반대로 후진국 치고 재활의학이 발달된 나라가 없으며, 재활의학이 발달되지 않은 나라 치고 후진국이 아닌 나라가 없다. 재활의학은 한 나라의 선진의 척도라고도 할 수 있다. 고도의 산업화, 교통수단의 발달, 인구의 고령화가 재활의학 분야의 의료서비스를 강하게 요구하고 있다. 그런데 고도로 산업화된 사회, 교통수단이 고도로 발달된 사회, 고령의 인구가 많은 사회가 바로 선진국의 모습인 것이다.

진정한 선진사회란 삶의 질이 높은 복지사회를 일컫는 말이다. "구조된 생명을 살 가치가 있는 생명으로 만들어 준다"는 것이 재활의학의 철학이고 보면, 선진사회의 철학과 재활의학의 철학이 일치함을 알 수 있을 것이다.

질병이나 외상으로 죽어가는 생명을 그냥 구조해 주는 수준에서 머물지 않고, 더 나아가 사회에 재적응하고 생산대열에 다시 참여해 자신과 사회와 국가를 위해 보람된 생을 살도록 적극적으로 관리해 주는 것이 넓은 의미에서의 재활치료인 것이다. 이러한 목적을 달성하기 위하여 구비해야 하는 필수여건 중의 하나는 잘 짜여진 치료팀의 구성과 치료요원간의 효율적 협응기능이라 할 수 있다.

여기서 협응기능이라 함은, 물리치료나 작업치료나 언어치료 같은 재활의학 분야 내의 전문치료 요원간의 협동적 치료활동(intra-departmental coordination)은 물론이고, 재활의학이라든가 정형외과라든가 신경과 같은 전문분야 간의 협진활동(inter-departmental cooperation)을 포함해서 말하는 것이다.

재활분야 내의 전문요원에는 물리치료사, 작업치료사, 언어치료사, 임상심리사, 재활간호사, 보장구사, 특수교사, 영양사, 사회사업사 등이 포함되기 때문에, 본서에서는 이러한 각 세부분야에서 수업하고 있는 학생들을 대상으로 하여 재활치료의 기본적 원칙을 간추려서 소개하였다.

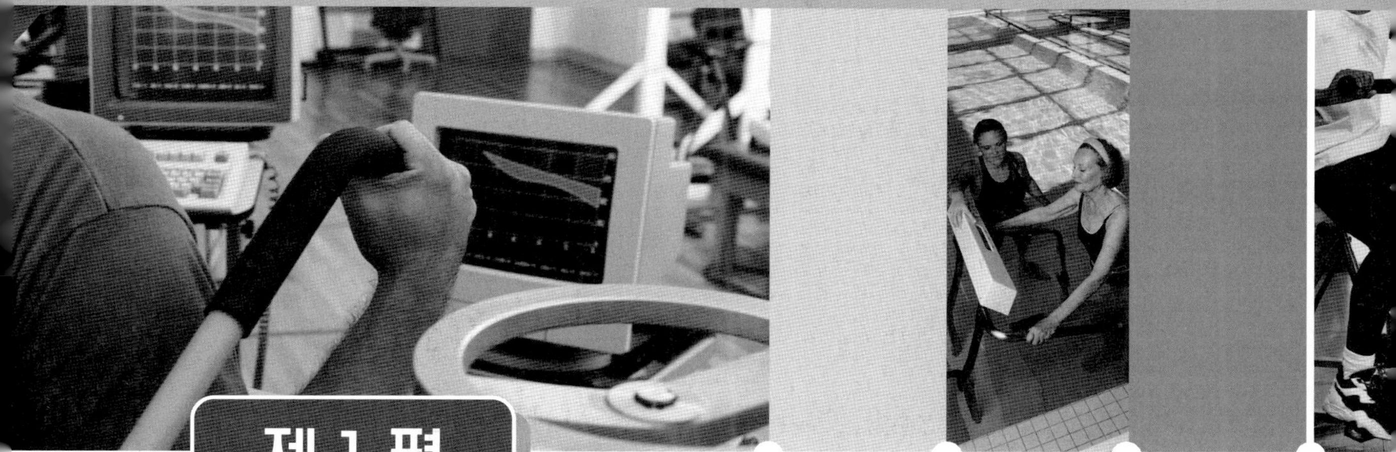

제 1 편

재 활 의 학

제1장 재활치료의 이해
(What is Rehabilitation Therapies)

전세일, 조상현

1 재활의학이란

재활(再活)이라는 말은 문자 그대로 다시 활성화시킨다는 뜻을 담고 있다. 의학에 있어서도 심신의 기능을 다시 활성화 시키는 의학이라는 뜻에서 우리나라에서는 재활의학이라 부른다. 중국에서는 강복의학(康復醫學)이라 부르는데 이것은 건강을 회복시켜 준다는 뜻이다. 일본에서는 알맞는 번역이 없다고 생각하여 서양 사람들이 부르는 대로 그냥 리해빌리테이션 의학이라 부른다. 일본식 발음으로 간추려서 리하비리 의학이라고 부르는 사람도 많다.

재활의학의 창시자라고 할 수 있는 미국에서는 물리의학 및 재활(physical medicine and rehabilitation)이라고 부른다. 모든 치료법은 화학적 요법(chemical therapy), 물리적 요법(physical therapy), 심리적 요법(psychological therapy), 수술 적 요법(surgical therapy) 등의 4가지 범주로 구분되는데 재활의학에서는 물리적인 치료 방법을 특히 많이 이용하는 분야라 해서 물리의학을 강조한 것이다. 물리의학 및 재활을 한 단어로 표시할 때는 피지아트리(physiatry)라고 부르며, 따라서 재활의학 전문의를 피지아트리스트(physiatrist)라고 부른다.

원래 국제적인 수준의 재활의학 학회가 2개 있었는데, 유럽을 중심으로는 International Federation of Physical Medicine and Rehabilitation(IFPMR)이라는 이름 하에 학술활동을 하였고 미국을 중심으로는 International Rehabilitation Medicine Association(IRMA)이란 이름으로 활동하였다. 이 두 조직이 합쳐서 International Society of Physical and Rehabilitation Medicine(ISPRM)으로 발전하였다. 따라서 최근에는 재활의학을 Physical and Rehabilitation Medicine(PRM)이라고 부르는 것이 세계 추세이다.

사람이 갓난아기로 처음 태어났을 때는 혼자서는 아무 것도 할 수 없는 무능(無能, inability)의 상태로 되어 있는데 차츰 자라면서 일상생활에 필요한 동작을 혼자서 할 수 있는 유능(有能, ability)의 상태로 발전하게 된다. 이와 같이 무능의 상태에서 유능의 상태로 훈련되어지는 과정을 활성화

(habilitation)라고 한다. 유능(有能)의 상태에서 무슨 질병이나 외상 등으로 일상생활 동작의 일부를 상실하였을 때 이를 장해(障害, disability)의 상태라고 부른다. 이렇게 일부 상실한 기능을 다시(再, re-) 활성화(活, habilitation) 되어지는 과정을 재활(rehabilitation)이라 하는 것이다.

우리나라에서는 장해(障害)와 장애(障碍)를 혼동하여 사용하는 경향이 있다. 원래 장해(障害)라는 말은 정상적인 심신의 기능의 일부가 정상 이하로 저하된 상태를 통틀어 말하는 것이고, 이런 기능저하 상태가 영구적일 때 일반적으로 장애(障碍)라고 하는 것이다. 기능의 저하가 있는 상태는 그 기간이 한시적(限時的)이건 영구적(永久的)이건 간에 모두 다 장해(障害)라고 할 수 있지만, 장애(障碍)라는 말은 특히 영구적인 기능 손실이 있는 경우에 한해서 적용되는 말이다. 수개월간 요통을 호소하거나 발목이 삐어서(좌상, 挫傷) 통증을 호소하는 환자에게는 어느 정도의 장해(障害)가 있다고 말할 수는 있어도 그를 장애인(障碍人)이라고는 부를 수 없는 것이다.

기능의 상실(loss of function)은 광범위한 의미에서 장해(障害)라 할 수 있는데, 1980년에 세계보건기구(WHO)에서 채택하고 발표한 장해의 국제 분류 방법(ICIDH, International Classification of Impairments, Disabilities, and Handicaps)에 의하면, 장기(organ) 차원에서의 장해와, 개인(personal) 차원에서의 장해와, 사회적(social) 차원에서의 장해로 구분된다. 한 장기의 생리적 기능이 상실된 장기수준의 장해를 임페어먼트(impairment)라 하고, 개인의 일일 생활 동작 기능이 상실된 개인수준의 장해를 디사빌리티(disability)라 하며, 사회적 역할의 능력이 상실된 사회적 수준의 장해를 핸디캡(handicap)이라 한다. 예를 들면, 심장에 질환이 생겨서 심장이 제 기능을 정상적으로 발휘하지 못하면 이는 임페어먼트이고, 이 심장 질환 때문에 제대로 걷지도 못하고 층층대를 오르내리지도 못하면 이는 디사빌리티(disability)이며, 이같이 정상적인 거동을 제대로 못하기 때문에 선생이 선생노릇 못하고 물리치료사가 물리치료사 노릇 못하는 것을 핸디캡(handicap)이라 한다. 따라서 장기의 장해(impairment)는 주로 내과, 외과적으로 관리해 주어야 하고, 개인적 차원의 장해(disability)는 주로 재활의학적 관리를 해주어야 하며, 사회적 차원의 장해(handicap)는 주로 사회적, 제도적으로 관리해 주어야 한다.

환자의 장해의 정도를 평가하는 데 있어서 '장해율'과 '노동능력 상실률'은 서로 다른 것이다. 장해율은 디사빌리티에 해당하며 노동능력 상실률은 핸디캡에 해당된다. 만일 바이올린 연주자가 새끼손가락 한 마디가 절단되었다고 가정하면 그의 장해율은 아주 미미한 것으로 평가될 것이지만 그의 노동능력 상실률은 거의 100%에 해당한다.

	장기 차원의 장해 (impairment)	개인 차원의 장해 (disability)	사회적 차원의 장해 (handicap)
기능의 상실	생리적 기능 상실	일일 생활 동작기능상실	사회적 역할 상실

이상과 같이 1980년에 WHO에서 채택한 장해의 국제분류법(ICIDH)을 세계적으로 널리 사용하고 있는 실정이지만, 1991년에 미국의 IOM(Institute of Medicine)에서는 장기의 장해를 impairment로, 개인적 장해를 functional limitation

으로, 사회적 장해를 disability로 구분할 것을 정식으로 제안하고 나섰다. 그 이유는 핸디캡(handicap)이라는 말에는 '사회적으로 불이익을 받는 사람들'이라는 어감이 풍기기 때문에 장애인들로부터 반발을 살 염려가 있다는 것이었다.

2 재활의학의 철학

재활의학의 바탕을 이루고 있는 사상은 "구조된 생명을 살 가치가 있는 생명으로 만들어 준다"는 것이다. 죽어가는 생명을 구조해 놓고 그 생명이 유지되도록 하는 단계에서 끝나는 것이 아니라 더 나아가 환자 자신이나 사회가 가치 있는 생명이라고 느끼는 것은 물론이려니와 가능한 한 생산 대열에도 참여하면서 보다 보람되고 즐거운 생활을 영위하도록 만들어 준다는 것이다. 따라서 재활의학의 목적은 육체적으로나, 정신적으로나, 심리적으로나, 정서적으로나, 가정적으로나, 사회적으로나 또는 직업적으로나 환자가 성취할 수 있는 최고의 수준에까지 도달할 수 있도록 치료와 훈련과 교육을 통하여 환자를 관리해 주는 것이다.

가령 사지가 절단된 환자에게 절단된 환부만 치유된 후에 그대로 방치해 둔다면 그는 일생동안 남의 도움이 없이는 하루도 살 수 없을 것이나, 그에게 성공적인 재활치료를 제공한다면 그는 남의 도움이 전혀 필요 없이 살 수 있을 뿐만 아니라 직장에서 남들과 같이 생산 대열에 참여하면서 보다 보람된 생활을 즐길 수 있게 될 것이다.

재활의학은 질병의 치료, 증상의 호전, 합병증의 예방, 재발의 방지를 통하여 삶의 질을 높여준다. 만성 심장 질환이나 폐 질환 또는 말기 암 환자에 있어서도 병자체가 치유되는 큰 공헌을 하지 못하더라도 재활치료를 받지 않은 환자들보다는 재활치료를 받은 환자들이 한층 더 높은 수준의 삶의 질을 향유할 수 있다.

3 재활의학의 특성

재활의학은 다음과 같은 특성을 지닌다.

(1) 기능 위주(function oriented)이다.

(2) 포괄적(comprehensive)이다.

(3) 팀 접근법(team approach)을 사용한다.

1) 기능 위주(function oriented)

기능 위주라 함은 환자를 치료함에 있어서 질병의 원인을 정확히 규명하고 그 원인을 근본적으로 치료하는 것은 물론이려니와, 질병에 의하여 손상된 기능이 무엇인지를 평가하여 그 손상된 기능을 회복시켜 주는 데에 치료와 관리의 초점을 맞춘다는 뜻이다. 질환으로 인해 걷는 기능이 상실되었다면 다시 걸을 수 있도록 해주고, 언어 장애가 생겼으면 다시 말을 할 수 있도록 해줄 것이며, 화장실 이용을 독립적으로 못할 경우에는 이를 남의 도움 없이도 수행할 수 있도록 훈련시키는 등의 기능 향상을 위한 치료와 관리를 특별히 강조하는 것이다.

2) 포괄적(comprehensive)

포괄적이라 함은 환자가 지닌 문제를 평가, 치료, 관리함에 있어서 육체적인 측면뿐만 아니라 심리적, 정서적, 정신적인 측면, 의사소통(언어, 청각 등), 자기관리(self-care), 그리고 가정적, 사회적, 심지어 직업적(vocational)인 측면까지도 다 환자의 치료와 관리의 대상에 포함시킨다는 뜻이다.

3) 팀 접근법(team approach)

팀 접근법이라 함은 환자진료의 틀에 있어서 환자 대 의사의 "1 : 1"의 관계가 아니고, 환자를 중심으로 한 환자 보호자와 그 외 환자를 간호하는 사람들(개호인, 간병인 등)로 구성이 되는 소위 치료수혜 팀(care recipients)과 의사를 중심으로 한 세부 의료 전문가(paramedical specialists)들을 다 포함한 소위 치료제공자 팀(care providers)으로 이뤄지는 "팀 대 팀"의 관계를 의미한다.

4 성공적 재활의 구비 조건

재활의 성과(rehabilitation outcome)를 가장 성공적인 수준으로 달성하기 위하여 갖추어야 할 구비 조건은 다음과 같다.

(1) 환자의 회복 잠재력
(2) 환자의 의지
(3) 가족과 사회의 지지
(4) 잘 짜여진 재활치료 팀

1) 환자의 회복 잠재력(potential)

재활치료에서 환자의 회복 잠재력을 정확히 평가하는 것은 올바른 치료 방향을 설정하는 데 있어서 매우 중요한 부분을 차지한다. 뇌졸중(stroke) 환자들 중에서 약 10%는 아무런 치료를 제공하지 않아도 회복이 잘되며, 다른 10%는 어떠한 치료 방법을 동원해도 아무런 효과가 없으며, 약 80%는 재활치료를 받은 환자 군이 그렇지 않은 환자군보다 기능회복이 훨씬 양호하다. 여기에서 아무런 효과가 없다고 되어 있는 10%는 소위 기능회복 잠재력이 없다고 간주되는 환자 군이다.

또 사지 절단 환자를 예로 든다면, 어떤 하지 절단 자(lower extremity amputee) 중에는 의족을 착용하면 축구도 할 수 있고 디스코 춤도 출 수 있을 정도로 보행 기능이 좋아지는 반면에, 어떤 환자는 아무리 좋은 의지를 장착시켜도 전혀 보행이 불가능한 경우도 있다. 이 걸을 수 없는 환자 군이 회복 잠재력이 결여되어 있다고 평가되는 것이다. 재활치료는 각 환자의 회복 잠재력 정도에 따라서 알 맞는 치료 프로그램을 제공해야 가장 성공적인 치료 성과를 이끌어낼 수 있다. 재활의학 전문의는 환자들의 재활치료 성과(Rehabilitation Outcome)를 예측할 수 있어야 하며 이를 토대로 환자와 가족에게 미리 자문해 줄 수 있어야 한다.

2) 환자의 참여의지(motivation)

재활치료 프로그램은 다분히 참여적(participatory)이다. 재활치료의 어느 단계에서는 환자의 질병의 치유 과정을 통해서가 아니라 훈련(discipline or practice)을 통해서만 기능 회복이 가능하다. 훈련을 하기 위해서는 환자의 참여를 필수로 하고 있다. 참여를 하기 위해서는 환자의 긍정적 의지(motivation)를 필요로 한다. 환자의 의지를 고취시키기 위해서는 환자 자신과 가족과 의료 팀의 노력이 필요하다.

3) 사회와 가족의 지지 (family and social support)

환자의 초기치료 단계에서 나중에 사회 복귀 단계에 이르기까지 환자가 필요로 하는 것은 가족과 사회의 직접적 도움(환자를 부축하거나 먹여주거나 하는 등), 심리적 격려, 긍정적 이해, 재정적 뒷받침이다. 특히, 직장에 채용되어 생산 대열에 참여하는 등 사회에의 재적응을 위해서는 사회적 지지(social support)가 절대적으로 필요하다. 개인적 차원의 장해(disability)를 성공적으로 극복시켜 놓았다 하더라도 사회적 지지가 없으면 사회적 장해(handicap)는 그대로 남아 있게 마련이다. 재활의학이 선진국에서만 주로 발달되어 왔던 것은 바로 이런 이유에서였다.

사회적 지지도가 높은 나라는 그 국가의 복지정책이 우수한 나라이고, 복지정책이 우수한 나라는 다 경제적으로 부유한 나라이다.

4) 잘 짜여진 재활치료 팀(well organized rehabilitation team)

개인적 차원의 장해(disability)를 극복하고 나아가서는 사회적 장해(handicap)를 극복하려면 잘 짜여진 치료 팀에 의한 재활치료를 거쳐야 한다 재활치료 팀은 다양한 세부 분야 전문요원(paramedical specialists)으로 구성되는데, 이들은 마치 여러 악기들이 모여 교향악을 연주하듯이 각자의 전문성을 타 분야 전문 치료요원과 조화를 이루며, 전체 속의 일부로 치료를 알맞게 제공할 때 가장 성공적인 치료 성과를 기대할 수 있다. 다양한 치료 팀 요원들이 구색을 갖추어 골고루 짜여 있지 않으면 마치 여러 개의 차선이 있는 고속도로에서 한 개의 차선만 막혀도 전체 교통 소통에 지장을 받듯이, 치료 팀의 구성 요원이 결핍되어 있거나 모두 갖추었다 하더라도 잘 짜임새가 없으면 이상적 재활치료 효과를 얻을 수 없게 된다.

5 재활치료 처방 시 유의 사항

재활의학 분야에서 다루는 질병을 치료하거나 이에 대한 처방을 할 때에는 재활의학이 지니는 특성에 따라 각별히 유의하여야 할 점들이 있다. 재활치료 처방의 특징과 유의점을 열거하면 다음과 같다.

(1) 점차적이다.
(2) 참여적이다.
(3) 예방적이다.
(4) 개별적이다.

1) 점차적이다(progressive)

재활의학 분야의 환자의 상태는 대부분의 경우 시간에 따라 점차적으로 변하기 때문에 이들을 위한 처방과 치료도 단계별로 자주 그리고 지속적으로 바꾸어져야 한다. 예를 들어서 뇌졸중 환자의 상태는 때로는 시시각각으로 변하고, 매일매일 변하기도 하며, 매 주일 또는 매달 변하면서 진행되기 때문에 처방과 치료도 그때그때 바꾸어야 한다는 뜻이다.

2) 참여적이다(participatory)

재활치료에 있어서는 교육(education)과 훈련

(training)이 상당 부분을 차지하기 때문에 환자의 자발적이고 긍정적인 참여 없이는 성공적 치료 효과를 기대할 수 없다. 따라서 모든 치료에는 환자의 참여의지(motivation)를 고려해서 해야 하며, 치료를 처방할 때는 환자가 흥미를 갖고 의욕적으로 참여할 수 있는 방법을 선택하여야 한다.

예를 들면, 의지(인공 수족)를 만들어 주었을 때 착용하기가 불편하고, 통증이 수반된다면 환자는 이를 기꺼이 사용하려는 마음이 생기지 않게 될 것이다.

"마지못해서"가 아니라 "기꺼이" 참여하는 치료 프로그램을 만들어 주어야 한다.

3) 예방적이다(preventive)

예방에는 1차적 예방과 2차적 예방이 있다. 1차적 예방(primary prevention)은 애당초 병이 생기지 않도록 예방하는 것을 의미한다. 고혈압이나 당뇨를 잘 관리하여 뇌졸중이 생기지 않도록 예방하는 것이 그 예이다.

2차적 예방(secondary prevention)은 어떤 질병이 생겼을 때 그 병이 다시 재발하거나 그 병에 연관된 합병증이 생기지 않도록 예방하는 것을 의미한다. 예를 들면, 뇌졸중 환자에게서 욕창, 관절의 구축, 근육의 강직 등이 생기는 것을 말한다.

4) 개별적이다(personalized)

재활의학 분야의 환자들은 같은 병명의 진단 하에서도 그 표출되는 증상이나 문제점의 정도가 천차만별이다. 연령에 따라 병변의 부위와 정도에 따라, 발병 시기에 따라, 직업에 따라 처방과 치료 방법이 달라야 한다.

예를 들어 같은 대퇴부 절단 환자라 하더라도 실외 노동자인지, 실내 사무직인지, 청년층 인지, 노인층인지에 따라 처방이 달라진다.

6 재활치료의 기본 테두리

재활치료팀에 참여하는 모든 구성 요원들은 3가지의 치료 테두리를 항상 염두에 두고 동시적(同時的)으로 치료를 제공하여야 한다. 특히, 재활치료에서 강조하는 치료 테두리는 다음과 같다.

(1) 환자의 일반 상태의 관리
(2) 구체적 결손의 관리
(3) 합병증의 관리

1) 일반 상태의 관리(management of general condition)

환자의 일반적 건강 상태를 유지시키는 것은 모든 치료의 근본이다. 특별한 질병이 없더라도 전신 상태 약화(general deconditioning)가 있을 수 있고, 또 특별한 병인이 발견되지 않은 채 막연한 피로감, 식욕부진, 생에 대한 무관심, 의욕상실 등이 있을 수 있다.

사지 절단이라든가 편마비 같은 재활의학 분야에서 주로 다루는 구체적 손상의 문제가 아니더라도 흔히 보는 내과적 또는 외과적 질환이나 증상이 있을 수 있다. 열이 난다든가 혈압이 불규칙하다던가, 고혈압, 당뇨병, 빈혈이 있다던가 하는 것이 여기에 속한다.

이와 같이 표면에 나타난 또는 잠재적 문제점들

을 찾아내어 관리해 줌으로써 일반적 전신건강 상태를 유지하는 것이 매우 중요하다.

2) 구체적 결손의 관리 (specific physical deficit)

재활의학의 특징 가운데 하나가 '기능 위주의 관리'이다. 결손된 기능(functional deficit)을 제대로 관리하기 위해서 재활의학 분야에서는 아래에 열거하는 3가지 진단이 다 중요하고 필요하다.

① 해부학적 진단(anatomical diagnosis)
② 병리학적 진단(pathological diagnosis)
③ 기능적 진단(functional diagnosis)

예를 들면, 뇌졸중(중풍) 환자에 있어서 뇌의 어느 부분이 손상되었나 하는 것, 즉 전두엽이나 측두엽의 손상이라든가 뇌간의 손상이라고 하는 것은 해부학적인 진단이다.

출혈(hemorrhage)에 의한 것인가 아니면 경색(thrombosis)이나 혈전(embolism)에 의한 것인가 하는 것은 병리학적 진단이다.

편마비(hemiplegia)라던가 하반신마비(paraplegia)라던가 또는 완전 손상이나 불완전 손상 등으로 표현하는 것은 기능적 진단에 속한다.

이러한 3가지 측면에서의 진단이 분명하여야 최고의 재활치료 효과를 기대할 수 있다.

재활치료의 대상이 되는 구체적 문제점은 다음과 같다.

① 마비증상(痲痺症狀, paralysis)
② 근력약화(筋力弱化, muscle weakness)
③ 사지절단(四肢切斷, amputation of limbs)
④ 통증(痛症, pain)
⑤ 관절구축(拘縮, contractures)
⑥ 언어장애(言語障碍, speech disorder)
⑦ 시야결손(視野缺損, visual field deficit)
⑧ 청력상실(聽力喪失, hearing loss)
⑨ 실금증(失禁症, incontinence)
⑩ 신경인성 방광(神經因性膀胱, neurogenic bladder)
⑪ 심리적 장해(心理的 障害, psychological disturbance)
⑫ 그 외 신경 손상에 의한 증상
경직(硬直, spasticity)
경축(硬縮, rigidity) : 과다 굳음
운동실조 증(運動失調症, ataxia)
지각결손(知覺缺損, perceptual deficit)

3) 합병증의 예방과 관리(prevention and management of complications)

예방에는 1차적 예방과 2차적 예방이 있는데, 1차적 예방(primary prevention)은 병이 생기지 않도록 미리 방지하는 것이고, 2차적 예방(secondary prevention)은 이미 생긴 병과 관련이 있는 합병증이 발생하지 않도록 미리 방지하는 것과 또 동일한 병이 다시 발생하지 않도록 방지하는 것을 의미한다. 재활의학 분야에서는 주로 2차적 예방에 치중하게 된다.

재활의학 분야에서 흔히 다루는 합병증을 열거하면 다음과 같다.

① 욕창궤양(褥瘡, decubitus ulcers)
② 관절구축(拘縮, contractures)
③ 이소골화증(異所骨化症, heterotopic ossification) : 딴 곳 뼈되기

④ 말초신경 손상(末梢神經損傷, peripheral nerve injury)
⑤ 혈전정맥염(血栓靜脈炎, thrombophlebitis)
⑥ 요로감염(尿路感染, urinary tract infection)
⑦ 흡인성 폐렴(吸引性肺炎, aspiration pneumonia)
⑧ 경련발작(痙攣發作, seizure)
⑨ 전신 상태 악화(全身狀態惡化, general deconditioning)
⑩ 성기능 장애(性機能障碍, sexual dysfunction)
⑪ 반사성 교감신경 디스트로피(reflex sympathetic dystrophy)

참고문헌

김진호, 한태륜. 재활의학, 군자출판사, 1997.

박창일, 문재호. 재활의학, 도서출판 한미의학, 2007.

전세일. 재활치료, 뇌졸중백과, 서음출판사, 1992.

Braddom RL, Physical Medicine and Rehabilitation, W. B. Saunders, 1996.

DeLisa JA, Gans BM, Walsh NE., Physical Medicine and Rehabilitation : Principles and Practice(Fourth Edition), Lippincott Williams & Wilkins, 2005.

Didier JP, Bigand E., Rethinking Physical and Rehabilitation Medicine, Springer-Verlag France, Paris 2010.

Goodgold J., Rehabilitation Medicine, C. V. Mosby, 1988.

Kottke FJ, Lehmann JF, Krusen's Handbook of Physical Medicine and Rehabilitation (Fourth Edition), W. B. Saunders, 1990.

제2장 재활치료팀의 구성과 역할 (The Roles of Rehabilitation Teams)

전세일, 조상현

재활병원(rehabilitation hospital), 재활원(rehabilitation center), 재활의학과(department of rehabilitation medicine) 또는 기타 재활 시설(rehabilitation facilities)의 특수성에 따라서 필요로 하는 세부 분야 전문요원(paramedical specialists)들은 서로 다를 수 있다.

일반적으로 재활치료팀을 구성하는 멤버는 다음과 같다.

(1) 환자와 가족
(2) 재활의학 전문의
(3) 재활간호사
(4) 물리치료사
(5) 작업치료사
(6) 언어치료사
(7) 심리치료사
(8) 오락치료사
(9) 임상미술치료사
(10) 의수족 및 보조기 전문가
(11) 임상사회사업사
(12) 직업평가 카운슬러
(13) 특수교사
(14) 임상영양사
(15) 기타
① 청각병리사
② 종교카운슬러
③ 교정치료사
④ 음악치료사
⑤ 원예치료사
⑥ 댄스치료사

1 환자와 가족

많은 경우에 재활치료 프로그램은 장기간 지속된다. 특히 뇌졸중(stroke), 외상성 뇌손상(traumatic brain injury), 척수손상(spinal cord injury), 뇌성마비(cerebral palsy)의 경우에는 어떤 형태로든 재활치료가 수년간 또는 평생 동안 진행되어야 할 때가 있다. 치료사들이 제공하는 치료의 양은 절대로 충분하지가 않다. 환자 자신이 할 수 있는 범위 내에서의 모든 치료 행위와 훈련은 스스로 지속적으로 시행하여야 한다. 의사나 치료사의 가르침에 따라 병원에서부터 익숙하게 훈련되어져야 하며, 그러기 위해서는 환자 자신이 모든 재활치료 프로그램에 긍정적으로 참여하는 의지가 필요하다.

환자가 직접 할 수 없는 부분은 가족들이 보조(assistance)와 감독(supervision)을 제공해야 한다. 그런 의미에서 환자의 간호를 담당한 가족이 각 환자에게 가장 알 맞는 보조와 감독을 시행하기 위해서는 가족도 재활치료팀의 일원으로 재활치료 프로그램에 적극 참여하여야 한다.

미국에서는 지정된 방문시간 외에는 가족이 환자를 방문할 수 없기 때문에 치료사들로부터 치료 과정을 습득할 만한 기회를 가질 수가 없다. 단지 퇴원 직전에 몇 시간 정도만을 가족들에게 치료 과정에 참여할 수 있는 기회를 주고 또 필요한 주의 사항도 일러 준다. 그러나 이것은 충분하지가 않다.

우리나라에서는 환자의 보호자나 간병인이 환자 옆에서 24시간 같이 지낼 수 있도록 허용되기 때문에 입원 기간동안에 보호자가 간병하는 방법과 보조 감독의 요령을 충분히 습득할 수 있다. 이것은 퇴원 후 지속적인 재활치료가 필요한 환자들에게는 재가치료 프로그램(follow up home care program)을 가장 효율적으로 제공하는 결과를 가져온다.

가족이 환자와 더불어 24시간 병실에 머물러 있도록 허락하는 제도에는 병실의 번잡성, 방문객 통제의 어려움, 가족들의 시간적 부담 등의 단점도 있으나, 환자의 심리적 안정성, 양질의 환자 감독과 보조의 제공, 퇴원 후 숙련된 간병의 지속적 제공 등의 장점도 있다.

2 재활의학전문의 (physiatrist)

재활의학전문의사는 환자를 과거 병력(過去病歷)과 현병력(現病歷)을 통해 질병의 과정을 파악하고, 신체의 병적 증상을 알아보는 이학적(理學的) 검사를 하는 것은 물론이고 신경의 손상 여부를 알아보는 전기진단학적 검사(E.M.G.), 관절의 운동 능력을 측정하는 싸이벡스 검사(Cybex), 방광의 기능을 알아보는 요역동학 검사(urodynamic study, and cystometry), 디지털 적외선 체온조영술(DITI, Digital Infrared Thermographic Imaging), 동작분석 검사(motion analysis test) 등을 직접 시술하기도 하고, 혈액 검사, 방사선 검사(X-ray), 전산단층촬영(C.T.), 자기공명조영술(M.R.I.), 핵의학(nuclear medicine) 검사, 초음파(ultra-sound) 검사, 혈관조영술(angiography), 뇌파 검사(E.E.G.) 등의 특수 검사를 통하여 환자의 상태를 포괄적으로 파악한 후 재활치료팀에 속해 있는 각 전문 분야 요원들의 역할을 각 환자의 상태에 알맞게 처방하고 조화시킴으로써 재활치료 효과를 최대한으로 올리도록 팀을 총 지휘하는 팀장과 같은 것이다. 마치 작곡도 하고 각 악기의 조화를 이끌어내는 오케스트라의 지휘자 같은 역할을 한다고 볼 수 있겠다.

재활의학 전문의사의 또 다른 역할은 환자가 치료 후에 성취할 수 있으리라고 예측되는 목표점을 설정해 주는 것이고, 또 그 지점에 도달하기 위하여 사용될 치료 방향을 설정해 주는 일이다.

3 재활간호사 (rehabilitation nurse)

재활간호사는 재활의학 분야에서 많이 다루는 환자들에게서 주로 발생하는 독특한 임상적 반응에 대해 숙지하고 있다. 재활병동의 환자들에게서는 혈압, 체온, 심리 상태 등의 변화에 있어서 일반병동의 환자들과는 다른 형태의 반응을 나타내는 경우가 흔히 있다. 자율신경 과잉반사 반응이 그 좋은 예인데, 척수손상 환자에게서 혈압이 갑자기 상승하고 고도의 불안, 흥분 상태로 되는 소위 자율신경 과잉반사 상태(autonomic hyperreflexia)가 종종 생기는데 이런 때에는 혈압강하제나 진정제의 사용보다는 소변(尿, urine)으로 팽만된 방광에서 도뇨관(catheter)을 사용해서 소변을 빼어주기만 하면 순식간에 혈압이 정상화되고 심리적으로도 안정되는 것을 볼 수 있다.

간호사들은 다른 부서 치료요원들과는 달리 환자들과 하루 24시간 같이 있는 전문요원이기 때문에 환자들의 육체적, 심리적, 가족적, 사회적 행태에 대해 가장 잘 파악할 수 있는 위치에 있다.

치료사들이 환자에게 '공식'을 가르쳐 주었다면 간호사는 이 공식을 환자가 실생활에 '응용'하는 법을 훈련시킨다고 할 수 있다. 그래서 재활간호사를 재활치료팀의 '종합 시술자(general practitioner)'라고 부르는 사람도 있다.

재활간호사의 역할을 구체적으로 요약하면 다음과 같다.

(1) 개인 위생관리에 관한 사항(hygienic factors)

대・소변과 같은 배변 행위의 관리와 여성의 경우 월경의 처리 등 개인의 위생관리(personal hygiene)를 훈련시킨다.

(2) 개인 환경관리에 관한 사항 (environmental factors)

열(熱)이나 소음(騷音)을 어떻게 처리할지, 개인이 소유하고 있는 물품을 어떻게 관리할지, 개인적인 차원에서 감염에 대한 예방과 조치(infection control)를 어떻게 할지, 안전(safety)에 대한 관리를 어떻게 할 것인지에 대한 훈련을 시킨다.

(3) 보장구의 사용(use of adaptive device)

의사소통, 식사(食事), 거동(擧動), 배설(排泄), 착탈의(着脫衣), 보행(步行)에 도움이 되는 보조기기(adaptive devices)를 실생활에 응용하도록 숙달시킨다.

(4) 합병증의 예방(prevention of complication)

환자가 움직이지 않기(inactivity) 때문에 생길 수 있는 합병증을 예방하는 최선의 조치를 취한다.

(5) 적정수준의 독립수행(optimal independence)

환자가 제반 일일 생활 동작을 가능한 한 혼자서 독립적으로 수행하도록 적절한 여건을 조성해 주고, 혼자서 하려고 노력하도록 독려해 준다.

(6) 치료를 일일 생활에 응용(integrating the therapies into daily activities)

물리치료, 작업치료, 언어치료 등 제반 재활치료에서 배운 것을 실제 상황의 일일 생활에 응용하도록 훈련시켜 주고, 또 이에 따른 진전 상태를 평가한다.

(7) **투약의 관리**(medication management)

환자가 자신이 먹는 약을 제대로 먹을 수 있고, 적절히 약물 관리를 할 수 있도록 훈련시켜준다.

4 물리치료사(物理治療士, physical therapist)

물리치료사는 환자의 거동(擧動, mobility)을 훈련시켜 주고 관리해 주며 치료해 주는 기사라 할 수 있다. 환자가 잠자리(침대 위나 방바닥)에서 누운 자세를 바꾸는 운동, 일어나 앉는 훈련, 침대에서 의자나 의자차(wheelchair)에 옮겨 앉는 훈련, 일어서서 무게 중심을 바로 잡고 몸의 균형을 잡는 운동, 평지를 걸어가는 훈련, 층층대를 오르내리는 운동 등을 담당한다.

또 물리치료사는 통증이나 마비된 부분 등을 치료하기 위하여 여러 가지 물리적인 요법을 시행한다. 즉 찜질(hot pack, or cold pack), 적외선(infrared), 자외선(ultraviolet), 파라핀 욕(paraffin bath), 초음파(ultrasound), 초단파(microwave), 전기자극요법(electric stimulation therapy), 레이저치료(LASER), 수 치료(hydro-therapy), 견인요법(traction) 등을 구사한다.

관절이 굳어지는 관절구축(contracture)을 방지하기 위하여 관절운동을 시키고, 사지의 힘을 늘리는 근육강화운동(muscle strengthening exercise), 허리의 통증을 치료하고 예방하는 요통운동(low back exercise), 사지절단 환자를 위한 의지 보행훈련(prosthetic ambulation training), 폐질환 환자의 호흡운동(respiratory exercise), 심혈관 질환 환자에게 심폐기능운동(power exercise) 등도 역시 물리치료사가 담당한다.

물리치료사의 역할을 다시 요약하면 다음과 같다.

(1) 관절의 운동 범위(range of motion)를 향상시키거나 유지시키기 위한 훈련
(2) 근력(筋力, muscle strength)의 평가
(3) 앉는 방법(sitting), 서서 균형 잡기(standing balance), 옮겨 앉기(transfers), 보행(步行, ambulation) 등의 평가와 훈련
(4) 일부 또는 전신의 근육의 근력(strength), 지구력(持久力, endurance), 협응력(協應力, coordination)을 향상시키는 훈련
(5) 표재열(superficial heat), 심층열(deep heat), 냉(cold)치료, 수치료(hydrotherapy), 전기자극(electrical stimulation), 견인요법(traction), 마사지(massage) 등을 포함하는 여러 가지 물리적인 치료 방법을 사용
(6) 생활환경의 장애물(environmental barrier)이 무엇인지를 평가하고 이를 극복하는 방법을 교육하고 훈련시킴
(7) 의자차(wheelchair)의 필요성을 평가하고 훈련시킴

5 작업치료사(作業治療士, occupational therapist)

여기서 말하는 작업(occupation)이란 직장에서 일하는 작업(vocation)을 말하는 것이 아니다. 사람이 매일매일 살아가는데 필요한 일일 생활동작(一日生活動作, Activities of Daily Living, ADL)을 의미하는 말이다. 작업치료사란 주로 환

자의 일일 생활 동작을 관리하고 치료해 주는 전문 치료사라고 말할 수 있다. 일일 생활 동작에는 밥 먹는 동작(eating), 옷 입는 동작(dressing), 머리 빗는 동작(grooming), 세수하는 동작(washing), 목욕하는 동작(bathing), 대소변을 처리하는 동작(toileting) 등이 포함한다.

비록 마비된 사지에 비정상적 신경반사가 있다 하더라도 이것을 억제하거나, 아니면 오히려 이것을 사용함으로써 일일 생활 동작을 향상시켜 주는 것이 작업치료사의 역할의 한 가지 예이다.

또 일일 생활 동작을 수행하는 데 도움이 될만한 보조기(補助器, brace, assistive device), 자조기(自助器, self help device) 등을 각 환자에게 맞도록 만들어 제공하는 것도 작업치료사의 일이다.

작업치료사는 특히, 상지에 마비(paralysis of upper extremity)가 있는 환자, 상지의 절단 환자(upper extremity amputee), 손에 수술(hand surgery)을 받은 환자, 화상(burns)을 입은 환자 심폐 질환(cardio-pulmonary) 환자, 류마치성 관절염(rheumatoid arthritis) 환자, 정신 질환(psychosis) 환자의 치료와 관리에 매우 중요한 역할을 담당한다.

작업치료사의 역할을 다시 요약하면 다음과 같다.

(1) 일일 생활 동작을 평가하고 훈련한다.
(2) 가사(家事, home management)를 좀더 간편하고 덜 힘들게 하도록 훈련시킨다.
(3) 어떤 직종에 소질, 잠재력, 기술이 있는지를 평가하고, 여가선용 오락에 소질이 있는지도 파악한다. 소질이 확인되면 직업자문요원(vocational counselor)에게 의뢰한다.
(4) 관절의 운동 범위(range of motion), 근력(muscle strength), 지구력(endurance), 협응력(coordination)을 향상시키고 유지시키는 훈련을 한다.
(5) 감각(感覺, sensation)이나 지각(知覺, perception)에 결손(deficit)이 있을 때, 이를 보강하거나 대체할 수 있는 방법을 평가하고 훈련한다.
(6) 주거 환경을 평가하여 어떤 장애물(barrier)이 있는지를 확인하고 이를 극복할 수 있는 방법을 교육한다.
(7) 필요하다고 판단될 때에는 자동차 운전 훈련을 제공한다.
(8) 환자의 가족에게 환자를 과잉보호하지 않도록, 또 일일 생활 동작을 환자가 되도록 독립적으로 수행하게 하도록 교육시킨다.
(9) 상지절단 환자에게 의수(義手, upper ex-tremity prosthesis) 사용법을 훈련시킨다.
(10) 흔히 쓰는 가정용 도구나 가전제품의 사용법을 교육한다.
(11) 잘 삼키지 못하는 증상인 연하곤란(嚥下困難, dysphagia)이 있을 때는 그 정도를 평가하고 삼키는 방법을 훈련시키고 관리해 준다.

6 언어치료사(言語治療士, speech therapist)

언어병리사(言語病理士, speech pathologist)라고도 부른다. 언어치료사는 인간의 의사소통(human communication)에 관여하는 해부, 생리, 병리, 임상적 증상과 관리에 대해 숙지하고 있다. 예를 들면, 좌반구(left hemisphere)에 병변이 있어

우측 편마비(right hemiplegia)가 생긴 환자에겐 몸짓(gesture), 무언극(無言劇, pantomime), 그림(picture)을 사용하여야 더 잘 알아듣고, 반대로 우반구(right hemisphere)에 병변이 있어서 좌측 편마비(left hemiplegia)가 생긴 환자에게는 말로 하거나 글로 쓴 것(verbal and written cues)을 더 잘 알아듣는다.

의사소통뿐만 아니라 연하작용(嚥下作用, swallowing)치료도 언어치료사가 주로 담당한다.

언어치료사의 구체적 역할은 다음과 같다.

(1) 신경 손상에 의한 언어 장애(neurological communication disorder)의 평가와 치료
(2) 음성 훈련(vocal training)
(3) 성대 절제술(聲帶切除術, laryngectomy)이나, 혀를 자르는 설절제술(舌切除術, glossectomy)같은 수술을 하기 전 단계에서의 자문 역할
(4) 무성대(無聲帶) 언어 훈련(alaryngeal speech training)은 식도(食道)를 이용하여 소리(esophageal speech)를 내서 말을 하거나, 인공성대(人工聲帶, prosthetic larynx)를 이용해서 말하는 훈련
(5) 설절제술(glossectomy)이나, 입 천정을 자르는 구개절제술(口蓋切除術, palatectomy)에 의한 구강 내 기형(intraoral defect)이 있는 환자들에게 언어 훈련
(6) 삼키는 작용을 하는 연하 기능(嚥下機能, swallowing function)을 평가하고, 연하곤란(嚥下困難, dysphagia)을 관리해 줌
(7) 환자와 가족을 위한 언어와 연하곤란의 관리에 대한 교육
(8) 비음성(非音聲) 의사소통 기기(nonverbal communication devices)의 사용법에 대한 교육과 훈련
(9) 인지 기능의 재훈련(cognitive retraining)

7 심리치료사(psychologist)

모든 장애자 특히, 예기치 못했던 사고나 질환으로 갑작스럽게 장애의 몸이 된 환자들은 대부분의 경우 정도의 차이는 다소 있어도 일종의 심리적 문제점을 지니게 된다.

'나에게 이런 일이 있을 수 있나'하는 현실 부정의 태도를 비롯해서, 만사에 분노를 터뜨리는 과정을 거쳐, 좌절감과 우울증을 일으키게 되지만, 아무리 현실에 저항을 해도 탈출구가 없음을 느끼기 시작하면서 현실과 타협을 하게 된다. 결국 자기의 상태를 현실로 받아드리게 된다.

이와 같이 현실을 현실로 받아드림으로써, 비로소 환자는 생에 대한 애착과 회복에 대한 의욕이 강해진다. 따라서 모든 치료에 대한 참여 의지도 강해지고 자신에게 도움이 되는 일이라면 스스로 찾아서 하게 되고 치료 효과도 현저하게 호전될 수 있다.

심리치료사는 이러한 심리적 과정을 거치는 동안 환자와 가족을 심리적인 측면에서 관리하고 훈련시킴으로써 환자가 긍정적인 사고로 재활치료에 임하도록 돕는다.

심리치료사의 구체적인 역할을 요약하면 다음과 같다.

(1) 검사

① 지능(intelligence)

② 기억력(memory)
③ 인지 기능(perceptual functioning)

(2) 성격(personality) 평가

① 스트레스 대처 능력(dealing with stress)
② 문제해결 능력(problems solving skills)
③ 심리 상태(neurosis, psychosis)

(3) 검사와 평가의 결과를 토대로 하여 심리치료와 자문을 제공한다.

(4) 자문

① 신체 변화에 대한 적응
② 문제해결 방법의 개발
③ 질병이나 장애 때문에 생기는 이차적 문제점들의 해결
④ 성생활의 문제점 해결
⑤ 죽음과 삶에 대한 인식

8 오락치료사(娛樂治療士, recreation therapist)

재활치료는 환자의 참여가 매우 중요한 것인데, 많은 환자들이 치료 행위 자체에 별로 흥미를 느끼지 못하여 마지못해 치료에 응하는 경우도 있다. 환자의 참여 의지를 고취시키기 위하여 환자의 선천적으로 타고난 소질이나 취미를 평가하여 그 환자가 저절로 흥미를 느낄 수 있는 오락성을 띤 행위 즉 그림 그리기, 물건 만들기, 색칠하기, 뜨개질하기, 노래하기, 악기 배우기, 춤 배우기, 재미있는 운동하기, 마술 배우기, 화초 재배하기 등을 치료 방향에 걸맞게 프로그램을 구성하여 소기의 재활치료 효과를 노리는 것이 오락치료이다.

오락치료사의 역할을 요약하면 다음과 같다.

(1) 소질과 잠재력 평가(assessment of resources) : 환자의 흥미, 잠재력, 참여도, 사교성, 인지능력, 신체적 장애정도, 정서 상태 등을 자세히 평가한다.

(3) 여가 활동의 교육(education of leisure activities) : 환자가 병들기 이전 건강할 때 즐기던 취미 생활이 무엇이었는지, 또는 어떤 새로운 취미 활동 개발이 가능한 지를 발굴하여, 환자가 원하는 방향에 초점을 맞추어 교육한다.

(3) 재활치료에 직접 참여(active participation in rehabilitation) : 주의력(attention span)을 높여주고, 체력, 사교술, 동기부여 등을 향상시키고, 장애를 가진 채 사회에 재적응하는 과정이 좀 더 편안하게 진행되도록 도와주고, 물리치료나, 작업치료나 또는 언어치료와 같은 재활치료와 병행하여 이들의 보조 내지는 대체치료를 제공한다.

(4) 오락 활동(recreation activities) 자체의 이점 : 환자에게 필요하다는 이유에서가 아니고 환자가 좋아하고 원하기 때문에 하는 오락 프로그램을 자신을 외부에 표출하는 수단으로, 또는 마음속에 감추어진 좌절감 같은 것을 건전 방법으로 발산시키도록 하기 위하여, 혹은 자연스럽게 대인 관계를 향상시키는 수단으로 그냥 재미있는 오락 활동도 제공할 수 있다.

(5) 각 환자에게 가장 알맞은 오락치료계획을

수립하여 입원 중이나 퇴원 후에도 계속될 수 있도록 조치한다.

9 임상미술치료사(臨床美術治療士, clinical art therapist)

미술치료란 미술과 의술이 접목된 비교적 새로운 형태의 치료법으로서 "미술 활동을 통하여 환자의 심신(mind-body) 상태를 평가(진단)하기도 하고 질병의 치료나 증상의 호전을 도모하기도 하는 치료법"이다.

광범위한 의미에서 예술치료라고 하면 미술만이 아니고 음악, 연극, 시, 소설, 춤, 레크레이션, 놀이, 작업 등 자기표현을 매개로 한 것을 모두 포함한 개념이지만, 좁은 의미에서 미술치료라고 할 경우에는 그림, 조소(彫塑, sculpture and clay carving), 디자인, 서예, 공예 등의 미술 영역을 말하는 것이다.

임상미술치료가 재활 환자 치료에 도움이 되는 장점을 열거하면 다음과 같다.

(1) 미술치료는 말로 표현 할 수 없는 것을 표현한다.
(2) 미술치료는 카타르시스(catharsis, 감정적 해방)를 가져온다.
(3) 미술은 환자의 생각과 느낌을 깊게 해 주며, 치료자가 더 깊이 있게 파악하도록 돕는다.
(4) 환자가 미술을 즐기게 되면 긴장이 완화되고 치료과정에 더 깊이 몰입하게 된다.
(5) 미술은 실제 행동이고, 시간이 흘러도 보존되는 구체적 결과가 있다.
(6) 미술활동은 개인이 적극적으로 참여하는 활동이다.
(7) 미술은 자존감(self-esteem)을 높여주고 통제력을 키워줘 삶의 질을 향상시킨다.
(8) 미술치료는 모든 연령층에 적용이 가능하다.
(9) 모든 의학(서양의학, 한의학, 대체의학)에 활용이 가능하다.

10 의지전문가 및 교정기전문가(prosthetist and orthotist)

의지전문가(prosthetist)는 사지절단자에게 인공수족을 만들어 주는 기사이고, 교정기전문가(orthotist)는 마비, 통증, 구축 등이 있는 관절이나 몸통을 고정, 지탱, 교정해 줄 목적으로 보조기(brace)를 만들어 주는 기사이다.

의지전문가와 교정기전문가의 역할을 요약하면 다음과 같다.

(1) 의지와 교정기를 디자인(design)하고 제작(fabrication)하고, 장착(裝着, fitting)시킨다.
(2) 의지와 교정기가 환자에게 잘 맞는지, 기능을 제대로 하는지, 환자가 불편없이 적응을 잘하는지를 파악한다.
(3) 의지와 교정기를 어떻게 집에서 관리하고 유지하는지, 그리고 언제 수리를 해야 되는지 등에 대한 사항을 환자와 가족에게 교육시킨다.

11 임상사회사업사(臨床社會事業士, clinical social worker)

병원의 모든 분야에서 다 마찬가지 이지만 특히, 재활의학 분야에서 사회사업사의 역할은 대단히 중요하다. 그 역할을 요약해 보면 다음과 같다.

(1) 환자의 전반적 상황을 포괄적으로 평가한다. 환자의 생활행태(life style), 가족상황, 재정형편, 사회 활동, 질병 때문에 받는 충격의 정도 등을 통틀어 파악한다.
(2) 환자 그리고 가족들과의 관계를 지속적으로 유지한다.
(3) 재정적 문제점을 논의하고 해결점을 같이 모색한다.
(4) 환자가 집에서 치료를 계속할 수 있는 기술 습득과 필요한 기구 준비에 관한 사항을 같이 모색한다.
(5) 환자 각자에게 가장 알맞는 환경을 갖춘 주거지를 찾는데 도움을 준다.

12 직업자문카운슬러(職業諮問要員, vocational counselor)

취업 연령에 있는 환자들에게 취업 전반에 걸친 문제점들에 대해 자문하는 직업자문요원은 직업평가요원이라든가 직업훈련요원과는 그 역할이 다르다.

직업자문요원의 역할을 요약하면 다음과 같다.

(1) 직업에 대한 흥미와 태도와 기술에 대하여 평가한다.
(2) 질병 때문에 직종을 바꾸어야만 되는 경우에 이를 자문한다.
(3) 직업과 관계된 행태(job-related behavior)를 향상시키기 위한 프로그램을 개발한다. 인터뷰 방법이라든가, 노사 관계에 대한 지식 등을 여기에 포함시킨다.
(4) 직업 훈련이나 직장을 알선하는 기관과 환자를 연결시켜 준다.
(5) 환자가 앞으로 취직하게 될지도 모르는 회사나 직장에게 필요한 도움을 제공하고 자문해 준다.

직업평가요원(職業評價要員, work evaluator)은 환자가 어떤 기술이 있고 어느 정도 숙련 되어 있는지, 본래 직업에 적당하지 않으면 어떤 새로운 직업이 더 알맞은 것인지 등의 보다 구체적인 직업에 대한 평가를 하는 전문가이다. 예를 들면, '이 환자는 목공일을 하는 것이 가장 적합하다'든가 혹은 '그전에 하던 목공 일은 이제 할 수 없으니, 그 대신 가방 만드는 공장 일이 더 적합하다'든가 하는 평가를 해주는 것이다.

직업훈련요원(職業 訓練要員, work trainer)은 특정한 기술을 직접 훈련시키는 전문가이다. 예를 들면, 장갑을 만드는 기술이라든가 보석을 세공하는 기술을 가르쳐 준다든가 하는 훈련을 말한다.

13 특수교사(特殊教師, teacher of special education)

선천성 장애나 후천성 장애가 있는 아동 특히, 취학 연령에 있는 학생층은 치료 기간의 장기화 때문에 정상적이고 지속적인 교육에 지장을 초래하는 수가 있다. 심신 장애나 지체 장애가 있는 아동들에게는 일반 학생들과는 다소 다른 접근법을 이용한 특수교육이 필요하다. 선진국의 경우에는 뇌성마비 환자의 3분의 1 정도가 일반인과 똑같은 직종에서 일하고 있는데, 이러한 부류의 학생들의 잠재력을 발굴하고 알맞은 교육을 제공하는 것은 개인을 위해서나 국가를 위해서나 매우 중요한 일이라 하겠다.

어떤 병원에서는 특수학교를 병원 부설로 설립하여 완벽한 치료와 교육을 동시에 제공하는가 하면, 어떤 병원에서는 특수교사를 채용하여 학생 환자가 입원치료를 받는 동안만 가정교사(tutor)의 역할을 담당하기도 한다(특수교사의 자세한 역할에 대해서는 5편 IV를 참조하기 바람).

14 임상영양사(營養士, clinical nutritionist)

환자가 현재 가지고 있는 질병을 치유하는데 도움이 되는 영양을 관리해 주는 것은 물론이려니와 같은 병의 재발의 방지라든가 새로운 병의 발발을 예방하는 데도 영양사의 역할은 매우 중요하다.

예를 들면, 뇌졸중 발생의 위험 요소인 고혈압이나 당뇨병을 관리하기 위한 음식물은 약물 복용보다 더 중요하다고 할 수 있다(영양사의 자세한 역할에 대해서는 5편 V을 참조하기 바람).

15 기 타

아직 대부분의 재활병원이나 재활의학과에서 널리 사용되고 있지는 않으나 일부에서 재활치료팀에 참여시켜 치료나 자문을 제공하는 전문요원은 다음과 같다.

1) 청각병리사(audiologist)

환자의 청각을 검사하고 필요한 치료와 관리를 제공하는 전문기사이다. 미국을 비롯한 여러 선진국에서는 언어병리사가 청각검사요원의 면허를 동시에 소지하고 있는 경우가 많다.

2) 종교카운슬러(religious counselor)

인간은 종교적 존재이기 때문에 대상이 표면적으로 종교인이건, 비종교인이건 모두 종교에 대한 관심을 갖고 있다. 특히, 환자의 몸으로 병상에 누어있을 때는 더욱 그렇다. 종파에 관계없이 환자와 함께 종교에 대한 이야기를 나누고 종교적 문제점을 논의하는 것은 치료 효과에 보탬을 준다.

기독교 병원에서는 보통 목사나 전도사가 그 역할을 담당한다.

3) 교정치료사(矯正治療士, corrective therapist)

미국교정치료사협회(American Corrective Therapist Association)의 정의에 의하면 교정치료사란 "체력단련, 유연성과 자립성 향상, 사회 심리적 행태의 향상을 통하여, 생(生)과 건강의 질을 높이기 위하여 행해지는, 의학적으로 처방된 치료적 운동, 교육, 신체 활동의 응용과학이다"라고 규정하고 있다.

이러한 교정치료사의 역할이 물리치료사, 작업

치료사, 오락치료사와 중첩되는 부분이 있는데, 특히 물리치료사와 상당 부분 충첩되는 것을 볼 수 있다.

그러나 교정치료사는 노인층의 치료(geriatric care), 장기수용 환자의 치료(extended care), 정신 질환 환자의 치료(psychiatric care), 그리고 전신 체력단련(reconditioning and fitness)에 중점적으로 치중하는 것이 특징이다.

4) 음악치료사(music therapist)

악기로 연주하기, 소리 내어 노래하기, 장단에 맞춰 몸짓하기, 음악 감상하기, 음악회에 참석하기 등을 통해 치료 효과를 노린다.

특정한 악기를 연주하게 함으로써 마비 환자들에게 관절 움직임과 정교한 협응동작에 도움을 주며, 진정과 심리적 안정을 제공함으로써 통증을 감소시킬 수 있으며, 노래를 따라하게 함으로써 언어치료에 도움을 주며, 음악 분야에 종사하던 환자에게는 직업과 관련된 직접적인 도움을 줄 수 있다.

5) 원예치료사(horticultural therapist)

꽃을 가꾸고, 채소를 재배하고, 나무를 키우는 행위는 일부 환자들에게 자존심과 자신감을 키워주는 데 도움이 된다고 알려져 있다.

신체장애와 함께 정신 질환이 있는 환자나, 본래 직업이 식물재배와 관련이 있는 환자에게 특별히 치료 효과를 기대할 수 있다.

6) 댄스치료사(dance therapist)

간혹 동작치료사(動作治療士, movement therapist)라고도 불리는 댄스치료사는 육체적, 심리적 변화를 토대로 하는 몸의 율동에 초점을 맞추어 치료 효과를 노린다. 미국에서는 미국댄스치료사협회(American Dance Therapy Association)에서 주관하는 면허를 받기 위해서는 석사 수준의 교육을 받아야 한다.

댄스치료는 운동신경의 기능을 발달시키고, 몸의 동작을 분류하고, 기술하는 훈련이 되고, 긴장과 스트레스가 이완될 수 있고, 신체 이미지(body image)를 향상시키는데 도움을 준다.

참고문헌

전세일. 재활치료, 뇌졸중(중풍)백과, 서음출판사, 1992.

Chun St. Pain Rehabilitation ; A Multidisciplinary Approach, The Proceedings of 8th World Congress of Intenational Rehabilitation Medicine Association, pp.1321~1326, 1997.

Currie DM, Marburger RA. Writing Therapy Referrals and Treatment Plans and In-terdisciplinary Team, in Rehabilitation Medicine, Principles and Practice(edited by DeLisa), pp.145~157, 1988.

Dvonch P. Vocational Rehabilitation Counseling Services(Chapter 58, pp.908~915), in Rehabilitation Medicine(edited by Goodgold), C.V. Mosby, 1988.

DeLisa JA, Gans BM, Walsh NE., Physical Medicine and Rehabilitation : Principles and Practice(Fourth Edition), Lippincott Williams & Wilkins, 2005.

Given B, Simmons S. Interdisciplinary Health Care Tean : Fact or Fiction ? Nurs Forum, 15 : 116~184, 1977.

Hastead LS, Grabois M. Rehabilitation Specialists(Chapter 2, pp.7~12), in Medical Rehabilitation(edited by Halstea and Grabois), Raben Press, 1985.

LeFebvre C, Berryman D. Therapeutic Recreation(Chapter 59, pp.916~923), in Rehabilitation Medinine(edited by Goodgold), C.V. Mosby, 1988.

Mignano MT, Rehabilitation Nursing(Chapter 31, pp.425~440), in Rehabilitation Medicine(edited by Goodgold), C.V. Mosby, 1988.

Rusk HA., Rehabilitation Medicine, C. V. Mosby, 1977.

Wilkerson D. On the Language and Classification of Disablement . . . and a New ICIDH, Rehabilitation Outlook Vol.2 No. 2. pp.5~7, 1997.

제 3 장 재활의학 분야에서의 제반 검사방법 (Diagnostic Method in Rehabilitation)

조상현, 전세일

1 임상병리검사(clinical pathology tests)

(1) **기초혈액검사** : 빈혈, 전해질, 알부민 등으로 전반적인 영양상태를 확인한다.

(2) **당뇨관련 검사** : 성인환자에서 당뇨병 관리를 병행하기 위하여 시행한다.

(3) **고혈압관련 검사** : 성인환자에서 고지혈증 관리를 병행한다.

(4) **간기능 검사** : 약물 장기사용에 따른 부작용을 확인하기 위하여 필요하다.

(5) **세균배양검사** : 혈액, 소변, 가래, 욕창 등에서 세균감염 여부와 세균의 종류를 확인한다.

(6) **소변검사** : 비뇨기계의 합병증을 수반하는 장애인에서 정기적으로 시행한다.

2 이학적 검사(physical examination)

(1) 검사자가 맨손이나 간단한 도구를 사용하여 환자의 기초적인 신체상태를 객관적으로 확인하는 절차이다.

(2) 검사결과 비정상적인 소견은 "증세(sign)"라 한다.

(3) 신경계, 근골격계, 호흡계, 순환계, 소화기계, 피부계, 감각계 등으로 나누어 정리한다.

3 전기진단 검사(electrodiagnosis)

(1) 목적

① 중추신경, 말초신경 및 근육의 전기생리적 상태를 기록하여 질병을 찾는다.

② 이들의 기능적 장애는 여타 영상진단장비로는 확인할 수 없다.

(2) 종류

① 신경 전달속도 검사(nerve conduction study) : 전기자극이 말초신경을 이동하는 시간을 측정한다.

② 침 근전도 검사(needle electromyography):

근육에서 비정상적으로 나오는 전기신호를 탐지하여 근육기능 변화의 원인을 찾는다.

③ 유발 검사(evoked potential) : 말초신경이나 시각 및 청각을 전기로 자극할 때 유발되는 뇌파를 수집하여 중추신경에서 자극전달에 문제가 있는지 알아본다.

4 요역동학 검사 (urodynamic study)

(1) **목적** : 아래의 내용을 검사한다.

① 방광과 요도(urethra) 내의 소변(尿)의 저장량, 이동, 배설 상태
② 방광의 용량(bladder capacity)
③ 방광내압(intravesical pressure)
④ 압박근·괄약근 실조(壓迫筋·括約筋, detrusor-sphincter dyssynergia)
⑤ 배뇨 후 잔뇨량(postvoid residual urine volume)
⑥ 방광요관 역류(膀胱尿管 逆流, vesicoureteral reflux)

(2) **활용**

① 반복성 요로감염(recurrent urinary tract infection)
② 요실금(尿失禁, incontinence)
③ 빈뇨(頻尿, frequency)
④ 과잉 잔뇨량(large post-voiding residual)
⑤ 상부 요로 변패(上部尿路變敗, deterioration of upper tract)
⑥ 배뇨압의 추적관찰(monitoring of voiding Pressures)
⑦ 약물치료의 추적관찰(monitoring of pharmacotherapy)

5 방사선 검사(X-ray)

(1) 손상이 의심되는 신체부위 내부의 모습을 절개하지 않고 보는 가장 기본적인 방법이다.
(2) x-ray 광선이 매우 쉽게 통과하는 연부조직(연골, 인대, 근육, 지방조직 등)은 잘 보이지 않는다.
(3) x-ray 광선이 통과하기 힘든 뼈, 치아 등이 가장 잘 보인다.
(4) **투시 검사**(fluoroscopy) : X-ray 영상을 실시간으로 모니터 확인하거나 동영상으로 기록한다.
(5) **대조 검사**(contrast study) : X-ray 통과를 방해하는 물질을 다양한 방법(복용, 주사 등)으로 검사부위에 투입하고 x-ray 영상을 얻는다. 소화기계통 검사, 요로조형술(urography), 혈관조형술(angiography), 척수조형술(myelography), 추간판조형술(discography) 등.

6 전산화단층촬영술(CT, Computed Tomography)

몸통을 중심으로 빠르게 360° 회전하는 가느다란 X-ray 광선을 검사대상 부위에 2~5mm 간격으로 쪼여서 컴퓨터로 횡단면 영상을 얻는다. 환자

가 X-ray에 많이 노출되는 단점이 있으나, 촬영시간이 매우 빠르므로 응급환자에 유용하다. 기본적인 x-ray 특성을 그대로 가지므로 연부조직은 잘 보이지 않는다. 그러나 최근에는, x-ray 광선의 강도를 낮추고 컴퓨터의 그래픽 기능을 강화하여 이러한 단점을 줄이고 있다.

7 자기공명영상술(MRI, Magnetic Resonance Imaging)

체내의 물 분자에 자기장을 부여할 때와 제거할 때 나오는 미세한 전기에너지를 모아서 영상으로 만드는 기법이다. X-ray나 방사능을 전혀 사용하지 않으므로 안전성이 높지만, 미세한 신호를 수집해야 하므로 검사시간이 길고, 검사 중 환자가 움직이면 영상품질이 낮아진다. X-ray나 CT로는 식별이 어려웠던 연부조직(인대, 연골, 지방조직, 근육 등)들은 수분 함량이 많아서 MRI로 뛰어난 영상을 얻을 수 있다는 점이 가장 큰 특징이다. 또한 영상을 만드는 단계부터 컴퓨터로 3차원 이미지를 얻으므로 어느 방향으로나 절단면을 관찰할 수 있고, 입체영상으로 만들 수도 있다. 최근에는, 뇌조직이 특정 기능을 수행하면 해당부위의 혈액순환이 증가하는 원리를 이용하여 특정기능에 관련된 뇌부위만 지정된 색으로 표현하는 functional MRI가 보급되기 시작하여 뇌졸중이나 뇌손상 환자에게 도움을 주고 있다.

8 초음파 검사(ultrasonography)

(1) 1~10 MHz의 빈도의 음파(sound waves)를 사용하여 영상을 얻어내는 비침습적(non-invasive) 검사 방법이다.

(2) 초음파를 인체에 조사하면 조직과 조직 사이의 접촉 부의에서 반사되는 초음파를 받아 이를 영상화하여 체내 장기나 병변의 크기와 모양을 관찰할 수 있다.

(3) **도플러 초음파** : 혈액과 같이 움직이는 것을 관찰할 수 있다.

(4) 환자나 태아에게 해롭지 않으며, 아프지도 않으며, 비침습적이다.

(5) **단점** : 초음파는 공기를 통과할 수 없기 때문에 폐나 창자는 검사할 수 없다.

9 골 스캔(骨 走査, bone scan)

동위원소가 부착된 인(phosphate)을 혈액 내에 주입하고, 일정 시간 후에 이들 동위원소에서 발산되는 감마선(gamma ray)을 영상으로 기록한다. 뼈의 신진대사가 활발한 곳으로 인(phosphate)이 집중되는 원리를 이용하므로, 이것이 비정상적으로 증가된 부위는 골절, 악성종양의 전이, 염증 등을 확인하는데 큰 도움이 된다.

10 스펙트(Single Photon Emission Computed Tomography, SPECT)

동위원소가 부착된 당분을 혈액 내에 주입하고, 일정 시간 후에 이들 동위원소에서 발산되는 감마선(gamma ray)을 360° 회전하는 감마 사진기(gamma camera)와 컴퓨터로 기록하여 해당부위의 횡단면 영상을 얻는다. 뇌의 신진대사가 활발한 곳으로 당분이 집중되는 원리를 이용하므로, 뇌 관류의 전체상(腦灌流의 圖解, map of brain perfusion)을 볼 수 있다. 중풍(뇌졸중)을 검사하는데 많은 도움을 주는 검사법이지만, CT나 MRI에 비해서 해부학적 정확성이 떨어지고 검사비용이 비싸다.

11 보행 분석(gait analysis)

서기와 걷기에 관련된 균형능력, 관절의 움직임 및 근육의 힘을 4~6대의 특수카메라, 힘판(force plate), 표면근전도 및 컴퓨터를 이용하여 기록하고 분석한다.

(1) 활용

① 병적 보행의 정확한 원인 규명

② 병적 보행에 대한 적절한 치료법을 선택하기 위한 근거제시

③ 병적 보행에 대한 치료법의 효과에 대한 객관적 평가

12 디지털 적외선 체온조영술(Digital Infrared Thermographic Imaging, DITI)

피부의 온도분포를 적외선카메라를 이용하여 촬영하고 기록한다. 대체로 근골격 통증이 있는 부위는 혈액순환의 증가로 인해 미세하게 피부온도가 증가하는 특성을 이용한다. 따라서 근골격 통증을 객관적 영상으로 보여줄 수 있는 가능성이 있지만, 피부온도 변화에 영향을 주는 요소가 통증 외에도 다양하므로 원인(통증)-결과(DITI) 관계를 해석하는데 주의를 요한다.

참고문헌

김진호, 한태륜, 재활의학, 군자출판사, 1997.

박창일, 문재호, 재활의학, 도서출판 한미의학, 2007.

Amstrong P, Wastie M. Diagnostic Imageing, 3rd edition, Blacwell Science Inc., 1992.

Braddom RL. Physical Medicine and Rehabilitation, W.B. Saunders. 1996.

Chen MYM, Pope TL. Basic Radiology, McGraw Hill Text, 1995.

DeLisa JA, Gans BM. Rehabilitation Medine. Principles and Practice, 2nd edition, Lippincot-Raven Publishers, 1993.

Kottke FJ, Lehmann JF. Krusen's Handbook of Physical Medicine and Rehabilitation, 4th edition, W.B. Saunders, 1990.

7 Sandler, MP. Diagnostic Nuclear Medicine 3rd editon, Williams & Wilkins, 1995.

제4장 장애의 재활의학적 평가 도구
(Rehabilitative Evaluation Tools)

조상현, 전세일

1 글라스고 혼수 척도(Glasgow Coma Scale, 昏睡尺度)

(1) 외상성 뇌손상의 초기에 의식수준 저하의 정도를 평가한다.

(2) 자발적으로 눈을 뜨는 능력(1~4점)/ 자발적으로 말하는 능력(1~5점)/ 자발적으로 움직이는 능력(1~6점)

(3) 위의 세가지 항목점수를 합하여(3~15점) 뇌손상의 심각수준을 세가지로 나눌 수 있다.

(4) 심각(3~8점)/ 중등(9~12점)/ 경미(13~15점)

글라스고 혼수 척도(Glasgow Coma Scale)

눈의 반응(eye opening)		점수
자연스럽게 눈을 뜬다	(spontaneous)	E4
말에 반응을 한다	(to Speech)	E3
아픈 자극에 반응한다	(to pain)	E2
아무 반응도 없다	(nil)	E1
동작 반응(best motor response)		
하라는 대로 한다	(obeys)	M6
선택적으로 움직인다	(localizes)	M5
움츠린다	(withdraws)	M4
비정상 굴곡	(abnormal flexion)	M3
신전 반응	(extensor response)	M2
아무 반응도 없다	(nil)	M1
언어적 반응(verbal response)		
무슨 말을 하는지 안다	(oriented)	V5
혼란스런 대화를 한다	(confused conversation)	V4
엉뚱한 말을 한다	(inappropriate words)	V3
알아듣지 못할 소리만 한다	(incomprehensible sounds)	V2
아무 반응이 없다	(nil)	V1

(1) 가장 많이 사용하는 지능 검사

(2) **11개의 subtest로 구성되었다** : 6개의 verbal IQ
5개의 performance IQ

(3) 연령에 맞춰 재조정하고 10의 평균치(mean)와 3의 표준 편차로 표준화시킨다.

표 1-1. 웩슬러 성인 지능 척도

Test No. Title	No. of Items	Task	Measures
Verbal Scale			
1 Information	29	Answer oral questions about diverse information acquired through living in the United States	Retention of long-term general knowlege
3 Digit span		Listen to and orally repeat increasingly long lists of numbers, with separate lists presented in forward and reverse directions	Ability to attend ; immediate auditory recall
5 Vocabulary	35	Define the meaning of words presented both orally and visually	Verbal and general mental ability
7 Arithmetic	14	Solve arithmetic problems presented in a story format without using pencil or paper	Concentration and freedom from distractability
9 Comprehension	16	Explain what should be done under certain circumstances and why certain social conventions are followed ; interpret proverbs	Common sense, abstract reasoning, and social judgment
11 Similarities	14	Explain the way in which two things are alike	Verbal concept formation
Performance Scale			
2 Picture completion	20	Determine which part is missing from a picture of an object or scene	Visual recognition, remote memory, and general information
4 Picture arrangement	10	Arrange sets of cards containing cartoon-like drawings so that they tell a story	Social judgment, sequential thinking foresight, and planning
6 Block design	9	Reproduce a two-dimensional design on a card by using 1-inch blocks whose sides are red, whit, or red and white	Visuospatial orgnzing ability
8 Object assembly	4	Properly arrange of four cut-up cardboard figures of familiar objects	Visual concept formation and visuospatial
10 Digit symbol		In a timed code substitution task, pair nine symbols with nine digits	Concentration and psychomotor speed

표 1-2. 지능지수

IQ Score	Percentile Range	Classification
130 and above	98 or greater	Very superior
120~129	91 to 97	Superior
110~119	74 to 89	High average
90~109	25 to 73	Average
80~89	9 to 23	Low average
70~79	2 to 8	Borderline
50~69	Below the 2nd	Mild mental retardation
35~49	Below the 1st	Moderate mental retardation
20~34	Below the 1st	Severe mental retardation
Below 20	Below the 1st	Profound mental retardation

7 자가 개호 평가(Self-Care evaluation)

(1) 환자가 자기 스스로를 돌보는 일을 얼마나 잘 수행하는가를 평가한다.
(2) 환자 치료에도 도움이 되고, 퇴원계획 수립에도 도움이 된다.

1) PULSES profile

(1) Self-care 능력을 평가하는 데에 있어 광범위하게 사용된다.
(2) 특히, 뇌졸중(중풍, CVA)이나 척수 손상(SCI) 환자에 있어서, 퇴원 전에 그동안의 변화를 점검하는 데 매우 유용하다.
(3) 각 항목 안에서, 아무런 이상이 없는 정상을 1로, 심한 장애를 4로 점수를 매긴다.
(4) PULSES는 다음 항목의 약자(略字)이다.

P …… physical condition 전신 건강 상태
U …… upper extremity 상지의 수행 능력
L …… loweer extremity 하지에 의한 거동 능력
S …… sensory and communication 감각 기능과 의사 소통
E …… excretory performance 소변, 대변의 배변 행위
S …… phychological status 심리 상태

2) 캣츠 지표(Katz Index of Independence in ADL)

(1) 뇌졸중(CVA)의 회복에 관한 정보를 정리하는 도구로 사용되고, 류마치성 관절염 환자의 치료에 필요한 사항을 점검하는데 사용되기도 한다.

(2) 노쇠화 과정(aging process)에 있어서 장애 상태의 진행 상태를 살펴보는데 사용된다.

표 1-3. 캣츠 지표

The Index of Independence in Activities of Daily Living is based on an evaluation of the functional independence of patients in bathing, dressing, going to toilet, transferring, continence and feeding.

A - Independent in feeding, continence, transferring going to toilet, dressing and bathing.
B - Independent in all but one of these functions.
C - Independent in all but bathing and one additional function.
D - Independent in all but bathing, dressing, and one additional function.
E - Independent in all but bathing, dressing, going to toilet, and one additional function.
F - Independent in all but bathing, dressing, going to toilet, transferring, and one. additional function.
G - Dependent in all six functions.
Other - Dependent in at least two funtions but not classifiable as C, D, E, or F.

표 1-4. 캣츠 지표 평가표

Index of Independence in Activities of Daily Living : Evaluation Form

Name : ______________________ Date of Evaluation : ______________________

For each area of functioning listed below, check description that applies.(The word "assistance" means supervision, direction or personal assistance)

Bathing-either sponge bath, tub bath, or shower

☐	☐	☐
Receives no assistance(gets in and out of tub by self if tub is usual means of bathing)	Receives assistance in bathing only one part of the body(such as back or a leg)	Receives assistance in bathing more than one part of the body(or not bathed)

Dressing — gets clothes from closets and drawers, including underclothes, outer garments and using fasteners (including braces if worn)

☐	☐	☐
Gets clothes and gets completely dressed without assistance.	Gels clothes and gets dressed except for assistance in tying shoes.	Receives assistance in getting clothes or in getting dressed, or stays partly or completely undressed.

Toileting — going to the "toilet room" for bowel and urine elimination ; cleaning self after elimination, and arranging clothes.

☐	☐	☐
Goes to "toilet room", cleans self, and arranges clothes without assistance(may use object for support such as cane, walker, or wheelchair and may manage night bedpan or commode, emptying same in morning.)	Receives assistance in going to "toilet room" or in cleansing self or in arranging clothes after elimination or in use of night bedpan or commode.	Doesn't go to room termed "toilet" for the elimination process.

Transfer

☐	☐	☐
Moves in and out bed as well as in and out of chair without assistance(may be using object for support such as cane or walker)	Moves in or out of bed or chair with assistance	Doesn't get out of bed

Continence

☐	☐	☐
Controls urination and bowel movement completely by self	Has occasional "accidents"	Supervision helps keep urine or bowel control : catheter is used, or patient is incontinent.

Feeding

☐	☐	☐
Feeds self without assistance	Feeds self except for getting assistance in cutting meat or buttering bread	Receives assistance in feeding or is fed partly or completely by using tubes or intravenous fluids

3) 바텔 지표(Barthel Index)

(1) 일일 생활 동작의 상태를 평가하는 데 가장 많이 사용되고 있다.

(2) 최종적 재활치료 결과를 평가함에 있어서 가장 신뢰성 있는 예측치로 인정되고 있다.

표 1-5. 바텔 지표

	With Help	Independent
1. Feeding (If food needs to be cut up = help)	5	10
2. Moving from wheelchair to bed and return (includes sitting up in bed)	5~10	15
3. Personal toilet (wash face, comb hair, shave, clean teeth)	0	5
4. Getting on and off toilet (hendling clothes, wipe, flush)	5	10
5. Bathing self	0	5
6. Walking on level surface (or, if unable to walk, propel wheelchair)	10	15
(*score only if unable to walk)	0*	5*
7. Ascend and descend stairs	5	10
8. Dressing (includes tying shoes, fastening fasteners)	5	10
9. Controlling bowels	5	10
10. Controlling bladder	5	10

A patient scoring 100 BI is continent, feeds himself, dresses himself, gets up out of bed and chairs, bathes himself, walks at least a block, and can ascend and descend stairs. This does not mean that he is able to live alone : he may not be able to cook, keep house, and meet the pubilic, but he is able to get along without attendant care.

표 1-6. 자가개호 평가법 비교(Self-Care Scale Comparison)

PULSES (Moskowitz and McCann 1957)	Index of ADL (Katz and co-workers 1963)	Barthel Index (Maboney and Barthel, 1965)	Kenny (Schoening and co-workers, 1965)	Klein-Bell (Klein and Bell 1982)
Domain/Tasks Assessed				
· Physical condition · Upper extremity · Lower extremity · Sensory components · Excretory(bowel and bladder) · Status of patient (mental and physical)	· Bathing · Dressing · Goning to toilet · Transfer · Continence · Feeding	· Feeding · Wheelchair transfer · Grooming · Toilet transfer · Bathing · Level walking · Stairs · Dressing · Bowel control · Bladder control	· Bed · Transfers · Locomoticn(waking, stairs, wheelchair) · Dressing · Personal hygiene (incl. bowel/bladder) · Feeding	· Dressing · Elimination · Mobility(incl. transfers) · Bathing/hygiene · Eating · Communication
Scoring				
Numerical 4-point scale. Range 0~24. Adapted version relates upper and lower extremity function to ADL tasks and mobility.	Ordinal ranking A-G based on descending levels of independence.	Adapted version is based on weighted numerical scale yielding mobility and self-care score. Range 0~100	Overall score derived from rating(0~4) among all items within each category. Range 0~24	Items scored 0~3. Overall score derived from rating 170 items in above categories. Percentage score is computes.
Reliability/Validity				
Reported coefficients : Test-retest 87. Interrater>95. Evidence of predictive and concurrent validity	Coefficient of scalability=89. Some evidence of predictive and concurrent validity	Reported test-retest reliability 89, interrater reliability>95. Evidence of predictive and concurrent validity	Formal reliability coefficients have not been reported ; some evidence of predictive and concurrent validity	Authors report 92% agreement among three pairs some evidence of predictive and concurrent validity
Strengtbs/Limitations				
Widely used among varying pateint populations Lacks subscore detail in discrete ADI. variables	Derived score yields specific information about patient's functional independence.	Comprehensive and widely used in United States. Adapted versions permit distinction between levels of independence.	Sensitive to patient change in overall function ; has not been extensively validated	One of the most sensitive and carefully designed scales ; has not been extensively validated

죠엘 델리사 편저 「Rehabilitation Medicine : Principles and Practice」에서 발췌 인용하였음

4) Functional Independence Measure(FIM)

(1) 모두 6개 부문에 18개 항목으로 구성되어 있다.

(2) 운동(motor)의 측면과 인지(cognitive)의 측면을 다 반영하는 2차원적인 개념(two dimensional concept)으로 구성되어 있다.

표 1-7. Functional Independence Measure

LEVELS		
	7 Complete Independence (Timely, Safely) 6 Modified Independence (Device)	NO HELPER
	Modified Dependence 5 Supervision 4 Minimal Assist (Subject = 75%+) 3 Moderate Assist (Subject = 50%+) Complete Dependence 2 Maximal Assist (Subject = 25%+) 1 Total Assist (Subject = 0%+)	HELPER

	ADMIT	DISCHG	FOL-UP
Self Care			
A. Eating			
B. Grooming			
C. Bathing			
D. Dressing-Upper Body			
E. Dressing-Lower Body			
F. Toileting			
Sphincter Control			
G. Bladder Management			
H. Bowel Management			
Mobility			
Transfer:			
I. Bed, Chair, Wheelchair			
J. Toilet			
K. Tub, Shower			
Locomotion			
L. Walk/wheel Chair	w c	w c	w c
M. Stairs			
Communication			
N. Comprehension	a v	a v	a v
O. Expression	v n	v n	v n
Social Cognition			
P. Social Interaction			
Q. Problem Solving			
R. Memory			
Total FIM			

NOTE: Leave no blanks; enter 1 if patient not testable due to risk.

8 치료 결과의 평가(outcome measurement)

1) Disability rating scale

(1) 외상성 뇌손상 환자를 평가할 때 흔히 사용한다.
(2) 모두 4개 부문에 8개 항목으로 구성되어 있다.

표 1-8. Disability Rating Scale의 문항

Category	Item
① arousability, awareness and responsivity	· eye opening · verbarization · motor response
② cognitive ability for self care activity	· feeding · toileting · grooming
③ dependence on others	· level of functioning
④ psychological adaptability	· employability

Eye Opening	
spontaneous	0
to speech	1
to pain	2
none	3

Verbal Response	
oriented	0
confused	1
inappropriate	2
incomprehensible	3

Best Motor Response	
obeying	0
localizing	1
withdraqing	2
flexing	3
extending	4
none	5

Feeding, Toileting, Grooming에 대한 인지 능력(Cognitive Ability) (환자가 "언제? 어떻게?"에 대해 알고 있는가?)	
complete	0
partial	1
minimal	2
none	3

Level of Functioning	
complete independent	0
independent in special environment	1
mildly dependent	2
moderately dependent	3
markedly dependent	4
totally dependent	5

Employability	
not restricted	0
selected jobs, competitive	1
shelterred workshop, non-competitive	2
not employable	3

Disability Categories	
Total DR Score	Level of Disability
0	none
1	mild
2~3	partial
4~6	moderate
7~11	moderately severe
12~16	severe
17~21	extremely severe
22~24	vegetative state
25~29	extreme veg. state
30	death

2) Rancho Los Amigos Levels of Cognitive Function Scale

외상성 뇌손상 환자에서 의식손실이 심각한 정도를 표현한다.

Ⅰ. no response

Ⅱ. generalized response to stimulation

Ⅲ. localized response to stimuli

Ⅳ. confused and agetated behavior

Ⅴ. confused with inappropriate behavior(non-agetated)

Ⅵ. confused but appropriate behavior

Ⅶ. automatic and appropriate behavior
Ⅷ. purposeful and appropriate behavior

3) Glasgow Outcome Scale

외상성 뇌손상 환자의 장기적인 예후판정에 사용한다.

Score/category	Definition
1. Death	As direct result of brain trauma Patient regained consciousness and died thereafter from secondary complications or other causes.
2. Persistent vegetative state	Patient remains unresponsive and speechless for an extended period of time. Patient may open the eyes and show sleep/wake cycles but an absence of funtion in the cerebral cortex as judged behaviorally.
3. Severe disability (conscious but disabled)	Dependent for daily support by reason of mental or physical disability, usually a combination of both. Severe mental disability may occasionally justify this classification in a patient with little or no physical disability.
4. Moderate disability (disabled but independent)	Can travel by public transport and work in a sheltered environment and can therefore be independent as far as daily life is concereed. The disabilities found include varying degrees of dysphasia, hemiparesis, or ataxia, as well as intellectual and memory deficits and personality change. Independence is greater than simple ability to maintain self-care within the patient's home.
5. good recovery	Resumption of normal life even though there may be minor neurological and pathological deficits.

Jennett B. Bond MR : Assessment of outcome in severe brain damage ; A practical scale Lancet I : 480~484, 1975.

참고문헌

Braddom RL. Physical Medicine & Rehabilitation, 1st edition, W.B. Saunders, 1996.

DeLisa JA, Gans BM. Rehabilitation Medicine : Principles and Practice, 2nd edition, Lippincott-Raven Publishers, 1993.

Rappaport M, Hall KM. Disability rating scale in head trauma, Arch Phys Med Rehabil Vol 63, March, pp.118~123, 1982,

Trombly CA. Occupational Therapy for Physical Dysfunction, fourth edition, Williams & Wilkins, 1995.

제5장 질환별 재활치료 원칙
(Rehabilitation of Specific Condition)

조상현, 전세일

1 뇌졸중(중풍, stroke)

1) 정의

뇌혈관 질환으로 인한 신경학적 기능의 장애가 국소적으로 혹은 전반적으로 발생하여 24시간 이상 지속되는 경우로 정의된다. 신경학적 장애가 24시간 이내에 자연 소실되는 경우는 "일과성 허혈성 장애"(transient ischemic attack, TIA)라고 한다. 이전에는 CVA(cerebrovascular accident)라고 호칭하는 경우가 있었으나, 이는 질환명으로 부적절하다는 견해가 많아서 최근에는 사용하지 않는 추세이다.

2) 뇌혈관 장애위치에 따른 뇌졸중 증세

① 전방순환(anterior circulation) : 경동맥(carotid artery)에서 분지하여 anterior cerebral artery와 middle cerebral artery가 된 후에 뇌의 전반부에 혈액을 공급한다. 뇌졸중 80% 정도가 anterior circulation에서 발생한다. 뇌졸중 증세는 대개 팔다리 및 안면근육의 근력약화로 나타난다.

② 후방순환(posterior circulation) : 양측 vertebral artery가 합하여 basilar artery가 된 후에, 다시 양측의 posterior cerebral artery로 분지하면서 뇌의 후반부, 소뇌, brain stem에 혈액을 공급한다. 뇌졸중 증세는 균형장애, brain stem 기능장애로 나타난다.

③ 심부 뇌졸중 : 대개는 순수한 운동 혹은 감각기능의 장애가 생기며, 고급 인지기능이나 언어기능은 온전하다.

④ 대뇌피질 뇌졸중 : 운동 및 감각기능의 장애가 있고, 인지력 및 언어기능에도 장애가 발생한다.

3) 자연경과

시간경과에 따른 신경학적 기능의 회복은 개인차가 매우 심하다. 전형적으로 middle cerebral artery가 손상된 경우에 다리기능이 가장 일찍 그리고 가장 많이 회복되나, 상지기능은 이보다 느리고 제한적으로 회복된다. 대개 근력은 근위부(어깨, 고관절) 주변에서 먼저 회복되고, 강직(spasticity)은 원위부(손,발)에서 먼저 발생한다. 인지력과 언어기능 회복은 가장 느리게 회복된다. 자연적인 회복이 가장 많이 일어나는 시기는 발병후 6~12개월 사이이다. 자연회복의 이유는 출혈된 혈액의 자연흡수, 병변주변 뇌조직 부종의 해소, 죽은 뇌조직에서 유출된 독성 화학물질의 자연흡수 및 뇌가소성(brain plasticity) 등으로 여겨지고 있다.

4) 역학 통계

뇌졸중은 2004년 한국인의 사망원인 2위(1위 암)이며, 미국인의 사망원인 3위이다. 대체로 전체 뇌졸중의 25% 정도는 치명적이어서 발병 직후 혹은 수주 이내에 사망하고, 50~75%는 영구적인 신경학적 기능장애를 남기게 되며, 이들의 절반 정도가 재활치료의 대상이 된다. 한국인의 평균수명이 계속 늘어나고, 인구구조가 노령화되면서 뇌졸중 후유증을 가진 채로 생존하는 인구가 점차 증가하고 있으므로, 이들에 대한 재활치료의 수요도 계속 증가한다고 볼 수 있다. 뇌졸중의 발생률을 증가시키는 위험인자로는 고혈압, 당뇨병, 심장질환, 고지혈증, 비만, 운동부족, 흡연, 뇌졸중 경력, 가족력이 있다. 뇌졸중이 발생한 사람은 이미 뇌혈관의 기능이 전반적으로 저하되어 있으므로 뇌졸중이 재발하는 경우가 흔하다.

5) 원인, 병리

허혈성(ischemic) 뇌졸중이 전체의 85% 정도를 차지하는데, 여기에는 혈전(thrombotic), 색전(embolic), 열공(lacunar)의 세 가지 세부유형이 포함된다. thrombotic stroke는 뇌혈관의 동맥경화증(atherosclerosis)으로 인한 것인데, 대체로 혈관의 80% 정도가 막힐 때까지는 증세가 없으므로 조기발견이 어렵다. 발병 시 대개 수시간~12시간에 걸쳐 점진적으로 신경학적 마비증세가 진행하는 특징을 보이므로, 발병초기에 응급실로 내원하면 피해를 최소화 할 수 있다.

Embolic stroke는 전체 뇌졸중의 약 15%를 차지하는데, 대개 심장에서 떨어져 나온 색전(emboli)이 급작스럽게 소형 뇌혈관을 막아서 발생한다. 환자 중에는 심근경색, 심장판막증, 부정맥 등의 질환을 장기적으로 앓고 있던 사람들이 흔하며, 이들 질환은 심장내부 혈류장애로 인하여 혈전 및 색전의 형성을 촉진시킨다.

lacunar stroke는 만성고혈압이 심한 노인에게서 진행성 치매와 유사한 임상양상을 보이며, 뇌심부조직에 용적 1 cc 미만의 소형 infarct을 다수 보인다.

출혈성(hemorrhagic) 뇌졸중은 전체의 15% 정도이며, 일시적으로 혈압이 급상승하는 상황에서 발병하는 경우가 흔하다. 출혈부위는 대개 심부뇌조직, brain stem이며, 뇌졸중 유형 중에 가장 위중한 경우이다.

6) 재활치료

일반적인 재활치료의 목표는 다음과 같다.

① 뇌졸중의 원인이 되는 내과적 문제를 해결, 관리하여 뇌졸중 재발을 막는다.
② 기능적 독립성을 극대화한다.
③ 환자와 가족 쌍방간의 심리적 적응을 유도한다.

④ 환자의 삶의 질 향상을 돕는다.

그러나 다음과 같은 경우에는 재활치료의 예후가 불량하다.

① 심한 기억장애
② 지시를 이해하지 못함
③ 빈번한 내과적 혹은 외과적 문제로 인한 재활치료 중단
④ 재발한 뇌졸중
⑤ 고령
⑥ 대/소변 실금
⑦ 시공간 이해능력 장애

또한 치료진은 각 환자의 특성을 충분히 이해하여 맞춤형 재활치료를 제공할 수 있어야 한다. 좌측편마비와 우측편마비의 대표적 차이점은 다음과 같다. 다만, 우세손이 좌측인 경우는 다음의 내용에서 좌우가 뒤바뀐다.

① 우측편마비(좌뇌 손상)

의사소통장애, 시범을 통해서 학습, 사회생활을 위하여 보호자가 의사소통을 도와야 함.

② 좌측편마비(우뇌 손상)

시공간 인지력 장애, 시각적 기억장애, 좌측 무시(neglect), 충동적 성격, 통찰력과 결정능력 장애로 인하여 사회생활이 어려움(보호자 필요).

7) 합병증

(1) 깊은정맥혈전증, 심부정맥혈전증 (Deep Vein Thrombosis, DVT)

미국의 경우, 전체 stroke 환자의 30~50%에서 발생하는 흔한 문제이나, 한국에서는 드물게 나타난다. 마비된 다리의 종아리나 넙적다리 부분에 부종이 발생한 경우에는 DVT 발생을 방지하기 위하여 누운 자세에서 다리를 심장보다 높게 유지하고, 고탄력 스타킹을 착용하거나, 보행훈련을 가급적 일찍 시작해야 한다. DVT에서 떨어져 나온 emboli가 폐의 소형혈관을 갑자기 막아서 해당 폐조직 부위가 단시간 내에 괴사하는 폐색전(pulmonary embolism)은 DVT의 가장 심각한 합병증이다.

(2) 발작(seizure)

출혈성 및 색전형 뇌졸중에서 가장 흔하며, 전체 뇌졸중의 10~15%에서 보인다. 대개 발병 직후 기간에만 나타난다.

(3) 우울증(depression)

뇌손상 혹은 환경적 요인으로 인해 발생하며, 우측편마비에서 더욱 흔하다. 그러나 언어장애로 인하여 우울증을 확인하기가 어려운 점이 문제이다. 심한 우울증은 환자의 재활치료 참여의욕을 현저히 저하시키지만, 우울증 치료제를 복용하면 대개 호전된다.

(4) 연하곤란(dysphagia)

뇌졸중으로 인하여 안면근육이 마비되는 경우에 삼킴기능에 관련된 구강내부 근육의 마비도 대개 함께 발생한다. 연하곤란은 사래들림(aspiration)으로 인한 폐렴(aspiration pneumonia)을 유발할 수 있으며, 식사곤란으로 인한 영양실조를 초래할 수도 있다. 의식장애, 구음장애, 코막힘, 체중감소, 음식물의 비강역류, 극심한 구취 등이 있으면 연하곤란을 의심할 수 있다. 치료로는 구강운동조절 프로그램(작업치료)과 삼킴자극치료(온도자극)가 가능하고, 이것으로 불충분한 경우에는 Nasogastric(NG) tube 혹은 gastrostomy(위창냄술) feeding으로 특수 유동식을 공급하는 방법이 있다.

(5) 영양실조

연하곤란 이외에도 상지마비, 좌측시야무시, 의사소통장애, 우울증 등으로 인한 식사량 부족으로 영양실조가 흔하다.

(6) 대소변 실금

대개는 일과성(transient)이다. 규칙적인 배뇨-배변 훈련으로 대개 개선된다. 양측 뇌 혹은 brain stem의 손상이 있는 경우에 실금이 지속될 수 있으며, 이는 치료할 수 없다.

(7) Shoulder hand syndrome

마비된 상지에서 교감신경과 부교감신경의 균형이 깨어져서 발생하는 Reflex sympathetic dystrophy의 일종이다. 마비된 어깨관절, 손목, metacarpal 관절 등이 ROM시 심한 통증을 호소하고, ROM이 급속히 감소하며, 손등이나 손가락의 부종이 심하다. X-ray 상에서 손등, 손가락뼈의 골다공증이 급속히 진행된다. 관절의 stretching 외에도 손의 부종을 줄이기 위해서 심장보다 높은 위치를 유지하고, 압박장갑을 착용하는 것이 치료에 도움이 된다. 열치료나 contrast bath는 금기이며, 오히려 stretching 직전에 냉치료가 통증감소에 좋다.

(8) 어깨관절 아탈구(subluxation)

편마비측 rotator cuff의 마비로 인해 scapula가 downward rotation되고, 이로 인하여 humerus head의 탈구가 진행된다. 이것은 frozen shoulder와 함께 발견되기도 한다. 이 문제를 위하여 특별히 고안된 hemi-sling을 보행 시에만 제한적으로 사용하고, 침상에서는 베게, 휠체어에서는 lapboard를 사용하여 편마비측 상지의 무게를 받쳐주는 것이 아탈구의 진행을 방지할 수 있다.

(9) 강직(spasticity)

중풍에서 강직이 나타나기는 하지만, 대개 이것이 환자의 기능수준을 저하시킬 정도는 아니다. 굽혀진 상태로 장기간 유지되는 일부 관절들 주변의 근육들이 점차 짧아지고, 근육주변 결체조직이 뻣뻣해지는 것이 실제로 느껴지는 muscle tone 증가의 주요 원인이다.

(10) 낙상(falls)

입원중 병동이나 치료실에서 조차 발생할 수 있다. 미숙한 보호자가 환자의 보행훈련을 시키거나 transfer를 시도할 때 흔히 발생한다. 편마비로 인하여 환자의 자기보호 반사가 미흡하므로 낙상 시 골절 등 부상의 위험이 크며, 보호자가 환자의 팔을 미숙하게 붙잡는 경우에 brachial plexus injury 등을 유발할 수 있다. 보행 혹은 transfer 시 반드시 gait belt(혹은 ambulation belt)를 사용하는 것이 낙상 예방에 크게 도움이 된다.

2 절단자 재활(amputation rehabilitation)

1) 일반 사항, 용어 정의

① TTA : transtibial amputation(BK, below

knee)

② TFA : transfemoral amputation(AK, above knee)

③ TRA : transradial amputation(BE, below elbow)

④ THA : transradial amputation(AE, above elbow)

⑤ Disarticulation : 이단(across joint)

⑥ Prosthesis : 인공대치물

⑦ Orthosis : 보조기구

⑧ residual limb : 절단단(stump)

⑨ amputee : 절단자

2) 원인, 발생빈도

하지절단이 전체의 90%.

① 혈관장애 : 대부분 당뇨병 합병증. 하지절단 원인의 75%

② 외상 : 하지절단 원인의 20%, 상지절단 원인의 75%

10대 청소년 : 종양이 가장 흔한 원인.

한국의 원인별 분포는 미국을 닮아가고 있으나, 여전히 외상이 많다.

3) 환자 평가

(1) 일반적인 고려

① 일반적 건강강태 : 심장호흡계, 글골격계, 인지력(학습능력), 시력

② 의족사용을 위하여 학습해야 할 사항이 많다.

③ 1차적인 질문 : 환자가 "절단자 재활프로그램" 대상으로 적합한가?

④ 의족 보행시 추가되는 에너지 요구량(의족보행은 힘들다)

편측 TTA : 10~20% / 양측 TTA : 20~40%

편측 TFA : 60~70% / 양측 TFA : >200%

⑤ social support

⑥ 절단의 원인이 반복될 수 있는가?(말초혈관장애, 악성종양)

⑦ 근골격계 : 심한 관절염, 관절구축, 관절변형

(2) 절단단 평가

① 길이 : ideal length를 알아야

② 수술반흔의 치유상태 및 반흔유착 유무

③ 절단단 말단부가 연부조직으로 잘 덮여 있는지

④ 피부에 상처(치유안된)가 없어야 한다.

⑤ 감각 : 저하된 경우, 의수족사용중 피부손상의 위험이 크다.

⑥ 전체적 모양 : 말단부쪽이 뾰족한 cone 형태가 유리하다.

⑦ 관절가동범위, 근력 : 절단단 근위부(proximal) 관절 및 반대측 다리/팔의 가동범위 및 근력이 가급적 보존되어야 한다.

⑧ 관절인대 안정성 : 의수족 사용은 절단단 근위부 관절에 무리를 주므로 안정성이 필수.

(3) 의수족 재활이 부적당한 경우(하지)

① 심각한 인지력 장애

② 심각한 심폐기능장애(안정시에도 흉통이 있는 경우)

③ 균형기능, 협응, 시각기능이 현저히 저하된 경우

④ 절단단 통증이 심하고 의수족 사용으로 인하

각 흔한 이유가 다르다.

① 5세 미만 아동 : 가정내 낙상
② 15~24세, 남자 : 폭행, 교통사고, 스포츠 손상 등
③ 75세 이상 : 낙상

저소득층, 알콜중독, 약물중독, 뇌손상의 기왕력 등이 낙상, 폭행, 교통사고 등과 연관이 있다.

3) 병인론

(1) 1차 뇌손상(primary brain damage)

충격 당시에 뇌에 발생하는 변화이다. 단단한 두개골 속의 부드러운 뇌조직에서 "직선가속-직선감속 부상"이 빠르게 일어나 뇌 타박상(contusion)을 일으킨다. 그 결과 뇌조직에 출혈, 괴사, 부종이 일어나며 신경학적 기능을 소실한다. 두개골 안의 뇌조직에 "회전가속"이 일어나면 특히 양쪽 대뇌반구를 연결하는 carpus callosum과 넓은 대뇌의 신경들이 좁게 몰려서 두개골을 나오기 시작하는 brain stem 윗부분의 axon 다발이 심하게 비틀려 diffuse axonal injury가 발생한다. 이것은 외상성 뇌손상만의 독특한 양상으로, 뇌손상 후 신경학적 증세가 국소적이지 않고 전반적으로 나타나는 특징을 만들어 낸다.

(2) 2차 뇌손상(secondary brain damage)

1차 뇌손상으로 인한 뇌조직의 변화 때문에 지연되어 나타나는 2차적인 추가손상. 부상 수일 후에 나타나는 의식혼수, 초기 혼수가 수일 후에 더욱 심해지는 현상이 대표적이다. 1차 뇌손상으로 인한 뇌혈관출혈, 뇌조직 부종은 두개골 내부압력(intracranial pressure, ICP)을 상승시키고, 이는 두개골 밖에서 뇌를 향해 들어오는 혈류를 방해하여 이미 손상된 뇌조직에 추가적인 산소결핍(ischemia) 상태를 초래할 수 있다. 이것이 2차 뇌손상을 일으킨다.

4) 평가

Glasgow Coma Scale은 사고현장이나 응급실에서 환자의 의식상태를 대략 정량화(quantification)하는 도구로 유명하다. Glasgow Coma Scale를 이용하여 TBI의 심한 정도를 다음과 같이 분류할 수 있다.

Mild - GCS 13~15/ Moderate - GCS 9~12/ Severe - GCS 3~8

5) 합병증

(1) 외상후 기억상실증(post-traumatic amnesia)

이것의 정의는 기억장애가 발생한 시점부터 연속적인 기억이 회복될 때까지의 기간이다. 대개 이런 환자들은 정신적으로 혼란하고 불안정한 상태이므로 주변에서 안심시키고 서서히 적응하도록 하는 것이 중요하다.

(2) 심리불안정(agitation)

특정행동이 지나치게 많이 나타나는 것으로 표현된다. 외상 후 혼란상태가 호전될 때, 함께 호전된다. 행동요법과 환경요법이 가장 효과적인 치료이다. 난폭해 지는 경우 대개 타인을 해치지는 않으나, 자해의 위험성이 있다.

(3) 연하곤란

brainstem이나 전두엽의 손상이 심할 때 연하곤란이 생길 수 있다. 입안에 음식을 오래 갖고 있거나 침을 많이 흘리는 현상, 혹은 사래가 자주 걸리는 현상이 발견되면 특수 방사선촬영 등을 통하여 적절한 평가와 훈련이 필요하다.

(4) 발작

대체로 TBI 5%에서 발견된다. 두개골 함몰골절, 두개골내 혈종, 초기발작(사고 후 1주 이내 발작)의 경우에는 발작의 가능성이 높아진다. 예방적인 항발작 약물투여는 사고 후 1주 이내에만 의미가 있다.

(5) 외상후 수두증

뇌손상시 출혈 등으로 뇌척수액 흐름이 막혀서 측뇌실이 비정상적으로 팽창하고, 주변조직에 과도한 압력을 가하게 되는 상태로, 외상 후 아무시기에나 발생할 수 있다. 가장 유명한 증세는 깊은 혼수, 혹은 치매-보행실조-실금의 삼대증세이다. 그러나 이밖에도 예상외로 회복이 느려지거나 회복이 멈추는 경우, 혹은 기능회복이 후퇴하는 경우에는 항상 외상후 수두증의 발생을 의심해야 한다. CT로 수두증이 확인되는 경우에는 신경외과적 조치로 문제해결이 가능하다.

(6) 강직

강직으로 인하여 통증, 위생관리 방해, 기능제한, 관절구축이 발생한 경우가 아니라면, 강직을 반드시 치료할 필요는 없고, 관절구축 예방프로그램 만으로도 충분하다. 강직이 유익한 경우는 마비된 근육을 도와서 transfer, 서는 자세를 용이하게 만들고, 골다공증이나 근위축을 지연시키고 정맥혈전증(venous thrombosis)의 발생을 억제하는 것 등이다. 강직억제제를 복용하는 것은 TBI 환자의 인지력과 집중력을 저하시키는 문제가 있으므로 피하는 것이 좋다.

(7) 이소성골화증(딴곳뼈되기, heterotopic ossification)

사고후 절대안정 혹은 혼수상태를 거치는 동안 환자의 골격계는 중력/근육수축/보행 등의 자극을 받지 못하므로 급속한 속도로 Ca 등의 미네랄 성분이 빠져나가는 분해과정이 일어난다. 이때 상당부분의 Ca은 대소변으로 배출되지만, 그러지 못하는 Ca이 관절(어깨, 팔꿉, 엉덩관절) 주머니 주변에서 응결하여 결정체를 형성하고, 나아가 뼈조각의 형태를 이루는 것을 이소성골화증이라 한다. 중풍환자에서도 보이나, TBI에서 월등히 흔하다. 환자가 2주 이상의 혼수기간을 지내거나, 심한 강직, 팔다리 긴뼈의 골절이 있는 경우에 특히 흔하다. 이소성골화증은 관절운동시 극심한 통증으로 인해 움직임을 방해하므로 단기간에 관절가동범위를 축소시키며, 나아가 환자의 기능수준도 저하시킨다. 물리치료나 약물로 해결이 불가능하며, 뼈조각의 형태로 성숙되었을 때 정형외과적 수술로 제거한다.

(8) 동반부상, 골절

TBI 환자의 약 90%가 사고당시의 동반 부상 혹은 골절을 가지고 있다. 이들을 조기에 발견하여 적절한 조치를 하지 못한다면, 추가적인 장애가 발생할 수 있다. 특히, TBI와 동반하는 경추손상, 말초신경손상의 가능성을 반드시 확인해야 한다.

(9) 내분비 및 자율신경 조절이상

뇌의 내분비 기능이 균형을 잃게 되어 체내 수분량조절, 생리주기 조절 등에 이상이 발생할 수 있다. 자율신경의 조절중추도 뇌와 뇌간에 위치하므로, 이들의 기능이 균형을 잃어서 혈압조절, 체온조절 기능에 이상이 발생하기도 한다.

(10) 심리사회적 문제

지능저하 외에도 심리적 혼란, 행동변화가 흔하게 발생한다. 자기인식(self-awareness)이 부족해지고, 충동억제에 어려움이 많아서 가족이나 사회로 복귀하는 것이 매우 어려울 수 있다.

6) 예후

대개의 환자들은 사고 후 3개월 이내에 의식을 회복한다. 이 시기까지 의식을 회복하지 못하는 환자들의 20~30%는 대개 1년 이내에 사망한다. 그 외에도 환자의 나이가 많거나, 초기 GCS가 낮거나, 동공반사가 비정상이거나, 뇌수술을 요하는 뇌혈종이 있는 경우에는 대체로 예후가 불량하다. 대체로 근골격계의 회복은 빠르게 일어나는 편이지만, 인지력이나 행동장애 문제는 오랜 기간 남아있는 경우가 많다.

4 척수손상 (spinal cord injury)

1) 역학

trauma / tumors, transverse myelitis, multiple sclerosis

발병시 연령이 높을수록 같은 나이의 건강인에 비하여 수명이 많이 단축되는 것으로 보고되고 있다. 특히, 경추손상과 완전손상의 경우에 이러한 추세가 강하다.

2) 척수손상 분류법

(1) Neurological level(신경학적 수준)

① 감각 : 감각피판의 key sensory points 기준. 약간 저하되어도 비정상. Last intact level

② 운동 : myotome의 key muscle function 기준. 근력이 Fair grade 미만이면 비정상. Last intact level

③ 표기 예 : Sensory C5/C6 Motor C7/C8

(2) Frankel's(ASIA, American Spinal Injury Association) functional classification

① Complete : S4-5에 감각, 운동기능 없음(check "Zone of Partial Preservation")

② Incomplete : S4-5 및 마비부위에 일부감각만 남아 있음.

③ Incomplete : S4-5 및 마비부위에 일부감각과 근수축(fair grade 미만)이 남아있음.

④ Incomplete : S4-5 및 마비부위에 일부감각과 근수축(fair grade 이상)이 남아있음.

⑤ Normal : 감각 및 근수축기능이 정상이나, 심부건반사가 항진되어 있음.

(3) Skeletal level

골절 및 탈구 부위(예 : C4,C5)

(4) spinal cord(UMN) / cauda equina(LMN)

(5) paraplegia, quadriplegia(tetraplegia) / paraparesis, quadriparesis(tetraparasis)

(6) 5 clinical syndromes

central cord / Brown-sequard / anterior cord / conus medullaris / cauda equina

(7) spinal shock

부상직후부터 수주간 마비 이하부위의 모든 반사가 사라져 있는 기간이며, 이때는 spinal cord injury와 cauda equina injury를 구분할 수 없다. shock에서 돌아오는 것은 BCR(bulbocavernosus reflex)이 다시 나타나는 것으로 확인한다.

3) 발생빈도

1. incomplete quadriplegia > 2. complete paraplegia > 3. incomplete paraplegia > 4. complete quadriplegia

4) 원인분포, 병리

① 교통사고 > 폭행사고 > 추락사고 > 스포츠 부상

② 최근 연구에 의하면, 부상직후 응급실에서 스테로이드(methylprednisolone)를 정맥주입하면 초기 자연회복이 증진된다는 보고가 있다.

5) 골절 관리

① 일반 방사선 검사에서 골격이 불안정하면 외과적 고정수술을 고려하게 된다.

㉠ lower cervical : C3-C7, unstable if sagittal plane translation > 3.5mm or angulation > 11 degrees

㉡ thoracolumbar : three-column model, unstable if damage > 2 columns

② 보조기 : 경추손상에서 Halo vest, 흉-요추 손상에서 Molded body jacket이 대표적으로 사용된다. 골절이 안정적인 경우에 비수술적 고정을 위하여 사용하거나, 수술 후 고정을 위하여 10~12주 사용한다.

6) 합병증

(1) 통증

① 근골격통증 : 부상시 외상으로 인한 통증. 발견되지 않은 골절이 있을 수 있다. 하반신 마비환자의 경우, 상지를 과도히 사용해서 발생하는 통증이 흔하다.

② 신경병증(neuropathic) 통증 : 마비부위에서 느껴지는 극심한 통증(절단환자의 환상통과 유사)이 흔하다. 심한 경우, 환자의 재활훈련이나 일상생활에 방해가 된다.

(2) 강직

① Modified Ashworth Scale

② 특징적으로 하지의 extensor tone이 증가한다.

③ 환자의 의식상태, 각종 자극요인에 의한 영향을 많이 받는다.

④ 기능제한, 관절구축, 통증을 유발하는 경우에 치료대상이다.

⑤ 약물은 일차선택 치료법이 아니다.

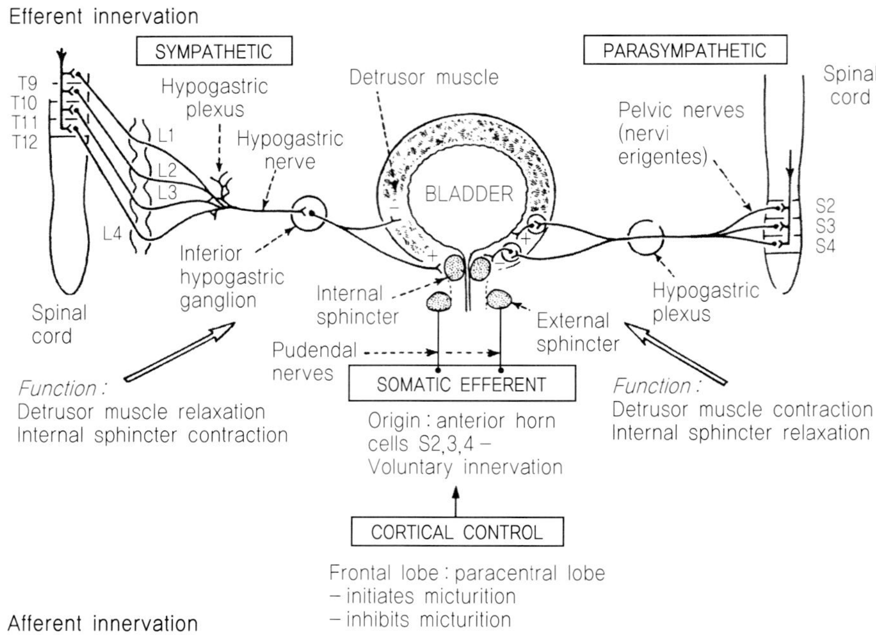

그림 1-1.

(3) 신경인성 방광(neurogenic bladder)

① Spinal shock period : indwelling catheter (Foley)

② Initial evaluation : UMN vs. LMN injury type / detrusor sphincter dyssynergia (DSD)

③ Bladder management selection

㉠ Foley catheter / 간헐도뇨법 intermittent catheterization(Nelaton) every 4~6 hrs.

㉡ goal : continence, adequate emptying, PVR < 150~200ml, functionally independent

④ 요로감염(Urinary tract infection, UTI)

㉠ 척수손상 환자에서 장기적으로 빈번한 문제

㉡ 증세 : 소변이상(혼탁, 악취), 빈뇨, 열감, 오한, 강직증가

㉢ Foley는 UTI의 흔한 원인. 자가 간헐도뇨법이 가장 안전하다.

(4) 소화기

① Spinal shock : 마비성 장폐색(paralytic ileus)

② Neurogenic bowel : UMN type vs. LMN type

(5) 피부 : 욕창

(6) 자율신경 반사이상증(autonomic dysreflexia)

① T6 이상부위 척수손상 환자 / spinal shock 이후 어느 시기나 발생가능

② 촉발요인 : 방광팽창, 극심한 변비

③ 척수손상 level 이상부위는 부교감신경 항진,

이하부위는 교감신경 항진

④ 발작적인 혈압상승, 두통, 안면홍조, 코막힘, 발한

⑤ 긴급조치 : 일으켜 세운다. 소변을 뺀다.

(7) **외상후 척수구멍증**
(posttraumatic syringomyelia)

① 심각한 후기 후유증 / 3~6%

② 척수손상 부위를 중심으로 spinal cavity (척수강)이 위아래로 팽창하여 통증, 온도감각 소실이 진행됨.

③ 초기 재활이후에도 주기적인 신경학적 검사가 필요한 이유.

④ Valsalva를 많이 하는 것과 관련 있다.

⑤ 외과적 처치로 해결함.

7) 예후

부상 후 자연적인 기능회복은 대개 첫 3~6개월 이내에 일어나므로, 이 기간에 신경학적 검사를 자주 반복하고 재활치료 계획을 수정해 나가야 한다.

5 소아재활(Pediatric Rehabilitation)

1) 소아영역 재활시 일반적 고려사항

① 출산율의 저하로 아동에 대한 부모의 관심 및 투자가 증가하고 있다.

② 이러한 현상은 장애아동에게도 반영되고 있어서, 소아재활의 수요는 증가추세이다.

③ 아동 정상발달 과정과 연령별 감성수준에 대한 이해가 있어야만 장애아동 및 보호자와 치료적 교류가 가능하다.

④ 아동 정상발육 양상과 기능적 발달지표 및 정상적 변이의 폭에 대한 지식이 있어야만 아동 기능 극대화를 위한 치료계획을 올바로 세울 수 있다.

⑤ 아동의 일반적 건강 및 기능적 상태의 증진과 감퇴를 모두 민감하게 감시할 수 있어야 흔한 합병증을 조기발견 할 수 있다. 즉, 장애아동이나 만성질환 아동에서 다음의 문제가 흔하다.

㉠ 발육지연

㉡ 만성변비, 위-식도 역류

㉢ 팔, 다리 길이의 좌우 비대칭 및 척추 측만증

㉣ **운동기능의 추가적 손실** : 진행성질환이 아닌 후천적 장애에서 이러한 손실은 반드시 철저한 원인분석이 필요하다.

㉤ 골다공증

㉥ **일상적 활동능력 감소** : 강직이나 근력약화가 있어도 근력강화 프로그램이 도움이 되며, 스포츠나 오락 프로그램의 형태를 고려한다.

㉦ 심리사회기능 및 성적발달 지연

⑥ 연령에 맞는 평가도구를 사용한다.

⑦ 재활프로그램의 초점은 해당 연령에 맞는 운동 및 사회성 기능을 "새로이" 배우는 것에 둔다.

⑧ 부모나 보호자에게 아동의 장애상태 뿐 아니라 이를 위한 치료적 환경에 대한 교육을 시행한다.

⑨ 2세 미만 아동의 성장발달 비교를 위한 나이는 출생일 기준이 아니라 출생예정일을 기준

으로 산정한다.

6 뇌성마비(cerebral palsy)

1) 정의 / 역학

① 미성숙 뇌(임신 ~ 생후 5~6년)에 발생한 비진행성 손상으로 인한 운동기능 장애

② 영구적 장애를 가지나, 성장과 발달을 통하여 장애의 양상은 계속 변화할 수 있다.

③ 발생률 1~2/1000 live birth. 가장 흔한 아동 지체장애

④ 뇌성마비의 유형, 특징

㉠ 생리적 유형(강직형, 부정형, 혼합형)

㉡ 분포유형(편마비, 하반신마비, 사지마비)

⑤ mild : 일상생활에 제한 없음

moderate : 일상생활에 약간 제한. 보조도구가 필요

severe : 일상생활에 상당한 제한. 보조도구 필요

2) 원인

① 뇌손상의 시기 : prenatal(전체의 70~80%) / perinatal / postnatal

② 조산(prematurity < 37주) : 가장 흔한 원인요소 (cf. 미숙아 < 2.5kg)

③ 뇌성마비의 병리 : 조산, 기형, 허혈성 뇌손상, 중풍, 감염, 신생아황달, unknown

㉠ **저산소증** : 대뇌피질 손상으로 인한 강직형 CP 유발. 조산아에서 흔하다.

㉡ **고 빌리루빈혈증**(신생아 황달) : basal ganglia 파손으로 인한 운동조절기능 장애. 부정형 CP 유발. 모자보건사업이 발달한 국가에서 발생빈도가 낮아진다.

④ 원인이 불명확한 경우가 흔하다.

3) 진단

① 병력, 이학적 검사, 신경학적 검사 등을 종합하여 진단을 내린다.

② 뇌성마비발생 위험요인들과의 연관성을 확인한다.

③ 강직은 6~9개월 이후에 나타나고 부정형 운동(athetosis)은 1세 이후에 나타나므로, 그 이전에는 hypotonic 할 수 있다.

④ 대개의 경우 CP는 다음과 같은 경우에 의심한다.

㉠ 운동 발달지표를 이루지 못함 / 원시반사의 지속 / 운동조절능력 미흡 / 특정 팔다리의 운동성 저하 / 특정 팔다리의 근긴장도 증가

㉡ **원시반사** : Moro(< 4~6mo) / ATNR(< 6~7mo)/ STNR(< 6~7mo) / Palmar grasp(< 5mo) / Plantar grasp(< 12~14mo) / Autonomic walking(< 3~4mo)

㉢ **생후**(출생예정일 기준) 8개월 무렵에 비정상 소견이 3개 이상이면 진단이 가능하다.

⑤ 각종 검사는 다음과 같은 의미를 갖는다.

㉠ Image(CT, MRI, Brain Ultrasound) : CP의 종류 판정, 원인분석, 임상예후 추정

㉡ **뇌파**(EEG) : 경련의 조기발견, 경련 치료계획 수립

㉢ **유발전위검사**(SEP) : 감각(시각, 청각, 등) 이상의 조기발견, 치료계획 수립.

4) 내과적 관리

① 관련장애 : 정신지체, 경련, 영양실조(연하곤란), 위-식도 역류, 시각장애, 청각장애, 감각장애, 호흡장애, 치아문제

② 관련장애로 인한 2차적 피해를 최소화 한다.

5) 재활치료 접근

① 다양한 치료기법(NDT, Vojta, CIT 등)을 경우에 맞게 응용 및 혼합한다.

② 운동장애 : 근력강화, functional training, kinesiotaping, constraint-induced therapy, FES

③ 연하곤란 : 자세조정, 음식질감 조절, 보조기구 사용

④ 의사소통 장애 : 청각평가가 필수적이다.

6) 강직 관리

① 강직은 CP의 가장 흔한 양상이며, CP를 대표하는 특징이다.

② 조기에 치료를 시작하고, 아동의 운동조절능력과 기능이 변화함에 따라서 치료법도 조정해 나가야 한다.

③ 강직을 낮추는 것만으로는 기능개선을 기대하기 어렵다. 반드시 집중적인 stretching과 근력강화 프로그램이 뒤따라야만 한다.

④ Botox

⑤ Selective Dorsal(Posterior) Rhizotomy

⑥ 강직으로 인한 통증(hip dislocation, scoliosis)은 적극적인 강직관리가 필요하다.

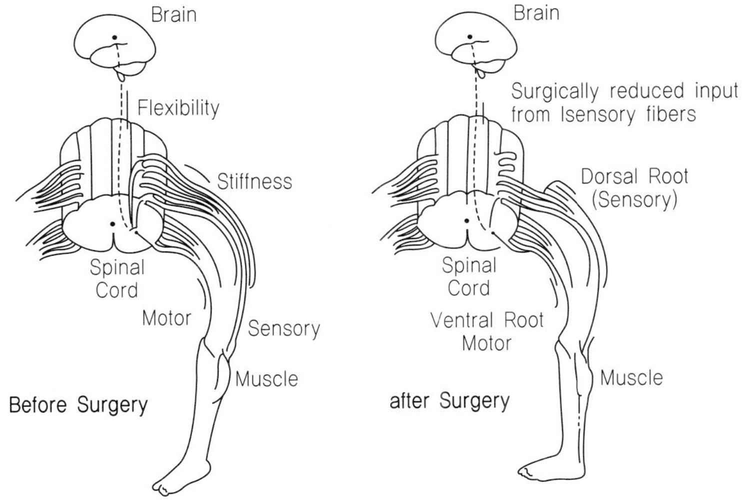

그림 1-2.

7) 보조기, 휠체어

① 보조기 : LMN 장애용과 다른 UMN 장애용 ankle-foot orthosis(tone modification)를 사용해야 한다. knee-ankle-foot orthosis는 거의 도움이 되지 않는다.
② posterior or reverse walker : 몸통신전을 촉진하므로 자세교정효과가 있다.
③ 휠체어 : 독립적 이동능력은 아동의 자존감 발달에 매우 중요하므로 전동휠체어를 일찍 고려하는 것이 좋다. 자세교정용 쿠션삽입물이 필수적이다.

8) 정형외과적 수술

① 관절의 변형을 바로잡기 위하여 다른 보존적 요법을 충분히 시도한 이후에도 문제가 해결되지 않은 경우에만 고려한다.
② painful hip dislocation / knee flexion "crouched" gait / ankle equinus / bony surgery
③ 수술 후 집중적인 근력강화 훈련이 필수적이다. 지나친 stretching은 피해야 한다.
④ 보행개선을 위한 수술은 효과예측이 어렵다.
⑤ 앉는 자세 개선을 위한 척추수술은 만성환자에서 효과가 적다.
⑥ 손목, 손가락을 펴는 수술은 기능적 향상효과가 적다(운동조절능력의 한계).
⑦ Botox 주사로 수술효과를 미리 예측해 보기도 한다.

9) 성인 뇌성마비

① 다리와 등(허리, 목)의 통증이 가장 흔한 문제이다.
② 기능적으로 활발하고 강직이 많을수록 통증이 흔하며, 이들은 대개 근육-결체조직에서 기인한다.
　㉠ 자세, 동작습관, 과사용, 근력저하, 강직, 퇴행성관절염
　㉡ 예방목적의 평상시 운동이 중요하다.
③ 골다공증이 조기에 발생할 수 있다.

7 심장재활(Cardiac Rehabilitation)

1) 개요

① 현대인의 심장질환 인구는 지속적으로 증가하며, 의학의 발달로 심장질환 치료 후 생존율도 증가한다.
② 생존자는 심장질환 재발에 대한 두려움으로 인하여 활동량이 감소하고 일상생활의 독립수준도 저하된다. 이들에 대한 삶의 질 향상 욕구가 증가하고 있다.
③ 노인인구의 증가로 심장질환 예방을 위한 운동프로그램이 크게 요구되고 있다.
④ 심장질환이 없는 사람이 "심혈관조건화운동"(cardiovascular conditioning exercise)을 중~고강도(시속 5~6km로 빠르게 걷기)로 시행하면 심폐기능을 유지-증진시킬 수 있다.

⑤ 심장질환이 아직 없으나 위험요소를 가진 사람에게는 "트레드밀 운동검사"(exercise treadmill test)를 시행하면 그 사람이 안전하게 수행할 수 있는 심혈관조건화운동의 강도를 결정할 수 있다.

⑥ 심장질환을 겪은 사람은 심전도 모니터와 동시에 심혈관조건화 운동을 저강도로 반복하여 심장질환 위험요인을 감소시킬 수 있다.

⑦ 심장질환의 위험요소가 있거나 이미 겪은 사람이 규칙적인 운동을 수행하면 심장질환발생 가능성이 감소한다.

2) 정의

① ACSM : American College of Sports Medicine / Guidelines for Exercise Testing and Prescription

② 심혈관적성(cardiovascular fitness) or 최고운동능력(peak exercise capacity) : 최대산소소비량 / 심혈관조건화운동에 의하여 증가한다.

③ 유산소운동 or 지구력운동

㉠ 가장 흔한 심혈관조건화운동의 형태

㉡ HR의 증가 / high reps, low resistance

④ 심장질환 위험요소 : 흡연, 고혈압, 당뇨, 비만, 고지혈증, 운동부족, 가족력

⑤ 심혈관기능 사전 평가 : 대개 일반인은 다음의 네 가지 그룹으로 분류한다.

㉠ **그룹 1** : 심혈관 질환 증세나 위험요인이 없는 젊은 사람(남<=45, 여<=55)

- 트레드밀 운동검사 없이 중등도 이상의 운동프로그램 참여가 가능하다.

㉡ **그룹 2** : 심혈관 질환 증세나 위험요인이 없는 중년(남>45, 여>55) / 위험요인이 두개 이상인 사람(연령무관)

- 트레드밀 최대 운동부하검사(max exercise treadmill test, ETT) 통과 후 중~고강도 운동(걷지 못하는 경우 arm ergometer 사용)

㉢ **그룹 3** : 최근 혹은 현재 심폐질환 증세가 있는 사람(연령무관)

- 증세제한(symptom limited) ETT 통과 후 모니터(심전도, 혈압)하에 저강도 운동
- ankle pump, 저속-단거리 보행
- 심장재활 프로그램 대상자

㉣ **그룹 4** : 현재 심장-호흡-대사-감염-외상성 질환이 급성으로 진행 중인 사람(연령무관)

- 운동부하검사 절대금지 / 운동프로그램 절대금지

3) 심장재활 프로그램

① 대상 : 관상동맥질환(coronary artery disease, CAD)으로 인한 심근경색(myocardial infarction) 발작이후 환자

② 목표 : 신체, 심리, 사회기능의 최적화

③ 시기 : 심근경색으로 인한 조직손상 치유직후부터

④ 내용 : 조기 보행, 점진적 심혈관적성운동 시작, 다양한 맞춤형 운동프로그램

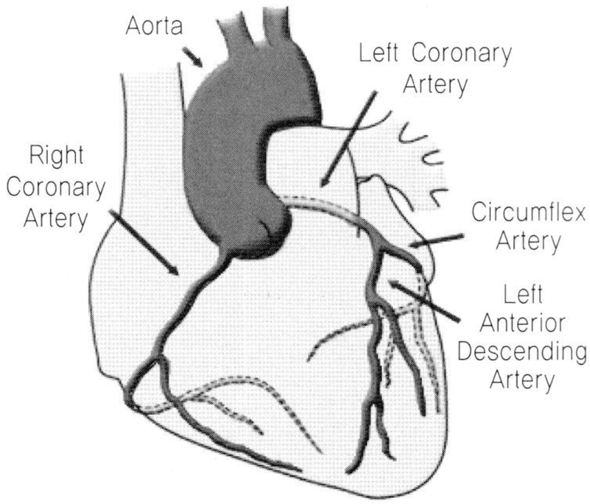

그림 1-3.

4) 심장생리

① 최대산소섭취량(VO2max) = (max cardiac output) × (end organ extraction of O_2)
   ㉠ Fick's equation
   ㉡ max cardiac output : HRmax(최대맥박수) × SV(1회 심박출량)
   ㉢ end organ extraction of O_2 : CaO_2(동맥혈중 산소량) - CvO_2(정맥혈중 산소량)

② training effect = 최대산소섭취량의 증가 by
   ㉠ 심장발달로 SV 증가 / 근육모세혈관 발달로 (CaO_2 - CvO_2) 증가
   ㉡ 동일한 양의 일을 수행할 때, 맥박수 증가율이 감소한다 → 심장효율성 증가

③ 1MET(metabolic equivalent, 3.5ml O_2/kg/min) : sit quietly at rest, arms & trunk supported / self care = 3 METs / slow stair climb = 5~7 METs

④ 대략의 최대맥박수(HRmax) = 220 - Age in years

⑤ 조절 가능한 관상동맥질환 위험요인

5) 치료 프로그램

① 심혈관 기능그룹에 따른 처방 : 심혈관 적성훈련 효과를 내기 위한 운동
   ㉠ **그룹 1** : 1주 5회, 30분씩, HRmax(연령추정)의 70%까지, 준비운동 및 마무리운동(10~15분)
   ㉡ **그룹 2** : ETT에서 추정된 HRmax의 60~70%까지 시행
   ㉢ **그룹 3** : 증세제한 ETT에서 추정된 HRmax의 60%까지 시행
   ㉣ 그 외 상황에 맞게 조절

② 제1단계 심장재활(약 3주)
   ㉠ 심근경색으로 인한 통증과 초기 합병증이 사라지는 즉시(36시간~4일) 개시한다.
   ㉡ 금기사항은 운동부하검사의 금기사항과 동일하다(불안정 흉통, 심한 고혈압, 저혈압, 심한 부정맥, 급성발열질환, 심한 심부전).
   ㉢ 1.5~3.0 METs의 가벼운 신체활동과 보행(합병증의 위험을 증가시키지 않는다)
   ㉣ 활동으로 인한 심혈관기능 이상 증세가 나타나면 중지한다(흉통, 메스꺼움, 호흡곤란, 의식혼미, 저혈압, 피로, 창백, 청색증, 저산소증, 부정맥).
   ㉤ 5~30분씩 매일 2~3회
   ㉥ **목표** : self-care, ADL(4 METs 이하), 실내보행(계단제외)
   ㉦ **확인** : 약 3주후 증세제한 ETT로 4 METs 수행능력을 확인하면 퇴원하고, 외래에서 제2단계로 진행

③ 제2단계 심장재활(8~12주)

㉠ 의사감독하에 5~8 METs의 유산소운동을 점진적으로 시행(1주 3회, 1일 1시간)

㉡ 증세제한 ETT로 운동강도를 결정

㉢ 환자가 독립적으로 자신의 상태를 관리할 능력을 배양. 직장-가정생활 복귀 준비

④ 제3단계 심장재활

㉠ 의사감독 없이 가정이나 인근 체육관에서 자율적으로 평생 규칙적으로 시행

㉡ 1주 3회, 1일 1시간

㉢ 심장질환 위험률을 최소화하기 위한 생활습관을 완전히 숙달함

6) 합병증

① 400,000 조깅시간에 1건의 사망

② 운동부족형 생활의 사람은 7배의 사망 위험률

③ 심장재활 중 중요 합병증(사망포함)의 확률은 1/60,000 시간

8 호흡재활(Pulmonary Rehabilitation)

1) 정의

① 목적 : 호흡질환을 가진 상태에서 가능한 최대한의 기능수준을 유지하도록 돕는다.

② 호흡질환 자체의 진행속도에는 거의 영향을 미치지 않는다.

2) 역학

① 만성폐쇄성폐질환(COPD, chronic obstructive pulmonary disease) : 일반인구에서 주요사망원인(흡연과 밀접)

② 척수손상, 뇌손상 환자의 초기 사망에서 가장 흔한 원인은 호흡기 질환(폐렴)이다.

3) 해부, 생리

① 호흡관련 근육

횡경막(C3~5-phrenic nerve 지배, 중요 흡기근) / 흉곽근, 호흡보조근(흡기 보조) / 복근(중요 호기근) / 상기도 근육(혀, 연구개, 목젖, 인두 : 기도 개방상태 유지)

② quiet breathing

㉠ **흡기** : 횡경막 수축 = 하강, 흉곽확장

㉡ **호기** : 흉곽과 복강의 탄성으로 인한 수동적 복원력

③ breathing effort(기침, 제채기) : 흉곽근, 복근, 호흡보조근 참여

4) 호흡조절

① 불수의 조절

㉠ higher center : medulla

㉡ central chemoreceptor : medulla, hypercarbia로 작동(정상시)

㉢ peripheral chemoreceptor : carotid & aortic body, hypoxia로 작동(COPD에서)

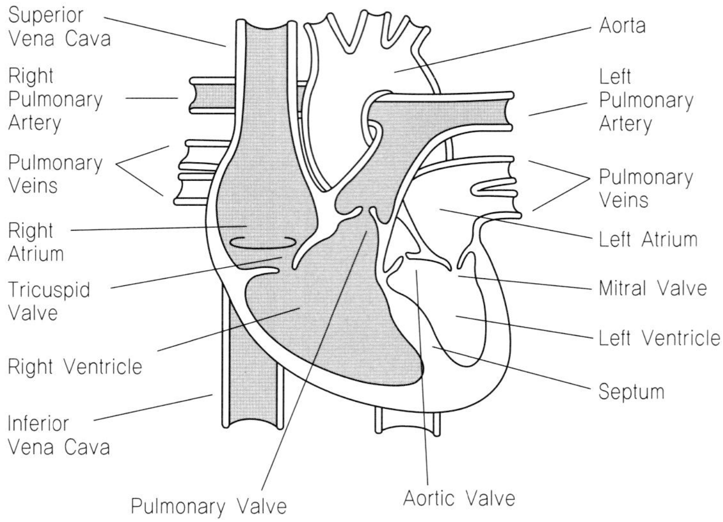

그림 1-4.

② 수의적(호흡노력) 조절

㉠ 폐기능 장애시 호흡근 사용이 증가 → 호흡근 피로발생 → 만성 저산소증 초래

㉡ **만성 저산소증** : pulmonary hypertention, cor pulmonale 유발

5) 원인

① COPD의 원인

emphysema(폐공기증) / chronic bronchitis / brochiectasis(기관지확장증) / asthma(천식)

② 만성제한성 폐질환(chronic restrictive pulmonary disease)

㉠ 호흡근에 대한 신경근 질환 / 근육병 / 중증근무력증 / Spinal Muscular Atrophy / Amyotrophic Lateral Sclerosis

㉡ 호흡근마비 / 흉곽변형(전만증, 측만증)

6) 폐용적 정의

TV : tidal volume / VC : vital capacity / RV : residual volume / TLC : total lung capacity (FVC : forced vital capacity) / FEV1 : amount of air expelled in the first second of FVC

7) 만성 저산소증 관련 임상소견

① 증상, 증세

호흡곤란, 피로, 좌위호흡(orhtopnea), morning headache, 불쾌감, 수면장애(악몽)

② 이학적 검사

빠르고 얕은 호흡, 안정호흡시 호흡보조근사용, 흡기시 복근함몰(paradoxical), 빠른 맥박, 체위부종(dependent edema), 곤봉형 손가락, 청색증

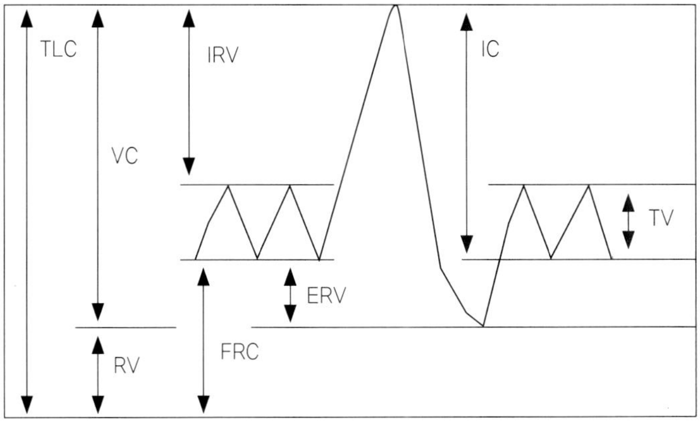

그림 1-5.

8) 호흡 치료

① 호흡법
- ㉠ **횡경막 호흡** : 흡기시 복부상승, 흉곽고정
- ㉡ pursed lip breathing : 입술 오므려 공기저항 부여, small airway collapse 방지
- ㉢ glossopharyngeal(**혀인두**) breathing : 혀와 입술로 공기를 삼킴
- ㉣ **체위배액**(postural drainage) : 중력-자세의 관계를 이용하여 가래배출을 용이하게 함
- ㉤ manual percussion : 가래배출을 용이하게
- ㉥ controlled coughing : 가래배출을 위해 침착하고 요령있게 기침
- ㉦ assisted coughing : 호기시 복압증가를 위하여 압력제공

② 물리치료
- ㉠ **운동프로그램** : 지구력 향상목적, 피로발생은 피할 것, pulse oximetry 사용
- ㉡ 가정운동 프로그램
- ㉢ **보호자, 가족 교육** : 호흡법, 운동프로그램

③ 작업치료
- ㉠ 일상생활 독립성 향상을 위한 프로그램
- ㉡ 피로발생을 피한다.

④ 내과적 치료
- ㉠ nebulizer(분무기), metered dose inhaler(흡입기)
- ㉡ **보조산소** : 튜브, 마스크 형태 / O_2 narcosis(마취)의 위험을 경계
- ㉢ tracheostomy(기관창냄술)

9) 합병증

① 폐기능저하로 인한 기능적 독립성 저하
② 가래배출 능력저하로 인한 폐렴위험 증가
③ 호흡정지(O_2 narcosis)
④ pulmonary hypertension, cor pulmonale

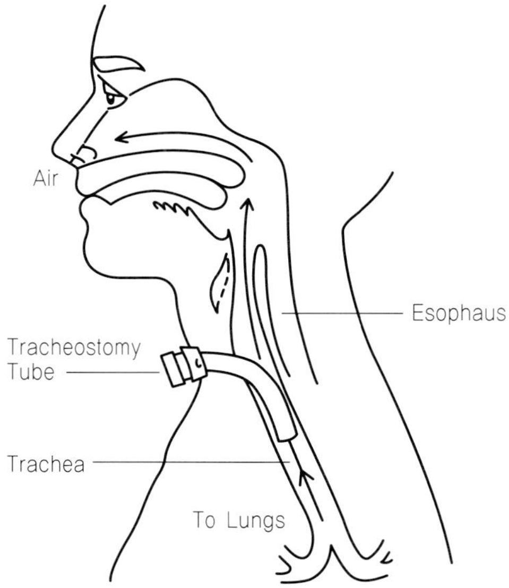

그림 1-6.

10) Outcome

① 평균입원기간 감소
② 생활불편감 감소

참고문헌

Susan J Garrison, Handbook of Physical Medicine and Rehabilitation, Philadelphia, Lippincott Williams & Wilkins (2003)

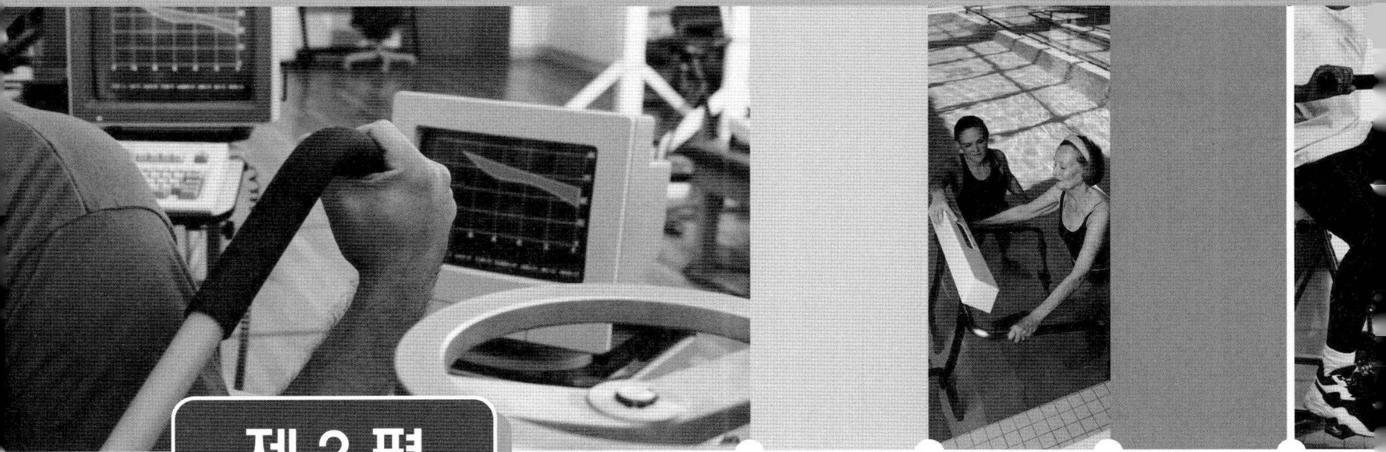

제 2 편

재활간호학

제2편 재활간호학
(Rehabilitation Nursing)

이 원 희

의료기술이 급격하게 발전함으로써 질병을 조기에 발견하고 치료할 수 있어 생존율을 높이는 결과를 가져오게 되었고, 의료기관에서는 생명을 위협하는 급성기 질병에 대한 치료가 우선적으로 이루어져 급성기 치료 후 가정 또는 지역사회내에서 만성질환의 상태로 생활하는 대상자들이 증가하고 있다. 또한 뇌졸중, 심장질환, 신장질환 등의 성인병 발병 연령도 점점 하향화됨으로써 오랜 생존 기간 동안 질병을 관리해야 하는 인구가 증가하고 있다. 특히, 노령 인구가 급격하게 증가되고 있으며, 산업재해 또는 사고 등으로 인한 부상자와 직업병 환자가 증가함에 따라 건강의 연속선상에서 '재활'을 필요로 하는 대상자의 수가 점차 증가하고 있는 추세이다. 이러한 사회적 변화에 부응하여 재활전문 의료기관이나 장애인 복지시설이 점차 확대되고 이러한 시설에서는 다양한 역할을 담당할 재활간호사를 필요로 하고 있다.

1 재활의 정의

재활(Rehabilitation)의 어원은 라틴어 'habilitare'에서 유래된 것으로 '적합시키다'는 의미를 가지며 여기에 're'(재차)라는 접두사가 붙어 생긴 말이다. 따라서 재적합이라는 의미가 본래의 것이며 신체장애를 사회에 재적합시키다는 염원이 담겨진 말로 사용되어 왔다. 그러나, 오늘날 재활의 정의는 신체만이 아닌 정신적, 사회적, 경제적, 직업적으로 가능한 한 최적의 상태로 회복을 도모하는 과정(사회복지학사전, 이철수 외 공저, 2009)이라는 것이 가장 보편적이다. 세계보건기구(WHO)에서는 "재활이란 심신장애인이 신체적 기능을 재통합함으로써 사회로 복귀하여 가정과 지역사회와 직업적 요구에 부응할 수 있는 능력을 도모하는 과정"이라고 정의하고 있다(김금순 외, 2005). UN의 장애인의 기회 평등에 관한 표준규칙(1993)은 '장애인으로 하여금 최적의 신체적, 감각적, 지적, 정신적 및 사회적 기능 수준에 도달하고 유지하도록 하며, 이들이 수준 높은 자립을 달성할 수 있도록 이들의 생활을 변화시킬 수 있는 도구를 제공하는 것에 목적을 두는 과정'이라고 정의하였다. 또 재활은 의학적 재활, 직업적 재활, 사회적 재활, 교육적 재활로 나눌 수 있다(사회복지학사전, 이철수 외 공저, 2009).

이상과 같이 재활을 정의하는 단체에 따라 그 표현은 조금씩 다르나, 공통적 의미를 종합하면 재활이란 신체·정신·사회적 측면에서의 어떠한 기능장애나 부적응의 상태를 감소시키거나 제거함으로써 개인, 가족, 사회가 요구하는 기능과 능력을 최대한으로 회복시켜주는 과정으로 정의할 수 있겠다.

2 재활간호의 도입

미국에서 재활은 건강관리와 관련된 여러 학문에 걸쳐 있는 영역으로 20세기 전쟁과 함께 발전해 왔다. 군 병원이 부상병과 심각한 장애를 얻게 된 군인들을 사회로 복귀시키기 위해 재활원을 설립하기 시작하면서 시립재활원과 재활병원들이 1940년대 중반까지 급격하게 생겨나게 되었다. 당시 신체적 기능에 중점을 둔 의학의 발전과 달리 1945년에 공군 회복센터에서 심리사회치료와 직업 교육이 소개되었고, 1946년에는 물리치료사들이 재활의학과에서 교육을 받기 시작하면서 재활의학은 공식적인 분야로 자리매김하게 되었다.

재활간호는 보험회사에서 상해를 입은 대상자의 상태를 전반적으로 사정하기 위하여 간호사를 고용하면서 공식적으로 알려지기 시작했다(Mark et al., 2006).

이후 1974년에 미국재활간호사협회(The Association of Rehabilitation Nurses, ARN)가 창설되었고, 1976년 미국간호사협회로부터 전문 분야 간호사조직으로 공식적으로 인정받았다. 1984년에 The Certified Rehabilitation Nurse(CRRN®) 자격시험이 처음으로 시행되었고, CRRN 프로그램은 The American Board of Nursing Specialties로부터 인증 받은 프로그램이 되었다.

우리나라에서는 6.25전쟁 이후 재활의 필요성이 강조되었는데 그 당시 장애인의 재활에 관심을 갖고 참여한 사람들은 주로 외국인과 선교단체였다. 부산에 국립재활원이 설립되고 대전에 절단환자센터가 설립된 것도 바로 이 때이다. 이후 1975년 UN의 장애인의 권리선언선포, 1981년 세계장애인의 해 선포에 따라 우리나라에서도 정부 차원에서 장애인의 복지문제에 진지하게 관심을 갖기 시작하였다. 1977년 특수교육진흥법 제정과 1989년 장애인올림픽 개최에 따라 장애인 복지 및 재활에 대한 정부와 국민들의 관심이 급격히 증가되었고(이명화 외, 2001) 이에 따라 장애인 등록사업, 경제적 지원, 재활기관의 수적, 양적 증대 및 장애인 고용의 문화를 위한 법안 등이 통과되었으며 현재에도 각종 복지정책 등이 수정 보완되고 있다.

간호계에서는 국가의 정책보다 훨씬 앞선 1968년 이미 재활간호사의 정의 및 역할을 규정하였다. 김모임(1968)에 따르면 재활간호란 급성질환을 가진 환자가 다시 건전한 시민의 한 사람으로 그의 책임을 감당할 수 있는 잠재적 능력의 가능성과 독립성을 갖고 사회로 돌아갈 수 있게 하는 조직적 체제를 말하며, 재활간호사는 개인의 존엄성과 개성을 인정 또는 회복시키고자 하는 신념에 근거하며 주된 역할은 직접간호 제공자, 교육자, 재활팀원으로 전 과정의 조정자로 역할한다. 이후 비록 재활간호가 간호의 또 다른 전문 영역으로 아직 제도화되지는 않았으나 임상실무에서나 간호교육에서 관심이 매우 높아지고 있으며 간호사 보수교육을 통해 일반간호사에게 그 중요성을 인식시켜 주었다.

3 재활간호의 정의

미국재활간호사협회는 재활간호를 만성질환 또는 신체적 장애를 가진 개인이 그들의 장애에 적응하여 최고 수준의 잠재적 능력을 성취하고 생산적이고 독립적인 삶을 살 수 있도록 도와주는 것으로 정의하고 대상자들의 의학적, 직업적, 교육적, 환경적, 영적 요구를 충족할 수 있도록 전인적으로 접근하여야 한다고 권장한다.

재활간호는 실무 세팅이나 치료 단계의 일부가 아닌 철학이다. 재활의 철학은 치료가 아니라 대상자가 불구를 가지고 잘 살아갈 수 있도록 힘을 북돋아 주는 것이다. 이를 위해 재활간호사는 긍정적인 성격의 소유자이며, 환자의 가치관을 존중할 수 있어야 한다.

재활간호는 변화된 기능적 능력과 생활양식으로부터 야기되는 실재적 또는 잠재적인 건강문제에 대한 개인 또는 집단의 반응을 진단하고 치료하는 것으로(Mark et al., 2006) 개인이 환경과 역동적으로 상호작용할 수 있는 범위를 반영한 "기능적 역량" 내에서 대상자의 기능을 최고 수준으로 촉진하기 위해 고안된 역동적이고 창조적인 과정이다.

재활간호의 가장 중요한 세 가지 목표는 자기 결정권을 최대화하고, 기능을 회복하며, 대상자의 생활양식 선택권을 최적화하는 것이다(Pryor et al., 2002). 이를 위해 재활간호사는 장애 또는 만성 질환의 발병 즉시 개인과 그 가족과 함께 일하기 시작하여 대상자가 가정으로 또는 직장이나 학교로 복귀할 때 환자와 가족의 교육과 힘북돋우기를 통해 지속적으로 지지해준다. 재활간호사는 환자와 가족에게 필요한 시스템과 자원에 어떻게 접근하여 사용하는지를 알려준다.

대상자의 잠재력, 학습, 재능, 삶의 질, 가족중심간호, 안녕, 문화적 역량간호, 사회적 재통합의 최대화라는 재활 목표는 개인의 고유함과 전체성을 인식할 때 달성될 수 있음을 강조하고 있다. Routasalo(2004)가 제시한 핀란드의 노인재활 모델에서 대상자와 가족의 상호작용이 대상자의 재활의지와 방향설정 및 목적달성을 이루는데 중요한 요소이며 대상자와 같이 목적달성을 위해 방향을 설정하는 것이 중요하다고 하였다. 즉, 개별 대상자에게 필요한 맞춤 프로그램에 따라 대상자가 최고의 기능과 능력에 도달할 수 있도록 지속적으로 수행되어야 한다고 권고하였다.

4 재활간호 실무영역

재활간호사의 실무는 재활과 회복의 원칙에 기반을 두어 복합적인 의학적 문제를 관리하고, 다른 전문인들과 협동하며, 지속적으로 환자/돌봄제공자에게 교육을 제공하고 최대한의 독립적인 능력을 갖기 위한 목표를 설정하고 적정 수준의 안녕을 유지하기 위한 간호계획을 세우는 것을 포함한다.

호주의 경우 재활간호사의 철학은 의학과는 다르게 대상자 중심이고 임상접근의 범위가 더 넓다. 재활간호사의 간호 목표는 대상자가 현재의 역할과 능력을 유지하고, 건강을 증진하고 손상을 예방하며, 장애를 감소하거나 예방하며 기능과 역할을 복귀하여 장애를 최소화하는 것이다.

Pryor(2002)는 심층면접과 초점그룹 인터뷰 방법을 통하여 호주의 재활간호사 실무를 위한 개념적 틀을 개발하였는데 이에 포함되는 7가지 실무

영역은 다음과 같다.

(1) 장애에 집중하기보다 대상자의 잠재적 가능성 보기
(2) 교육과 코칭 역할 : 다양한 자원과 방법을 사용하여 대상자의 학습요구 및 준비 정도에 따른 자기결정권을 존중
(3) 치료계획을 위한 관찰, 중재 선택, 시간, 기간, 횟수 결정
(4) 대상자의 자기결정권 증진, 목표달성, 최고의 안전을 고려함
(5) 빠른 변화 상황 관리 : 변화가 바람직할 수 있고, 그 반대 일수도 있는 것을 정확히 판단할 필요. 조기 경고 증후 발견, 중재, 예방
(6) 관리, 옹호, 조정자 역할
(7) 양질의 서비스를 개인과 의료시스템 차원에서 모니터

영국의 Royal College of Nursing(2007)은 재활간호사의 역할에 대한 지침에서 재활간호사가 간호에 영향을 미칠 수 있는 8가지 요인을 재활간호의 개념틀(Framework of rehabilitation nursing)로 설명하고 있다 : 치료적 실무, 조정, 임파워먼트와 옹호, 임상 정책, 조언/상담, 정책적 인식, 교육, 필수 간호 기술(Brenda et al., 2007).

미국 재활간호협회(ARN)는 재활간호사의 역할을 전문영역으로 세분화하여 노인재활간호사(Gerontological Rehabilitation Nurse), 가정간호재활간호사(Home Care Rehabilitation Nurse), 통증관리재활간호사(Pain Management Rehabilitation Nurse), 아동재활간호(Pediatric Rehabilitation Nursing), 재활간호매니저(Rehabilitation Nurse Manager), 입퇴원관리자(Rehabilitation Admissions Liaison Nurse), 상급실무재활간호사(Advanced Practice Rehabilitation Nurse), 재활간호 사례관리자(Rehabilitation Nurse Case Manager), 재활간호사교육자(Rehabilitation Nurse Educator), 일반재활간호사(Rehabilitation Staff Nurse)의 10가지로 분류하고 있다.

Kathleen Stevens(1993)는 재활간호사들이 만나는 대상자 장애 유형은 신경계적 장애, 근골격계 장애, 심장 및 호흡장애, 화상으로 인한 장애로 구분된다고 하였다. 우리나라에서도 초기에 재활의 개념은 신경계적 장애 및 근골격계 장애 대상자의 재활에 초점이 맞추어져 오다가 1990년대 초부터 몇몇 대형 의료기관을 중심으로 심장 및 호흡장애 대상자에 대한 개념이 생기기 시작하여 현재 다양한 프로그램들이 많이 시행되고 있음을 볼 수 있다.

5 우리나라 재활간호 현황

우리나라에 재활간호가 1968년 「대한간호」에 소개된 후 1990년 이후에 대한간호협회의 보수교육으로 선정되어 재활간호에 대한 관심이 증가되었고, 1997년에는 한국재활간호학회가 발족되어 재활간호의 발전을 위해 다양한 학술대회, 세미나 및 교육과정 개발에 주력하고 있다. 2000년대 들어 전문간호사제도 시행을 앞두고 재활간호가 전문간호사의 한 분야가 되기 위한 노력으로 재활전문간호사 교육과정안 개발(강현숙 외, 2001), 실무표준 개발을 위한 기초 조사(강현숙 외, 2002), 재활전문간호사에게 기대되는 역할과 기능(김금순 외, 2005) 등 재활간호 전반에 걸친 연구가 시행되었으나 전

문간호사 분야로 지정되지는 못하였다. 그러나, 최근까지도 노인재활, 방문재활, 산업장 재활, 정신재활, 직업재활 등 다양한 재활간호서비스가 실시되고 있고 이와 관련한 연구가 지속되고 있다.

재활간호사들이 현장에서 실제로 하고 있는 직무를 분석한 연구(소희영, 2009)에서 재활간호사의 구체적인 임무는 신경인성 장·방광관리, 연하장애관리, 호흡재활관리, 기동성장애관리, 인지재활간호, 사회심리간호, 직접간호, 상담 및 교육, 조정, 행정, 자기계발의 11개 영역으로 분류되었다. 이 중 빈도와 중요도가 가장 높은 것은 직접간호, 가장 낮은 것은 사회심리간호로 나타났다. 그러나, 재활간호사에게 기대하는 역할이 간호사의 경우 연구, 퇴원준비 및 관리, 재활팀 지도자 등 독립적인 역할인 반면 의사는 치료의 연속성을 유지하는 진료보조자의 역할을 기대하고 있고(김금순 외, 2005), 간호사의 수행도가 환자의 요구도보다 유의하게 낮은 것은(박지원 외, 2011) 의료환경의 변화속에서 재활간호사의 역할이 간호계내에서 뿐만아니라 의료인간, 대상자와의 관계에서의 상호작용을 고려하여 분석될 필요가 있다고 보겠다.

6 재활간호의 팀워크

재활간호사에게 필요한 기술 중 팀워크를 위한 의사소통능력은 매우 중요하다. 팀워크는 의사, 물리치료사, 언어치료사, 작업치료사, 사회사업가, 심리치료사 그리고 환자와 그 가족과의 관계에서 항상 존재한다. 재활팀에서 간호사의 역할은 환자의 정보를 수집하고 재활 계획을 위한 팀 구성원들 간의 코디네이터로서의 역할, 환자, 보호자 그리고 재활팀원간의 주요한 접촉을 하는 사람으로 건강교육자로 역할하기를 기대하고 있는 것이다.

재활프로그램의 효과와 다학제적 접근에서 간호사의 역할을 규명한 결과(Eshah et al., 2009) 간호사가 팀원으로써 역할에 적극적으로 참여할 때(예로서 가정 재활에서) 비용 효과를 기대할 수 있었으며, 간호사의 고유한 역할과 공헌을 명료화할 수 있었다.

뇌졸중 환자의 조기 퇴원 후 시행되는 재활 서비스에서 지역사회 다학제간 재활팀 접근에서 정확한 시간에 효과적인 간호중재가 필수적임을 알 수 있었고, 재활간호사는 대상자의 장기적인 장애를 감소시키고 환자의 의존성을 감소시켰으며, 재활팀의 생산성을 증가시키는데 기여했다(McGinnes et al., 2010).

대상자의 재활을 위한 다학제간 팀접근을 통한 협력은 다학제간의 힘겨루기를 초월하여 대상자의 삶의 질 증진과 사회정의구현의 책임이 우선되어야 함을 잊지 말아야 하겠다.

재활프로그램을 제공하는 의료인의 역할이 중요하며, 의료인을 대상으로 지속적인 교육이 요구된다. 의료인 중에서도 간호사는 환자와 가장 가까운 곳에서 많은 시간을 할애하며, 환자의 입장에서 편안한 관계의 형성이 쉬운 대상일 수 있다.

7 재활간호의 전망

지금까지 국내외 여러 연구들을 통해 재활간호의 정의, 재활간호의 목적과 실무영역에 대하여 살펴보았다. 재활간호사의 역할규정은 공통적으로 직접간호 제공자, 교육자, 상담가 그리고 지지제공자이다. 특히 윤리적 상황에서 옹호자의 역할과 근거 중심의 실무 발전을 위한 연구자의 역할은 필수적이라 할 수 있다. 재활은 일련의 연속적인 '과정'의 의미를 갖기 때문에 24시간 대상자의 재활 진행과정을 가까이에서 함께하는 간호사는 재활팀 내에서 중요한 역할을 담당하게 되고, 대상자와 가장 많은 영향을 줄 수 있는 위치에 있음은 누구도 부인할 수 없을 것이다. 그러나, 앞에서 살펴보았듯이 아직 팀 내에서 어떤 역할을 할 것인지, 재활간호사가 환자에게 미치는 영향이 구체적으로 무엇이고 재활간호의 효과가 어느 정도인지에 대한 객관적인 근거는 부족한 실정이다.

재활간호사가 필요한 상황은 재활병동뿐만 아니라 일반병동, 노인센터, 아동병동, 장기요양시설, 산업장, 학교 등 다양하다. 이에 맞추어 재활간호사의 역할과 기능의 유연성이 필요한데, 특히 한국적 건강 패턴의 변화 중 노인 인구의 증가로 초고령화 시대에 필요한 의료 인력으로써의 사회적 요구가 더욱 요구된다. 따라서, 재활간호사로서 기대하는 역할을 수행하기 위해서는 철학적, 교육적, 임상적 측면에서 준비가 갖추어져야 할 것이다. 또한 전문 분야로서 더욱 확고히 정착하기 위해서는 체계적인 교육과정 개발과 함께 정책적 제도 마련을 위해 노력하고, 재활간호실무 표준화, 팀웍을 위한 보건의료전문직과의 교류 활성화, 근거에 기반한 양질의 서비스 제공이 필수적이다.

Elaine(2009)은 재활간호에 있어 몇 가지 트렌드가 부각되고 있다고 했다. 첫째는, 재활간호의 깊이와 넓이가 풍부해지고 가속화되고 있다. 둘째, 건강관리조직, 보건의료정책, 의료소비자들 모두 재원기간과 비용을 감소시키는데 초점을 두고 있는 지금, 환자가 급성기 관리를 위해 의료기관에 처음 입원할 때부터 재활을 시작하는 것이 더욱 중요하게 되었다. 셋째, 기술과 통신을 통한 세계화와 상호교류는 재활간호실무에 대폭 영향을 미치게 될 것이다. 넷째, 대상자들은 노화로 인한 변화에 대한 인식이 점차 증가하여 안녕 증진, 신체적 인지적 기능의 최대화, 삶의 질 향상을 위해 더 목표지향적이고 비용효과적이며, 과학적 근거에 의한 중재를 요구하게 될 것이다. 이로 인해 재활간호사는 대상자의 다양한 요구에 대한 옹호자로서의 역할이 더욱 중요하게 될 것이라는 것이다.

이러한 트렌드는 단지 미국의 상황만은 아니다. 우리나라의 보건의료정책, 건강관련문제의 양상, 국민들의 보건의료서비스에 대한 인식 및 요구도 등을 고려할 때 이미 우리나라에서도 동일한 트렌드를 보이고 있다. 아직은 국내에서 재활간호에 대한 중요성과 실무에 대한 합의가 이루어지지 않아 재활간호의 미래가 다소 불확실해 보이기도 할 것이다. 그러나, 재활은 의료인에 의한 건강관리 연속선상에서 가장 중요한 이슈임에는 틀림없으므로 앞으로도 재활간호의 근거가 단단해지도록 재활간호에 대한 새로운 가능성에 대한 탐구를 계속해 나가야 할 것이다.

참고문헌

강현숙, 서연옥, 이명화, 김정화, 임난영, 서문자 외. 재활 전문간호사 교육과정안 개발연구. 재활간호학회지, 4(2), 179~186. 2001.

강현숙, 임난영, 서문자, 이명화, 김정화, 서연옥 외. 재활전문 간호사 실무 표준 개발을 위한 기초 조사, 재활간호학회지, 5(2), 113~123. 2002.

김금순, 임난영, 조복희, 소희영, 전미영, 박송자 외. 재활전문간호사에게 기대되는 역할과 기능, 재활간호학회지, 8(2), 85~93. 2005.

김모임. Rehabilitation Nursing을 위한 교육과 간호원의 역할, 대한간호, 7, 35~44. 1968.

박지원, 소희영, 김창희. 재활간호서비스에 대한 환자와 간호사의 인식 비교. 재활복지, 15(1), 47~69. 2011.

소희영, 김정화, 박지원, & 임난영. DACUM 기법을 이용한 재활간호사의 직무분석, 12(1), 16~29. 2009.

이명화, 임난영, 서문자, 강현숙, 김정화, 서연옥 외. 재활간호학 교과목 내용 구성을 위한 기초조사, 4(1), 118~123. 2001.

이철수 외. 사회복지학사전. 서울 : 블루피쉬. 2009.

Brenda Hawkey, Jane Williams. Role of the rehabilitation nurse : RCN guidance. Royal College of Nursing, London, UK. access on 1, December, 2010., http://www.rcn.org.uk/__data/assets/pdf_file/0017/111752/003178.pdf. 2007.

Elaine Tilka Miller, Setting our course. Rehabilitation Nursing, 34(3), 90. 2009.

Eshah, N. F., & Bond, A. E. Cardiac rehabilitation programme for coronary heart disease patients: an integrative literature review. International Journal of Nursing Practice, 15(3), 131~139. 2009.

Kathleen Stevens. Portrait of a rehabilitation nurses. Nursing, 23(11), 73~78. 1993.

Mark A. Spasser, Robert B. Greenblatt, Arlene Weismantel. Mapping the literature of rehabilitation nursing. J Med Libr Assoc, 94(2), E-137-E-142. 2006.

McGinnes, A., Easton, S., Williams, J., & Neville, J. The role of the community stroke rehabilitation nurse. British Journal of Nursing, 19(16), 1033~1038. 2010.

Pryor, J., & Smith, C. A framework for the role of Registered Nurses in the specialty practice of rehabilitation nursing in Australia. Journal of Advanced Nursing, 39(3), 249~257. 2002.

Routasalo, P., Arve, S., & Lauri, S. Geriatric rehabilitation nursing : developing a model. International Journal of Nursing Practice, 10(5), 207~215. 2004.

The Association of Rehabilitation Nurses. http://www.rehabnurse.org

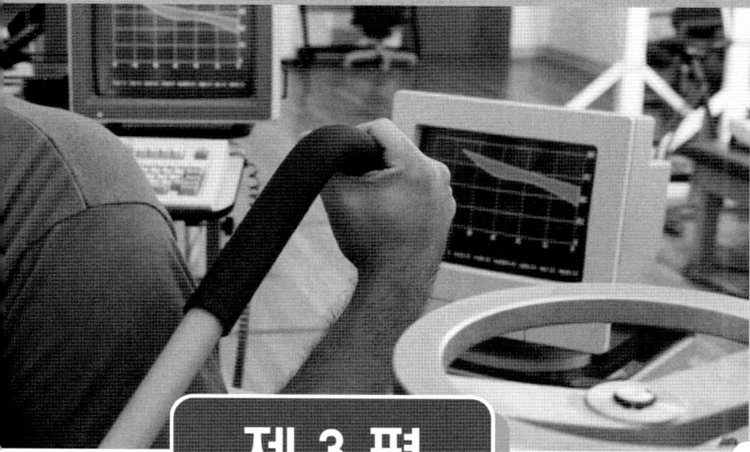
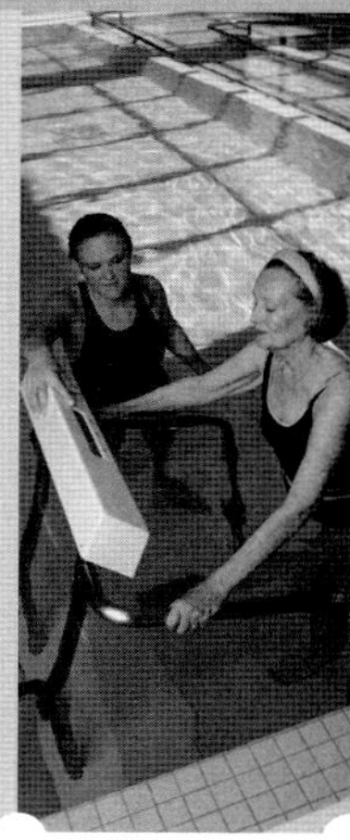
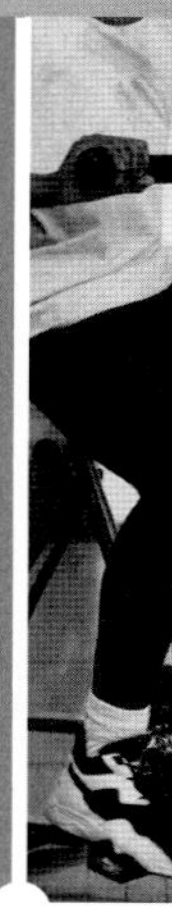

제 3 편

물 리 치 료

제1장 물리치료의 개요
(Introduction to Physical Therapy)

원 종 임

1 물리치료의 정의

건강한 삶은 유사 이래 모든 인간의 꿈이며, 건강에 이상이 생기면 인간은 의학의 도움을 받지 않을 수 없다. 의학을 분류하는 기준은 여러 가지가 있지만, 질병을 미리 차단하는 것에 초점을 맞추는 예방의학(preventive medicine), 발병한 질환에 대한 치료에 중점을 두는 치료의학(curative medicine & surgery), 일차적 치료가 시행된 후 신체적 기능의 회복에 초점을 맞추는 재활의학(rehabilitation medicine)으로 나누어 본다면, 이 가운데 물리치료는 재활의학과 직접적인 관련을 가진다고 할 수 있다.

물리치료(physical therapy)가 무엇이냐에 대한 정의는 나라마다 학자마다 조금씩 차이가 있다. 그 이유는 물리치료학이라는 학문은 다른 분야에 비해 그 역사가 일천하기 때문이고, 또한 시간이 지남에 따라 물리치료의 개념을 단순히 치료를 하는 영역에 국한시키는 것이 아니라, 환자에 대한 평가, 장애(disability)의 예방, 건강증진, 치료적 중재(therapeutic intervention)를 강조하는 추세에 있기 때문이다.

현행 〈의료기사 등에 관한 법률 시행령〉 제2조 1항 3호의 규정에 의하면, '물리치료사는 온열치료, 전기치료, 광선치료, 수치료, 기계 및 기구치료, 마사지・기능훈련・신체교정운동 및 재활훈련과 이에 필요한 기기・약품의 사용・관리 기타 물리요법적 치료업무에 종사한다'라고 정의되어 있다. 대한물리치료사협회(Korean Physical Therapists Association)는 '물리치료는 수술 및 화학요법이 아닌 전기, 광선, 물, 공기, 소리 및 운동요법과 각종 기구 및 기계 등 물리적인 소재를 이용하여, 이를 치료목적으로 개발하여 환자에게 적용함으로써 환자의 고통을 경감시키고, 나아가 기능을 회복시켜 정상적인 사회활동을 하는데 도움을 주기 위한 물리적인 치료법'이라고 조금 더 자세히 정의한다. 미국물리치료사협회(American Physical Therapy Association)는 '물리치료는 신체적 기능을 최적으로 회복, 발달, 유지시키기 위하여 확립된 이론적이고 과학적인 기초를 바탕으로 광범위하게 임상적으로 적용하는 역동적인 전문직업'이라고 정의한다.

개설되었으며, 같은 해 7월 법률 제 1380호로 의료보조원법이 제정 공포되었다.

이어 1965년 물리치료사협회가 창립되었고, 같은 해 물리치료사 면허제도가 시작되었으며, 1974년에는 우리나라가 세계물리치료연맹(WCPT : World Confederation of Physical Therapy)의 정식 회원국으로 가입되었고 1980년에 아시아 물리치료연맹(ACPT : Asian Confederation for Physical Therapy)이 결성되어 우리나라도 창립회원국이 되었다.

6 물리치료학 교육기관

물리치료사를 양성하는 정규 교육기관은 1963년도에 고려대학교 병설 의학초급대학에 물리치료과가 처음으로 개설되었으며, 1978년까지 초급대학과 전문학교로 구분하여 이원적으로 운영하여 오던 교육제도를 1979년 소정의 심사기준을 거쳐 교육령을 개정, 전문대학으로 일원화하였다. 이후 전문대학 물리치료과는 물리치료의 학문적 특성상 전문화가 필요하다는 시대적 요구에 따라 1991년부터 3년제 과정으로 개편되어 현재까지 이르고 있으며, 정규 4년제 과정으로는 1979년도에 연세대학교 재활학과에 물리치료 전공 과정이 최초로 설립되어, 현재 우리나라에서 물리치료사를 양성하는 교육기관은 3년제 및 4년제 과정이 병존하고 있다.

미국이나 캐나다의 물리치료 교육은 더욱 전문화, 선진화 되어가고 있는데 반해, 일본의 학제를 답습(3년제와 4년제의 병존 시스템)한 우리나라의 물리치료 교육은 상대적으로 후진성을 탈피하지 못하고 있는 실정이다.

2010년 현재까지 물리치료사를 양성하는 교육기관은 4년제 대학 38개와 3년제 전문대학 36개로 총 74개교에 이르며 입학 정원은 3,285명이다. 또한 물리치료학 전공 석사과정이 개설된 학교는 연세대학교를 비롯한 17개교이며 박사과정이 개설된 학교는 연세대학교 외 9개교(고려대, 대구대, 동신대, 삼육대, 서남대, 용인대, 한서대, 을지의과대, 인제대)이다. 현재 물리치료사를 양성하고 있는 교육기관의 현황은 표 3-1, 3-2와 같다.

표 3-1. 4년제 물리치료학과 개설 대학교

(2010년 2월 현재, 가나다 순)

학교명	설립연도	입학정원(명)
가천의과대학교*	2002	40
강원대학교	2009	30
건양대학교	2010	20
경남대학교	2010	20
경동대학교	2010	20
경성대학교	2010	30
경운대학교	2005	30
고려대학교*	1963	40
광주여자대학교	2007	30
김천대학교*	1983	80
나사렛대학교	2010	20
남부대학교	2009	30
남서울대학교	2006	15
대구가톨릭대학교	2006	30
대구대학교	1988	40
대구한의대학교	2008	30
대불대학교	1998	40
대전대학교	2006	30
동신대학교	1998	60
백석대학교	2006	20
부산가톨릭대학교*	1981	50
삼육대학교	1992	40

서남대학교	1996	60
선문대학교	2009	15
신라대학교	2006	30
연세대학교	1979	40
영동대학교	2005	30
영산대학교	2009	10
용인대학교	1994	40
을지대학교(주/야)*	1997	40/40
인제대학교	2000	40
전주대학교	2006	30
중부대학교	2009	15
충주대학교*	1993	30
한국국제대학교	2005	30
한려대학교	1997	40
한서대학교	1995	40
호남대학교	2010	20
계		1,315

* 주 : 가천의대는 2006년 가천길대학(3년제)과 통합되면서, 고려대는 2006년 고려대 병설보건대학(3년제)과 통합되면서, 김천대는 2009년 김천대학(3년제)이 4년제로 설립인가되면서, 부산가톨릭대는 1999년 지산대학(3년제)과 통합되면서, 을지의대는 2007년 서울보건대학(3년제)과 통합되면서, 충주대는 2006년 국립 청주과학대학(3년제)과 통합되면서 각각 4년제가 되었다.

표 3-2. 3년제 물리치료과 개설 대학

(2010년 2월 현재, 가나다 순)

학교명	설립연도	입학정원(명)
강릉영동대학	1985	80
경남정보대학	2002	40
경북전문대학	2002	80
광양보건대학	2006	30
광주보건대학	1977	120
구미1대학	2010	30
근장대학	2005	30
극동정보대학	1997	40
김해대학	2009	20
대구과학대학	2006	30
대구보건대학(주/야)	1977	160/40
대원대학	1997	40
대전보건대학	1991	80
동남보건대학	1976	80
동의과학대학	2009	20
동주대학	2001	40
마산대학	1996	120
목포과학대학	1983	80
서강정보대학	2006	30
선린대학	2002	20
수원여자대학	2007	40
순천청암대학	2002	40
신구대학	1974	80
신성대학	1997	70
안동과학대학	1988	80
안산1대학	1982	80
여주대학	1997	40
영남이공대학	2007	30
울산과학대학	2000	50
원광보건대학	1976	80
전남과학대학	1997	40
전주비전대학	2010	20
제주한라대학	1998	40
춘해보건대학	2010	10
포항대학	2002	30
한림성심대학	2006	30
계		1,970

7 물리치료사 자격취득제도

물리치료사 면허제도의 근거는 1963년 7월 31일 "의료보조원법"이 제정 공포되어 법률 1308호에 의거하여 자격을 인정받게 되었으며, 보건복지부(당시 보건사회부)는 여기에 필요한 시행규칙인 보건복지부령(당시 보건사회부령) 150호를 1964년 12월 17일에 제정하였다. 이러한 법률 및 시행규칙에 따라 1965년 4월 22일에 국립보건원에서 관장하는 최초의 물리치료사 국가면허시험이 시행되었다.

그 후 1973년 9월 4일 대통령령 6864호로 "의료보조원법"은 폐지되고 "의료기사법"이 제정되었으며, 동년 10월 17일 보건복지부령(당시 보건사회부령) 427호에 의하여 의료기사법 시행규칙이 제정되었다. 현재는 의료기사 등에 관한 법률과 同 시행령, 同 시행규칙에 따라 매년 물리치료사 국가시험이 시행되고 있다.

1998년부터는 국가시험의 전문화와 질적 향상을 위해 민간기관인 한국보건의료인국가시험원(국시원)에서 의사를 비롯한 20여 직종의 보건의료인 국가시험 및 자격시험을 시행하고 있다. 시험과목은 물리치료학 개요, 운동치료학 개요, 의료관계법규, 공중보건학개론, 해부생리학개론, 질환별 물리치료학과 실기시험으로 구성되어 있다.

면허취득자 현황을 살펴보면 2010년 3월까지 국가면허시험에 합격하여 보건복지부로부터 발급된 면허자 누계는 35,766명에 이른다. 물리치료사 국가고시의 최근 5년간(2005년부터 2009년까지) 연도별 국가면허시험 합격자 현황은 표 3-3과 같다.

표 3-3. 최근 5년간 연도별 국가면허시험 합격자 현황

연도	회차	합격인원	합격률
2005	33회	2,436명	88.2%
2006	34회	2,418명	87.2%
2007	35회	2,519명	85.9%
2008	36회	2,364명	76.9%
2009	37회	3,112명	89.4%

8 물리치료에 대한 향후 전망과 개선방안

물리치료학은 신생학문이다. 그만큼 학문적 발전의 여지가 많으며 실제로도 비약적인 변화를 거듭하고 있다. 아울러 물리치료의 기술도 점점 발전하고 있으며, 물리치료를 위한 각종 장비의 다양화, 첨단화도 진행되고 있다. 또한 노령인구의 증가, 현대인의 운동부족, 산업재해 및 교통사고의 빈발 등 사회적 변화에 따른 물리치료 수요도 점점 증가하고 있다. 이런 점에서 볼 때 물리치료의 전망은 밝다고 할 수 있다.

그러나 문제되는 영역도 늘어나고 있다. 그 하나는 현재 우리나라의 의료시장 확대 속도에 비해 의료인력의 공급이 과다하게 이루어지고 있다는 점이다. 의료시장의 크기는 매우 더디게 진행되는데 반해, 의료인력의 공급은 매년 늘어나고 있어 이로 인한 직무영역의 갈등이 초래되고 있는 것이다. 즉, 물리치료 서비스는 원래 물리치료사만 하게 되어 있는데, 다른 영역의 의료인들도 물리치료를 하려고 시도하고 있어 갈등이 증폭되고 있다. 이를 해결하기 위해서는 물리치료사의 업무영역 다변화가 필요한데, 이 문제가 아직 쉽사리 해결되지 않고 있다.

다른 문제점으로는 물리치료사 근무여건의 악화를 들 수 있다. 전제균의 조사에 의하면 1990년 우리나라 물리치료사의 1일 치료환자 수는 20~30명, 어경홍과 이충휘의 조사에서는 25명으로 나타났다. 이는 미국의 물리치료사협회가 정한 물리치료사 1인당 1일 평균 적정 치료환자 수를 15명이라 보고한 것에 비해 두배 정도 많은 환자를 보고 있

는 것으로 양질의 치료를 시행할 수 없는 상황이다. 따라서 치료의 질적 향상과 물리치료사의 근무환경을 개선하기 위해 일일 치료 환자수를 감소시켜야 한다. 물론 여기에는 의료수가의 비현실적인 면이 그 근저에 자리를 잡고 있으므로, 이 부분의 개선도 필요하다.

아울러 장애의 유형에 따른 다양한 전문 재활기관의 설립과 보다 전문화된 인력의 확보가 중요한 과제로 등장하고 있다. 즉 소아 전문물리치료사, 정형외과 전문물리치료사, 신경계 전문물리치료사, 노인재활 전문물리치료사, 심호흡계 전문물리치료사, 스포츠 전문물리치료사 등으로 전문화되는 전문물리치료사 제도가 정착될 필요성이 커지고 있다.

참고문헌

권오윤 등. 최신물리치료학개론. 탑메디오피아. 2005

권혁철, 김종갑. 의료재활 서비스 수요전망 및 인력수급에 관한 재활인력간 응답특성. 한국전문물리치료학회지, 3(2) ; pp.8~18, 1996.

권혁철, 이충휘. 21세기 우리나라 적정 물리치료사 인력 수급계획에 관한 연구. 한국전문물리치료학회지, 5(1) pp.1~16, 1998.

권혁철. 우리나라 의료재활 전문인력 수요·공급 및 추계에 관한 연구. 인제대학교 대학원 박사학위논문, pp.30~54, 1995.

배성수, 박래준. 한국 물리치료의 현황과 진로. 대한물리치료학회지, 10(1) ; pp.223~227, 1998.

이충휘, 어경홍. 물리치료사의 직무만족도와 의식도에 관한 조사연구. 대한물리치료사협회지, 7(2) ; pp.53~65, 1986

장익선, 함용운, 장정훈. 전문대학 물리치료과 모형교육과정 개발연구. 대한물리치료사협회지, 10(2) ; pp.59~79, 1989.

장정훈, 신홍철. 물리치료사 인력수급 전망. 대한물리치료사협회지, 10(2) ; pp.81~93, 1989.

전제균. 물리치료사의 근무실태와 직무만족도에 관한 조사연구. 대한물리치료학회지, 3(1) ; pp.9~38, 1991.

제2장 전기치료의 원리
(Principles of Electrotherapy)

안 덕 현

1 전기치료의 개요

전기를 치료적 요소로 사용하기 시작한 것이 최근의 개념은 아니다. 최근에 전기치료 부문에서 괄목할 만한 발전이 있었고, 현재 다양한 도구들이 광범위하게 사용되고 있다. 치료적 도구로써 전기의 사용은 실험적 도구뿐만 아니라 임상적인 면에서 많이 언급되었다. 1757년에 Benjamin Franklin은 그의 이웃인 John Pringle에게 "전기자극"이 오십견에 좋은 결과가 있다고 추천하는 편지를 썼다. 오늘날 전기치료 영역의 표준 용어들은 이들 초기의 연구자들의 이름을 따서 지어진 것도 있다(예 Michael Faraday, Luigi Galvani).

전기치료에는 빛, 열, 냉, 소리, 역학(mechanics)이 포함된다. 전자기적 광선 즉, 라디오와 텔레비전 전파 영역부터 우주 방사선과 감마 방사선(cosmetic and gamma radiation)까지의 범위가 전기치료 기구에 가장 많이 사용된다. 적외선(infrared radiation : 7,700Å~120,000Å)을 예로 들면, 피부에서는 3mm 두께 정도까지 열을 흡수할 수 있고, 자외선(ultraviolet radiation : 150~3,900Å)은 약 1mm 두께 깊이까지 침투된다. 흡수된 광선은 피부의 화학적 변화로 인해 태양열 화상을 입히고, 필수적인 대사과정(비타민 D 합성)을 야기하고, 또한 우리가 "무지개"로 알고 있는 전통적인 빨강, 주황, 노랑, 초록, 파랑, 남색, 보라(ROYGBIV)선(7,700~3,900Å)을 흡수한다. 물리치료를 할 때는 자연적인 광선을 이용하는 것이 아니고 특정한 영역의 파장을 치료에 이용할 수 있도록 편리하게 만들어진 기구를 이용한다.

환자에게 전기도구들을 적용할 때, 인간 신체의 전기적 특성을 고려하는 것이 필수적이다. 인체의 거대한 신경망은 회로, 시스템, 이온 교환면에서 볼 때 미항공우주국의 시설보다도 복잡하다. 인체의 전기생리에 대한 이해와 선택한 도구의 전기적 성질에 대한 이해가 있어야 적절한 치료를 할 수 있다. 신체의 기능에 이상이 있을 때 인체에서 발생되는 전기를 측정하여 알아낸다. 많은 진단 방법들 즉, 심전도(electrocardiogram), 뇌파(electroencephalogram), 근전도(electromyogram) 등이 사용되고 있다.

비록 특성면에서 전기는 아니지만 초음파는 전기치료 도구로 분류된다. 음파(sound wave)는 전형적인 종적형태(longitudinal form)를 갖고 있고, 이동하는 동안 매개물질(medium)을 필요로 한다. 그러나 음파를 전달하기 위하여 많은 물리적 원칙들이 적용되고, 복잡한 전기적 요소들이 치료적 음파를 전달하기 위해 요구되기 때문에 초음파는 전통적으로 전기치료의 일반적 방법에 포함된다.

1) 최근의 발전

최근에 많이 진보된 의학에 비해서, 전기치료의 대부분은 낙후되어 있다. 전기광선치료의 최신 기구 가운데 하나가 냉레이저(cold laser)이다. 레이저광은 가시광선의 범위 내에서(6,328Å) 이루어지지만, 냉레이저는 일반적인 광선처럼 작용하지 않으며, 인간의 신진대사 과정에 효과가 있다는 것이 발견되었다. 이 영역의 일반적 광선은 적색광선(red beam)으로 감지되고 흡수되며, 망막(retina)과 대뇌의 시야 피질(visual cortex)에서만 인식한다.

전기치료 분야에서 최근의 발전으로는 파형(waveform), 진폭(amplitude), 극성(polarities), 기타 변수를 다양하게 기구에 내장시킨 것을 언급할 수 있다. 기본적으로 전기물리학에 대한 새로운 발견은 없지만, 많은 혁신적인 적응과 적용은 인간의 신경생리학적인 연구의 발견에 기인하여 설정되고 있다. 인간의 적용에 관한 많은 정보는 임상가에게서 유용하게 만들어졌고, 새롭고 효과적인 기술을 물리치료에 시행함에 있어 적절한 치료적 적용을 할 수 있게 고안되고 있다.

최근 인간에 대한 통증 조절에 있어 엔돌핀의 개념과 역할에 대하여 연구되고 있다. 사실상 진통제의 역할을 하는 베타 엔돌핀(β-endorphin)은 인체 내에서 생성된 매혹적인 물질이다. 엔돌핀의 체내 생성은 신체 표면에 전기적 전류를 가할 때 많이 발생된다고 믿어진다. 이것은 정상적인 발통점(trigger)에 화학적으로 작용해서 진통 효과를 만든다. 인체 내에 통증이 없는 전기적 자극은 인체에서 발통 엔돌핀을 생산하고 보급할 것이다. 반면 운동도구로써 수축을 유도하기 위해 고안되어진, 균일한 표준 전기적 근육 자극(standard electrical muscle stimulation)은 엔돌핀 방출의 양을 증가시킴으로써 통증 조절에 작용하는 자극제로 고안되었다.

임상적 체열촬영기(thermography)는 환자의 초기 평가나 진행과정 뿐만 아니라 조사나 판정을 위해서 추천된다. 변수의 선정과 조절은 컴퓨터에 프로그램화되어져 가능하고, 임상 물리치료사가 해석하는 데에도 유용하게 활용되고 있다. 수많은 기구들, 상호, 모델, 특성 있게 고안되어진 도구들은 주의 깊게 연구되어야 한다. 또한 계속적인 교육과정으로 임상가에게 필요한 새로운 지식을 얻게 해야 한다.

본 장에서는 전기치료의 각 도구들에 대한 기본적인 물리지식을 알게 하고, 정확한 사용 방법은 언급하지 않았지만 왜 치료를 하는가에 대하여 설명하겠다. 본 장의 목표는 다음과 같다.

① 능숙한 기구선택 방법
② 효과적인 치료관리
③ 필요시 적절한 기술의 적용
④ 결과를 정확하게 평가하는 능력배양

2 전기자극치료기(electrical stimulation therapy)

전기자극치료는 물리치료 분야에서 가장 오래된 것 중의 하나이며 가장 효과적인 도구이다. 고대 그리스 기술에 전기뱀장어를 이용하여 족욕시 부착한 것으로부터 오늘날의 치료기구로 다양하게 발전되었다. 전기적 자극은 이렇게 과거부터 사용되어져 왔고 현재 물리치료사들에게 표준화된 기구 가운데 여전히 익숙하게 사용되고 있다. 여러 종류의 자극기구는 모두 똑같은 하나의 목표를 갖고 있다. 즉, 치료적 반응을 위한 조직의 자극이다.

근육들은 이완 또는 수축하기 위하여 자극되고, 신경들도 진통 또는 휴식 중인 움직임을 증가시키기 위해 자극된다. 그리고 통증을 없애거나 골이 성장하도록 자극되고, 모든 조직들의 자극으로부터 인체 전반에 걸친 순환 이득을 얻는다.

전기치료에서 자극과 관련된 용어의 개념은 정립되지 못하였다. 신경자극은 수 년 동안 근육 자극과 구분되었다. 그러나 이 구분은 임상적으로 관찰되기 어렵고, 많은 혼동이 지적되었다. 모든 자극은 운동, 감각, 고유수용 감각이든 신경적이다. 왜냐하면, 근섬유 내에 있는 신경섬유는 변성되었건 변성되지 않았건 간에, 근세포 운동원을 포함해서 자극을 전도하는 진정한 연결자이기 때문이다. 최근 새로운 용어가 임상가들에게 소개되고 있다.

기능적 전기자극(FES : functional electrical stimulation)의 현상은 다른 방식의 자극과 명백하게 다른 것이다. 아무도 아직 이 다른 현상을 적절하게 설명하지 못하였다. 현재 사용되는 용어는 NMS(neuromuscular stimulation), EMS(electrical muscle stimulation), FES(functional electrical stimulation), TENS(transcutaneous electrical nerve stimulation) 등이다.

전기적 근육자극의 적용 범위는 신경지배가 이루어졌는지 여부에 따라 달라진다. 그리고 현재 전기치료(electrotherapy)라는 용어는 미국물리치료사협회(APTA)에서 처음 사용했으며 의사, 대학생, 교수, 의료기 제작자 간에 통용되고 있다.

과거부터 사용되고, 현재까지 만들어진 전기치료기구는 여러 가지로 다양하지만 하나의 공통된 목표는 "치료적 반응을 위한 조직들의 자극"이다. 따라서 근육들에는 이완과 수축이 일어나도록 자극하며, 신경은 진통작용(analgesic)을 일으키고 동작(motion)을 증가시킨다. 또한 골격에는 골 성장을 촉진시키며, 자극이 가해지는 모든 조직에 전반적인 혈액순환의 증진을 기대할 수 있다.

전기자극치료시 사용되는 변수들은 주파수, 통전 시간, 강도 등이며, 현대에는 치료 효과를 최대로 만드는 것과 치료시에 불쾌감을 최소한으로 감소시키는데 초점을 맞추어 발전되고 있다.

1) 개요

(1) 전기의 기초

전기적 힘은 두 점의 전자(electron)수의 불균형으로 인해 생성된다. 이 힘은 전자장 힘(EMF : electromagnetic force), 전위차(potential difference), 전압(voltage)으로 알려져 있고, 주어진 상황에서 전자는 전하(charge)가 균등해지려는 시도를 하기 위해 움직이는 경향이 있다. 전자 흐름의 결과는 전기적 전류를 생성한다. 가장 단순한 형태로 전자의 흐름은 음극(cathode : 많은 전자가 밀집되어 있는 곳)에서 양극(anode : 전자가 적게 밀집되어 있는 곳)으로 흐른다.

(2) 전기 발생기의 특성

전기의 기구들은 표준가정전류(120V~250V 교류)나 건전지(1.5V~9V 직류)에 의해서 작동된다. 이 전류가 신체에 전달되기 전에 바람직한 자극변수 내에서 수정되어야 한다. 단순화한 측면에서 전류는 원하는 양상(교류에서 직류, 직류에서 교류)으로 변화하고, 출력되는 전류를 조절한다. 발생기로 알고 있는 기구는 전류 형태(파형)를 만든다. 다른 기구들은 전기적 맥동(pulse)을 조절한다. 파형의 각 요소는 전류 흐름에 대한 조직의 반응에 효과가 있다.

(3) 기전류(rheobase)와 시치(chronaxie)

① 기전류

무한 시간 동안 흐르는 전류에서 근육을 자극하는 전류의 최소 강도를 말하며, 무한 시간(infinite time)은 관습적 전류의 흐름이 300ms가 될 때로 간주된다. 기전류는 전류의 단위로 기술된다(예 milliamperes).

② 시치

기전류의 2배의 전류 강도로 근육을 자극 할 때 필요한 전류 흐름의 최소 기간을 말하며, 시치는 시간의 단위로 기술된다(예 milliseconds)(그림 3-1).

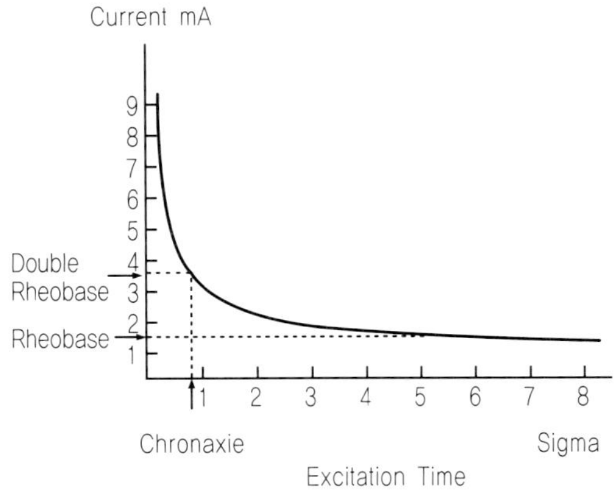

그림 3-1. 시치와 역치

(4) 변성반응과 운동점

① 변성반응(reaction to degeneration)

변성반응은 직류(galvanic, DC) 전류로 자극했을 때 근육수축반응이 나타나고 교류(faradic, AC) 전류로 자극시 반응이 나타나지 않는다. 이것은 근육조직이 신경조직보다 덜 흥분되기 때문이며, 그러므로 근육에서의 반응이 잘 일어나기 위해서는 전류 흐름의 기간을 장기간 주어야 한다. 직류 자극에 의해 변성된 근육에 야기된 수축은 전형적으로 느리고, 벌레 기어가는 모양(wormlike form)이다.

② 운동점(motor point)

운동점은 피부 및 근육조직에 존재하고, 주위 영역에서 필요로 하는 것보다 낮은 수준의 전기 또는 접촉하는 것에 의해 전기적으로 자극된다. 운동점은 근육의 신경지배 영역 위에 있으며, 신경다발(trunk)이 있는 곳마다 운동신경 종말이 집중되어 있는 것이다. 근육으로 들어가는 운동점은 종종 근육 자극을 위해 사용되는 표면 전극의 부착위치로 사용된다. 정확한 위치, 넓이(범위)와 운동점의 수는 변할 수 있다.

2) 전류의 형태

(1) **교류**(alternating current)

교류는 교대의 극성, 예를 들면, 양극에서 음극으로 초당 여러 번 변하고, 대단히 빠르게 극성효과가 주어진다. 교류시의 정현파(sine wave)와 같은 부드럽고 동등한 에너지 수준은 아주 정확하게 정현파(sinusoidal curve)의 전통적 형태와 유사하다. 전류의 이러한 형태는 일반적으로 변성반응(RD)이 없는 신경근 구성요소에 경축(spasm)이 있는 근육의 이완이나 약하고, 위축성 또는 쇠약해진 근육을 운동시키기 위하여 제공된다. 이것은 편안한 파형이고 필요할 때 쉽게 조절되고 수정되며 전극면에 화학적 특성은 없다.

(2) **직류**

직루는 진동이나 변화가 없이 음극전극에서 양극으로 계속 일정한 전자 흐름을 보인다. 극성은 임상치료사들이 미리 정해 놓음으로써 일정하게 유지된다.

① 지속적 직류전류
(continuous direct current)

지속적 전류는 이온도입법(iontophoresis)에서 사용된다.

② 단속 직류나 맥동 직류전류(interrupted direct or pulsed galvanic current)

변성 반응의 존재로 교류전류에 반응하는 능력이 상실되었을 때 변성 반응(RD)이 있는 신경근 자극의 기구로 사용된다. 종종 정상적으로 신경지배되는 근육의 자극에 사용되는데, 그러나 이러한 전류의 형태는 화학적 요소를 갖고 있어 만약 너무 오래 시행하거나 강도가 너무 높으면 피부 자극의 원인이 된다. 직류전류의 이같은 화학적 작용은 큰 상해를 입히기 때문에 주의가 필요하다. 현재까지 직류의 화학적 효과는 여러 상황에 치료 효과를 보였는데 특히, 다한증(hyperhidrosis)에서의 치료적 효과 때문에 사용된다.

③ Surged direct current

Surged 직류는 조직에 의해서 적응되어서 파가 천천히 일어나고 결과적으로 최소 수축이나 비수축을 일으키기 때문에 최근에는 사용하지 않는다(적응은 자극 전류파형의 최고점이 단계적으로 일어나서 장기간동안 근육의 수축이나 흐름이 이루어질 때 발생한다).

④ 화학적 효과

㉠ **양극** : anode, 전자의 부족
산 특성 : 염산(hydrochloric acid, HCL), 산소-풍부
경화성(조직을 굳게 함)
양(+)이온 반발
흥분수준 감소(진통제)

㉡ **음극** : cathode, 전자의 과잉
염기 특성 : 수산화나트륨(sodium hydroxide, NaOH), 수소-풍부
연화성(부드러운 인자)
음(-)이온 반발
흥분수준 증가(자극)

(3) **패러디전류**(Faradic current)

유럽기구보다 미국기구에서 주파수가 낮다. 외국기구는 만들어진 전류형태를 좋아하는 경향이 있고 2차 코일로부터 생성되어 환자의 흥분을 자극하는 효과를 보인다. 패러디전류의 반응은 변성 반응이 있을 때에는 나타나지 않는다. 모든 특징이 교류와 유사하고 흥분수준은 약간 크고 직류처럼 높게 나타난다.

3) 3가지 형태(modes)

(1) **연속형태**(continuous mode)

교류에서 일정한 주파수로 전류흐름에 끊어짐이 없거나 변동이 없는 긴 시간동안 사용되어진다. 만약 주파수가 50Hz 보다 커지면 전류는 강축(tetanizing)을 만들고, 예를 들어, 정상적인 신경지배를 받는 근육은 지속적인 수축을 일으킨다. 이런 방법은 경축(spasm)이 있는 근육의 이완을 얻는데 사용되어진다. 직류전류(straight-line galvanic current)는 이온 도입법에서 사용한다. 패러디전류는 교류와 동일하다.

(2) **서지형태**(surged mode)

교류는 운동을 목적으로 정상 근육수축을 자극하기 위해 사용되어진다. 서지형태에서는 최고 강도가 microseconds나 milliseconds로 측정되고, 교대로 천천히 하여 최대로 만든다. Slow surges (5~10회/min)는 우선적으로 "slow fiber"를 자극한다.

(3) **단속형태**(interrupted or pulsed mode)

교류전류에서 날카롭게 단절되었을 때 즉각적으로 최대 강도에 도달하고 근육의 짧은 반응의 원인이 된다. 이 방법은 "fast fiber"를 자극한다. 만약 50회/second의 비율보다 높게 단속되면 강축이 발생한다. 단속된 교류는 운동손상치료에 사용된다. 직류나 단속평류는 손상받은 신경근 구성 요소, 예를 들어 변성 반응이(RD) 있는 경우의 치료에 사용된다. 임상가는 너무 빠른 비율로 전류를 상승시켜 사용하는 것을 주의해야 한다. 왜냐 하면, 변성된 근육은 적응하는 능력이 손실되었고 실제적인 반응이 느리게 발생하는 파형에 더 잘 일어나기 때문이다. 자극기로서의 단속직류를 사용할 때는 자극전극으로 (−)극을 이용한다. 그 이유는 양극보다 음극이 더 흥분적이며 낮은 전압으로 효과적인 결과를 얻을 수 있기 때문이다.

4) 파형

어떤 전류이던지 연속(continuous), 서지(surged), 단속(interrupted), 교류(alternating) 전류들은 파형이 있다. 직류는 구분한 목적에 따라, 서로 다른 생리적 효과에 따라 아래 여러 파형 중 하나를 선택해야 한다.

(1) **정현파**(sine wave)

사인파란 용어는 최근 여러 기구에서 교류전류의 기술로 사용되고 수축되거나 확장되는 모양을 가졌다. 사인파는 일반적으로 음극과 양극 기간동안 같은 에너지 수준을 나타낸다.

(2) **직사각형파**(rectangular wave)

때때로 사각파(square wave)로 언급되고, 파형의 직사각형태는 일반적으로 순간적으로 상승하고, 긴 지속 기간, 예리한 떨어짐을 보인다. 지속 기간과 강도가 같을 때 사각파란 용어가 사용된다.

(3) **스파이크형파**(spike wave)

텐트 모양으로 나타나고 상승률은 빠르지만 순간적이지는 않고 떨어지는 것은 최고점에 도달한 후 즉시 0점으로 되돌아온다.

(4) **조합형파**(combined waves)

임상에서 복합 효과를 누리기 위해 사용되는 직사각형파(rectangular spike wave) 형태이다.

(5) **쌍둥이파**(twin-spike forms)

대부분 고전압 직류전류에 많이 사용되는 이유는 극도로 짧은 시간동안 깊이 전파된다는 것이다.

(6) **보완파**(compensated wave form)

많은 파형들이 파형에 반대극성을 주어서 우세 기간의 오류(bias)를 없애주는 파형을 제공해서 직류전류 극성의 화학적인 효과를 감소시키게 하기 위해서 "보완된"이란 용어를 사용했다.

(7) **간섭파**(interferential current)

간섭전류는 같지 않은 2개의 중주파수 파형(4,000 Hz, 4,100Hz)을 교차시킬 때 상쇄 혹은 강화된 주파수가 두 개 파형의 교차점 주위에서 생기는 것으로 약 100Hz 정도가 된다. 100Hz는 전통적으로 이용되는 자극빈도로 정상적 강축 주파수인 50~100Hz의 율을 기초로 한 것이다. 강축 주파수는 부드럽게 발생하고 수축을 유지하는데 요구되는 자극의 비율을 의미한다. 그러나 변성 반응이 있는 경우 낮은 율(10~20Hz)로 하여 진단이 가능하다. 그러므로 간섭전류의 개념은 깊은 조직에 도달하는 높은 주파수/짧은 맥박(진동)폭의 전파하는 양과 관계한다. 때문에 높은 주파수 율은 수축을 일으킬 수가 없고, 짧은 맥박(진동) 기간의 100 Hz주파수는 이를 할 수 있어, 기계는 이 적절한 빈도(100Hz)를 만들 수 있게 고안되어 있다. 간섭파 전류는 일반적으로 가시적 수축이 없다. 가시적 수축이 보인다면 진폭(amplitude)을 너무 높게 설정한 것이다. 그러나 환자는 낮은 강도에서도 수축 느낌을 호소할 수 있다(그림 3-2).

5) 전기적 근육 자극에 따른 생리학적 반응들

① 경축의 이완
② 근육의 수축, 능동적 운동 자극의 관찰
③ 엔돌핀의 분비증가
④ 전극을 부착하고 무저항(weight-free) 운동들이 가능
⑤ 근섬유동원(recruitment)이 증가
⑥ 수축되는 근육에 의한 "pumping action"으로 혈액순환이 자극
⑦ 세망내피계 반응(reticuloendothelial response)의 강화로 노폐물 제거 증진

6) 적응증

통증, 관절 가동역의 제한, 신경근계의 기능장애에 기인한 수행이 불가능한 환자의 운동양상을 제공한다. 근골격계에만 제한하지 않고 산부인과적, 비뇨기과적, 안근의 문제들에도 사용되고, 최근에는 턱관절(악관절, temporomandibular joint)

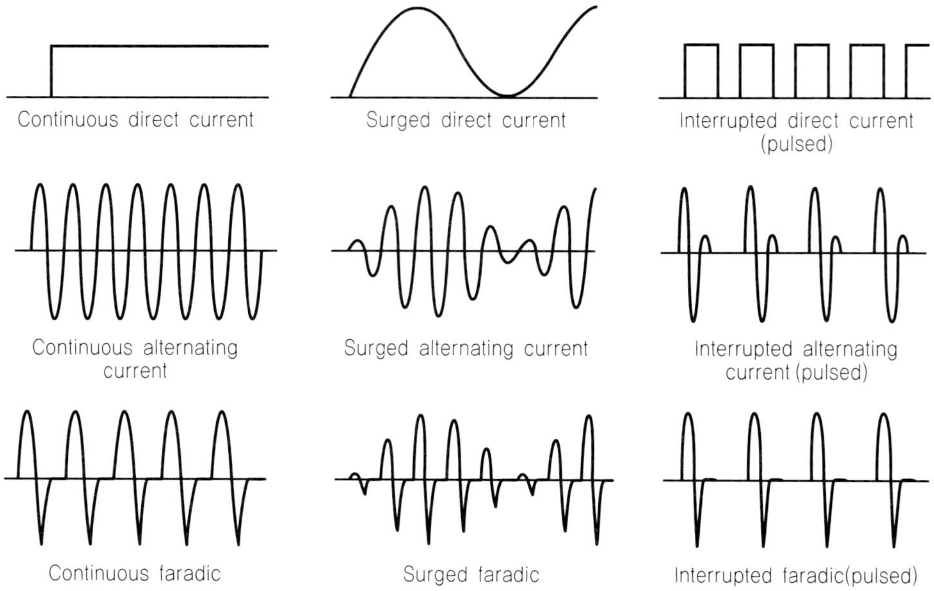

그림 3-2. 전류의 파형

문제, 치과 문제 등에서 사용된다.

전기가 신체에 주어졌을 때 그 효과를 이해하기가 힘들다. 때문에 많은 서로 다른 치료 변수(parameter)가 조직 내에서 독특한 효과를 만드는 자극의 각 양식과 광범위한 치료반응 영역을 생산하기 위해 수정되어진다(표 3-4).

표 3-4. 전기적 전류의 치료적 사용의 적응증

급성, 만성 통증의 조절
관절구축감소
골절 치유 촉진
근재교육 촉진
조직 치유 촉진
경직 spasticity 억제
무용성 위축 최소화
근 수축을 통한 관절에 지지 제공
부종 경감
근육경축 경감
근육의 강화

7) 금기증

환자의 전반적 건강은 전기적 자극의 권장량을 결정한다. 다음과 같은 증상에서는 전기적 자극을 제외시켜야 한다.

① 최근 골절(원하지 않는 움직임을 피하기 위해)
② 활동성 출혈(active hemorrhage)
③ 정맥염(phlebitis)
④ 인공심장 박동조율기(pacemaker)를 착용중인 사람 : 심장, 경동(carotid sinus), 인두(pharynx)를 통한 전류의 흐름은 정상적인 심혈관 기능을 방해하기 때문에 피해야 한다. 전기는 우리가 알지 못하고 예견하지 못하는 효과를 일으킬 수 있기 때문에 두개(skull) 부위나 감염, 암 부위는 적용하지 않는다. 전기 자극에 일반적인 금기증 및 주의점은 다음과 같다(표 3-5).

표 3-5. 전기치료의 일반적 금기증 및 주의점

- 심장 장애 - 심장박동조율기(pacemaker)를 삽입한 경우에는 사용하지 않는다.
- 골절의 외적 고정에 사용되어지는 것 같은 금속이식 부위 : 이것은 뼈 안쪽으로 전류가 도달하게 된다.
- 심한 비만, 지방성 조직은 효과적인 자극에 대항한 절연(insulation)을 제공한다.
- 특별히 민감한 영역 - 경동(carotid sinus), 식도, 인두
- 겔(gel), 반창고, 전류 흐름에 피부 자극이 있는 사람

3 고주파 전류(high frequency current)

10,000Hz 이상의 주파수를 가진 전류를 말하며, 일반적으로 열을 생산한다. 그 종류로써 단파치료기(shortwave diathermy)와 극초단파 치료기(microwave diathermy)로 나눈다.

1) 단파치료기

50년 이상 사용된 기술로 열침투 깊이가 적외선, 온습포, 다른 형태의 표면 열기구들보다 깊이 침투하며, 임상치료사들에 의해 그 효과가 여러 해동안 증명되고 있다. 처음에는 근골격계와 관절에 혈액순환의 증가와 발열의 이득을 위해 사용되었지만 비정형외과적 치료에서도 같은 효과를 얻기 위해서 사용된다. 예를 들어 만성폐색성 폐질환(㉠ 기관지염), 비뇨기과적 질환(㉠ 전립선염), 부인과적 질환(㉠ 비특이성 골반염), 이비인후과적 질환(㉠ 중이염, 부비동염)이다. 열의 진통 특성, 근골격을 이완하는 능력, 혈액순환 증진을 위해 안전하고 안락하며 효과적인 기구로 단파치료기를 사용한다.

인체조직에 고주파 전류를 가할 때 진동폭이 매우 짧기 때문에 이온 운동이 거의 일어나지 않는다. 그리고 전기화학적 반응 또는 전기분해 반응이 없고 빠른 진동전류에너지는 열에너지로 변환되는 특성을 가지고 있다. 고주파는 감각·운동신경을 자극하지 않기 때문에 불쾌감이나 근수축을 일으키지 않고 신체조직의 특정부위를 가열할 수 있다.

(1) 영역

파장	주파수
7 m	45 MHz
11 m	27 MHz
22 m	13 MHz

파장은 주파수의 역수(reciprocal)로 주파수×파장은 항상 일정하다.

f×w = c(빛의 속도나 300,000 km/sec일 때)

파장이 22m인 것을 일반적으로 사용하고, 일부 11m를 사용한다. 그러나 유럽에서는 7m의 파장을 더 많이 사용한다.

(2) 전극의 양상

① 콘덴서 전극(condenser capacitive electrodes)

콘덴서 전극은 분리된 패드(pads) 또는 공기공간드럼(air-spaced drum)으로 구성된다. 전자장(electromagnetic field)은 두 개의 코일(coil) 또는 패드와 플라스틱 드럼 내에서 발생한다. 환부를 두 개의 전극 사이에 위치시킨다. 가열 강도와 침투 깊이는 전극의 모양과 전극간의 거리에 의하

여 결정된다. 피하지방층은 절연체로써 전자장 에너지를 흡수하여 근육에는 적은 열효과를 낳는다. 따라서 지방이 없는 조직에 효과적이고, 이상적인 방법은 전극을 수직으로 놓았을 경우 효과적이다.

② 유도전극(inductive electrode)

Hinged drum type, single type, air-spaced induction drum에 사용하며, 이것은 자체적으로 자장을 띄고 있으며, 피하지방에 흡수되지 않고, 심부층까지 침투가 가능하다. 흡수는 피와 같은 고전해질을 포함한 근조직에서 가장 크다. 그러나 지방 같은 혈관이 없는 조직에서는 효과가 최소이다.

(3) 치료양상

① 치료강도

치료강도는 환자가 느껴서 편안하고 쾌적한 온감을 느끼는 정도이다. 이것은 주관적으로 개인간의 차이가 있기 때문에 강도를 일률적으로 분류하는 것은 어렵지만, 어떠한 경우에도 뜨거운 감각을 느껴서는 안된다. 출력 강도는 보통 120~130mA를 사용하며 50mA 이하나 200mA 이상은 사용하지 않는다.

② 치료시간

일반적으로 10~20분 이내 보통 20분을 원칙으로 하고 치료부위, 치료목적에 따라 치료시간을 다르게 설정한다.

③ 치료빈도

1일 1회나 격일마다 1회씩 적용한다.

(4) 치료적 효과

① 신진대사 증가
② 통증의 경감 : 외상, 류마티스성 관절염
③ 말초순환의 자극
④ 조기 상처치유 개선
⑤ 혈종 형성의 감소
⑥ 근경축의 이완
⑦ 염증 : 혈액공급 증가, 정맥환원 증가
⑧ 감염 : 백혈구와 항체의 증가
⑨ 섬유증 : 섬유성 조직의 신장성 증가

(5) 적응증

① 최소 치유가 요구되는 만성, 경미한 상태 : 근염, 관절염, 골반감염, 중이염, 기관지염, 부비동염, 전립선염, 궤양, 건초염, 낭염, 활액낭염
② 다른 절차의 보조 도구로 사용 : 이온도입법에 따르는 국소 흡수의 증진을 위해
③ 근골격계 질환 : 염좌・좌상, 근・건의 파열, 퇴행성 관절염, 타박상, 혈종
④ 운동치료 전에 근조직의 예열

(6) 금기증

① 악성종양 조직 : 조직 온도상승에 따른 암세포의 성장 가속화
② 허혈 조직 : 조직 파괴유발(화상)
③ 중등도 또는 과도한 부종
④ 젖은 붕대나 반창고로 감싼 부위 : 열흡수 증가로 화상 유발
⑤ 금속 이식 부위 : 화상이나 조직 파괴유발
⑥ 심장박동조율기 착용자
⑦ 출혈 부위 : 혈우병
⑧ 결핵 관절 : 감염 확산 위험
⑨ 온열감각 손상부위, 피부 질환 상태
⑩ 진통제 투여 환자 : 열감각 저하 유발
⑪ 방사선 치료 중인 환자 : 피부감각 및 순환

기능 저하 유발, 최소 3개월 이상 치료받지 않은 환자

⑫ 의사전달이 안 되는 환자

⑬ 혈전성 정맥염 : 혈괴(colt)가 이동

⑭ 임신, 생리

⑮ 혈압이상, 심한 심장질환 : 심장박동수 증가

2) 극초단파 치료기 (microwave diathermy)

(1) 개요

극초단파 심부 투열치료의 원리는 단파치료기와 유사하며 심부에 열을 가하며 심부가열 효과는 단파치료기보다 적다. 주로 2,450MHz를(10~12cm 파장) 가장 많이 사용하며 그 외에 915MHz(33cm), 433.9MHz(69cm) 등도 사용하며, 단파치료기보다 짧게 사용한다. 극초단파는 전자장의 형태를 띠며 주파수가 300~30,000MHz로 파장은 1cm~1m이다. 다른 전자파와 마찬가지로 빛과 같은 속도로 진행하며 산란, 굴절, 흡수, 반사하는 성질이 있으며, 근육이나 혈액 같은 고함수 조직에서 선택적으로 극초단파가 흡수되는 성질을 이용하여 특정 조직을 가열하는 치료 방법이다.

극초단파 심부 투열치료기의 극단적인 고주파는 변형, 진동 등이 일반적으로 사용하는 전기장치에서 만들어지는 것이 아니라, 자전관(magnetron)이라 불리는 곳에서 만들어진다. 극초단파는 자전관에 고주파의 교류를 발생시켜 전극(transducer, director)으로 전달되며, 이는 안테나(antenna)와 반사경(reflector)으로 구성되어 있고, 안테나에서 전기에너지가 전자장 에너지로 전환되고 반사경을 통해서 집광되고 조직으로 향하게 된다. 따라서 극초단파의 강도는 자전관에 제공되는 출력의 양을 조절하여 주어진다.

조절 경계면에서 반사가 일어나는데 근-지방, 골-근육 경계면에 열집중이 된다. 치료시 목표 부위(환부-target)와 거리(distance)의 관계에서 조사(radiation)의 강도는 거리의 제곱에 반비례한다($I = 1/d^2$).

(2) 극초단파의 침투와 흡수

이론적으로는 고주파수일수록 깊게 침투한다. 그러나 흡수는 목표 부위의 밀도와 조직 특성에 따라 달라진다. 지방, 근육, 뼈, 결합조직에서 극초단파 흡수는 다른 비율을 나타내기 때문에 조직의 형태에 의존하게 된다. 열의 발생은 단파치료기보다 더욱 집중된다. 극초단파의 침투와 흡수의 특성은 각각 다음과 같다.

① 침투 깊이

㉠ 침투 깊이는 파의 주파수와 매개체의 특성에 의해 결정된다.

㉡ 고함수 조직은 투과하기 어렵다. 저함수조직일수록 투과하기 쉽다.

㉢ 피하지방층을 투과시 거의 에너지의 소모가 없다.

㉣ 적외선파(infrared wave)보다 더 깊이 투과한다.

㉤ 초단파(short wave diathermy)보다 더 깊은 부위까지 침투한다.

㉥ 혈액공급(blood supply)이 많은 근육 조직에 가열이 잘되며 저함수 조직인 지방 조직에는 열이 적게 발생한다.

② 흡수

㉠ 전자 에너지의 열에너지로의 전환은 조직

의 분자 차이와 관계가 있다.

㉡ 비극성 분자들(non-polar molecules)은 전자장 안의 변화되는 전위에 의해 모양이 삐뚤어지나, 양극성 분자들(dipolar molecules)은 앞, 뒤로 회전이 나타나며 이온은 전자장 방향으로 진동이 일어난다. 이 결과 에너지는 열에너지로 전환된다.

㉢ 이러한 다른 조직의 전기적인 특성의 차이는 흡수되는 양의 차이로 발생시킨다.

㉣ 예를 들어 고함수 조직인 근육은 지방이나 뼈보다 전자 에너지가 더 많이 흡수된다.

(3) 치료 효과

단파치료기와 유사하나, 더욱 집중되고 국소열을 적용시키는 장점이 있으며 통증의 경감, 혈류량 증진, 섬유성 교원조직의 신장성 증가, 만성염증의 감소, 상처치유 촉진, 만성 감염의 치유 촉진, 근경축 경감 등의 치료 효과가 있다.

(4) 치료 용량

① 치료 시간 : 20분

② 강도 : 환자가 편안하고 따뜻한 느낌이 있는 정도

③ 빈도 : 1일 1회 또는 격일제(단, 환자 상태에 따라 변경 가능)

(5) 치료전 환자의 준비

① 피부를 깨끗이 하고, 환부를 노출시킨다.

② 환자는 편안하게 앉거나 눕는다.

③ 환부를 가리지 말고 노출시킨 상태에서 치료한다.

(6) 적응증

① 연부조직 구축, 운동전 예열 효과

② 건초염, 활액낭염, 만성 관절염, 퇴행성 관절염

③ 통증 및 근경축을 동반하는 질환 : 염좌, 관절강직, 근육・건・인대 파열

(7) 금기증

① 심장박동조율기 착용자

② 생식기 주변

③ 눈

(8) 주의점

① 화상 : 피부 감각 검사, 뼈 돌출 부위, 땀

② 쇼크(shock)

③ 눈 보호(mesh goggles 사용)

④ 순환결손 : 괴사부위 주의

⑤ 남성 생식기

4 경피신경 전기자극 치료기 (Transcutaneous Electrical Nerve Stimulation)

1) 역사

경피신경 전기자극 치료기는 1970년대 초반에 소개된 이후에 급성, 만성 통증을 치료하는 일반적인 치료기로 빠르게 사용되어지고 있다. 전기자극은 파괴적이지 않고, 중독시키지 않으면서 통증을 조절할 수 있다. 경피신경 전기자극 치료는 전기자극을 특별한 형태로 디자인하여 통증을 경감시킨다. 현재는 병원에서 사용하다가 퇴원 후 가정에

돌아가서 지속적으로 사용할 수 있는 휴대용 기구(portable TENS)가 많이 사용되고 있다. 초기의 연구에서는 주로 약물에 심하게 의존하거나 중독되지 않은 환자들에게 적용하였다. 이 경피신경 전기자극 치료의 사용이 임상의 여러 분야에 광범위해짐에 따라 치과의사, 심지어 수의사(veterinarians)에게까지, 각 분야의 필요에 따라 경피신경 전기자극치료기를 적용하여 효과가 있음을 발견하였다. 특히 경피신경 전기자극치료기의 사용으로 좋은 치료 효과를 나타낸 것은 수술 전, 후의 통증감소, 골절 후 불유합으로 인한 통증과 치유의 촉진, 산과적(obstetrics) 문제, 치아나 턱관절(악관절, temporomandibular joint)의 통증, 발의 통증 치유에 적용한 경우였다.

2) 물리학과 생리학

(1) 관문조절이론(gate control theory)

경피신경 전기자극치료기의 전기적 전류는 피부에 있는 신경종말에 적용하며 이 자극은 선택된 신경섬유 즉 A-섬유를 따라 뇌로 전달되거나, 고유수용감각기로 공간-위치에 대한 정보를 모아 보낸다. 이것은 Melzack과 Wall의 통증이론으로 이 신경섬유들은 척수의 한 부위인 교양질(substantia gelatinosa)을 지나는데, 이곳에는 신경전달을 일으키는 특별한 세포들이 모여 있다고 하였다. 이 T 세포에서 신경섬수로부터 받은 통증감각을 시상(thalamus)이나 대뇌의 통증 중추로 올려 보낸다. 굵기가 가는 C-섬유의 자극전달속도는 굵기가 굵은 A-섬유에 비해 느리다. 결국, A-섬유를 통해 전달되는 자극은 C-섬유를 통해 뇌에 전달되는 것보다, 자극전달속도가 빠르고 이 기관 내에 더 많은 양을 갖고 있는 A-섬유가 우세하게 된다. 만약 T 세포를 이러한 자극들이 지나가는 관문(gate)으로 생각해 본다면 자극전달에 과부하가 발생할 경우, 전달 속도가 느린 C-섬유를 통해 통증 자극을 뇌로 전달하는 것에 제동이 걸리게 될 것이다. 이러한 형태로 T 세포에서 관문을 조절하여 효과적으로 통증자극의 전달을 단절시켜 환자의 통증을 경감시키거나, 단절시키는 것이 관문조절이론의 기본 개념이다(그림 3-3).

(2) 관문 효과의 발생

이 관문조절 효과를 잘 발생되도록 하려면, C-

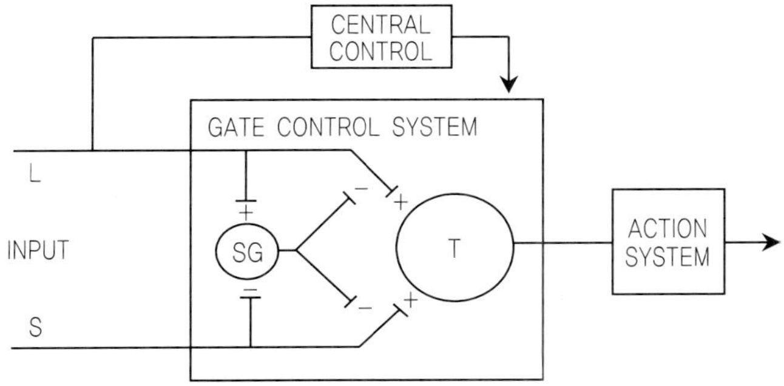

그림 3-3. 관문조절이론

섬유에 의해 전달되는 통증의 증가 없이 A-섬유를 통해 전달되는 양을 증가시켜야 한다. 연구자들은 상동적 입력(phasic input)에 대해 A-섬유가 다른 섬유들 보다 더 잘 반응한다는 것을 발견하였다. 이러한 자극은 음극과 양극의 형태가 다면상(multiple phase)을 이루고 있는 파의 형태는 인체에서 지속적인 자극으로 인식하지 않는 경향이 있다. 반대로 C-섬유는 지속적인 파에 더 잘 반응하며, 몸에서는 지속적인 지각으로 느껴진다. 예를 들어 고주파 교류는 너무 주파수가 크기 때문에 인체에서는 각각의 자극을 인지하지 못하고 지속적인 자극 형태로 느껴진다. 정상적인 인체조직에서 받아 들여지는 자극의 역치나 강축주파수(tetanizing frequency)는 약 30~50Hz이다.

결과적으로 치료사들은 상동적 입력장치(phasic input device)로 자극을 피부표면에 적용하여 C-섬유의 자극 없이 A-섬유만을 선택해서 자극할 수 있게 된다.

(3) 엔돌핀 개념(endorphin concept)

사람의 체내에서는 모르핀과 비슷한 분자구조를 갖는 엔돌핀을 생산하며, 이것은 통증을 일으키는 부위에 내분비성 진통(endogenous analgesic) 효과를 일으킨다. 이 물질의 혈중치는 뇌에 통증을 일으키는 자극이 전달될 때 증가된다. 경피신경 전기자극치료기에 대한 연구는 전기자극으로 엔돌핀의 생산을 증가시키는 것에 관하여 이루어졌으며, 전기자극은 세포들에게 통증과 같은 반응을 일으켜 결국 엔돌핀이 분비되게 한다. 이러한 자극이 꼭 통증을 일으켜야만 이 효과가 나타나는 것은 아니다. 이 엔돌핀의 생산은 고주파일 때 보다 저주파에 가까울수록 더 효과적이라는 것에 대한 실험이 지금도 계속되어지고 있다. 특히 1~4Hz 정도의 저주파는 몇 년 또는 몇 개월된 만성질환 환자의 엔돌핀 분비를 증가시키는데 효과적이다. 자극시간의 연장은 전통적인 경피신경 전기자극 치료기술이 도입되어 엔돌핀 방출로 인한 효과가 좀 더 지속되도록 하였다. 1~2Hz 정도의 매우 적은 주파수로 강도를 증가시키면 근육 자극시에 이용할 수 있고, 진통효과를 위한 엔돌핀 방출도 기대할 수 있다.

3) 주의점

① 전극을 목의 앞옆쪽부(전외측부, anterolateral side)의 경동맥(carotid artery) 부근에 전극을 부착하지 않도록 한다.
② 심장박동조율기(pacemaker)를 사용하고 있는 환자에게 적용하지 않는다.
③ 진단이 불확실한 환자의 통증치료에 사용하지 않는다. 그 이유는 통증의 진단시 필요한 중요한 증상이 전기자극으로 인해 가려지게(masked)될 수 있기 때문이다.
④ 경피신경 전기자극치료기에 의해 통증이 가라앉아 있는 운동선수는 경기에 바로 참가하지 않게 한다.
⑤ 마약성 약물(narcotic medication)을 사용하거나, 감각이 둔해져 있는 부위가 있는 환자에게 적용하는 것은 매우 주의해야 한다.
⑥ 임산부의 출산에 의한 통증을 조절시 경피신경 전기자극치료기의 사용은 매우 주의해야 한다.

4) 변수(parameters)

(1) 파형(waveform)

① 이상 파형(biphasic wave)

일반적인 경피신경 전기자극치료기의 모델에서는 음전기와 양전기가 모두 발생되는 이상 파형을 사용하고 있다. 이러한 파형은 직사각형파(rectangular wave), 정현파(sine wave) 또는 삼각파(triangular wave), 스파이크파(spike wave)로 사용할 수 있다. 최근 사용하는 전기의 극성에 의한 전기화학적 효과를 제거시키기 위해 음극과 양극이 흐르는 지속 시간을 동일하게 하는 경향이 있다. 기계에서 사용되는 전극의 색깔은 일반적으로 양극은 빨간색을, 음극은 검정색을 주로 사용한다.

② 파형의 선택

치료시 사용하는 파형은 선택하기에 따라 생리적 효과에 어떠한 차이가 있는가 하는 것은 현재 큰 의미를 주지 못하고 있다. 다만 환자에게 얼마나 편안함을 주는가 하는 측면이 더 고려되어지고 있다. 병리학적으로 자극의 속도를 빠르게 상승시켜야 할 때는 스파이크파를 좀더 긴 통전시간을 필요로 하는 경우에는 직사각형파를 이용한다.

스파이크파는 일반적으로 피부에 좀 자극적이므로 피부의 자극을 줄이기 위해서는 통전시간을 짧게 하거나 전극을 자주 옮겨주며 치료하는 방법을 사용해야 한다. 피부가 민감한 환자들에게는 직사각형파를 이용하는 것이 효과적이다. 이 직사각형파에 긴 통전시간을 이용해서 통증과 관련된 신경 손상시 치료를 적용할 수 있다. 정현파와 같은 파형도 피부의 자극을 적게 한다. 스파이크파는 급성통증이나 피부의 저항이 큰 조직에 집중적이고, 과민한 자극을 제공할 수 있다. 스파이크파와 같은 집중적인 자극은 긴 통전시간을 제공하는 직사각형파와 같은 지속적인 통증경감 효과를 기대하기 힘들다. 그러나 임상적으로 급성통증이나 국소 부위의 치료에 효과적이고, 만성통증에는 직사각형파, 정현파와 같은 파형이 지속적인 진통효과를 기대할 수 있다.

(2) 주파수(frequency or rate)

주파수란 초당 전달되는 자극의 수를 뜻한다. 일반적으로 경피신경 전기자극치료기에서 사용하는 주파수는 급성통증과 같이 즉시 효과를 얻고자 할 때에는 약간 고주파수에 해당되는 80~120Hz 범위의 주파수를 사용하고, 저주파에 해당하는 1~20 Hz는 만성적인 통증의 치료에 사용한다.

(3) 통전시간(pulse width or duration)

통전시간은 환자에게 적용되는 하나의 자극이 실제로 제공되어지는 시간의 길이(length of the time)를 말한다. 이것의 측정은 주로 마이크로초(microseconds)로 하며, 사용되는 범위는 대개 50~400 μsec이다. 정상적인 신경근계에는 주로 100~150 μsec, 신경 손상을 입은 환자에게는 200~300 μsec의 긴 통전시간을 사용한다. 만약 변성반응(RD)이 나타나는 신경 손상시에는 이상성 파형(biphasic wave)으로는 정상적인 근수축을 일으키기 어려우며, 주로 단상성 파형(monophasic wave)이나, 단속평류(interrupted direct current)를 이용하여 치료하는 것이 효과적이다. 경피신경 전기자극치료기에서 전기자극은 근수축을 일으키기 위해서라기보다는 통증을 조절하기 위한 것이다.

(4) 치료 강도(amplitude or intensity)

① 낮은 강도

대부분의 경피신경 전기자극치료 기구는 1mA에서 100mA까지의 강도로 조절할 수 있게 되어 있다. 치료시 강도는 환자의 감각에 의존하여 조절한다. 많은 제작회사에서는 이 기구를 일정전류(constant current)나 일정전압(constant voltage)으로 구분해 제작한다. 일정 전류는 저항이 변함에 따라 자동으로 전압의 양도 변화되어 일정한 전류가 출력되도록 한다. 그러나 일정전압은 저항이 변하면 전압이 일정하기 때문에 출력되는 전류량이 변하게 된다.

② 짧은 강도(brief-intense amplitudes)

최근 경피신경 전기자극치료기를 이용하여 치료시에 짧은 강도 기술을 사용한다. 이 경우 높은 강도/짧은 통전(high-amplitude/narrow-width)을 조합해서 사용하여 다른 형태보다 즉각적인 통증경감 효과를 보였다.

③ 고주파와 저주파 경피신경 전기자극치료기

㉠ 고주파 경피신경 전기자극치료기

주파수 - 100~150 Hz 통전시간 - 100~500 μsec 치료 강도 - 12~13 mA	tetanic muscle contraction

㉡ 저주파 경피신경 전기자극치료기

주파수 - 1~5 Hz 통전시간 - 100~150 μsec 치료 강도 - 30 mA 이상	muscle twich

5) 변조(modulation)

사람의 몸은 전류에 대해 적응(accommodation)을 하므로 전기자극의 효과가 감소하게 되며, 그 자극으로는 원하는 반응이 잘 일어나지 않게 된다. 치료를 하는 과정에서도 이러한 적응 현상이 나타난다. 이러한 현상을 감소시키기 위해서 각 기계들은 작동시에 다음과 같은 매개변수나 변조가 되도록 고정되어 있다. 이러한 기술은 치료가 환자의 감각과 편안함에 의존하여 조절하고, 강도를 변조시 불쾌감이 발생될 수 있어 일반적으로 사용하는 방법은 아니다.

(1) 주파수 변조

주파수를 주기적으로 변화시킨다(㉕ 10% 주기, 100 Hz - 90 Hz - 100 Hz - 90 Hz).

(2) 통전시간 변조(pulse width modulation)

통전시간을 주기적으로 변화시킨다(㉕ 10% 주기, 150 μsec - 135 μsec - 150 μsec - 135 μsec).

(3) 치료 강도 변조(amplitude modulation)

치료 강도를 주기적으로 변화시킨다(㉕ 10% 주기, 10 mA- 9 mA - 10 mA).

6) 돌발변조(burst modulation)

돌발(burst)현상은 지속적인 자극을 한 개에서 10개 정도로 묶은 자극을 제공하는 방법으로, 이 돌발자극은 환자에게 하나의 단일 자극으로 느껴지게 된다. 그러나 이러한 방법이 생리학적으로 어떠한 도움이 되는지는 아직 정확히 규명되지 않았다.

(1) 파 배열(wave train)

현재 많은 제작회사에서 기계에 몇 종류의 변조 모드, 돌발(burst), 표준형 모드 등을 미리 기계에 프로그램하여 놓은 경우가 많다. 이런 여러 종류의 모드를 변화시키는 것을 파 배열이라고 한다. 이 방법에 의한 생리적 효과도 확실하게 밝혀지지는 않았다. 그러나 이 방법은 A-섬유의 자극을 증가시키는 경향이 있다고 한다.

7) 치료과정

경피신경 전기자극치료기는 경우에 따라 다르지만 보통 1시간을 주기로 하루 4회 통증을 조절하기 위해 사용한다. 통증이 감소함에 따라 회수를 점차로 줄여 간다. 경우에 따라 오랜 여행을 할 경우에는 하루 종일 착용하여도 된다. 그러나 전극을 부착하는 피부와 다른 기관의 자극을 줄이기 위하여 휴식 시간이 필요하다. 단, 수술 후 사용, 통증이 있는 반흔, 산과적 문제에는 장시간 사용하는 것이 추천된다. 비유합된 골절치유의 사용시에는 1시간 씩 하루 4회 사용한다.

(1) 급성, 만성통증의 치료

① 약물복용

환자가 만약 강력한 약물을 경피신경 전기자극치료기 적용 전에 복용한 경우 약의 효과가 사라지는 충분한 시간(약 1주일)이 경과한 후 평가한다.

② 환자의 준비

전극을 부착시킬 피부는 청결하고 손상 부위도 깨끗해야 한다. 피부와 전극은 부착시 겔(gel)을 바른 후 테이프를 사용해서 부착한다.

(2) 전극(electrode)의 부착 부위

경피신경 전기자극치료기에서 가장 흔히 다루는 주제가 어느 부위가 가장 이상적인 전극부착 부위인가 하는 것이다. 꼭 전극을 부착해야 하는 어떤 부위가 있다고 말할 수는 없다. 그러나 많은 치료기술에서 사용하는 부위에는 신경부위, 침점, 발통점 등이 있다. 다음은 일반적인 상태에서 전극부착에 추천되는 부위이다.

① 팔(상지, upper limb)의 전극부착 부위
- ㉠ C3-C7 신경근 / 피부절(dermatomes)
- ㉡ 통증발생 부위
- ㉢ 견봉의 끝
- ㉣ Hoku(web space, 合谷, LI-4)
- ㉤ 손등에서 시계 착용 부위
- ㉥ 외측상과(lateral epicondyle)의 끝

② 다리(하지, lower limb)의 전극부착 부위
- ㉠ L1-S1 신경근 / 피부절
- ㉡ 큰볼기근(대둔근, gluteal maximus)의 중앙(bull's eye)
- ㉢ 다리오금(슬와, popliteal fossa)
- ㉣ 후방 외측과(posterior lateral malleolus)
- ㉤ 비골두(head of fibular)

③ 요부(허리, low back)의 전극부착 부위
- ㉠ 관련된 신경근 / 피부절
- ㉡ 큰볼기근(대둔근, gluteal maximus)의 중앙(bull's eye)
- ㉢ 다리오금(슬와, popliteal fossa)
- ㉣ 교차패턴(crossed pattern-L1에서 L5까지의 척추 주변에 서로 L3에서 교차되게 만든다)

④ 일반적인 배열
- ㉠ 신경근과 피부절을 연관지어 부착
- ㉡ 발통점 부위
- ㉢ 발통점 부위의 근위 침점
- ㉣ 발통점 부위의 원위 침점

ⓜ 통증 부위가 명확하다면 교차패턴 기술을 이용하여 교차점이 통증 부위에 맞도록 함

ⓑ 어깨, 무릎, 주, 완, 족관절에는 전극의 전위관절(transarthral) 부착이 효과적임

ⓢ 양측(bilateral) 부착은 등 부위나 요부의 실행시에 효과적임

ⓞ 상반(contralateral) 부착은 절단부, 붕대를 감은 곳, 개방성 상처, 석고붕대를 한 경우에 직접 부착할 수 없는 통증 부위에 사용함

ⓙ 드물지만 4개 이상의 전극을 사용할 수 있으나 다른 치료기술과 통증감소 측면에서 차이가 없음

5 이온도입법(iontophoresis)

1) 개요

LeDuc(1903)이 처음 소개한 방법으로 이온도입법이란 단어는 이온의 이동을 의미하며 직류전류를 치료적 목적으로 사용하여 피부, 점막 등을 통해서 신체 안으로 화학물질(약물이온, substances)을 이동시키는 것이다. 이 치료 방법의 역사는 반세기 이상 계속되었으며, 1700년대 후반부터 일부 연구에서 치료적 결과는 존재하는 환부에 이동되는 이온에 의존된다고 보고되었다.

이 기술의 기본원리는 같은 전하(charge)를 갖고 있는 전극과 이온은 서로 밀어낸다는 것이며, 예를 들어 음이온을 음극 전극 밑에 넣을 경우에 발생한다. 이러한 전극을 활성 전극(active electrode)이라고 한다. 이때 직류 전류를 흐르게 하면 이온은 전기적으로 밀려나 환자에게 이동된다. 오늘날 비록 많이 사용되지는 않지만, 다한증(hyperhidrosis)의 경우 이 치료법이 잘 반응하는 것으로 알려져 있다.

2) 물리학

이온을 전달하기 위해서는 전류가 필요한데, 일반적으로 저전압치료기에 있는 지속 직류전류(continuous galvanic direct current)를 이용하고 또한 건전지를 사용한 기계를 이용하기도 한다. 고전압 전류가 이온전달이 잘된다는 주장도 있으나 실증되지 못하였다. 화학물질은 거의 모든 부분에 사용되고 기본 요소에 여러 가지 생리적 가치가 있는 분자를 첨가하였다.

① 이온도입법에서 사용하는 공식과 예는 다음과 같다.

* 전달된 물질의 양(gram) = I × T × ECE
I(강도, intensity) : ampere,
T(시간, time) : hours,
ECE(전기화학적 상수, electrochemical equivalency)

㉮ 마그네슘 황산염(magnesium sulfate)

$$\begin{aligned} I \times T \times ECE &= 5mA \times 30min \times 0.0115 \\ &= 0.005A \times 0.5hr \times 0.0115 \\ &= 0.0002875g \\ &= 0.2875mg \end{aligned}$$

② 고강도는 거꾸로 이온간 현상(interionic phenomena)과 침투를 방해하는 등의 역효과를 보였다.

③ 실험에 의하면 저전류 강도를 이용할 경우가 고전류 강도를 이용할 경우보다 이동하는 힘

(driving force)에 효과가 컸으며 일반적으로 이온도입법에는 저전류(low milliampere)로 5mA 이하의 것을 사용하며, 용매의 이온 농도가 높으면 조직에서의 전도가 감소되기 때문에 이온 함유율은 낮은 것(1~5%)을 사용하는 것이 효과적이라고 한다.

④ 음극전극의 크기는 양극전극보다 크게 해야 한다. 그 이유는 먼저 음극에서는 양극보다 전극을 부착한 부위에 수산화나트륨(sodium hydroxide)의 집중으로 인해 더 자극적이 된다. 이러한 수산화물(hydroxide)의 집중으로 인한 자극성의 증가와 화상의 발생을 최소한으로 줄이기 위해 음극의 전류밀도를 감소시키기 위한 방법을 쓸 수 있다. 이 방법 중 하나가 전극의 크기를 양극에 비해 상대적으로 크게 하면 된다. 보통 양극의 두 배 정도가 되는 큰 전극을 사용한다.

3) 생리적 변화

이온의 전이로 인해 발생되는 생리적 효과는 오직 치료 목적으로 선택된 이온의 특성에 의해 결정된다. 즉, 통증을 경감시키기 위한 것이나 혹은 경축, 염증 등에 따라 특별한 이온을 이용한다.

(1) 이온의 침투

이온의 침투 깊이는 일반적으로 1mm를 넘지 못하며, 모세혈관의 순환과 세포막 투과를 통해 흡수된다. 흡수된 이온들은 활성 전극을 부착한 부위에 침착되는데 이때 용해되거나, 또는 용해되지 않는 물질로 저장되어 있다가, 혈액순환시나 특별한 상황에 사용된다.

(2) 산/염기 반응

양극(anode)에서는 산성 반응이 발생되는데 약한 염산에 의한 것이며, 음극(cathode)에서는 수산화나트륨으로 인해 강한 염기 반응이 발생된다. 양극에서는 경화(sclerctic) 반응으로 인한 조직이 딱딱해지고, 진통효과가 나타나며, 산소가 발생되고 조직에 활력을 주는데 도움이 된다. 음극에서는 반대로 연화(sclerolytic) 반응이 일어나고, 수소를 분비하고, 조직의 상처(scar), 화상, 켈로이드(keloids)의 치유시 사용되는 극이다.

(3) 주울의 법칙(Joule's law)

음극과 양극 모두에서는 혈관확장과 주울의 법칙으로 인해 충혈(hyperεmia)과 열 현상이 발생된다(H = 0.24 EIT). 이러한 전기에너지가 열로 전환되는 것은 치료 강도, 저항, 치료시간에 비례한다. 두 전극 밑의 피부에 발생된 발적(redness) 현상은 치료 종료 후 약 1시간 후에 사라진다. 음극에서 발생되는 충혈은 양극에서 발생된 것 보다 오래 지속된다.

(4) 해리(dissociation)

정상적으로 이온화 물질은 용액 속에서 해리된다. 직류를 그 용액에 통전시키면 이온들은 각각 반대극 쪽으로 끌려가게 된다. 또한 흐르는 전류의 도움으로 이온의 전달속도가 정상보다 증가하게 된다. 여러 가지 조직들은 서로 다른 저항을 갖고 있기 때문에 전극의 위치 선정을 항상 잘 고려해야 한다.

4) 치료

(1) 치료시 필요한 기계 장치

① 저압, 저전류의 직류를 만들어 내는 장치
② 얇은 양극 알루미늄판
③ 손이나 발이 들어갈 음극 욕조
④ 두 개의 큰 전극과 전선
⑤ 전극을 감쌀 수 있는 두 개의 큰 헝겊 패드
⑥ 콜린억제 인자(anticholinergic compound) 용액
⑦ 증류수

(2) 치료 전, 후의 주의 사항

기계는 사용 전에 꼭 시험을 하고 사용해야 하며, 전선은 단자(terminals)에 확실하게 연결되어 있어야 하며, 치료 용기 안의 전선 끝을 만지거나, 건드려서는 안 된다. 기계의 전류계 바늘이 완전히 꺼지도록 조절해야 하며, 전류의 흐름이 조절되는지를 확인해야 한다. 치료사는 자기 자신에게 전류의 흐름을 검사해 보는 것이 좋다. 이온도입법을 시행하기 전에 치료사는 다음의 문제에 대해 대답할 수 있어야 한다.

① 치료해야 할 부위에 어떠한 병리적 변화가 있는가?
② 어떠한 생리학적 조건으로 바꾸어야 하는가?
③ 이러한 상황에서 어느 이온의 사용이 효과적인가?
④ 이온의 사용시 어떤 합병증의 발생이 가능한가?
⑤ 사용할 수 있는 또 다른 이온이 있는가?
⑥ 이 이온을 사용시 어느 물질에서 구할 것인가?
⑦ 이 이온은 어느 극에서 사용하는가?
⑧ 이온의 전기화학적, 전기생리학적 특성은 어떠한가?
⑨ 전류의 흐름이 최적의 상태가 되려면 어떤 전극을 사용해야 하는가?
⑩ 치료시 치료 부위의 가장 적합한 자세는 무엇인가?
⑪ 환자 피부의 민감성을 고려해 어느 정도의 전류(milliampere)가 필요한가?
⑫ 치료시간은 어느 정도가 적당한가?
⑬ 어느 정도로 자주, 얼마 동안 환자를 관찰해야 하는가?
⑭ 어떠한 결과를 예상하는가?
⑮ 효과가 입증되어 현재 사용되고 있는 적용방법인가?

(3) 사용 이온의 선택

사용할 이온과 근원(source), 특성 등에 대한 사항은 표 3-6과 같다.

5) 적응증

① 부종(edema)
② 괴사성 피부궤양(ischemic skin ulcers)
③ 다한증(hyperhidrosis)
④ 곰팡이 감염(fungus infection)
⑤ 통풍성 관절염(gouty arthritis)
⑥ 침착성 건염(calcific tendinitis)
⑦ 근피부염증 질환
⑧ 근골격염증질환

표 3-6. 이온의 특성

Ion	Source	Polarity	Indications
Acetate	Acetic acid	Negative	Calcium deposits
Chloride	Sodium chloride	Negative	Soften scars and adhesions(sclerolytic agent)
Copper	Copper sulphate	Positive	Fungus infections(i. e., athlete's foot)
Dexamethasone	Decadron (Merck, Sharp, DOhme)	Negative	Musculoskeletal inflammation conditions(arthritis, bursitis) (anti-inflammatory agent)
Hyoluronidase	Wyadase (Wyeth)	Positive	Edema reduction
Salicylate	Sodium salicylate	Negative	Myalgias, arthritis(analgesic agent)
Xylocaine	Xylocaine	Positive	Bursitis, neuritis(analgesic agent)
Zinc	Zinc oxide	Positive	Dermal ulcers, slow-healing wounds

6) 합병증 및 주의점

(1) 화상

화상은 모든 치료과정 중에 나타날 수 있는 좋지 않은 결과로 모든 전기치료기의 사용시 주의해야 한다. 대부분의 화상은 치료기의 부적절한 치료 기술로 인해 발생된다고 할 수 있다.

(2) 화학적 화상

화학적 화상은 대개 음극에서 수산화나트륨(sodium hydroxide)의 지나친 침착으로 인해 발생된다. 일반적으로 양잿물(lye)이나 수산화나트륨(sodium hydroxide)은 조직에 연화(sclerolysis) 반응을 일으키고, 치료되는데 오랜 시간이 걸린다. 이것이 발생되면 조직은 치료 후 바로 분홍빛으로 변하고, 약 1시간 후에는 회색으로 변하게 된다. 이러한 경우에는 조직에 항생제로 치료하는 것이 가장 좋으며, 소독 거즈로 감아주고, 안정을 시켜야 한다. 단위 면적(㎠)당 1mA 정도가 적당하다.

(3) 열 화상

조직의 저항이 지나치게 크면 지나친 열의 발생으로 화상을 일으킬 수 있다. 이 높은 저항은 피부에 주근깨와 같은 곳이나, 또 다른 경화된 피부 주위에서 발생될 수 있다. 또한 전극에 수분이 충분하지 않거나, 전극을 부착한 부위의 피부에 주름이 생겼을 경우, 그리고 딱딱하고 평평한 전극으로 표면이 둥근 부위에 부착했을 경우, 전극과 피부 사이에 빈 공간이 생겼을 경우에 화상이 발생될 수 있다. 전극을 부착한 부위에 혈액순환의 문제로 허혈(ischemia) 현상이 있을 경우에도 발생될 수 있다. 이 경우에도 항생제와 소독 거즈로 치료하는 것이 효과적이다.

(4) 이온에 의한 과민 반응과 알레르기 반응

이온에 의한 과민 반응과 알레르기 반응의 발생은 극히 드물게 나타나지만 매우 중요한 사항이다. 화상은 국소 부위에 발생되나, 이것은 전신적으로 발생되기 때문이다. 이온에 대한 과민 반응은 미리 예측하기가 쉽지 않으므로 아래와 같은 사항을 미리 알아두면 도움이 된다.

① 만약 환자가 해산물에 알레르기가 생긴다면 요오드(iodine)를 사용하지 않는다.

② 환자가 정맥내 신조영술(intravenous pyelogram : IVP)에 좋지 않은 반응이 나타날 경우에는 요오드(iodine)를 사용하지 않는다.

③ 천식 환자에는 메콜릴(mecholyl, methacholine)의 냄새가 별로 좋지 않다. 이 경우에는 커피와 신선한 공기가 도움이 된다.

④ 아스피린에 대해 문제가 있는 환자에게 살리실산염(salicylates)은 치료시 좋지 않은 반응을 일으킨다.

⑤ 금속에 민감한 환자들은 구리(copper), 아연(zinc), 마그네슘(magnesium) 등의 사용시에도 같은 반응이 나타날 수 있다.

⑥ 드물지만 하이드로코티손(hydrocortisone)이 위벽에 닿을 경우 진행성 위궤양이나 위염을 일으킬 수 있다.

⑦ 콜린억제 인자는 아트로핀(atropine)과 비슷한 양상을 띄고 있어, 환자는 다음과 같은 증상을 경험하게 된다.

㉠ 입과 목이 마르게 된다.

㉡ 몸의 전신적인 발한이 억제된다.

치료사는 환자들에게 치료받은 날은 체온을 유지시키기 위해 격렬한 운동을 하지 말고 휴식을 취하도록 권해야 한다.

⑧ 임신시 주의한다.

⑨ 폐나 호흡기계의 울혈(congestion)이 있는 경우 주의한다.

6 간섭 전류치료(interferential current therapy)

1) 개요

1949년 H. Nemec(오스트리아)이 소개한 것으로 주파수가 서로 다른 두 개 또는 그 이상의 중주파 전류(medium frequency currents : 3,000~6,000Hz, sine waveform)를 인체에 적용하여 교차통전시 간섭 효과(interference effect)가 생겨 일반 저주파와 다르게 깊게 전파되는 새로운 저주파 전류(일명, beat frequency)를 발생시키므로 해서 치료 효과를 얻는 치료 기술이다.

보통 한 회로에 4,000Hz를 다른 회로에는 4,100Hz를 서로 중첩시켜 적용할 때 발생하는 박동 주파수(beat frequency)는 100Hz이다(일반적인 범위 1~200Hz). 이를 진폭변조 주파수(AMF : amplitude modulation frequency)라고도 명명하며 주파수가 서로 다른 2개의 중주파 교류전류를 교차통전시 교차 부분의 상호 작용에 의해 간섭 현상이 나타나는 상태이다(그림 3-4).

2) 전극 배치 방법

(1) 2극 방법(bipolar method)

두 개의 전극을 사용하여 교류를 겹치면 선상 중첩(linear superimposition)이 발생하며, 이때 조직 내에서 변조 깊이는 모든 방향에 동일하게 100%가 된다. 그러나 진폭은 두 전극을 연결하는 선과 같으면 100%이지만 두 전극의 선과 수직 방향에

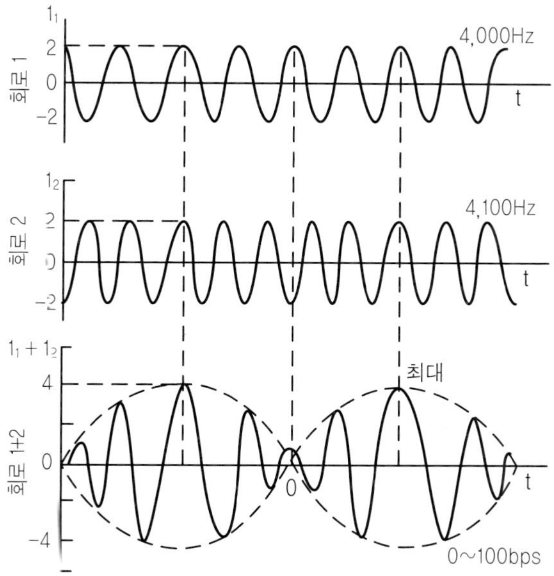

그림 3-4. 중주파의 발생

서는 0%가 된다. 환부에 배치가 편하고 환부에 정확하게 적용하고 지속적인 조직자극은 될 수 있으나 피부 자극이 4극 방법보다 크다.

(2) 4극 방법(quadripolar method)

4개의 전극을 서로 중첩시켜 교류전류를 교차시키는 방법으로(crossdiagonal arrangement) 두 회로의 크기가 같은 경우 각각 90°를 이룰 때 통전의 최대 강도가 중간 지점인 45°에서 나타난다. 2극 방법보다 피부의 불쾌감이 적다.

3) 치료효과

(1) 진통효과

교감신경계의 기능억제, 손상 조직의 신경 종말 자극물질 제거

(2) 근수축 증진

운동신경 및 근육을 직접 자극

(3) 이완유도

전기 자극을 통한 강한 근수축, 이완을 반복하여 유도

(4) 염증완화

근펌프 작용 증진, 조직 말초혈관의 긴장 증가, 정맥 및 림프순환 증진

(5) 부종, 혈종 흡수

이온의 미세 진동, 세포의 활성 및 세포막의 투과성 증진

(6) 요실금 개선(배뇨 촉진)

교감·부교감신경의 활성 억제, 자동신경성 방광 개선

(7) 혈류의 흐름 증진

자율신경계 자극을 통한 교감신경의 활성 억제

(8) 치유과정 촉진

혈관확장, 대사증진, 순환증진, 효소 활성 및 세포분열 촉진, 골절 부위의 가골형성 촉진

4) 전극의 종류

(1) 금속판 전극과 패드

규격이 다양하며 선택하여 사용할 수 있는 장점이 있다. 보통 스펀지나 펠트(felt)로 싸여 있고 물을 충분히 적신 후 사용한다.

(2) 흡인전극

환자에게 배치시 흡인컵(suction cup)을 적용하는 것이며 컵이 떨어지지 않을 정도의 음압(negative pressure)이 발생하여 피부에 흡착된다.

5) 주파수 변조에 따른 생리적 효과

(1) 100Hz 고정

미세 진동 후 혈관확장, 진통효과, 교감신경계의 억제

(2) 1~10Hz 고정

운동신경 자극으로 심부정상 근수축, 감각 자극이 적다.

(3) 1~100Hz 율동

강한 미세 진동, 강한 충혈, 정맥과 림프순환 증진, 부종 경감, 치유과정 촉진

(4) 90~100Hz 율동

진통작용, 혈관확장

(5) 1~10Hz 율동

운동신경 자극, 부종 완화, 혈관확장

6) 중주파 전류의 특징

① 주파수와 피부저항은 반비례 관계를 가진다. 따라서 간섭전류는 높은 주파수로 자극하기 때문에 피부저항이 낮아져 전류통전시 통증이나 불쾌감이 없어 치료과정이 편안하다.

② 치료시 에너지 손실이 적어 체내에 전기가 잘 전달된다.

③ 전기분해 작용이 없어 강한 강도로 자극해도 화상의 위험이 없다.

④ 전극의 위치에 따라서 치료부위를 쉽게 선택하여 자극할 수 있다.

⑤ 특정한 부위, 깊이, 넓은 부위를 효과적으로 치료할 수 있다.

⑥ 한 방향으로 자극되는 저주파와는 달리 네잎 클로버처럼 두 방향으로 강한 자극을 줄 수 있어 넓은 부위를 치료할 수 있다.

⑦ 두 회로로 endodyn-vector system 내에서 역동적으로 자극하여 겹치는 부위 내에서 교차 자극을 하여 삼차원 자극효과를 얻을 수 있다.

⑧ 감각이 저하된 부위를 치료할 수 있다.

⑨ 금속이 삽입된 부위를 치료할 수 있다.

⑩ 연관통도 효과적으로 치료할 수 있다.

7) 치료용량

(1) 강도

일반적으로 4~50mA이며, 환자의 조건(주관적 감각과 개인의 내성)과 질환의 상태, 치료 목적에 따라 다양하게 설정된다. 낮은 강도는 환자가 겨우 느끼는 정도이고, 중간 정도는 약간 따끔거리며 편안함을 느끼는 정도이고, 높은 강도는 강하게 따끔거리지만 견딜 수 있는 정도이고, 매우 높은 강도는 불쾌감을 느끼고 견디기 어려운 정도이다. 될 수 있으면 편안함을 느끼게 하며 불쾌한 정도의 강도는 피한다.

(2) **치료시간**

환자의 상태에 따라서 다르지만 일반적으로 10~20분 정도로 30분을 넘지 않도록 한다.

(3) **치료빈도**

낮은 강도의 치료시 치료간격은 짧게 하며, 1일 수회 실시하고 높은 강도는 치료 간격을 길게 한다(주당 3~4회). 일반적으로 2주 가량 치료하면 결과가 좋아진다. 급성기에는 낮은 강도로 짧게 치료하고, 아급성기 및 만성기에는 높은 강도로 길게 치료한다.

8) 적응증

① 통증 증후군

㉠ **근경축** : 사경, 요통

㉡ **퇴행성 변화** : 좌골신경통, 슈덱 위축증 (Sudek's dystrophy)

㉢ **외상성 통증** : 좌상, 염좌

㉣ **오용**(misuse) : 상과염(epicondylitis)

㉤ **신경원성 통증** : 신경통, 환상통

② 불충분한 조직의 움직임으로 인한 혈류 장애

③ 좌상, 염좌, 탈구 후의 부종

④ 만성 인대 손상

⑤ 근막동통 증후군

⑥ 스트레스성 소·대변 장애

⑦ 혈종

⑧ 지연된 골유합 부위

⑨ 여러 가지 원인에 의한 근약증

9) 금기증

① 심장성 질환 : 색전(emboli)생성

② 심부 정맥 혈전증(deep vein thrombosis) : 급성기

③ 감염성 질환

④ 동맥 질환

⑤ 악성종양

⑥ 심장박동조율기(pacemaker) 착용자

⑦ 큰 개방성 상처

⑧ 피부 질환

⑨ 불안정한 환자(주의 및 지시사항을 잘 이해하지 못하는 환자)

⑩ 금속 삽입부위

⑪ 임신부의 복부와 요천부, 골반 부위, 자궁

⑫ 결핵

⑬ 열성 질환

⑭ 출혈의 위험이 있는 부위

7 초음파

1) 개요

미국에서는 초음파치료시에 주파수를 약 1MHz로 제한한다. 이 주파수는 60cycle/110V 교류전류 또는 500V나 그 이상에서 역치전류의 전달에 의해 만들어진다. 고전압의 경우 발진기(oscillator)나 진동기(vibrator)를 사용하여 1 Mc수준을 바람직하게 유지한다.

초음파는 일반적 전기치료기구와 다르게 소리의 성질을 가진 종파 형태(longitudinal wave form)이며, 전기장의 성질을 가지고 있지 않다. 음파는 진동 매개물(vibrating medium)을 통해서 압축(compression)과 팽창(rarefaction)을 나타낸다

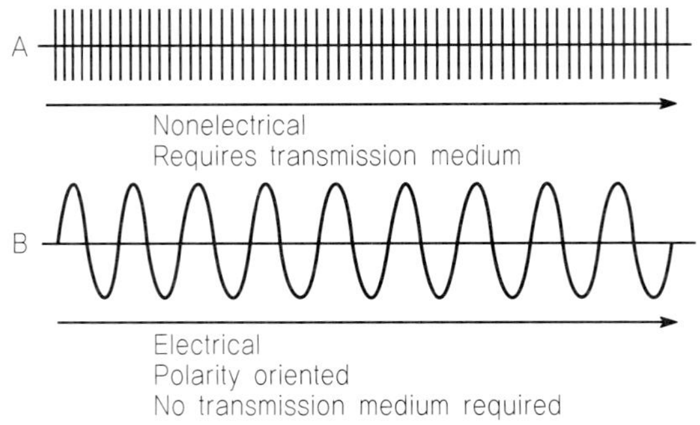

그림 3-5. 초음파의 종파 형태

(그림 3-5). 전자장파 형태는 공간 같은 진공 상태에서 전달이 가능하지만, 음파는 전달을 위한 매개체(medium)가 필요하다. 음파는 물리학 법칙인 반사(reflection), 흡수(absorption), 굴절(refraction), 분산(dispersion) 현상을 나타낸다. 때로는 이 종파 형태가 횡파(transverse wave) 형태가 될 때가 있는데 이때는 원하지 않는 열이 발생하는 문제를 나타낸다.

초음파는 근육성 경축과 건성경축(tendoneous spasm)의 경감을 위한 치료적 기구로써 유용하게 사용되어진다. 초음파는 또한 통증이나 병적 상태에 음파의 성질인 피부를 통한 화학적 물질을 분자로 전달하는 일명 음파영동(phonophoresis)이라 불리는 방법으로 활용된다. 물은 훌륭한 전도 매개물이기 때문에, 초음파를 수중에서 사용하는 기술은 직접 인체 표면에 접촉하기 어려운 부위를 치료하고자 할 때 적용한다(예 손가락, 발가락, 주관절의 골 융기부, 발목, 손목).

(1) 압전기성(piezoelectricity)

고주파가 수정에 가해지면 압전기적 성질이 나타난다. 이 압전기성은 게르마늄(germanium), 자수정(quartz)같은 무기질 수정에서 발견되는 자

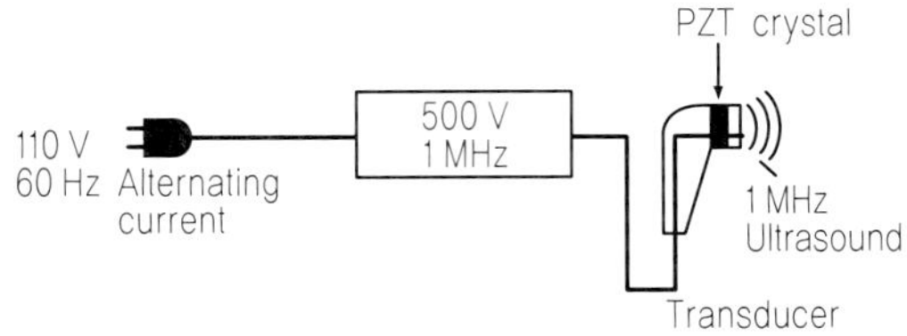

그림 3-6. 압전기의 발생

연적 현상이지만 상업적으로 합성하기도 한다(예 PZT, lead-zirconium-titanate). 이 수정은 기계적 에너지를 전기적 에너지로 변형시키고, 반대로 전기적 에너지가 기계적 에너지로 변형된다(그림 3-6). 만약, 수정이 압박되어지거나 기계적 수단으로 변형되어지면, 작은 전기적 전하가 수정 내에서 발생되고, 반대로 전기적 전하를 수정에 노출시키면, 수정의 분자구조의 기계적 변형에 의한 진동이 뒤이어 일어난다. 수정은 그들 구성 원자의 수학적인 형태와 분자구조의 독특한 외형으로 인하여 다른 무정형 물질과 다르다.

(2) 음파 범위 내에서 전기적 에너지의 변형

1MHz의 교류전류의 고주파전류는 변환기(transducer) 또는 초음파변환기(sound head)의 PZT 수정에 가해지면 수정에서 변형된 에너지인 진동(vibration)이나 수정의 분자구조의 변형된 발진(oscillation)이 나타난다. 수정은 변환기의 금속이나 플라스틱 표면판에 단단히 접촉하여 부착되어 있고 동시에 1MHz 주파수의 진동이 발생한다. 그래서 원래 전류의 전기적 에너지는 진동성 음파(초음파)로 변형되고, 가청 음파장(audible sound wave)의 정상 영역을 넘는 대략 초당 25~15,000회/초(cycles per second)의 주파수를 갖게 된다.

(3) 음파에너지의 전도

물, 기름, 겔 같은 것들은 표면판(face plate)과 피부를 항상 일정하게 접촉시키게 하는 물질들로 인체 표면에 접촉되어 음파에너지를 전달한다. 이러한 과정은 조직에서 조직으로 그들 간에 전도매개물이 있는 한 계속 반복되어진다. 공기는 매우 음파전달을 잘 못하기 때문에, 초음파가 치료적으로 사용되어질 경우에는 보다 매개물질이 필요하다.

(4) 침투와 흡수

초음파는 조직 안 4~6cm 정도의 깊이까지 침투한다. 그러나 흡수, 굴절, 반사, 분산의 요소를 고려하여야 한다. 피부와 근육같은 다량의 수액을 포함한 조직들은 수액이 적은 조직보다 음파를 더 많이 흡수한다. 그러나 신경조직은 수액이 많지는 않지만 초음파의 전달을 잘 한다.

2) 생리학적 효과

(1) 화학적 반응

실험실에서 반응을 높이기 위하여 시험관을 흔드는 것과 같이 초음파는 조직의 분자들에게 진동자극을 주어 화학적 반응을 증진시킨다.

(2) 생물학적 반응들

막의 투과성은 초음파에 의해 증가되고, 조직으로의 수액과 양분의 전달이 증가된다. 이러한 특성은 음파 영동에서 중요시되고, 분자들이 치료적 목적을 위해 초음파에 의해 피부를 통해서 밀리게 된다.

(3) 기계적 반응

① 공동현상(cavitation) : 초음파의 고주파 진동은 느슨하게 연결된 물질들의 분자구조를 변형시킨다. 이 현상은 경축을 줄이고, 조직유착에 기인한 구축된 관절의 관절 가동역을 증진시키고, 칼슘침착(calcific depositions), 유착(adhesion)과 반흔조직(scar tissue) 등의 제거와 경화 분해효과(sclerolytic effect)를 위해 치료적으로 사용된다. 만약 강도나 기간을 극단적으로(너무 강하고 길게) 사용하면 조직들이 붕괴(collapse)된다. 이 현상을 공동현상이라고 한다. 물리치료사에 의해 임상적으로 사용되는 초음파 기구들의 강도 수준에서는 이러한 공동현상이 일어나지 않는다.

② 건 신장성(tendon extensibility) : 초음파의 경화 분해 작용은 건의 탄력성을 증가시키고, 감염, 좌상, 질환에 의해 단축(shortening)된 십자인대에 탄력성을 증가시키고, 경축의 치료에 사용된다.

(4) 열 효과

① 가열이득

많은 학자와 임상가들은 열 특성이 초음파의 4가지의 생리적 효과 중에서 가장 중요하다고 하였으며, 종종 치료를 언급할 때 초음파 열(ultrasonic heat)이나 초음파 심부 투열기(ultrasonic diathermy)라고 하였다. 분자들의 빠른 발진(oscillation)은 열 생산의 원인이다.

② 연접부위 열 생성(interface heat buildup)

초음파에 의해 생성되는 대부분의 열은 인접한 다른 두 조직에서 발생된다. 대부분 열을 생성하기 위한 가장 일반적인 부위들은 골막 영역(periosteal zones)으로 뼈의 단단한 부위와 골막의 윤이 나는 밑면 사이인데 골막과 뼈 사이에는 공기분자 하나

두께의 미세한 공기층이 존재한다. 음파가 조직 안으로 들어가서 골막 주위에 도달하게 되고 다시 얇은 공기층을 통과하여 뼈에 도달된다. 음파는 굴절되며 여러 조직을 통과하게 된다. 종파는 골막과 골 접촉층에서 굴절되고, 입사 각도가 골면 아래를 통과한 후에 바뀌면서 초음파는 골막의 아래와 뼈 사이에 계속 반사된다.

③ 전단효과(shearing effect)

이 현상은 종파가 횡파로 전환될 때 생기는 것으로 1 MHz의 횡파는 상당한 열을 발생한다. 골과 골막간의 한정된 공간에서 발생한 열을 없애는 것은 거의 불가능해 그 결과 골막 화상을 입는다. 이것은 환자나 의사가 관찰할 수 없는 극단적인 위험한 손상이다. 전신적인 이상이 나타나기 전까지는 (예 통증, 열) 증상이 쉽게 발견되지 않는다. 종파 형태가 횡파 형태로 골막에서 변형되었을 때, 이를 전단효과라고 부른다(그림 3-7).

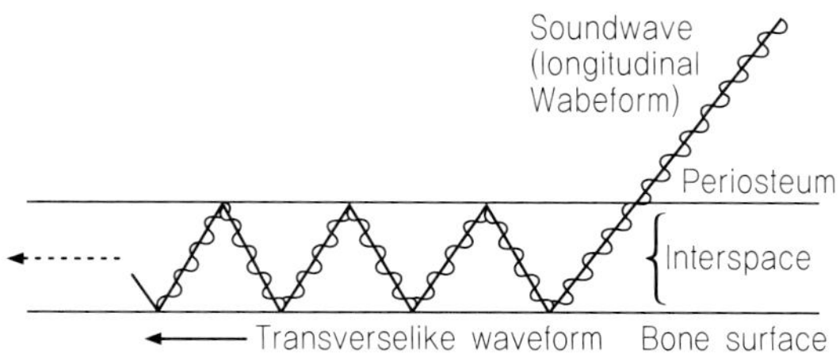

그림 3-7. 전단효과

3) 적응증

초음파는 스포츠 손상과 같은 신경근성 상태와 근골격계의 경축(spasm)상태, 반흔조직, 사마귀(warts), 신경절(ganglia), 족병상태(podiatric condition)에 적용된다. 또한 최근에 여성의 출산 후 가료기 동안 충혈성(engorgement) 유방통증과 유방확대수술 후 조직이 단단해 지는 것을 막기 위한 방법으로도 사용된다.

① 유착
② 통증과 근 경축
③ 자율신경 기능장애에 의한 통증
④ 신경종
⑤ 혈종
⑥ 부종
⑦ 만성 활액염
⑧ 골절
⑨ 상처의 치유

4) 금기증과 주의점

① 성장골판, 임신한 자궁, 뼈 융기부, 눈 주위, 고환조직(testicular tissues), 심장박동조율기(pacemaker)를 부착한 사람에게 사용을 금한다.
② 감각이 없는 환자에게는 특별히 주의해서 사용한다. 수중 초음파 기술을 사용할 때 임상가들은 초음파 에너지가 치료사의 손에 장기간 노출될 수 있는 가능성에 대하여 주의해야 한다.
③ 금속 이식 부위나 금속의 외과적 고정은 초음파를 사용할 때 문제를 야기한다. 고주파 발진은 화학적 결합이나 단단함을 방해한다. 더욱이 금속과 접촉한 조직의 접촉면은 열을 발생하기에 이상적인 부위이고, 화상이 생길 수 있다.
④ 골절 치유에 있어 화골과정(osteogenic process)의 방해 가능성이 있으므로 최근에 골절된 부위에 사용할 경우에는 대단히 조심해야 한다. 그러나 일부 시행자들은 초음파는 화골을 자극한다고 주장한다.

5) 변수

(1) 출력 와트(power wattage)

대부분 임상적 절차에서 추천되어지는 용량(dosage)은 0.5~1.0W/cm^2이고, 전체 출력은 2.5~10W이며, 수중기술이나 음파영동을 포함한 대부분의 적용에 충분하다. 높은 용량(1.5~2.0W/cm^2)이 더욱 효과적인지는 증명되지 않았고 실제로 낮은 용량보다 효과가 적었다.

(2) 치료시간

추천되어지는 용량에서 치료시간은 1~8분으로 치료 상태, 해부학적 목표 부위, 수중에서의 치료하는지 등의 여부에 좌우된다. 대부분 기계 제작자들은 각각의 초음파 기계가 생산하는 용량표를 제공한다. 초음파치료는 손으로 시행할 경우 2~3분, 수중에서 시행할 경우 5~8분의 시간이 대부분의 환자들에게 적당하다.

6) 맥동 초음파(pulsed ultrasound)

간헐적 또는 맥동 음파전달은 기계적 도구로 음파 흐름을 끊고/연결하게 되어 있고, 일반적으로 초당 60회의 맥동으로 제작되었다. 이런 양식(mode)은 초음파 에너지가 치료시간의 반 정도 기간 동안 전파된다. 따라서 목표 조직과 접촉면에 발생하는 열을 최소화 한다. 효과적인 치료를 위해서는 용량을 조절해야 한다(그림 3-8).

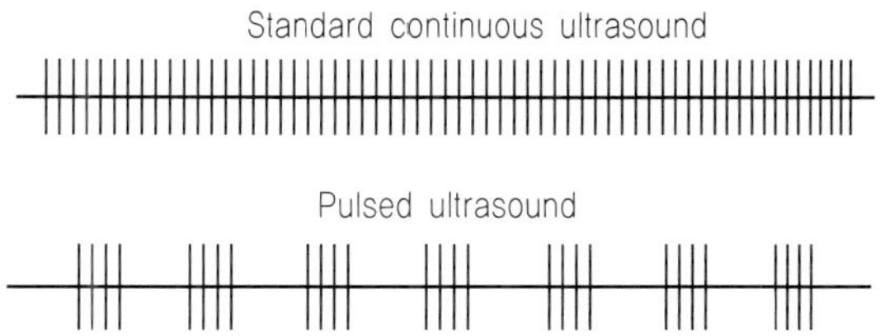

그림 3-8. 표준 지속 초음파와 맥동 초음파

7) 전도매체(transmission media)

상업적 전도 겔은 농도, 색깔, 화학성이 다양하고, 환자에게 효과적인 전도를 하게 한다. 미네랄 오일은 종종 훌륭한 매개물로 사용된다. 물은 초음파의 훌륭한 전도체이다(표 3-7).

표 3-7. 매개물과 전도도

Medium	Transmissivity
Sonigel	100%
Aquasonic gel	90%
Mineral oil	90%
Glycerol	75%

8) 치료절차

(1) 초음파 변환기의 적용 방법

① 치료 부위에 충분한 양의 전도용 겔(conductive gel)을 바른다.

② 치료사의 손이나 뜨거운 물에 변환기를 넣어 예열한다.

③ 변환기는 치료 부위에 접촉시키고 초음파 기계를 작동시키고 가장 낮은 출력(power)으로 조작하고 제작자에 의해 제안된 예열 시간을 갖는다.

④ 원하는 와트(wattage)로 천천히 출력(power)을 증가시키고 W/cm^2이나 전체 와트로 측정된다.

⑤ 변환기를 치료 부위에서 작은 원형 움직임

(circular movement)이나 길게 쓰다듬는 듯한(long stroking) 움직임을 혼합하여 천천히 움직인다.

⑥ 환자가 불편해 하는 뼈 융기부와 골막 홍분 부위를 피하도록 특별히 조심해서 사용한다.

⑦ 타이머는 기계에 내장되어 있고 적절한 치료 기간을 설정한다.

⑧ 기계 설명서와 참고 서적을 참조하여 치료의 적용에 따른 피부신경분포에 맞춰서 치료해 준다(표 3-8).

표 3-8. 질환과 용량[1)]

Condition	Area of Treatment	W/cm^2	Minutes	No. of Treatments	Remarks
Abscess	Local or peripheral	0.5~2	2~8	5~10	
Anal fissure	Local and perifocal	1~2.5	4~6	12~15	Under water
Arthrosis	Paravertebral and apophysis	1~3	5~15	10~20	
Large articulations	Local and periarticular	2~3	5~15	10~20	
Small articulations	Local and periarticular	1~2	2~5	8~12	
Bechterew's disease	Paravertebral, apophysis	1~3	5~15	15~30	
Bronchitis bronchiectasis	C-3, D1-12[2)]	1~3	5~15	10~25	
Bronquial asthma	Paravertebral C3-D1-12 stellate ganglion from front, paracardiac	0.5~2	5~10	8~15	Frequent sessions, small dosage
Bursitis	Local and peripheral	0.6~1.5	5~10	10~18	In acute conditions minimum dosage
Causalgia	Local, periarterial and periarterial	0.5~2	5~10	10~25	
Cellulitis	Local	1~2	5~10	5~15	
Cholecystitis	Local, paravertebral D-7-10	1~2.5	5~10	10~20	

1) Composite of European and American reports on use of ultrasound.
2) Dermatome distribution.

Condition	Area of Treatment	W/cm^2	Minutes	No. of Treatments	Remarks
Claudication, intermittent	Tibial and along thigh, L4-5, S1-2	0.5~2	5~10	5~20	Avoid excessive dosage
Coccygodynia	L4-S3 paravertebral and local	1~2	5~10	5~12	
Coxitis	Local on every side	1~3	5~12	10~15	
Dupuytren's contracture	Local, along cervical column, paravertebral C5-7	1.5~3	10~15	10~20	
Eczema	Local, periarterial	1~1.5	5~10	5~10	Under water
Endarteritis obliterans	Periarterial	1~2	5~10	5~15	
Epicondylalgia	Local, cervical column, C-4	1~3	5~8	5~10	
Erythema nodusum	Local	0.8~2.5	5~10	10~15	
Erythromelagia	Fem. Art.	1~2	5~10	10~25	When treating one side only heavier dosage
Fistula	Local	1~2	5~10	10~20	
Furuncle anthrax	Local, perifocal	0.7~1.5	5~8	8~12	
Hemorrhoid	Local and perifocal	0.8~2	5~6	10~15	Under water
Herpes zoster	Paravertebral and local	2~3	5~10	5~10	
Hypertension, essential	Paravertebral C4-C9	1~2	5~10	5~15	Stop if negative after five treatments
Lumbago	L3-S1 paravertebral and apophysis L2-S4	1~3	10~15	2~10	Daily

Condition	Area of Treatment	W/cm^2	Minutes	No. of Treatments	Remarks
Lymphadenitis	Local	0.5~2	5~10	2~15	
Mastitis, puerperal	Local	0.8~2	10~15	10~20	
Myalgia	Local, corresponding paravertebral segments	2~3	5~10	3~20	
Myelitis	At level of medullar focus	0.8~2	5~10	5~10	
Myositis	Local and Paravertebral	1~2	5~10	10~20	
Neuralgia intercostal	Intercostal spaces and paravertebrally	0.6~2	5~10	5~15	Beware angina pectoris
Neuralgia neuritis	Local and parabertebral segments	1~3	5~10	5~20	
Osteitis	Local and perifocal	1~2	3~10	10~30	
Osteomyelitis	Local	1~2	5~10	10~30	
Otosclerosis	Mastoid apophysis	0.3~1.5	5~8	5~15	Shave
Parotitis	Local	0.5~2	5~10	10~15	
Periarthritis, humeroscapular	Local and inferior cervical column, stellate ganglion	0.5~3	5~15	10~20	Heavy dosage for local treatment
Periostitis	Local and perifocal	0.8~2.5	3~0	10~30	
Polyarthritis, chronic	Local and paravertebral nerve roots	1~2	5~10	5~15	
Postoperative pain	Local and affected nerve roots	1~2	5~10	4~10	
periostitis	Local	1~3	5~10	10~20	
Pruritis	Local	1~2	5~15	15~30	
Plupitis	Local	0.5~1	3~5	2~4	Through the cheek
Radiculitis	Paravertebral and all along nerve	1~2	5~10	5~15	

Condition	Area of Treatment	W/cm^2	Minutes	No. of Treatments	Remarks
Raynaud's disease	Local	1~2	3~8	5~12	
Rheumatism	Local and paravertebral segments	0.8~3	5~15	10~30	
Sciatica	L3~S1 paravertebral then L5~S1	1~2	5~15	5~20	
Scleroderma	Local and related paravertebral segments	1~2	5~15	10~20	
Sclerosis miliary	Paravertebral	1~2	5~15	10~20	
Sinusitis frontal	Local	0.3~0.8	4~8	5~10	Through the cheek
Sinusitis, maxillary	Local	1~2	5~10	5~15	
Spondyitis, deformans	Local	2~3	5~10	5~20	
Stumps	Local	2~3	5~15	5~15	
Sudeck's strophy	Local	1~3	5~10	5~15	Under water
Sudoriparous abscess	Local	1~2	3~5	5~10	Under water
Syndrome scalenus	Local and D4-7	0.6~1.5	5~10	5~10	
Tenovaginitis	Local	1~2	5~10	5~20	
Thomboangiitis, obliterans	Local, Periarterial and paravertebral along nerve roots	1~2	2~5	20~40	Twenty daily sessions, interval of 30 days, and 20 more treatments
Thrombophlebitis	Local	0.5~2	4~10	5~15	
Thyrotoxicosis	Local	1~2	5~10	5~15	
Tonsilitis, chronic	Maxillar angle	1~2	5~10	10~20	
Tumors	Local	2~3	5~15	10~20	
Ulcus cruris	Local, periarterial, paravertebral	1~3	4~15	5~10	Under water
Ulcus ventriculi	D9-10 front, paravertebral D6-10	1~3	5~10	10~20	

(2) 치료관리(치료법, treatment regimen)

① 만약 적용할 수 있으면 매일 초음파를 시행한다.

② 장기간 치료하였는데도 진전이 없다면 치료방법을 바꿔야 한다.

③ 주당 2~3회 정도 치료가 추천된다.

(3) 치료 부위의 예열(preheating)과 전냉(preicing)

① 치료 부위에 예열은 표면의 가열에 따른 순환의 증가로 초음파 흡수가 가장 많이 된다고 보고된다.

② 반대로 치료 부위의 전냉은 순환을 더욱 깊게 만들어 초음파의 흡수가 깊은 곳에 미치게 한다.

③ 예열과 전냉의 임상적 효율성은 큰 통계학적 모집단에서 아직 규명되지 않았다.

(4) 수중기술(subaqueous technique)

① 따뜻한 물이 차있는 플라스틱 용기의 깊이는 손, 발, 팔꿉관절(주관절, elbow joint)이 충분히 잠길 수 있으면 된다. 용기는 반드시 플라스틱이나 섬유유리(fiberglass) 재질이어야 하고 금속은 절대로 안 되며, 회전욕조(whirlpool bath)에서도 초음파치료를 하면 안 된다. 회전욕조 제작자들은 회전욕에서 해서는 안 되는 이유를 다음과 같이 설명하였다. 접지 잘못의 위험으로 쇼크의 위험이 있고, 50갤런(gallons) 이상의 물이 담겨져 있으면 불필요하게 음파의 분산(dispersion)이 나타나므로 물은 적은 양이 좋다.

② 물 안에 변환기를 넣고 기술한 용량으로 기계를 작동시킨다.

③ 시간을 5~8분으로 정한다.

④ 변환기는 언제나 치료 부위를 마주보게 하고, 벽으로부터 음파가 울려 퍼지게 하는 것을 허용한다. 반사와 분산에 기인한 강도의 확실한 희석 때문에 치료시간의 증가가 필요하다.

⑤ 일부 임상가들은 치료 부위의 피부에서 2~3 cm 정도 거리가 떨어진 곳에서 직접 초음파를 적용하는 것을 추천한다. 변환기를 치료기간 동안 손에 쥐고 있거나 천천히 움직인다.

⑥ 두 가지 기술 모두 성공적이기 때문에 물리치료사가 실행하기 좋은 절차를 선택하여 자유롭게 사용한다.

9) 다른 기구와 결합시킨 초음파

만약 기구를 첨가한다면 같은 치료 기간 동안에 시행되어지고 환자 피부의 상태를 고려해서 시행한다. 전기적 자극이나 음파영동이 시행되기 이전에 적절한 전기전달을 가정하고 오일이나 겔을 바른다.

(1) 초음파와 전기적 자극

① 만약 전기적 자극(EMS)이 초음파와 같이 시행된다면 변환기는 회로(circuit)에서 2개의 전극(electrodes) 중 한 개가 된다.

② 환자에 2차 전극을 부착하고, 항상 동측성(homolateral)으로 너무 멀어서도 또는 너무 가까워서도 안 되며, 길항근에는 부착하지 않는다. 만약 팔(상지)을 치료한다면, 전극은 위팔(상완) 부위(brachial area)나 뒤쪽척수(배측척수, dorsal spine)에 부착하고, 만

약 다리(하지)를 치료한다면, 전극을 허리뼈(요추, lumbar spine)에 부착시킨다.

③ 변환기는 자극하는 전극으로서 제공되어지고 초음파가 동시에 방사된다.

④ 자극하는 전류의 여러 형태는 이러한 목적으로 활용된다(교류, 직류, 지속, 맥동).

⑤ 용량은 초음파 때문에 문제성이 있는데 충분한 치료시간은 수분이면 되고, 반면 전기적 자극은 15~30분의 치료시간이 요구된다. 임상치료사는 적절한 용량을 조합해서 조정하고 고안할 수 있다. 일부 제작자들은 기계 내에 조합된 작동을 위해 미리 고안되어져 있게 만들었다.

⑥ 최근까지도 결합 기술의 이점과 불이익에 대한 관련 문헌이 거의 없다.

(2) 초음파와 음파영동

초음파와 전기적 자극 장치를 조합하여 사용하는 것이 음파영동이다. 이론적으로 방법은 지속적 직류전류에서 시행이 가능하고, 이온이 전달되기 위한 적절한 시간이 요구되는 기술이다. 이 기술은 이온전극 효과보다 음파영동적 효과(phonophoretic effect)가 있다(그림 3-9).

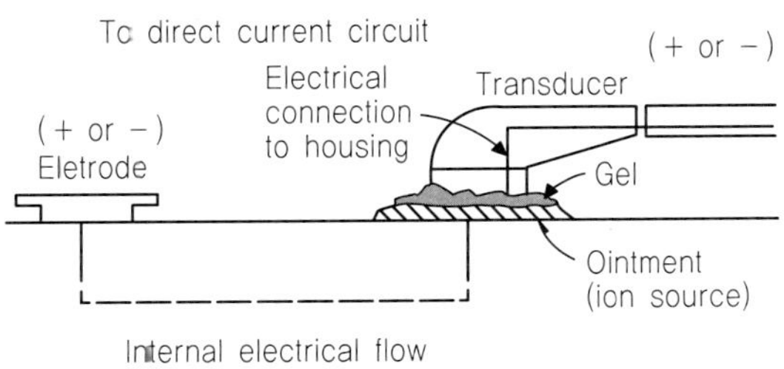

그림 3-9. 음파영동

8 음파영동(phonophoresis)

초음파 에너지에 의해 신체 내에 물질이 투입되는 것을 음파영동이라고 한다. 이것은 해로운 영향이 없는 절차로 이온도입법과 비교되어진다. 이온도입법은 조직 내에 이온의 전달을 포함하는 반면, 음파영동은 분자 형태로 전달하므로 다른 과정이다.

1) 물리

분자들은 치료목표 부위에 자연화학적 과정과 혈류 흐름의 재조합에 의한 화학제제가 도달되어 구성 요소가 변화되어진다. 연구자들은 이들 분자들이 4~6cm 깊이로 침투된다고 하였으나, 물질의 분자 크기에 따라 크게 다르다. 음파는 쉽게 깊게 전파되지만 분자 전달은 다르다. 1~2mm 이상 깊은 곳에 분자전달의 어떠한 임상적 증거도 없다.

2) 치료절차

음파영동의 기술은 표준적 초음파 사용방법과 같으나 연고를 치료 부위에 먼저 마사지하는 것이 다르다. 음파영동에서는 용액 형태로 약품을 사용하지도 않고, 초음파처럼 물 속에서 적용이 가능하지 않다. 용액 내에서는 물질이 흩어져 분자의 이동을 최소화한다. 그리고 수중치료시에는 초음파 에너지가 경감된다.

3) 분자 형태의 물질

분자 형태의 물질을 선택할 때는 병의 이름에 의

표 3-9. 이온의 특성과 적용

- Hydrocortisone : 1 percent ointment, various local sources, positive pole ; anti-inflammoatory ; avoid ointments with "paraben" preservatives ; used for arthritis, thendonitis, myositis, bursitis.
- Mecholyl : mecholyl ointment, Gordon Labs, Upper Darby, PA ; positive pole ; vasodilator, analgesic ; used for neutritis, neurovascular deficits, sprains, edema.
- Lidocaine : from Sylocaine 5 percent, Astra Pharmaceutical Co. ; positive pole ; aneshetic/analgesic ; used for neuritis, vursitis, painful range of motion.
- Acetic acid : 10 percent stock solution, cut to 2 percent ; negative pole ; used for calcific deposites, myositis ossificans, frozen joints.
- Iodine : from Iodex(with methyl salicylate) ; negative pole ; scierolytic, antiseptic, analgesic ; used for scar tissue, adthesions, fibrositis.
- Salicylate : from Myoflex ointment, 10 percent sallcylate preparation, or iodex with methyl salicylate ; negative pole ; decongestant, analgesic ; used for myalgia, rheumatoid arthritis.
- Magnesium : form 2 percent soulution of magnesium sulfate(Epson Salts) ; positive pole ; antisasmodic, analgesic, vasodilator ; used for osteoarthritis, myositis, neuritis.
- Copper : 2 percent solution, copper sulfate ; positive pole ; caustic, antiseptic ; antifungal ; used for allergic rhinitis, dermatophytosis(athlete's foot).
- Zinc : from zinc oxide ointment 20 percent ; positive pole ; caustic, antiseptic ; enhances healing ; used for otitis, ulcerations, dermatitis, other open lesions.
- Calcium : from calcium chloride, 2 percent solution ; positive pole ; stabilizer of irritability threshold ; used for myospame, frozen joints, trigger-fingers, mild tremors(non-Parkinsonian).
- Chlorine : from tabe salt(NaCl), 2 percent solution ; negative pole ; sclerolytic ; used for scar tissue, adhesions.
- Lithium : from lithium chloride or lithium carbonate, 2 percent solution ; positive pole ; specifically for gouty tophi.
- Hyaluronidase : from Wydase(Wyeth) ; solution to be mixed as directed on vials ; positive pole ; absorption agent for edema, sprains.

해 결정되는 것이 아니고 환자의 생리적 필요성에 좌우된다(표 3-9).

음파영동에서 화학제제로 활용하는 것은 다음과 같다.

(1) 하이드로코티손(hydrocortisone)

① 하이드로코티손은 1% 연고로써 계산해서 활용한다.

② 일부 실행자들은 10% 연고를 제안한다. 그러나 10% 연고는 비싸고 구하기 힘들다.

③ 항염증 약물인 하이드로코티손은 여러 방면에서 진통(analgesic)효과를 제공한다.

(2) 메콜릴(mecholyl)

① 메콜릴은 1.025% 메싸콜린(methacholine)과 10% 살리실산염(salicylate)으로 구성되었으며, 이온도입법과 음파영동법에 많이 사용한다.

② 메콜릴은 효과적인 혈관확장제이고, 혈관상태, 신경혈관 결손, 경미한 진통효과가 있다.

(3) **리도케인**(lidocaine)

① 리도케인은 5% 연고에서 효과적이다.

② 리도케인은 일차적으로 급성 상태에서 진통/마취시에 사용되고 민감성(sensitivity)을 낮출 때 사용한다.

(4) **요오드**(iodine)

① 연고 형태로 활용하고 methyl salicylate가 포함된 요오드연고(iodex)와 혼합해서 사용하며 의사의 처방없이 국소투약에 사용한다.

② 요오드연고(iodex)는 4.8% methyl salicylate, 4.7% 와셀린(petrolatum)에 요오드를 포함한다.

③ 요오드는 혈관확장제, 항염제, 반흔조직제거, 유착, 칼슘침착(calcific deposits)과 유착성 관절(예 오십견)의 경화분해제로 사용된다.

(5) **살리실산염**(salicylate)

① 살리실산염은 10% 연고(myoflex)로 의사의 처방없이 사용한다.

② 기본적인 항염제인 살리실산염은 화학적으로 아스피린과 연관이 있고 충혈제거제(decongestant)로 사용된다.

(6) **아연**(zinc)

① 아연은 20% 아연 산화물 연고로써 의사의 처방없이 사용한다.

② 아연은 미량으로 치료 과정에 사용한다.

③ 아연은 개방성 상처나 손상이 치료에 적용된다.

4) 부작용과 금기증

피부에 음파영동법의 적용시 조직적 반응은 거의 드물지만 시행자는 각 개인에게서 위에서 열거한 화학물질이 부작용을 일으킬 것에 대한 가능성을 조심하고 해독약(antidotes)을 미리 준비해야 한다. 피부에 사용시 화학물질의 알레르기와 민감성을 명심해야 한다.

① 바다 음식에 알레르기가 있는 환자는 요오드로 치료해서는 안된다. 피부자극(irritation)과 가려움(itching)이 생기면 해독약으로 항히스타민(antihistamine)을 사용한다. 다른 대체 화학제를 사용한다.

② 금속에 예민한 환자는 아연으로 치료하지 않는다. 환자는 금속 시계줄, 보석 등을 없애고 조직적 반응이 일어나지 않도록 한다. 비금속성 물질로 대치되어야 한다.

③ 메콜릴(mecholyl)에 혈관운동 변화 작용을 하는 환자는 간단한 자극제(예, 블랙커피)에도 반응한다. 일반적으로 똑바로 세우기만 해도 어지럼증(vertigo)이 나타난다.

④ 하이드로코르티손(hydrocortisone)에 반응은 환자에게 일반적으로 일어나지 않는다. 주원인은 일반적으로 스테로이드 자체보다 연고나 용액에 기초를 이루는 화학제제이다(예 novocaine). 환자가 항히스타민 피부 로션을 사용하면 피부자극이 발생한다.

⑤ 살리실산을 포함한 아스피린에 민감한 환자는 치료해서 안 된다.

비록 위의 반응들은 거의 드물지만 발생을 예방하는데 노력해야 할 것이다.

참고문헌

민경옥. 전기치료학 I, 현문사, 1993.

민경옥. 전기치료학 II, 현문사, 1996.

이재형. 전기치료학, 대학서림, 1995.

Gersh MR. Electrotherapy in Rehabilitation. 1st ed., F. A. Davis Company, 1992.

Kahn K. Principle and Practice of Electrotherapy. 2nd ed., Churchill Livingstone, 1987.

Kottke FJ. Lermann JF. Handbook of Physical Medicine and Rehabilitation. 4th ed., Saunders Company, 1993.

Rothstein JM, Roy SH, Wolf SL. The Rehabilitation Specialist's Handbook. F. A. Davis Company, 1994.

Scully RM, Barnes MR. Physical Therapy. J. B. Lippincott Company, 1994.

Starkey C. Therapeutic Modalities for Athletic Trainers. 1st ed. F. A. Dvis Company, 1993.

제3장 수치료 (물치료, hydrotherapy)

이 충 휘

1 수치료의 개요

수치료는 고대부터 사용된 치료법이다. 의학의 아버지라 불리는 히포크라테스는 여러 가지 질환을 치료하기 위해 대조욕(온냉교대목욕, contrast bath), 온수와 냉수를 사용하였다. 유럽에서는 수백 년 동안 치료적인 목적으로 온천욕을 이용하였다. 물 속에서 운동을 하는 방법은 소아마비가 유행하던 시대에 활발하였고, 미국물리치료사협회에서는 1990년대에 수치료분과를 만들었다. 미국 물리치료사협회에서는 수물리치료(aquatic physical therapy)를 물 속에서 누운 자세, 엎드린 자세, 선 자세 또는 비스듬히 누운 자세에서 치료적인 운동을 하는 것이라고 정의하였다.

2 수치료(hydrotherapy)와 수영장 치료(aquatic therapy)

수치료는 와류욕(소용돌이욕조, whirlpool) 또는 하버드탱크처럼 물탱크를 이용한다. 그리고 한 환자를 치료할 때마다 그 환자 혼자서 사용한다. 수영장치료는 한 번에 여러 환자가 치료를 받을 수 있고 풀(pool)도 크다.

3 수치료의 원리와 물의 성질

1) 부력(buoyancy)

부력은 중력에 반대되는 방향으로 밀어올리는 힘이다. 중력은 밑으로 작용한다. 부력은 밑에서 위로 향한다. 한 물체를 물위에 놓으면 물의 높이가 올라간다. 이것은 부력 때문이다. 아르키메데스는 탕 안에 몸을 담그고 있으면 밀려난 물의 양에 해당하는 무게만큼 위로 밀어올리는 힘을 느끼게 된다고 기술하였다. 물체가 크면 클수록 부력도 커진다. 따라서 물속에 많이 잠겨 있으면 그 만큼 무중력감을 느끼게 된다. 무중력감에 영향을 주는 요소로는 체밀도(body density), 자세정렬(postural alignment), 그리고 폐활량 등이 있다. 부력을 이용하여 물 속에서는 사지를 쉽게 들어 올릴 수도 있고, 요통 환자가 요통을 느끼지 않고 앉았다 일어섰다 하는 동작, 관절 압박을 느끼지 않고 걷기를 할 수 있다.

2) 정수압(hydrostatic pressure)

물 속에 물체가 잠겨 있을 때, 물에 의해 생긴 압력을 정수압이라 한다. 정수압은 정맥혈의 환류를 돕고, 심박수를 감소시키며, 말초혈류를 심장쪽으로 밀어내는 역할을 한다. 파스칼의 법칙(Pascal's law)은 액체의 압력은 같은 깊이에서 물체에 동등하게 미치며, 물 속에 깊이 잠긴 것에 비례하여 압력을 경험하게 된다는 것이다. 따라서 물 속에 깊이 잠긴 부위는 정수압을 많이 받게 되므로 움직이기가 어렵지만 물 표면에 가까운 부위는 운동을 쉽게 할 수 있다. 예를 들어, 인공고관절수술을 받은 환자는 물 밖에서 벌림(외전)운동을 하는 것보다는 물 속에서 부력의 도움을 받아 벌림(외전)운동을 하는 것이 쉽다.

3) 비중(specific gravity)

비중은 한 물체의 무게를 그 물체의 부피만큼의 물의 무게로 나눈 값을 말한다. 이것은 그 물체의 밀도와 관계가 있다. 따라서 상대밀도라고도 불린다. 사람의 비중은 뼈와 근육의 양이 많을수록 증가하고 지방의 양이 많을수록 감소한다. 따라서 비중이 1.0보다 작으면 물에서 뜰 것이고, 1.0보다 크면 가라앉게 된다. 물의 비중은 1.0이다. 인체의 비중은 0.87 내지는 0.97이다. 그러므로 인체는 수면에 뜨게 된다. 남자는 여자보다 지방이 적으므로 물속에 떠 있으려면 여자보다 더 보조부유물이 필요하다. 다리(하지, lower limb)는 팔(상지, upper limb)보다 큰 뼈를 갖고 있으므로 팔(상지)보다 다리(하지)가 더 가라앉기 쉽다.

4) 점도와 저항

점도란 액체를 구성하고 있는 분자들끼리의 결합력에 의해 생긴 마찰 저항이다. 저항은 액체를 통과하는 속도에 비례한다. 물은 공기보다는 점도가 높지만 기름보다는 점도가 낮다. 따라서 공기, 물, 기름의 순서로 움직이기가 쉽다. 물 속에서 운동하면 힘을 증가시키고, 심혈관계의 기능도 증가시키고, 최대 산소섭취량(VO_2 max)도 개선시킨다. 물 속에서 저항의 양을 줄이려면 여러 가지 방법이 사용된다. 지렛대의 원리를 응용하여 지레팔(lever arm)의 길이를 줄이면 저항을 줄일 수 있다. 그리고 물갈퀴나 작은 노(paddle)를 이용하면 저항을 증가시킬 수 있다. 또한 움직이는 속도를 빠르게 하면 저항이 커진다.

5) 비열(specific heat)

비열은 칼로리로 표시되며 1g의 물질을 1℃ 올리는데 필요한 열량으로 정의된다. 물의 비열은 1.0이며, 다른 물질의 비열을 설정하는데 기준으로 사용된다. 물체에 열이 가해지면 온도 변화가 일어나는데, 이 변화에 영향을 주는 것은 물체의 질량과 비열이다. 물의 비열과 온도 함유 능력은 공기보다 크다. 같은 온도의 공기에 노출되었을 때보다 물 속에 노출되면 열손실이 크다. 따라서 장시간 운동을 할 경우에는 물의 온도가 차갑거나 미지근해야 하며, 짧은 기간 운동을 할 경우라면 더운물이 적합하다. 다발성 경화증 환자는 시원한 물에서 운동해야 심부온도를 낮게 유지할 수 있고, 물 밖에서 운동할 때 생기는 증상의 악화가 안 일어난다. 관절염 환자는 따뜻한 물에서 운동하는 것이 좋다. 뚱뚱한 환자가 따뜻한 물에서 운동하면 지방층이 두껍기 때문에 열 교환이 잘 안 일어나서 심부온도가 올라간다.

6) 물역학(hydromechanics of water)

물역학이란 물 속에서의 움직임을 일컫는 용어이다. 물역학은 움직임의 속도, 움직이는 물체의 표면적, 그리고 잠겨 있는 물체의 움직이는 방향으로 이루어진 함수이다. 물 속에서 움직이는 인체에는 층류(결흐름, laminar flow), 후저항(drag), 전방저항 (frontal resistance)이 모두 작용한다(그림 3-10).

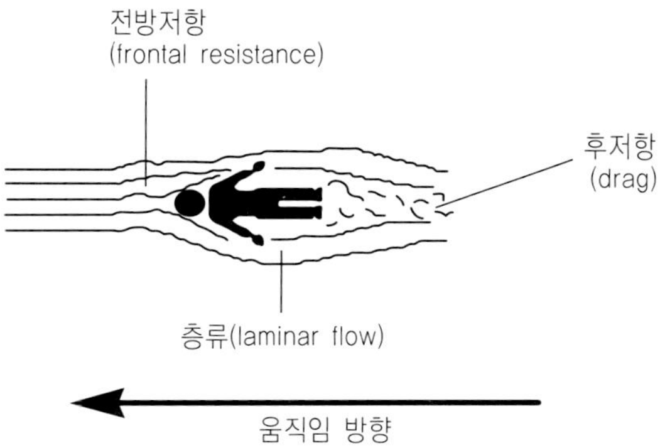

그림 3-10. 물 속에서 움직일 때의 저항

저항은 움직이는 속도에 비례한다. 저항을 늘이려면 움직이는 속도를 증가시키는 방법 외에 표면적을 넓히기, 또는 난류(turbulence)가 심해지는 물의 표면에 가깝게 몸체를 옮기는 방법이 있다. 그리고 표면적이 넓을수록, 움직이는 물의 양이 많을수록, 후저항(drag)이 더 많이 생긴다. 후저항(drag)은 물체가 앞으로 나아가는 것을 방해한다. 물 속에서는 급속한 방향 선회가 어렵다.

층류(laminar flow)는 후저항(drag)을 생기게 하는 수평적인 물의 흐름이다. 층류(laminar flow)가 불규칙할수록 후저항(drag)은 더 심해진다. 모양이 불규칙하면 물의 층류(laminar flow)가 변한다. 물 속에서 속도, 표면적을 증가시키거나 방향을 급속하게 바꾸면 과제를 수행하기 어렵다. 지상에서 운동하는 것보다 물 속에서 운동하면 에너지 소모가 33%내지 42% 증가한다(표 3-10).

7) 물의 온도

물 속에서 운동하려면 물의 온도가 34.4℃(94°F)가 적절하다. 이 온도를 따뜻한 온도라고 한다. 물의 온도가 따뜻하면 동통역치를 상승시키고, 근경

표 3-10. 지상에서 운동하는 것과 물 속에서 운동할 때의 치료 목적

목 적	지 상	물 속
관절 가동(joint mobilization) 영역 증진	수동 신장운동	수동 신장운동
Arthokinematics 증진	Joint mobilization	Joint mobilization
근력 증진	열린사슬(open-chain) 수동 저항운동 저항운동 장비	닫힌 사슬(closed-chain) 수동 저항운동 노(paddles), 오리발, 판(boards)
균형 능력 증진	한쪽발로 서기, 균형판	한쪽발로 서기, Turbulence변화
지구력 증진	자전거, 자동보행기(treadmill)	물 속 깊은데서 걷기, 달리기, 자전거 타기
보행 능력 증진	평행봉, 목발, 지팡이	깊은 물 →얕은 물→지상

표 3-11. 물의 온도와 수치료 효과

온 도	명 칭	적용 예
10.0℃(50°F)	cold	급성 염증
19.4℃(67°F)	cool	강직(spasticty) 감소
26.7℃(80°F)	tepid	운동치료
33.3℃(92°F)	neutral	순환 장애, 이완을 위한 도수기술
34.4℃(94°F)	warm	개방성 상처, 괴사조직 제거술(debridements)
37.8℃(100°F)	hot	관절염, 관절가동 범위 증진
43.3℃(100°F)	very hot	동통 감소

축(muscle spasm)을 감소시킨다. 물의 온도가 적절치 못하면 치료 효과를 감소시키고 오히려 몸에 해로울 수 있다(표 3-11).

8) 열 전달 방법

수치료는 여러 크기의 물탱크 안에서 이루어진다. 와류욕의 경우에는 부분적으로 신체의 일부가 물에 잠기기도 하지만 하버드탱크처럼 신체 전체가 물에 잠겨서 치료를 받기도 한다. 물탱크 내에서 열의 전달 방법은 전도와 대류에 의하여 일어난다.

(1) 전도(conduction)

물리적인 접촉을 통해 에너지를 전달하는 방식이다. 만약 물의 온도가 피부의 온도보다 높다면 열은 피부 쪽으로 이동할 것이고 인체의 온도도 상승한다. 인체의 지방은 열전달을 방해하고, 열의 방출을 막는 성질이 있으므로 심부에 과도한 열 축적이 있을 가능성에 주의하여야 한다. 신체 전체를 물에 담근 환자 중에서 심부의 열을 밖으로 발산시키지 못할 경우 내부 온도가 상승하여 심각한 문제를 초래하는 경우도 있다. 탈수현상이 일어날 수도 있고, 심박출량이 증가할 수도 있다. 심장 질환 환자나 말초혈관 질환 환자들이 전신을 침수할 때 위험하다.

(2) 대류(convection)

액체나 기체 일부가 한 곳에서 다른 곳으로 이동하면서 에너지가 전달되는 방법이다. 전도보다도 대류에 의해서 에너지 전달이 빠르게 일어난다. 대류는 조직에 열이나 냉을 적용할 때, 체열의 발산 및 보유에 중요한 역할을 한다. 대류는 인체의 심부와 피부표층 사이에서도 일어난다. 심혈관계 질환 환자나 말초혈관 질환자는 온도 조절이 잘 안되어 위험에 빠질 가능성이 있다.

(3) 발산(evaporation)

발산은 온도 차이가 없어도 일어난다. 발산은 땀이나 숨을 내쉴 때 일어난다. 자율신경계나 호흡계의 기능에 문제가 있는 환자는 발산에 의한 열의 손실에 지장이 있을 수 있다. 따라서 수치료를 시행하기 전에 체표면이 충분히 공기에 노출되어야 하며, 물의 온도는 체온보다 낮은 33.3℃나 36.6℃이어야 한다. 만약 치료실의 습도가 높으면 발산으로 인한 열손실이 어렵게 된다. 만약 치료실의 온도가 너무 낮고 공기가 건조하면 환자는 오한을 느끼게 된다.

따라서 말초순환이 감소되고 근육과 관절이 뻣뻣해진다. 따라서 수치료실의 환경도 잘 조절해야 한다.

4 수치료 장비

수치료 장비로는 와류욕조(소용돌이수조, whirl pool)와 하버드탱크(Hubbard tank)가 있다(그림 3-11, 그림 3-12). 와류욕조는 스테인리스 강철 또는 유리섬유(fiber glass)로 만들어져 있다. 와류욕조는 이동이 가능한지 여부에 따라 이동식과 고정식이 있으며, 욕조 높이에 따라 낮은 것과 높은 것이 있다. 와류욕조에는 터빈, 배수구, 온도조절 장치가 있다. 와류욕조의 크기가 다양하므로 치료목적, 치료부위에 따라 종류를 선택한다. 사지를 치료하는 욕조의 깊이는 50.8cm 내지 63.5cm이고 물은 94.6L 정도 들어간다. 온몸이 들어가는 것은 "Low boy"라고 하며 가정에 있는 욕조처럼 long sitting을 할 수 있다. Low boy에 들어가는 물의 양은 757.0L 정도이며 물이 소용돌이치게 하는 터빈이 장착되어 있다. 이것은 주로 개방성 상처나, 말초관절의 경직(stiffness), 그리고 인공관절수술 후에 사용된다.

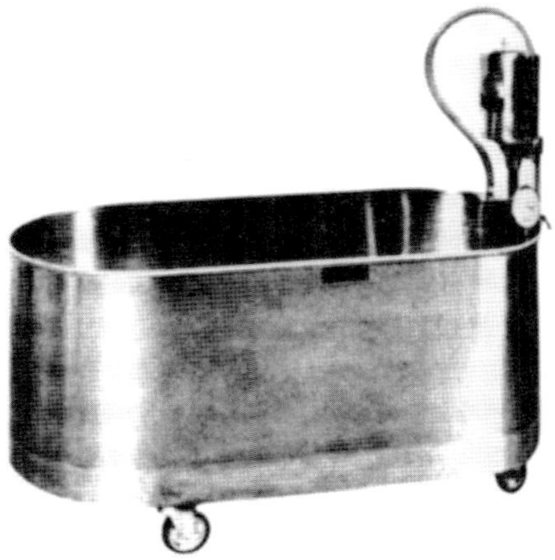

그림 3-11. 와류욕조(Low boy 형)

하버드탱크는 환자가 완전히 누운 자세에서 치료를 받을 정도로 넓다 그리고 하버드탱크에서는 팔(상지)과 다리(하지)의 관절가동영역 운동이 가능하다. 와류욕조에 앉거나 사지를 침수시킬 수 없는 환자들을 하버드탱크에서 치료할 수 있다. 하버드탱크에는 여러 개의 터빈을 장착할 수 있으며, 물결의 방향도 다양하게 바꿀 수 있다. 하버드탱크에는 환자를 들어올리기 위한 기중기가 있어서 하버드탱크 안 혹은 밖으로 이동시킬 수 있다.

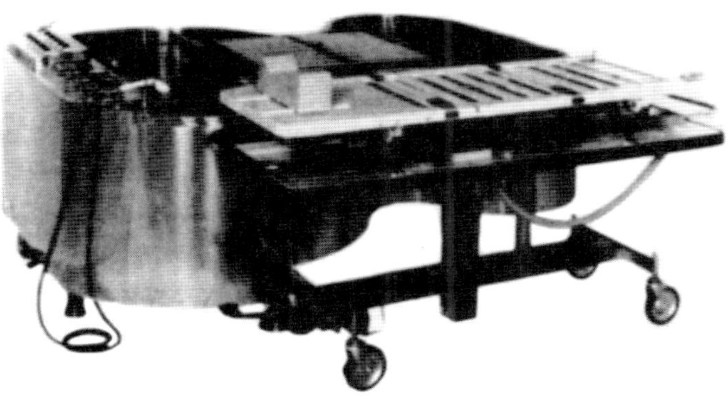

그림 3-12. 하버드탱크(Hubbard tank)

표 3-12. 치료용 풀의 깊이와 운동

깊은 깊이(1.5m 이하) 부하 없음, 개방성 체인	중간 깊이 (어깨부터 젖꼭지 부위 높이)	얕은 깊이(장골능부터 젖꼭지 부위) 중간 부하, 폐쇄성 체인
관절 보호 부하 없는 운동 보조기 없는 보행 척추와 다리(하지)에 비부하 운동	Wall slides 체간 PNF 패턴 보조기구 탈피 위한 점진 보행 Plyometrics 신체 유연성 운동 균형 운동	지상에서 하는 운동 점진적 보행, 균형 스포츠 동작

터빈은 공기와 물을 섞어서 소용돌이를 일으켜 치료 부위에 자극을 주는 역할을 한다. 이러한 기계적인 자극을 피부의 감각수용기에 주면 진통 효과를 얻을 수 있다. 터빈은 높이, 물의 방향, 소용돌이 세기를 조절할 수 있게 되어 있다. 터빈으로 인해 생기는 소용돌이를 이용하면 개방성 상처에 생긴 괴사조직을 쉽게 제거할 수 있다.

5 치료용 풀(therapeutic aquatic pools)

치료용 풀의 깊이와 크기에 따라 물의 온도는 30.0℃ 내지 34.4℃(86~94°F)이다. 물 속에서는 중력의 영향이 감소되므로 근골격계 질환이나 신경계 질환 환자에게 적합하다. 이러한 환자들을 초기에 평가할 때는 지상에서 한다. 환자의 진전 상태에 따라 나중에는 점차적으로 지상에서 치료를 한다. 물의 깊이와 가능한 운동의 예를 제시하였다(표 3-12).

6 수치료 방법

1) 소독

와류욕은 개방성 상처, 골절 등 다른 정형외과적인 치료에 많이 사용되었다. 감염을 방지하기 위해서는 물탱크와 터빈을 환자가 바뀔 때마다 철저히 씻어야 한다. 감염을 줄이기 위해 흔히 사용되는 것으로는 povidone-iodine, chloramine T, sodium hypochlorite(가정용 표백제) 등이 있다. 각 약물의 소독 농도는 제조회사의 사용법을 따르면 된다. 풀에서는 동시에 여러 환자가 들어가는 경우가 있으므로 감염에 대하여 더욱 주의하여야 한다. 따라서 모든 환자는 풀에 들어가기 전에 샤워를 하여야 한다. 그리고 풀 안에 있는 물에 대하여 염소 소독을 하여야 미생물의 전파를 최소화 할 수 있다. 소변실금, 대변실금이 있는 환자나 개방성 상처가 있는 환자가 풀 안에 들어갈 기회는 최소화하여야 다른 환자의 감염을 피할 수 있다.

2) 장치

풀 안에 평행봉, 자동보행장치를 하거나, 고정자전거를 설치할 수도 있다. 풀 안에서는 부력을 이용하거나 물의 저항을 이용하여 능동보조운동, 저항운동을 할 수 있다.

3) 운동

환자의 발이 바닥에 안 닿을 정도의 깊은 곳에서는 개방성 체인(open chain) 운동이 가능하다. 환자의 키에 따라 다르지만 적어도 깊이가 5~6피트는 되어야 물에 뜬 상태가 된다. 환자가 잘 뜰 수 있는 보조 부유물을 착용하게 할 수도 있다. 물의 온도는 미지근 해야 한다. 다리(하지, lower limb)에 체중을 지지하면 안되는 환자에게 적합하다. 때로는 임신 말기의 환자에게 적용할 수 있다. 이런 경우 요통을 감소시키는 효과가 있다. 일반적으로 물에 잠기면 심박수가 감소한다. 그리고 심장에 이상이 있거나 호흡계에 이상이 있는 환자들은 물 속에서 운동을 하면 과도하게 스트레스를 받을 수 있다. 구명조끼나 부유벨트를 착용하게 할 수도 있다.

중간 정도의 깊이(흉추 12번째부터 턱 높이까지를 말한다)나 낮은 깊이(무릎에서 흉추 12번째 높이)의 물이라면 폐쇄체인(closed chain) 운동이 가능하다. 이때는 다리(하지, lower limb)가 바닥에 닿은 상태이고 체중 지지도 일어난다. 안정시 심박수도 증가하고, 최대 산소섭취량도 증가한다. 물 속에서 유연체조를 할 수도 있다. 기능적인 운동으로는 물 속에서 계단오르기 또는 보조 부유물 잡기를 시켜서 팔(상지, upper limb)의 관절가동범위를 증가시킬 수도 있다. 걷기를 시켜서 지구력을 증가시킬 수도 있다. 지상에서는 어깨통증 때문에 팔을 들어올리지 못하던 환자도 물 속에서는 쉽게 들어올릴 수 있다.

4) 바드라가즈 방법 (Bad Ragaz techniques)

바드라가즈 방법은 스위스에서 1950년대 말에 Bad Ragaz 온천에서 시작되었다. 바드라가즈 방법을 개발한 사람은 Knupfer이며, Nele Ipsen이 1957년 스위스 Bad Ragaz에서 처음 소개하였다. 바드라가즈 방법은 물 속에서 환자를 뜨게 하기 위하여 고리 모양의 보조 부유물을 부착한다. 따라서 바드라가즈링 방법(Bad Ragaz Ring Method)이라고도 불린다(그림 3-13). 보조 부유물 부착 부위는 체간, 사지, 머리 그리고 목 부위이다. 치료 시간은 대개 15분 정도이며, 물 깊이는 치료사의 흉추 8번째 혹은 흉추 10번째 정도로 한다. 물이 너무 깊으면 치료사가 안정성을 잃게 된다.

치료시에 환자의 상태에 따라 고유수용성 신경근촉진법에서 사용하는 대각선 움직임 패턴을 사용하기도 한다. 이러한 방법은 근골격계, 신경계, 관절염 환자에게 사용된다. 연부조직에 제한이 있으면 도수신장운동을 적용한다. 환자의 체중을 이용하여 신장운동을 할 수도 있다. 물 속에서 환자의 자세는 누운 자세, 엎드린 자세, 옆으로 누운 자세도 가능하다. 제한이 있는 연부조직에 대한 마사지도 가능하다. 예를 들어 어깨관절이 잘 안 움직이면 관절가동범위를 증가시키는 것이 치료 목적이 될 수 있다. 이때에는 환자를 누운 자세로 취하게 한 다음 관절신장운동, 견인동작, 관절 가동술을 적용할 수 있다. 바드라가즈 방법에서는 등척

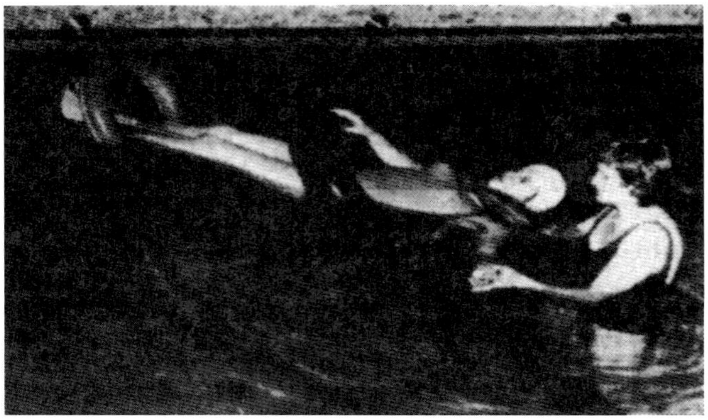

그림 3-13. 바드라가즈 방법의 예

성 운동과 등장성 운동을 체간과 사지에 적용할 수 있다. 동시에 여러 관절에 대하여 등척성 운동을 가할 수 있다. 예를 들어 치료사가 환자를 물 속에서 움직이는 동안에 환자는 여러 관절에 등척성 운동을 동시에 할 수 있다. 바드라가즈 방법에서 등척성 운동을 하면 지상에서 운동을 할 때 보다 통증이 덜하다. 따라서 요통 환자의 경우 지상에서 운동하는 것보다도 물 속에서 운동을 시작하는 것이 더 적합하다.

5) 할리윅 방법(Halliwick method)

1949년 영국 런던의 할리윅 여자학교에서 시작되었다. 할리윅 방법은 오락적인 요소와 치료적인 요소를 갖고 있다. 이 방법은 수영을 가르치는 한 방법으로 개발되었으며, 개발자는 James McMillan 이라는 엔지니어이며, McMillan이 근무하던 학교의 이름을 따서 할리윅 방법이라 한다. McMillan은 1952년에 할리윅 방법을 선전하기 위하여 수영치료협회를 창설하였다.

할리윅 방법에서는 물 속에서의 인체역학과 물역학(hydrodynamic)에 근간을 두고 있다. 수영 지도자와 배우는 사람이 한 조를 이루어 움직이며, 점차적으로 지지해주는 양을 줄여간다. 따라서 배우는 사람은 가만히 있어도 자신의 몸이 떠오른다

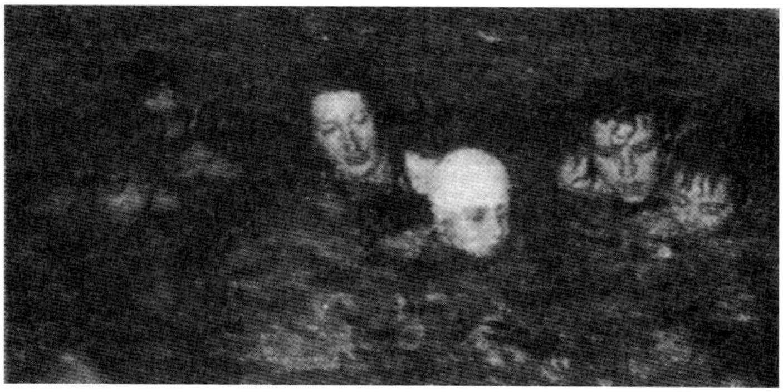

그림 3-14. 할리윅 방법의 예

표 3-13. 할리윅 방법의 프로그램 구성

단계(phases)	구성 요소(stages)
정신적 적응(mental adjustment)	물에 대한 적응 독립적으로 물에 있을 수 있음
균형 회복(balance restoration)	수직회전(vertical rotation) 외측회전(lateral rotation) 혼합회전(combined rotation)
움직임 제한(movement inhibition)	가만히 떠오르기(upthrust) 가만히 균형잡기(balance in stillness)
움직임 촉진(movement facilitation)	배우는 사람은 가만히 떠 있고 지도자가 손으로 물을 저어서 따라오게 함(turbulent gliding) 수영을 배우는 사람이 스스로 진행함 (progression to swimming) 팔과 다리를 움직여 물 속에서 수용함 (movement in water)

는 사실과 균형잡는 법을 배우게 된다. 할리윅 방법은 수영을 가르치는 것이 목적이 아니라 물 속에서 안전하게 자신감을 갖도록 하는데 목적을 둔다. 할리윅 방법의 3개 구성 요소는 호흡조절(breath-control), 이완, 균형이다.

할리윅 방법은 4단계로 구성되며 개인 프로그램과 집단 프로그램이 있다. 할리윅 방법의 진행 단계를 정리하면 다음과 같다(표 3-13).

6) 와츠법(WATSU : water shiatsu, water massage)

이 방법은 미국 캘리포니아 Harbin Hot Springs에서 Harold Dull에 의하여 소개되었다. 이 방법의 특징은 환자는 완전히 수동적이며, 치료사가 환자의 몸 일부분을 쥐고 물 속에서 좌우로 흔들면서 스트레칭시키는 것이다. 예를 들어 뇌졸중으로 엉덩관절굽힘근(고관절굴곡근)의 단축으로 엉덩관절폄(고관절신전)이 안 되는 환자의 허리를 치료사가 붙잡고 물 쪽으로 밀면 환자의 엉덩관절(고관절, hip joint)이 폄(신전, extension)되는 것이다.

7 치료 방법의 결정

어떤 치료 방법을 적용할 것인가는 환자의 상태, 치료목적, 이용 가능한 장비 등에 따라 달라진다. 손목관절의 능동운동이 필요하다면, 작은 물탱크가 필요하다. 좌골결절(궁둥뼈거친면, ischial tuberosity)에 욕창을 치료하는 경우에는 Low boy 와류욕조 또는 하버드탱크가 적합하다. 물의 깊이, 온도, 방법도 중요한 고려 사항이다. 인공고관절수술을 받은 환자가 실밥을 다 제거한 상태라면 물을 깊게 만들고 치료를 시작하는 것이 적합하고, 점차적으로 물을 줄여 체중 지지량을 증가시킨다. 상태가 호전됨에 따라 걷기, 점프, 달리기 동작도 가능하다. 물의 저항을 이용하여 저항 운동을 하거나 균형잡기 훈련도 적용할 수 있다.

8 상처 관리를 위한 수치료

개방성 상처에 대한 수치료의 목적은 상처 회복을 촉진할 수 있는 적합한 환경을 제공하는 것이다. 상처 치유의 과정에 따라 정상적인 세포의 활동을 촉진시키는 것이다. 따라서 치료사는 수치료가 세포의 기능에 미치는 영향을 알고 있어야 하며 수치료로 인해 개방성 상처에 가해질 수 있는 외상(trauma)에 대하여 알고 있어야 한다.

1) 괴사조직제거술(debridement)

괴사조직제거술은 죽은 조직이나 삼출물(exudate)을 제거하고 새살형성(과립형성, granulation)과 상피형성(epithelialization)을 촉진시키는 것이다. 죽은 세포들은 새살형성과 상피형성을 방해한다. 죽은 조직은 치유를 지연시킬 뿐만 아니라 박테리아가 성장할 장소를 제공하고, 감염의 우려가 높다. 따라서 수치료를 하면 더러운 이물질과 죽은 조직을 쉽게 떼어내고, 상처 부위를 부드럽게 하며, 상처 부위의 청결을 유지할 수 있다. 수치료를 이용하여 괴사조직제거술을 시행할 때는 새로운 상피세포, 새로 형성된 혈관, 새 피부를 제거하지 않도록 주의하여야 한다.

수치료를 통하여 혈액순환이 좋아지면 상처 치유에 도움이 된다. 혈액순환이 좋아지는 효과는 기계적인 효과라기 보다는 온도에 의한 효과이다. 국소에 혈액순환이 좋아지면 산소 공급이 많아지고 대사물질의 제거가 용이하다. 그러나 정맥순환이 좋지 않은 부위에 수치료를 하면 혈액순환이 안 되고, 부종을 증가시키며, 상처 치유를 지연시킬 수도 있다. 피부의 감각수용기에 대한 기계적인 수치료 자극은 통증 감소에 도움이 된다. 수치료의 온도 효과도 통증감소에 도움을 준다.

2) 주의 사항

치료사는 상처 주위에 대한 관찰이 필요하다. 피부색깔, 부종, 온도, 통증과 감각 변화, 맥박에 대하여 관심을 갖고 기록해 두어야 한다. 피부이식수술을 받은 환자에게 와류욕을 적용할 경우에는 부분 이식수술(split-thickness) 후에는 3일 내지 5일 경과 후, 완전 이식수술(full-thickness) 후에는 7일 내지 8일 경과 후부터 가능하다. 그리고 부종이 잘 일어나는 조직을 중력의 방향과 일치하게 오랫동안 방치하면 더운물과 중력의 영향으로 정맥순환이 안되어 쉽게 부종이 생긴다. 환자의 인내력, 한랭알레르기, 소독약물에 대한 민감성 등도 고려해야 할 사항이다. 소독약물 중 Povidone-iodine의 희석 비율은 1 : 1000이고 sodium hypochlorite은 1 : 100이다. Chloramine-T(chlorazine)의 농도는 227L의 물에 50g, 그리고 하버드탱크에는 320g이다.

상처 치료시 물의 온도는 33.5℃ 내지 35.5℃(92~96°F)로 피부 온도보다 1℃ 이상 높아서는 안 된다. 와류욕조에서 치료시 치료시간, 물의 방출 속도 등은 상처 부위 조직, 환자의 인내력, 상처 부위 주변 조직의 상태 등을 고려하여 치료사가 판단하여야 한다.

치료시 환자의 자세도 고려하여야 한다. 자세가 나쁘면 불편할 뿐만 아니라, 순환 장애, 신경압박 등이 일어날 수 있다. 수치료시 와류욕이나 하버드 탱크의 물 온도 외에도 수치료실 실내 온도도 고려하여야 한다.

9 대조욕(온냉교대목욕, contrast bath)

와류욕조를 이용하여 팔(상지, upper limb)이나 다리(하지, lower limb)에 대조욕을 시행할 수도 있고, 스티로폼으로 만들어진 두 개의 아이스박스를 준비하여 대조욕을 시행할 수도 있다. 대조욕에서는 치료 부위에 더운물과 찬물을 반복적으로 적용하는 행위가 수반된다. 더운물의 온도는 38℃ 내지 44℃이고 찬물의 온도는 10℃ 내지 18℃이다. 침수하는 시간과 온도는 연구자에 따라 다양하게 보고되고 있다. 더운물에서 10분(3 내지 4분으로 주장하는 문헌도 있음), 찬물에서 1분을 반복해서 20분 내지 30분 동안 하며, 끝낼 때는 더운물에서 끝낸다. 일반적으로 더운물과 찬물의 비율은 3 : 1 또는 4 : 1로 한다. 더운물과 찬물에 교대로 치료 부위를 담그므로 해서 혈관의 확장과 수축이 반복적으로 일어나는 효과를 기대한다. 이 효과는 국소의 혈액순환을 좋게 하고 때로는 치료 부위 반대쪽 사지의 혈액순환도 좋게 한다. 따라서 말초혈관 순환 장애가 있는 경우에 치료 효과를 얻고자 하는 반대쪽에 대조욕을 적용할 수 있다.

대조욕의 적응증은 말초관절 관절염, 관절염좌, 그리고 절단 환자의 단단부(stump)를 강하게 할 때 사용된다. 대조욕의 금기증에는 당뇨병, 동맥경화증, 버거스씨병(Buerger's disease) 환자 등 혈액순환이 좋지 않은 환자이다.

참고문헌

Behrens BJ, Michlovitz SL. Physical Agents : Theory and Practice for the Physical Therapist Assistant. Philadelphia, F.A. Davis Co., 1996.

Duffield MH. Exercise in Water. London, Bailliere Tindall, 1976.

Harris R. Swimming for People with Disabilities. London, A & C Black, 1992.

Michlovitz SL. Thermal Agents in Rehabilitation. Philadelphia, F.A. Davis Co., 1990.

Scully RM, Barnes MR. Physical Therapy. Philadelphia, J.B. Lippincott C., 1989.

Starkey C. Therapeutic Modalities for Athletic Trainers. Philadelphia, F.A. Davis Co., 1993.

제4장 광선치료
(Light Therapy)

김 현 숙

1 광선치료의 역사

질병을 치료하기 위해 광선을 사용하는 것으로 태양 광선을 최초로 질병치료에 사용한 Hippocrates부터 시작하여 지금은 인공 장치에 의해 발생한 광선으로 질병을 치료한다.

태양이 건강을 유지, 증진시키고 생명을 기른다고 생각한 고대 그리스, 로마 시대에는 일광욕을 통해 질병을 치료하여 관절염(arthritis), 부종(edema), 황달(jaundice), 피부 질환(skin disorder), 비만(obesity)뿐만 아니라 심지어 마비(paralysis) 환자에게도 사용했다.

소위 암흑시대인 중세에는 광선치료의 발달이 없다가 1666년 Issac Newton이 태양 광선을 프리즘으로 분석해 가시광선(visible ray)의 스펙트럼을 발견함으로써 새로운 전기를 마련하였다.

활발한 연구가 거듭되면서 1800년 Hershel이 태양 광선을 연구하던 중에 프리즘으로 분해된 적색 바깥쪽의 온도가 적색보다 높은 것을 알아냄으로써 적외선(infrared)을 발견하게 되었다. 한편 1801년 Ritter가 보라색의 바깥쪽에도 불가시광선이 있음을 발견하고 자외선(ultraviolet)이라 불렀다. 이런 과정을 거쳐 일련의 빛 스펙트럼이 발견된 것이다.

1774년 Faure가 다리의 상처를 태양 광선으로 치료할 것을 제창하였고, 1776년 Le Comte가 치유가 늦은 상처 치료에 광선을 사용하였다. Bertrand(1799), Loebel(1815), Rosenbaum(1835) 등도 여기에 동참하였으며 특히 1845년 Bonnet는 만성 관절염, 특히 결핵성 관절염을 치료함으로써 태양 광선을 이용한 치료는 고대에 이어 18세기 후반에 다시 활기를 띠게 되어 무통성 궤양(indolent ulcers), 결핵(tuberculosis), 구루병(rickets), 부종(edema), 우울증(depression)에 사용하였다. 19세기 후반에는 건선(마른비늘증, psoriasis), 구루병, 결핵 등에 사용되었으며 건선은 현재까지 자외선으로 치료되고 있다.

우리가 질병치료에 사용하는 광선은 일반적으로 가시광선과 불가시광선 즉, 적외선과 자외선을 이용하며 이것들은 자연적인 태양 광선과 인공 광선에서 얻는다.

인공 광선에 대한 치료는 Niels Finsen(1860~1904)이 탄소 등을 이용하여 낭창(lupus)을 치료함으로써 임상적으로 실증받게 되었고, 이것을 시작으로 하여 많은 인공 광선 등이 고안되고 발전되어 오늘에 이르고 있다.

2 빛과 복사 에너지

1) 빛

빛에 대한 과학적 연구는 Newton으로부터 활발해져 빛의 본질이 밝혀지기 시작했다. 뉴톤은 빛이 아주 작은 질량을 갖는 매우 빠른 탄성 입자로 되어 있고 그것은 발광체에서 입자 형식으로 복사된다는 입자설을 옹호하면서, 색이란 반사의 차이로 물체가 지닌 고유색을 다른 색보다 더 반사시키기 때문에 생기며 빛이 반사될 때는 입사각과 반사각이 같다는 반사의 법칙과 굴절의 법칙을 설명하였다. 그러나 입자설의 모순이 발견되면서 이를 보충한 파동설이 Grimaldi에 의해 제창되어 빛은 물결처럼 운동하고 서로 다른 주기에 따라 색이 달라진다고 하였다.

19세기에 이르러 Young은 간섭 현상을 설명하였고, 그 후 Presnel이 빛은 횡파라고 주장하면서 회절 현상을 설명하였다. 뿐만 아니라 1864년 Maxwell이 빛은 전자기파의 일종으로 반사, 굴절, 편광 등에 있어서 전파와 같다고 주장하였고, Hertz가 전기진동회로를 만들어 전자기파를 발생시키고 다른 수신회로에까지 복사되는 것을 실증함으로써 빛의 파동설은 자리를 굳혔다.

그러나 Hertz가 Maxwell에 의한 전자기파를 입증하자마자 금속에 빛을 비출 때 전자가 튀어나오는 현상인 광전 효과가 발견되었는데 이 현상은 파동설로 설명할 수 없었다.

1905년 Einstein이 빛은 작은 에너지 덩어리라는 광양자설을 제창함으로써 광전 효과를 설명하게 되었고 이로써 빛은 경쟁할 때는 파동으로, 물질과 상호 작용할 때는 입자로 나타나는 이중성을 지닌 것으로 설명되었다.

2) 빛의 성질

빛은 전기나 다른 힘에 의해 생성시킬 수 있고 통과 매개체 없이도 전파시킬 수 있다. 전파 방향은 정상적으로 직진하며 통과 매개체에 따라 속도가 달라지고 매개체에 의해 반사와 굴절의 성질이 달라진다. 또한 빛은 불규칙한 평면의 물체에서 반사되면 산란되는 성질을 가지며, 빛이 물질에 흡수되면 적외선은 열작용을 하고 자외선은 화학적 작용, 가시광선은 발광 작용을 한다. 빛이 흡수된 후에도 2차적으로 화학적, 생물학적 현상이 나타나는데 형광, 인광, 이온화, 광전 효과, 화학적 촉매 작용이 그것이다.

빛에 의해 그림자가 생기면 이 그림자의 정중앙은 진하고 그 주위는 엷게 되는데 이것을 회절이라 한다. 만일 빛이 직진만 하게 된다면 그림자는 전체가 일정한 농도를 가지게 될 것이다. 여기에 덧붙여 빛은 투명한 얇은 막의 표면과 뒷면에서 반사되어 나오는 빛들이 서로 합성되어 일어나는 간섭 현상도 있다.

3) 빛과 복사 에너지의 분류

태양 광선을 프리즘에 비추면 굴절과 산란에 의해 적색에서 보라색까지 우리가 볼 수 있는 가시광선이 생성되고 적색과 보라색의 바깥쪽에는 눈에는 보이지 않는 불가시광선이 생긴다.

적색 바깥쪽에는 열 효과가 있는 적외선이 있고 그 다음에는 극초단파와 라디오파가 존재한다. 보라색 바깥쪽에는 광화학적 효과가 있는 자외선, X-선, 감마선이 위치한다.

(1) 파장, 속도 및 주파수

파(wave)는 입자의 움직임에 의해 이루어지는데 이를 전자파라 하며, 이 전자파는 파장(wave length)을 가지게 된다. 광선의 파장은 파의 한 점에서 다음 파의 동일점까지의 수평거리를 나타낸다(그림 3-15).

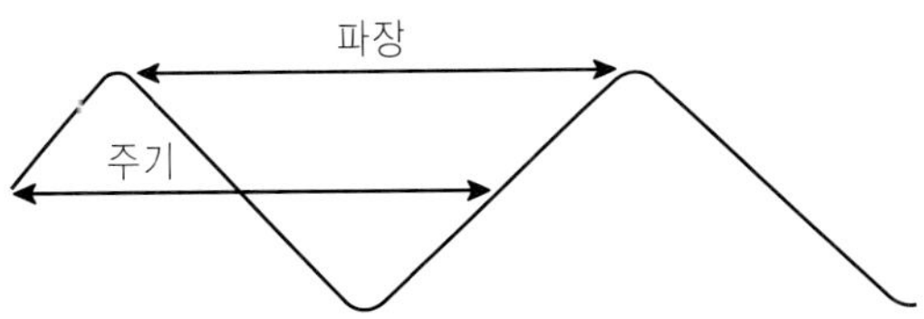

그림 3-15. 빛의 파장(wave length)과 주기(cycle)

파장의 측정은 미터계를 사용하며 치료에 사용되는 복사 에너지인 가시광선, 적외선, 자외선은 파장이 짧으므로 1mm의 천만분의 1에 해당하는 옹스트롬(Å)이나 밀리미크론(mμ), 나노미터(nm)를 사용한다(표 3-14).

표 3-14. 파장의 단위

명명	기호	Å	mμ	nm	μ	mm	cm
Angstrom	Å	1	10^{-1}	10^{-1}	10^{-4}	10^{-7}	10^{-8}
millimicron	mμ	10	1	1	10^{-3}	10^{-6}	10^{-7}
Nanometer	nm	10	1	1	10^{-3}	10^{-6}	10^{-7}
Micron	μ	10^{4}	10^{3}	10^{3}	1	10^{-3}	10^{-4}
Millimeter	mm	10^{7}	10^{6}	10^{6}	10^{3}	1	10^{-1}
Centimeter	cm	10^{8}	10^{7}	10^{7}	10^{4}	10	1

파의 한 점과 다음 파의 동일점 간에 일어나는 파의 흐름을 한 주기(cycle)라고 하고, 단위 시간에 발생하는 주기의 수를 주파수(frequency)라고 한다. 파장은 한 주기 중의 파의 직선 거리이므로 파장과 주파수를 알면 단위 시간 중 파가 나간 거리인 속도를 알 수 있다 :

주파수(frequency) × 파장(wave length)
= 속도(speed of light), 또는
= 300,000km/sec

모든 전자기 에너지는 같은 속도로 전파되며 따라서 주파수와 파장은 서로 반비례한다. 그렇기 때문에 파장이 짧은 단파가 파장이 긴 장파의 광선보다 더 빠르게 진동하고 주파수도 높다.

(2) 전자기 스펙트럼 (electromagnetic spectrum)

파장은 매우 다양하며 따라서 파의 특성도 다르다. 광선의 분석을 스펙트럼이라 하는데 전자기 스펙트럼은 전자파를 분석하여 파장과 특성에 따라 배열한다(그림 3-16).

(3) 물리적 법칙

가시광선, 적외선, 자외선 조사에는 일정한 법칙이 있다. 이 법칙은 복사 에너지의 법칙이며 굴절, 반사, 흡수의 법칙과 거리 제곱 반비례의 법칙 등이 적용된다.

① 굴절의 법칙

광선이 한 매체에서 밀도가 다른 매체를 통과할 때 광선은 직각으로 새로운 표면에 부딪히지 않는 한 파동의 진행 방향이 구부러지는데 이 현상을 굴절이라고 한다. 두 매질에서의 속도의 비가 파동의

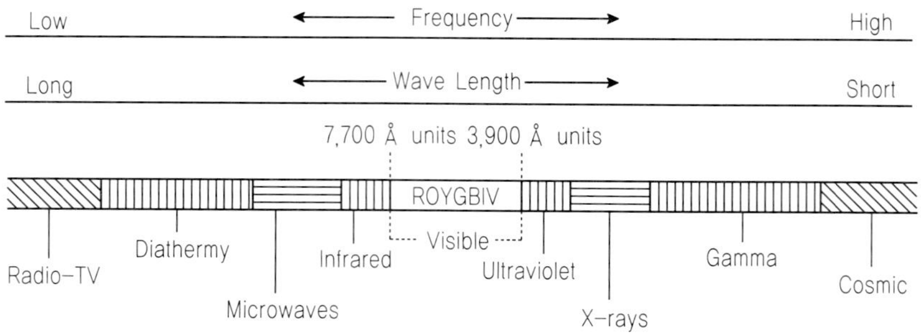

그림 3-16. 전자기 스펙트럼(electromagnetic spectrum)
ROYGBIV : red, orange, yellow, green, blue indigo, violet

진행 방향에 어느 정도의 변화 즉, 굴절을 일으키는가에 대한 비를 굴절률이라 하고 프리즘을 통한 일곱 가지색의 차이는 서로 다른 굴절률로 생긴다(그림 3-17).

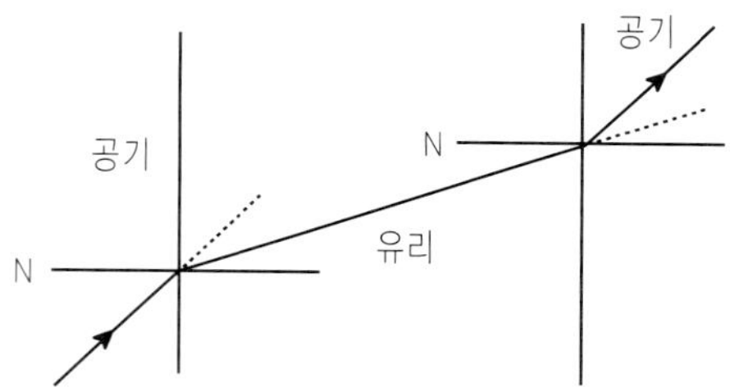

그림 3-17. 빛의 굴절

② 반사의 법칙

광선이 새로운 매체에 부딪히면 반사되며 이때 반사되는 정도는 광선이 표면에 부딪히는 각도와 표면의 상태 및 광선의 파장에 좌우된다. 광선치료시에는 반사경을 사용하게 되는데 그 모양에 따라 집광량이 달라 효과에도 영향을 미친다(그림 3-18).

③ 흡수의 법칙

새로운 매질에 광선이 복사되면 이 매질에서 흡수가 일어나며 흡수도는 매질에 따라 달라진다. 흡수된 광선은 에너지가 된다.

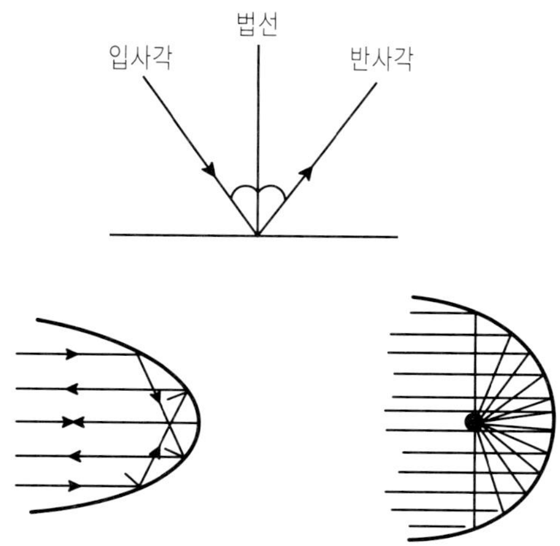

그림 3-18. 빛의 반사

㉠ **그로투스-드래퍼의 법칙** : 반드시 흡수된 광선만이 광화학적 효과를 일으킨다.

㉡ **코사인 법칙** : 광선과 물체가 이루는 각도에 따라 물체에 닿는 광량이 달라지는데 이는 코사인 법칙에 의한다. 따라서 광선이 물체의 표면에 수직(90°)으로 조사될 때 광선의 흡수량은 최대가 되고 반사량은 최소가 된다(그림 3-19).

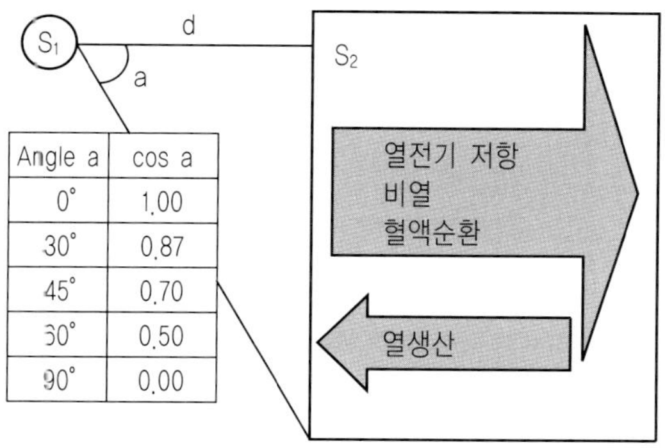

Angle a	cos a
0°	1.00
30°	0.87
45°	0.70
60°	0.50
90°	0.00

S_1 = 광원, S_2 = 피부표면, d = 광원과 피부표면 간의 거리

그림 3-19. 코사인 법칙

④ 거리제곱반비례의 법칙

광선의 강도는 광원으로부터 물체가 멀어 질수록 점차 약해지는데 물체까지의 거리 제곱에 반비례하여 발생한다.

3 적외선치료 (infrared therapy)

태양에서 나오는 적외선은 전체 광선 에너지의 50~60%(Weast는 40%)를 차지하는 눈에 보이지 않는 광선으로 따뜻하게 느껴져 열선이라고도 한다. Herschel에 의해 발견된 이 적외선은 770~1,500nm 파장으로 물질을 구성하는 분자에 흡수되기 쉬워 분자를 격렬히 운동하게 함으로써 열을 발생시킨다. 따라서 적외선이 없다면 우리는 따뜻함을 느끼지 못했을 것이다.

일반적으로 물질을 주위보다 높은 온도로 가열하면 이 물질은 복사에 의해 열을 발산하게 된다. 저열로 가열하면 장파 또는 원위 적외선이 방출되며 온도가 올라가면서 가시광선이 나타나고, 더 가열시키면, 물질은 백색을 띠게 되고 자외선이 방출된다.

1) 적외선의 분류

(1) 장파 적외선(long wave infrared) : **원위 적외선**(far infrared)

비발광으로 가열된 모든 물질, 특히 저온체에서 방출되며 이 광선의 파장은 1,500~15,000nm로 인체에 2mm 이상 침투하지 못하고 대개는 피부 상부층 0.5mm에서 강하게 흡수된다.

(2) 단파 적외선(short wave infrared) : **근위 적외선**(near infrared)

모든 빛이 나는 물체에서 방출되며 770~1,500nm의 파장에 속해 있다. 이 광선은 피부 5~10mm까지 침투할 수 있어 피하조직에 직접 영향을 줄 수 있다.

2) 적외선 발생기(generator)

열을 가진 모든 물체는 적외선을 방출하며 발광원으로는 태양을 비롯하여 여러 가지가 있다. 이러한 여러 형태의 발생기를 크게 두 가지로 나누면 적외선만 방출되는 비발광기와 가시광선과 약간의 자외선까지도 방출되는 발광기로 구분한다.

(1) 비발광기(non-luminous generator)

빛을 내지 않는 복사체로 순수한 적외선 복사기이다. 가열하는데 얼마간의 시간이 소요되며 광선이 방출될 수 있기까지는 최대 강도에 도달되어야 한다. 따라서 치료시에는 사전 예열이 필요하다. 저온열이 발생하는 이 등은 보통 절연물로 덮인 철사나 탄소를 사용한다.

(2) **발광기**(luminous generator)

발광기로부터 방출되는 광선은 하나 또는 그 이상의 형광램프(incandescent lamp)에 의해 발생된다. 빛을 내는 복사체로 고온이며 열등이라고도 하는 이 등은 산화 현상을 막아야 하므로 진공이나 불활성 가스로 차 있는 전구에 텅스텐을 사용하여 많은 양의 빛을 방출한다.

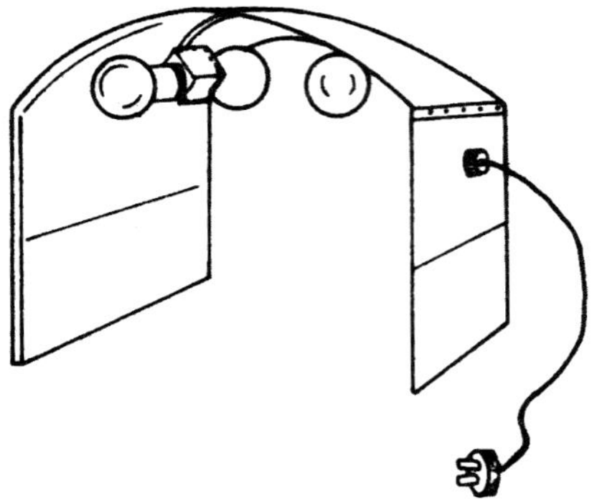

그림 3-20. 베이커(Baker)

3) 적외선치료 기구

(1) **단파 적외선등(근위 적외선등)**

① 열등(백열등)

전구의 중심에 오목한 반사경이 있는 등으로 전력은 150~1,500watt이며 적외선, 가시광선 및 약간의 자외선이 방출된다. 방출 광선은 350~4,000 nm 파장의 광선으로 여기서 발생되는 근위적외선은 진피층까지 도달한다.

② 베이커(Baker)

보통 12개의 백열등을 반원형 용기에 부착한 것으로서 25~60 watt의 전구를 사용하여 110 °F를 넘지 않게 고안되어 안전하게 사용할 수 있다(그림 3-20).

③ 전기 광선욕(electric light bath)

금속이나 나무로 된 캐비닛 속에 텅스텐이나 탄소 필라멘트로 된 여러 개의 60 watt 백열등을 부착하여 치료하는 방법이다.

④ 석영 적외선등(quartz infrared lamp)

보통 115V의 전기 에너지를 사용하는 이 등은 가스가 차 있는 석영관이나 석영전구 안에 텅스텐 필라멘트가 있다(그림 3-21).

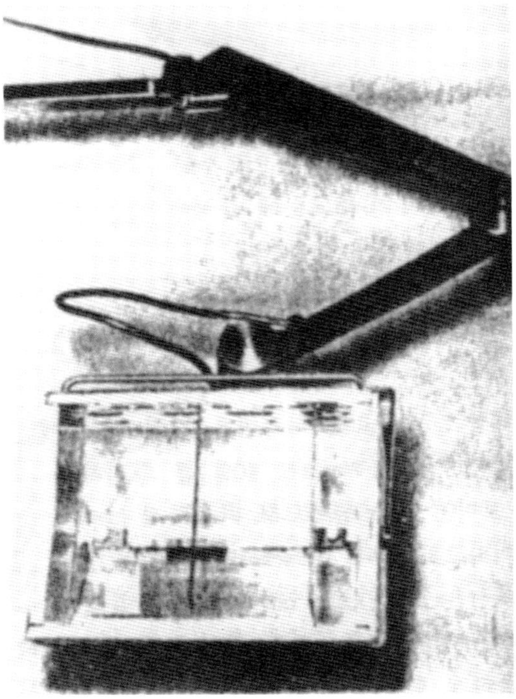

그림 3-21. 석영 적외선(quartz infrared)등

(2) **장파 적외선등(원위 적외선등)**

비발광등이며 세라믹이나 철심에 의한 저항선으로 열만을 발생시키는 등이다. 반사경은 열반점(hot spot)없이 인체에 골고루 복사되도록 고안되

어 있다. 50~300watt의 전구를 사용하며 770~15,000nm의 광선을 방출한다. 보통의 강도에서는 2,000~3,000nm가 방출되나 최대 방출 광선은 4,000nm의 영역이다. 근위 적외선보다 더 뜨겁게 느낀다.

4) 적외선의 효과

열을 발생시키는 적외선은 인체에 흡수된 광선에 의해 열효과를 나타내는데 광선의 주파수와 파장, 조직의 열전도 및 밀도, 광선의 복사 각도, 복사 거리, 인체의 순환 정도, 광원의 세기 등에 따라 다르게 나타난다.

(1) 생리적 효과

① 순환의 증가

복사열에 노출 후 피부는 붉어지고 따뜻함을 느낀다. 노출 결과 혈관 운동성 기전의 자극에 의한 말초혈관의 능동적 혈관 확장과 동맥 및 정맥순환의 연속적인 증진이 나타난다. 피부에 깊게 침투하여 피하조직에 있는 땀샘을 자극하여 땀의 분비가 많아진다.

② 신진대사의 증가

체온 상승에 의해 신진대사량이 증가되는데 이는 열에 의한 화학적 변화가 활발히 일어나기 때문이다. 표피조직에서 최대로 발생하며, 산소와 영양분의 공급과 대사산물을 포함한 노폐물 생산도 증가된다.

③ 혈관확장

체표조직의 모세혈관과 세동맥 확장이 발생하는데 이것은 열에 의한 직접 효과와 더불어 체표 감각신경 말단의 자극으로 반사적인 혈관 확장이 일어나기 때문이다.

④ 색소침착

적외선의 반복된 노출에 의해 발생한다.

⑤ 감각신경에 대한 효과

경미한 열은 감각신경 말단에 진정 효과와 통증 감소를 주지만 강한 열은 자극 효과를 준다.

⑥ 근육에 대한 효과

체온의 상승은 근육이완을 돕고 근작용의 효율성을 증가시켜 근섬유 수축과 이완을 보다 신속하게 한다.

⑦ 조직의 파괴

열이 강하면 조직이 파괴된다.

⑧ 체온의 상승

치료 범위가 넓고 오랜 시간 적용하면 표피혈관의 혈액이 가열되어 신체의 다른 부분으로 흘러가서 전신의 온도가 상승한다.

⑨ 혈압의 강하

전신적인 혈관 확장이 일어나면 말초혈관의 저항이 감소되어 혈압강하를 일으킨다. 또한 열에 의해 혈관의 점성(viscosity)이 감소되어도 혈압이 떨어진다.

⑩ 한선 활동의 증가

감각신경 말단에 대한 열 효과로 반사적인 자극을 받고, 가열된 혈액은 전신순환에 의해 온도조절중추를 자극해서 한선의 활동을 증가시킨다.

⑪ 식균 작용

열은 식균 작용을 증가시켜 염증이 있는 부위의 배농 작용을 증진시킨다.

(2) 치료적 효과

① 통증의 완화

경미한 열은 진정 효과에 의해 통증을 완화시키

고 강한 열은 반자극에 의해 통증을 완화시킬 수 있으나 너무 강한 치료는 체액을 삼출시켜 통증을 증가시킬 수 있으므로 주의해야 한다. 노폐물이 조직에 축적되어 생긴 통증은 적외선 복사로 혈액순환을 증진시켜 노폐물을 제거함으로써 완화시킨다. 또한 근육이완을 통해 통증이 감소되기도 한다.

② 근육이완

조직이 따뜻하면 근육이완이 되며, 통증의 완화는 근육의 이완을 촉진시킨다.

③ 혈액 공급의 증가

이 효과는 표피조직에서 가장 현저하게 나타나며 표피의 상처와 감염 등의 치료에 사용된다. 원활한 혈액의 공급은 백혈구를 증가시켜 살균에 도움을 준다.

④ 노폐물 제거

전신치료를 통해 한선의 활동을 증가시켜 노폐물 제거를 활발히 해준다.

5) 적외선치료의 적응증과 금기증

(1) 적응증

① 아급성 및 만성 외상 또는 염증성 질환

타박상(contusion), 근좌상(muscle strains), 활막염(synovitis), 화상(burns), 관절염(arthritis)

② 신경학적 및 신경외과적 질환

신경염(neuritis), 신경통(neuralgia), 말초신경 손상(peripheral nerve injury)

③ 점막의 질환

기관지염(bronchitis), 중이염(otitis media), 부비강염(sinusitis), 비염(rhinitis)

④ 피부의 감염

모낭염(folliculitis)

⑤ 순환성 질환

혈전성 정맥염(thrombophlebitis), 레이노드병(Raynaud's disease), 동맥경화증(arteriosclerosis)

(2) 금기증

고열(fever), 심부종양(deep abscess), 출혈(hemorrhage), 심장병(cardiac condition), 신장염(nephritis), 악성종양(malignancy) 등과 동맥혈 공급의 결손 부위

6) 적외선치료의 위험 및 주의사항

과다한 열에 의해 땀을 많이 흘리거나 더운 날씨에 치료할 경우 두통(headache)이 생기거나 혈압강하로 인한 어지러움(faintness)이 나타날 수 있다. 체온 상승으로 인해 치료 후 바로 외부에 노출되면 오한(chill)이 생길 수 있고 많은 수분 손실로 변비(constipation)가 생기기도 한다. 피부 화상(burn)을 입지 않도록 주의하고, 안면치료시는 눈의 손상을 방지하도록 한다. 또한 치료 기구의 노출된 전기회로 접촉에 의해 전기 쇼크(electric shock)를 받지 않도록 환자에게 주의를 준다.

4 자외선치료 (ultraviolet therapy)

자외선은 화학 작용이 있는 광선으로 Ritter에 의해 발견되었다. 태양의 자외선 방출은 지구 대기권에서 많은 부분이 흡수되어 지구 표면까지는 적은 양이 복사되는데 이것도 지역과 계절에 따라 달

타져 여름과 겨울 한낮의 자외선 양이 거의 5~6배나 차이가 난다. 그러나 일반적인 태양 광선의 자외선 함량은 Coblentz가 1~5%, Scott는 7%로 보고 있다. 자외선은 13.6~390nm의 파장을 가진 전자기파이지만 지구에 복사되는 자외선의 파장은 Licht가 290~305nm라고 한 반면 Scott은 390nm라고 하였다. 치료적 목적으로 사용되는 자외선 파장은 180~390nm로 가시광선과 가까운 근위 자외선(near ultraviolet)은 피부의 유극층에서 강하게 흡수되는 반면 원위 자외선(far ultraviolet)은 각질층에서 대부분 흡수된다. 피부에 있는 단백질 또는 핵산 등에 의해 흡수된 자외선은 주로 분자의 흥분을 유도하며, 이 에너지가 흡수되어 화학적으로 변하거나 광감각성이 증가하는 직접 반응과 에너지가 광수용기에 전달되어 신경 전달체로 신호가 들어가는 간접 반응으로 나타난다.

자외선은 자연광원인 태양 이외에도 3,000℃ 이상으로 물체를 가열시킬 때나 전기 방전시 전극 사이에서 사용하는 금속이 증기화되는 이온화 가스에 의해 방출시킬 수 있다. 전기방전시에는 강한 열과 빛이 발생하는데 이때 적외선과 가시광선도 함께 방출된다.

자외선 광자의 에너지는 가시광선이나 적외선보다 강해서 진피의 말초혈관상까지 침투할 수 있다. 그러나 보통 태양 광선에서 방출되는 자외선은 종이나 얇은 옷에 의해서도 대부분 저지되므로 우리 피부에는 거의 영향을 미치지 못한다.

1) 자외선의 분류

전자기 스펙트럼상 가시광선과 X-선 사이에 위치하는 자외선 파장은 13.6~390nm이지만 180~390nm 사이의 광선만 치료에 이용한다. 종래에는 원위 자외선(180~290nm) 및 근위 자외선(290~390nm)으로 분류하였으나 최근에는 UVA(320~400nm), UVB(290~320nm), UVC(200~290nm)로 분류한다.

2) 자외선치료 기구

(1) 탄소 방전등(carbon arc lamp)

굵기가 약 8mm 정도인 탄소 막대 또는 전극으로 구성되며 두 전극 사이에서의 전류 흐름에 의해 방전이 이루어진다. 이 등은 열이 발생하므로 자외선치료에 첨가하여 열을 적용시킬 필요가 있을 때 사용한다. 탄소 전극의 종류에 따라 방사되는 파장이 다르다(그림 3-22).

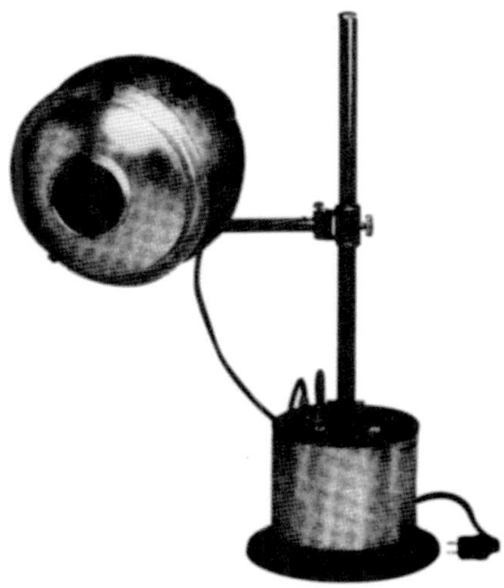

그림 3-22. 탄소 방전(carbon arc)등

(2) 수은증기 방전등(mercury vapour lamp)

① 열형 석영수은등(hot quartz mercury lamp)

석영관 내에 공기를 빼고 수은과 약간의 아르곤

가스를 삽입한 고압수은등으로 연소기에서 발생된 열은 공냉식(air-cooled type) 냉각장치를 이용한다. 적은 양의 단파 적외선과 비교적 많은 양의 가시광선과 자외선이 방출된다.

② 크로마이어등(Kromayer lamp)

석영수은등을 국소치료를 위해 고안한 것으로 수냉식(water-cooled type) 장치를 사용하며 작은 "U" 모양의 고압 전자 방전관과 앞과 안쪽에 석영창이 있다(그림 3-23).

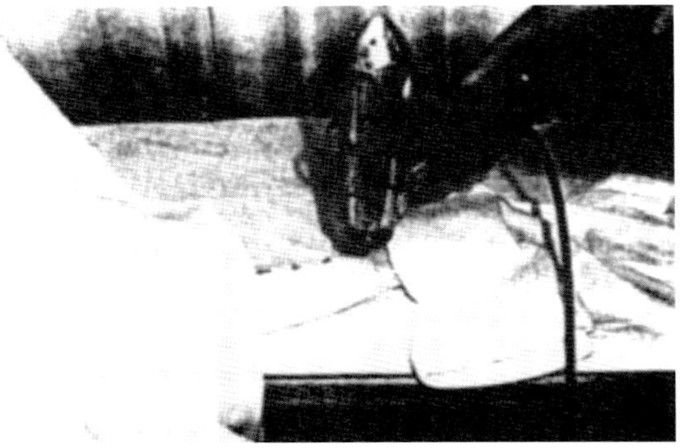

그림 3-23. 크로마이어(Kromayer)등

③ 공냉식 크로마이어등(aero-Kromayer lamp)

크로마이어등보다 더 작은 등으로 여과기에 의해 가시광선과 단파 자외선은 흡수되고 290~390 nm 파장의 광선이 방출된다.

④ 냉형 석영수은등(cold quartz mercury lamp)

공냉식으로 육각형 모양의 관에는 네온 가스와 수은이 차 있고 살균용으로 사용한다.

⑤ 태양 석영수은등(sunlighting lamp)

자외선을 통과시키는 유리로 된 전구 내에는 약간의 수은이 들어 있어 텅스텐 필라멘트가 가열되면 증기가 된다. 방출되는 광선은 자외선보다 적외선이 더 많다.

(3) 형광관(fluorescent tubes)

전신치료용의 저압 수은등으로 검은 유리(30~400nm)와 맑은 유리(280~350nm)가 있다. 약간의 적외선과 가시광선을 포함한 많은 장파 자외선이 방출되나 280nm 이하는 전구에서 흡수된다. 여러 개의 형광관을 이용하여 만든 그룹 치료용의 필립관(Philip's tube)도 있다.

(4) PUVA

PUVA는 UVA(320~400nm)와 소라렌(psoralen)을 이용한 것으로 여러 개의 특수 형광관을 장치하거나 캐비넷 모양으로 고안한 치료기구이다. 건선(psoriasis)과 백반증(vitiligo)치료에 많이 이용하며, 치료시에는 환자에게 광활성 약물을 복용시키고 일정 시간이 경과한 후(건선 : 24시간, 백반증 : 2시간)에 UVA를 조사한다. 주 2~3회 치료하고 치료가 진행됨에 따라 자외선 조사량을 증가시킨다. 현재는 UVB도 치료에 사용한다.

3) 자외선의 효과

(1) 생리적 효과

① 홍반

자외선에 의한 피부의 발적 현상으로 자외선 조사시 최초로 볼 수 있는 염증 반응의 결과이다. 복사의 노출 강도에 따라 반응이 달라지며 최소 홍반량(MED : minimal erythemal dosage)을 검사(그림 3-24)하여 치료에 사용한다(표 3-15). 홍반에 의해 피부비후 현상과 탈피현상이 증가되며 말초혈관이 확장되어 적혈구 증가와 같은 조직 변화가 생긴다.

표 3-15. 홍반 반응

정도	반응	출혈 시간	시각 반응	지속 시간	치료
1도	최소 홍반	6~8시간	약한 붉은색	24~36시간	검사, 전신치료
2도	그을리는 반응	4~6시간	붉은색	2~3일	전신, 국소치료
3도	반대 자극	3~4시간	붉은색, 부종	1주일	국소치료
4도	파괴	2시간	강한 발적, 물집, 괴사	수주일	국소치료

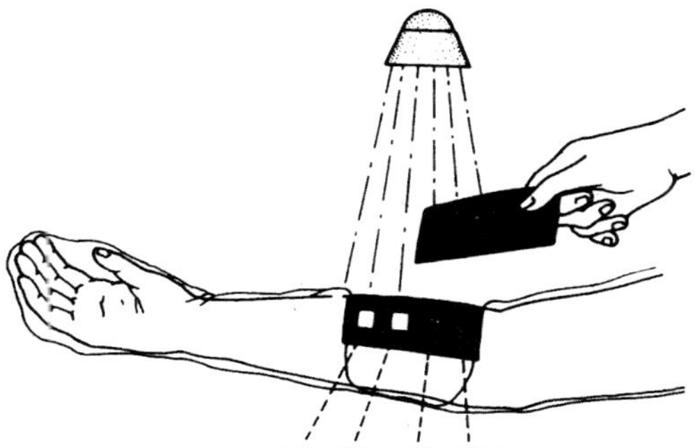

그림 3-24. 최소 홍반량(MED) 검사

② 색소 침착

갈색이나 회색의 색소 침착이 생겨 피부암에 대한 방어로써 작용한다. 이 색소 침착은 광화학적 반응으로 생기며 광선 노출 후에 오는 탄닌(tanning) 효과에 의한 것이다.

③ 비타민 D의 형성

자외선은 장에서 칼슘과 인을 혈류로 흡수시키는데 필요한 요소인 비타민 D의 형성을 가속화시킴으로써 항구루병효과가 있다.

④ 살균 효과

광선 흡수에 의해 핵산 분자의 구성이 분열됨으로써 나타난다.

⑤ 강장 효과

식욕이나 수면의 증진, 신경성 또는 자극성의 감소가 일어나고 내분비선 및 호르몬 생산 등을 자극시킨다.

⑥ 진통 효과

자외선의 반자극 효과에 의해 감각신경 말단이 자극되어 통증이 완화된다.

(2) 치료적 효과

① 비타민 D 형성

광범위한 피부에 오랜 기간 자외선을 조사한다.

② 감염에 대한 저항력 증진

③ 색소 침착과 피부 상태의 개선

④ 강장 효과

⑤ 혈액공급의 증가

피부혈관의 확장을 일으켜 산소와 영양분 공급이 증가되어 조직의 영양이 향상된다.

⑥ 세균 파괴

혈액공급의 증가로 백혈구 수와 항체를 증가시킨다. 또한 이완된 모세혈관으로부터 조직 내로 수액이 삼출되어 신체의 정상적인 멸균 기전을 강화시킨다.

⑦ 조직 파괴

강한 용량은 표면 세포를 파괴시키거나 손상을 줄 수 있다.

⑧ 상피의 성장 촉진

자외선에 의한 세포의 손상 후에는 보상 호르몬이 생성되어 조직의 성장을 촉진하여 치유 과정을 가속화시킨다.

⑨ 피부의 감염 저항력 증가

피부의 혈액공급과 영양 증가, 백혈구수 증가 등의 결과로 감염 질환의 확산 방지를 위해 사용된다.

⑩ 박리

상피의 두터운 층을 제거시켜 모공의 내용물을 빠져나오게 하며, 일어날 수 있는 상흔을 최소화시킨다.

4) 자외선치료의 적응증과 금기증

(1) 적응증

① 피부 질환

여드름(acne), 건선(psoriasis), 만성궤양(chronic ulcers), 동상(chilblains), 대상포진(herpes zoster), 심상성 낭창(낭창궤양, lupus ulcers), 피부 상처

② 구루병 및 칼슘 부족 질환

구루병(rickets), 소아경직(infantile tetany), 골연화증(osteomalacia)

③ 류마티스성 질병

류마티스성 관절염(rheumatoid arthritis), 골관절염(osteoarthritis)

④ 폐질환이 아닌 결핵(nonpulmonary tuberculosis)

⑤ 공기의 소독

(2) 금기증

① 피부 질환 : 급성 습진(acute eczema), 홍반성 낭창(lupus erythematosis), 단순포진(herpes simplex), 색소성 진피증(색소성 피부마름증, xeroderma pigmentosis), 펠라그라(pellagra), 각화증(keratosis)

② 폐결핵(tuberculosis), 기관기관지선염(tracheobrachial adenitis)

③ 갑상선 기능항진증(hyperthyroidism)

④ 심근염(myocarditis) 등의 심장병(advanced heart disease)

⑤ 급성 및 심한 만성 신장염(nephritis)

⑥ 당뇨병(diabetes), 과혈당증(hyperglycemia)

⑦ 동맥경화증(arterioclerosis)

⑧ 고열장애(febrile disorders)

⑨ 태양광선에 대한 과민성(hypersensitivity) 및 광알레르기(photoallergy)

⑩ 최근 3개월 이내에 심부 방사선 치료를 받은 환자

5) 자외선치료의 위험 및 주의 사항

눈이 자외선에 노출되면 결막염(conjunctivitis)이 발생하며, 이를 방지하기 위해 특수 안경(goggles)을 사용하여 자외선으로부터 눈을 보호하여야 한다.

자외선의 과다 용량(overdose)에 의해 심한 발적, 궤양, 수포, 두통, 고열 및 허탈이 발생하기도 하므로 치료 전에 자외선에 대한 과민성과 용량 검사를 통하여 치료 시간 등을 신중히 결정하여야 한다. 또한 치료시 전기 장비로 인한 전기 쇼크(electric shock)가 발생되지 않도록 한다.

자외선 등의 과열된 부분에 접촉되어 화상이 생길 수 있으며, 전신치료를 할 경우 낮은 실내 온도에 의해 오한(chill)이 올 수 있다.

다수의 의약품과 일부 식품은 환자를 자외선에 민감하게 만들어 반응을 증가시키는 광감각(photosensitivity) 현상을 일으켜 피부염을 유발시키거나 질병의 악화를 초래할 수 있으므로 원칙적으로는 사용하지 않는다.

5 레이저치료(LASER therapy)

Einstein은 양자론의 자기방출 원리에서 레이저 에너지의 기초를 제공하였고 이를 바탕으로 암모니아 가스를 극초단파(microwave) 발전기에 통과시킴으로써 사출 자극에 의한 극초단파를 증폭한 메이저(Maser : Microwave Amplification by Stimulated Emission of Radiation)를 얻어 빛을 내지 않는 극초단파를 발생하게 되었다. 그 후 고체를 사용하여 극초단파보다 광선이 증폭된 레이저(laser : "유도 방출에 의한 빛의 증폭", "light amplification by stimulated emission of radiation")가 만들어져 눈에 보이지 않는 적외선을 방출하게 되었다. 이 최초의 레이저는 루비를 이용한 레이저였고 점차 레이저에 대한 연구가 활발해 지면서 헬륨과 네온 가스를 이용한 기체 레이저가 개발되었다. 그 후 YAG레이저, 이산화탄소 레이저 등이 발명되어 특히 의학 분야에 공헌한 바가 크다.

광선 혹은 정형적인 물리적 성질을 가지고 있는 확대된 빛으로 정의되는 레이저는 엄밀한 의미에서 빛을 증폭하는 것이 아니라 특이한 성격을 가진 빛을 발생시키는 것이다. 레이저는 규칙적으로 발생한 빛이고 완전히 동일한 종류의 광자로 되어 있어 각각의 파(wave)의 높이와 깊이가 가지런하여 위상이 갖추어진 빛이라고 한다. 레이저광은 위상이 갖추어져 한 주파수만을 가진 매우 순수한 단색성의 빛이므로 거의 퍼지지 않고 직진하며, 렌즈를 통하면 극히 미소한 점에서도 빛을 모을 수 있어 렌즈의 초점 부분에서는 빛 에너지가 한 점에 모여 고밀도 에너지를 형성할 수 있다.

1) 레이저의 특성

(1) 단색 광선

일반적인 광선은 백색 광선으로서 모든 색상이 분리되지 않은 채 방출되나 레이저는 유도 방출에 의해 선택적으로 방출된 특정 파장의 빛이 2개의 반사 거울에 여과되기 때문에 단일 파장과 단일 색으로 방출되어 순수한 성질을 가진다(그림 3-25).

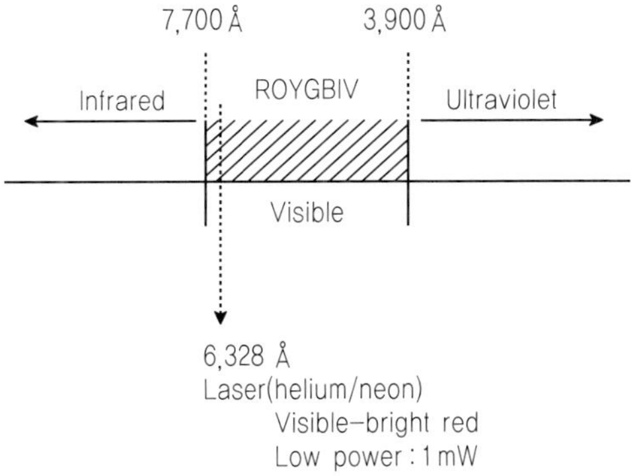

그림 3-25. 단색 광선(monochromaticity)
ROYGBIV : red, orange, yellow, green, blue, indigo, violet

(2) 평행 광선

일반 광선은 출력 장치의 출구에서 방산되어 광선의 초점을 모을 수 없으나 레이저는 방산이 극히 적어서 원거리에서도 평행하게 진행하여 광선을 모을 수 있다(그림 3-26).

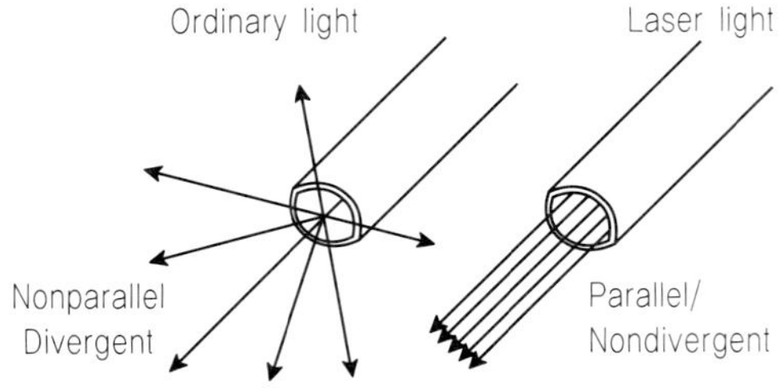

그림 3-26. 평행 광선(nondivergence)

(3) 응집력(결합력)

레이저는 개개 광자의 파동의 위상이 시간적으로나 공간적으로 일치하여 파동의 높이를 높이고 깊이를 깊게 하므로 여러 개의 광자를 모을 경우 매우 높은 출력을 낼 수 있다(그림 3-27).

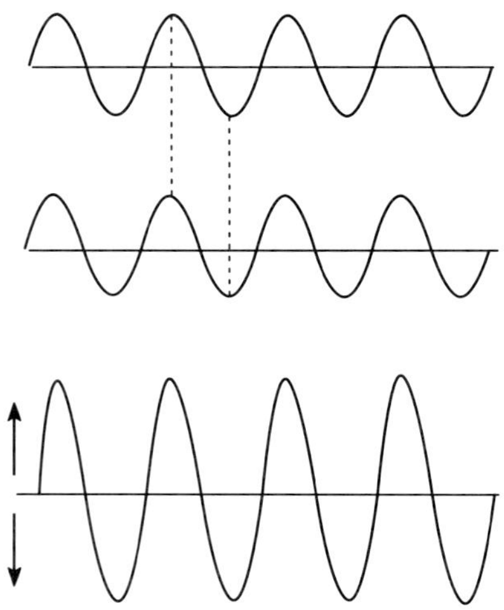

그림 3-27. 결합력(coherence)

2) 레이저의 효과

(1) 생물학적 효과

① 열 효과

개개의 세포가 광속 에너지를 흡수함으로써 나타나는데 작은 부위에 광선을 집속하면 강력한 에너지로 병적 세포를 태워 없앤다.

② 압력 효과

광선이 열 에너지로 전환되면서 물리적 변화의 결과로 세포 차원의 압력이 발생한다.

③ 전기적 변화

적혈구의 혈색소가 전기 전도도에 변화를 일으킨다.

④ 광화학적 효과

조직이 생화학적으로 변화되어 생리적 조절 물질의 유리가 자극되고 효소 작용을 조절한다.

(2) 생리적 효과

세포 차원의 자극으로 세포 호흡과 미토콘드리아의 부인산 반응(phosphorylation)이 증가한다. DNA와 RNA의 자극으로 단백질 형성이 촉진되고 세포 구성물에 변화가 와서 생체 효소와 호르몬의 조절 작용이 이루어진다. 이로 인해 교원질 합성이 가속화되고 치유 조직의 혈관화가 증대되어 미세 세균의 감소 작용과 통증 완화가 있다.

(3) 치료적 효과

① 미토콘드리아막의 흥분과 핵산의 자극 증대로 단백질 합성의 증가, 교원섬유의 생성, 모세혈관화 및 세포분열의 증대로 상흔 조직이나 손상 조직의 치유기간 단축
② 세포 호흡 증대, 모세혈관화, 혈관 확대 등으로 신체의 영양 효과
③ 진통 효과
④ 말초신경 재생 속도 촉진
⑤ 외상성 부종이나 혈종의 감소 효과

3) 레이저의 적용 방법

(1) 조사 방법

① 접촉법(contact technique)

레이저 적용 부분을 환부에 접촉된 상태로 치료하는 방법으로 동일한 조사 부위에 지속적으로 조사할 수 있다. 이 방법은 탐침의 압박으로 쉽게 동통점을 찾을 수 있다.

② 비접촉법(noncontact technique)

치료 부위로부터 일정한 간격을 유지하는 방법으로 한 점(spot)에 레이저빔을 고정시키는 방법과 막대 모양으로 이동되는 주사선(scanning) 방법이 있다. 이것은 광선의 산란과 반사에 의해 치료 효과가 약화되나 치료사의 피로를 감소시키는 장점이 있다.

(2) 치료 부위의 면적에 따른 탐침(probe) 적용법

① 격자 조사법(grid technique)

치료 부위 전체를 골고루 조사하기 위해 작은 정방형(1cm²)으로 구획 지워진 피부 위에 수직으로 적용하며 국소피하조직 치료에 좋다.

② 주사선 조사법(훑기조사법, scanning technique)

레이저를 치료 부위에서 1cm 위쪽에 고정시켜서 막대 운동으로 이동시킨다. 개방성 상처와 같이 외형적 자극을 주지 않아야 하는 경우에 사용한다.

③ 점 조사법(point technique)

탐침을 피부에 직접 접촉하되 약간의 각도를 둔다. 작은 관절 부위나 근막 증후군 치료에 유용하다.

4) 레이저치료의 적응증과 금기증

(1) 적응증

① 대상포진(herpes zoster), 화상(burn), 습진(eczema), 심한 부종(edema)

② 급성 및 만성 통증, 말초신경마비(peripheral nerve palsy)

③ 골연화증(osteomalacia), 칼슘과 무기물 장애, 골절(fracture), 관절염(arthritis), 활막염(synovitis), 상과염(위관절융기염, epicondylitis)

(2) 금기증 및 주의점

① 눈 주위 : 치료시 보안경 착용

② 임신부 : 복부 조사시 자궁 수축이 된다.

③ 악성종양

④ 바이러스 : 레이저가 DNA를 증가시킨다.

⑤ 고환, 난소, 갑상선, 췌장, 부신선

⑥ 월경 중일 때

⑦ 간질

⑧ 심박조절기(pace maker) 착용자

⑨ 신생물(종양, neoplasm) 주위

⑩ 18세 미만의 성장 골단 부위

⑪ 심부전증, 갑상선 장애, 중증의 정맥성 질환

5) 레이저치료 기구

(1) Power laser

지혈과 동시에 수술이 가능한 CO_2 laser와 medium power laser가 있다.

(2) Soft laser

피부에 사용하며 low power He-Ne laser와 medium power infrared laser가 있다.

(3) Mid laser

조직의 병리학적 상태를 치료하기 위해 사용하는 기구로 infrared laser와 He-Ne laser가 있으며 적용 방법에 따라 침형(probe mid laser), 고정형(fixed mid laser), 주사형(scanning mid laser) 등으로 나눈다.

6 일광치료

태양 광선을 직접 치료에 이용하는 것으로 광선치료 중 가장 오래된 치료 방법이다. 일광욕은 Hippocrates가 약한 근육치료에 사용하였고, Antylleus는 비만과 궤양을 치료하였다. 태양 광선은 적외선, 가시광선과 자외선으로 구성되어 있으며, 광선 에너지의 대부분은 적외선이다. 자외선은 상당 비율이 대기의 여과작용에 의해 지구 표면에 도달하지 못한다. 파장이 짧은 선이 긴 광선보다 대기 투과율이 낮기 때문이다.

일광치료는 영국과 같이 일조가 불규칙하고 대기 오염이 심한 곳에서는 실용화되지 못하였고, 스위스나 미주에서 많이 실용화되어 결핵치료에 주로 사용되었으나 오늘날은 약품 개발을 포함한 치료법의 발달로 불필요하게 되었다.

1) 일광치료 방법

환자가 공기의 냉각 효과에 적응하도록 일광욕에 들어가기 전에 신체를 공기에 노출시키는 예비 단계를 갖는다. 환자는 눈과 머리를 보호하고 수영 팬티만 입은 상태로 치료를 한다.

치료 제1일에는 발을 5분 동안 노출시키고, 제2일에는 발과 장딴지를 5분 동안 동시에 노출시킨다. 점차로 대퇴부, 복부, 가슴까지 노출시키는데 신체의 각 부위는 최소 용량이 5분이고 치료시마다 5분씩 증가된다. 신체의 각 부위의 용량을 확대시키는 이 치료는 신체 부위가 약 2시간동안 노출될 때까지 계속될 수 있다. 태양 복사의 강도는 시간 및 계절에 따라 다르며, 치료에 적당한 시간은 오전 10시에서 오후 3시까지이다.

또 다른 태양 광선에 의한 전신 조사 방법으로는 Rollier 치료가 있다. 이 방법은 치료 첫날에는 발의 전면과 후면을 각각 5분간 노출시킨다. 제2일에는 발을 10분간 노출시키고 무릎 아래 장딴지는 전후면을 각각 5분간 노출시키는 방법으로 계속해서 대퇴부의 전후면, 복부의 전면과 후면(요부)을 노출시킨다. 제5일에는 흉곽의 전면과 후면을 노출시키는데 신체의 각 부위는 매일 5분씩 노출이 증가되게 한다. 이러한 방법으로 7~15일 정도 치료하며 여름에는 총 노출 시간을 평균 2~3시간, 겨울에는 3~4시간으로 한다.

2) 일광치료의 효과

태양 광선을 치료에 이용하는 일광치료의 효과로는 식욕이 향상되고 수면이 증진되며 정신 안정 및 강장 효과 등이 있다.

3) 일광의 과용량에 대한 부작용

너무 오랫동안 일광욕을 하여 과용량이 되면 전신피로나 졸음, 식욕감퇴, 두통, 불면증, 신경흥분, 심리적 불안정 등이 나타난다.

4) 일광치료의 주의점

심장병, 늑막염, 폐렴 등의 질환에 사용할 때는 과용량이 심장 혈관계통에 과부담을 줄 수 있기 때문에 주의한다. 과용량에 노출시 가장 큰 위험은 환자의 전신 온도가 상승하는 것으로 일광치료시 사전에 환자의 맥박과 체온을 확인하여 체온이 98.6°F 이상이거나 맥박이 90회/분 이상일 경우에는 용량을 감소하여 치료한다.

참고문헌

김명훈 외 13인. 물리치료학 개론. 대학서림. 1993.

박찬의, 박래준. 광선치료. 대학서림. 1996.

함용운. 광선치료학. 현문사. 1991.

Artuson E. Infrared Helps to Control Burn Hypermetabolism. Reprinted in Medical Tribune. 1976.

Gogia PP, Hurt BS, Zirn TT. Wound management with whirlpool and infrared cold laser treatment. Phys Ther. 68(8) : 1239~1242, 1988.

Kahn J. Principles and Practice of Electrotherapy. 2nd ed. Churchill Livingstone. 1991.

Kottke FJ, Lehmann JF. Krusen's Handbook of Physical Medicine and Rehabilitation. 4th ed. W.B. Saunder, 1990.

Licht S. Therapeutic Electricity and Ultraviolet Radiation. Licht Connecticut. 1959.

Michlovitz SL. Thermal Agents in Rehabilitation. F.A. Davis Philadelphia, 1987.

Mitchell AJ. UV and Alopecia. Chicago, Nat Clin Derm Conf, 1983.

Montgomery PC. The compounding effects of infrared ultraviolet irradiation upon normal humane skin. Phys Ther. 53 : 489~496, 1973.

Rusk HA. Rehabilitation Medicine. The CV Mosby Co., 1977.

Scott PM. Electrotherapy and Actinotherapy. Bailliere Thndall, 1977.

Shriber WJ. A Manual of Electrotherapy. 4th ed. Philadelphia, Lea & Febiger, 1981.

Snyder-Mackler L, Barry AJ, Perkins AI, Soucek MD. Effects of heliumneon laser irradiation on skin resistance and pain in patients with trigger points in the neck or back. Phys Ther, 69(5) : 336~341, 1989.

Snyer-Mackler L, Bork CE. Effects of helium-neon irradiation on peripheral sensory nerve latency. Phys Ther. 68(2) : 223~235, 1988

Weast RC. CRC Handbook of Chemistry and Physics. Boca Raton, CRC Press, 1985.

제5장 운동치료의 원리
(Principles of Therapeutic Exercises)

김 종 만

1 운동치료의 개념과 역사

1) 운동치료의 개념

운동치료(therapeutic exercise)라는 용어는 운동(exercise)과 치료(therapy)라는 두 가지 의미를 가지고 있다. 운동치료는 근육을 이용하여 몸의 일부분을 어떤 형태로 움직이게 하는 운동을 통하여 근력, 지구력, 운동 조절, 그리고 운동 범위와 같은 근육의 기능을 향상시키기 위해 치료사에 의해 수행되는 치료의 한 분야이다. 운동은 물리의학과 재활치료 분야에서 가장 많이 사용되는 치료양식(modality)이다. 운동치료의 기본 개념은 적용되는 스트레스(stress)에 적응한다는 가설에 근거를 둔 과부하의 원칙(overload principle)에 있다. 즉, 개체나 조직이 이미 익숙해져 있는 상태보다 더 강한 스트레스를 주어 새로운 스트레스에 적응시킴으로써 능력을 향상시킬 수 있다는 원리이다. 치료사는 손상없이 원하는 적응을 이루기 위해 적절한 유형과 양의 스트레스를 조절하거나 적용해야 한다(Joynt 등, 1993).

2) 운동치료의 역사

운동이 신체 기능을 증진하고 질병을 예방하고 치료하는데 있어서 매우 유익하다는 것은 Hippocrates 시대부터 인정되어온 사실이다. 현재의 운동치료 개념과 체계는 Ling(1776~1839)에서부터 시작되었다고 한다. 그는 운동치료를 일반적인 체조에서 분리시켰으며, 운동치료의 기본적인 개념 즉, 운동시의 자세나 개개 운동에 대한 정의를 하였다.

1941년 Phelps는 소아마비의 조기치료 방법을 고안하였으며, 근육 활동을 할 때 이완할 수 있도록 하는 치료에 치중하였고 필요한 운동패턴을 계속 반복하여 엔그람(engram)을 형성하는 치료를 개발하였다. 그리고 뇌성마비 아동에 대해서는 근육 긴장도를 억제하며, 변형을 방지하거나 교정하기 위해 보조기 착용을 강조하였다. 1958년 Rood는 운동 패턴은 출생시 갖는 원시적 반사 패턴(primitive reflex pattern)에서부터 발달한다고 하였다. 이 반사들은 운동 패턴이 의식적인 대뇌피질 수준의 가장 높은 조절이 이루어질 때까지 이용되기도 하고, 감각 자극을 통하여 서서히 수정되기도 한다고 하였다. 결과적으로, 적절한 감각입력을 통해 목적있는 운동을 하게끔 운동 패턴을 반복한다. 1960년대 Bobath는 뇌졸중과 뇌성마비 아동에 대한 새로운 치료 접근을 소개하였다. 움직임 자체가 학습되는 것이 아니라 움직임에 대한 감각(sensation)이 학습되는 것이다. 즉, 움직임을 일으키는 감각입력이 매우 중요하다는 것을 강조하였다. 또한 정상적이고 목적 있는 움직임을 성취하기 위해서는 비정상적인 근육 긴장도와 운동 패턴들을 억제하고, 자동 반응(automatic reaction)과 정상적인 운동 패턴들을 촉진하여야 한다고 하였다.

1960년대 Kabat, Knott, Voss 등에 의하여 고유 수용성 신경근 촉진법(proprioceptive neuromuscular facilitation)이 개발되었다. 근육, 힘줄, 그리고 관절의 고유감각수용기를 자극해서 근육신경 기전의 반응을 촉진시키는 것이다. 정상적인 운동 수행에서 나타나는 일상적이며 기능적인 패턴을 학습시킴으로써 기능적인 운동을 성취하는 것이다. 1970년 Brunnstrom은 뇌졸중으로 인한 편마비 환자의 목적있는 운동을 성취하기 위하여 비정상적인 협력 패턴(synergic patterns)의 촉진을 강조하였다. 1970년과 1990년의 2차에 걸친 운동치료 접근에 대한 회의를 통해 기존의 전통적인 접근에 대한 비판과 함께 최근 정보들이 통합되고 있다. 최근에 운동조절 이론과 운동학습 이론이 운동치료 실행에 적용되고 있다(Lister, 1991).

우리나라는 1953년 휴전과 더불어 서울 세브란스 병원에서 모우숙(Thelma B. Maw)에 의해 물리치료가 활발히 전개되었다. 이 당시 환자는 주로 절단자, 척수 손상, 소아마비 아동들이었다. 모우숙 여사는 일부 사람들에게 물리치료를 교육하여 세브란스 병원에서 물리치료를 수행하게 하였다. 이때에 운동치료를 비롯하여 전기치료, 광선치료, 수치료 등과 함께 시행하였다고 한다(이충휘, 1994).

2 운동치료의 목적

환자 평가를 통하여 문제점을 알고, 여기에 기초하여 치료 목표와 치료 계획을 만든다. 운동치료의 긍정적인 효과는 기능 부전의 예방뿐만 아니라 근력(strength), 지구력(endurance)과 심혈관 적합성(cardiovascular fitness), 운동성(mobility)과 유연성(flexibility), 이완(relaxation), 협응성(coordination)과 기술(skill)의 유지, 회복, 증진 및 발달을 포함한다(Kisner와 Colby, 1996).

우리의 인체와 인체를 구성하는 여러 계통들은 인체에 주어지는 힘과 스트레스에 반응해서 발달된다. 중력(gravity)은 일정한 힘으로 신경근육계, 근육골격계, 순환계에 영향을 미친다. Wolff의 법칙은 인체에 적용되는 힘에 반응하여 뼈가 성장한다는 것이다. 인체가 성장하는데 있어서, 특별히 체중지지를 하는 항중력 자세(antigravity position)에서의 중력 적용은 골격계 성장에 기여한다. 모든 근육 수축은 뼈에 대하여 정상적인 스트레스로 제공되고, 뼈의 모양이나 밀도에 영향을 미친다. 근육계와 순환 호흡계는 일상 생활을 구성하는 모든 움직임을 하는 동안 인체에 적용되는 스트레스로써 근력과 지구력을 발달시킨다.

인체를 구성하는 계통들에 제공되는 정상적인 스

트레스의 결핍은 변형(deformity)과 손상(injury)을 일으킬 수 있다. 예를 들면, 장기간 침상 안정으로 인한 정상적인 체중부하(weight bearing)의 결핍과 뼈를 당기는 근육수축의 결핍은 이완성 마비(flaccid paralysis)에서 나타나는 것처럼 골다공증(osteoporosis)과 근육 위축(muscle atrophy)의 원인이 될 수 있다. 장기간의 활동 장애는 호흡계와 순환계의 효율을 감소시킬 것이다. 경직성 뇌성마비에서 나타나는 근육의 비정상적인 당김과 같은 비정상적 스트레스의 존재는 미성숙한 골격계에 변형을 일으킬 것이다. 골격계나 근육계에 반복적으로 원치 않는 스트레스가 가해지면 통증과 기능부전을 일으키게 된다.

운동치료에서, 적절하게 계획된 방법으로 치료사에 의해 인체에 적용되는 스트레스와 힘은 일상생활에 장애를 갖고 있는 환자의 모든 면의 기능을 궁극적으로 증진시킬 수 있다.

1) 근력

운동치료에 의해 성취될 수 있는 것 중 주요 목표는 근력을 유지, 증진시키는 것이다. 근력이란, 저항에 대하여 근육이 한 번 최대로 낼 수 있는 힘으로써 근육의 능력을 말한다. 정상적인 성장과 발달 과정을 통하여, 아동과 성인은 일상 동작들에 필요한 정상적인 근력을 발달시킨다. 정상적인 근력이란 일반적인 인구집단에서 갖고 있는 단일 근육의 적절하고 평균적인 근력을 의미한다. 도수근력검사에서 정상(normal)의 의미는 표준을 말하는데, 중력과 최대 저항에 대항하여 근육 수축을 허용하는 근육의 근력 정도나 양으로서 정의한다. 근육 수축으로서 근장력을 발생시키게 되는 것으로, 힘은 근육에 의해 표출되는 것이다. 생성되는 힘의 양은 생체역학(biomechanic), 생리적 그리고 신경근육 요인들에 의존한다.

(1) 정상적인 근력에 영향을 미치는 요인들

① 근육의 횡단 면적(cross-sectional area)의 크기 : 횡단 면적이 클수록 큰 근력을 생성한다.

② 근육 수축시의 근육의 길이-장력 관계(length-tension relationship) : 근육의 휴식시 길이(resting length)일 때, 최대 장력을 생성한다.

③ 운동 단위의 동원(recruitment) : 운동 단위 발사율이 클수록 힘의 생성은 크다.

④ 근육 수축의 유형 : 근육이 생성하는 최대 힘은 원심성 수축(편심수축, eccentric contraction)에서 가장 크며, 그 다음이 등척성 수축(같은길이 수축, isometric contraction), 구심성 수축(동심수축, concentric contraction) 순이다.

⑤ 근육 수축의 속도 : 느린 속도에서 최대우력(회전우력, torque)을 생성하는데, 이는 운동 단위의 최대 동원의 기회를 제공하기 때문이다.

⑥ 환자의 동기 : 환자가 최대 근력을 생성하려는 의지는 최대 노력을 일으킨다.

(2) 근력 증가를 일으키는 신경근육계의 변화들

① 근육 비대

근육의 근력 용량은 근육섬유의 기능적인 횡단 면적과 직접적인 관련이 있다. 근육섬유의 직경은 근육의 부피와 관련이 있다. 특별히 근력을 발달시키는 것에 목표를 둔 치료적 운동의 경우, 근원섬유(myofibrils)의 수는 증가한다. 이것을 근육 비대(hypertrophy)라고 한다. 근육 비대에 기여하는 요인은 매우 복합적인데, 다음과 같은 요인들을 포함한다. ㉠ 근육섬유에서의 단백질 양의 증가, ㉡ 모세혈관 얼기들의 밀도 증가, ㉢ 근육섬유의 생화학적인 변화와 같은 요인들에 의해서 이루어진다.

비록 매우 제한된 증거이지만, 근력은 근육섬유의 수적 증가인 비대형성(hyperplasia)을 일으키는 운동에 의해서 증가될 수 있다. 이것은 섬유의 세로분열(longitudinal fiber splitting)에 의해서 될 것이다. 섬유분열(fiber splitting)은 장시간 큰 저항 운동(heavy resistance exercise)을 받았던 동물 실험에서 나타났다. 이 결과는 일반화하기가 어려운데, 그 이유는 섬유분열이 사람을 대상으로 한 연구에서는 아직 입증되지 않았기 때문이다. 이 발견된 세포분열은 근육섬유에서의 생물학적인 변화라기보다는 분석방법의 차이에 의한 것으로 볼 수 있다.

② 동원

근력을 증가시키는 근육의 능력에 영향을 미치는 또 다른 중요한 요인은 운동을 하는 동안 운동단위들의 증가된 수의 동원(recruitment)이다. 운동 단위 발사율(motor unit firing)의 수적 증가는 근육의 힘 생성을 크게 할 것이다. 이것은 근력의 증가가 근육비대 없이도 증가될 수 있다는 것을 보여준다. 근력을 빠르게 획득하기 위한 방법으로 저항운동 프로그램의 초기 단계에서는 근육 비대보다는 동원의 결과로서 가능할 것이다.

(3) 근력 강화 운동을 위한 일반적인 지침

① 과부하의 원칙(overload principle) : 과부하란 신체가 어느 수준에 적응하게 되면 신체 운동을 서서히 증가시켜 근육군이나 신체에 자극을 증가시키는 것을 말한다. 근력을 증가시키기 위하여, 근육의 대사 능력(metabolic capability)을 보다 증가시킬 부하가 운동을 하는 동안 사용되어야만 한다. 이것은 근육 비대와 동원을 일으킴으로써 근력을 증가시키게 된다.

② 근장력을 생성하는 근육의 능력은 고부하(high load)나 저부하(low load)에 대항하여 운동함으로써 증진될 수 있다.

③ 위의 두 경우에서, 근육은 근력의 증가를 일으키는데 적응하기 위해서 피로점(point of fatigue)에서 운동을 해야만 한다.

④ 운동 프로그램의 구성이나 유형의 변이는 근력 증가를 위해서 고려하여야 한다.

(4) 근력 강화를 위한 저항 운동(resistance exercise)의 종류

환자의 재활을 위해 사용되어질 수 있는 다양한 형태의 근육골격계 운동이 있다. 환자의 상태와 재활 프로그램에 맞도록 선택되어질 수 있는 운동으로 다음과 같은 3가지 운동의 형태가 있다.

① 등척성 운동

등척성 운동(isometric exercise)은 근육에 의해 발생된 내적 힘이 외적 힘과 같을 때 근육섬유가 수축하여 짧아졌음에도 불구하고 근육 길이의 변화가 일어나지 않는 형태의 운동을 말한다. 등척성 운동의 결과로 보여지는 것은 근육섬유가 수축하여 짧아졌을 때 근복(힘살, muscle belly)의 크가 증가한다. 속도(velocity)는 0에서 일정하게 유지되며, 저항은 주어지는 힘에 따라 변화한다. 그러나 어떠한 기능적인 운동도 일어나지 않는다.

㉠ **등척성 운동의 장점**

ⓐ 관절 운동에 의한 자극의 증가됨 없이 재활 프로그램의 초기에 적용할 수 있다.

ⓑ 수축 형태는 정적이나 근력 증가를 보인다.

ⓒ 근육 위축(muscle atrophy)의 지연을 돕는다.

ⓓ 부종(swelling)의 감소를 돕는다.

ⓔ 관절낭과 인대에 위치하는 기계적 감수기(기계수용기, mechanoreceptor)를 자극함으로써 연부조직에 대한 신경조절을 유지한다.

ⓕ 어느 곳에서든지 운동을 할 수 있다.

ⓖ 특별한 장비가 필요하지 않다.

ⓗ 짧은 시간에 수행이 가능하다.

㉡ **등척성 운동의 단점**

ⓐ 운동이 시행되어졌을 때, 근력을 증가시키는 관절 각도가 특정하게 있다는 제한점이 있다.

ⓑ 환자에게 동기 부여가 어렵다.

ⓒ 근지구력에 도움을 주지 못한다.

ⓓ 기능적인 힘의 정확한 조절 능력에는 향상이 없다.

② 등장성 운동

등장성 운동(isotonic exercise)이란, 근육의 길이가 감소하거나 증가하는 근육의 활동으로, 운동이 이루어지나 운동을 하는 동안 장력은 변하지 않는 형태의 운동을 말한다. 등장성 운동은 원심성 운동(편심 운동, eccentric exercise)과 구심성 운동(등심 운동, concentric exercise)으로 나눌 수 있다. 구심성 운동은 근육의 기시와 정지가 접근하며 짧아지는 근육 수축을 말한다. 개개의 근육섬유는 구심성 수축이 실제적으로 짧아지는 현상이 나타난다. 원심성 운동은 근육의 기시와 정지가 분리되며 길어지는 근육 수축을 말한다. 개개의 근육섬유가 원심성 수축에 의해 실제적으로 길어지는 현상이 나타난다. 등장성 운동은 다양한 장비들을 이용하여 수행되어질 수 있다.

㉠ **등장성 운동의 장점**

ⓐ 비교적 비용이 적게 든다.

ⓑ 쉽게 사용할 수 있다.

ⓒ 성취에 의해서 동기 부여가 가능하다.

ⓓ 과부하 원칙에 따른 저항의 증가를 점진적으로 할 수 있다.

ⓔ 관절가동범위를 통해서 일(work)이 발생한다.

ⓕ 근지구력을 향상시킬 수 있다.

ⓖ 반복을 통해서 근력을 증가시킨다.

㉡ **등장성 운동의 단점**

ⓐ 전체 관절가동범위에서 운동을 할 경우 가동 범위 중 가장 근력이 약한 점의 하중을 선택하여 운동을 실시하므로 근력이 약한 부분에서는 최대 수축을 하지만, 그외 관절 각도에서는 최대 수축을 발휘하지 못한다.

ⓑ 관절가동범위에서 운동을 하는 동안 통증이 발생할 경우, 환자는 무게를 지탱할 수 없으므로 안전하지 못하다.

ⓒ 기능적인 속도에서 운동하기가 어렵다.

ⓓ 빠른 기능적인 속도에서 운동하기가 어렵다.

ⓔ 통증이나 피로를 조절하지 못한다.

ⓕ 대각선 또는 기능적인 면에서 수행할 수가

없다.

ⓖ 유산소 운동을 할 수가 없다.

③ 등속성 운동

등속성 운동(isokinetic exercise)은 개개인이 관절가동범위를 통하여 전체적으로 조절이 가능한 다양한 저항과 고정된 속도를 가지고 있다. 그러므로 속도는 미리 정해진 각속도(angular velocity)에 따라 일정하게 되며, 저항은 관절가동범위 내에서의 모든 지점(point)에서 자신이 준 힘과 비례하여 변화한다. 이러한 조절에 의해서 전체 관절가동범위에서 최대의 동적 부하(maximal dynamic loading)가 가능하게 되는 것이다. 운동 속도를 조절함으로써, 전체 관절가동범위를 통한 최대의 저항은 그 자체의 속도에서 운동함으로써 발달된다(정경수, 1990).

㉠ **등속성 운동의 장점**

ⓐ 관절가동범위를 통하여 모든 지점에서 그 근육의 최대 능력을 발휘할 수 있다.

ⓑ 저항은 주어진 힘과 같기 때문에 환자는 그가 조절할 수 있는 저항보다 더 큰 저항과는 접할 수 없게 된다.

ⓒ 통증을 조절할 수 있다.

ⓓ 환자를 저속도(low speed)에서 운동을 시킨다면 그 환자의 증상이 이따금 심해진다. 그러나 등속성 운동에서는 고속도(high speed)로 운동을 시킬 수 있다는 장점이 있다. 환자를 고속도에서 운동을 시킨다면 어떠한 증상의 발현이나 부정적인 효과도 나타나지 않는다.

ⓔ 환자에게 위험을 최소화 할 수 있다.

ⓕ 장비의 타당성과 신뢰성이 높다.

ⓖ 영구적인 기록을 제공할 수 있다.

ⓗ 환자에게 되먹임(feedback)을 제공한다.

㉡ **등속성 운동의 단점**

ⓐ 장비가 비싸다.

ⓑ 장비의 유용성에 문제가 있다.

ⓒ 여러 관절을 운동시킬 때 많은 시간이 소요된다.

2) 지구력과 심혈관 적합성

근 지구력과 전인 지구력(total body endurance)은 운동치료에 의해 유지되고 증진될 수 있다. 지구력이란, 저항에 대하여 반복하여 힘을 내는 것 또는 수축을 지속적으로 할 수 있는 능력을 말한다. 지구력은 일상 생활들에서 반복적으로 수행되는 운동 과제를 위하여 필요하며, 보행과 계단 보행과 같은 기능적인 활동들의 수준을 유지하는데 필요하다. 지구력의 두 유형은 장기간 수행되는 일을 의미한다.

(1) 지구력의 유형

단일 근 지구력, 근육군 지구력, 전인 지구력과 같은 여러 지구력의 유형들이 서로 관련이 있지만, 여기서는 특별히 심장혈관계와 호흡계와의 관련성을 통해 나누어서 정의하겠다.

① 근 지구력(muscular endurance)

근 지구력이란 근장력(tension)을 생성하거나 반복적으로 근 수축할 수 있는 근육 능력이며, 장시간 동안 근장력을 유지하는 능력이다. 근 지구력을 증가시키는 것으로, 근육은 장시간 동안 부하에 대항해서 반복적인 많은 수축을 할 수 있을 것이다.

② 전인 지구력(total body endurance)

전인 지구력이란 장시간 동안 보행, 조깅 그리고

언덕 오르기와 같은 저강도 운동(low intensity exercise)을 유지하는 개인의 능력을 말한다. 전인 지구력을 또한 유산소 운동(aerobic exercise)이라 하며, 개인의 심장순환과 호흡계의 적합성을 증진시키는 것이다.

(2) 지구력 증가에 의한 근육계, 심장 순환계, 그리고 호흡계에서의 변화

① 운동하는 동안 즉각적인 변화

㉠ 산소 요구도의 증가에 의해 근육에서 혈류량이 증가한다.

㉡ 심박동수(heart rate)가 증가한다.

㉢ 높은 강도 운동(heavy exercise)시 혈압이 증가한다. 이것은 일회 심박출량(stroke volume : 심장이 한 번 수축할 때 방출되는 혈액의 양) 증가, 심박출량(cardiac output) 증가, 심박동수 증가, 그리고 혈류에 대한 말초 저항의 증가 때문이다.

㉣ 산소 요구도와 소비가 증가한다.

㉤ 호흡수와 깊이가 증가하며, 이로 인해 호흡 과정을 도와준다.

② 장시간 변화(적응 변화)

㉠ **근육 변화** : 근육에 있는 혈관이나 모세혈관 얼기들이 증가한다. 피로점에서 많은 반복과 함께 저강도에서 근육 수축이 이루어질 때, 유산소 활동은 근육 수축에 필요한 에너지를 공급하는 근육에서 일어난다. 산소는 이 과정을 일으키는데 필요하다. 산소의 많은 양은 모세혈관 얼기의 밀도 증가와 근육에 제공되는 혈액의 증가로 인해 근육에서 이용될 수 있다.

㉡ **심장과 혈관의 변화** : 심박출량과 일회심박출량은 증가한다. 이것은 심장의 일하는 능력의 효율을 증가시킨다. 휴식시 심박동수가 감소된다. 물론, 운동을 하는 동안 심박동수가 증가하지만, 지구력도 증가되며, 심박동수는 운동이 끝난 후 급격하게 휴식 수준으로 돌아간다.

(3) 지구력 증강 운동을 위한 지침

① 근 지구력

피로점까지 중부하(moderate load)에 대항하여 반복적으로 수행하는 능동운동(active exercise)은 근 지구력을 증진시킬 것이다. 근지구력의 증가는 근력 증강을 위하여 고안된 운동 프로그램에서도 발생한다.

② 전인 지구력

개인의 유산소 능력은 산소의 효율적인 전달과 최대 산소 섭취량(maximal oxygen up-take)과 관련이 있다. 이는 필요한 영양분을 특히, 산소를 근육에 공급하고 장시간 운동 결과 생기는 노폐물을 제거하는 능력을 말하며, 지구력, 유산소 능력, 그리고 모든 면의 순환 호흡계 적합성을 증가시킨다. 유산소 운동 프로그램과 심장 재활 프로그램은 이들 목적을 가지고 고안된다. 이들 프로그램들은 다음과 같은 일반적인 지침을 따른다. ㉠ 운동은 일반적으로 보행, 달리기, 수영, 그리고 자전거 타기와 같은 큰 근육군을 사용한다. ㉡ 운동은 15~45분이나 그 이상 동안 장시간 수행된다. ㉢ 운동의 빈도는 하루에 여러 번이나 1주에 5일 등과 같이 다양하지만, 적절한 휴식 시간을 갖는 것은 중요하다.

3) 운동성과 유연성

근력과 지구력 이외에도, 연부조직과 관절의 운동성은 정상적인 기능 운동을 수행하기 위하여 필수적이다. 유연성은 관절이 큰 운동범위로 움직이는 것으로 볼 수 있으며, 부드럽고 효율적으로 움직이는데 필수적이고, 인대나 관절이 손상되는 것을 유연성이 극복해 준다. 정상적인 신경근육 조절로 개인이 일상생활의 동작들을 수행할 때, 연부조직과 관절들은 신장되거나 단축되면서 적절한 길이를 유지한다. 인체의 어떤 부위에서 정상적인 운동범위가 제한되었다면, 연부조직과 관절들에서 적응적인 단축(adaptive shortening)이 일어날 것이다. 통증 약화나 염증 반응을 일으키는 연부조직과 관절들에서의 질병이나 손상은 운동성에 장애를 일으키게 된다. 적응적인 단축을 예방해야 하지만, 만약 이미 발생했다면, 운동성 회복의 목적인 운동치료는 연부조직과 관절들의 적절한 길이를 회복하기 위하여 사용될 수 있을 것이다.

(1) 연부조직 운동성(soft-tissue mobility)

연부조직이란, 근육, 결합조직(connective tissue), 그리고 피부를 의미한다. 각각을 나누어 서술하겠다.

① 근육

근육의 수축성 특성과 탄력적 특성 때문에, 수축 후 이완되었을 때도 근육이 단축되었다면, 수동적으로 그것을 신장해야 할 것이다. 근육이 일정 기간 동안 부동되었다면, 근육은 유연성을 잃게 되고, 단축된 자세에서 고정될 것이다. 이것을 구축(contracture)이라 한다. 운동치료를 통해 완전한 유연성을 회복하기 위해서, 근방추(muscle spindle), 골지 힘줄 기관(Golgi tendon organ)의 기능, 근육의 이완되는 과정, 그리고 근육의 수동적 탄력 특성들과 같은 근육의 신경생리적 특성들을 고려하여야 한다. 단축된 근육의 신장을 위한 시행은 능동적, 수동적으로 할 수 있다.

② 결합조직

정상적인 연부조직은 일차적으로 아교질(collagen)과 무기질(ground substance)로 구성되어 있다. 이 구성 성분들이 수축 특성은 없지만, 지속적인 신장에 의해 늘릴 수 있고, 오랫동안 움직이지 않는다면 적응적으로 단축될 것이다. 결합조직의 응고된 형태는 반흔조직(scar tissue)에서 발견된다. 반흔조직은 연부조직이 손상을 받아 치유과정을 위해서 장기간 부동을 하면 발생한다. 이 결합조직의 단단한 형성은 잘 신장되지 않고, 탄력 특성을 가지고 있지 않다. 연부조직의 장기간의 부동은 피해야만 한다. 가능하다면, 단단한 낭성조직과 비가역적인 구축을 막아야만 한다.

③ 피부

피부의 운동성은 정상적인 움직임이 일어난다면 잘 유지된다. 피부의 유연함은 인체의 능동 운동과 수동 운동을 하는 동안 신장에 의해 이루어진다. 심한 화상이나 창상이 있은 후 반흔조직이 형성되면, 피부에 적응적 단축이 발생하고, 이로 인해 운동 범위가 제한된다. 반흔조직은 쉽게 신장되지 않기 때문에, 가능한 조기에 움직임을 허용해야만 반흔조직으로부터의 적응적 단축을 최소화할 수 있다.

(2) 관절 운동성

정상 운동 범위를 유지하기 위하여, 적절한 관절의 운동역학(kinematics)이 필요하다. 적절한 관절낭의 이완(laxity)은 관절면 사이에서 일어나는 정상적인 구르기-미끄러짐 운동(rolling-gliding)을 허용하기 위하여 필요하다. 관절낭의 제한이나 관절면의 잘못된 관계는 정상 움직임을 방해한다. 정상 운동성은 특별한 관절 가동 기술(joint mobilization techniques)에 의해 회복될 수 있다.

(3) 운동성을 증진하는 운동의 유형

① 수동 신장(passive stretching)

연부조직을 신장하는 방법은 손을 이용하거나 역학적이고 자세에 의해 신장하는 방법이 있다. 이때 힘은 단축이 이루어진 반대 방향으로 적용한다.

② 능동 억제(active inhibition)

반사 억제(reflex inhibition)와 이로 인한 근육의 신장은 근육 내의 수축성 요소들을 신장하고 근장력을 감소시키는 신경학적 원칙을 사용한다.

③ 유연성 운동(flexibility exercise)

일반적으로, 이 용어는 치료사의 보조없이 개인 스스로 연부조직을 신장하는 것을 의미할 때 사용한다.

④ 관절 가동(joint mobilization)

관절면에 대한 수동적 견인이나 구르기 운동들은 관절낭에 의해 허용되는 정상적인 관절움직임을 유지하거나 회복시킨다.

4) 이완

이완(relaxation)이란 근장력을 완화하기 위한 의식적인 노력을 의미한다. 운동치료를 통하여 개인은 장기간의 근긴장에서 벗어날 수 있고, 조절하거나 억제할 수 있다. 장기간의 근긴장은 근경련(muscle spasm)에 의해 일어날 수 있고, 이것은 통증을 일으킬 수 있다. 목뼈(경추, cervical vertebrae) 부위에서의 긴장성 두통과 근육통은 장기간의 근긴장과 관련이 있을 수 있다. 심한 만성 폐질환자들은 종종 윗몸통에서 근육통을 경험하게 되는데, 이것은 호흡을 깊게 그리고 효율적으로 하는 능력이 감소되었기 때문이다. 산모의 분만통은 출산시 이완하는 능력의 감소로 인해 종종 경험된다. 이들 모든 임상적인 문제점들은 이완 운동을 통하여 완화시킬 수 있을 것이다.

(1) 이완 운동의 치료적 기초

① 골격근의 수축이 있은 후, 반사에 의해 이완이 일어난다. 강한 수축일수록 그 이후에 일어나는 이완의 양은 크다. 이것은 주동근이 수축하면 길항근이 억제되는 쉐링톤(Sherrington)의 교차 신경지배 법칙(law of reciprocal innervation)과 비슷한 원리이다.

② 의식적인 사고는 근긴장에 영향을 줄 수 있다. 이것은 생체 되먹임(biofeedback)을 이용한 실험에서 입증되었다. 이완을 촉진시키는 운동은 반사 과정과 의식적인 과정을 치료에 이용한다.

(2) 이완 운동을 위한 지침

① 신체의 모든 부분들이 베개와 같은 보조물을 통해서 잘 받쳐져 충분히 편안한 자세를 갖게 해야 한다. 환자는 점차적으로 근육을 수축하고 이완하는 과정을 반복한다.

② 이 과정은 심호흡 운동(deep breathing exercise)과 함께 하면 이완을 더 촉진할 수 있다.

5) 협응과 기술

(1) 일반적인 토의

운동협응과 운동기술들은 정상 운동 기능의 매우 복잡한 측면이다. 정상적인 협응을 획득하려면 정상적인 신경근육계를 가지고 있어야 한다. 조화로운 교차 운동과 적절한 안정성을 얻으려면 정상적인 교차신경지배(reciprocal innervation)와 동시 수축(cocontraction)의 균형이 필요하다. 이와 같은 것은 운동기술에 있어 필수적이다. 감각입력과 감각되먹임은 이 기전에 있어 필수적이다. 뇌졸중, 뇌성마비, 그리고 다발성경화증과 같은 중추신경계 손상 환자들은 운동협응과 운동기술에 심각한 장애를 나타낸다.

(2) 운동 조절 능력을 증진시키는 운동치료 모형

① 보상 모형(compensatory model)

이 모형은 일상 생활 동작을 강조하는데, 일상 생활 동작은 기본적인 필요에 있어서 더 독립적으로 환자를 만드는 것이다. 목표는 운동 회복이나 손상에 변화를 주는 것보다 기능을 향상시키는 것이다. 치료사는 환자가 운동결핍들을 보상하도록 가르치고, 상황이나 환경에 적응하게 해서 쉽고 독립적으로 기능을 수행하게 한다. 치료사들은 그동안 보상 접근을 피해왔다. 그 이유는 회복에 좋지 않은 영향을 미칠 뿐만 아니라 환측 사지(impaired side)의 학습된 비사용 증후군(learned non-use syndrome)을 일으킬 것이라는 두려움 때문이었다. 그러나, 일부 환자들은 너무 심하게 손상을 받았을 경우나 오랜 치료 기간 동안 환측사지에 큰 변화가 없을 경우에는 마지막 대안으로서 기능을 고려하여 보상 접근을 제공할 수 있을 것이다.

② 신경 촉진 접근(neurofacilitation model)

신경 촉진 접근에 근거한 치료 접근의 일차목표는 뇌졸중 환자의 운동 회복을 증진시키고, 보상전략(compensatory strategy)을 최소화하는 것이다. 신경 촉진 접근의 주요한 가정들은 보상 전략을 가르칠 경우 운동 회복을 제한할 것이다. 세 가지 주요한 신경 촉진 접근은 다음과 같다.

㉠ **브룬스트롬**(Brunnstrom) : 뇌졸중의 회복은 특별히 알 수 있는 몇 단계를 순서적으로 거치는 과정이다. 회복은 초기에 틀에 박힌 공동 작용(synergy)으로부터 더욱 선택적인 운동 조절로 진행한다. 치료사는 감각 신호(sensory cues), 연합 반응(association reaction), 반사들을 이용하여 기본적인 공동 작용을 촉진해야 한다.

㉡ **보바스**(Bobath) : 틀에 박힌 공동 작용은 강직(spasticity)으로 인해 나타나는 병적이며 원치 않는 반응으로 본다. 치료의 일차 목표는 틀에 박힌 운동 양식(streotypical movement patterns)을 막아서 근긴장도를 정상화하는 것이다. 또 다른 목표는 대칭적인 자세와 정상적인 자세 반응들을 촉진시키는 것이다.

㉢ **고유 수용성 신경근 촉진법**(PNF : proprioceptive neuromuscular facilitation) : 특별한 근수축, 저항, 움직임의 방향, 움직임의 양식들을 통합하는 다양한 기술들을 감각입력을 통하여 운동 회복을 촉진시키는데 사용한다. 또한 활동들의 발달 단계는 진전(progression)을 위해 사용된다.

Gordon(1987)이 토의한 것으로, 신경 촉진

모형에 근거한 접근법들은 다음과 같은 뚜렷한 가정들을 강조하였다.

ⓐ 뇌는 움직임을 조절하는 것이지 근육을 조절하지는 않는다. 모든 신경 촉진 접근은 중추신경계 병변이 단순히 근육 마비나 약화라기보다는 손상된 운동 양식을 갖게 한다는 것과 병변을 위한 보상으로서 발생한다기보다는 중추신경계 자체의 병변의 결과로서 비정상적인 운동 양식들을 갖게 된다는 것을 가정한다.

ⓑ 감각 자극은 비정상적인 운동 양식들을 수정하여 조직화하는데 도움을 주고, 정상적인 운동 양식을 촉진한다.

ⓒ 비정상적인 운동 양식들은 고위 중추들로부터의 억제성 조절의 부족으로 인해 발생된다.

ⓓ 운동 조절 부족의 주요 원인은 생체역학 요인이나 근육의 문제 때문이라기 보다는 비정상적인 신경생리(뇌기능의 이상) 때문이다.

물리치료사들 중 일부는 몇 가지 이유로 인해서 신경 촉진 모형의 여러 측면에 불만족을 나타낸다. 첫째로, 신경 촉진 모형을 강조하는 이론적 전제는 정상적인 운동 조절과 비정상적인 운동 조절의 최근 연구에 의한 정보를 반영하고 있지 못하거나 반대된다. 둘째로, 물리치료사들은 환자의 기능적인 결과(cutcomes)에 대해서 만족하지 않는다. 치료사들은 근육 긴장도를 정상화할 수 있을지 모른다. 하지만, 근육 긴장도의 정상화는 움직임을 정상화하지 못하였다. 우리는 움직임의 양식들을 촉진할 수 있었을런지도 모른다. 그러나, 더 복잡한 과제수행에서 움직임을 시도할 때, 전이효과(carry-over effect)는 매우 적었다.

③ 운동 조절 모형(motor control model)

이 치료 모형은 비교적 새롭고 운동 학습(motor learning)의 원리와 운동 조절의 현재 이론들을 통합시켰다. 대부분 운동 조절 모형의 원리는 운동 조절이 중추신경계, 근육골격계, 그리고 생체역학의 매우 복잡한 상호 작용이라는 것이다. 중추신경계는 운동수행(motor performance)을 위해 필요한 것을 인지하고 예견하는 능력을 가지고 있다. 중추신경계는 운동을 계획하고, 운동 프로그램은 정상적인 근육골격계와 생체역학 시스템을 통해 실행된다. 움직임은 감각에 의해 일어나는 것이 아니다. 그러나, 감각 정보는 의도된 운동과 실제적인 운동을 비교하기 위해서 필요한 되먹임으로써 제공된다. 이 이론의 또 다른 중요한 개념은 운동 조절이 과제 지향적(task specific)이라는 것이다. 각각의 움직임은 과제의 특별한 상황에 기초하여 조직된다. 그리고 한 상황에서 과제가 실행되었다고 하여 다른 상황에서 가능한 것은 아니다. 운동 조절 접근은 운동 양식들을 학습하는 것을 강조하기 보다는 운동의 문제점을 해결하는 접근을 한다. 운동 기술을 재학습시키는 부분은 환자가 모든 움직임을 완전히 수행할 수 있다면 그는 그의 움직임에서 오류를 감지하고, 스스로 교정하는 능력을 발달시켜야 한다. 마지막으로 운동 조절 접근은 Winstein(1987)이 이전에 서술한 운동 학습의 최근 이론들을 통합하였다.

참고문헌

이충휘. 한국물리치료의 역사와 물리치료계의 동향. 한국전문물리치료학회 : 1차 연수강좌, 1994.

정경수. 등속성 운동의 개념. 연세대학교 재활학과 학술논문집 : 6, 1990.

Gordon J. Assumptions underlying physical therapy intervention : Theoretical and historical perspectives. In : Carr J, Shephard RB, Gordon J, et al. eds. Movement Science : Foundations for Physical Therapy in Rehabilitation. Rockville, Md : Aspen Publishers Inc., 1~30, 1987.

Joynt RL, Findley TW, Boda W, et al. Therapeutic exercise. In : DeLisa JA. Rehabilitation Medicine : Principles and practice. Philadelphia, JB Lippincott Co., 1993.

Kisner C, Colby LA. Therapeutic Exercise : Foundations and techniques. 2nd ed., Philadelphia, FA Davis Co., 1996.

Lister M. Contemporary Management of Motor Control Problems : Proceedings of the II STEP Conference. APTA, 1991.

Winstein CJ. Motor learning considerations in stroke rehabilitation. In : Duncan DW, Badke MB. Stroke Rehabilitation : Recovery of Motor Control. Chicago, III : Year Book Medical Publishers Inc., 1987.

제6장 정형도수치료

(orthopedic manual therapy)

김 선 엽

1 정형도수치료의 개요

정형도수치료학은 주로 근골격계 질환의 진단과 치료에 초점을 맞춘 분야이며, 환자의 신경근골격계 장애를 좀 더 효과적이고 효율적인 방법으로 검사와 치료를 하는 물리치료의 전문화된 영역 중 하나이다. 좀 더 자세히 나누면 척추나 주위 골격계, 근육계, 신경계 그리고 결합조직의 외상성(traumatic) 질환, 발달(developmental) 장애, 계통적(systemic) 질환 등이 포함된다.

정형의학 또는 정형물리치료학에서 정형도수(orthopaedic manipulation 혹은 manual)치료는 가장 중요한 분야 중 하나이다. 일반적으로 받아들여지고 있는 정형도수치료(orthopedic manual therapy)의 정의는 "신경근 골격계의 기능 장애를 체계적인 방법으로 평가와 치료를 하는 과정"이라고 할 수 있다.

정형도수치료의 분야를 크게 나눈다면 관절 가동술(joint mobilization techniques)과 연부조직 가동술(soft tissue mobilization techniques)이 있고, 최근에 신경계의 가동술(nerve tissue mobilization techniques)이 포함되기도 한다.

관절 가동술은 관절 기능 장애의 치료 시 적용하는 기술로 특히, 통증(pain)이나 저가동성(hypomobility)의 문제가 있는 관절이 그 대상이 된다. 연부조직 가동기술은 근육이나 그 외의 연부조직에 가동성(mobility)을 증진시키기 위해 적용하는 기술로 횡마찰 마사지(transverse friction massage), 심부 마찰 마사지(deep friction massage), 기능적 마사지(functional massage), 이완(relaxation)기술, 수동 신장(passive stretch) 그리고 운동(exercise) 등이 있다. 신경조직의 가동 기술에는 손상된 신경계의 움직임과 탄력성(elasticity)에 대한 검사와 질환에 대한 치료 등이 포함된다.

1) 도수치료(수기치료, manual therapy)의 역사

고대의 의학에 대한 기록들 중에 가장 오래된 물리치료의 형태 중 가장 오래된 기술 중 하나가 도수치료이다. 고대 이집트에서도 질병이나 손상을 치료하기 위해 손을 이용했다고 한다. 의학의 아버지라고 하는 히포크라테스(468~380 B.C.)는 그의 저서 "Corpus Hippocrates"에서 척추 기형(spinal deformity)의 치료를 위해 손을 이용하였는데 특히, 견인(traction) 기술과 지렛대의 원리를 이용한 방법의 기록이 있다. Galen(131~202 A.D.)은 히포크라테스가 제시한 견인 기술과 지속적인 압박(sustained pressure)을 이용해 골절(fracture)과 탈구(dislocation)를 치료하는 등 많은 연구를 하였다.

19세기에 들어와 미국과 영국에서 도수치료와 관련되어 발전된 분야는 정골의학(osteopathy)과 카이로프락틱(chiropractic) 분야이다.

정골의학은 Andrew Taylor Still(1828~1917)에 의해 처음 확립되었다. 그는 인체는 하나의 단위로서 모든 질병에 대해 대항할 능력이 있다고 생각했고, 모든 질병은 뼈가 탈구되거나, 인대의 변형 그리고 등 부위에 비정상적인 근수축으로 인해 혈관과 신경에 가해지는 기계적인 압박(mechanical pressure)이 그 원인이라고 믿었다. 이렇게 압박이 가해진 부위를 osteopathic lesion이라 했고, 이것을 치료의 기본 원칙으로 정했다.

Daniel David Palmer(1845~1914)는 카이로프락틱의 선구자이다. 카이로프락틱에 대한 그의 기본 개념은 척추 구조의 비정상적인 변형이 인체에 영향을 준다는 것이며, 이것을 사지(extremity)에 대해서도 적용하고 있다. 그리고 그의 아들 Bartlett Joshua Palmer(1881~1961)는 단지 척추에만 관심을 갖고 연구를 하였다.

20세기에 들어오면서 도수치료는 물리치료사의 치료 분야에서도 가장 중요한 부분을 차지하게 되었고, 진보되고 과학적인 도수치료의 전문가로서 물리치료사가 역할을 하게 되었다. 관절 도수치료(joint manual therapy)는 정형의학(orthopaedic medicine)이란 개념으로 James Mennell과 Edgar Cyriax에 의해 그 중요성이 재인식 되게 되었다. James Mennell은 그의 저서 "Science and Art of the Joint Manipulation"에서 관절 내에서는 부가적인 운동(accessory motion)이 일어나며, 척추의 장애(derangement)는 척추 후관절(facet)의 움직임이 매우 중요한 역할을 한다고 믿었다. 그리고 현대 도수치료의학의 아버지라고도 칭하는 James Cyriax는 그의 저서 "Textbooks of Orthopeadic Medicine" 등 도수치료 분야에 물리치료사나 의사에게 중요한 지침이 되는 많은 저서를 남겼다.

James Mennell의 아들인 John Mennell은 부친의 과업을 이어받아 연구를 계속하여 전세계적으로 많은 강의를 하였으며, 관절 도수치료를 과학적으로 접근한 저서 "Joint Pain"을 집필하였다. 물리치료 대학에서 도수치료를 가르쳤던 인물들로는 Paris가 뉴질랜드에서, Maitland는 오스트레일리아에서, 노르웨이에서는 Kaltenborn 등이 있다.

Freddy Kaltenborn은 정골의학과 카이로프락틱을 배운 후, 물리치료와 도수치료에 큰 영향을 준 인물로 "Extremity Joint Manipulation" 등의 저서가 있다. 그는 특히 도수치료를 관절운동학(arthrokinematics) 측면에서 새로운 접근을 시도하였다.

Geoffrey Maitland는 환자의 증상(signs)과 증후(symptoms)를 중심으로 접근하는 체계를 세웠으며, 단계적인 진동(graded oscillations)방법으로 치료를 시도하였고, "Vertebral Manipulation"과 "Peripheral Manipulation" 등의 저서

가 있다.

Stanley V. Paris는 Kaltenborn과 Maitland 와는 달리 척추의 기능 장애(spinal dysfunction)에 일차적인 발생 원인이 척추관절면 관절에 문제가 있다는 진보된 개념을 가지고 있었다. 그는 미국의 물리치료사들에 전통적인 형태의 치료와 평가 개념에 많은 영향을 주었다.

뉴질랜드의 Robin McKenzie는 요통에 대한 분류에 새로운 체계를 확립하였다. 즉 자세 증후군(postural syndrome), 기능부전 증후군(dysfunction syndrome), 그리고 내부 장애 증후군(derangement syndrome)으로 분류하였다. 그는 척추의 반복적인 동작(repetitive motion)이 추간판을 정복시켜 주어 결국 요통이나 다리(하지, lower limb)의 통증이 중심화(centralization)를 가져온다고 설명하고 있다.

2 관절가동술의 기본 개념

1) 관절면의 형태(shapes of the joint surfaces)

인체의 움직임은 주로 관절에서 일어나며, 각 관절의 모양은 움직임을 결정하는데 가장 밀접한 관계가 있다. 관절은 두 개 또는 그 이상의 뼈들로 이루어지며, 관절을 이루는 뼈의 모양은 크게 알형과 안장형으로 분류할 수 있다(그림 3-28).

(1) **알형**(ovoid)

관절의 모양이 달걀의 껍질과 같이 어느 방향에서 보든지 오목(concave) 혹은 볼록(convex)한 형태를 하고 있는 관절면을 말한다.

(2) **안장형**(sellar 혹은 saddle)

관절면을 한 방향에서는 볼록한 모양으로, 그와 각인 방향에서 보면 오목한 모양으로 서로 반대인 형태의 관절 모양을 한 말의 안장과 같은 관절을 말한다. 이러한 관절면의 분류는 MacConaill에 의한 분류 방법이다.

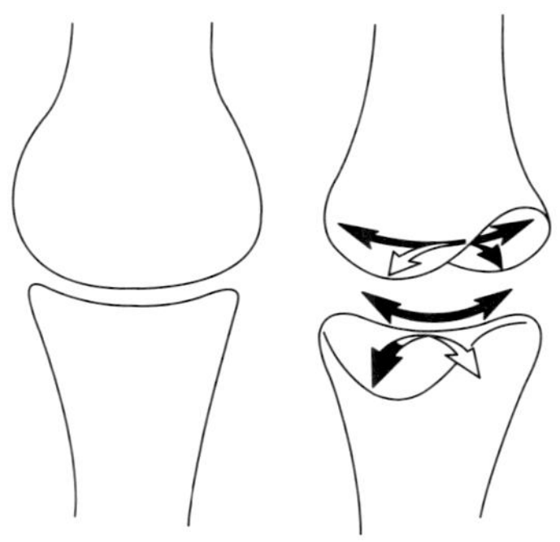

a b

그림 3-28. 관절면의 형태

a : 알형, b : 안장형

2) 운동의 유형(types of motion)

(1) **생리학적 운동**(physiological movement)

생리학적 운동은 환자 스스로 자의적(voluntarily)으로 하는 운동으로 일반적이고 고전적인 운동이다. 즉 굽힘(굴곡, flexion), 폄(신전, extension), 벌림(외전, abduction), 모음(내전, adduction), 회전 등이 포함된다. 이렇게 설명되는 뼈 자체의 움직임을 흔히 골운동학(osteokinematics)이라고도 한다.

(2) **부가적 운동**(accessory movement)

사람이 정상적인 이학적 운동을 하기 위해서 반

표 3-16. 인체 각 관절별 관절면 모양, 안정자세, 치료면

Joint	Convex Surface	Concave Surface	Resting Position	Treatment plan
Sternoclavicular	Clavicle	Sternum	Anatomical position	In sternum
Acromioclavicular	Clavicle	Acromion	Anatomical position, in horizontal plane at 60 degree to sagittal plane	In acromion
Glenohumeral	Humerus	Glenoid	Shoulder abducted 55 degrees, horizontally adducted 30 degrees, rotated so forearm is in horizontal plane	In glenoid fossa in scapular plane
Humeroradial	Humerus	Radius	Elbow extended, forearm supinated	In radial head perpendicular to long axis of radius
Humeroulnar	Humerus	Ulnar	Elbow flexed 70 degrees, forearm supinated 10 degrees	In olecranon fossa, 45 degrees to long axis of ulna
Radioulnar (Proximal)	Radius	Ulnar	Elbow flexed 70 degrees, forearm supinated 10 degrees	In radial notch of ulnar, parallel to long axis of ulna
Radioulnar (distal)	Ulnar	Radius	Supinated 10 degrees	In radius, parallel to long axis of ulna
Radiocarpal	Proximal carpal bones	Radius	Line through radius and third metacarpal	In radius, parallel to long axis of radius
Metacarpophalangeal	Metacarpal	Proximal phalanx	Slight flexion	In proximal phalanx
Interphalangeal	Proximal phalanx	Distal phalanx	Slight flexion	In proximal phalanx
Hip	Femur	Acetabulum	Hip flexed 30 degrees, abducted 30 degrees, slight external rotation	In acetabulum
Tibiofemoral	Femur	Tibia	Flexed 25 degrees	On surface of tibial plateau
Patellofemoral	Petella	Femur	Knee in full flexion	Along femoral groove
Talocrural	Talus	Mortise	Plantarflexed 10 degrees	In the mortise in anterior/ posterior direction
Subtalar	Calcaneus	Talus	Subtalar neutral between inversion/ eversion	In talus, parallel to foot surface
Intertarsal	Proximal articulating surface	Distal articulating surface	Foot relaxed	In distal segment
Metatarsophalangeal	Tarsal bone	Proximal phalanx	Slight extension	In proximal phalanx
Interphalangeal	Proximal phalanx	Distal phalanx	Slight flexion	In distal phalanx

④ 치료사 손의 자세도 매우 중요하다.

㉠ **고정**(fixation) : 치료사의 손이나 벨트, 테이블들을 이용하여 관절가동술을 실시할 관절의 반대쪽 부위를 고정해야 한다.

㉡ **가동 운동을 실시할 손의 위치** : 가능한 한 관절선(joint line)에 가깝게 잡는다. 또한 환자의 몸에 최대한 밀착시킨다. 이것은 가동 운동시 관절의 안정성(stability)을 증가시켜 주고, 치료 부위로부터 치료에 대한 반응을 적절히 얻어낼 수 있다.

⑤ 관절가동술을 실시하는 중에 통증이 발생되어서는 안된다.

⑥ 선택한 치료 기술을 실시한 후 반드시 재검사(re-examination)를 실시한다.

⑦ Manipulation을 실시할 때는 반드시 주위 조직을 완전히 이완시킨 후 약한 강도(low amplitude)와 빠른 속도(high velocity)로 적용해야 한다.

(6) 관절가동술의 적응증

관절가동술의 일차적인 적응증은 다음과 같다.

① 수동 관절가동술의 제한

② 부가적(accessory) 운동의 제한

③ 기능 장애가 있는 부위의 지지조직에 이상(abnormality)

④ **통증** : 일반적으로 가동 운동의 적용이 가장 적절한 관절 문제는 움직임 중에는 악화되나 휴식 중에 완화되는 경우이다. 관절가동술을 적용하는 힘에 강도나 크기와 제한된 운동의 방향에 따라 여러 등급으로 적용할 수 있다.

(7) 관절가동술의 금기증

관절가동술을 적용하지 않아야 할 경우는 크게 절대적 금기증과 상대적 금기증으로 구분할 수 있다.

① 절대적(absolute) 금기증

㉠ 신생물(neoplasm)

㉡ 척수나 마미(cauda equina)에 손상

㉢ 목뼈(경추, cervical vertebrae)나 허리뼈(요추, lumbar vertebrae)의 척수에 한 레벨 이상 손상된 경우

㉣ 류마티스성 관절염(특히 척추)

㉤ 박테리아성 감염, 패혈성 관절염(septic arthritis), 급성 염증

㉥ 골질환에 이환 시

㉦ 최근에 골절 발생 시

② 상대적(relative) 금기증

㉠ 신경학적 증상이 나타난 경우

㉡ 골다공증

㉢ 척추 전방 전위증(spondylolisthesis)

㉣ 과대 운동성(hypermobility)

㉤ 어지럼증(dizziness)

4) 관절의 기계적 감수기 (mechanoreceptors)

관절의 감수기에 대한 신경해부학, 신경생리학적 이해는 관절가동술 기술의 이해와 정확한 적용에 필수적인 요소이다. 관절 감수기는 관절의 운동과 관절의 위치를 신호화하는 역할을 한다. 이 감수기의 자극을 조절하여 중추신경계에 중요한 정보를 전달하는 것이 정형물리치료학적으로 중요한 의미가 있다.

관절 감수기는 크게 4가지(1형~4형)로 구분할 수 있다(Newton, 1982). 1~3형은 순수한 관절

표 3-17. 관절 감수기의 종류와 특성

	Type	Location	Fired by
Type I	Postural	Capsule	Oscillations, Graded or Progressive
Type II	Dynamic	Capsule	Oscillations, Craded or Progressive
Type III	Inhibitive	Capsule, ligament	Stretch or Sustained pressure Thrust
Type IV	Nociperceptive	Most tissues	Injury & Inflammation

From Paris, S.V. after Wyke, B.D. Physical Therapy 49(8), 1979

감수기이나 4형 감수기는 통증 감수기의 일종이라 할 수 있다. 각 감수기는 형태(morphology)와 기능이 다르며, 부위별 밀집(density) 정도가 각각 다르다(표 3-17).

5) 관절가동술의 효과

관절에 가동 운동 기술을 적용하므로 기대되어 지는 효과로는 다음의 것들이 있다.

① 통증의 경감(reducing pain)
② 근방호(muscle guarding)의 경감
③ 관절 주위 조직(인대, 관절낭)의 신장(stretching)
④ 근 긴장도(muscle tone)의 억제 또는 촉진을 위한 반사성 효과(reflexogenic effect)
⑤ 운동성(kinesthetic) 감각이나 자세 유지를 위한 고유수용감각기(proprioceptor) 자극 효과

6) 도수교정법(manipulation)

도수교정 기술에는 "mobilization with impulse"의 의미가 포함되어져 있다. 여러 분야에서 이 기술의 의미로 사용하는 단어로는 "joint lock", "joint blockage", "chiropractic subluxation", "over pressure", "thrust" 등이다. 모든 용어에는 빠른 속도(high-velocity)로 약한 강도(low-amplitude)의 외력을 관절가동범위의 끝 부위에서 적용하는 기술을 내포하고 있다(Greenman, 1989). Maitland가 제시한 관절가동범위의 등급(grade 1~4)으로 보면 5(V)에 해당되는 가동 기술이다(그림 3-34).

Mennell은 도수교정법의 10개 기본 규칙을 제시하였다.

① 환자는 반드시 이완되어 있어야 한다.
② 치료사도 반드시 이완되어야 하며, 환자를 아프지 않게, 견고하게 잡아야 한다.
③ 한 번에 한 관절만을 치료해야 한다.
④ 한 번에 한 관절의 운동을 하나씩 회복시켜야 한다.
⑤ 움직임을 일으킬 때는 관절의 한 쪽은 잘 고정시켜야 한다.
⑥ 가동 운동의 범위는 손상받지 않은 쪽 관절과 비교해 더 크지 않아야 한다.
⑦ 지나치게 강하거나 비정상적인 움직임을 사용해서는 안된다.
⑧ 도수 조작은 속도를 빠르게 적용하여 관절의 간격을 약 1/8 inch정도 분리시킨다.
⑨ 치료적 운동은 반드시 관절 주위의 조직이 느슨함(slack)을 얻은 후에 적용한다.

⑩ 관절이나 뼈에 염증이나 질환, 부종이 있는 경우는 적용해서는 안된다.

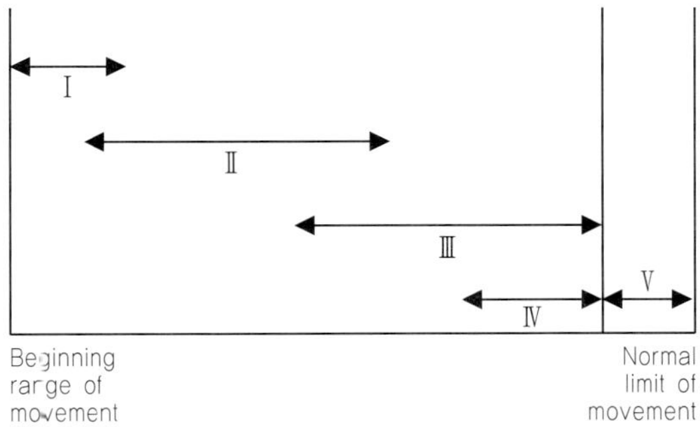

그림 3-34. 도수교정을 위한 관절가동 등급(V)

7) 심부 마찰 마사지 (deep friction massage)

(1) 심부 마찰 마사지의 효과

심부 마찰 마사지는 횡 마찰 마사지(transverse friction massage)라고도 하며, 주로 건이나 인대, 근육, 관절낭과 같은 연부조직의 비정상적인 스트레스나 염증의 결과로 발생된 만성적인 문제가 있을 때 적용되어진다. 이 치료로 적용된 주위 조직의 운동성(mobility)을 회복 또는 유지시킬 수 있고, 조직의 신장성(extensibility)을 증가시킬 수 있다.

(2) 치료의 원리

① 정확한 손상점(spot)을 찾아야 한다. 물리치료사가 정확히 문제가 있는 지점을 찾기 위해서는 먼저 만지는 부위의 해부학적 지식이 있어야 한다.

② 물리치료사의 손가락은 환자의 피부와 동시에 움직여야 한다. 충분한 마찰이 조직에 전달되게 하기 위해서는 환자의 피부조직과 치료사의 손가락이 확실히 접촉되어야 한다.

③ 마찰의 방향은 조직을 구성하고 있는 섬유의 길이 방향을 가로지르는 방향으로 적용한다.

④ 마찰은 치료 부위의 위를 충분히 덮을 수 있는 범위까지 문지른다.

⑤ 마찰은 손상 조직에 도달될 만큼 충분히 깊게 적용한다.

⑥ 환자는 반드시 편안한 자세를 취하게 한다. 즉, 치료 부위가 충분히 이완될 수 있는 자세를 하게 한다.

⑦ 근육조직에 적용할 때는 반드시 이완된 자세에서 치료한다.

⑧ 건조직을 적용할 때는 반드시 긴장된 자세에서 치료한다.

8) 근에너지기법 (muscle energy technique)

(1) 개요

근에너지기법은 정골의학 분야에서 Ruddy에 의해 처음 소개되었다. 초기의 기술은 연부조직 중 특히 근육의 이완(relaxation)을 주목적으로 한 기술이라 할 수 있고, 20세기에 들어와서는 근육에 좀 더 다양한 도수치료적 접근을 하는 방향으로 발전되었다. Ruddy는 가해지는 저항에 대항하여 환자들이 실시하는 근수축 속도는 자신의 맥박 빈도에 맞추는 것이 적당하다고 하였다. 그는 이 기술을 목뼈(경추, cervical vertebrae)와 눈확(안와, orbit) 주위의 문제시에 주로 사용하였다.

Mitchell은 이 기술의 아버지라 칭함을 받는 인물로 Ruddy의 이론을 보완하여 인체의 모든 부분, 특히 관절 부위에 적용하였다.

근에너지기법은 도수치료의학의 한 분야로 환자 자신의 근육에 수의적인 수축력을 이용하여 적절한 방향으로 간단하게 시행할 수 있는 기술이다. 특히 이 기술은 다양한 수준의 수축 강도와, 치료사에 의해 정확하게 가해지는 반대의 힘(counter-force)에 의해 시행되어져야 한다. 대부분의 기술이 환자 자신에 의해 시행되는 것으로, 자신에 의해 결정되어지고 정확히 조절된 수축력은 이 기술의 성공에 핵심이 되는 요소이다.

근에너지기법은 많은 임상 분야에서 이용되어질 수 있다. 단축(shortened)되어져 있거나 구축(contractured)되는 근육, 혹은 경직(spastic)된 근육의 신장(lengthen)을 목적으로 하거나, 생리학적인 이상으로 약화된 근육이나 근육군의 근력강화가 목적일 때, 그리고 악화된 울혈(congestion) 시에 림프나 정맥혈의 펌프 역할로서 근육을 이용하는 경우가 있으며, 운동성에 제한이 있을 때 관절의 운동을 일으키게 하기 위한 목적으로 사용되어질 수 있다.

근육의 수축은 직접 또는 간접적으로 관절의 움직임을 일으킬 수 있다. 즉, 근에너지기법으로서 인체의 모든 관절의 움직임에 영향을 줄 수 있다는 것이다. 이것에 영향을 주는 환자에 의해 발휘되는 근육의 수축력은 미세한 근연축부터 최대의 근력을 내는 범위까지 매우 다양하고, 수축하는 시간도 수초의 짧은 시간에서 몇 초간 지속하게 적용할 수 있다.

(2) 근수축의 유형 (types of muscular contraction)

근에너지기법에서 이용하는 근수축의 유형은 크게 4가지로 구분할 수 있다.

① 등척성(isotonic)
② 구심성(concentric)
③ 원심성(eccentric)
④ **등분성**(isolytic) : 등분성 수축은 비생리학적(non-physiological)인 기전으로, 환자가 능동적으로 근육의 기시(origin)와 정지(insertion)간의 거리를 단축하는 구심성 수축을 실시할 때 치료사가 이 수축의 방향과 반대 방향으로 외력을 가하는 방법을 시행할 때의 수축 형태를 말한다. 이 방법을 시행시에 주의할 점으로는, 심하게 단축되거나 과긴장(hypertonic)된 근육을 신장 시에 근건 접합부나 뼈의 건 정지부, 또는 근섬유 자체에 단열(rupture)이 발생되지 않도록 주의해야 한다.

(3) 근에너지 기법의 주 요소

성공적인 근에너지기법을 실시하기 위해서는 다음의 다섯 가지 요소를 고려해야 한다.

① 환자의 능동적 근 수축 (active muscle contraction)
② 적절한 관절의 위치 (controlled joint position)
③ 근수축의 특정한 방향 (specific direction)
④ 치료사가 제공하는 적절한 반대 저항 (counter force)
⑤ 적절한 근수축 강도 (controlled contraction intensity)

근에너지기법을 실시하는 방법은 먼저, 환자에게 치료사가 잡고 있는 부위의 근육에 힘을 주라고 하거나, 혹은 특정한 자세에서 근골격계의 한 부분의 근육을 수축하라고 말한다. 그리고 특정한 강도의 힘으로 특정한 방향으로 근육을 수축시키라고 한다. 이때 치료사는 등척성 근에너지기법은 관절이 움직이지 않게 하고, 등장성 근에너지기법 시에는 서서히 움직이게 허락한다. 그리고 등분성 근에너지기법은 환자가 하는 근수축의 방향과 반대로 강한 힘을 제공한다.

이 기술을 실시할 때 환자가 흔히 일으키는 실수로는 환자가 너무 강한 수축을 하게 되거나, 잘못된 방향으로 수축을 하거나, 너무 짧은 기간에 수축을 하게 하는 경우가 있다. 그리고 수축 후에 적당한 이완을 하지 않는 등의 실수를 범하게 된다. 치료사가 범하는 실수로는 먼저 제한을 일으킨 운동의 방향과 관련하여 관절의 자세를 적절하게 취하지 않는 것과 반대 저항을 적절한 방향으로 제공하지 못한 경우가 있으며, 환자에게 정확한 시행방법을 알려주지 않는 것, 그리고 근수축 후에 너무 빨리 관절을 새로운 위치로 움직이게 하는 것 등의 실수를 할 수 있다.

치료사는 근육을 새로운 안정 길이로 신장시키기 전에 반드시 등척성 수축 후에 무반응기(refractory period)가 될 때까지 기다려야 한다. 임상적인 경험에 의해 연구자들은 3초에서 7초 정도의 각 근수축을 3~5회 정도 반복하는 것이 치료적인 목적을 달성하는데 적절하다고 제시하고 있다.

등척성 근에너지기법은 지나치게 강한 근수축을 필요로 하지 않는다. 지속적으로 수축하는 것이 더 필요한 것이며, 근육의 길이에 변화를 주지 않게 하는 것이 중요하다. 약간 약한 강도로 지속적으로 수축하고 나서 잠시 멈춘 후에 근육의 새로운 안정 길이로 신장시킨다.

등장성 근에너지기법은 등척성보다는 좀 더 강한 근수축을 하게 한다. 그 이유는 수축하는데 동원되는 근섬유의 수를 더 증가(recruit)시키게 하기 위함이므로 가능한 한 강한 힘을 내게 한다. 이는 결국 길항근의 이완을 가져오게 된다. 근수축시 근육은 관절의 전체 관절가동 범위 내에서 이루어져야 한다.

치료사가 성공적인 근에너지기법을 실시하기 위해서는 다음의 3가지 단어를 마음속에서 늘 생각해야 한다. 그것은 "조절(control)", "균형(balance)", "국소화(localization)"이다. 즉 환자와 치료사는 모두 서로 보조를 잘 맞추어야 하며, 치료사는 저항을 정확한 부위에서 주어야 한다는 것이다. 그리고 환자가 주는 힘에 치료사가 가해주는 반대 저항으로 양보해야 하는지 아니면 그 반대가 되게 해야 하는가를 계속적으로 조절할 수 있어야 한다(김선엽과 황성수, 2005).

5 요부 안정화(stabilization) 운동의 원리

인간과 요통은 서로 떨어질 수 없는 관계가 있다. 일생동안 인간이 요통을 한번 이상 경험하게 될 확률이 약 80% 이상이라고 한다(Shiple와 DiNubile, 1997). 이제는 이러한 요통을 인간에게서 멀리 떨어뜨릴 것이 아니라, 요통을 적절히 관리하고 인간과 공존하며 가능한 한 불편함 없이 일상생활을 할 수 있는 방법을 모색하는 것이 중요하게 인식되는 세상이 되었다. 요통으로부터 인간을 재활시키려는 노력과 치료방법은 수세기 동안 많은 변화를 가져왔다. 50년대 후반부터 60년대까지 치료사들은 주로 허리(요부, lumbar)를 굽힘(굴곡)시키는 운동이 가장 효과적이라고 생각하였고, 환자들에게 기립자세나 물건을 드는 동작 시에 골반을 후방 경사 시킨 자세를 유지하도록 가르쳤다. 결국 배근(복근, abdominal muscle)이나 볼기근(둔근, buttock muscle)을 강화시켜 허리뼈(요추, lumbar vertebrae)의 전만각을 줄여 주는 방향으로 유도했다.

1970년대에 와서는 Robin McKenzie에 의해 주장된 폄(신전) 이론(extension theory)이 일반화 되어졌다. 허리(요부)의 폄(신전)운동은 추간판(intervertebral disc)이 주로 후방으로 돌출되는 경향이 많다는 특징과 특히 몸통(체간) 굽힘(굴곡) 시와 앉은 자세 시에 이러한 현상이 더욱 악화된다는 것에 기초를 두고 있다. 요부의 폄(신전)운동을 매일 실시하게 가르치는 것은 추간판에 압력이 가해지는 굽힘(굴곡)자세를 피하게끔 하는데 있다. 이러한 개념 하에서 70년대에 요통교실(back school)이 일반화 되었다. 이 요통교실에서는 환자에게 허리뼈(요추)의 좋은 자세를 유지하는 방법을 가르치고, 얼음(ice)과 신장 운동으로 자신의 척추에 좋지 않은 스트레스가 가해지지 않게끔 자세를 교정하는 법을 가르쳤다. 이러한 과정 중에 여러 가지 다른 치료도구(modalities)들과 통증을 경감시키기 위한 여러 기술들이 이용되었는데, 이러한 기술에는 온열, 초음파 치료, 전기자극치료, 견인 치료, 마사지 그리고 관절가동술 등이 포함된다.

위에서 언급한 척추문제를 접근하는 방법들에는 각각 장점과 단점이 있다. 요통환자들에게 가장 많이 적용하는 치료방법 중 하나인 침상안정(bed rest)은 급성이거나 매우 통증이 심한 환자들인 경우에는 제한된 시간동안 적용하는 방법으로 아직도 많이 이용되어지고 있다. 그러나 최근 연구된 바로는 이 방법이 이점보다는 해로움이 더 많은 방법임이 입증되고 있다.

허리뼈(요추)를 굽힘(굴곡)하는 방법은, 척추의 후방 조직 즉, 척추 소관절(facet joint)이나 척추의 양측에 붙어 있는 근육들에 가해지는 스트레스를 줄여주기는 하나, 척추에는 스트레스가 더 가해지며, 골반을 완전히 후방 경사 시킨 자세에서는 대부분의 일상 활동들을 적절히 수행하는데 제한이 있다는 단점도 있다.

허리뼈(요추) 폄(신전)운동은 추간판과 관련되어 발생되는 증상을 경감시키는데는 효과적이나, 척추 소관절(facet joint)에 압박이 가해진다는 점과 일상 활동 중에 흔히 취하는 자세가 아니라는 측면이 있다. 70년대와 80년대에 요통교실에서 이 방법을 가르침으로서 환자들에게 자신의 허리를 관리하는 것이 환자자신의 책임이라는 것을 인식시키는데 도움이 많이 되었다. 그러나 일상 활동시에 몸을 어떻게 다룰 것인가에 대한 인체 역학 기술을 가르치는 것은 어느 정도 실용성이 없다는 점이 있다.

물리치료학 분야에서 요통을 치료하기 위해 연구된 접근법들을 비교 고찰하고, 최근 의료선진국에서 새로운 관심을 받고 있는 요골반부(lumbo-pelvic region) 관련 조직의 강화 운동(strengthening)을 이용한 요통치료법의 이론적 배경과 적용방법을 소개하고자 한다. 먼저 지금까지 오랜 세월동안 여러 연구들을 통해 제시되어 온 요통의 원인과 요통과 관련된 요골반 주위 근육들의 역할과 중요성에 대해 다루어 볼 것이다(김선엽, 1998).

1) 요통의 원인

요통은 인간을 가장 많이 괴롭히는 질병 중 하나이며, 그 원인의 규명과 치료법의 개발에 인간은 수세기 동안 많은 노력을 해 왔다. 지금까지 요통의 원인이 된다는 요인들로는 근력의 약화로 발생된다는 것 이외에도 천골부 인대(sacral ligament)의 이상, 척추 소관절의 장애, 추간판의 이상 또한 근막(fascia)의 이상 등이며, 심리적인 요인도 제시되어지고 있다. 치료접근도 이와 마찬가지로 원인에 따라 여러 가지 치료법으로 접근하여 왔다. 많은 효과를 기대 할 수 있었던 방법으로는 관절가동술(mobilization)이나 도수교정술, 상경막 주사(epidural block), 그리고 특수 운동 프로그램, 미세전류 치료(microcurrent therapy), 수술적 요법 등이 지금까지 치료효과가 있음이 입증되었다.

요통을 일으키는 원인적인 요인들을 규명하기 위해 수세기 동안 많은 연구들이 있어 왔다. 결론적인 것은 요통의 원인이 단일 질환으로 인한 것이라기 보다는 다양한 문제점들로부터 야기된 증상이라는 것이다. 즉 여러 질환들이 공존하고 있다고 할 수 있다. 지금까지 요통의 원인적 요소로 제시된 것들은 크게 몇 가지 범주로 나눌 수 있는데, 체성(somatic) 요통, 체성 관련통(somatic referred pain), 방사통(radicular pain) 등이 그것이다. 체성 요통은 허리뼈부(요추부) 근육이나 척추 소관절, 추간판, 경막, 요부 건막, 천장관절 등에 발생된 질환에 의한 통증이며, 체성 관련통은 허리뼈부 근육이나 극돌기간 인대, 척추 소관절, 추간판, 경막 등으로부터 전이되어 발생된 통증을 의미한다. 그리고 방사통은 추간판의 탈출로 인해 발생된 경우인데, 이 경우에는 약간의 의문점이 있다. 의문점이란 실제로 아무 증상이 없는 사람들의 척추를 검사한 결과 무증상자의 약 36%에 해당되는 사람들의 추간판이 비정상적으로 탈출되어 있었다는 것이며, 이를 뒷받침하는 연구결과들이 제시되어지고 있다(Boden 등, 1990 ; Wiesel 등, 1984).

위에서 언급한 다양한 원인들이 지금까지 제시된 것들이다. 그러나 본 논문에서는 요통의 원인으로 제시된 여러 이론들 중에서 최근 많은 관심을 받고 있는 이론 중 하나인 요통 손상은 주로 운동장애(movement disorder)로 인한 것이라는 가설을 중심으로 접근하고자 한다.

2) 요골반부(lumbo-pelvic region)의 근육

근육은 힘을 발생시켜 일을 하게끔 할 뿐만 아니라, 다른 신체부위가 움직이게끔 관련된 인체 부위를 안정화(stabilization) 시키는 역할을 한다. 이러한 안정화는 중추신경계에서 근육에 긴장도를 지속적으로 조절함으로 가능해 진다. 만일 이러한 부위에 발생된 수축성 조직이나 비수축성 조직 손상은 이러한 과정에 영향을 주어 결국 움직임이나 중력에 대항하여 작용하는 대부분의 일상생활 기능에 장애를 초래한다(Richardson과 Jull, 1995). 허리뼈(요추)골반부의 안정화에 관여하는 조직들로는 넓은등근(광배근, latissimus dorsi), 척추 기립근(erector spinae), 극돌기간근(interspinalis), 횡돌기간근(intertransversari), 허리네모근(요방형근, quadratus lumborum), 뭇갈래근(다열근, multifidus), 엉덩허리근(장요근, iliopsoas) 그리고 흉요부 근막(thoracolumbar fascia), 배근

(복근, abdominal muscle) 등을 들 수 있다. 흉요부 근막은 배속빗근(내복사근, internal oblique)이나 배가로근(복횡근, transverse abdominis), 넓은등근(광배근)의 수축으로 인해 발생된 긴장을 분산시키는 역할을 하므로 매우 중요한 조직이다. 넓은등근은 흉요부 근막과 연결되어 허리뼈(요추)의 역학적인 도움을 준다. 척추 기립근은 원심성(eccentric) 수축을 통해 허리뼈(요추)의 굽힘(굴곡)을 조절한다. 또한 극골기간근이나 횡돌기간근들은 척추의 각 분절에 부착되어 중추신경계로 고유수용성 자극의 정보를 지속적으로 보내는 중요한 역할을 한다. 실제로 이 근육들은 여러 분절을 연결하는 긴 근육들과 비교해 근방추가 밀집되어 있는 밀도가 2~6배 더 많은 것을 볼 수 있다. 허리네모근(요방형근)은 허리뼈(요추)를 측방 굽힐 때 고정근(stabilizer)으로 작용하여 척추의 틀어짐을 조절한다. 뭇갈래근(다열근)은 허리뼈부(요추부) 주위 근육 중 가장 척추에 가깝게 부착되어 있는 근육이며, 가장 큰 근육 중 하나이다. 이 근육에는 I형 근섬유가 매우 많이 포함되어 있으며, 관절낭에도 부착되어 관절이 움직이는 동안 고정근의 역할과 관절낭을 보호하는 작용을 하는 매우 중요한 근육이다. 엉덩허리근(장요근)은 엉덩관절(고관절) 굽힘근(굴곡근)일 뿐만 아니라, 발이 바닥에 고정된 상태에서는 척추의 폄(신전)과 전방 뒤틀림(anterior torsion)을 일으킨다. 그리고 척추의 안정성을 증가시키는 역할을 한다. 배근(복근)은 몸통(체간, soma)의 전측방의 넓은 부위에 위치하며, 몸통(체간)의 측방 굽힘 시에 항측방굽힘근(anti-lateral flexors) 역할을 한다.

Hodges와 Richardson(1997)은 허리뼈(요추) 골반부위의 근육에 표면 전극을 이용한 근전도검사를 통해 다리(하지)의 운동 중에 근육들의 근수축 활동을 조사한 결과, 배가로근(복횡근)과 뭇갈래근(다열근)이 다리(하지)의 어느 근육보다 일차적으로 근수축을 한다는 것을 알아냈다. 이 연구결과가 의미하는 것은 다리(하지)의 근육들이 적절히 작용하기 위해서는 몸통(체간)의 자세를 유지하고 허리뼈부(요추부) 척추의 안정성을 담당하는 배가로근(복횡근)과 뭇갈래근(다열근)과 같은 근위부 근육들이 다리(하지) 근육들보다 먼저 수축하여 안정성을 획득해야만 한다는 것이다.

3) 요골반부 안정화(lumbo-pelvic stabilization) 운동

안정화 훈련의 이론적 기초에는 먼저, 척추를 구성하는 여러 구조들은 사람들이 일상적으로 하는 활동들에 의해 가해지는 힘이나 부하로 인해 닳거나 헐게 되는 결과를 가져온다는 것이며, 이러한 변성(degeneration)은 대개 통증을 일으키는 과정과 다르다는 것이다. 이 현상은 일시적이거나 하루나 이틀이면 사라지며, 대개 경미한 요통으로 취급되곤 한다. 이때 사람들은 자신의 허리가 많이 약해졌구나 하고 생각하며, 몇 주가 지나면 통증은 사라지고 곧 이전의 상태를 잊게 된다. 하지만 통증이 없다고 하더라도 이러한 누적된 미세외상(cumulative microtrauma)은 척추의 구조물들의 변성을 일으키고, 일상생활시에 야기되는 부하에 대해 더 이상 견디지 못하는 상황이 되어 결국 만성화된 통증으로 진행되게 된다. 이러한 상태가 되면 어떠한 자세를 취하거나 기계를 이용한 치료를 하더라도 더 이상 환자의 기능적인 능력을 향상시키는 것을 기대하기 어렵다.

위에서 언급한 누적되는 미세외상을 줄이고, 진행되는 장애과정을 피하기 위해서는 환자에게 척추를 중립 자세(neutral position)로 취하는 것을 배우게 하고, 일상생활 중에 이 자세를 유지하도록 하는 능력을 향상시켜야 한다. 중립 자세란 척추에 가해지는 부하에 대해 가장 잘 적응할 수 있게끔 척추 뼈들이 배열된 자세를 의미한다. 또한 이 위치에서 대부분 사람들은 가장 편안함을 느끼게 되는데 그 때문에 안정 자세(resting position)라고도 할 수 있다. Shiple와 DiNubile(1997)은 요통환자의 치료에 규칙적인 운동의 중요성을 강조하면서, 운동 중에 좋은 자세란 허리에 가해지는 스트레스를 최소화시키는데 가장 필수적인 요소라고 하였다. 그러나 중요한 것은 이러한 자세가 사람마다 각기 차이가 있는 것이다. 이것은 대개 그 환자가 갖고 있는 척추의 문제와 관계가 있다. 예를 들어, 척추의 후방부에 문제가 있는 척추전방전위증(spondylolisthesis) 환자의 경우는 중립 자세가 약간 굽힌 자세이며, 심각한 추간판 탈출증(disc herniation) 환자인 경우 중립 자세는 약간 신전되게 된다.

척추에 가해지는 부하는 다음의 경우에 발생될 수 있다 ;

① 지속적인 자세 유지(prolonged position)
  - 오랜 시간 앉거나 서있을 때,

② 큰 동작(major movements)시
  - 승용차에 타거나 내릴 때, 침대로 들어가거나 내려올 때,

③ 힘이 필요한 동작(movements requiring force)시
  - 물건을 밀거나, 당길 때, 팔을 내밀 때.

환자에게 안정화 훈련이 필요하다고 생각될 때, 치료사는 환자에 대한 적절한 평가를 해야 한다. 평가 시에 치료사는 먼저 환자의 중립 자세를 찾아야 하고, 특별한 운동을 하는 동안 환자가 이 중립 자세를 유지할 수 있는가를 평가해 보아야 한다. 이러한 능력은 환자의 유연성(flexibility), 협응(coordination) 능력, 지구력(endurance) 그리고 근력 정도에 영향을 받는다. 물리치료사는 평가 결과를 기초로 하여 환자의 치료 계획을 세워야 한다. 안정화 훈련을 진행하는데 있어서 환자가 통증으로 인해 지장을 받는다면, 먼저 여러 치료방법으로 통증을 조절한 후 안정화 훈련을 시작하는 것이 좋다. 안정화 훈련은 매우 다양한 수준으로 나누어져 있는데, 훈련의 시작은 낮은 수준으로부터 진행하며, 점차 환자의 수준에 맞추어 조절해 간다.

허리뼈(요추)의 추간판이나 척추 소관절은 여기에 가해지는 반복적인 굽힘(굴곡) 스트레스와 비틀림(torsion)에 의해 퇴행성 변화가 야기된다. 안정화 훈련은 허리뼈의 각 분절에 가해지는 반복적인 미세외상을 감소 시켜줌으로서 손상을 근원적으로 치유시키려 하는 것이다.

근육은 관절에서 움직임이 일어나게끔 한다. 그러나 그 운동이 기능적으로 적절하게 이루어지게 조절하는 역할도 한다. 척추에서 근육들은 척추에 가해지는 많은 부하로부터 척추를 적절히 보호하며 정상적인 기능을 할 수 있게끔 한다(Barstow와 Gilliam, 1996). 안정화 훈련은 이러한 과정 속에 허리뼈에 가해지는 외력을 적절하게 조절하여 추간판이나 척추 소관절 그리고 이외의 주위 조직들에 가해지는 반복적인 손상을 예방한다는 것이 이 훈련의 주요 원리이다.

요부 안정화 운동의 특징을 몇 가지로 구분하자면 다음과 같다. 첫째는 이 운동은 수동적인 치료

가 아니라 능동적인 치료라 할 수 있다. 수동적인 치료가 환자에게 의존감을 갖게 하거나, 동기의식(motivation)이 감소를 초래한다고 할 때, 능동운동은 앞서 언급한 단점들을 제거할 수 있는 것이다. 두 번째로는 반복적인 미세외상(repetitive microtrauma)을 예방할 수 있다는 것이다. 즉 허리뼈부(요추부) 안정화는 추간판이나 척추 소관절에 가해지는 반복적인 굽힘(굴곡) 자극이나 뒤틀림 스트레스로 인해 발생되는 퇴행성 변화를 예방한다는 것이다. 세 번째는 이러한 모든 운동 프로그램을 환자에게 가르침으로 환자가 요통을 치료하고 관리하는데 있어서 자신이 주체가 되어 생활하게끔 한다. 이와 더불어 신체의 해부학적 또는 생체역학적으로 건강하게 사용하는 방법에 대한 상담이나 교육이 포함된다.

(1) 배근 기전(복근 기전, abdominal mechanism)

근육을 이용하여 척추를 보호하는 것을 일명 "muscle fusion"이라고도 하는데, 이것은 반복적인 미세외상이나 지나치게 강한 단일 부하로부터 운동분절을 보호하는 역할이라 할 수 있다. 배근(복근) 기전이란, 척추의 중앙부 인대(midline ligament)와 후요부 근막(dorsolumbar fascia)이 짝을 이루어, 허리뼈(요추) 전만각을 약간 감소시키는 것에 관여하는 현상을 말하며, 이것이 허리뼈 분절에 가해지는 전단력(shear stress)을 줄일 수 있다. 배근이 허리뼈를 굽힐 때는 후요부 건막의 천층부(superficial portion)가 작용하게 되고, 허리뼈를 폄(신전)하게 될 때는 근막의 심층부(deep portions)가 작용하게 된다. 이렇게 짝을 이룬 작용은 배근과 넓은등근(latissimus dorsi), 또는 후요부 근막과 연합하여 허리(요부)에 코르셋(corset)을 한 것과 같은 역할을 하게 된다. 무릎관절(슬관절, knee joint)을 굽혀 몸의 중력 중심(center of gravity)을 낮추는 것은 척추에 근육 보조기(muscle brace)를 하는데 매우 중요한 요소가 된다.

(2) 요통을 위한 운동

운동의 시작은 환자가 중립 자세(resting position)를 찾는 것부터 시작한다. 이 자세를 유지하는 것은 배근(복근, abdominal muscle)을 이용하는데 이 근육은 몸통(체간)의 전방과 양 측방에 위치하며 척추의 자세를 적절히 유지하게끔 하는 역할을 한다. 그리고 척추에 가해지는 부하를 흡수하는 역할을 한다. 이러한 배근(복근)의 보조기(abdominal brace) 역할과 중립 자세 유지를 적절히 한다면 환자는 활동과 관련되어 발생되는 통증을 줄일 수 있다. 환자에게 제공되어지는 안정화 훈련에는 다음의 내용들이 포함된다.

① 배근 훈련(복근 훈련, abdominal training) - 팔이나 다리를 움직이는 동안 척추가 중립 자세를 유지하도록 하는 배근 훈련을 한다. 이 훈련은 배근의 협응능력과 지구력을 향상시킬 수 있다.

② 유연성 훈련(flexibility training) - 특히 엉덩관절(고관절, hip joint)과 다리(하지) 부위를 강조한다. 이 훈련은 환자의 운동성(mobility)을 향상시키는데 도움이 되는데, 그 이유는 운동(movements)을 하는데 있어서 다리(하지)를 훈련시키는 것이 더 효과이기 때문이다.

③ 유산소 운동(aerobic training) - 이 훈련은 심폐기능과 지구력을 향상시키는데 도움

이 된다. 또한 이 훈련은 신체 내에서 자연적으로 생성되는 통증 억제 물질(예, 엔돌핀)의 생산을 증가시키는 것으로 알려져 있다.

이 훈련 프로그램은 환자의 개개인 특성에 따라 계획을 세워야 하며, 훈련을 시작할 때와 점차 수준을 높여가며 진행할 때 모두 환자가 정확하게 운동을 할 수 있도록 지도해 주어야 한다. Saal(1990)은 추간판 탈출증 증세가 있는 52명의 환자들에게 동적(dynamic) 요부 안정화 훈련을 시킨 결과, 87%의 치료 성공률을 얻었고, 전체 환자의 92%가 직장으로 복귀하는 결과를 얻었다고 하였다.

(3) 기능적 훈련(functional training)

안정화 훈련에서 가장 중요한 요소는 아마도 기능적 훈련일 것이다. 70년대와 80년대에 인체 역학(body mechanics)에 대한 접근은 대부분 통증을 감소시키는데 도움을 주었다. 전통적인 인체 역학적 접근은 대부분 척추를 직립자세로 유지하게끔 했으며, 몸통(체간) 바로 밑에 다리가 위치하도록 하라고 가르치고 있다. 즉, 허리를 이용하지 말고, 다리를 이용할 것, 물건은 가능한 한 몸에 가깝게 밀착시킬 것, 그리고 몸통(체간)을 움직이지 말고 다리를 이용하여 이동할 것 등을 강조하여 가르치고 있다. 대부분의 운동은 다리(하지) 부위를 강조하고 있는데, 이것은 인체에서 가장 효과적인 힘의 원천이 다리(하지)이기 때문이다. 우리의 일상 생활동작들은 손을 이용하는 활동들이 많으며, 힘은 다리(하지)로부터 몸통(체간)을 통해 팔(상지, upper limb)로 전달되고, 한쪽 다리에서 다른 쪽 다리로 이동되는 경우가 많다. 이러한 힘의 전달은 몸통(체간)을 통해 전달되며 이러한 힘의 전달이 적절하게 이루어질 수 있게 배근(복근)이 척추를 잘 보호하는 것은 매우 중요한 일이다.

요부 안정화 운동의 목적은 인간이 최적의(optimal) 기능을 수행하는 동안 척추 구조에 가해지는 스트레스를 최대한 줄여주기 위한 것이다(Elia 등, 1996). 결국 이 훈련은 환자들의 운동습관을 다시 프로그램(reprograming) 시킨다고 할 수 있으며, 환자들이 기능적 안정화 훈련을 익히는 것은 신체적으로 크게 어려운 일은 아니다. 운동을 하는 동안 환자가 척추를 중립 자세로 유지하는 것이 이 운동에서 가장 필수적인 요소이다. 치료사가 운동 과정을 세심하게 관찰하고, 정확하게 운동이 일어나게끔 지도하는 것은 환자가 집에서 운동을 효과적으로 실시하게 하는데 매우 중요한 일이다.

척추의 폄근(신전근)은 사람이 움직이는 동안 척추의 각 분절로 전달되어 가해지는 스트레스를 줄여주는데 매우 중요한 역할을 하며, 척추의 각 분절 사이에 발생되는 전단력(shear stress)의 균형을 잡게 해 준다. 뭇갈래근(다열근, multifidus)은 이러한 역할을 가장 많이 담당하고 있는 근육이다. 그럼에도 불구하고 이 근육은 매우 짧은 근육들로 이루어져 있어 이 근육을 강화시키는 것은 쉽지 않은 일이다.

(4) 배근 훈련(복근 훈련, abdominal program)

배근(복근)의 강화는 역동적 허리뼈근(요추근) 안정화 훈련(dynamic muscular lumbar spine stabilization)에 가장 중요한 요소이다. 현재 물리치료사들은 배근을 강화시키기 위해 매우 다양한 기술을 이용하고 있으며, 가장 많이 이용하는 방법이 윗몸 일으키기(sit-up) 운동일 것이다. 엉덩근(장근, iliacus)은 윗몸 일으키기 운동 시 45도 각도에서 수직으로 바로 앉을 때까지 가장 많이 작용하는 중요한 근육이다. 그러므로 윗몸 일으키기 운동으로 누운 자세로부터 완전히 일어나 앉았다고 할 때, 이 운동 과정 중에서 배근은 매우 적은 부분만을 담당하고 있다고 할 수 있다. 그리고 윗몸 일으키기 운동의 과정 중 초기 단계인 머리와 어깨를 드는 시기에는 사근(oblique muscle)과 배곧은근(복직근, rectus abdominis)이 가장 많이 관여하게 된다. 아래배곧은근(하복직근, lower rectus)의 근 보강(muscle recruitment) 강도는 무릎을 구부리고 누운 자세에서 양발을 고정시키고 운동함으로 더 증가시킬 수 있다. 만일 이 자세에서 발을 고정하지 않고 윗몸 일으키기를 하면 위배곧은근(상복직근, upper recuts)에 많은 수축을 일으킬 수 있다. 이러한 운동방법과 더불어 몸통(체간)을 한쪽 방향으로 약간 회전시킨 자세에서 이 운동을 한다면 똑바로 누운 자세에서 실시할 때 보다 배곧은근(복직근)과 복사근(oblique muscle)의 근 보강(muscle recruitment)을 일으킬 수 있다. 지금까지 언급한 운동은 머리와 견갑부만을 드는 정도면 충분하며, 허리뼈(요추)의 운동은 매우 적은 부분을 차지한다(Richardson과 Jull, 1995).

골반 경사 운동(pelvic tilt exercise)은 배속빗근(내복사근, internal oblique)의 운동을 일으킨다. 몸통(체간)을 회전(rotation)할 때는 배속빗근(내복사근)과 후요부 근막, 넓은등근(광배근, latissimus dorsi)이 서로 짝 운동(couple motion)을 일으킨다. 배곧은근(복직근, rectus abdominis)은 순수한 몸통(체간) 굽힘근(굴곡근)이라 할 수 없는 근육이다. 이 근육은 단지 중력에 대항하여 척추를 완전히 굽힌 자세에서만 최대로 수축하고 있다.

윗몸 일으키기 운동은 배근(복근)을 강화시키기에 적당한 운동이며, 운동은 단지 목과 어깨뼈(견갑골, scapula)를 바닥에서 약간 드는 정도면 충분하며, 몸통(체간)을 조금 회전시킨 자세나 대각선으로 일으키는 방법으로 운동을 시작하는 것이 효과적이다. 즉, 윗몸을 완전히 일으키는 것은 필요하지 않다는 것이다. 그 이유는 누운 자세에서 각도가 45도 이상 되면 배근(복근)은 더 이상 큰 작용을 하지 않으며, 엉덩근(장근, iliacus)과 넙다리곧은근(대퇴직근, rectus femoris)이 많은 작용을 하기 때문이다. 또한 완전히 윗몸 일으키기 운동을 하는 것은 허리뼈(요추)에 많은 부담을 주어 요통환자에게 금기사항이라 할 수 있다. 실제로 적절치 못한 배근(복근) 강화 훈련으로 인해 요부에 손상을 받는 경우가 많다.

반복적인 등척성 수축과 빠른 수축을 혼합하여 적용하며 모든 근육섬유를 이용하게 할 수 있고, 배근(복근)에 등척성 운동만을 시킬 때 보다 지구력의 향상을 더 기대할 수 있게 된다. 다음 단계의 운동은 다리를 곧게 펴고 바로 누운 자세나 의자에 양발을 올려놓고 똑 바로 윗몸을 일으키거나 대각선 방향으로 일으키는 운동을 할 수 있다.

허리뼈(요추) 부위에 근육을 강화시키기 위해서는 먼저 근육조직의 유연성과 척추의 관절가동범위가 어느 정도 확보되어야 한다. 이러한 신체조직들과 관련되어 척추의 추간판과 허리(요부)의 인대는 하루의 시간대에 따라 그 신장성(extensibility) 상태가 변화한다. 이 상태에 따라 허리뼈부(요추부)의 관절가동범위가 영향을 받는다. 예를 들면, 아침 일찍은 허리뼈(요추) 주위 인대와 고리인대 등에 신장력이 부족한 시기라 이때 몸통(체간)을 구부리거나 물건을 드는 활동들은 오후에 실시하는 같은 활동시보다 추간판에 피로와 관련된 손상을 발생시킬 가능성이 더 많게 된다. 그리고 골반의 위치도 허리뼈(요추)의 자세를 조절하는데 매우 중요한 요소가 된다. 이는 슬괵근, 넙다리네갈래근(대퇴사두근, quadriceps), 엉덩허리근(장요근, iliopsoas), 가자미근 그리고 엉덩관절(고관절) 회전근과 엉덩정강근막띠(장경대, iliotibial band) 등의 유연성 상태에 따라 골반의 위치가 영향을 주기 때문이다.

안정화 운동은 크게 기초(basic) 프로그램과 고급(advanced) 프로그램으로 구성된다. 기초 프로그램에서는 먼저 자세 조절을 위한 신경발달(neurodevelopmental) 단계라 할 수 있다. 이 운동은 바로 누운 자세나 엎드린 자세에서 시작하여 점차 무릎으로 선 자세, 바로 선 자세로 진행하고, 마지막에는 이동하며 운동을 하는 단계로 진행한다. 즉, 선 자세에서 앉은 자세로, 또는 앉은 자세에서 선 자세로 이동하기, 누운 자세에서 앉기 등이다. 기초 단계에서는 치료사가 환자에게 일대일로 지도해야 하며, 그 이후에 단체운동으로 진행해 간다. 각 단계에서 운동은 허리뼈를 중립 자세로 위치하고, 근육들이 협력수축(cocontraction)하게 하는 방식으로 구성한다. 이 중립 자세란 허리뼈의 전만각이 0도를 의미하는 것이 아니라, 환자가 가장 편안하게 느끼는 허리뼈의 자세를 뜻한다.

운동 중에 치료사는 환자의 허리뼈가 적절한 자세를 취하도록 잘 관찰해야 하며, 운동하는 방법과 운동 속도가 적절하도록 가르쳐야 한다. 치료사가 늘 생각해야 하는 중요한 것은 중추로 가는 경로를 따라 전달되는 적절한 자극이 최대의 효과를 기대할 수 있다는 것이다. 이러한 운동 프로그램의 목표는 중추에 있는 운동에 대한 기억 심상(engram)을 다시 만드는 것이다. 그러므로 정확한 움직임으로 반복하게끔 운동을 시켜야 한다. 이렇게 한번 기억된 운동 프로그램은 운동중추에 자리를 잡고 있으면서 의식적인 노력 없이도 자연스럽게 운동을 할 수 있게 한다.

더 높은 수준의 운동 단계로 진행하면 운동용 공(gym ball)이나 무게(weights), 탄력밴드(예, Thera-band), 슬링운동기구(sling exercise apparatus) 등을 이용하게 한다. 이 단계를 역동적 안정화 훈련(dynamic stabilization training) 단계라 한다.

훈련단계가 근력강화를 위한 단계가 된 대상자들의 운동프로그램은 개개인의 특성에 맞게 프로그램을 구성해야 한다. 근력강화 훈련은 몸통(체간) 근육의 근력뿐만 아니라 전신적인 균형을 잡는다는 측면으로 접근해야 한다. 유산소 운동과 무산소 운동도 이 훈련에 포함시킬 수 있는데, 예를 들어 자전거를 타거나 또는 트레드밀 위에서 달리기를 할 때, 수영을 할 때도 허리뼈를 안정화시킨 자세에서 실시할 수 있도록 해야 한다.

허리뼈부에 손상을 입은 운동선수들의 훈련 프로그램은 매우 특별하게 구성해야 한다. 운동의 종목과 운동 팀에서 맡고 있는 위치들도 매우 중요한 요소이다. 운동선수의 훈련은 먼저 기초 수준의 운동으로 시작하여 고급 훈련으로 진행한 다음, 특별한 운동종목에 맞는 훈련 프로그램으로 진행해야 한다. 매우 많은 운동종목들에서 부하가 허리뼈에 내적(intrinsic) 요소로서 가해진다. 그리고 특히 가해지는 회전 부하를 완전히 제거하는 것은 거의 불가능하다. 단지 이러한 스트레스를 가능한 한 최소한으로 줄여주는 것이 목표이다. 실제로 대부분의 운동선수들의 허리뼈손상은 운동현장에서 보다 근력강화나 평상시에 운동하는 곳에서 반복적이고 누적된 미세외상에 의해 더 많이 손상된다.

4) 단계별 요골반부 안정화 운동

요부의 안정화 훈련은 크게 네 단계로 나눌 수 있다. 첫 단계는 신경근을 조절하는 방법을 습득하는 단계이며, 두 번째 단계는 본격적인 요부의 안정화 훈련을 하는 단계이고, 세 번째 단계에서는 요부 조직을 신장시키는 훈련단계이다. 그리고 마지막 단계는 고급 훈련단계라 할 수 있다.

(1) 1단계 - 신경근 조절(neuromuscular control) 단계

이 단계에서는 먼저 요부가 중립 자세(neutral position)에 위치하게끔 훈련을 한다. 중립 자세는 위에서 언급한 바와 같이 환자가 가장 편안함을 느끼는 자세이며, 생체 역학적으로도 가장 안정된 상태를 취하게 된다. 이 중립 자세를 취하는 연습은 먼저 바로 누운 자세부터 시작하여 엎드린 자세, 그리고 네발로 기는 자세, 양 무릎으로 선 자세, 앉은 자세, 바로 선 자세에서 각각 연습을 한다.

허리뼈의 자세는 허리뼈를 구성하는 각 분절의 구조에 의해 결정되며, 이러한 각 분절의 구조들은 각 분절의 안정화를 담당하고 있는 조직들에 의해 좌우된다. 이 조직들은 다른 부위의 조직들에 비해 고유수용기의 밀집도가 매우 많으며, 요통이 있는 환자들의 조직에서는 고유수용기의 수가 상당히 줄어들어 있는 것을 볼 수 있다. 즉 조직의 고유수용성 감각기의 손상이 요통과 관련성이 깊다는 것이다. 수축성 조직인 근육, 건조직에서는 골지건과 근방추가 이러한 역할을 한다. 이 조직에 가해지는 외적 또는 내적 스트레스는 이 조직에 직접적인 영향을 주며, 가장 결합상태가 약한 근육건 접합부에 흔히 손상을 일으킨다. 중요한 것은 이 부위에 고유수용기가 많이 분포되어 있다는 것이다.

근방추는 I형 근섬유 즉 긴장성(tonic) 근섬유에 많이 밀집되어 있으며, 특히 허리뼈부위의 근육근에 높은 밀집도를 보이고 있다. 허리뼈에 기계적인 손상이나 스트레스가 가해진다면 이 근방추로부터 비정상적인 자극이 중추로 전달되게 될 것이다. 척주의 단일분절근(unisegmental muscle)에 속하는 횡돌기간근(intertransversii)에는 많은 근방추가 분포되어 있는데 이것은 긴 다분절근(polysegmental muscle)들에 비해 2~6배 정도의 근방추 밀집도를 나타내고 있다. 그리고 관절의 안정화를 담당하는 주위조직에 가하는 적절한 자극은 고유수용기를 자극하게 되며, 이러한 자극은 근육과 신경을 조절함으로서 가능해진다.

환자에게 안정화 운동의 첫 단계로 신경근 조절법을 가르쳐야 한다. 그 이유는 사람이 자신의 근육이나 관절의 상태와 취하고 있는 자세에 대한 인식과 조절이 어느 정도 가능해야만 안정화 운동을 시행할 수 있기 때문이며, 이 조절이 되지 않으면 안정화 운동의 효과를 기대할 수 없는 것이다.

신경근 조절 운동을 소개하면, 먼저 필요한 도구로 압력계가 있는데 이것은 주위에서 흔히 볼 수 있는 혈압계를 이용해도 무방하다. 이것은 운동 중에 되먹임 효과(feedback effect)를 얻기 위해 필요하다. 운동법은 먼저, 환자를 엎드린(prone) 자세로 편안하게 눕힌 다음, 골반의 전상장골극(anterior superior iliac spine) 바로 앞 부위에 압력계를 끼워 넣는다(그림 3-35). 그리고 나서 치료사는 압력계의 압력이 70mmHg 정도 될 때까지 공기를 주입하고 압력을 고정시킨다. 그 다음 환자에게 압력계의 수치를 보게 하고, 압력계의 수치가 약 10mmHg 정도 낮추게끔 조절하라고 한다. 이때 치료사는 환자에게 아랫배를 위로 약간 들어올리라고 한다. 주의할 것은 척추의 각도가 변하지 않도록 해야 한다는 것이다. 이 운동의 강도는 힘들게 할 정도가 아니라 배를 약간 위로 들어올린다고 느낀 정도면 충분하다. 이때 주로 수축하는 근육이 배가로근(복횡근, transverse abdominis)이다. 운동 초기에는 배에 힘을 줄 때 호흡과 함께 이루어지는 경우가 많다. 하지만 운동을 진행함에 따라 호흡과 운동을 일치시킬 필요가 없으므로 분리해서 실시한다. 압력계의 도움 없이 근육을 수축할 수 있게 되면 그 다음 단계로 넘어간다. 운동은 네발로 기는(quadriped) 자세에서 실시한다. 이 자세에서 배를 상방으로 들어올리게 한다. 이때도 마찬가지로 척추의 각이 변하지 않도록 주의한다. 그 다음으로는 바로 서서 하는 방법이 있다. 서서 한 손을 등 뒤의 허리뼈부위에 대고 허리뼈 전만각의 변화를 감지하면서 아랫배를 후방으로 들어 밀라고 한다. 이 운동 시 배에 주름이 지거나 늑골하부가 돌출되는 경우가 있는데 이 현상은 바람직하지 못하므로 주의한다.

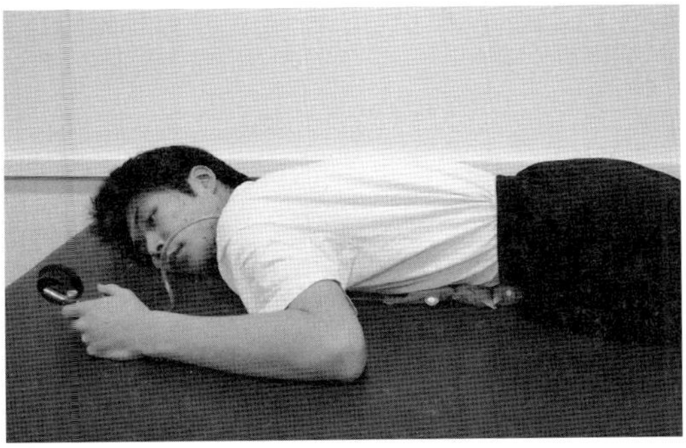

그림 3-35. 요부 안정화를 위한 신경근 조절 운동

(2) 2단계 - 요골반부 안정화(lumbopelvic stabilization) 훈련

① 운동자세 : 바로 누운 자세

먼저 요부의 중립 자세를 찾고, 다음의 운동을 단계별로 실시한다.

㉠ **한 팔 올리기**(one arm elevation)

: 한쪽 팔을 곧게 피고, 천천히 머리 위까지 들어올린다. 이때 요부의 각도가 변하지 않도록 노력해야 하는데, 이를 막기 위해 복부 근육에 힘을 주어 각도의 변화를 막아야 한다(그림 3-36).

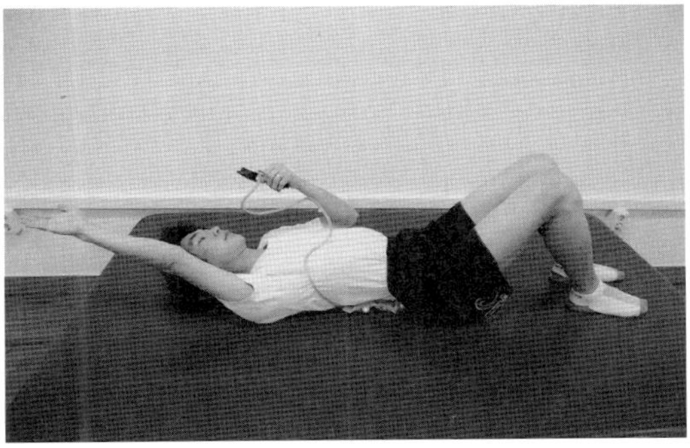

그림 3-36. 한 팔 올리기 운동

㉡ **양팔 올리기**(double arm elevation)

: 먼저 허리뼈부(요추부)의 중립 자세를 찾는다. 그 다음 양팔을 곧게 편 상태로 머리 위로 천천히 올린다. 이때 환자의 요부각이 변화되는 현상이 나타나게 될 것인데, 이를 복부근을 이용해 막아야 하고 중립 자세를 운동 중에 계속 유지하도록 해야 한다(그림 3-37).

㉢ **한 다리 올리기** Ⅰ(single leg extension supported)

: 양 무릎을 구부리고 바로 누운 자세에서 요부

의 중립 자세를 찾는다. 그 다음 한 쪽 발은 그대로 바닥에 대고 있고, 반대쪽 다리만 폄(신전)시킨다. 이때도 특히 다리를 펴는 동안 요부의 중립 자세를 계속 유지하도록 한다. 이를 위해 환자의 복부근에 힘이 주어지도록 유도한다(그림 3-38).

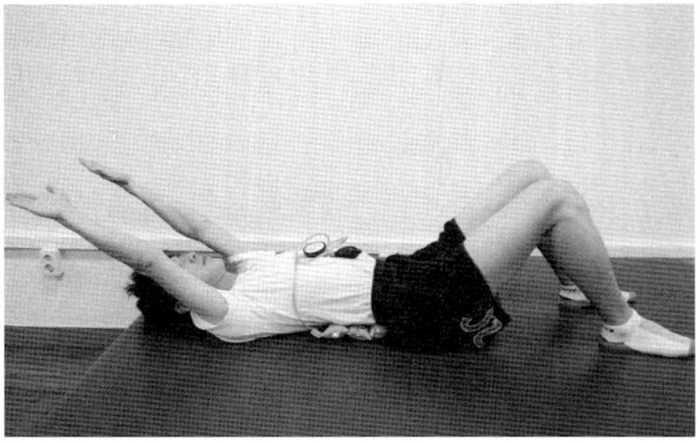

그림 3-37. 팔 올리기 운동

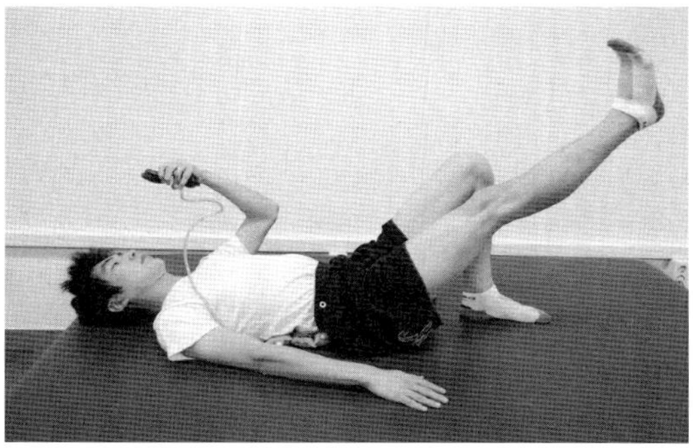

그림 3-38. 한 다리 올리기 운동 I

㉣ **한 다리 올리기** II (single leg extension unsupported)

: 양 무릎을 구부리고 바로 누운 자세를 취한다. 그리고 나서 양발을 들어 모두 바닥에서 떨어지게 한 다음 요부의 중립 자세를 찾는다. 그 다음 한쪽 다리는 그대로 유지하고 반대측 다리만 폄(신전)하게 한다. 이때 특히 다리를 폄(신전)시키는 동안 요부의 중립 자세를 그대로 유지하도록 주의한다. 각도를 유지하기 위해 배근에 힘이 주어지도록 한다. 그 다음 양다리를 서로 교대로 운동한다(그림 3-39).

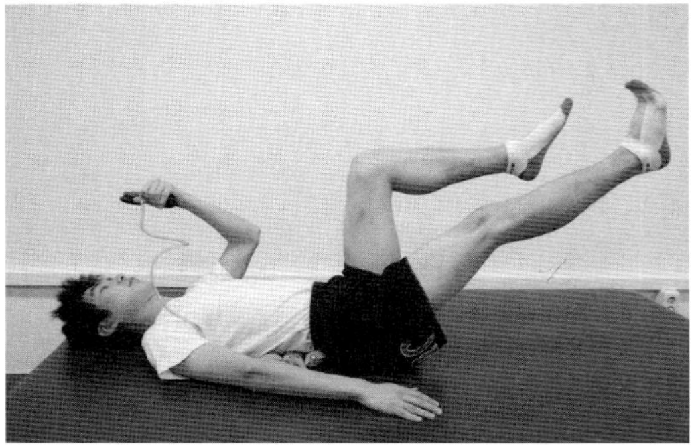

그림 3-39. 한 다리 올리기 운동 II

㉤ Dead Bug 운동

: ㉣번 운동과 마찬가지로 양발을 들고 바로 눕는다. 그리고 중립 자세를 찾는다. 그 다음 한쪽 팔은 머리 위로 올리고, 동시에 반대측 다리는 폄(신전)시킨다. 그리고 나서 운동한 양쪽 팔과 다리가 몸의 중간부분에서 서로 교차될 수 있도록 천천히 운동전 자세로 돌아오게 한다. 이때로 계속 요부에 중립 자세가 유지되도록 배근에 힘을 주도록 한다(그림 3-40).

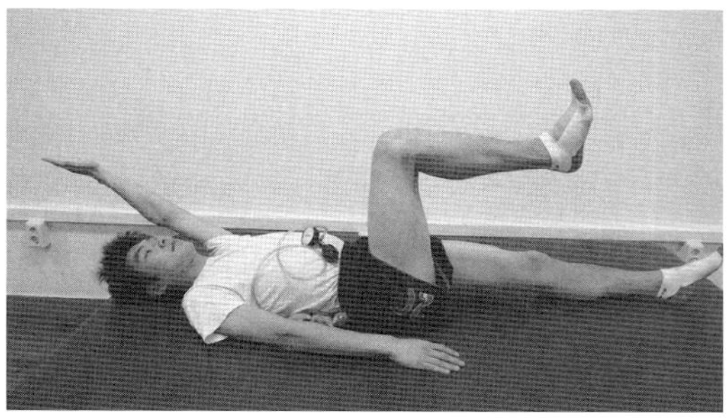

그림 3-40. Dead Bug 운동

ⓗ 90/90 운동

: 양 발이 바닥에 닿고, 무릎은 구부린 채로 바로 눕는다. 그 다음 양 무릎과 엉덩관절(고관절, hip joint)이 각각 90도가 되게 천천히 다리를 들어올린다. 이때로 중립 자세를 계속 유지하면서, 그 자세를 몇 분간 지속한다(그림 3-41).

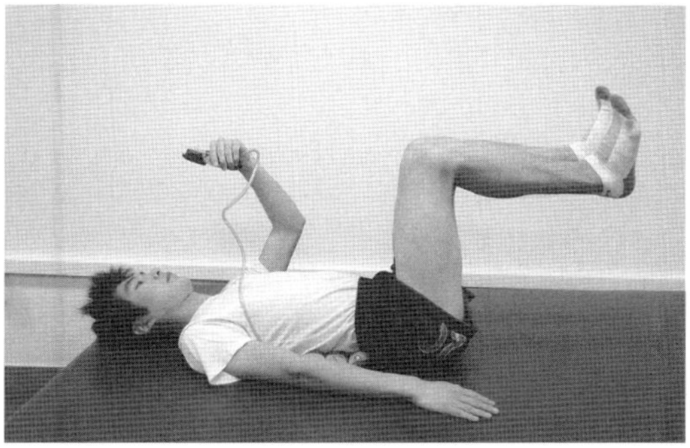

그림 3-41. 90/90 운동

② 운동자세 : Bridge자세

㉠ Bridge자세에서 중립 자세 찾기

: 양 무릎을 구부린 채로 바로 누워, 골반을 위로 들어올린다. 그 자세에서 요부의 중립 자세를 찾는다. 처음에 중립 자세를 찾기는 약간 어려울 수 있다. 그러나 곧 중립 자세를 찾을 수 있을 것이다(그림 3-42).

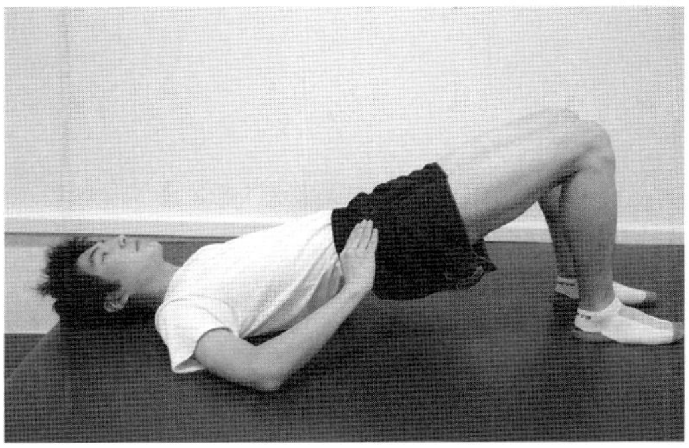

그림 3-42. Bridge 자세에서 중립 자세 찾기

㉡ 행진(marching) 운동

: ㉠번 자세에서 중립 자세를 먼저 찾는다. 이 자세에서 마치 걷듯이 한 쪽 다리를 위로 들고 그 다음 반대측 발을 교대로 드는 과정을 반복한다. 이 과정 중에 요부가 하방으로 처질 수 있으므로 발생되지 않도록 주의한다(그림 3-43).

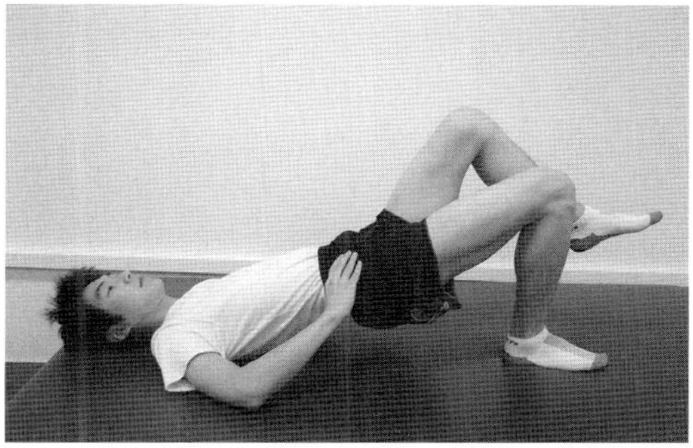

그림 3-43. 행진 운동

㉢ 한 다리 들기(single leg extension)

: ㉠번 자세에서 중립 자세를 찾고, 그 다음 요부가 중립 자세를 유지한 채로 한 쪽 다리를 곧게 편다. 그 다음 제자리로 돌아오고 반대측 다리를 다시 곧게 편다. 이 과정 중에 요부가 하방으로 처지지 않도록 주의한다(그림 3-44).

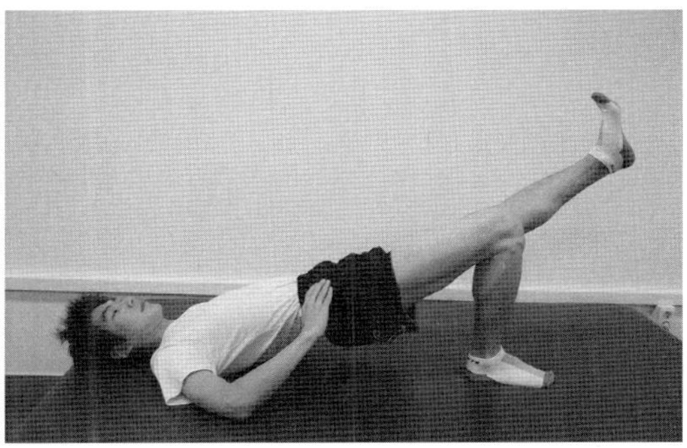

그림 3-44. 한 다리 들기 운동

㉣ **한 다리 외전하기**(single leg abduction)

: ㉠번 자세에서 중립 자세를 찾는다. 그 다음 한 쪽 다리를 곧게 편 다음 다시 천천히 벌린다. 그 다음 다시 다리를 천천히 모으고 제자리로 돌아오게 한다. 이 과정 중에 주의할 것은 다리를 벌릴 때 몸통(체간)이 회전되지 않도록 주의해야 한다. 그 다음 반대측 다리를 같은 방법으로 시행한다(그림 3-45).

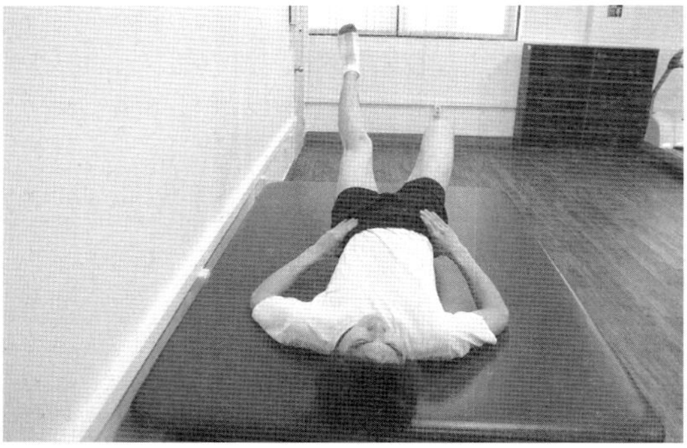

그림 3-45. 한 다리 벌림(외전)하기 운동

③ 운동자세 : 네발 기기 자세(quadripeds)

㉠ **네발 기기 자세에서 중립 자세 찾기** (quadriped find neutral)

: 네발 기기 자세에서 골반을 전후방 기울이기를 한두 번 하면서 중립 자세를 찾는다(그림 3-46).

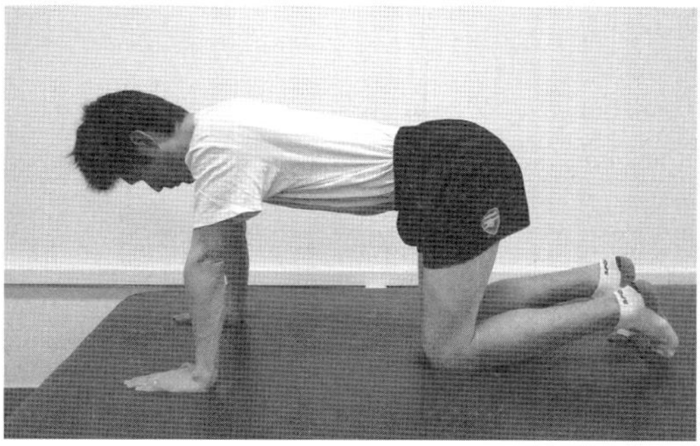

그림 3-46. 네발 기기 자세에서 중립 자세 찾기

㉡ **한 팔 올리기**(single arm elevation)

: ㉠번 자세에서 한 쪽 팔을 천천히 몸통(체간) 높이 정도까지 들어올린다. 이때 요부의 각도에 변화가 오지 않도록 주의하면서 천천히 제자리로 돌아온다. 중립 자세는 배근의 긴장으로 유지시킬 수 있다. 그 다음 반대측 팔로 같은 방법으로 운동한다(그림 3-47).

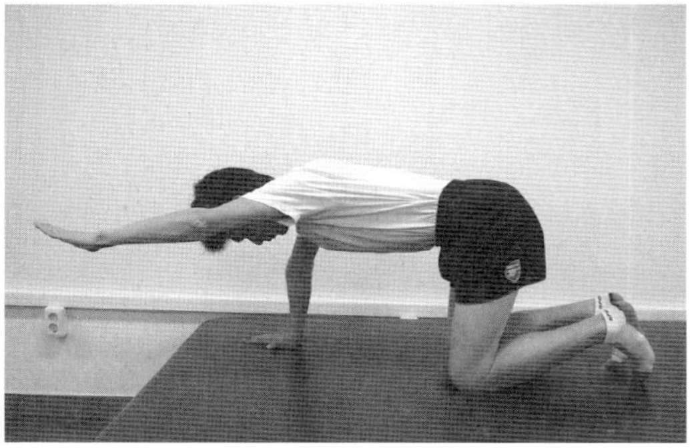

그림 3-47. 한 팔 올리기 운동

㉢ **한 다리 올리기**(single leg elevation)

: ㉠번 자세에서 한 쪽 다리를 몸통(체간) 높이 정도까지 천천히 들어올린다. 이 과정 중에 요부의 각도가 변화되게 되는데 이때도 요부의 중립 자세가 계속 유지되도록 주의한다. 그 다음 반대측 다리를 교대로 운동한다(그림 3-48).

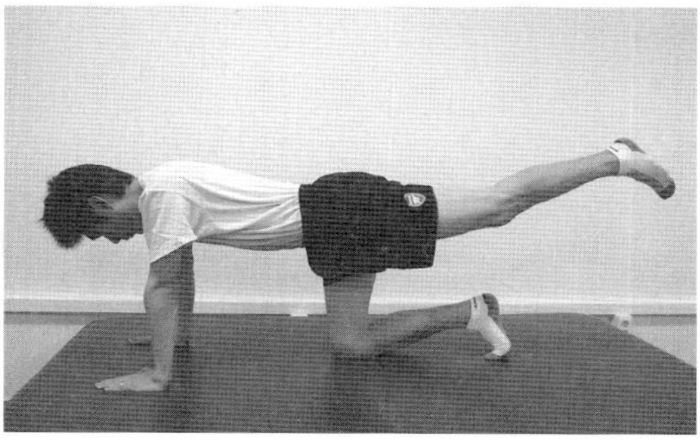

그림 3-48. 한 다리 올리기 운동

㉣ **반대 팔/다리 들기**(opposite arm & leg)

: ㉠번 자세에서 중립 자세를 먼저 찾고, 그 다음 한 쪽 팔과 그 반대측 다리를 동시에 몸통(체간) 높이 까지 들어올린다. 이때 요부의 각도가 변할 수 있다. 이를 막고 중립 자세가 유지되도록 배근에 힘을 가한다. 그 다음 천천히 들은 팔과 다리를 시작자세로 되돌아온다. 그리고 반대측 팔, 다리를 들어올린다(그림 3-49).

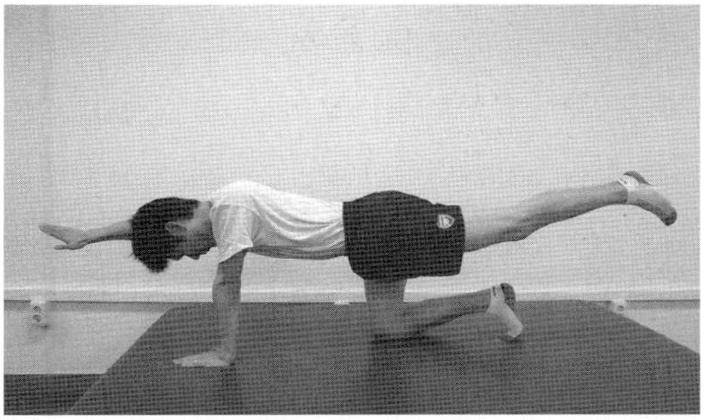

그림 3-49. 반대 팔, 다리 들기 운동

④ 운동자세 : 다리(legs) 운동

㉠ **쪼그려 앉기**(sissy squat)

: 똑 바로 선 자세에서 요부의 중립 자세를 찾는다. 그리고 요부의 중립 자세를 그대로 유지한 채로 양다리를 천천히 구부리고, 다시 천천히 펴 곧게 선다. 이 운동을 반복한다(그림 3-50).

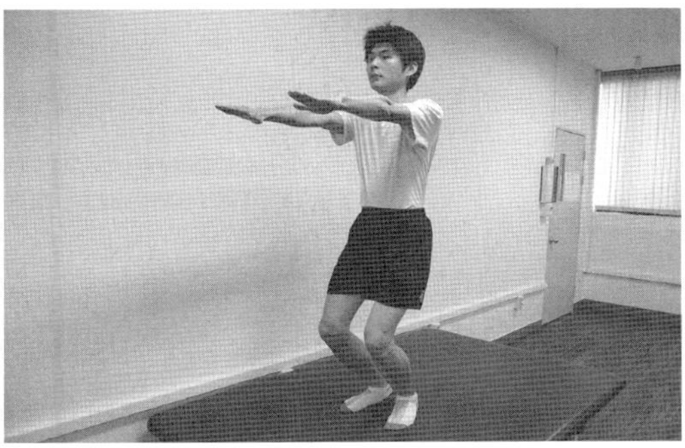

그림 3-50. 쪼그려 앉기 운동

㉡ Partial lunges

: 곧게 선 자세로 중립 자세를 찾는다. 그 다음 한 쪽 발을 전방으로 내밀고 천천히 양다리를 구부린다. 이 과정 중에 요부의 각도는 계속 중립 자세를 유지하도록 해야 한다. 그리고 천천히 제자리로 되돌아온다. 그 다음 교대로 반대측 다리의 운동을 한다(그림 3-51).

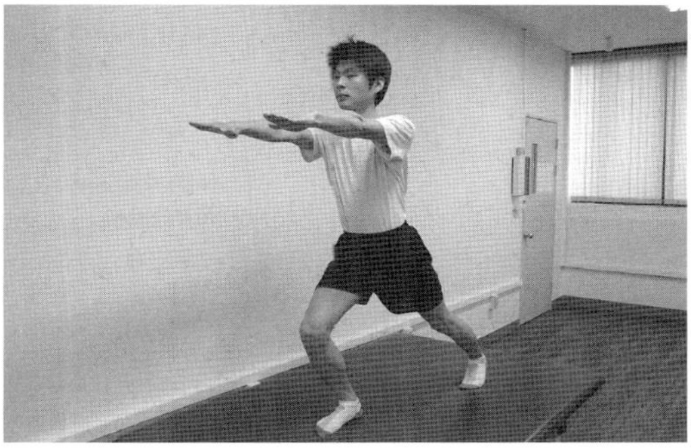

그림 3-51. Partial lunges 운동

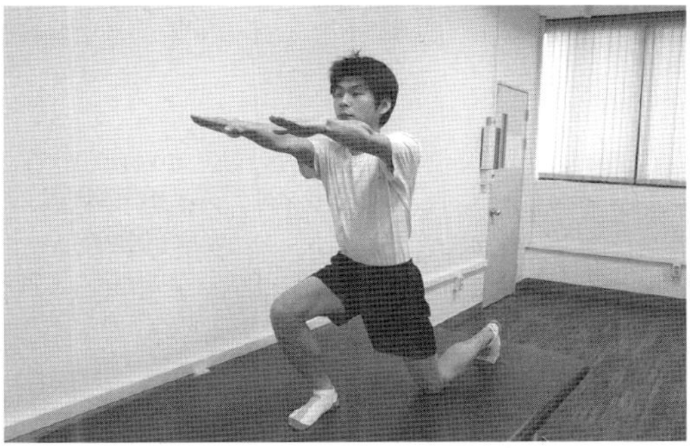

그림 3-52. Lunges 운동

㉢ Lunges

: 곧게 선 자세로 요부의 중립 자세를 찾는다. 그 다음 한쪽 발을 전방으로 크게 내딛는다. 이때 하방에 있는 다리의 무릎이 바닥에 살짝 닿을 정도까지 전방의 다리를 구부린다. 주의해야 할 것은 이 과정 중에 계속 몸통(체간)을 곧게 펴고, 요부

의 중립 자세를 유지해야 한다는 점이다. 그 다음 천천히 제자리로 돌아오고, 반대측 다리 운동을 교대로 실시한다(그림 3-52).

(3) 3단계 - 신장운동(stretching exercise)

신장운동의 시간은 각 운동부위별로 약 1분이 적당하다. 실제 적용 시에는 15초씩 4회를 실시하거나, 30초씩 2회 혹은 1분간 1회를 실시하는 방법 중에 선택하는 것이 적당하다. 다음의 근육들은 요부의 안정화와 관련된 근육들이다. 중요한 것은 이 운동시에도 항상 척추의 중립자세를 유지한 상태에서 신장운동을 해야 한다는 것이다.

① 넙다리네갈래근(대퇴사두근, quadriceps)
② 엉덩허리근(장요근, iliopsoas)
③ 볼기근(둔근, gluteal muscles)
④ 궁둥구멍근(이상근, piriformis)
⑤ 슬괵근(hamstring)
⑥ 요부 폄근(요부 신전근, low back extensors)

(4) 4단계 - 고급 훈련(advance training)

어느 정도 수준에 도달되면 동적인 훈련으로 진행해 간다. 이 단계에서 할 수 있는 운동들은 다음과 같다.

① 치료용 공(예, Gym ball) 위에 앉아서 하는 골반 운동
② 벽에 등지고 서서 등 뒤에 치료용 공을 대고 앉았다 일어섰다 하기 운동
③ 치료용 공 위에 누워 균형 잡기 운동
④ 바로 누워 발밑에 치료용 공을 끼고 엉덩이 들기 운동

이외에도 자전거 타기, 미끄러짐 판 위에서 스키 타기 운동 등이 있다.

요통은 인간과 매우 밀접한 관계이며, 이제는 어떻게 관리하며 함께 생활하는 것이 가장 중요한 문제가 되었다. 요통은 단순히 한가지 원인으로 발생된다기 보다는 매우 다양한 요소들이 복합적으로 관련되어 있다. 요통에 있어서 근육의 관리는 매우 중요하며, 배곧은근(복직근, rectus abdominis)과 같은 큰 근육보다 허리뼈(요추)와 골반내의 작은 근육 즉, 배가로근(복횡근, transverse abdominis), 뭇갈래근(다열근, multifidus) 등의 근력의 회복이 더 중요하다는 점을 알게 되었다. 이러한 접근은 지금까지 수동적인 치료에 익숙해 있는 우리의 치료환경에 변화가 필요하며, 환자 스스로 치료에 참가하는 능동적인 치료로 유도하는 것이 중요하다는 것을 일깨워 주고 있다.

6 경부 안정화 운동과 슬링운동치료

슬링을 이용한 운동치료를 통하여 얻을 수 있는 치료적 운동으로는 이완 운동, 감각운동 통합 훈련, 안정화 운동, 근력 강화 운동, 근 지구력 운동, 신장운동 등이 있다. 이러한 치료적 운동을 얻기 위해서는 환자에게 맞는 치료 용량을 적용해야 한다(김선엽과 권재확, 2001). 치료용량에 변화를 줄 수 있는 것으로는 가장 기본이 되는 현수점(hanging point, HP)을 이동시키는 것(김선엽 등, 2003), 슬링의 줄의 길이 조절, 지렛대의 원리에 의한 운동하는 지절의 길이 조절, 치료사의 도수 저항, 무게(weights) 적용, 탄력 밴드(elastic cords)의 사용, 닫힌 사슬 또는 열린 사슬 운동의 사용 등이

있다. 이러한 변화 요인을 사용하여 매우 다양한 강도의 운동을 환자에게 사용할 수 있는 것이다 (Kirkesola, 2001).

1) 슬링의 현수점에 따른 생역학적 특성

슬링의 현수점(hanging point; HP)은 슬링의 줄이 내려오는 지점이며, 치료하고자 하는 관절과 관련하여 현수점이 어디에 놓이는 가에 따라 HP의 종류를 분류할 수 있다(그림 3-53-1~6). 그리고 HP의 위치와 줄의 길이에 의해 운동의 방향과 압력의 변화를 일으켜 운동의 효과에 영향을 미친다. 목(경부, neck)에서 HP는 다른 관절과의 약간의 차이가 있으며 운동효과에서도 달라진다. 목(경부)에서 HP는 축(axial) HP, 미측(caudal) HP 두측(cranial) HP, 외측(lateral) HP, 내측(medial) HP로 구분할 수 있다(그림 3-54).

축(axial) HP는 줄이 운동이 일어나는 관절 바로 위로 내려오는 상태로 이때는 움직임이 수평면과 같은 방향으로 일어나며, 운동이 일어나는 양쪽 방향에서 모두 중력의 영향을 받지 않는다. 이때 관절에는 약간의 압박력이 가해진다(그림 3-53-1). 두측(cranial) HP를 이용할 때 운동은 오목(concave)한 경로를 그리며 일어난다. 운동을 하려는 방향으로 모두 저항이 가해진다. 시작자세로 돌아올 때는 쉬워지며 관절에는 신연(decompression) 효과가 일어난다. 운동이 일어나는 범위는 미측(caudal) HP를 이용할 때보다 적어진다(그림 3-53-2). 미측 HP는 오목(convex)한 운동 경로를 가지며, 처음 운동 시작 자세로 돌아올 때 부하가 걸린다. 관절에는 압박 효과가 일어나 통증이 발생되는 경우에는 사용하지 않는다(그림 3-53-3). 외측 HP는 현수점이 있는 방향과 반대로 움직이려 할 때 저항이 발생되며, 움직임이 일어나는 경로는 사선을 그린다(그림 3-53-4).

Axial Hanging Point

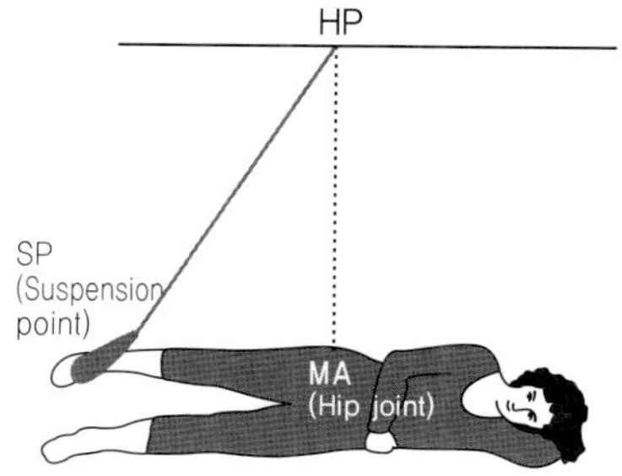

그림 3-53-1. 축 HP

Cranial Hanging Point

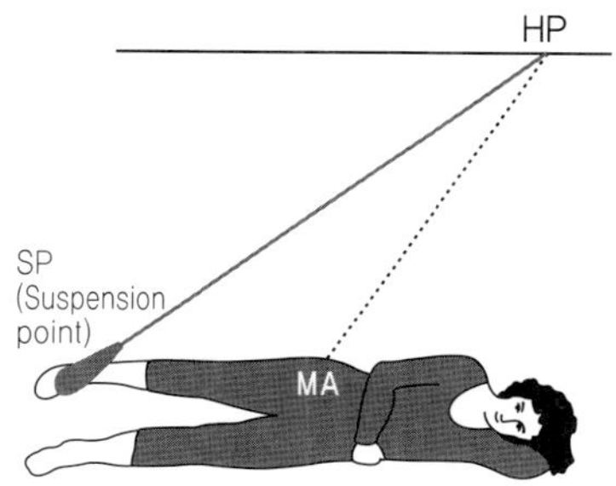

그림 3-53-2. 두측 HP

Caudal Hanging Point

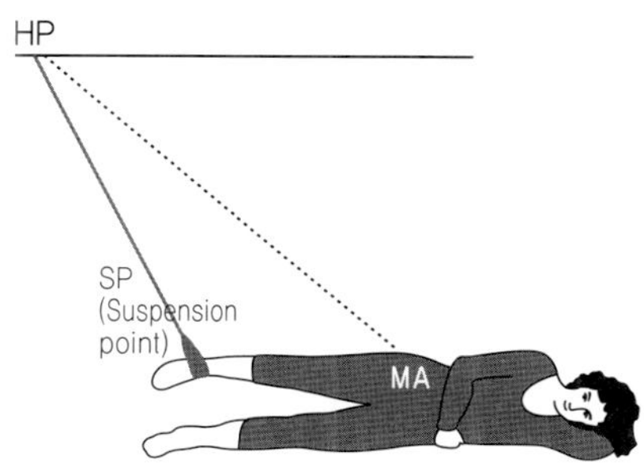

그림 3-53-3. 미측 HP

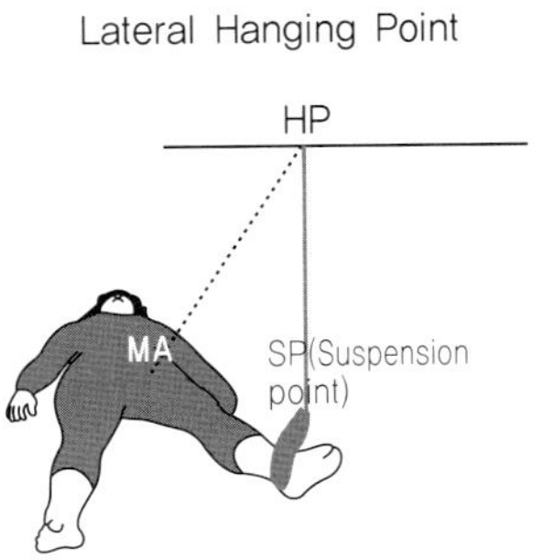

그림 3-53-4. 외측 HP

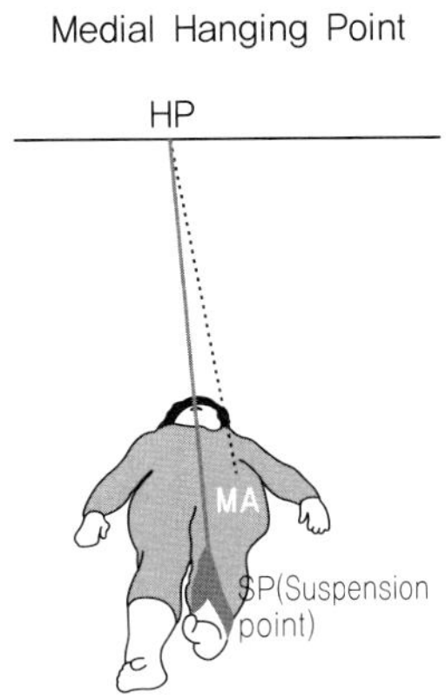

그림 3-53-5. 내측 HP

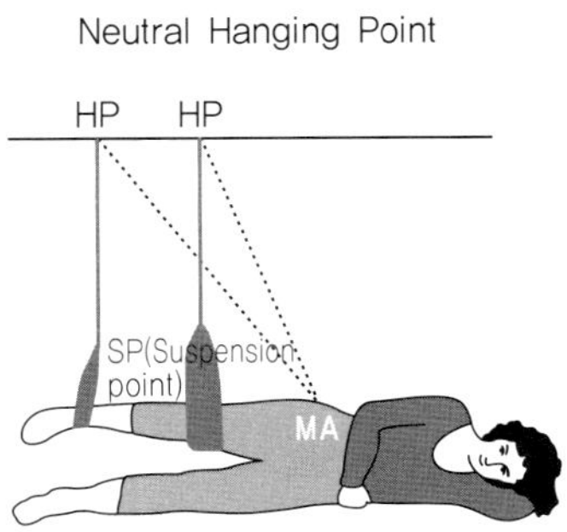

그림 3-53-6. 중립 HP

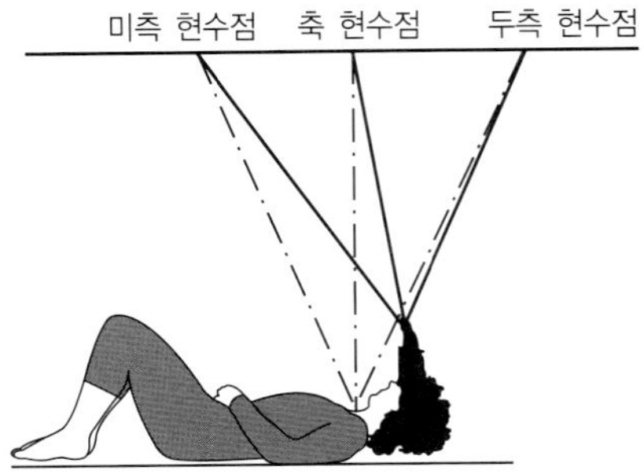

그림 3-54. 목뼈부(경추부) 슬링운동과 HP

2) 경부 안정화에 관여하는 근육

머리와 목(경부)은 약 30~32개의 근육들로 구성이 된다. Cailliet(1981)는 목(경부)의 근육을 머리의 굽힘(굴곡)/폄(신전)에 관여하는 그룹과 목뼈(경추)의 굽힘(굴곡)/폄(신전)에 관여하는 근육으로 크게 두 가지로 분류하였다.

인간의 척추에서 늑골 부위와 척추 주위의 근육을 제거하고 나면 인대와 척추는 단지 매우 작은 수직적인 힘만을 지탱할 수 있다. 이것은 20N의 무게로 결국 안정성을 잃어버린다. 목뼈의 복합적인 움직임은 모든 척추 중에서 가장 복잡하다. 목의 복잡한 움직임은 추체간의 근육과 후두골 하부 근육과 길고 강한 부척추근들의 복합적 작용에 의해 일어난다(Foreman 등, 1995).

(1) 목빗근(흉쇄유돌근, sternocleidomastoid)

목빗근은 4개의 다발로 구성되며 한쪽이 수축하면 반대쪽으로 머리회전, 같은 쪽으로 측굴과 폄(신전)이 복합적으로 일어난다. 양측의 목빗근의 작용은 다른 경부근의 수축상태에 의해 변화하는데 목뼈가 유연할 경우에는 머리의 폄(신전)을 동반한 목뼈 전만이 증가되고 흉추에 대한 목뼈의 만곡도 증가한다. 이와 반대로 추체 전부근 군의 수축에 의해 목뼈가 똑바로 유지되고 있을 경우에는 목뼈의 굽힘(굴곡)이 일어나고 머리의 전방 굽힘(굴곡)이 일어난다. 문제시 과활성화되는 성향이 있다.

(2) 긴목근(경장근, longus colli)

긴목근은 추골전부근 중에서 아주 심부에 있고 환추 전궁으로 부터 제3흉추까지 목뼈의 전면을 싸고 있다. 양쪽의 근이 동시에 수축하면 목뼈 전만은 편평하게 되고 목이 굽힘(굴곡)한다. 긴목근은 C5-7 레벨에서 뭇갈래근(다열근, multifidus)보다 많은 밀도의 근방추가 분포하고 있으며 목뼈 전단을 감소시켜 목뼈를 단단하게 유지하는데 가장 중요한 근육이다. 문제시 약화를 초래한다.

(3) 목뿔위근(설골상근, suprahyioid), 목뿔아래근(설골하근, infrahyoid)

목뿔위근과 목뿔아래근은 척추에서부터 전방으로 멀리 떨어져 있기 때문에 긴 지렛대로 작용하여 상대적으로 강력한 목의 굽힘근(굴곡근)으로 작용한다.

(4) 등세모근(승모근, trapezius)

등세모근은 어깨뼈(견갑골, scapula)가 고정되어 있을 때 매우 강력한 폄근(신전근)의 역할을 한다. 양측성 수축은 머리의 폄(신전)을 조성하며 목뼈의 전만을 증가시킨다. 한쪽이 수축하면 같은 쪽의 측방굽힘(굴곡)과 반대쪽의 회전을 조성한다.

(5) 머리널판근(판상근, splenius), 어깨올림근(견갑거근, levator scapula)

이 근육들의 양측성 수축은 머리와 목을 폄(신전)시키며 목뼈의 전만을 증가시키고 편측 수축은 폄(신전)과 측방굽힘(굴곡) 그리고 회전을 일으킨다.

(6) 목긴갈비근(경장늑근, iliocostalis cervicis)

하부목뼈(하부경추)를 폄(신전)시키며 편측수축은 측방굽힘(굴곡) 그리고 회전의 역할을 한다. 이러한 긴 폄근(신전근)들의 수축은 중요한 굽힘근(굴곡근)들의 보상적 수축으로 인하여 균형을 유지하게 되며 결과적으로 목의 안정성 유지에 크게 관여한다.

(7) 뒤통수밑근(후두하근, suboccipital)

이 근육들은 머리의 위치를 결정하는 훌륭한 조정기의 역할을 하는 중요한 근육군이다. 이 근육들에서 편측이 수축하는 경우 반대쪽은 반드시 이완되어 주어야 하는데 외상으로 발생된 근육긴장은 이러한 정상적 주동근과 길항근의 관계를 매우 억제한다. 이 근육들이 동시에 양측성으로 수축하는 경우 상부목뼈의 폄(신전)이 발생한다.

3) 경부의 근육 조절(muscle control) 방법

Petty와 Moore(2001)는 근육 평가는 자세관찰에 의해 운동의 질, 변화되지 않은 근육동원 형태, 다양한 위치에서의 촉진으로 확인할 수 있고 목에서 심부 굽힘근(굴곡근)은 견갑대의 근육과 함께 목의 조절과 지지에 중요한 근육으로 중력에 대항한 머리의 무게 지지를 위한 안정화 그리고 팔(상지, upper limb)의 기능을 효과적이게 하는 근육이므로 개별적으로 검사되는 것이 필수적이라고 하였다. 심부 경부 굽힘근의 약화는 목뼈성(경추성) 두통과 연합되어져 나타날 수 있는데 이러한 근육은 바로 누운 자세에서 머리의 굽힘(굴곡)이 일어날 때 동작패턴 관찰로 검사할 수 있다. 심부 경부 굽힘근의 약화시 목빗근(흉쇄유돌근)은 초기에 먼저 활성화되어 턱과 머리의 움직임을 만드는 원인이 되고 상부목뼈는 젖힘(과신전, hyperextension) 된다. 약 10도 정도 머리 거상 후에 목뼈는 굽힘(굴곡)하게 되는데 PBU(pressure biofeedback unit)는 보다 주관적으로 심부 경부 굽힘근에 기능적으로 적용되어질 수 있는 도구이다. 환자는 바로 누운 자세로 머리 아래 수건을 놓고 머리를 중립위로 유지한 체 눕는다(그림 3-55). 그 다음에 머리는 천장과 수평이 되게 하고 PBU는 경부 아래에 위치하여 후두하 공간에서 부풀려진다(약 20mmHg). 환자는 그 다음 가볍게 머리의 굽힘(굴곡)을 만들어 6~10mmHg의 압력을 증가시킬 수 있게 한다. 경부 굽힘근의 기능이 정상일 경우 이 수축을 10초 동안 유지할 수 있고 10회 수축을 반복할 수 있어야 한다. 지구력에 있어서는 30mmHg가 넘지 않는 압력을 지속적으로 유지할 수 있어야 한다. 심부 경부 굽힘근(굴곡근)의 약화로 인한 불안정성의 회복에 적용되어 질 수 있고 이 수축이 발생할 경우 목의 천부근육에서의 수축은 완전히 배제되어야 한다.

4) 경부 안정화를 위한 슬링운동 치료 방법

(1) 슬링을 이용한 경부 안정화 운동

① 이완 운동(relaxation exercise)

경부 슬링을 이용하여 머리를 편안하고 안정된 지지를 제공할 수 있으며, 슬링의 높이에 따라 경부 운동의 위치 변화를 줄 수 있다. 또한 좀 더 빠른 이완을 위하여 치료사가 도수치료를 이용하기에 용이한 자세를 제공한다(그림 3-56).

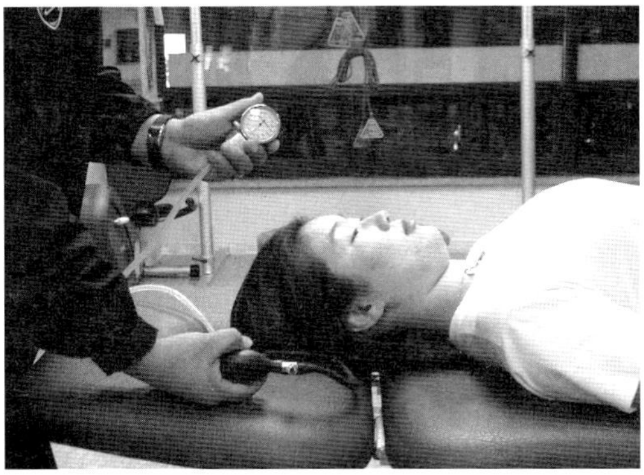

그림 3-55. 경부 심부 굽힘근(굴곡근)의 근력 평가

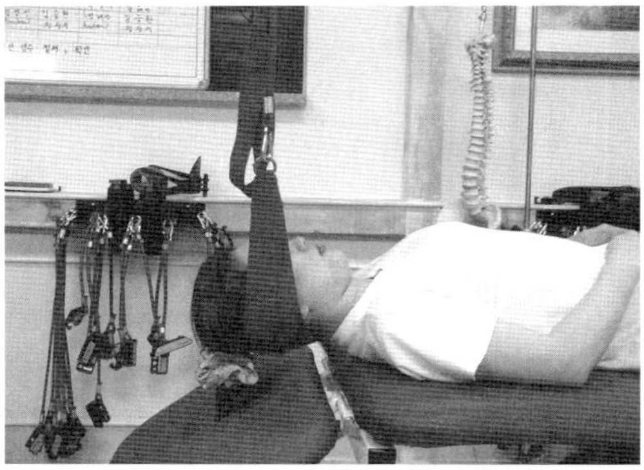

그림 3-56. 경부 이완 자세

옆으로 누운 자세에서 머리를 중립자세로 유지한다. 이 상태에서 머리를 천천히 굽힘(굴곡), 폄(신전)을 한다. 굽힘(굴곡)을 할 때는 턱이 들리지 않도록 주의한다(그림 3-57).

그림 3-56의 경부 이완 자세에서 머리를 천천히 좌우(시계추가 움직이듯 작은 근육을 이용)로 측방굽힘(굴곡)을 한다. 대상작용으로 어깨가 거상되지 않도록 한다(그림 3-58).

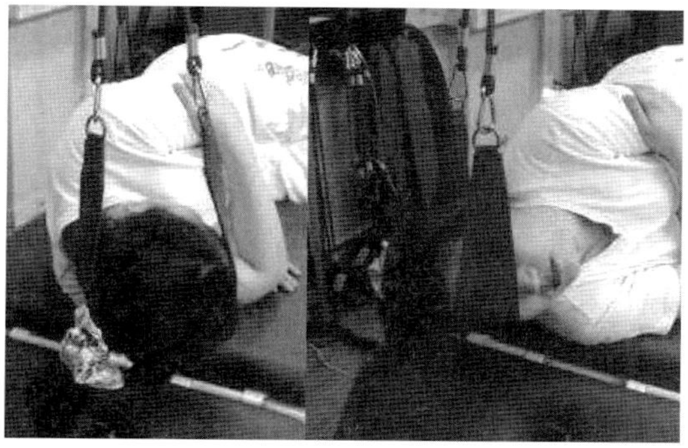

그림 3-57. 경부 굽힘(굴곡)-폄(신전) 운동

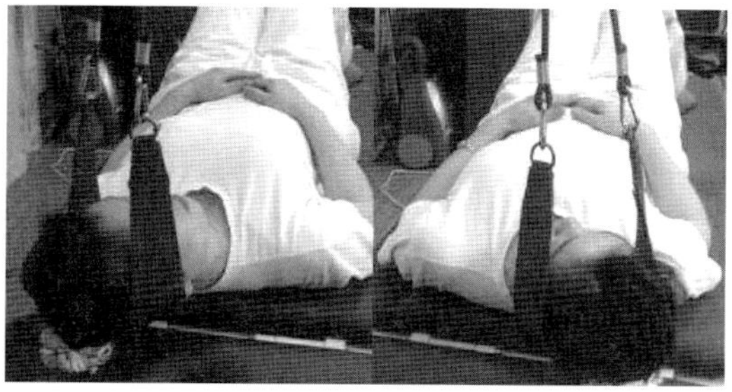

그림 3-58. 경부 측방굽힘(굴곡) 운동

그림 3-56의 경부 이완 자세에서 도르레에 걸은 슬링의 회전을 이용해서 천천히 경부의 회전 운동을 시행한다(그림 3-59).

② 감각운동 통합 훈련(sensorimotor training)

바로 누운 자세에서 머리 바로 밑에 공기방석(air cushion) 2개를 넣고, 어깨뼈(견갑골, scapula)와 골반 그리고 발목아래에 각각 슬링을 받친 후 침대의 높이를 천천히 내려서 몸이 들리게 함으로써 경부에서의 자연스러운 닫힌 사슬운동을 할 수 있도록 한 것이다. 일명 커퍼필드 운동으로 목뼈 편타증 등과 같은 환자들의 감각-통합 훈련으로 매우 좋은 방법이다(그림 3-60).

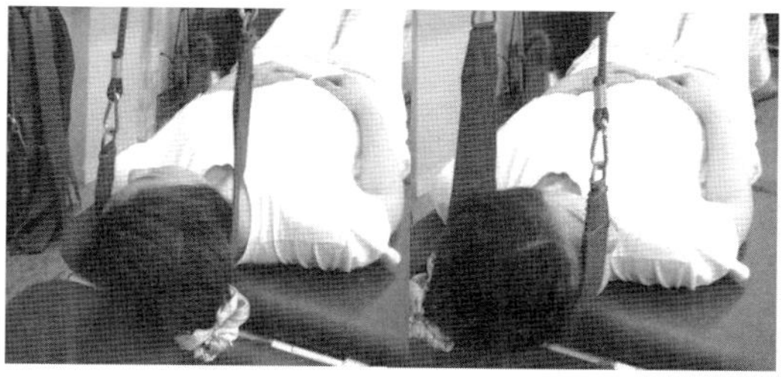

그림 3-59. 경부 회전 운동

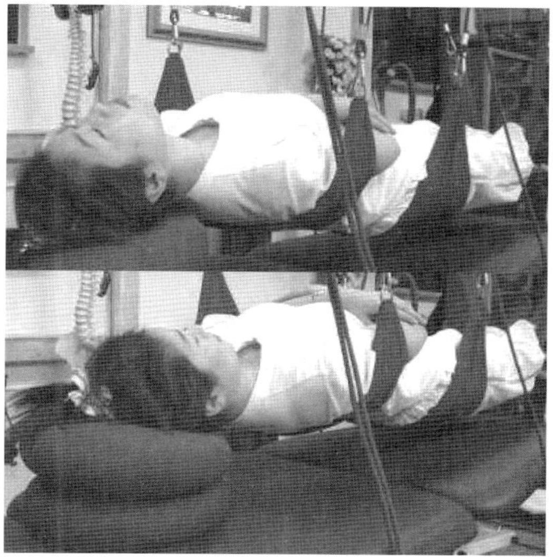

그림 3-60. 닫힌 사슬을 이용한 경부 굽힘(굴곡)/폄(신전) 운동

환자가 앉은 지지면을 불안정하게 하여 감각-운동 통합 훈련을 효과적으로 하기 위해서 엉덩이와 발 아래에 공기방석(air cushion)을 두고, 1kg의 추를 매단 풀리(pulley)를 이용하여 경부 측방굽힘(굴곡)을 한다. 이때 가능한 한 몸통(체간)이 경부와 같이 움직이지 않도록 주의한다(그림 3-61).

위의 그림 3-61과 같은 자세에서 경부 굽힘(굴곡) 감각운동 통합 훈련을 하는 것이다. 시작자세에서 턱을 안으로 넣은 자세를 유지한 상태에서 순수한 경부 굽힘(굴곡)이 이루어지도록 한다(그림 3-62).

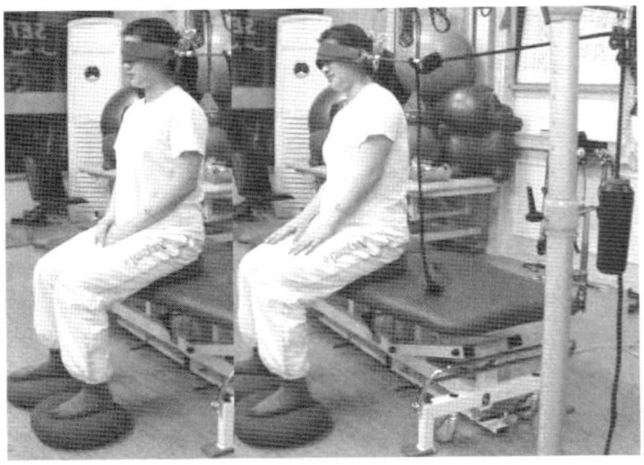

그림 3-61. 경부 측방굽힘(굴곡) 감각운동 통합 훈련

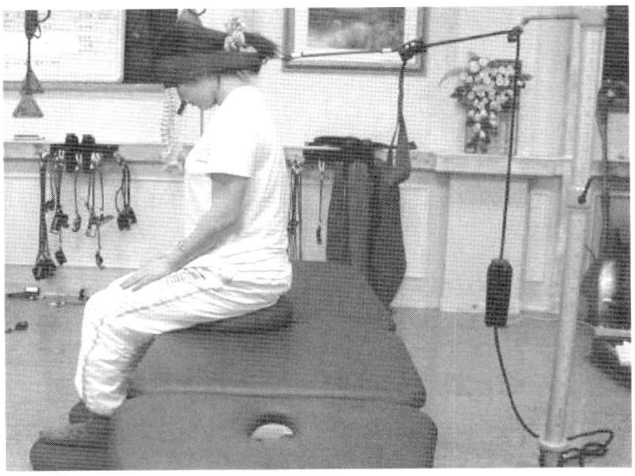

그림 3-62. 경부 굽힘(굴곡) 감각운동 통합 훈련

머리에 쓴 헤드셋에 부착된 레이저 포인트를 이용하여 앞에 있는 표적의 그림을 따라 천천히 이동하는 훈련을 하는 것으로써 시각과 경부의 고유수용성 감각의 협응을 이끌어내는 데 매우 효과적인 운동이다(그림 3-63).

③ 안정화 운동(stabilizing exercise)

그림 3-56의 경부 이완 자세에서 줄을 고무 밴드로 바꾸어서 경부 후인한 자세를 유지하는 운동이다. 이것은 경부 심부 폄근(신전근)의 강화와 함께 경부 후인 안정화 운동이 가능하다. 운동시작 전에 항상 턱을 후인된 자세로 유지되도록 한다(그림 3-64).

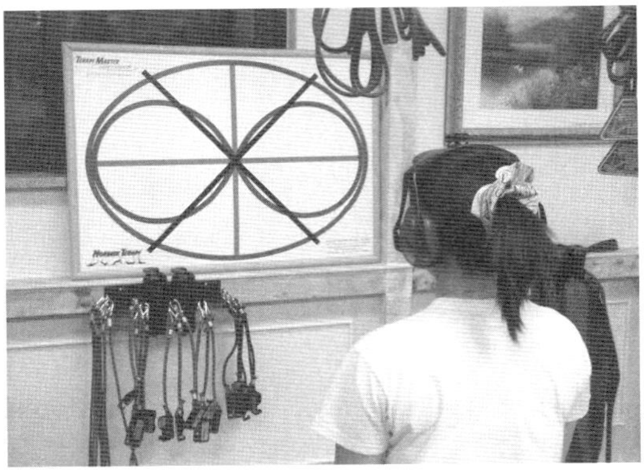

그림 3-63. 센소넥(Sensoneck)을 이용한 경부 감각운동 통합 훈련

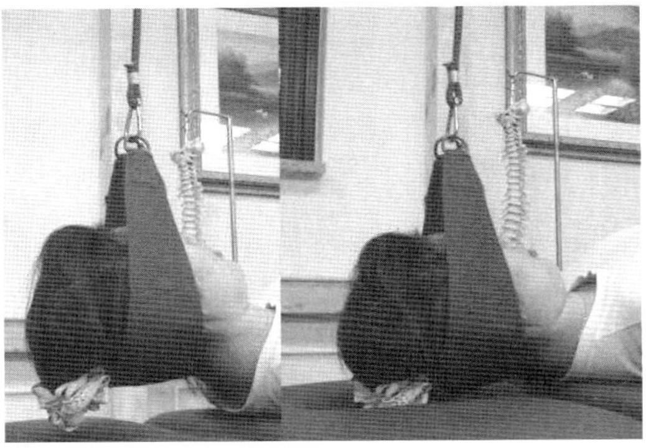

그림 3-64. 고무 밴드를 이용한 경부 후인 안정화 운동

옆으로 누운 자세에서 머리의 중립자세를 유지한다. 이때도 줄을 고무 밴드를 이용한다.

그리고 천천히 머리를 지지면 아래 방향으로 측방굽힘(굴곡)을 한다. 이것은 경부 심부 측방굽힘근(측방굴곡근)의 강화와 함께 경부 측굴 안정화를 위한 것이다(그림 3-65).

④ 근력강화 운동(strengthening exercise)

바로 누운 자세에서 풀리에 1kg 무게를 이용하여 경부 왼쪽 측방굽힘(굴곡)을 강화하는 운동이다. 오른쪽 측방굽힘(굴곡)은 풀리를 오른쪽에서 왼쪽으로 이동시켜 머리를 오른쪽으로 측방굽힘(굴곡)하는 방법으로 강화운동이 가능하다(그림 3-66).

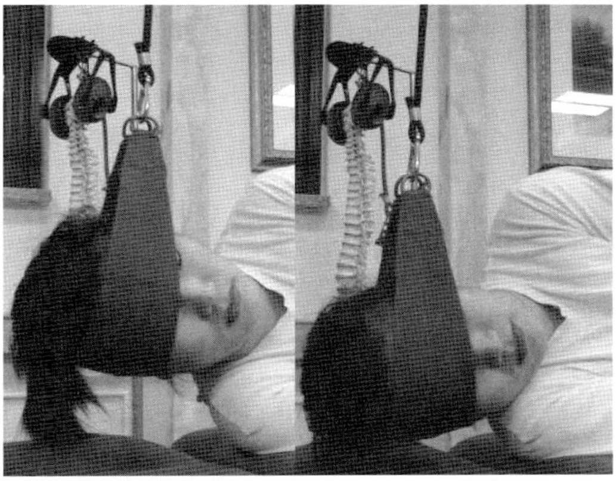

그림 3-65. 고무밴드를 이용한 경부 측굴 안정화 운동

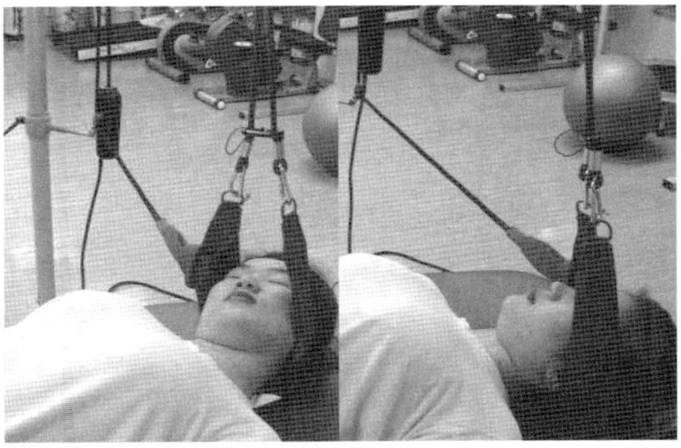

그림 3-66. 풀리를 이용한 경부 측방굽힘(굴곡) 근력강화 운동

옆으로 누운 자세에서 머리의 중립 자세를 유지한다. 풀리에 1kg의 추를 이용하여 경부 폄근(신전근)을 강화하는 운동이다. 경부 굽힘근(굴곡근)의 강화는 풀리를 경부 앞쪽에서 뒤쪽으로 이동시켜 운동을 할 수 있다(그림 3-67).

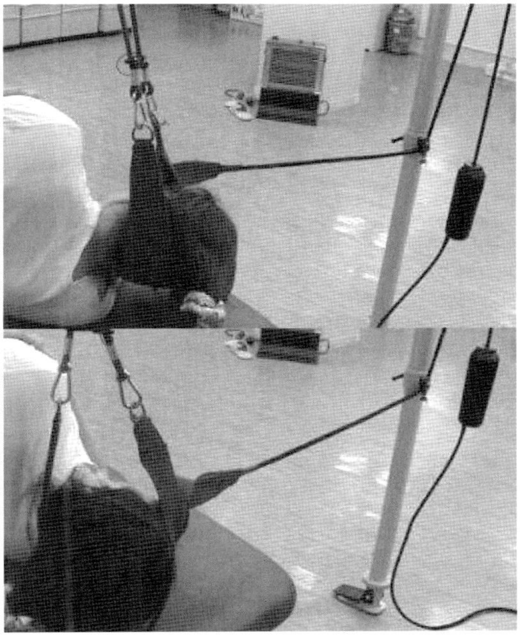

그림 3-67. 풀리를 이용한 경부 폄(신전) 근력강화 운동

참고문헌

권재확, 조미주, 박민철, 김선엽. 슬링(sling) 시스템을 이용한 경부 안정화 운동. 대한정형물리치료학회지. 2002 ; 8(2) : 57~71

김선엽, 권재확. 슬링(sling) 시스템을 이용한 요부 안정화 운동. 대한정형물리치료학회 2001 ; 7(2) : 23~40

김선엽, 김택연, 박성진. 슬링운동치료에서 Hanging Point의 원리와 임상적 적용. 대한정형도수치료학회지 2003 ; 9(2) : 25~45

김선엽, 황성수. 최신 근에너지기법. 대학서림, 서울, 2판, 2005

김선엽. 요통의 요골반부 안정화(lumbo-pelvic stabilization) 접근법. 대한정형물리치료사학회지 1998 ; 4(1) : 7~20

Barstow. I, Gilliam J. A research based approach to low back dysfunction. Florida medical office management services. 1996.

Boden SD, Davis DO, Dina TS, Patronas NJ, Wiesel SW. Abnormal magnetic resonance scans of the lumbar spine in asymptomatic subjects. J Bone Joint Surg Am. 1990 ; 72 : 403~408

Cailliet R. Neck and arms pain, FA Davids, Philadelphia, 2nd ed, p21~23, 1981

Elia DS, Bohannon RW, Cameron D, Albro RC. Dynamic pelvic stabilization during hip flexion : a comparison study. JOSPT. 1996 ; 24(1) : 30~36

Foreman SM, Croft AC. Whiplash injuries, Williams & Wilkins, USA, p31~32, 1995

Hodges PW, Richardson CA. Inefficient muscular stabilization of the lumbar spine associated with low back pain : A motor control evaluation of transversus abdominis. Spine 1996 ; 21(22) : 2640~2650

Hoges PW, Richardson CA. Contraction of the abdominal muscles associated with movement of the lower limb. Physical Therapy 1997 ; 77(2) : 132~144

Kirkesola G. Advanced musculo-skeletal course. The s-e-t concept using the terapimaster system. Course book. Norway, 2001

Kisner C, Colby LA. Therapeutic exercise. foundations and techniques. 3th ed, F.A. Davis, Philadelphia. 551~568, 1996

Petty NJ, Moore AP. Neuromusculoskeletal examination & assessment. Churchill Livingstone, New York, 2nd, 2001

Richardson CA, Jull GA. Muscle control-pain control. what exercises would you prescribe? Manual Therapy 1995 ; 1(1) : 2~10

Saal JA. Dynamic muscular stabilization in the nonoperative treatment of lumbar pain syndrome. Orthop Rev 1990 ; 19(8) : 691~700

Shiple B, DiNubile NA. Relieving low-back pain with exercise. The Physician and Sportsmedicine 1997 ; 25(8) : 1~4

Wiesel SW, Tsourmas N, Feffer HL, Citrin CM, Patronas N. A study of computer-assisted tomography I. The incidence of positive CAT scans in an asymptomatic group of patients. Spine 1984 ; 9(6) : 549~551

제7장 심장질환의 물리치료

(Physical Therapy for Cardiovascular Diseases)

이 정 원

1 개 요

심장은 사람이 모태에서 생기면서부터 죽을 때까지 한순간도 쉬지 않고 우리 몸의 피를 순환하게 하는 가장 중요한 부분이며, 가장 바쁘게 일하는 기관이다. 심장은 가슴 한가운데와 왼쪽 젖꼭지 사이에 위치하며 허파에 의해서 양쪽이 둘러싸여 안전하게 보호되고 있다. 성인의 심장은 1분에 70회 내지 80회 정도로 하루에 보통 10만 번 이상 박동을 하며, 심장이 한 번 뛸 때마다 75cc 정도의 피가 심장으로부터 나오기 때문에 하루 동안 심장이 뿜어내는 피의 양은 7,500L에 해당하는 많은 양이지만 심장의 크기는 보통 자기의 두 주먹을 합친 크기보다 약간 작고 무게는 겨우 400g 미만의 특수한 근육으로 만들어져 있으며 네 개의 방으로 구성되어 있다.

심장질환은 크게 세 가지로 구분될 수 있는데 부정맥, 판막 질환 그리고 허혈성 심장질환이다. 부정맥은 심장이 규칙적으로 뛸 수 있게 자극을 전도해주는 자극전도계의 문제이다. 심장에는 체순환을 마친 정맥혈이 심장으로 들어와 우심방과 우심실 사이의 삼첨판을 지나 이산화탄소와 산소의 가스 교환을 위해 폐동맥판을 지나고 산소가 풍부해진 혈액이 좌심방과 좌심실 사이의 승모판을 지나 산소를 필요로 하는 신체 각 부위로 혈액을 내보내는 대동맥판이 있다. 판막 질환에는 네 개의 판막이 각각 협착되거나 역류되는 8가지 질환이 있다. 허혈성 심장질환은 1768년 런던에서 William에 의해 처음으로 협심증의 임상적 증상이 기술되었다. 오늘날 미국에서는 20초에 1명이 심장병으로 사망하여 사망 원인 중 1위를 차지하고 있으며, 4명 중 1명이 심장질환을 가지고 있으며, 암 사망률의 2배이다. 또한 허혈성 심장질환의 마지막 단계인 급성 심근경색증은 관상동맥이 완전 폐쇄되어 심근의 괴사가 일어나 40~50%가 2시간 이내에 심실세동으로 급사한다. 관상동맥 질환 원인의 90%는 죽상동맥경화증 때문이다. 이러한 관상동맥 질환은 수년 내지 수십 년에 걸쳐 서서히 죽상동맥경화증이 진행되어 협심증이나 심근경색증을 유발한다. 허혈성 심장질환은 심근에 대한 산소 공급량이 요구량에 미치지 못하는 기능적 불균형으로 인해 발

4) 운동 부족

최근 생활이 편리해짐에 따라 현대인들은 만성적인 운동 부족 상태에 있다. 운동이 심장질환을 예방하고 심근경색 후 사망률을 감소시키는데 얼마나 효과가 있는가 하는 문제는 매우 중요하다. 지난 수십년에 걸쳐 연구되어온 것을 종합하면 규칙적인 운동은 심장질환으로부터 발병률과 사망률을 줄이고, 심혈관계 기능을 증진시킬 뿐만 아니라 삶의 질을 향상시키는 것으로 밝혀졌다. 지속적인 유산소성 운동이 체중 및 근육 조직의 유지에 도움이 되고 혈압을 하강시키고 중성 지방치를 낮춘다. 그리고 양성 콜레스테롤치를 상승시키고 악성 콜레스테롤치를 내리며, 측행 혈관의 발달을 가져와 충분한 심장질환의 예방효과가 있다. 과거엔 심폐기능의 증진을 위한 운동량으로 적어도 하루에 30분 이상의 격심한 운동을 권장했으나, 최근의 연구결과에 의하면 심장질환의 위험을 줄이는 효과는 중등도의 운동만으로도 충분히 효과가 있다는 것이다. 심장질환 사망자의 1/3은 주로 앉아서 생활하는(sedentary lifestyle) 상태였다. 걸을 때는 "속보"로서 보폭 80~90cm로 1시간에 6~7km 속도로 하루에 만보정도 걷는 것을 권장한다. 이 속보는 숨이 조금차고 땀이 날 정도의 강도로 행해지는 운동이므로 산소를 충분히 섭취할 수 있어 체내에 불필요한 지방질을 태울 수 있어 좋다. 이때 300칼로리가 소모되며 한 달에 체중이 1 kg 정도가 빠지게 된다. 또 고혈압에도 직접적인 효과가 있어 혈압 180mmHg인 고혈압 환자가 하루 30분씩 6개월 동안 "속보"를 한 결과 혈압이 140mmHg 정도로 내렸다. 운동을 할 때에는 즐거운 마음으로 지속적으로 해 나가야 하며, 운동 후에도 고통이나 아픔을 느끼지 않아야 한다. 이튿날 피로감이나 운동의 후유증이 남지 않도록 적절히 조절하며, 더운 여름에는 수분 공급을 갈증이 나기 전에 섭취하고, 겨울철에는 보온에 힘써야 하며, 몸의 상태가 나쁠 때는 쉬는 것이 좋다.

5) 당뇨병

당뇨병이란, 핏속의 포도당(혈당)이 비정상적으로 높아져서 신장에서 소변과 함께 포도당이 빠져 나오는 병이다. 핏속을 떠도는 포도당이 세포 안으로 들어가려면 인슐린의 도움이 필요한데, 당뇨병은 바로 이 인슐린의 작용이 부족해서 생기는 병이다. 당뇨병에는 췌장에서 인슐린을 분비하는 기능이 저하된 유전적 요인을 가진 유소년기에 잘 발병하는 인슐린 의존성(제1형) 당뇨병과 췌장의 인슐린 분비 기능은 정상이나 우리 몸의 인슐린 필요량이 늘어나서 생기는 것으로서 유전적 요인을 가진 성인 40세 이상의 비만한 사람에 잘 발병하는 인슐린 비의존성(제2형) 당뇨병으로 나눌 수 있다. 우리나라의 기록을 보면 향약구급방에 "소갈", 향약집성방에는 "소변이 달다", 동의보감에는 실명 등의 합병증과 당 섭취의 제한이나 안정이 필요하다는 기록이 있다. 당뇨병의 진단은 공복시의 혈당이 140mg/dL 이상이거나 식후 2시간째 혈당이 200mg/dL 이상일 때 당뇨병으로 진단된다.

비만과 운동 부족은 유전적 소인을 가진 사람에서 당뇨병의 발생에 큰 역할을 하는데, 규칙적인 운동을 함으로써 당뇨병의 발생을 감소시킬 수 있다. 운동의 효과는 혈당 조절, 체중 감소, 혈액순환 촉진, 정신적 육체적 스트레스 해소, 필요한 인슐린 양을 5~10% 감소시킨다. 당뇨병 환자의 운동은 기능상태 호전뿐만 아니라 허혈성 심장질환

관리에 중요하며, 운동량은 일반 건강인 보다는 약간 낮게 하고 운동시간을 조금 길게 하는 것이 좋다(김현숙과 이정원, 1999).

최대 심박수 = 220 - 나이

목표 심박수 = (최대 심박수 - 안정시 심박수) × 운동강도 + 안정시 심박수

제1형 당뇨병의 경우 운동강도를 최대심박수의 50~80% 정도로, 운동시간은 20~40분하고, 제2형 당뇨병의 경우 운동 강도를 40~60% 정도로, 운동시간은 40~60분 동안 식후 1~2시간 뒤에 하는 것이 좋다. 운동빈도는 1주에 5~7일 정도로 일반인보다 더 자주하고, 등에 땀이 촉촉이 날 정도로 하는 것이 좋다. 운동의 종류로는 유산소성 운동 즉 조깅, 걷기, 자전거, 수영, 계단 오르기 등이 있다. 이러한 운동들은 운동의 강도와 시간에 따른 에너지 소비량을 예측할 수 있어서 좋다. 동맥경화나 고혈압과 같은 심장질환이 있으면 반드시 운동부하 검사 후 처방에 따라 운동하여야 한다. 그리고 혈당치가 250mg/dL 이상 되는 환자는 운동시 갑자기 혈당이 상승할 수 있고, 간으로부터 많은 유리지방산이 케톤으로 전환되기 때문에 케톤증이 잘 발생하여 대단히 위험하므로 운동 전에 먼저 혈당을 조절해야 한다. 특히 관상동맥질환이 있어도 증상이 없는 경우가 많아서 "침묵의 저승사자(silent killer)"라는 별명을 붙이기도 한다.

6) 비만

나이가 들어가면서 배와 엉덩이에 살이 찌고 체중이 늘기 쉬운데 이는 근육이 위축되고 지방이 축적되기 때문이다. 이와 같이 피하에 지방이 쌓이면서 체중이 늘어나게 되는 현상을 비만이라고 한다. 요즘에는 소아 비만도 큰 문제로 부각되고 있다. 비만의 기준은 가장 쉽고 흔하게 사용하는 방법으로 키에서 100을 뺀 값에 0.9를 곱하는 것이다. 마른 체형인 사람의 표준체중은 거기에서 10%를 빼고, 뚱뚱한 체형인 사람의 표준체형은 거기에서 10%를 더해 준다. 이렇게 해서 표준체중이 구해지면, 그보다 10%를 초과하면 과체중이라 하고 20% 이상 초과하면 비만하다고 한다.

비만은 많은 질병들을 초래하거나 악화시키는데 고혈압, 당뇨병, 뇌졸중, 임신중독증, 담석증, 퇴행성관절염 등이 있다. 비만인 사람의 사망률은 체중이 표준체중의 25% 이상 늘면 표준체중인 사람보다 사망률이 70%까지 증가한다고 한다. 특히 비만증은 여성에 있어서 독립적인 위험 인자가 된다는 보고가 있다. 여성의 허리둘레와 둔부둘레의 비가 심근경색, 협심증, 뇌졸중 등의 발생 빈도와 밀접한 비례의 관계가 있으며, 비율의 정도에 따라서 심근경색의 빈도는 8배나 높았으며, 남자에서도 그 비율이 높을수록 관상동맥질환의 위험이 높다는 보고도 있다.

따라서 체중 조절을 하는 것이 중요하다. 체중을 줄이는 방법에는 칼로리 섭취량을 줄이는 식이 요법, 운동을 해서 체중을 빼는 운동 요법, 일상생활의 태도를 고치는 행동 요법 등이 있다.

7) 스트레스

현대인은 과도한 스트레스 속에서 살아간다. 이러한 결과로 현대인이 경험하는 전체 질병 가운데 50% 내지 80%가 스트레스로 인한 것으로 추정되

고 있다. 스트레스는 돌연 심장사를 일으키는 중요 원인 중 하나로 알려지고 있다. 돌연 심장사는 관상동맥 질환자에게 흔히 발생하며, 전기적으로 불안정한 심장이 일시적인 심근 흥분성의 변화로 심실의 빈맥성 부정맥을 일으켜 일어난다(김성순, 1988). 스트레스에 대한 반응은 사람마다 다르며 정신적 스트레스에 과도한 생리반응을 보이는 과민성 반응자(hot reactor)는 일반 인구 중 17% 정도이며, 과민반응자는 앞으로 심근경색, 돌연 심장사, 좌심실비대 등의 심혈관계 질환의 발생률이 높다.

따라서 스트레스를 덜 받는 생활 습관이 가장 중요하며, 자율신경계의 긴장도를 낮추고 심장의 전기적 안정성을 높이기 위해 미주신경의 긴장도를 높이는 것이 좋다. 동물 실험에 의하면 6주간의 정기적인 운동이 미주신경 긴장도를 증가시키고, 교감신경 긴장도를 낮추어 돌연 심장사의 위험성을 감소시키는 것으로 보아 정기적인 운동을 하는 사람은 돌연 심장사의 위험성이 감소된다. 이는 운동이 미주신경의 긴장도를 높이고 교감신경의 긴장도를 낮추기 때문으로 설명되어질 뿐만 아니라 운동은 심근 기능을 향상시키고 관상동맥 혈류를 증가시키는 효과도 있다. 그리고 신체의 600여개 근육은 적당한 운동을 함으로써 생체의 이완과 적당한 긴장을 유지할 수 있게 된다. 또한 생활 속에서 스트레스 해소를 위한 긴장으로부터의 점진적인 이완은 매우 중요하다. 스트레스로부터 도망 내지는 회피하려는 것은 종종 스트레스를 키우는 꼴이 되며, 인체가 지닌 능력이 감당할 수 있는 스트레스는 오히려 생명 유지에 귀중한 역할을 하고 내성을 더욱 높이는 효과가 있으므로 스트레스 해소법이 지향해야 하는 방향은 스트레스를 원천적으로 봉쇄하거나 완전히 해소하려 들지 말고 스트레스를 누그러뜨려 약하게 하는 방법이 좋다.

운동 외에 쉽게 행할 수 있는 몇 가지 스트레스 해소 방법이 있다. 첫째, 명상과 호흡조절법이 있다. 이것은 몸과 호흡을 조절하면 마음도 조절된다는 개념이다. 예를 들면, "우니까 슬퍼진다" 슬퍼서 우는 것이 아니라 우니까 슬퍼진다는 주장이다. 반대로 슬픔에 잠겨 있을 때 웃는 표정을 지으면 마음이 곧 밝아진다. 부드럽고 천천히 하는 호흡은 몸과 마음의 긴장을 풀어주고 특히, 호기시에는 부교감신경의 작용으로 진정효과가 더욱 현저하다. 잡념 없이 한 가지 일에 열중하고 있을 때, 그 상태가 곧 명상이다. 남이 알아채지 못할 정도로 부드럽고 긴호흡을 내쉴 때 하나 둘 하면서 열까지 세는 것을 반복하면 정신을 집중시켜 잡념을 없앨 수 있어 초보자에게 권할만한 방법이다. 둘째, 자율 훈련법이다. 이것은 "마음이 편안하다" 혹은 "팔과 다리가 무겁다"라는 암시적인 말을 되풀이하면서 근육이완이 쉬운 자세를 취하고 입은 옷들이 조이지 않도록 허리띠 같은 것을 풀어주고 눈을 감고 숨을 크게 들이쉬고 내쉬면, 굳어진 몸이 저절로 풀려서 부드러워지는 것을 쉽게 경험할 수 있다. 그리고 Jacobson의 점진적 이완법이 있다. 이 방법은 긴장은 10초, 이완은 약 50초 정도로 반복 시행한다. 이때 복식호흡과 통제된 이완(cue-controlled relaxation)을 겸해서 하면 더욱 효과적이다. 그리고 이완할 때에는 즉시, 완전히 긴장을 풀고 이완 상태를 경험한다.

이러한 이완 방법을 생활에 적용하면 심장질환에 유익할 뿐 아니라 피로로부터 벗어나고, 마음이 진전되고 일의 능률이 올라가며, 충동적 행위가 줄어들고, 자연치유 능력을 돕고 면역기능을 강화한다는 것이 증명되어 있다.

3 허혈성 심장질환

1) 심장의 해부생리

심장은 한마디로 인간이 타고난 가장 견고한 네 개의 근육주머니로 된 부지런한 펌프조직으로 수축기와 이완기가 약 0.8초에 걸쳐 주기적으로 반복되면서 쉴 틈 없이 펌프질하여 동맥을 통하여 온몸에 혈액을 통하여 산소와 영양을 공급한다. 이러한 과정에서 심장근육의 반복적인 수축이 있어야 하고, 심장근육에도 충분한 혈액이 공급되어야 하기 때문에 심장은 인체 무게의 1/200 밖에 안 되지만 혈액 공급량의 1/20을 스스로 소모해야만 한다. 심장에 혈액을 보내는 동맥을 관상동맥이라 부르는데, 대동맥 기시부에서 우관상동맥과 좌관상동맥이 나오고 다시 좌전하행지(왼쪽앞내림가지동맥, left anterior descending artery)와 좌회선지(왼쪽휘돌이동맥, left circumflex artery)로 나뉜다. 전도계에 대한 혈액공급은 동방결절에는 우관상동맥이 60%, 좌회선지가 40%를 담당하고 방실접합부에는 80~90%를 우관상동맥의 후하행지가 공급하고, 좌전하행지는 주로 좌심실에 공급한다(그림 3-70).

관상동맥을 통한 휴식시의 혈류량은 1분에 250~300cc로 전체 심박출량의 4~5%에 해당된다. 심근의 혈액 공급은 확장기에 가장 많이 빠르게 공급되고 운동시에는 휴식시 보다 혈액을 10~12배 더 많이 공급할 수 있으며, 심근의 대사 요구량, 신경자극, 약물에 의해서 혈류량이 조절될 수 있다. 심장의 작업수행 능력은 전부하, 후부하, 수축력, 수축의 조화 그리고 심박동수에 의해 결정된다. 예를 들어 심장을 운송회사라고 할 때 컨테이너의 크기는 전부하, 길의 저항은 후부하, 엔진은 수축력 그리고 왕복 회수는 심박동수에 각각 해당된다.

2) 협심증(가슴조임증, angina pectoris)

허혈성 심장질환은 선진국가에서의 질병 이환율과

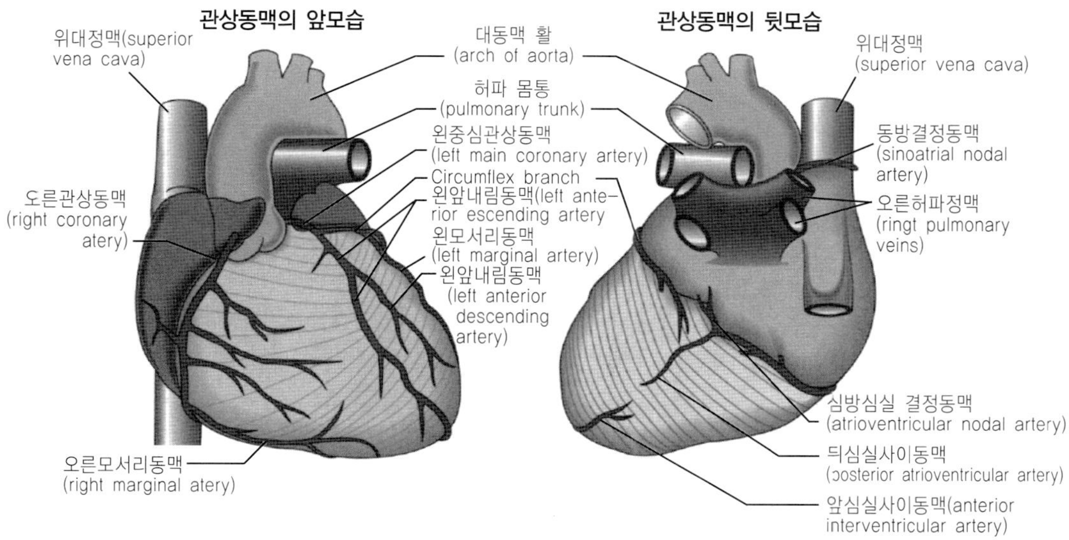

그림 3-70. 관상동맥의 순환

사망률의 가장 큰 비중을 차지하고 있고 우리나라에서도 이 질환의 비중이 점차로 커져가고 있다. 허혈(ischemia)이란, 관류(perfusion)량의 부족으로 산소 공급이 감소된 상태를 말하는데, 허혈성 심장 질환은 심근에 대한 산소 공급량이 요구량에 미치지 못하여 생기는 심장 기능 이상으로 발생되는 협심증, 불안정성 협심증, 심근경색증, 급사 등을 말한다.

(1) 원인과 병리

협심증의 원인으로는 크게 관상동맥 질환, 심근 산소 요구량의 비정상적인 증가, 산소 운반 능력의 감소로 나눌 수 있다. 관상동맥질환 중 가장 흔한 것이 죽상경화증이고 그 외에 관상동맥의 경축, 선천성 기형, 혈전색전증, 관상동맥염 등이 있다. 산소 요구량의 증가에 의한 경우는 고혈압이나 대동맥 협착증에 의한 심실비대 등이 있고 산소 운반 능력의 감소는 아주 심한 빈혈이나 카복시헤모글로빈(carboxyhemoglobin)에 의해 생길 수 있다.

관상동맥의 혈액순환은 심근의 산소 요구량에 의해 조절되는데, 산소 요구량이 증가하는 경우 관류량이나 동정맥간 산소포화도 차이를 증가시켜 산소 공급량을 증가시킬 수 있다. 그러나 관상동맥의 경우 전신순환에 비해 안정시도 동정맥간 산소포화도 차이가 매우 크므로 산소 공급량은 관상동맥혈류량에 의해 결정된다. 실험에 의하면 관상동맥의 단면적이 75% 정도(직경 50%) 줄어들 경우 운동시에 충분한 혈류량을 공급할 수 없게 되고, 단면적이 80% 정도 줄어들 경우에는 안정시 혈류량도 감소하게 되며, 80% 이상으로 감소되는 경우 혈류량이 급격히 감소되고 심근 허혈을 일으키게 된다. 심근허혈이 생기면 일시적인 좌심실 부전, 젖산증(lactic acidosis), 흉통, 심전도상의 변화, 그리고 부정맥 등이 발생하게 된다.

(2) 임상 양상

전형적인 증상은 허혈성 흉통이다. 허혈에 의한 흉통의 기전은 허혈시 세포에서 분비되는 아데노신(adenosine), 브래디키닌(bradykinin), 히스타민(histamine), 세로토닌(serotonin) 등이 심장 내의 감각 수용기를 자극하기 때문으로 보고 있다. 환자의 90%가 전형적인 흉통을 호소하며 10% 정도는 비전형적인 흉통이나 위험 인자가 없는 환자의 경우이다.

허혈성 흉통의 전형적인 특징은 압박감, 조이는 느낌, 쥐어짜는 느낌, 숨막힘 등의 심부 장기통(deep visceral pain)이 흉골의 뒤에서 주로 느껴지며 때로 왼쪽 어깨나 양팔, 등, 목, 턱 등으로 전이된다. 통증은 1~15분 이내로 점차로 증가하다가 감소하는 양상을 띠는데 안정을 취하거나 니트로글리세린(nitroglycerin)으로 통증이 완화된다. 유발 요인으로는 육체적 활동, 격한 감정의 변화, 식사, 추위에 노출, 발열, 갑상선 기능 항진증 등으로 맥박수나 혈압이 상승하여 심근의 산소 요구량이 증가되는 경우이다. 동반되는 증상으로는 호흡곤란, 발한, 오심, 구토, 현기증 등이다. 감별해야 하는 흉통으로는 단기간의 갑작스러운 찌르는 듯한 통증, 왼쪽 유방 하부의 지속적이고 무딘 통증, 1분 이하 또는 20분 이상 지속되는 통증, 통증 부위를 손가락 끝으로 지적하는 경우, 흉벽을 누를 때 비슷한 양상의 통증이 유발되는 경우, 호흡에 의해 통증의 양상이 변하는 경우이다.

니트로글리세린은 협심증의 흉통을 완화시키거나 흉통을 유발할 만한 활동을 하기 전에 혀 밑에 넣어 예방하는 작용이 있으며, 1분 이내에 흉통이 가라앉지 않으면 10분내 3정까지 사용할 수 있다. 약효 지속

시간은 10~30분 정도이다. 효과적인 약은 혀 밑에 넣으면 톡 쏘거나 화끈거린다. 그리고 휴대한 약은 오래되면 약효가 없어지므로 6개월마다 약을 교환해야 한다. 부작용으로는 저혈압, 두통, 빈맥 등이 있다. 또한 아스피린도 심장 발작의 예방에 도움이 된다.

(3) 진단 및 치료

진단에는 소변 검사, 혈액 검사, 흉부 방사선촬영이 도움이 되며, 심전도 검사시 흉통 발생시에는 ST 분절의 하강이나 역전된 T파가 나타나지만 안정시 심전도에는 25~50%는 정상소견을 나타낸다. 운동부하 검사로 협심증이 의심되면 관상동맥혈관 조영술로 확진을 한다. 심도자를 이용해서 관상동맥으로 조영제를 넣어 혈관내경의 감소를 직접 확인하는 검사법으로 내경이 70% 이상 줄었을 경우를 유의한 관상동맥 폐쇄라고 한다. 만성 허혈성 흉통 환자에게 조영술을 실시한 결과 하나 이상의 유의한 주관상동맥폐쇄가 75%였다. 5~10%에서는 좌주관상동맥(left main coronary artery)의 폐쇄가 나타났고, 15% 정도에서는 유의한 관상동맥 폐쇄가 나타나지 않았다.

치료는 심근의 산소 소모를 줄이는 약물치료와 좁아진 혈관을 확장시키는 경피적 관상동맥확장성형술(PTCA : percutaneous transluminal coronary angioplasty) 및 관상동맥 우회로 이식술(CABG : coronary artery bypass graft)이 있다. 최근에는 그 외에도 레이저 혈관 성형술(laser angioplasty), 관상동맥 죽종절제술(coronary atherectomy), 관상동맥 지지물 삽입술(coronary stents) 등도 시행되고 있다. 그리고 주요 의험 인자 중 흡연, 고혈압, 고지혈증, 당뇨병, 비만, 정신적 스트레스, 운동부족 등 치료나 조정가능한 인자들을 잘 관리하여 병의 진행을 막고 환자로 하여금 보다 나은 생활을 유지하게 한다.

예후를 결정하는 주요 인자는 좌심실의 기능 상태, 관상동맥폐쇄의 정도와 위치, 심근 허혈의 정도이다. 관상동맥폐쇄에 따른 5년 생존율은 하나(11%)의, 두 개(8%)의, 세 개(2%)의 혈관이 폐쇄된 경우이다. 좌측 주관상동맥의 폐쇄가 있는 경우는 연간 15%나 된다.

(4) 심전도(EKG : electrocardiography)

심전도는 심장의 전기적 활동을 그래프로 나타낸 것으로 비관혈적 심장 검사법 중 비교적 간단하고 쉽게 검사할 수 있어 심장질환을 진단하는데 가장 널리 이용되고 있다. 그리고 부정맥, 심방과 심실비대, 심근허혈 및 심근경색, 심낭염, 심장을 침범하는 전신 질환, 심장약물의 효과 판정, 전해질 대사 이상, 심박조율기 기능 평가 등 다양한 임상 질환의 진단에 효과적이다. 그러나 정상인이나 심장질환에서 나타나는 심전도 소견은 매우 다양하여 심장병 환자가 정상 소견을 보일 수 있고 정상인이 비특이성 소견을 보일 수 있으므로 심전도는 항상 임상 소견과 같이 판독하여야 한다.

정상 심전도에서 파형을 보면 P파는 심방의 탈분극에 의해 일어나며, Q파는 심실이 탈분극 결과로 생기는 최초의 하향파로 R파 전에 나타나며, R파는 심실의 탈분극 중에 생기는 최초의 상향파이며, S파는 R파 뒤에 나타나는 상향 파장이며, T파는 심실의 재분극에 의해 생기는 파장이다. 그리고 U파의 발생 원인은 확실하지 않으나 퍼킨지(Purkinje) 섬유의 재분극에 의한 것으로 생각된다.

(5) 운동부하 검사(treadmill exercise test)

운동부하 검사는 관상동맥질환 혹은 이 질환이

의심되는 환자에서 가장 중요한 비관혈적 검사로 예민도(sensitivity)는 65~75% 정도이며, 특이도(specificity)는 70~80% 정도이다. 이 검사는 흉통의 원인을 진단하고 관상동맥질환에서 운동 능력의 정도를 파악하여 운동처방에 활용하며, 약물요법 및 수술적 치료의 효과를 파악하는데 사용하며, 방사성 동위원소 촬영을 위해서 시행하기도 한다.

운동부하의 방법으로 모터에 의해 움직이는 자동 보행기(treadmill)를 사용하여 발판의 속도와 각도를 조정함으로써 부하의 양을 결정하고, 자전거 형태의 에르고미터(ergometer)를 사용하여 자전거 페달에 부하를 가함으로써 운동의 양을 조절한다.

운동부하량은 MET로 기술하며 1 MET는 체중 1kg당 1분에 산소 3.5mL를 소모하는 것을 말한다. 운동 능력이 5 METs를 넘지 못하면 심장에 장애가 있음을 의미하고, 8 METs이면 충분한 운동으로 평가할 수 있다. 건강하지만 운동을 많이 하지 않은 성인의 경우 10~11 METs 이상은 힘들며 운동선수의 경우 16 METs 이상의 운동부하를 견딜 수 있다.

심근의 산소 요구량은 맥박, 수축기압, 수축의 속도에 의해 결정되며, 이중 맥박수와 심근 산소 소모량과는 거의 직선 비례 관계에 있어 맥박수의 산소 소모량을 추정하는 지표로 삼고 있다. 수축기 혈압 곱하기 맥박수로 구한다.

(6) 심도자술(cardiac catheterization)

심도자술은 직경이 약 2~3mm이고 길이가 약 120cm되는 마치 볼펜심처럼 생긴 플라스틱 관을 혈관에 삽입하여 도관이 혈관을 따라 심장에 도달하게 한 후 심장 안의 심방 및 심실의 압력, 산소 포화도를 측정하고, 방사선 조영제를 주사하여 심장의 모양을 알아보는 방법이다. 이런 방법으로 심장의 판막, 심방 및 심실 또는 큰 혈관의 이상 유무를 알아낼 수 있고 심장근육에 혈액을 공급하는 관상동맥도 관찰할 수 있다. 이에 소요되는 시간은 1~2시간이다. 이 심도자술은 현재까지 대부분의 심장질환의 진단에 가장 중요하고 정확한 검사이다.

검사 후 검사 부위를 약 10~20분간 압박시켜 지혈을 하고, 4~6시간 동안 똑바로 침대에 다리를 펴고 누워 있어야 하며, 약 12시간이 경과하면 일어나 앉고 하루가 경과되면 걸어 다녀도 좋다.

4 급성 심근경색증(acute myocardial infarction)

급성 심근경색증은 허혈성 심장질환의 마지막 단계로서 죽상경화성 프라그 부위나 그 주위에 생긴 혈전이 관상동맥을 폐쇄시켜서 심근의 괴사가 6~8시간 이내에 일어나는 응급 질환으로 사망률이 25% 정도인데, 이중의 반 이상이 2시간 이내에 심실 빈맥으로 사망한다.

1) 원인

관상동맥에 죽상경화증, 경축, 혈전, 색전, 저혈압, 해리성동맥류 등으로 인한 갑작스런 산소 요구량의 증가 또는 혈류량의 감소로 심근의 허혈성 괴사 즉 영구적인 심근손상을 초래한다.

2) 임상적 양상

주 증상은 흉통이다. 이 통증의 양상은 협심증(허

혈성 흉통)과 비슷하지만 정도가 심하고 더 오래 지속되고(15~20분) 니트로글리세린에 의해 호전되지 않으며 주로 안정시에 발생한다. 약 1/3에서는 운동시에 발생하는데 이런 경우 통증은 안정에 의해 호전되지 않는다. 10~15% 정도는 흉통을 동반하지 않기도 한다.

식은땀을 흘리면서 30분 이상 지속되는 흉통을 호소하는 경우 급성 심근경색증을 강력히 의심해야 한다. 대부분의 환자는 불안해하고, 안색이 창백하며, 사지가 차고, 죽을 것 같은 느낌을 호소한다. 그리고 초기에는 열이 나타나지 않다가 2~3일 후 38도 이상의 고열이 생길 수 있다. 전벽의 경색인 경우 약 1/4에서 빈맥과 고혈압의 교감신경계 증상이 나타나고, 하벽의 경색인 경우 약 1/2에서 서맥과 저혈압의 부교감신경계 증상이 나타난다.

3) 진단 및 치료

급성 심근경색의 진단은 혈청 효소의 변화나 심전도상의 ST분절의 상승, T파 역전, 비정상적인 Q파로 가능하다.

경색시 발생되는 문제는 크게 두 가지로 부정맥과 펌프 기능 상실이다. 사망에 이르게 하는 악성의 심실 부정맥이 24시간 이내에 나타나고 그중 50% 이상은 1시간 이내에 나타난다. 또한 펌프 기능이 낮을수록 사망률이 높다.

치료는 경색 후 시간에 따라 초급성기, 급성기, 회복기로 나뉘고 그에 따라 치료도 달라진다. 초급성기는 증상의 발현 후 6시간 이내로 심근괴사가 진행되고 있는 시기로 가능한 한 빨리 재 관류시켜 조직의 손상을 최소화해야 한다. 급성기는 6시간부터 3일까지로 허혈성 흉통, 부정맥, 심부전증에 대한 치료로 주로 심근의 산소 소모량을 감소시키는 치료이다. 회복기는 3일부터 퇴원 때까지로 적극적인 물리치료가 요구되는 시기이다.

예후는 경색 후 1시간 이내에 내원한 경우 혈전용해제 치료로 사망률을 50% 이상 감소시킬 수 있으며, 가장 적절한 시간은 1~3시간이내에 온 경우 가장 예후가 좋고 대개 12시간 이내까지는 더 좋은 결과를 기대할 수 있다. 경색 후 40~50%가 2시간 이내에 사망하는 무서운 질병이지만 최근에는 약물과 응급의료체계의 발달로 사망률이 1/3로 감소되고 있으며 앞으로도 계속 낮아질 것이다.

4) 인공심장박동 조율기(pacemaker)

1950년대 후반에 인공박동기가 인간에게 처음 이식된 후 현재는 세계적으로 200만 이상의 사람이 이 기계의 혜택을 누리고 있다. 정상 심장은 태어날 때부터 동방결절이라는 고유한 박동기를 통해서 분당 60내지 100회의 박동을 일으키는데, 전도로가 차단되거나 고유의 박동기에 이상이 생기면 인공박동기를 체내에 이식해 주어야 한다.

전기적 박동기는 박동산출기(pulse generator)와 도선(lead)으로 구성되고, 박동산출기는 반영구적인 배터리와 전기자극을 생산하는 전기회로로 구성되어 있고 전자회로는 일종의 소형 컴퓨터로서 심장에서 나오는 전기자극을 감지하여 자극 빈도를 조절한다. 크기는 소형으로서 최근에는 35g 내지 50g 크기의 것들을 피부 밑에 이식하면 불편함 없이 일상생활을 할 수 있다. 도선은 절연체로 싸여 있으며 전기자극을 심장에 전달하여 심장이 정상적으로 수축하도록 해준다.

5) 재관류법(revascularization)

경피적 관상동맥확장 성형술은 1977년 Gruntzig에 의해서 처음으로 시행된 동맥경화증치료의 한 가지 방법으로 말단부에 지름 1.5mm~3.5mm, 길이가 1.5~3cm의 풍선이 달려 있는 얇은 도관을 좁아진 혈관에 도달하게 하여 풍선을 1회 혹은 수차례 부풀려서 혈관벽을 넓혀주어 혈관내벽의 축적물이 납작하게 되어 혈관이 재개통되고 이에 따라서 혈류가 잘 흐를 수 있게 해주는 것이다. 재협착은 6개월 이내에 30% 정도가 발생되고 흉통은 6~12개월 이내에 25%가 다시 생긴다.

관상동맥 우회로술은 1969년 Favaloro 등에 의하여 보고되었으며, 대복재정맥(큰두렁정맥, great saphenous vein)이나 내측 유선동맥(internal mammary artery)을 떼내어 협착되거나 경색된 관상동맥에 우회적으로 이어주는 방법이다. 수술 후 85%에서 흉통이 없어지거나 감소되고 1년 내에 10~20%가 정맥을 이용한 경우에서 폐쇄가 일어난다.

그 외에도 풍선의 한쪽 면에 칼날을 달아 혈관 축적물을 얇게 깎아내는 죽종절제술이나, 혈관 축적물을 레이저를 이용하여 태워 없애버리는 레이저법, 혈관 성형술이 실패하였거나, 재발 혹은 합병증의 위험이 높을 때, 코일을 좁아진 혈관 안에 넣어 확장하게 하는 스텐트 삽입술, 혈관 축적물을 고속으로 회전하는 진동자에 의해서 대식세포가 처리할 수 있을 정도로 작게 부수는 방법 등이 사용되고 있다.

5 심근경색 후 물리치료

영국의 Morris 등은 1953년에 신체활동과 허혈성 심장질환과 관련하여 런던의 좌석에 앉아 운전만 하는 이층버스 기사와 버스 내의 이층 계단을 수없이 오르내리는 차장의 심질환 발생률과 사망률을 통계적으로 비교하였다. 그 결과 차장의 관상동맥성 질환 발생률이 30% 적고 심근경색은 50%나 적다고 발표하여 신체 활동의 중요성을 강조했으며, 1957년 미국의 Hellerstein과 Ford에 의하여 심장 재활의 개념이 도입되기 전까지는 심근경색 후에 절대 안정을 권하였다. 독일인 Reindell(1960)에 의해서 심장질환 환자의 운동 요법에 의한 치료가 최초로 개발되어 실시되었다. 1971년에 그의 보고에 의하면 운동을 시작하기 전에는 한 달에 3~4회 병원을 찾았던 환자들이 운동을 시작한 후부터는 1회 이하로 줄었고, 그 후 심장 재활 프로그램이 활성화되었다.

신체 활동 중에서도 유산소성 운동은 허혈성 심장질환의 발생 빈도를 줄이는 예방 효과뿐만 아니라 치료의 측면에서도 경색 후 일정시간이 경과하면 오히려 운동을 하는 편이 회복이 빠르다(나은우, 1993). 그리고 재발률도 낮다는 것이 확실히 밝혀지게 되어 점차 운동을 중요시 하게 되었다. 구체적으로 살펴보면, 규칙적인 유산소성 운동은 수축기 및 확장기 혈압을 하강시킨다. 그리고 체중 감소 및 고밀도지방단백콜레스테롤(HDL)의 상승, 혈당치를 저하, 혈전용해 활동 증가, 좌심실 확장 및 심근의 수축력 증가로 심박출량 증가 등이 보고되었다. 경색 후 심장 물리치료는 보통 4기로 구성된다. 제1기는 병원에 입원하여 있는 시기로 대개 3~14일에 해당된다. 제2기는 회복기로서 운동 요법이 주가 되며, 외래로 보통 퇴원 후 2주에서 12주까지 한다. 제3기는 제2기후 4~6개월까지 하며 부분적인 감시 하에 집이나 체육 시설이 있는 곳에서 한다. 제4

기는 무감시 운동 시기로 운동에 대한 심혈관계의 반응이나 생리적인 반응이 안정된 시기이다. 이러한 체계적인 치료를 통하여 가능하면 조기에 사회로 복귀시키며, 생활양식을 변화시켜 양질의 삶을 영위하게 한다.

1) 관상동맥 집중 감시실 물리치료

급성 심근경색증이 발생되어 응급실에 내원한 환자는 응급처치 후 관상동맥 집중 치료실(CCU : coronary care unit)에 옮겨져 재관류나 심근의 산소 소모량을 줄이는 치료를 받게 된다. 환자의 활력징후가 안정되면 가급적 빨리 물리치료를 시작하는 것이 좋다(이정원, 1994). 치료의 목적은 침상 안정으로 야기되는 심장 운동 능력의 저하, 폐환기의 감소, 골격근의 감소 및 근력저하, 기립성 저혈압이나 반사성 빈맥 등을 예방하고, 심리적으로는 불안이나 우울 등을 감소시키는 것이다. 또한 관상동맥질환의 위험 인자를 줄이도록 준비하고 동기를 강화하는 것이다(Wenger, 1986).

치료 시기는 대개 경색 후 3~7일까지다. 환자에게 자신을 소개하고 치료 계획을 설명하여 능동적으로 치료에 임하도록 유도한다. 치료 시간은 20분을 넘기지 말고, 하루에 두 차례 이상 실시한다. 보호자나 간호사를 참여시켜 감시 하에 운동을 하게 한다. 이때 운동량은 2 Mets를 넘지 않는다. 하루에 한 단계씩 올라가며, 그 단계를 완성하지 못했을 때는 한 단계 내려간다. 물리치료 전·후에는 혈압과 심박수를 체크하고, 치료동안 환자의 증상을 기록한다.

(1) 제1단계

바로 누운 자세에서 편안하게 평상시 호흡(tidal breathing)과 심호흡을 번갈아 실시하여 충분히 이완시킨다. 사지의 능동관절가동운동을 각각 5~10회 반복한다. 어깨관절(견관절) - 벌림(외전), 모음(내전), 굽힘(굴곡), 폄(신전)(그림 3-71) ; 내회전, 외회전(그림 3-72). 엉덩관절(고관절) - 모음(내전), 벌림(외전)(그림 3-73) ; 굽힘(굴곡), 폄(신전)(그림 3-74) ; 내회전, 외회전(그림 3-75). 무릎관절(슬관절) 및 팔꿉관절(주관절) - 굽힘(굴곡), 폄(신전)(그림 3-76). 족관절의 운동은 가능하면 매 시간마다 하도록 한다(그림 3-77). 수술환자는 하루에 2회 10~15분 동안 의자에 앉아 있게 하며, 집중치료실 내에서 도움을 받으며 이동한다.

운동량은 1.0~1.5 METs이다.

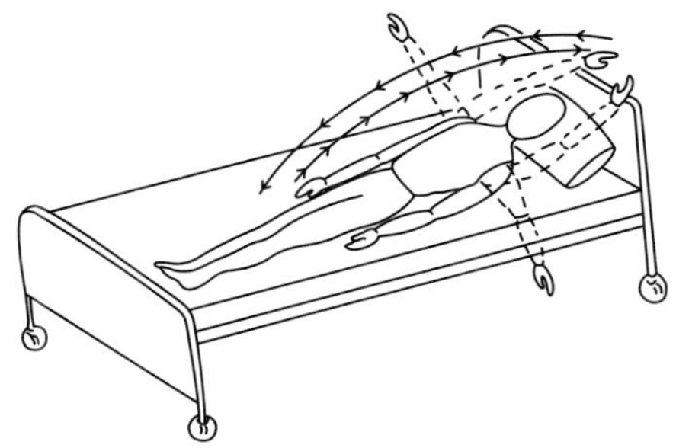

그림 3-71. 어깨관절(견관절)의 능동관절가동운동 : 모음(내전), 벌림(외전), 굽힘(굴곡), 폄(신전)

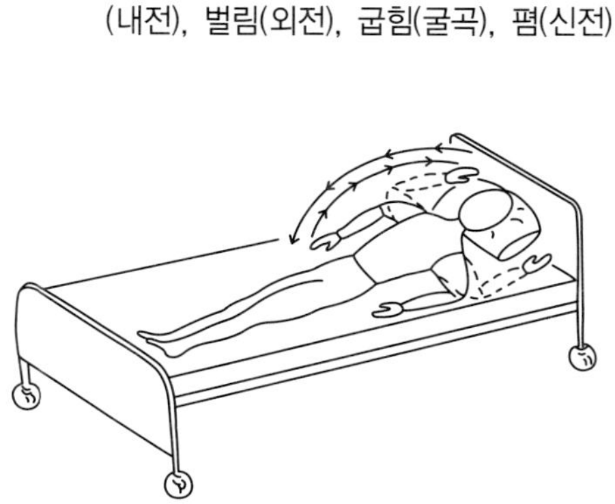

그림 3-72. 어깨관절(견관절)의 능동관절가동운동 : 내회전, 외회전

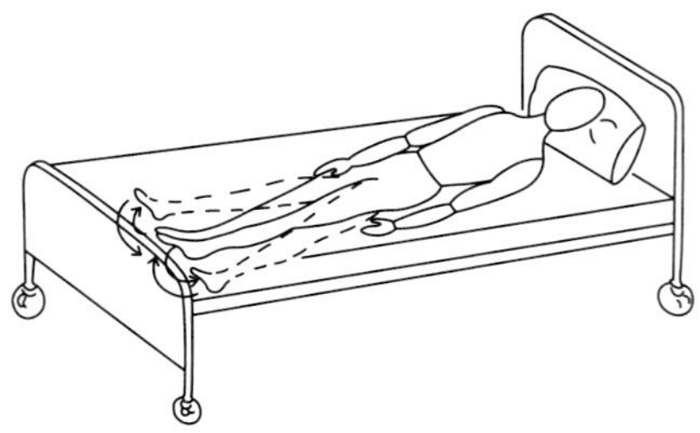

그림 3-73. 엉덩관절(고관절)의 능동관절가동운동 : 모음(내전), 벌림(외전)

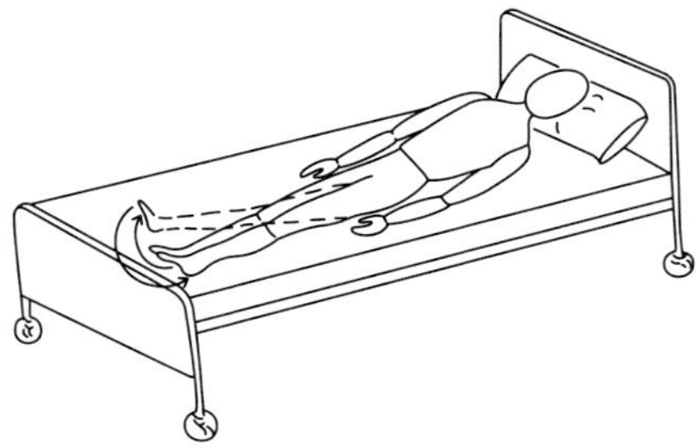

그림 3-74. 엉덩관절(고관절)의 능동관절가동운동 : 굽힘(굴곡), 폄(신전)

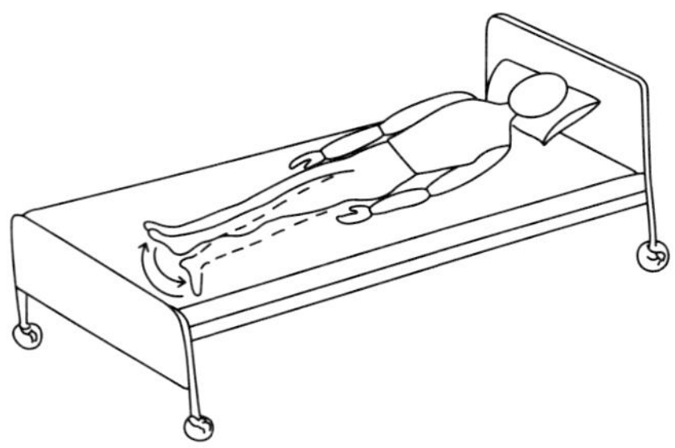

그림 3-75. 엉덩관절(고관절)의 능동관절가동운동 : 내회전, 외회전

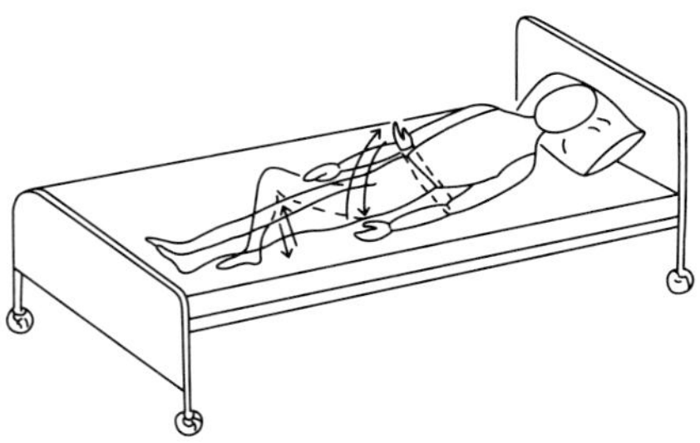

그림 3-76. 무릎관절(슬관절) 및 팔꿉관절(주관절)의 능동관절가동운동 : 굽힘(굴곡), 폄(신전)

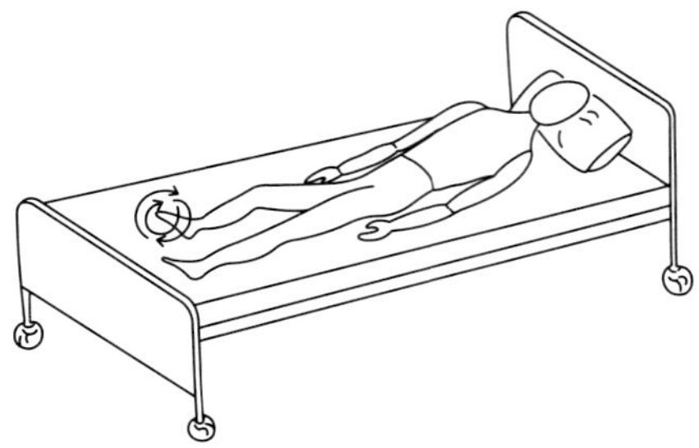

그림 3-77. 족관절의 능동관절가동운동 : 회전

(2) 제2단계

이 단계는 1단계의 모든 운동을 반복 실시한다. 수술환자는 침대를 45° 각도로 올려서 운동을 실시하고, 의자에 원하는 만큼 앉아 있는 운동을 적어도 하루에 2회 이상 실시한다. 그리고 보행은 집중치료실이나 복도에서 도움을 받아 짧은 거리를 걷도록 한다.

운동량은 1.0~1.5 METs이다.

(3) 제3단계

이 단계는 2단계의 모든 운동을 약간의 저항을 주어 반복 실시한다. 수술환자는 침상에 앉아서 운동을 실시한다. 걷는 시간과 의자에 앉아 있는 시간을 전 단계 보다 늘려준다.

운동량은 1.0~2.0 METs이다.

(4) 제4단계

이 단계는 앉아서 적절한 호흡운동과 가벼운 정도의 저항(mild resistance)을 주어 사지의 관절가동운동을 실시한다. 어깨관절(견관절) 운동은 팔꿉관절(주관절)을 굽힘(굴곡)한 채 실시한다(그림 3-78~80). 수술환자는 도움 없이 집중치료실 내에서 자유롭게 걷게 한다. 그리고 복도에서는 도움을 받으며 걷는 시간을 늘리고, 적어도 하루 2회 이상 걷게 한다.

운동량은 1.5~2.0 METs이다.

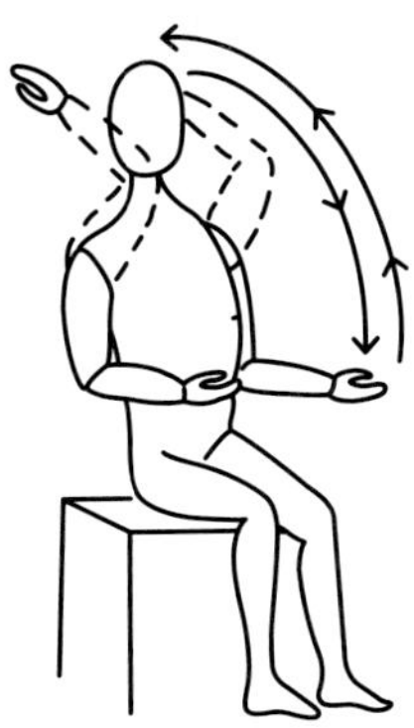

그림 3-78. 앉은 자세에서의 어깨관절(견관절) 운동: 굽힘(굴곡), 폄(신전)

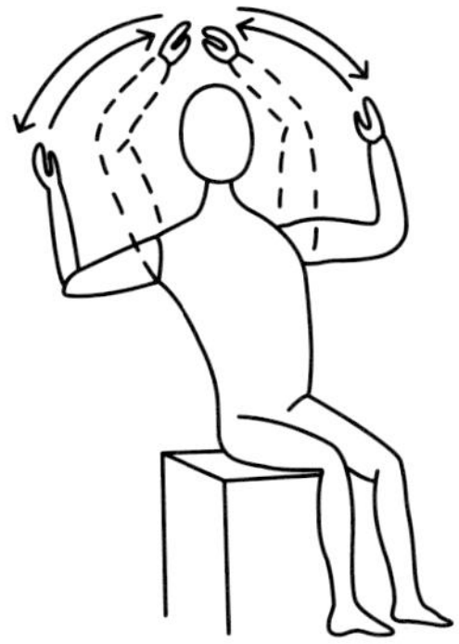

그림 3-79. 앉은 자세에서의 어깨관절(견관절) 운동: 모음(내전), 벌림(외전)

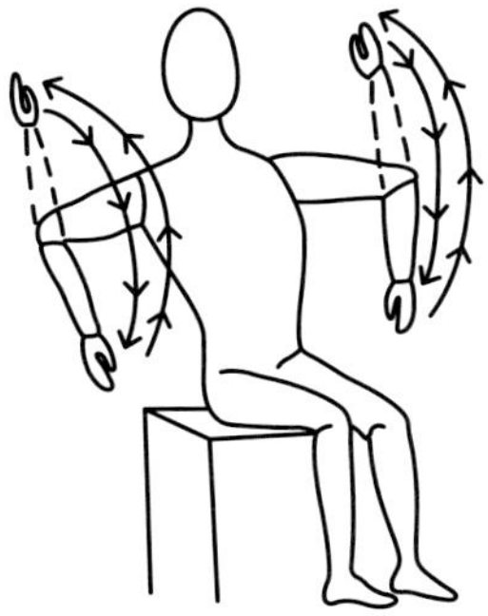

그림 3-80. 앉은 자세에서의 어깨관절(견관절) 운동: 내회전, 외회전

(5) **제5단계**

이 단계는 4단계의 운동을 적절한 호흡운동과 중간 정도의 저항(moderate resistance)을 주어 반복 실시한다. 보행은 약 35 m 이내에서 가능한 만큼 걷는다. 수술환자는 0.5~1 kg의 모래주머니를 팔에 달고 서서 몸통(체간)운동을 하고(그림 3-81~82), 보행은 전 단계와 같다.

운동량은 1.5~2.0 METs이다.

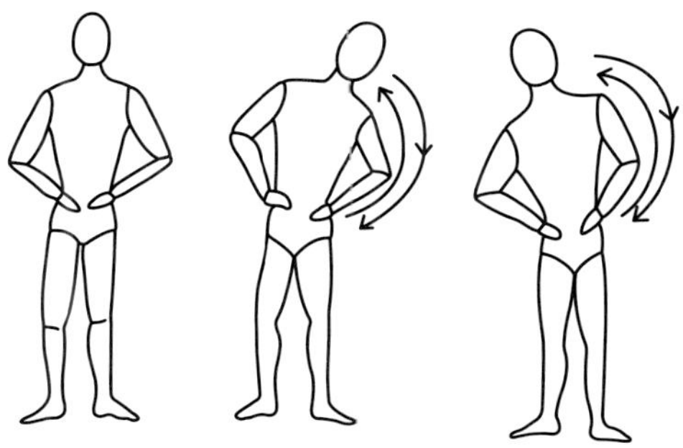

그림 3-81. 선 자세에서의 몸통(체간)운동: 좌·우 측방굽힘(굴곡)

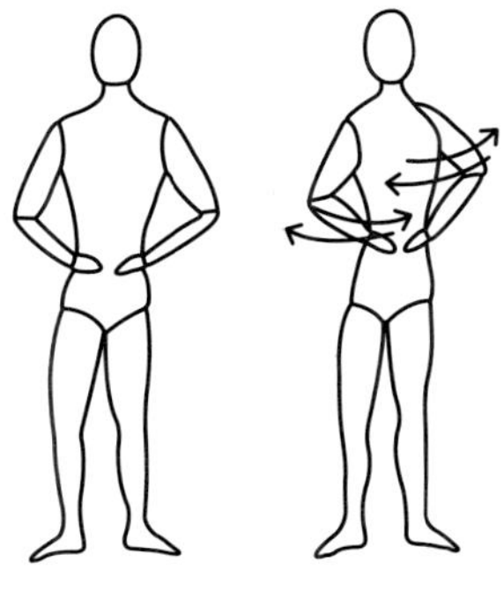

그림 3-82. 선 자세에서의 몸통(체간)운동: 좌·우 회전

2) 일반병동 물리치료

환자가 집중치료실에서 일반병동(general ward)으로 옮겨오면 본격적인 물리치료가 시작된다. 치

료 시기는 대개 경색 후 6~14일 사이로, 퇴원할 때까지이다. 체온이 높거나, 다른 활동으로 지쳐 있거나, 식후 1시간 이내는 치료를 시작하지 않는다. 운동 중에는 호흡을 멈추거나 참지 말고 정상적으로 호흡하도록 한다. 운동 중에 흉통이나 연관통이 생길 때, 호흡 곤란, 심한 발한, 맥박이 휴식시보다 분당 30회 이상 빨라지거나 심계항진(palpitation)을 느낄 때, 메스꺼움, 어지럼, 그리고 두통이 생길 때는 치료를 중단한다. 10~15분 정도 휴식 후에도 증상이 호전되지 않으면 의사에게 알린다(Paul과 Frank, 1995). 이때 운동량은 4 METs를 넘지 않는다.

(6) 제6단계

선 자세에서 하는 사지의 능동관절가동운동은 0.5~1 kg의 모래주머니를 팔에 달고 실시한다. 어깨관절(견관절)의 회전운동(그림 3-83), 어깨뼈(견갑골)의 모음(내전)운동(그림 3-84)이 추가 된다. 보행은 70m 이내에서 가능한 만큼 걷는다. 수술환자는 보행운동을 도움 없이 원하는 만큼 걷게 한다.

운동량은 1.5~2.0 METs이다.

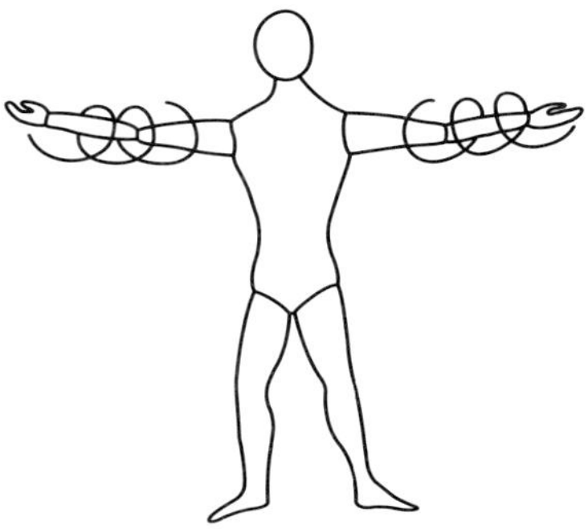

그림 3-83. 선 자세에서의 어깨관절(견관절) 운동: 어깨관절(견관절) 회전

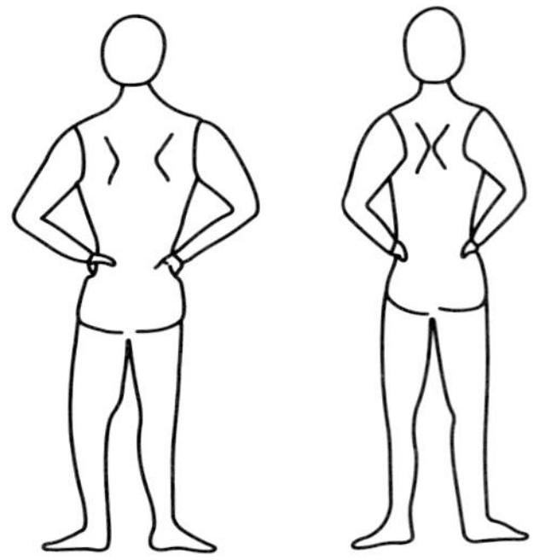

그림 3-84. 선 자세에서의 어깨뼈(견갑골) 운동: 어깨뼈(견갑골) 모음(내전)

(7) 제7단계

이 단계는 6단계 운동을 반복 실시한다. 보행은 140 m 이내에서 가능한 만큼 걷는다. 수술환자는 전 단계 운동에 추가하여 무릎관절(슬관절) 굽힘(굴곡) 운동을 한다(그림 3-85). 그리고 계단을 한층 도움을 받으며 내려가고 엘리베이터를 타고 올라온다.

운동량은 1.5~2.5 METs이다.

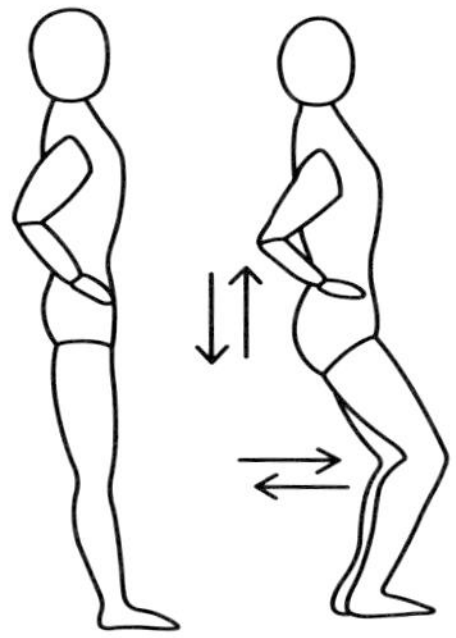

그림 3-85. 벽에 기대어 선 자세 무릎관절(슬관절) 운동: 무릎관절(슬관절) 굽힘(굴곡)

(8) 제8단계

이 단계는 7단계 운동을 반복 실시한다. 보행은 210m 이내에서 가능한 만큼 걷는다. 수술환자는 전 단계 운동을 반복하고, 계단을 두 층 도움을 받

으며 내려가고 엘리베이터를 타고 올라온다.

운동량은 1.5~2.5 METs이다.

(9) 제9단계

이 단계는 8단계 운동을 반복 실시하고, 무릎관절(슬관절)을 약간 구부리고 네 방향으로 몸통(체간)을 굽힘(굴곡) 운동을 한다(그림 3-86). 보행은 가능한 만큼 걷고, 계단을 한층 도움을 받으며 내려가고 엘리베이터를 타고 올라온다. 수술환자는 계단을 한층 걸어 내려가서 걸어 올라온다.

운동량은 2.0~2.5 METs이다.

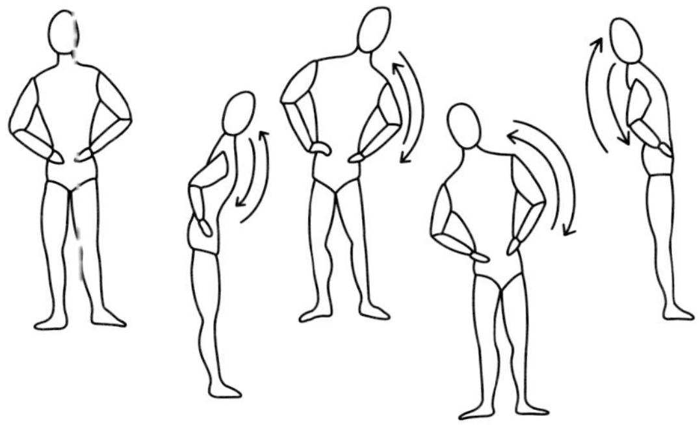

그림 3-86. 선 자세에서 몸통(체간) 운동 : 몸통(체간)을 앞으로, 좌측 옆으로, 우측 옆으로, 뒤로

(10) 제10단계

이 단계는 9단계 운동을 반복 실시하고, 계단을 두 층 도움을 받으며 걸어 내려가고 엘리베이터를 타고 올라온다. 수술환자는 전 단계를 반복한다.

운동량은 2.0~2.5 METs이다.

(11) 제11단계

이 단계는 10단계 운동을 반복 실시하고, 계단을 한층 도움을 받으며 걸어 내려가고 걸어 올라온다. 운동량은 2.5~3.0 METs이다.

3) 퇴원 후 회복기 물리치료

퇴원 후 가급적 빨리 시작하는 것이 좋다. 일반적으로 합병증이 없는 급성 심근경색 환자는 발병 후 2주 이내, 경피적 확장술을 받은 환자는 시술 후 1주 이내에 시작한다. 이 시기의 가장 중요한 목표는 운동 프로그램을 통한 감시하 운동으로서 환자의 운동 능력을 향상시키고, 안전한 운동 방법을 교육하며, 교육을 통하여 위험 요인을 줄이는 것이다. 병원에 주당 3~5일 내원하여 운동 처방에 따른 단계적인 물리치료를 8~12주까지 받고, 집에서는 맥박을 스스로 체크하면서 주어진 보행 프로그램에 따라서 지속적인 보행 훈련을 한다. 환자의 주의 사항으로는 운동 1시간 전에는 식사나, 커피, 술, 담배를 피하고 편안한 옷을 입으며, 운동 후 30분 동안은 목욕을 하지 않는다. 운동시에는 반드시 준비 운동과 정리 운동을 유연체조(calisthenic exercise)나 사지관절 운동을 통해서 5~10분 해주어야 한다. 준비 운동의 목적은 필요한 근육 순환의 증진, 유연성의 향상, 체온 상승, 잠재적 근골격계의 손상을 줄이고, 심근을 보호하는 것이다. 정리 운동을 하지 않으면 증가된 심박수, 증가된 심근 산소요구량, 저혈압, 뇌혈류의 감소, 두통이나 어지러움, 실신 등이 생길 수 있다.

본 운동(peak exercise)은 퇴원을 전후하여 운동량 4~5 METs 정도의 가벼운 운동부하 검사(LL-GXT : low level-graded exercise test)를 통하여 최대 심박수를 구한다. 첫 6주동안은 최대 심박수의 60~70% 강도로 운동을 시작하고 운동시간은 15분에서 점진적으로 30분까지 늘린다. 그리고 심박수는 휴식시 심박수보다 분당 30회 이상 넘지 말고, 최고 심박수가 분당 130회 이내에서 한다. 그 다음 6주 동안은 운동 강도를 최대 심박수의 75~85%까지 높인다(그림 3-87). 운동 기구는 자동보행기(treadmill)나 정지된 자전거를 이용한다.

퇴원 후 집에서의 보행 프로그램은 다음과 같다(이정원, 1994).

① 제1~2주 : 집 근처에서 약 400m를 하루 2회 걷는다.

② 제3~4주 : 30분 내에 750m를 하루 2회 걷는다.

③ 제5~6주 : 40분 내에 1.0km를 하루 2회 걷는다.

④ 제7~8주 : 60분 내에 1.5km를 하루 2회 걷는다.

⑤ 제9~10주 : 40분 내에 1.5km를 하루 2회 걷는다.

⑥ 제11~12주 : 60분 내에 2.0km를 하루 2회 걷는다.

이와 같이 하여 심근경색의 경우 8~12주, 우회로술의 경우 6~8주, 경피적 성형술의 경우 4~6주간에 완성된다. 일반적으로 우회로술이나 경피적 성형술의 경우 경색에 비해 빨리 운동량을 증가시켜 나갈 수 있다.

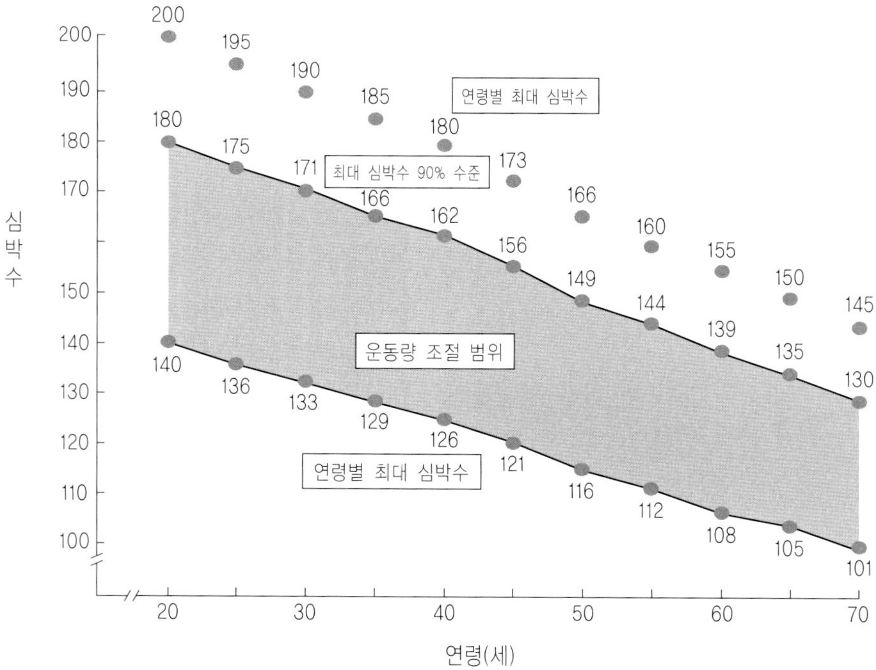

그림 3-87. 연령에 따른 유산소성 목표 운동량

4) 퇴원 후 유지기 물리치료

이 시기는 회복기 물리치료를 성공적으로 마친 사람이 참여하며, 다시 직장에 복귀하여 사회의 한 구성원으로서 역할을 할 수 있는 시기이다. 심근경색 후 12주를 전・후하여, 운동부하 검사시 임상적인 증상을 호소하여 운동을 중단해야 하는 증상으로 제한된 운동부하 검사(SL-GXT : symptom limited-graded exercise test)를 통하여 다시 최대 심박수를 구하고 그에 따른 새로운 운동 프로그램을 만든다.

먼저 유연체조나 사지관절 운동을 통하여 5~10분 동안 준비 운동과 정리 운동을 한다. 운동 빈도는 주당 3~5회가 적당하며, 운동량은 최대 심박수의 70~85% 강도로 높이고, 운동 시간도 30~40분으로 늘려서 한다. 최종목표의 운동량은 7~8 METs이다. 운동의 종류는 조깅, 지구력 운동, 걷기, 자전거타기, 수영, 자동보행기 등으로 즐기면서 지속적으로 할 수 있는 유산소성 운동들이다.

6 요 약

심근경색 후 단계적 물리치료의 궁극적인 목적은 유산소성 운동을 통한 혈중지질의 감소, 혈중요산의 감소, 고밀도 지방단백질의 증가, 측부혈행의 개선, 섬유소 용해기전의 강화, 인슐린에 대한 말초조직의 민감도 증가, 근조직 내 미토콘드리아 및 호흡 효소의 활성도 증가, 인체의 순환 및 대사기능의 개선으로 허혈성 심장질환자의 증세 완화 뿐만 아니라 휴식 및 최대하(submaximal) 운동 부하시 심박수 감소, 최대 심박수의 증가, 최대 산소 섭취량의 증가, 1회 심박출량 및 최대 심박출량의 증가, 안정 및 최대 운동 부하시 혈압의 감소, 심전도상 ST절의 저하(depression)의 완화 등 조기에 신체 기능을 회복시켜 조기에 사회로 복귀시킴으로써 그들의 삶이 생산적이고 보다 나은 양질의 삶을 영위하게 하는 것이다.

심근경색증은 허혈성 심질환의 마지막 단계로서 관상동맥이 폐쇄되어 심근조직이 괴사되어 생명을 위협하게 된다. 경색 후 6시간 이전에 재관류를 시키면 손상을 최소화 할 수 있다. 물리적 재관류 방법에는 1978년 Gruntzig에 의해서 최초로 시도된 경피적 관상동맥 풍선확장술, 스텐트 삽입술, 고속 진동자에 의한 분쇄술, 면도날에 의한 죽종절제술(atherectomy), 병변 부위에 직접 혈전 용해제를 분사하는 방법, 그리고 최근에는 레이저로 죽종을 태우는 방법 등이 있다. 외과적인 방법으로는 관상동맥 우회로술이 여전히 많이 사용되고 있다. 그 외에도 약물 요법으로 니트로제제(nitrates), 베타 차단제(B-blocker) 칼슘 차단제(calcium channel blocker), 항고혈압제, 항콜레스테롤제제 등이 사용되고 있으나 재협착, 재경색이 되고 있어, 심장 의료팀에게 쉽지 않은 숙제로 남겨지고 있다.

우리나라의 경우를 살펴보면, 이정원과 김영희(2004)의 보고에 의하면 심혈관재활치료를 받은 환자 120명 중 73명이 수술을 받았으며, 연령 범위는 2~80세 이었고, 평균연령은 54.69세 이었다. 재원일은 평균 19.61일이었으며 진단명은 허혈성 심장질환(40명, 33.3%), 판막질환(39명, 32.5%)이었다. 그리고 의뢰된 물리치료는 사지의 관절운동(88명, 73.3%), 호흡훈련(65명, 54.2%), 온습포(37명, 30.8%), 초음파(19명, 15.8%) 순이었다. 현재 우리나라에서는 전술한 심장재활치료 중 입원 시기에 국한되는 실정이다.

그러므로 실제적이고 포괄적인 심장재활치료를 위해서는 흡연, 고혈압, 고지혈증, 당뇨, 비만, 운동 부족, 스트레스 등 허혈성 심장질환의 위험인자를 잘 관리하고 철저한 식이 요법과 퇴원 후에도 단계적이고 개별화된 운동 프로그램을 전문 물리치료사의 지도하에 지속적으로 실시하는 것이 절실히 요구된다.

참고문헌

김성순. 부정맥. 대한내과학회지. 34 : 711~721, 1988.

김현숙, 이정원. 당뇨병으로 횡중족골 절단을 한 환자의 기능적 문제와 재활치료. 여암회갑 기념논문집, 1999 ; 431~440.

나은우. 심장질환의 재활. 대한재활의학회지. 17 : 1~8. 1993.

서정돈. 관상동맥질환의 위험인자. 대한내과학회지. 38 : 591~599, 1990.

심원흠, 조승연, 박승정 등. 급성심근경색증 환자에서 혈전용해제 투여 및 경피적경혈관 관동맥확장성형술. 대한내과학회지. 34 : 143~151, 1988.

이정원. 관상동맥질환과 위험인자 관리에 관한 연구. 여주대학논문집. 6(1) : 21~42, 1998.

이정원. 심근경색후 물리치료. 한국전문물리치료학회지. 1(1) : 83~87, 1994.

이정원, 김영희. 심혈관 재활치료의 현황과 활성화에 관한 연구. 강릉영동대학논문집. 2004.

조승연. 급성 심근경색증의 치료. 대한의학협회지. 33 : 1308~1320, 1990.

Favaloro RG. Saphenous vein graft in the surgical treatment of coronary artery disease : Operative technique. J Thorac Cardiovasc Surg. 58 : 178~185, 1969.

Paul SF, Frank GY. Cardiac rehabilitation, adult fitness, and exercise testing. 3rd ed. Baltimore, Maryland, Williams & Wilkins, 1995.

Wenger NK. Rehabilitation of the patient with acute myocardial infarction during hospitalization : early ambulation and patient education. In : Pollock ML, Schmidt DH, eds. Heart disease and rehabilitation. 2nd ed. New York, John Wiley, 1986.

제8장 호흡기질환의 물리치료

(Physical Therapy for Respiratory Disease)

이 충 휘

1 호흡계 물리치료의 역사

1958년 10월에 한국 정부와 Norway, Sweden, Denmark와의 기술 협조하에 국립의료원이 서울에 개원되었다. 물리요법과에 처음 온 물리치료사는 Miss Martha K. Benchaer(Sweden), Miss Kirsten Schmiat(Denmark)로 맨 나중 인물인 Elin Aas(Norway)에 이르기까지 6명의 물리치료사가 교체되었으며, 특히 Miss Eli Anderson(1961~1963)은 Oslo 국립물리치료학교의 강사로 우리나라의 물리치료사들에게 호흡흉곽치료 운동법을 가르쳤다. 스칸디나비아 3국은 특히 흉곽 전문치료 의사, 간호사 및 물리치료사를 파견하여 이 분야의 탁월한 치료 효과를 거두었으며, 그 후 몇 명의 우리나라 물리치료사가 그 곳에 가서 교육을 받고 온 후부터 점차 발전되었다. 그러나 아직도 전반적으로 모든 병원에서 시행되지 않고 일부 종합병원에서만 시행되고 있다(김용천, 1987).

미국물리치료사협회의 경우 1990년부터 물리치료의 영역을 심폐(cardiopulmonary)물리치료, 전기생리학적(electrophysiologic)물리치료, 노인(geriatric)물리치료, 신경(neurologic)물리치료, 정형(orthopedic)물리치료, 소아(pediatric)물리치료, 그리고 스포츠물리치료의 7개 전문 분야로 나누었다. 또한 심호흡계 전문물리치료사의 자격 시험을 보려면 과거 10년 이내에 6,000시간의 임상 경험이 있어야 하며, 그중 3년 동안은 계속해서 임상에 종사한 경력이 있어야 한다. 6,000시간 중 약 4,000시간은 환자의 평가, 치료, 기록, 환자 방문, 교육, 회진, 퇴원계획 회의(discharge planning conference)에 참여해야 하는 까다로운 조건을 두고 있다.

2 호흡계 물리치료의 원리

흉부 물리치료는 1915년에 MacMahon이 수술 후 환자와 외상 환자에게 시행하였다고 기술한 것이 기록된 것으로는 처음이다. 이때 사용한 기법들은 요즈음 새로운 접근 방법과 기구들로 대체되었으나 흉부 물리치료의 목적은 크게 변함이 없다. 흉부 물리치료의 목적은 다음과 같다.

운동성 유지 및 개선, 비정상적이고 비효율적인 호흡 패턴의 교정, 이완 상태의 증진, 갑자기 호흡곤란이 왔을 경우 대처기술교육, 환자의 전반적인 기능 상태의 개선 등에 있다.

(1) 기술 적용을 위한 일반적인 사항

① 조용한 환경에서 실시한다.

② 환자에게 호흡 운동을 하는 목적을 환자의 상태에 맞게 구체적으로 설명한다.

③ 환자가 편안하고, 이완된 자세를 취하도록 하고 느슨한 옷을 입도록 한다.

④ 처음 시작할 때는 바로 누운 자세에서 양 무릎을 구부리고 상체는 약 45도 정도 올린 상태가 바람직하다. 따라서 무릎관절과 엉덩관절(고관절)이 굽힘(굴곡)된 자세여야 하며, 머리와 몸통(체간)은 완전히 기댄 자세여야 한다. 무릎 밑에는 베개를 고여 주어 배근(복근)이 이완될 수 있도록 한다. 환자가 누운 자세에서 호흡 운동에 익숙해지면 앉은 자세, 선 자세, 걷는 자세, 계단 오르는 상태에서도 연습을 시킨다.

⑤ 환자가 휴식 상태에서 취하는 호흡 패턴과 활동 중의 호흡 패턴을 관찰한다.

⑥ 필요한 경우에는 이완 요법을 병행한다. 이완 요법을 병행하면 흉곽 상부, 목, 어깨의 근육 즉 호흡 보조근육을 이완시킬 수 있다.

⑦ 치료사는 바람직한 호흡 패턴을 시범을 통해서 가르쳐야 한다.

⑧ 환자는 휴식 상태의 호흡 방법과 활동 중의 호흡 방법을 배워야 한다.

⑨ 들이마실 때는 코로, 내쉴 때는 입으로, 가능하면 흡기와 호기의 시간적 비율이 1 : 2 이상이 되어야 하며 내쉴 때는 입술 모양이 오므린 모양(pulsed-lip)의 상태여야 한다.

(2) 적응증

① 만성 폐색성 폐질환

② 폐렴

③ 기관지 확장증

④ 폐색전(pulmonary embolism)

⑤ 급성 호흡 곤란(acute respiratory distress)

⑥ 수술이나 외상으로 인한 흉부와 복부의 통증

⑦ 기관지 경련 혹은 분비물이 기도에 고여서 생긴 기도 폐색시

⑧ 고위 척수 손상시(high level spinal cord injury)

⑨ 급만성, 진행성 근육증(myopathy), 신경병증(neuropathy)

⑩ 척추측만증(척주옆굽음증, scoliosis), 척추후만증(척주뒤굽음증, kyphosis)으로 인한 호흡 기능 부전

⑪ 스트레스 관리와 이완 요법 시행시

(3) 주의 사항

호흡 운동을 가르칠 때는 다음의 사항에 주의하여야 한다.

① 환자가 호기를 강하게 하도록 유도하여서는 안된다. 호기는 이완되고 수동적으로 하여야 한다. 강한 호기를 유도하면 기도 내에서 요란한 기류(turbulence)가 유발되며 이 경우에는 기관지경련과 기도 제한(airway restriction)을 증가시킨다.

② 지나치게 지속적인(prolonged) 호기는 좋지 않다. 이 경우 환자는 급하게 흡기를 하게 되고 호흡 패턴이 불규칙하고 비효율적으로 된다.

③ 호흡 보조근육과 흉곽 상부의 근육을 이용하여 흡기를 시작하게 해서는 안된다. 이 근육들은 호흡을 하는 동안 활동하지 않아야 한다.

④ 과환기(hyperventilation)를 피하기 위해서는 한 번 시행할 때마다 호기와 흡기가 3회 내지 4회 이상은 연습하지 말아야 한다. 그 이상 시행하는 것은 과환기의 위험이 있다. 과환기라는 것은 폐포 내에 유입하는 공기의 양이 증대되는 상태로서 그 결과 CO_2분압의 감소를 초래하여 최종적으로는 알칼리증(alkalosis)에 이른다. 알칼리증은 체내에 알칼리가 축적되거나 체내의 산이 소실됨으로써 일어나는 병적 상태를 말한다.

(4) 호흡 운동 기법

① 횡격막 호흡법(diaphragmatic breathing)

원래 횡격막 호흡법은 무의식적으로 일어난다. 그러나 환자에게 올바른 횡격막 호흡법을 가르치고, 호흡 보조근을 이완시키는 것이 중요하다. 횡격막 호흡법은 환기의 효율성을 증대시키고, 환자로 하여금 덜 힘들게 호흡하며, 횡격막의 상승과 하강의 거리를 증가시키며, 가스 교환과 산소화를 증진시키는데 있다. 그리고 횡격막 호흡법은 체위배액법(postural drainage)시 폐에 쌓인 분비물을 이동시키는데도 사용된다. 횡격막 호흡법을 적용할 대는 다음의 절차를 따른다.

㉠ 환자로 하여금 편안하고 이완된 자세를 취하게 한다. Semi-Fowler's(바로 누워서 기댄 자세) 자세가 가장 보편적인 자세이다. 그리고 환자의 호흡 패턴을 평가한다. 치료사 자신이 올바른 횡격막 호흡법을 시범을 통하여 가르친다.

㉡ 환자의 명치 아래 부분에 치료사의 손을 놓는다(그림 3-88).

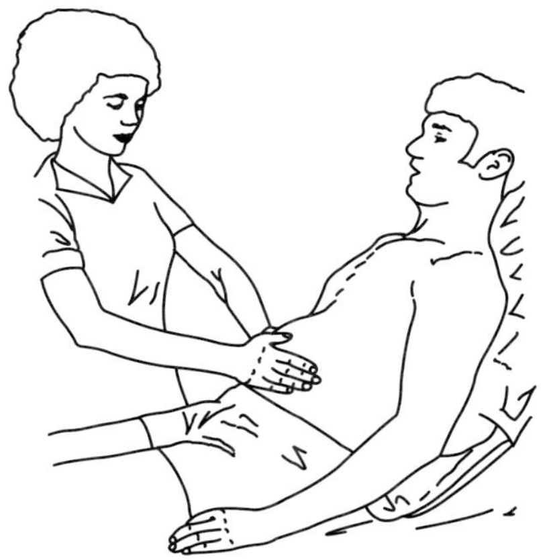

그림 3-88. 횡격막 호흡법

㉢ 환자는 코를 통하여 깊게, 그리고 천천히 숨을 들여 마신다. 이때 환자의 어깨는 이완된 상태이어야 하며, 흉곽의 상부는 움직임이 없어야 한다. 그리고 복부만 볼록하게 올라와야 한다.

㉣ 환자로 하여금 천천히 숨을 내쉬게 한다. 이때 폐안의 모든 공기를 내보낸다는 느낌으로 한다.

㉤ 이 과정을 3회 내지 4회 정도 시행하고 쉬게 한다. 이때 환자가 과호흡하지 않도록 주의한다.

㉥ 환자 자신의 두 손을 환자의 명치 아래부분에 놓게 하고 움직임을 느껴보게 한다(그림 3-89). 환자의 손은 흡기시에는 올라오고 호기시에는 내려가야 한다. 환자의 한손을 복부에 놓게하여 배근(복근)이 수축하는 것을 느껴보게 한다. 배근이 수축하는 것은 의도적으로 호기를 조절할 때(controlled expiration)나 기침시에 알 수 있다.

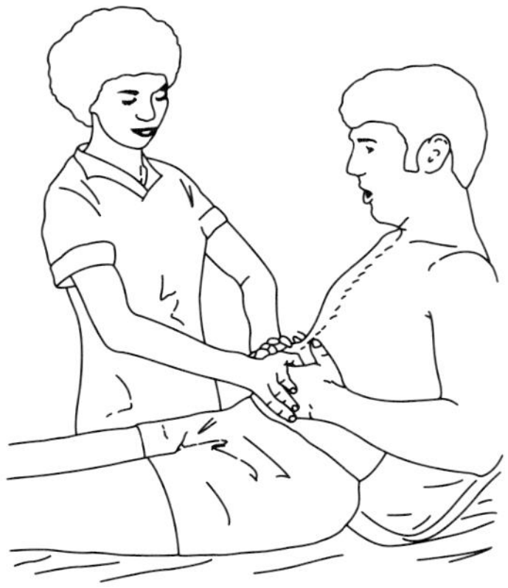

그림 3-89. 횡격막 호흡법

ⓢ 환자가 횡격막 운동 패턴을 이해하고 행할 수 있으면 숨을 들이쉴 때는 코로, 내쉴 때는 입으로 하게 한다. 누운 자세에서 횡격막 호흡 패턴을 잘하게 되면, 앉은 자세, 선 자세, 걷기, 계단 올라가기를 수행하면서 횡격막 호흡 패턴을 연습시킨다.

② **호흡근육 훈련**(VMT : ventilatory muscle training)

호흡근육의 근력과 지구력을 개선시키는 과정을 호흡근육 훈련이라고 한다. 호흡근육 훈련은 대개 급・만성 폐질환으로 인한 호흡근육, 특히 횡격막, 외늑간근의 약화시 적용된다. 호흡근 근력 운동의 효과는 간접적으로 측정할 수 밖에 없는데 주로 흡기 능력, 폐활량계를 이용한 입술에서의 흡기 압력 등을 측정한다. 호흡근육 훈련 과정에는 횡격막 강화 훈련, 흡기 저항 훈련(inspiratory resistance training), 유도 폐활량계 훈련법(incentive respiratory spirometry) 등이 있다.

㉠ **무게를 이용한 횡격막근의 강화법**

ⓐ 환자는 누운 자세 혹은 약간 머리가 올라간 자세(head-up position)를 취한다.

ⓑ 환자는 횡격막을 이용한 호흡법을 알고 있어야 한다.

ⓒ 환자의 명치 부분 아래에 1.5~2.5 kg의 무게를 올려 놓는다.

ⓓ 환자에게 흉곽 부분의 움직임은 없는 상태에서 깊게 숨을 들이마시게 한다. 무게가 너무 무거워서 횡격막의 전체 움직임이 제한을 받거나 명치 아래 부분이 볼록하게 올라오는 움직임이 제한을 받아서는 안된다.

ⓔ 시간을 점차 늘린다. 환자가 호흡 보조근을 사용함이 없이 15분 동안 횡격막 호흡을 할 수 있으면 무게를 늘려도 된다.

ⓕ 치료사가 환자의 명치 아래 부분에 치료사의 손을 대고 흡기시에 저항을 주거나 머리쪽이 낮은 자세(head-down position)를 취하여 복강 내의 내용물이 횡격막을 누르게 하여 횡격막이 수축하여 하강할 때 저항을 받게 하는 방법도 있다.

㉡ **흡기 저항 훈련**(inspiratory resistance training) : 흡기근육을 강화시키고 지구력을 늘리기 위하여 특별히 고안된 호흡저항 운동기(resistors)를 사용한다. 이 기구는 직경을 조절할 수 있는 좁은 튜브로서 직경이 좁아질수록 흡입할 때 저항이 증가하게 되어 있다. 환자는 매일 여러 차례 주어진 시간동안 튜브를 통하여 흡입하는 행위를 한다. 호흡근육의 지구력을 증진시키기 위하여 매번 시도할 때마다 20~30분까지 훈련 시간을 증가시킬 수 있다. 환자의 호흡근 근력과 지구력이 증가함에 따라 튜브의 직경을 감소시킨다. 상품으로 개발된 것들은 대개 6단계로 튜브의 직경을 조절할 수 있도록 되어 있다.

㉢ **유도 폐활량계 훈련법**(incentive respiratory spirometry) : 유도 폐활량계는 흡기시 낮은 수준의 저항을 느끼게 하면서 최대한의 흡기를 지속적으로 유지하도록 고안된 훈련 기구이다. 환자는 흡기시 시각적 혹은 청각적인 피드백을 받기 때문에 최대한으로 깊게 흡기를 하게 된다. 이 기구를 사용하면 흡기량을 증가시킬 수 있고 수술 후에 폐포의 허탈(alveolar collapse)을 예방한다. 그리고 신경근육계 질환으로 인하여 흡기근이 약해졌을 때 호흡근의 강화 목적으로 사용한다. 환자를 편안한 자세로 눕게하고 환자로 하여금 3~4회 천천히 편안하게 호흡을 하게 한다. 네 번째 호흡을 할 때는 최대한으로 숨을 내뿜게 한다. 숨을 완전히 내뿜은 후에는 폐활량계를 입에 대고 최대한으로 숨을 들이마셔서 수초동안 이 상태를 유지한다. 하루에 이러한 과정을 여러 차례로 나뉘어 매 회마다 5 내지 10회 실시한다. 환자가 호흡 보조근을 사용하는 것이 보이면 피로하다는 증상이므로 중단한다.

③ 분절성 호흡법(segmental breathing)

폐내의 특정 지역에서 수술 후의 통증이나, 기관지 확장증, 폐렴 등으로 인해 hypoventilation이 일어나는 경우에 적용한다. 적용을 양측에 하는가 아니면 한쪽에만 적용하는가에 따라 양측성과 편측성으로 나뉜다. 종류로는 lateral costal expansion, posterior basal expansion, right middle-lobe or lingula expansion, apical expansion이 있다. Lateral costal expansion방법을 설명하면 다음과 같다.

㉠ 환자는 앉거나 hook-lying(바로 누워서 양쪽 무릎을 구부린 상태) 자세를 취한다.

㉡ 그림 3-90, 3-91과 같이 환자의 외하방측 갈비뼈 부위에 치료사의 손을 놓는다.

㉢ 환자에게 숨을 내쉬도록 하고 흉곽이 밑으로 그리고 안쪽으로 움직이는 것을 느껴본다.

㉣ 환자가 숨을 내쉴 때 치료사는 손바닥으로 지긋이 압력을 준다.

㉤ 환자가 숨을 다 내쉬고 흡기를 시작하기 바로 전에 빠르게 안쪽 그리고 밑으로 압력을 준다. 이렇게 하면 빠른 신장(quick stretch)이 유발되어 외측 늑간근의 수축이 촉진된다. 따라서 외측 늑간근이 수축하면 늑골이 외측 그리고 위쪽으로 움직인다.

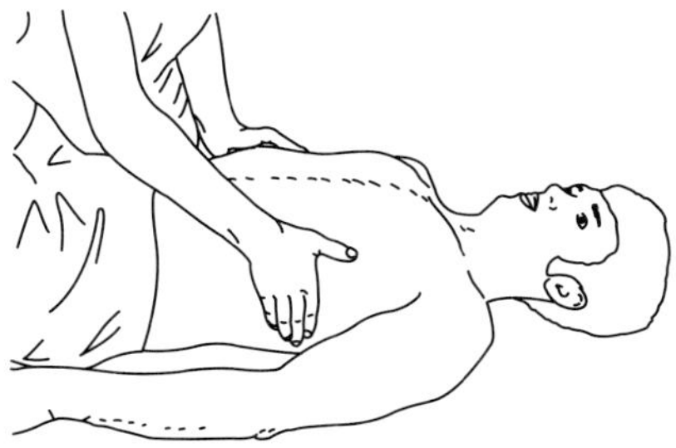

그림 3-90. 양측성 외측 흉부확장(앙와위)

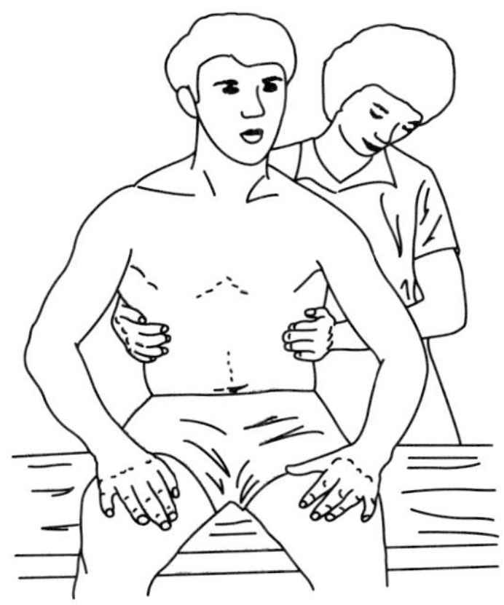

그림 3-91. 양측성 외측 흉부확장(좌위)

ⓗ 환자가 숨을 들이쉴 때는 치료사의 손을 밀어 내면서 아래쪽 늑골을 팽창시키라고 말한다.

ⓢ 환자가 숨을 들이쉴 때는 치료사가 자신의 손에 약간의 저항을 주어 환자가 느끼게 한다.

ⓞ 환자가 숨을 내쉴 때는 아래쪽, 안쪽 방향으로 부드럽게 쥐어짜준다.

ⓙ 환자가 숙달되면 치료사의 손 대신에 혼자서 자신의 손이나 벨트를 이용하여 같은 요령으로 반복할 수 있다(그림 3-92, 3-93).

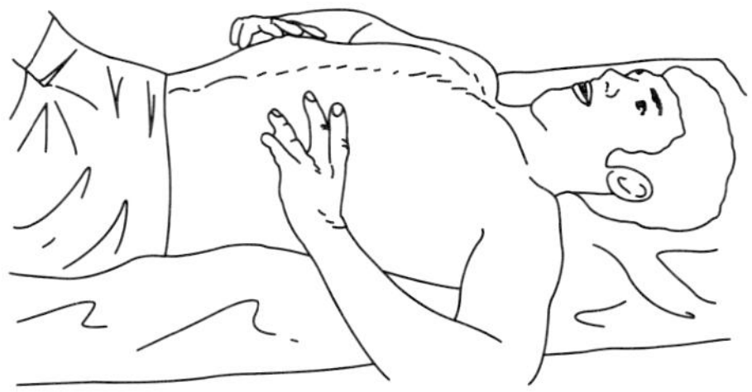

그림 3-92. 환자 스스로 외측 흉부확장을 하는 법

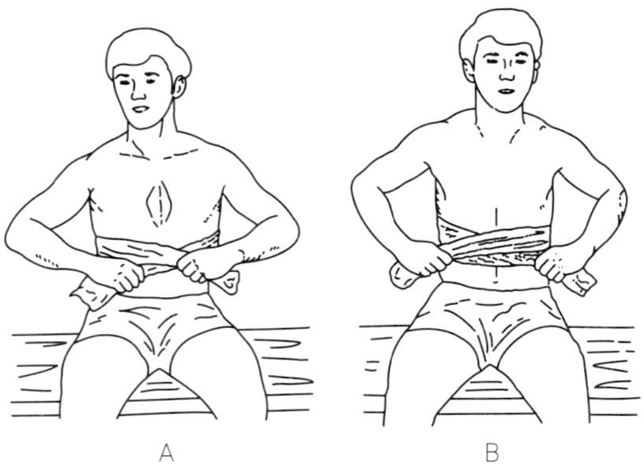

그림 3-93. 벨트를 이용한 외측 흉부확장법

Posterior basal expansion은 다음과 같은 요령으로 실시한다.

ⓐ 환자로 하여금 앉은 자세에서 무릎에 베개를 놓고 약간 기대게 한다.

ⓑ 치료사의 손을 하부 늑골의 뒷면에 댄다.

ⓒ Lateral costal breathing에서 소개된 방법을 반복한다.

ⓓ 이러한 형태의 분절성 호흡법은 수술 후에 semiupright 자세로 오랫동안 있었던 환자에게 유용하다.

Right middle-lobe or lingular expansion법은 앉은 자세에서 실시되며 치료사의 손을 환자의 우측 혹은 좌측 흉부 혹은 겨드랑이 밑에 놓는다. 그리고 lateral basal expansion을 가르칠 때와 같은 방법으로 적용한다. Apical expansion은 환자로 하여금 앉은 자세를 취하게 하고 손가락 끝으로 쇄골 밑에 압력을 준다. 이러한 기법은 폐엽절제술(lobectomy) 후에 폐첨부위의 기흉(pneumothorax)에 적절한 방법이다(그림 3-94).

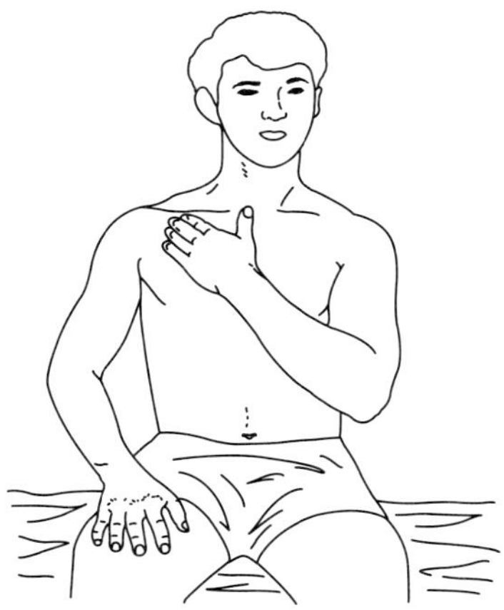

그림 3-94. 우측 상엽 부분 확장법

④ 설인 호흡법(혀인두호흡법, glossopharyngeal breathing)

설인 호흡법은 흡기 근육에 심각한 약증이 있을 때, 환자의 흡기 용량(inspiratory capacity : 안정호기 상태에서 최대로 흡입할 수 있는 기체량으로 1회 호흡량 + 흡기 예비량이다)을 증가시키는 방법이다. 또한 심호흡을 할 수 없어서 기침을 할 수 없는 경우에 준비 단계로서 적용할 수도 있다. 이 방법이 처음 개발된 것은 소아마비로 심각한 마비가 동반되어 호흡을 할 수 없는 경우를 돕기 위해서였다. 오늘날에는 주로 목뼈(경추) 손상으로 호흡 문제가 많이 발생되는 경우에 적용된다. 방법은 공기를 여러 번 꿀꺽 삼키는 것이다. 그런 다음에 입을 다물고 혀로 공기를 입 안쪽으로 밀어서 인두쪽에 모은다. 그런 다음에 성문(glottis)을 열어서 공기가 폐로 들어가게 한다. 이렇게 하면 흡기를 깊게 할 수 있고 환자의 폐활량도 증가된다. 이 방법을 가르치기도 매우 어렵고 배우기도 어렵다. 따라서 몇몇 환자에게 유용한 기법이다.

⑤ 오므린 입술 호흡법(pursed-lip breathing)

이 호흡법은 만성 폐색성 폐질환 환자에서 호흡 곤란이 있을 때 입술을 오므려서 기도쪽으로 역압(back pressure)을 발생시켜 천천히 공기를 배출해 내는 효과가 있다. 오므린 입술 호흡법은 호흡률 감소, 평상 1회 호흡량(tidal volume) 증가, 운동 지구력의 증대 효과가 있다. 이 방법의 시행시에는 입술을 오므린 상태에서 강하게 호기(forced expiration)하는 것은 피해야 한다. 왜냐하면, 기도 내에서 요란한 기류(turbulence)가 발생하여 작은 세기관지들을 더 제한할 수 있기 때문이다. 다음의 절차에 따라 입술 호흡법을 시행한다.

㉠ 환자는 가능하면 편안한 자세를 취하게 한다.

㉡ 숨을 내쉴 때는 천천히 수동적으로 이루어져야 하며, 절대로 배근(복근)을 수축시켜서는 안된다.

㉢ 치료사의 손을 환자의 배위에 올려놓고 배근(복근)이 수축하는 지를 알아본다.

㉣ 환자에게 천천히 깊게 숨을 들이쉬도록 지시한다.

㉤ 환자에게 입술을 오므리게 하고 천천히 숨을 내쉬게 한다.

⑥ 호흡 곤란을 예방하거나 경감시키는 방법

폐기종, 천식과 같은 만성 폐색성 폐질환을 갖고 있는 환자는 호흡 곤란으로 고통을 받는 경우가 흔하다. 특히 육체적으로 과한 운동을 했거나 알레르기를 유발하는 물질에 노출된 경우에 호흡 곤란이 심하다. 이런 경우에는 호흡을 조절하면서(controlled breathing), 활동을 천천히(pacing activities)하게 하고, 어떤 활동 혹은 어떤 환경에서 호흡 곤란이 생기는지를 알려주고 대처할 수 있게 해야 한다. 일상 생활 중에서 걷기, 계단 오르기, 과제수행에 있어서 자신의 호흡 능력에 맞는 속도로 천천히 해야 한다. 어떤 환자들은 스스로 자신의 능력 한계를 알고 그 안에서 일을 하지만 다른 환자들은 누군가가 호흡 곤란의 징후를 알려주어야만 하는 환자도 있다. 약간의 호흡 곤란이라도 발견되면 즉시 동작을 멈추고 호흡 곤란이 멈출 때까지 조절된(controlled), 오므린 입술 호흡법을 시행해야 한다. 기본 요령은 환자로 하여금 그림 3-95와 같은 이완된 자세를 취하게 하고, 기관지 확장제를 투여하거나, 호기시에 오므린 입술 호흡법을 시행하여 환자 스스로 호흡을 조절하게 하고, 호흡 보조근을 사용하지 않으면서 횡격막근을 이용하여 숨쉬게 한다.

4 흉곽 운동법(chest mobilization exercises)

흉곽 운동법은 깊은 호흡을 하면서 능동적으로

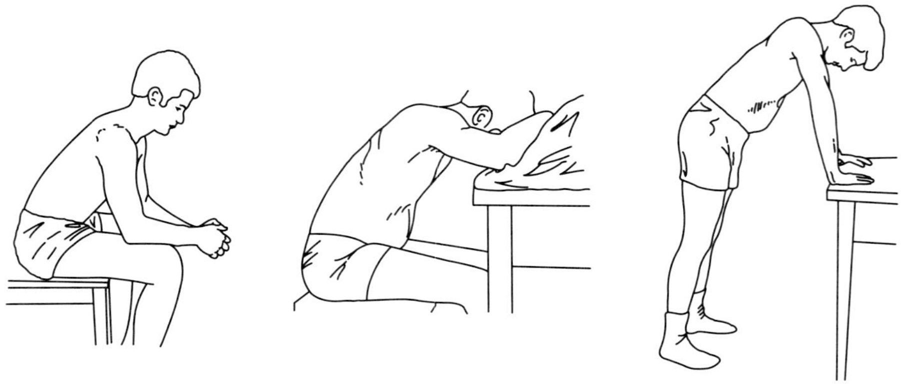

그림 3-95. 호흡곤란을 경감시키는 자세

몸통(체간)이나 사지를 움직이는 것이다. 이 운동법의 목적은 첫째, 흉벽, 몸통(체간), 어깨의 운동성을 유지하거나 개선하는 것이다. 만약 환자가 몸의 한쪽 근육이 경직(tightness)되어 있다면 흡기시에 흉곽의 그 부분을 완전히 확장할 수 없을 것이다. 이런 근육을 깊게 호흡하면서 신장(stretching)시킨다면 문제가 된 부분의 환기(ventilation)를 개선시킬 수 있을 것이다. 두 번째 목적은, 흡기의 깊이와 호기기술을 강조하는 것이다. 일상 생활을 하면서 숨은 내쉴 때는 엉덩관절(고관절, hip joint)과 척주를 구부리면서 앞으로 기대면 호기를 쉽게 할 수 있다. 왜냐하면, 복부의 내용물들이 위쪽으로 밀리면서 횡격막을 위로 올리기 때문이다.

1) 흉곽의 한쪽 가동성을 늘리는 방법(그림 3-96)

① 환자가 앉은 자세에서 숨을 들이쉬면서 흉곽근육의 짧아진 쪽 반대편으로 상체를 구부린다.

② 그리고 숨을 내쉴 때는 주먹을 쥐고 흉곽의 외측면을 밑으로 누른다.

③ 점차적으로 환측의 팔을 머리 위로 올리면서 상체를 옆으로 구부린다.

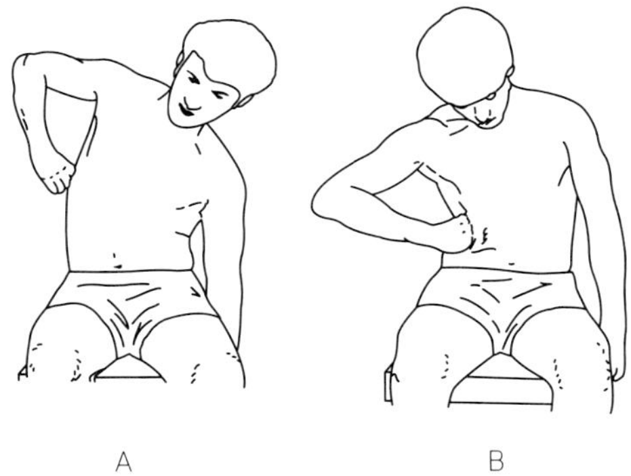

그림 3-96. 흡기와 호기시 흉부가동성 증진법

2) 흉곽 상부와 흉근의 가동성을 늘리는 방법(그림 3-97)

① 환자는 앉은 자세에서 머리 뒤로 양손을 깍지 낀다. 이 상태에서 숨을 깊게 들이쉬면서 팔(상지)을 벌림(외전)시킨다.

② 숨을 내쉴 때는 팔꿈치를 모으면서 상체를 앞으로 구부린다.

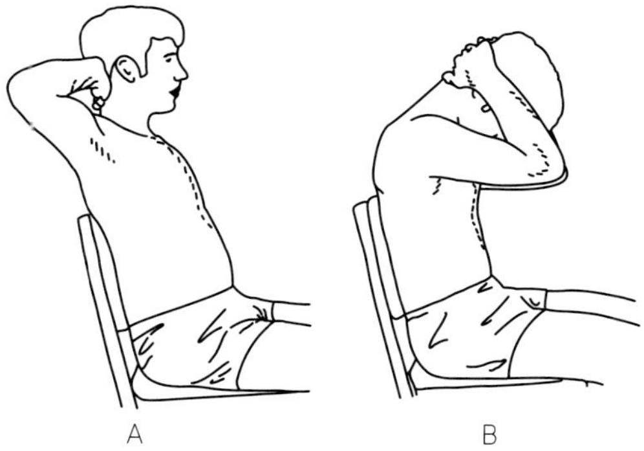

그림 3-97. 흉곽 상부의 가동성을 증진시키는 운동

3) 흉곽 상부와 어깨관절(견관절)의 가동성을 늘리는 방법(그림 3-98)

① 의자에 앉은 상태에서 숨을 들이마실 때는 양팔을 동시에 180° 굽힌다.

② 숨을 내쉴 때는 엉덩관절(고관절)을 굽힘(굴곡)시키면서 상체를 앞으로 굽혀서 두팔이 바닥에 닿게 한다.

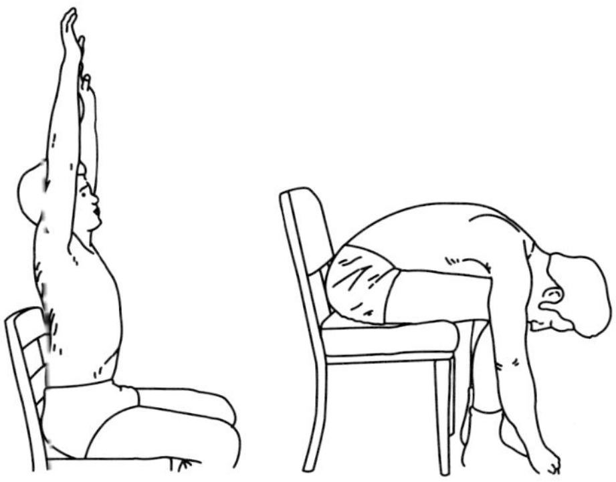

그림 3-98. 흉곽 상부와 어깨관절(견관절)의 가동성을 증진시키는 운동

4) 심호흡을 하는 동안 호기를 증가시키는 방법

① 환자는 엉덩관절(고관절)과 무릎을 약간 구부린 상태로 눕는다.

② 숨을 내쉬는 동안에 한쪽 무릎을 가슴에 대고 나머지 한쪽 무릎도 가슴에 댄다. 요통을 방지하기 위하여 동시에 두다리를 가슴에 대는 것을 피한다.

③ 이렇게 하면 복강 내의 내용물이 횡격막을 위로 밀어올리기 때문에 호기에 도움이 된다.

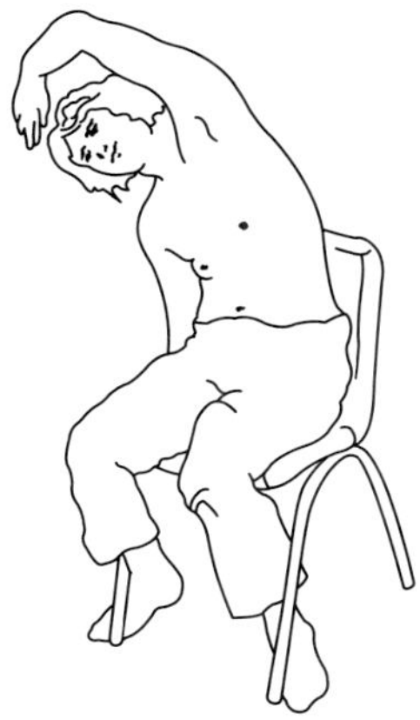

그림 3-99. 흉곽의 외측 굽힘(굴곡) 가동성을 증진시키는 운동

5) 봉체조(막대기 운동, wand exercises)(그림 3-101)

흡기하는 동안에 어깨관절(견관절)을 굽힘(굴곡)시키면서 실시한다.

6) 기타 치료사가 환자에게 주어야 할 지시 사항

① 자세 교정(postural correction)

② 흉벽, 몸통(체간), 사지에 대한 도수신장(manual stretching)

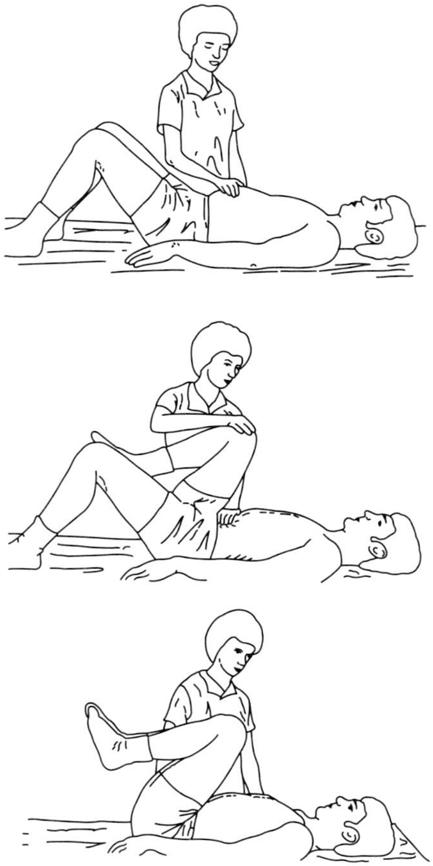

그림 3-100. 누운 자세에서 호기를 증가시키는 방법

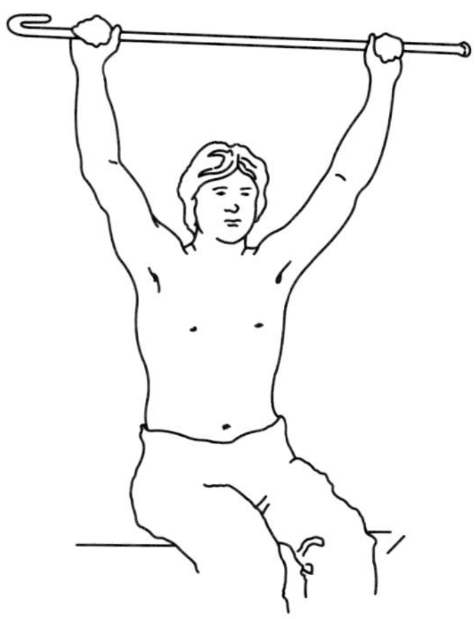

그림 3-101. 지팡이를 이용한 운동법

5 기 침

기침은 반사적으로 일어나기도 하지만 의도적으로도 기침이 가능하다. 기관지가 분지하는 것을 세대(generation)라고 하는데 폐안에서 기관지는 23세대까지 분지한다. 효과적으로 기침이 일어나서 분비물이 제거될 수 있는 세대는 7세대까지이다. 섬모가 달린 상피세포(cilliated epithelial cells)가 말단 세기관지(terminal bronchiole)까지 분포되어 있다. 따라서 분비물을 직경이 작은 기관지에서 직경이 큰 기관지로 이동시킬 수 있다. 효과적으로 기침을 할 수 있는 능력이 있으면 기도에 막힌 이물질을 제거하는데 도움이 된다. 그리고 폐안을 깨끗이 유지하는 데도 도움이 된다. 급만성 호흡기 질환 환자에게 기침을 시키거나 교육하는 것은 심호흡계 물리치료의 중요한 영역이다.

1) 기침의 발생기전

기침이 일어나는 순서는 다음과 같다(그림 3-102).

① 숨을 깊게 들이마신다.
② 성문(glottis)을 닫고 성대(vocal cords)가 팽팽해진다.
③ 배근(복근)이 수축하고 횡격막이 상승하여 흉곽과 복강 내의 압력이 증가한다.
④ 성문(glottis)이 열린다.
⑤ 공기의 폭발적인 배출이 일어난다.

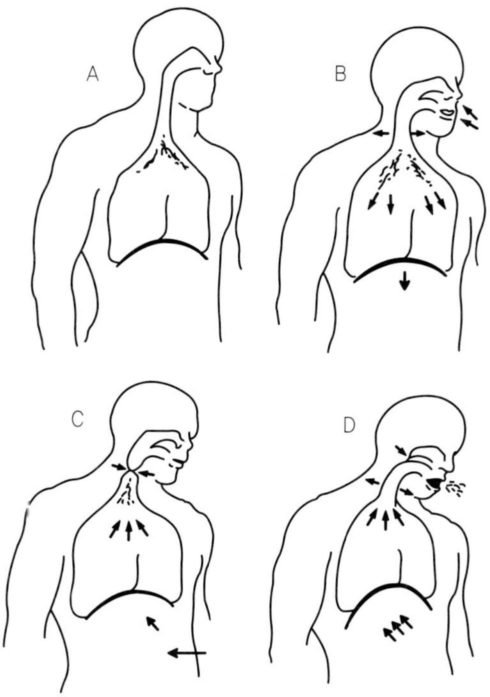

그림 3-102. 기침의 발생기전

2) 효과적인 기침을 저해하는 요인들

① 통증 : 급성 폐질환, 늑골 골절, 흉벽의 외상, 흉부나 복부에 최근들어 수술을 받은 경우

② 횡격막, 호흡 보조근의 약증 : 고위척수 손상, Guillain-Barré 증후군

③ 전신마취나 진통제의 사용으로 호흡중추의 기능이 저하된 경우

④ T_{12} 이상의 척수 손상, 근이영양증, 근육병, 기관지 절개술(tracheostomy), 피로가 심한 병, 흉벽이나 복벽의 절개로 인해 강하게 기침을 할 수 없는 상태

⑤ 전신마취나 삽관법(관 넣기, intubation), 폐색성 폐질환, 흡연으로 인해 섬모의 활동이 저하된 상태

⑥ 낭성 섬유종(cystic fibrosis), 만성 기관지염, 폐렴, 탈수, 삽관법(관 넣기, intubation)으로 점액의 양이 증가하였거나 점도가 끈적해진 경우

3) 기침 교육법

① 환자가 하는 자발적인 기침과 반사적인 기침을 평가한다.

② 심호흡과 기침을 위해서 이완되고 편안한 자세를 취해준다. 주로 앉은 자세나 앞으로 기댄 자세를 취한다. 환자의 목은 약간 숙인 자세가 좋다.

③ 환자에게 횡격막 호흡법을 가르친다. 주로 깊게 숨을 들이쉬는 방법에 주안점을 둔다.

④ 짧고(sharp), 배에서 울려나오는 기침을 시범보인다.

⑤ 배근(복근)이 수축해야 하는 것을 시범보인다.

⑥ 환자의 손을 배위에 놓게 하고 huff를 3회 하게하여 배근(복근)이 수축하는 것을 느끼게 한다.

⑦ 숨을 깊게 들이쉬지만 자연스럽게 들여마셔야 하며 기침을 2회 하게 한다. 대개 두 번째로 나오는 기침에 가래를 동반한다.

⑧ 배근(복근)이 약한 환자에게는 복대를 대거나 설인 호흡법을 하여 기침을 시키기도 한다.

⑨ 환자로 하여금 숨을 헐떡거릴 정도가 되게 하여서는 안된다. 왜냐 하면, 숨쉴 때 에너지 소모가 많아서 힘이 많이 들게 되고 쉽게 환자가 피로해진다.

또한 요란한 난류(turbulence)와 기도 저항이 증가되면 기관지 경련과 기관지 수축이 일

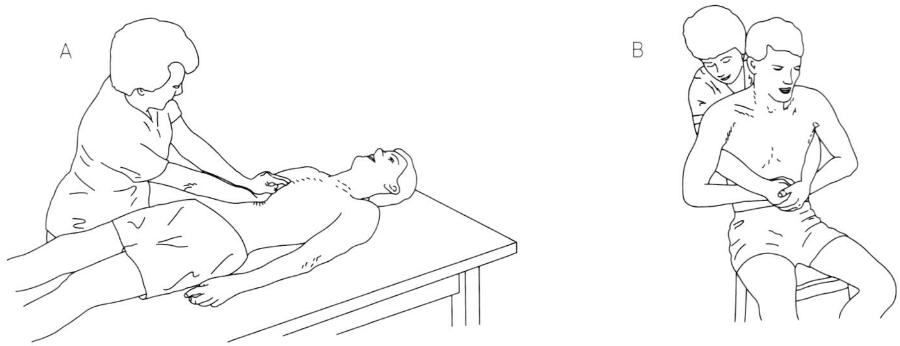

그림 3-103. 치료사가 기침을 도와 주는 방법

어날 수 있다. 그리고 점액이나 이물질이 기도로 들어갈 수 있다.

4) 기침을 촉진시킬 수 있는 방법

(1) **도수 기침**(manual assisted cough)

흉수 손상이나, 목뼈(경추) 손상으로 배근이 약해진 환자가 기침을 할 때 복벽의 외부에서 압력을 주면 복강 내의 압력이 올라가서 기침을 하기가 훨씬 용이해진다. 외부에서 복부에 압력을 주는 방법은 치료사가 주는 방법이 있고, 또 환자 스스로 자신의 손을 이용하여 압력을 주는 방법도 있다. 환자를 침대에 눕게 하고 치료사의 손바닥을 상복부(epi gastric) 부분에 댄다. 다른 손은 아래 손위에 겹쳐 놓거나 깍지를 낀 상태로 고정시킨다. 환자가 가능하면 숨을 깊게 들이쉰 상태에서 환자가 기침을 시작할 때, 치료사가 복부의 안쪽 상방을 향하여 짧게 민다. 같은 원리로 환자가 의자에 앉은 상태에서 치료사나 가족이 환자의 등 뒤에서 껴안듯이 복부에 압력을 줄 수 있다(그림 3-103). 단 주의해야 할 것은 검상돌기 가까이에 압력을 주어서는 안 된다.

환자 스스로 하는 방법을 설명하면, 환자가 앉은 자세에서 자신의 두 손을 복부나 검상돌기 아래에 대고 깊게 숨을 들이쉰 다음에 팔목이나 전박부로 복부의 안쪽 상방을 향하여 압력을 주면서 동시에 상체를 앞으로 기울이면서 기침을 하게 한다.

(2) **통증 부위 덧대기**(splinting)

복부나 흉부에 수술한 자리에서 생긴 통증으로 인하여 기침을 할 수 없을 때는 절개한 부위 위에 손이나 베개를 덧대고 기침하는 방법을 가르쳐야 한다(그림 3-104). 만약 환자가 스스로 자신의 손을 배위에 댈 수 없다면 치료사 자신의 손을 환자의 절개한 부위 위에 대준다.

(3) **가습**

만약 기도 내의 분비물이 끈적끈적하여 잘 움직이지 않을 때는 가습기나 초음파분무기(ultrasonic nebulizer)로 들이마시는 공기를 습하게 하여 mu-cocilliary transport system을 도와주고 기침 시 가래가 나오도록 한다.

(4) **기도 자극**(tracheal stimulation)

기도 자극은 흔히 기도 간지럼 태우기(tracheal

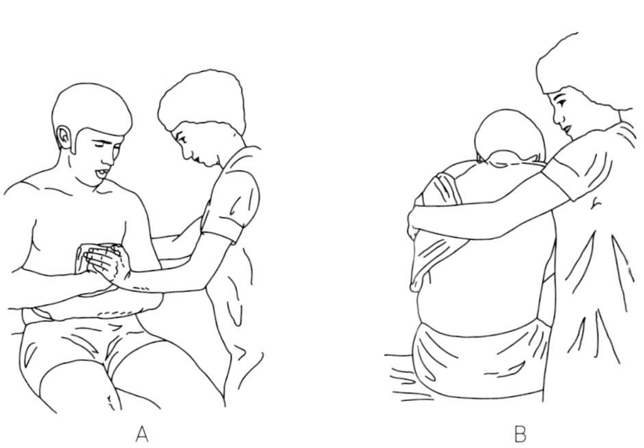

그림 3-104. 통증 부위에 덧대기를 하는 방법

tickle)라고 한다. 이 방법은 영아(infants)나 흉부 치료에 협조할 수 없는 환자들에게 적용된다. 그리고 자극이 그다지 편안하지는 않다. 치료사의 검지와 중지를 흉골절흔(복장패임, sternal notch) 부위에 놓고 압력을 주면서 빙글빙글 돌린다. 이렇게 하면 기도에 자극이 되어 반사적으로 기침이 유발된다(그림 3-105).

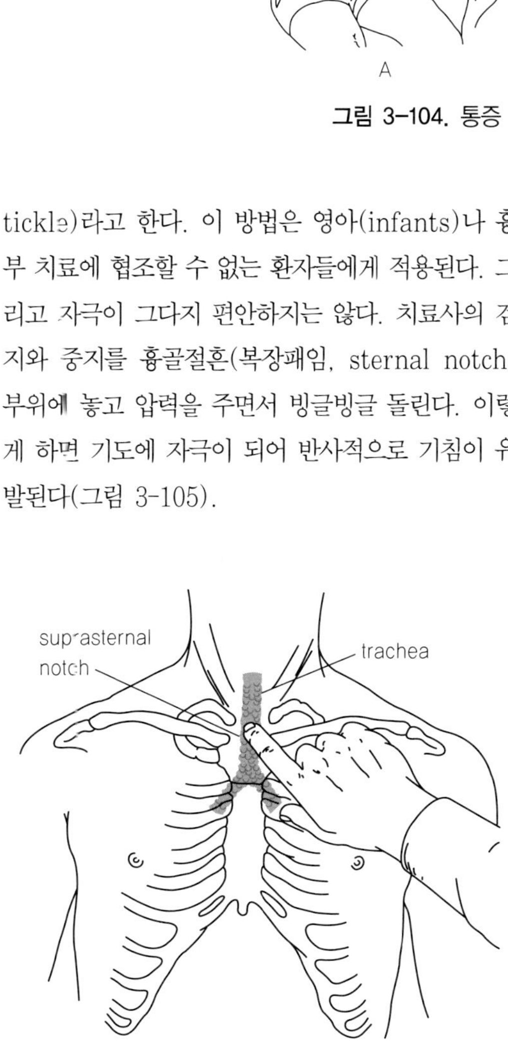

그림 3-105. 기침을 유발하기 위한 기도 자극법

(5) 주의 사항

발작성 기침(paroxysmal coughing)이 유발되지 않도록 주의하여야 한다. 그리고 뇌졸중, 동맥류(aneurysm)가 있는 환자에게 강한 기침(forceful coughing)이 유발되지 않도록 주의한다. 이런 환자에게는 오히려 huff를 여러 차례 시키는 것이 도움이 된다.

(6) 흡인법(suctioning) : 기침에 대체할 수 있는 방법

기관내 흡인(endotracheal suctioning)은 스스로 기침을 할 수 없는 환자에게 적용한다. 또한 인공호흡기에 의존하는 환자의 기도 내에 있는 분비물을 제거하고자 할 때 사용한다. 이 방법은 기관(trachea)과 주기관지(main-stem bronchi)에 있는 분비물 만을 제거할 수 있다. 그러나 숙련되지 못한 치료사가 이 방법을 환자에게 적용하면 기관 내의 점막을 손상시키거나 저산소 혈증(hypoxemia), 불규칙한 심박동, 기관지 확장증(atelectasis)을 유발시키게 된다.

6 폐내의 분비물 제거 방법

1) 체위배액법(postural drainage)

체위배액법은 기관지배액법(bronchial drainage)이라고도 하며 폐의 분절(lung segment)에 고여 있는 분비물들을 중력의 방향과 일치시켜서 가운데 기도로 이동시키는 것이다. 중력의 방향과 일치시키려면 체위를 바꿔주어야 하고 폐에 대한 해부학적인 지식이 있어야 한다. 자세 변경을 통하여 분비물이 큰 기도에 도달하면 기침이나 기관내 삽관 흡입(endotracheal suctioning)을 통하여 제거한다. 체위배액법을 시행하면서 경타법(percussion), 진동법(vibration), 자발적인 기침도 병행한다.

체위배액법을 하는 목적은 분비물이 축적되는 것을 방지하거나 이미 축적된 분비물을 제거하는 것이다. 분비물이 많이 축적되면 폐합병증이 생기기 때문이다. 만성 기관지염이나 낭포성 섬유증(cystic fibrosis) 환자, 장기간 누워 있는 환자, 전신마취를 하고 수술받은 환자, 절개 부위가 아파서 심호흡과 기침을 할 수 없는 환자의 경우 가래가 많이 생긴다. 또한 폐렴, 기관지 확장증, 폐색성 폐질환 환자들은 이미 폐에 분비물이 축적되어 있는 경우가 많다. 이런 경우에도 체위배액법의 적응증이 된다. 체위배액법의 금기증으로는 출혈, 객혈, 중증 폐부종, 울혈성 심부전증, 다량의 폐삼출(large pleural effusion), 폐색전(pulmonary embolism), 기흉(pneumothorax), 심장 부정맥(cardiac arrhythmia), 심한 고혈압, 저혈압, 최근의 심근경색증 등이다. 최근에 뇌수술을 한 경우에는 머리를 밑으로 낮춘 자세(headdown positioning)는 금기이다.

체위배액법을 시도할 때는 그림 3-106을 참고하여야 한다.

체위배액법은 식후에 바로 시행하는 것은 좋지 않다. 체위배액법 에어로졸 치료와 병행하기도 하는데 체위배액법 전에 에어로졸 치료를 하는 것이 좋다는 의견도 있고 오히려 체위배액법으로 분비물을 제거한 후에 깨끗한 기도로 에어로졸 치료를 하는 것이 효율적이라는 견해도 있다. 치료할 때의 빈도수는 환자의 상태에 따라 조절한다. 가래가 끈적이고 양이 많을 때는 하루에 2회 내지 4회를 시행하여 폐가 깨끗해 질 때까지 시행한다. 분비물이 더 이상 축적되는 것을 방지하기 위한 목적이라면 하루에 1회 내지 2회를 시행한다. 체위배액법을 시행하기 전에 환자는 심호흡방법과 효과적인 기침법을 배워야 한다.

치료사는 체위배액법을 시행하기 앞서 폐의 어느 분절(segments)에 대하여 시행할 것인가를 결정해야 한다. 그리고 올바른 자세를 취해주어야 한다. 낭포성 섬유종과 같이 만성 폐질환의 경우 여러 자세에서 체위배액법을 시행하는 경우도 있다. 한 자세에서 5분내지 10분 정도 유지한다. 그러나 전체적인 시간은 40~45분을 넘지 말아야 한다. 체위배액법에 의해 움직여진 분비물은 30분 내지 1시간 후에 기침과 함께 배출된다. 치료 후에는 천천히 앉게 하고 잠시동안 휴식을 취하게 한다. 이때 치료사는 환자가 기립성 저혈압 증상을 보이는지 관찰한다. 청진을 하여 정상적인 호흡음이 들리거나 X-선상에 폐가 깨끗하면 체위배액법 치료를 중지한다. 만성 폐질환을 갖고 있는 환자를 위해서는 가정에서도 체위배액법을 할 수 있도록 환자와

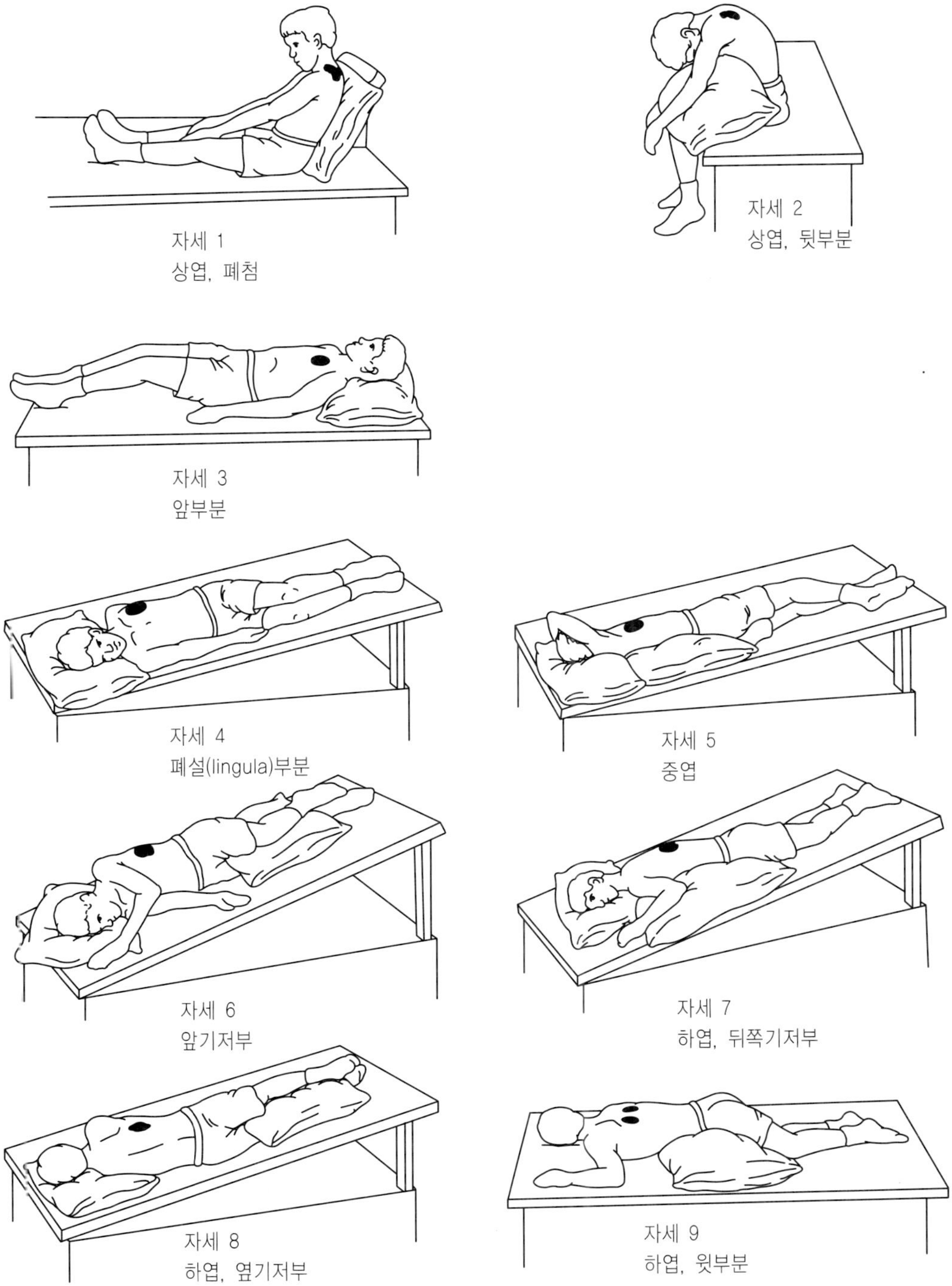

그림 3-106. 기관지배액법

보호자에게 교육하여야 한다. 체위배액법과 병행하는 도수치료로는 경타법(percussion), 진동법(vibration), 흉곽 흔들기(shaking, rib springing)가 있다.

2) 경타법(percussion)

이 방법은 분비물이 기도에 막혀 있거나 폐내에 꽉 달라붙어 있을 때 떨어뜨리기 위해 사용한다. 손을 컵 모양으로 오므리고 양손을 리듬있게 움직이면서 분비물을 제거하고자 흉벽을 두드린다(그림 3-107).

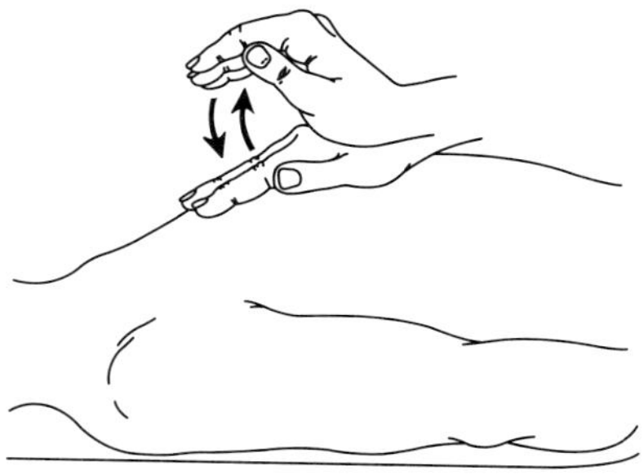

그림 3-107. 경타법

이때 치료사의 어깨나 팔꿈치에 힘이 들어가서는 안된다. 경타법은 부위별로 수분간 계속한다. 경타법으로 치료를 받는 환자는 느낌이 불편하거나 동통을 경험해서는 안된다. 피부가 민감한 환자에게는 가벼운 가운이나 얇은 옷을 입히고 그 위에 경타법을 한다. 여성의 경우 유방 부위나 뼈가 돌출된 부위에는 경타법을 금한다. 경타법을 하기 전에 늑골 부위에 골절이 있는지, 골다공증이 있는지, 종양이 있는지, 폐색전이 있는지, 혈소판 수가 5만 이하여서 쉽게 출혈이 있는 환자인지, 항응고제 치료를 받는 환자인지, 협심증이 있는 환자인지, 흉곽 수술 후 흉벽에 동통이 있는 환자인지 잘 살펴보아야 한다.

3) 진동법(vibration)

이 방법도 체위배액법과 경타법을 병행하면서 사용할 수 있다. 이 방법은 분비물을 좀 더 큰 기도로 이동시키기 위하여 적용하는데 환자로 하여금 숨을 깊게 들이마시고 숨을 내쉴 때만 적용한다. 치료사는 환자에게 숨을 깊게 들이쉬고 몇초 동안 숨을 참으라고 한다. 그리고 치료사가 진동법을 적용하는 동안 숨을 내쉬게 한다. 이 방법을 적용할 때 치료사의 두손을 환자의 피부 위에 놓거나 두손을 겹쳐서 흉벽에 놓는다. 그리고 환자가 숨을 내쉴 때 부드럽게 누르다가 끝에서 빨리 진동을 준다(그림 3-108).

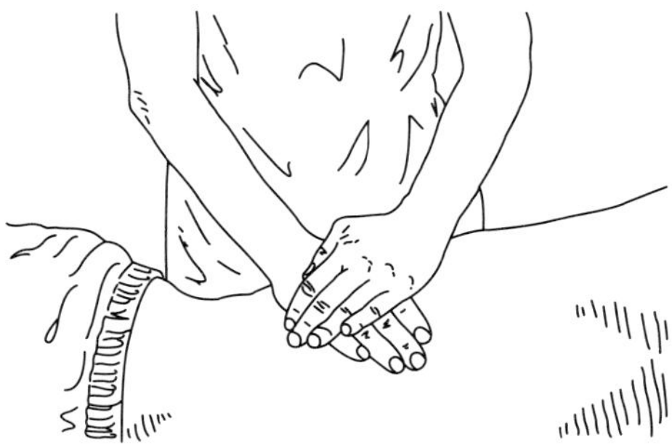

그림 3-108. 체위배액법을 하는 동안의 진동법

진동을 주는 방법은 치료사가 어깨에서부터 손바닥으로 등척성 수축을 반복해서 주면 된다. 진동법을 적용하는 횟수는 5~6회이다. 숨을 깊게 들이쉴 수 없는 환자에게는 간헐적 양압 호흡법(IPPB : intermittent positive pressure breathing)을 적용하거나 암부백(ambu bag)을 적용할 수 있다.

4) 흉곽 흔들기법(shaking)

흉곽 흔들기는 늑골 스프링잉(rib springing)이라고 불리기도 한다. 흉곽 흔들기도 역시 환자가 숨을 내쉴 때 적용되며 진동법보다는 훨씬 힘이 많이 들어가며 움직임의 폭도 넓다. 또한 간헐적으로 크게 압력을 주었다 떼었다가 하는 동작이 추가된다. 치료사의 손가락을 겹쳐놓고 손바닥을 펴서 흉벽에 밀착시킨다. 이때 치료사의 손가락은 환자의 늑골과 평행하게 위치한다(그림 3-109). 치료사는 흉벽을 압박하고 이완하는 동작을 5~10회 반복한다.

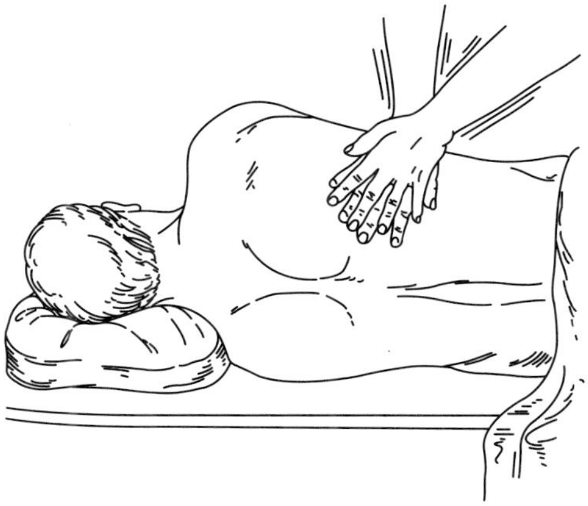

그림 3-109. 흉곽 흔들기법

참고문헌

김용천. 폐질환 환자의 흉곽물리치료에 관한 고찰. 대한물리치료사협회지, 8(1) : 49~59, 1987.

Gaskell DV, Webber BA. The Brompton Hospital Guide to Chest Physiotherapy. Blackwell Sceintific Publications. 1975

Frownfelter DL. Chest Physical Therapy and Pulmonary Rehabilitation. Year Book Medical Publishers, Inc., 1985.

Payton OD, et al. Manual of Physical Therapy. Churchill Livingstone, 1989.

제9장 근골격계질환의 물리치료
(Physical Therapy for Musculo-skeletal Disorders)

이 재 호

1 손상의 종류

1) 뼈

뼈는 매우 특이한 형태의 결합조직으로, 손상의 원인은 혈액 공급이 중단된 경우와 침착(deposition)과 흡수의 변화가 일어난 경우로 나눌 수 있다. 손상 부위에 따라서는 일정한 부위에만 국한되어 있는 국소적인 손상과 전반적인 손상으로 나뉜다. 먼저, 전반적인 손상에서 침착이 증가된 경우로는 침착은 정상이나 흡수 기능의 이상으로 뼈의 골량이 증가된 골다공증(대리석 골병), 뼈막의 과도한 막내 골화로 인하여 침착이 증가된 말단 비대증이 있다. 침착이 감소된 경우로는 뼈 바탕질에서 골모세포 형성이 감소되고 흡수가 증가되어 현저하게 골량이 감소된 골다공증(골감소증)과 골모세포 형성은 정상적이나 뼈 바탕질에 칼슘침착이 감소되어 골량이 감소된 골연화증이 있다. 국소적인 손상으로 침착이 증가된 경우로는 발의 내반 변형으로 인해 체중이 발의 외측으로 전달되면서 다섯째 발가락이 비대해지는 것과 같이 외부의 자극에 의하여 기능이 증대되면서 나타나는 비대증, 퇴행성 골관절염, 골절, 감염, 골경증 등이 있다. 반대로 침착이 감소된 경우는 무용성 위축, 류마티성 관절염, 감염 등이 있다.

2) 뼈끝판

뼈에서 세로로 성장하는 특이한 연골성 구조물인 뼈끝판(골단판, epiphyseal plate)도 여러 가지의 손상이 일어날 수 있는데, 과대하게 성장하거나 성장이 되지 않는 경우와 비틀림을 가지고 성장하는 경우가 있으며, 손상 부위도 부분적이거나 골화같이 전반적으로 일어나 성장이 멈출 수도 있다.

전신적으로 나타나는 과성장(거대증)에는 선천적으로 모든 뼈끝판에서 과도하게 연골이 자라는 거미손가락증(마르팡 증후군), 유년기에 뇌하수체의 호산성 선종(eosinophil adenoma)으로 호르몬의 변화에 의한 하수체성 거인증이 있다. 국소적으로는 류마티스성관절염이나 골수염과 같이 만성 염증이 성장을 초래한 경우, 긴뼈의 골간에 골절이 일어나 영양공급이 중단된 경우, 일시적인 보상 작용인 충혈이 국소적으로 성장을 자극한 경우가 있다. 그리고 여러 가지의 혈관 기형이 충혈을 일으키고 이로 인해 뼈끝판이 자극되어 팔과 다리가 과도하게 성장되는 경우가 있다.

성장이 되지 않는 경우(왜소발육증)로는 선천적 원인에 의한 연골 발육부전증, 호르몬에 의한 하수체성 난쟁이(pituitary dwarfism), 아골성 연골의 칼슘침착 장애로 인한 구루병이 전신적인 반응이다. 국소적인 손상은 팔과 다리를 오랜 시간동안 사용하지 않아 압력이 가해지지 않음으로써 성장이 지연되는 경우, 육체적인 손상, 화상이나 동상과 같은 열 손상, 연골의 괴사로 인한 국소빈혈, 감염 등에 의해 일어날 수 있다. 마지막으로 긴뼈나 뼈끝판이 자랄 때 습관적인 자세 등으로 지속적이거나 간헐적으로 비틀림이 있으면 뼈는 힘을 받는 방향으로 비틀어지면서 성장을 하게 된다.

3) 윤활관절

정상적인 윤활관절은 반대면과의 마찰과 통증을 최소화하기 위해 연골 형태로 존재한다. 그러나 손상을 받게 되면 점차적으로 퇴행성 변화가 오게 되고 움직임의 제한과 통증이 유발된다. 그리고 관절주머니(관절낭)는 신장에 민감하게 반응하여 관절 내 윤활액의 압력이 높아지며, 이로 인해 관절이 비정상적인 상태가 되었을 때에 통증이 야기되기도 한다. 따라서 관절에 손상을 받게 되면 장애를 일으키는 주된 원인이 된다.

(1) 관절연골

관절연골(articular cartilage)은 혈관과 림프, 신경이 분포되지 않는 곳으로, 파괴, 변성, 증식 등의 손상이 일어난다. 연골파괴는 관절연골의 변성 정도에 따라 형태나 손상이 달라지게 된다. 관절연골이 파괴되면 윤활액으로부터의 영양 공급이 차단되고 윤활성 효소에 고름이 생긴다. 이러한 원인으로는 류마티스성 관절염, 감염, 강직성 척추염, 윤활관절의 부동화, 관절면에 지속적인 압력, 반복적인 관절 내 하이드로코르티손 주사 등을 들 수 있다.

정상적인 사람에서도 나이가 들면 관절연골에 퇴행성 변화가 일어나게 되어 연골의 세포수가 감소하고 얇아지게 된다. 그리고 연골은 탄력성을 잃게 되고 손상 받기가 쉬워진다. 또한 관절면의 과도한 부하, 윤활액의 점성도 감소, 국소적인 손상, 연골의 파괴로 더 악화될 수 있다. 이와 같은 관절연골의 변성은 뼈바탕질의 세포간 결합 물질에 변화가 먼저 일어나고 이어서 교원질섬유가 소멸된다. 결국에는 주로 중심이나 체중부하 부위의 연골이 변성되고 그로 인해 아연골뼈가 손상되어 노출된다. 원인으로는 연골의 조기 노화, 관절 표면의 부조화, 이전의 손상 등이 있다.

윤활관절의 연골 가장자리는 중심 부위와는 달리 윤활막의 연장인 연골막(perichondrium)의 형태로 덮여 있다. 중심 부위에 퇴행성 변화가 온 상태에서 계속적으로 움직이면 윤활막이 증식을 하게 되고 두터워진 연골의 끝 부분에는 고리 모양이 형성된다. 즉, 끝 부분에 생긴 연골막뼈 고리(peripheral ring)는 초기에 연골로 구성되어 있지만 결국에는 골화가 일어난다.

(2) 윤활막

윤활막은 관절연골의 영양과 윤활을 위해 윤활액

을 분비하는 곳이다. 이곳에서 일어나는 손상은 과도한 양의 윤활액이 생성되는 경우(삼출)와 윤활막이 비대해지는 경우, 윤활막과 관절연골이 유착되는 경우 등이 있다. 관절의 삼출은 경한 염좌, 염증성 삼출물, 활막염과 류마티스성 관절염, 패혈성 관절염과 같은 전반적인 화농성 질환, 심한 손상이나 또는 혈우병과 같은 출혈 등에 의한 것이다. 일시적인 혈청의 삼출을 제외하고는 윤활 유착형성이나 윤활 비대의 정도에 따라 달라진다. 윤활 유착(synovial adhension)은 석고붕대나 보조기 등을 착용하여 오랜 시간동안 관절의 움직임이 일어나지 않은 경우에도 일어난다. 힘줄집과 윤활주머니의 윤활막에서도 관절과 동일한 반응이 일어날 수 있다.

(3) 관절주머니와 인대

섬유성 관절주머니와 인대는 움직임이 일어나도록 하는 작용도 하지만 관절의 안정성을 제공하는 역할도 한다. 그러나 이 구조물들이 느슨해지거나(laxity) 짧아짐(구축)과 같은 손상을 받게 되면 관절이 불안정해지고 움직임에 제한을 받게 된다. 이와 같은 관절의 과신장은 유전적 요인, 관절주머니와 인대의 파열로 인한 외상성 탈구와 아탈구 같은 외상성 요인, 감염 등에 의해 일어난다. 그리고 구축은 유전적 요인, 감염, 만성적인 관절염, 근육의 구축 등에 의해 발생한다.

4) 골격근

골격근에서의 손상은 운동 단위와 관련된 구성요소에 어느 부분에서도 증상이 나타날 수 있으며, 종류에는 위축과 근비대, 괴사, 구축, 재생 등이 있다. 먼저, 무용성 위축은 어떠한 원인에 의해 정상적인 상태보다 근육의 사용량이 줄어들면서 근력이 약해지거나 근육이 위축되는 것이다. 이는 앞뿔세포의 회백수염, 말초신경의 다발성 신경염, 신경근 접합부의 근위축증 등의 원인에 의해 나타날 수도 있다. 그리고 관절의 오랜 시간의 부동화와 뻣뻣함, 만성적 관절 질환, 통증이 관련된 근육의 수축을 반사적으로 억제하고 이 현상에 의한 또 다른 근위축 등에 의해서도 나타난다.

둘째, 근비대는 저항 운동을 반복적으로 시행하여 근력이 증가하고 근육이 비대해진 것이다. 이는 근섬유의 수가 증가하는 것이 아니라 각각의 근섬유가 비대해진 것으로 운동의 지속성 정도에 영향을 받는다. 셋째, 외상성 혈관 경련이나 색전증, 혈전증에 의해 근육에 혈액을 공급하는 동맥이 폐색되면 6시간 이내에 허혈성 괴사가 일어난다. 넷째, 구축은 근육이 짧아진 상태가 지속되면서 수동적인 신장에 저항이 있는 상태로 전 관절가동범위가 불가능한 것(근육성 구축)을 말한다. 그리고 괴사성 근육의 근섬유가 점차적으로 밀집된 섬유반흔 조직으로 대치되면서(섬유성 구축) 점진적으로 관절 변형을 일으킬 수 있다. 다섯째, 손상된 근육은 근섬유막과 근세포, 각 섬유의 위성 세포에서 재생되고, 근력은 정상적인 신경섬유에 의한 신경지배에 변화가 오게 되어 회복된다.

5) 변형

(1) 뼈 변형의 종류와 원인

뼈에서 발생하는 변형은 크게 긴뼈가 축을 중심으로 틀어지거나(비틀림 변형) 구부러져(각 변형) 뼈의 배열이 유지되지 못한 경우, 정상적인 길이보다 길거나 짧게 자라 사지의 길이가 다른 경우, 골연골종과 같이 뼈의 표면에 병변이 있어 외형에 변화를 초래한 경우로 분류할 수 있다. 이러한 변형들을 일으키는 원인에는 첫째, 선천적으로 뼈성장에 문제가 있어 성장이 되지 않은 무형성, 완전한 성장이 되지 않은 형성 부전, 비정상적으로 성장한 형성 장애, 손가락이나 발가락이 중복해서 자라는 중복 등이 있다. 둘째, 뼈의 배열이 유지되지 않으면 골절이 잘 되는데 이를 정복해주지 않아 변형이 남아 있는 상태로 유합(불량 유합)되거나, 유합이 되지 않아 그 부위에 변형이 남아 있는 경우이다. 그리고 비정상적인 뼈의 병리적 골절인 골다공증으로 인한 척추골절이 점진적이면서도 전신적인 변형을 초래할 수 있다. 셋째, 손상으로 인한 뼈끝판의 성장 장애로 변형이 초래된 경우이다. 넷째, 성장이 이루어진 뼈에서 골연골종과 같은 질병으로 인해 국소적으로 변형이 오는 경우도 있다.

(2) 관절 변형의 종류와 원인

두 관절 표면간에 정상적인 상호 관계를 유지하지 못하고 완전한 변위가 일어난 경우를 탈구라고 하며, 부분적으로 변위된 경우에는 아탈구라고 한다. 이는 관절이 불안정하거나 다른 변형과 연관되어 일어나기도 한다. 첫째, 관절 변형의 종류에는 관절에 가동성이 과도하게 증가되어 있는 경우이다. 정상적인 관절에서는 섬유성 관절낭과 인대에 의해 이를 방지하고 있으나 선천적으로 신장과 이완이 되어 있거나 찢어진 경우에는 체중부하와 같은 응력이 가해지면 변형이 일어난다. 반대로 관절의 가동성이 감소되어도 변형이 된다. 둘째, 관절의 가동성이 제한되어 변형이 된 경우로 경직과 구축으로 인해 무릎관절이 완전히 펴지지 않고 이것이 근육의 부조화와 몸 전체의 변형을 초래한다.

위와 같은 변형을 일으키는 원인으로는 선천적으로 관절이 변위되어 성장하거나 감염이나 외상 등의 손상으로 인한 탈구, 골관절염과 같은 퇴행성 관절 질환, 관절 유착, 구축, 근력의 불균형, 근막과 피부의 섬유화성 구축, 외력 등이 있다.

2 용어와 개념

1) 움직임에 관한 용어

움직임에는 환자 스스로의 근육 활동으로 인하여 관절의 움직임이 일어나는 능동적 움직임과 중력이나 외부의 힘에 의한 수동적 움직임이 있다. 이러한 움직임에 의하여 각 관절에서 일어나는 동작에 대한 용어가 정의되어 있는데 이중 혼돈하기 쉬운 것 몇 가지만을 알아보기로 한다.

(1) 벌림과 모음

벌림(외전, abduction, 대한해부학회의 해부학 용어 넷째 판을 참고하여 용어를 사용하였다)과 모음(내전, adduction)은 우리 몸의 정중선에서 멀어지는 경우와 정중선을 향하여 동작이 일어나는 경우이다. 이 동작들은 어깨관절과 엉덩관절, 손허리손가락관절과 발허리발가락관절에서 일어나며, 손과 발에서는 가운데손가락과 셋째 발가락을 기준선으로 한다.

(2) 발등굽힘과 발바닥굽힘

발등굽힘(족배굴곡, dorsiflexion)과 발바닥굽힘(족저굴곡, plantar flexion)은 발가락과 발목관절에서 손등굽힘(dorsiflexion)과 손바닥굽힘(palmar flexion)은 손목관절과 손가락에서 일어나는 동작이다. 발등굽힘과 손등굽힘은 손과 발의 등쪽으로 동작이 일어난 경우이고, 발바닥굽힘과 손바닥굽힘은 손과 발의 바닥 쪽으로 동작이 일어난 경우이다.

(3) 가쪽번짐과 안쪽번짐

가쪽번짐(외번, eversion)과 안쪽번짐(내번, inversion)은 목발밑관절(거골하관절, subtalar joint)과 중간발목관절(중족골관절, midtarsal joint)에서 일어나는 동작으로 발바닥이 바깥쪽과 안쪽으로 회전하는 것을 말한다.

(4) 안쪽돌림과 가쪽돌림

안쪽돌림(내회전, medial rotation)과 가쪽돌림(외회전, lateral rotation)은 주로 어깨관절(견관절)과 엉덩관절(고관절)에서 일어나며, 무릎관절(슬관절)에서도 일어나기는 하나 작은 움직임이 일어난다. 전자는 지절의 앞면이 안쪽이나 가운데로, 후자는 가쪽이나 바깥쪽으로 회전하는 것이다.

(5) 엎침과 뒤침

엎침(회내, pronation)과 뒤침(회외, supination)은 앞팔과 앞발에서 일어나는 동작으로, 앞팔의 엎침은 손바닥이 아래쪽이나 몸의 뒷면으로 회전하는 것이고 앞발의 엎침은 발이 안쪽번짐 상태로 유지되어 있을 때 일반적으로 사용한다.

2) 변형에 관한 용어

(1) 종족과 첨족

종족(calcaneous)과 첨족(equinus)은 발목관절에서만 일어나는 변형을 나타내는 용어로 종족은 발에 체중부하를 하여도 발등굽힘 상태를 유지하고 있어 발꿈치만 바닥에 닿는 경우이고, 첨족은 이와 반대되는 변형으로 발바닥굽힘 상태를 유지하고 있어 앞발만이 바닥에 닿는 경우이다.

(2) 요족과 편평족

이 변형들도 발목관절에서 일어나는 변형으로 발의 내측종족궁(longitudinal arch)이 정상보다 과도하게 증가된 경우를 요족(pes cavus), 반대로 과도하게 낮아져 있는 경우를 편평족(pes palnus)이라 한다. 그리고 뒷발의 종족과 첨족, 앞발이 발바닥굽힘이 되어 있으면 요종골(calcaneocavus)이라 한다.

(3) 안쪽비틀림과 가쪽비틀림

넙다리뼈(대퇴골, femur)나 정강뼈(경골, tibia)와 같이 긴뼈의 세로축이 비틀리는 변형으로 안쪽비틀림은 긴뼈의 가쪽 끝부분 앞면이 몸쪽 끝부분 앞면에 비해 안쪽이나 내측으로 비틀어진 것이고, 가쪽비틀림은 가쪽이나 외측으로 비틀어진 것이다.

(4) 전경과 후경

이 변형은 넙다리뼈목(대퇴골경, neck of femur)과 골간(shaft) 사이에서 일어나는 변형으로 무릎이 앞쪽으로 향해 있을 때 넙다리뼈목이 앞쪽으로 각도를 가지고 있는 경우를 전경(anteversion)이라 하고 뒤쪽으로 기울어진 경우를 후경(retroversion)이라 한다.

(5) 각형성과 휘는 변형

각형성 변형은 긴뼈의 골간에서 잘 발생하나 휨 변형은 정상적인 뼈에서도 잘 일어난다. 각형성과 휘는 변형의 정의에 있어서는 많은 논란이 제기되고 있으나 일반적으로 각의 꼭지점 방향을 말한다.

(6) 내반과 외반의 변형

내반(varus)과 외반(valgus)은 사지가 비정상적인 각도를 유지하는 것으로 주로 관절이나 관절 근처의 뼈에서 발생하나 긴뼈의 축에서도 변형이 생길 수 있다. 팔꿉관절이 정상적인 운반각보다 감소된 경우를 내번주(cubitus varus), 증가된 경우는 외번주(cubitus valgus)라 하며, 넙다리뼈목과 골간 간의 각도가 130°보다 증가된 경우를 내번고(coxa vara), 감소하면 외번고(coxa valgus)라 한다. 내번슬(genu varum)은 bow knee라고도 하며 발을 모았을 때 무릎관절이 벌어지는 경우를 말한다. 외번슬(genu valgum)은 back knee라고 하며 무릎을 모았을 때 발이 벌어지는 경우를 말한다. 다리의 축과 발꿈치 간의 각도가 정상적인 각도보다 감소된 경우를 heel varus, 증가된 경우는 heel valgus라 한다. 발목관절의 발바닥굽힘 변형이나 첨족과 발의 안쪽번짐의 변형이 복합된 경우를 내반첨족(talipes equinovarus), 발등굽힘 변형이나 종족과 가쪽번짐 변형이 복합된 경우는 외반종족 변형(talipes calcaneovalgus), 엄지발가락에서 발허리발가락관절(중족골지절관절, metatarso-phalangeal joint)의 모음 변형이 일어난 경우를 무지내번증(hallux varus), 벌림 변형이 일어난 경우를 무지외번증(hallux valgus)이라 한다.

3 평 가

치료사는 먼저, 각 환자가 가지고 있는 질병과 문제가 무엇인가를 파악하여야 하고 문제를 해결하기 위한 치료적 목적을 신중하고 정확하게 결정해야 한다. 치료는 문제를 찾고 그것을 해결해 나가는 과정이므로 치료사는 주의 깊고 객관적이며 기술적으로 환자에 대한 정보들을 수집해야 한다.

1) 병력

다른 질환처럼 처음 평가할 때에 치료에 필요한 모든 정보를 환자나 병력으로부터 얻어야 한다. 즉 이름, 나이, 성별, 직업, 가족 사항, 주거 환경, 이전의 물리치료나 기타의 치료 사항, 경제적 상태, 가족력 등을 포함하여 현재의 문제점과 주소를 상세히 파악한다.

2) 이학적 검사

이학적 검사를 따로 시행하지 않고 환자를 처음 직면했을 때부터 앉거나 누웠을 때 신체적 습관, 표정, 보행 방식 등을 면밀히 관찰하고 병력을 근거로 하여 필요한 검사들을 추가하여 나아간다. 일반적으로는 시진, 촉진, 관절의 움직임, 청진, 신체적 증상에 대한 검사 등을 시행한다. 촉진을 통하여 압통이나 팽윤이 있는지, 피부의 온도, 아탈구, 비정상적으로 근육이 비대해진 곳이 있는지, 여러 관절이 움직이는 동작을 할 때에 근육의 긴장이 증가하는 부위가 있는지를 검사한다. 그리고 뼈나 관절, 근육 등에서 비정상적인 소리가 나는지도 들어본다. 관절의 움직임을 평가할 때에는 관절을 처음에는 환자 스스로 움직이게 하여 통증, 근경련, 근약화, 근육이나 건의 파열, 관절의 구축이나 뻣뻣함, 골절 등에 의한 가동 범위에 제한이 있는

지를 살펴본다. 그리고 치료사에 의한 수동관절 범위 검사를 큰 관절부터 실시하고 문제가 있는 관절을 자세하게 평가하여 나아간다. 이때에 관절주머니가 이완되어 있거나 인대가 파열되어 있어 관절이 불안정할 수도 있으므로 조심스럽게 실시한다. 이와 함께 엉덩관절의 굽힘 변형을 평가하기 위한 Thomas 검사와 벌림 상태를 평가하기 위한 Trendelenburg 검사 등도 실시한다. 그리고 궁둥신경의 과민 상태를 평가하기 위한 Lasegue 검사, 안쪽반달의 열상 여부를 평가하기 위한 McMurray 검사 등을 실시한다. 신생아는 엉덩관절의 안정성을 평가하는 Barlow 검사와 Ortolani 검사를 실시하기도 한다.

3) 신경학적 검사

근골격계 질환은 신경학적 문제가 동반되는 경우가 많으므로 근육의 약화나 마비, 경련, 불수의 운동, 균형의 소실, 감각의 이상 등에 대한 검사도 실시해야 한다. 따라서 일반적으로 실시하는 도수근력 검사, 촉각, 통각, 진동감각, 위치 감각 등의 감각 검사와 마비 부위, 반사, 경직 등도 평가한다.

4 일반적인 치료의 원리와 방법들

국소적인 휴식과 근육의 힘이 작용하는 방향을 교정하고 보조하기 위하여 여러 가지의 보조기나 장치들을 사용한다. 그러나 오랜 시간 동안 침상 안정과 고정을 시키면 근육의 무용성 근위축으로 인한 전반적인 근력의 약화, 골다공증, 칼슘 분비의 증가, 심부정맥 혈전증, 욕창 등의 위험이 있으므로 처치를 잘 해주어야 한다. 경사 침대를 이용한 체중부하 운동, 그리고 손상을 입지 않은 쪽의 팔과 다리도 운동치료를 해 주어야 한다. 그리고 이들에게 기능적인 수준을 높여 주기 위하여 가능한 빨리 의자차나 침대로 이동하는 방법도 가르쳐 주어야 한다.

근력 약화와 관절의 불안정을 막기 위해서는 지지를 해주어야 하는데, 팔근육이 약화되어 있을 경우에는 주위의 정상 근육군에 의해 약화된 쪽을 일시적으로 움직이게 하는 기능적 보조기를 사용하는 것이 도움이 된다. 같은 원리에 의하여 척추에는 척추 보조기를 사용하고, 다리근육의 약화나 관절의 불안정성으로 인해 체중지지가 힘들어진 환자에게는 원하지 않는 움직임을 제한하는 보조기를 사용한다. 만약 발목관절에 과도한 움직임이 일어나면 일시적으로 아치받침(arch support)이나 sole wedge를 사용하는 것이 좋다. 관절 연조직에 손상을 입은 환자에게는 테이핑을 하여 주는 것이 도움이 된다. 경직이나 마비, 만성관절염으로 인해 근경련이 일어나 근육 불균형과 함께 관절에 변형이 일어났을 때는 보조기를 착용하게 하여 간헐적인 교정을 해준다.

1) 물리치료

물리치료의 주된 목적은 관절의 가동 범위와 근력을 유지하거나 증진시켜서 근골격계의 기능을 향상시키는 것이다.

(1) 관절가동범위의 유지

관절가동범위의 제한과 통증이 함께 있는 경우

에는 환자 스스로의 근력을 이용하는 능동 운동을 실시하는 것이 안전한 방법이다. 먼저, 치료사는 수행하여야 할 동작에 대하여 설명하고 시범을 보여주는 것이 좋다. 통증은 환자의 움직임이 가능한 범위의 끝 부분에서 주로 발생하는데 이때에 힘을 주게 하면 환자는 보호 반응이 일어나 반사적으로 힘을 주지 않게 되므로 치료사는 환자가 최선을 다할 수 있도록 독려를 한다. 또한 이러한 경우에 치료사가 가동 범위 끝 부분에서 과도하게 수동 운동을 실시하게 되면 관절주머니와 윤활막 등에 다른 손상을 일으켜 오히려 뻣뻣함을 유발할 수 있으므로 주의하여야 한다. 그러나 수동 운동은 관절의 가동 범위를 유지시키는데 좋은 방법으로, 마비로 인하여 능동적인 움직임을 할 수 없는 경우에는 변형을 방지할 수 있고 구축이 일어난 경우에는 근육을 신장시킬 수 있다. 따라서 임상적 경험을 통한 주의가 요구된다.

(2) 근력의 유지

근육을 능동적으로 움직임으로써 근력을 증가시킬 수 있으나 석고붕대를 하고 있는 경우와 같이 능동적인 움직임을 할 수 없을 때에는 등척성 운동으로 근력을 증가시킬 수 있다. 그러나 상태에 따라서 관절의 움직임을 일으키는 동적 운동은 근력 증강과 함께 가동범위도 증진시킬 수 있다.

(3) 근골격계의 기능 유지

근골격계의 기능을 유지하기 위해서는 관절의 움직임과 근력 증강을 포함시켜 목적 있고 기술적인 활동을 수행하기 위한 근육의 협응 능력이 필요하다. 따라서 환자의 일상 생활에서 요구되는 근골격계 활동을 스스로 수행하게 하기 위한 훈련을 시킨다.

5 각 손상에 따른 치료 방법들

1) 과사용 손상

과사용 손상(overuse injury)은 잦은 운동이나 동작으로 인한 외상이 염조직이나 뼈의 회복과 치유 범위 이상으로 가해진 경우를 말한다. 이 손상의 가장 대표적인 것은 건염과 같이 근육과 건의 염증이다. 이곳에서는 근육과 건이 짧아짐으로 인한 근수축(구심성 수축)과 가해지는 힘에 대항하여 능동적으로 수축하면서 근육과 건의 길이가 늘어나는 원심성수축이 일어난다. 예를 들면, 운동선수가 점프 후에 착지를 할 때 넙다리네갈래근이 수축을 하는데, 이는 무릎이 구부러지는 것을 막고, 굽히는 힘에 저항하기 위하여 원심성 부하가 넙다리네갈래근에 가해진다. 이와 같이 원심성 수축을 하는 동안에 넙다리네갈래근에 강한 힘이 작용하므로 반복되는 원심성 부하에 의한 손상이 잘 일어난다. 위와 같이 근골격계를 과도하게 사용함으로써 발생된 손상의 치료는 치유가 될 수 있도록 동작을 변화시켜 주고, 환자가 손상 이전의 생활로 돌아갈 수 있도록 운동 치료를 실시한다. 치료 방법은 첫째, 손상된 근육-건 단위에 휴식을 취하게 하고 원심성 부하나 반복적인 응력을 제거하여 치유 작용이 일어나도록 해야 한다. 더불어 손상받은 부위의 적정성을 유지하기 위해 반복적이며 손상부위에 무리가 가지 않도록 해야 한다. 여가선용으로 스포츠를 하는 사람들에게는 활동이나 동작을 바꾸어 주는 것이 손상률을 줄여주며, 물리치료 효과를 증가시킨다.

2) 목과 목뼈 손상

목과 목뼈에서는 과사용으로 인한 손상이 잘 일어나지 않으나 급성 손상이나 만성으로 진행하는 과정에서 악화된 경우에는 목에 통증이 잘 발생한다. 특히, 50세 이후의 운동 중에 발생하는 목뼈 통증은 퇴행성 변화로 인한 경우가 많다. 주 증상으로는 압통은 호소하지 않고, 척주 한쪽 방향의 국소적인 통증과 같은쪽 척추근육들의 경련, 그리고 손상을 받은쪽에서 멀어지는 움직임을 취할 때 가동 범위의 제한과 통증이 나타난다. 통증은 같은 쪽의 어깨관절 상부로는 방사되나 팔이나 손으로 방사되지는 않는다. 이러한 경우, 휴식과 온열치료, 통증이 유발되지 않는 범위 내에서 점진적인 신장 운동, 경추견인 등의 치료가 증상을 호전시켜줄 수 있으며, 통증이 심한 경우에는 경추 보조기를 착용하게 한다. 그러나 퇴행성으로 인하여 목뼈에 통증이 있는 경우에는 과도한 운동은 피한다. 통증이나 근력약화가 팔에도 나타나면 신경근 압박을 의심할 수 있는데, 이는 급성 추간판 탈출증이나 신경관(neural formina)에 골증식체가 잠식되어 나타난다. 목이 염좌된 경우에는 통증이 완화되면 유연성을 회복하기 위해 점진적이고 수동적인 신장 운동과 온열치료, 마사지 등을 실시한다. 통증으로 인한 근력의 약화는 관절의 움직임이 부드러워진 이후에도 남아 있을 수 있으므로 운동선수에게는 정상적인 근력을 회복할 때까지 운동을 금하게 하는 것이 좋다. 팔까지 통증이나 근력약화가 나타나면 신경관에 골증식체(osteophyte)가 침범되었거나 급성 경추추간판 탈출증에 의해 신경근이 압박된 것이다. 그리고 골관절염을 동반하지 않은 목의 좌상과 염좌는 외상 후에 나타나는 이차적인 반응이다.

골과 인대에 손상을 입은 경우에는 초기에 물리치료를 시작해야 한다. 염좌로 인한 통증이 사라지면 유연성을 유지하기 위한 수동신장 운동, 찜질, 마사지 등을 시행한다. 그러나 정상적인 관절 가동범위를 유지하더라도 통증으로 인한 이차적인 근력 약화가 나타나기도 한다.

3) 어깨관절 손상

어깨관절에서 일어나는 손상들에 대한 감별 진단과 치료를 요약하면 표 3-20과 같다.

(1) 회선건개 손상

회선건개 손상(rotator cuff injury)은 운동 선수나 물건을 어깨관절보다 높은 곳으로 들어올리는 동작을 반복할 때에 잘 일어난다. 나이에 따라서는 40대 이전에는 주로 가시위근(supraspinatus)의 건에 염증이나 부종이 일어나기 쉽고 이로 인해 마찰이 증가되면서 손상이 된다. 그러나 40대 이후에는 골증식체로 인하여 어깨뼈(견갑골)의 봉오리를 덮고 있는 회선건개의 반복적인 마찰이 생기게 되고 이로 인해 파열 등의 만성적인 변화가 일어난다.

회선건개가 파열되지 않은 염증성 손상인 경우에는 뼈의 마찰이나 외상, 좌상 없이 회선건개를 부드럽게 움직이게 하는 진자 운동(pendulum exercise)을 초기에 실시하는 것이 효과적이다. 먼저, 환자에게는 이 운동이 수동운동이며, 중력에 의한 운동이라는 것을 이해시키는 것이 중요하다. 치료는 환자의 허리를 구부리게 하고 팔을 바닥에 수직이 되도록 떨어뜨리게 한다. 그리고 부드럽게 원을 그리며 팔을 움직이는데 손바닥이 위 또는 아래로

표 3-20. 어깨관절 통증의 진단과 치료

진단명	증상과 증후	치료
회선건개염	앞쪽으로 들어올릴 때 통증 유발	반복적인 팔 들어올리기 동작 중지, 회선건개 근력 증가 운동, 신장 운동 *NSAIDs와 주사
회선건개 파열 (tear)	밤에 통증이 심해지고 앞굽힘과 가쪽돌림근의 근력 약화	수술, NSAIDs와 주사, 동작 교정 등을 통한 증상치료
유착성 관절낭염	통증에 따른 관절가동범위 감소, 모든 방향에서 관절가동범위 제한	점진적인 신장 운동, 수술
석회성 건염	급작스러운 심한(중등도) 견통, 압통, 움직일 때에 통증 수반 X-ray상 칼슘 침착이 나타남	휴식, NSAIDs와 주사
습관성 아탈구	갑작스런 통증, 혹은 무통증	회선건개의 근력 강화 운동(운동 후 증상이 남아 있는 환자의 경우), 외과적 고정

*NSAIDs = Nonsterodal anti-inflammatory drugs.

향한 자세에서 시계 방향과 반시계 방향으로 원을 그리게 한다. 주의할 것은 허리가 충분히 구부러지지 않으면 능동적인 움직임이 되어 건염이 오히려 악화될 수 있다. 치료 회수는 하루에 세 번, 각각 10분씩 시행한다. 통증이 가라앉으면 선 자세에서 팔을 몸에 붙이고 어깨관절의 안쪽돌림과 가쪽돌림을 시작한다. 이 운동은 회선건개의 근력을 점진적으로 향상시켜 주기 위해 가벼운 탄력 고무줄을 가지고도 시행할 수 있다.

(2) 오십견(유착성 관절낭염)

유착성 관절낭염(adhesive capsulitis)은 손상 후의 고정, 활동량 증가로 인한 자극, 수술, 어깨관절이 나쁜 위치에서 비가동화 되어 있는 등 여러 가지 원인에 의해서 발생한다. 대부분의 경우에는 원인을 알지 못하며 초기에는 어깨관절을 앞쪽으로 올리거나 벌림, 안쪽이나 가쪽돌림 동작을 할 때에 통증을 호소한다. 시간이 경과함에 따라 아래관절낭의 신장성이 점진적으로 소실되어 어깨관절의 움직임이 제한된다. 그러나 수 주일이 지나면 가동범위가 제한이 되지만 통증은 감소된다. 그 이후에도 관절가동범위의 제한도 몇 개의 동작에서는 남게 되지만 2년 정도가 지나면 많이 증가된다.

대부분의 환자는 신장 운동과 운동치료에서 효과적인 증상 호전을 보이지만 잘 치유되지 않더라도 과도한 신장 운동은 금해야 한다. 지나친 신장 운동은 오히려 통증과 관절가동범위에 제한을 초래할 수 있기 때문이다. 치료는 중력을 이용한 수동적 보조 운동으로 손쉽고 안전하게 실시할 수 있다. 치료 시간은 10~15분 정도로 짧게 하여 여러 번 반복하게 한다. 이때에 벌림 동작은 통증이 유발될 수 있으므로 과도한 동작은 피하고 저항 운동도 실시하지 않는다.

(3) 위팔두갈래근의 건염

위팔두갈래힘줄의 긴갈래(상완이두근 장두, long head of the biceps)에 염증이 발생하는 원인으로는 회선건개가 손상되거나, 어깨관절에서 조기에 퇴행성 변화가 오는 곳이기 때문이다. 치료는 회선건개의 치료 방법들이 증상을 가라앉히고 치유를 돕는데 효과가 있다. 또한 이 손상은 회선건개 손상을 동반할 수 있으므로 감별진단을 해야 한다.

(4) 석회형성 건염

석회형성 건염(calcific tendinitis)은 회선건개(특히 가시위근)의 무정형 칼슘 침착과 관련된 급성 염증 반응에 의해 통증이 나타난다. 따라서 초기 2~4일간은 NSAIDs 투여와 함께 팔을 머리 위로 들어올리는 동작은 피하도록 한다. 그리고 심한 통증을 호소하는 경우에는 국소마취 방법으로 코르티코스테로이드제를 어깨뼈 봉오리 아래에 주사한다(subacromial injection). 대부분의 환자들은 약 2주 안에 통증이 완화되는데 드물게는 칼슘 침착에 대한 외과적 수술이 필요한 경우도 있다.

(5) 구조적 불안정

어깨관절은 가동 범위가 가장 큰 곳이며 불안정한 구조를 가지고 있다. 따라서 탈구와 아탈구가 습관적으로 일어나며, 이를 외상성과 비외상성, 수의적과 불수의적, 단방향성과 다방향성으로 분류할 수 있다. 수술은 외상으로 인한 단방향 습관성 탈구일 때 주로 시행하며, 비외상으로 인한 다방향성 수의적 탈구일 때는 일상 생활 동작을 교정해주거나 운동치료를 실시한다. 이때에 운동치료는 어깨관절의 불안정을 조절하기 위해서 실시하며 회선건개와 어깨뼈 돌림근의 근력을 강화해야 한다. 이때에 주의할 점은 관절을 불안정하게 만드는 자세는 피하고 점진적으로 실시한다. 일반적으로는 팔을 몸에 붙인 채 안쪽이나 가쪽 돌림과 근력증가 운동을 실시한다. 그리고 관절의 앞쪽이 불안정한 경우에는 팔의 벌림과 가쪽돌림 동작을, 뒤쪽인 경우에는 앞쪽으로 팔을 올린 상태에서 수평적으로 벌리는 동작을 피해야 한다. 6~9개월간의 치료에도 불구하고 증상이 호전되지 않으면 수술을 고려한다.

4) 팔꿉관절 손상

(1) 가쪽위관절융기염(tennis elbow)

손목 펴짐근을 과도하게 사용하면 위팔뼈(상완골, humerus)의 가쪽위관절융기에 건염이 발생하게 되고 이로 인해 건염 발생 부위나 팔의 먼쪽(distal), 가쪽위관절돌기 부위에 통증을 호소하게 된다. 이러한 증상은 무거운 물건을 강하게 쥐고 손목을 편 상태에서 들어 올려야 하는 경우에 잘 나타난다. 또한, 손목을 손등 쪽으로 굽히거나 아래팔을 뒤치거나 때로는 손가락을 펴면 통증이 더 심해지는 경향이 있다. 이런 환자들을 검사하면 가쪽위관절융기 부위의 근육과 건이 접하는 곳(기시)에 퇴행성 변화가 온 경우가 많다.

이러한 경우에 증상이 완화되면 tennis elbow strap을 이용하여 펴짐근 잇는 곳에 가해지는 스트레스를 줄여 주어야 한다. 그리고 엎드린 자세로 손목을 과도하게 손바닥 쪽으로 굽히고 자는 경우에는 night volar wrist splint를 이용하여 손목관절을 중립 자세로 유지시켜준다. 그리고 통증이 사라진 다음에는 점진적으로 저항 운동을 실시하는데, 초기에는 낮은 저항으로 시작하고 시간이 지나면서 저항의 양을 늘려나간다. 운동치료 후에는 냉열치료를 해 주어도 좋다.

(2) 안쪽위관절융기염(medial epicondylitis)

이 증상은 손목과 손가락 굽힘근의 건염으로 가쪽위관절융기염과 증상이 비슷하나 부위가 안쪽이라는 차이가 있다. 주로 공을 던지거나 테니스에서 backhand top spin 기술을 많이 사용하는 사람에게 잘 발생한다. 치료는 가쪽돌기위관절융기염과 동일하며, 다만 앞팔의 굽힘근과 엎침근들의 원심성과 구심성 부하를 줄여 준다.

5) 엉덩관절과 골반 손상

엉덩관절(고관절, hip joint)에 일반적으로 발생되는 손상들의 치료 방법과 감별해야 할 진단들을 요약하면 표 3-21과 같다.

(1) 엉덩관절 골절에 대한 수술 후의 치료

엉덩관절이 골절되면 부동화를 하게 되고 이로 인한 deconditioning으로 인해 많은 문제가 야기된다. 따라서 오늘날의 대부분의 정형외과적 내적 고정장치는 조기에 체중부하를 하기 위한 것이고, 수술 후에 환자가 앉을 수 있으면 보행기(walker) 등과 같은 적절한 기구를 이용하여 보행을 하게 한다. 물리치료에서는 근력과 가동화 모두를 유지시켜 줄 수 있는 운동치료가 매우 중요하다. 즉, 심부의 엉덩관절벌림근이 약하면 통증을 유발하지 않는 범위 내에서 초기에 근력을 강화시킨다. 드물게는 관절가동범위의 제한을 초래하기도 하는데, 이런 경우에는 관절 운동을 1회 10~15분, 하루에 2~3회 실시한다. 또한 팔의 근력 강화 운동도 실시한다.

(2) 관절염과 넙다리주머니염

엉덩관절에 문제가 있어 통증이 유발된 경우, 관절 자체의 문제일 때에는 통증이 일반적으로 사타구니 쪽으로 방사되고, 관절염에 의한 것일 때에는 엉덩관절의 안쪽돌림과 폄 동작이 감소한다. 그리고 엉덩이에 통증을 호소하는 대부분의 젊은 환자들은 통증 부위가 가쪽 엉덩이, 주로 큰돌기로 제한되어 있다. 이런 통증은 큰돌기주머니의 염증에 의한 것으로 엉덩관절의 문제는 아니다. 큰돌기주머니염은 육상 선수들에게 흔히 일어나는 과사용 손상으로, 초기에는 휴식을 취하면서 통증을 줄여나가고 후에 엉덩정강근막띠(장경인대, iliotibial band)의 신장 운동을 실시한다. 재발을 방지하기 위해서는 엉덩관절벌림근의 근력 강화운동을 실시하고 운동 후에는 얼음찜질을 한다.

넙다리주머니염(대전자윤활낭염, trochanteric bursitis)과 엉덩정강근막띠힘줄염은 걷거나 뛰는

표 3-21. 엉덩관절 통증의 진단과 치료

진단명	증상과 증후	치료
퇴행성 관절 질환	사타구니 통증, 엉덩관절의 펴짐과 안쪽돌림과 가동 범위 제한	NSAIDs, 손상을 받지 않은 쪽에 지팡이로 처방
큰돌기낭염	큰돌기 부위의 가쪽엉덩관절 통증	NSAIDs, 신장 운동, 스테로이드제 주사
슬굽힘근(슬굴곡근) 좌상	슬굽힘근(슬굴곡근)을 따라 통증이 발생하며 대부분은 궁둥뼈에서 기시	휴식, 얼음찜질, NSAIDs, 과신장 운동은 금기, 전 관절가동범위가 다 이루어진 후에 신장 운동 실시
궁둥구멍근 증후군	뛰거나 뛴 후에 엉덩이 통증과 때로는 넓적다리 뒤쪽으로 방사통, 궁둥절흔의 압통	휴식, NSAIDs, 안쪽돌림, 근의 신장 운동, 과도한 엉덩관절 돌림의 원인이 되는 역학적 요인을 해결

도중에 넙다리뼈(대퇴골, femur)와 정강뼈(경골, tibia)의 비정상적이거나 과도한 회전 운동에 의해 일어난다. 이러한 움직임은 넙다리뼈의 안쪽돌림, 정강뼈의 가쪽돌림, 발의 엎침 등에 의해 일어나는데 보조기로 인해 구조적인 문제를 해결할 수 있다. 운동치료를 재조정하여도 증상이 호전되지 않으면 신장 운동과 보조기를 착용하게 한다.

(3) 모음근과 슬굽힘근(슬굴곡근)의 좌상

모음근 좌상은 급작스러운 벌림 손상에 의한 것으로 골반 벌림근의 잇는 부위에서 통증이 나타나며, 두덩뼈아래가지(치골하가지, inferior pubic ramus)의 스트레스성 골절에 의한 것은 아니다. 슬굽힘근(슬굴곡근) 좌상은 운동을 하지 않다가 갑작스러운 전력 질주를 할 때와 같은 상황에서 잘 일어나며 넙적다리 뒤쪽으로 심한 통증이 온다. 두 손상 모두 초기에 적절한 초기치료를 하지 않으면 재손상이 일어나기가 쉽다. 먼저, 휴식을 하게 하고, 출혈과 근육이 찢어질 수 있으므로 신장 운동은 피한다. 통증이 완화되면 관절운동을 실시하는데 통증이 유발되지 않도록 한다. 엉덩과 무릎관절을 움직일 때에 통증이 없으면 점진적인 저항 운동이나 등속성 운동과 같은 과도한 운동치료를 시작하여도 무방하다. 운동 선수인 경우에는 정상적인 가동 범위와 근력이 회복된 상태에서 운동 중에 통증이 나타나지 않으면 경기를 할 수 있다. 그리고 경기 전에 10~15분 정도 정적인 신장 운동(예를 들면, 선 자세에서 의자에 발을 올려놓고 허리를 펴고 있거나 지면과 접촉하고 있는 발의 발꿈치를 들게 하여 강도를 증가시켜 나갈 수 있다)을 하여 근육과 건의 신축성을 증가시키는 준비 운동을 하여야 재손상을 막을 수 있다.

(4) 궁둥구멍근 증후군

궁둥구멍근 증후군(이상근 증후군, piriformis syndrome)은 엉덩관절 가쪽돌림근들의 힘줄염으로, 이러한 환자가 달리기를 하게 되면 엉덩관절을 과도하게 돌린다. 특징적인 증상으로는 엉덩 부위의 통증과 궁둥뼈와 큰돌기의 중간 부위에서 압통점이 만져지게 된다. 가쪽돌림근들의 근력 강화를 통하여 이러한 증상을 호전시킬 수 있으며, 주의할 점으로는 안쪽돌림의 가동 범위를 증가시키기 위한 신장 운동은 금한다. 드물게는 궁둥신경(좌골신경, sciatic nerve)의 과자극으로 인한 근육의 섬유화와 팽윤에 의한 것일 수도 있다. 그러나 이 경우에는 신경근에 따른 방사통이나 전신적인 증상이 나타나게 된다.

(5) 엉치엉덩관절통(천장골통, sacroiliac pain)

다리의 길이가 1/2인치 이상 차이가 나는 경우에 많이 볼 수 있으며 신발의 굽 높이를 교정하여 주면 증상이 호전될 수 있다. 운동치료는 종아리근육과 슬굽힘근(슬굴곡근)의 유연성을 증가시켜 줄 수 있는 동작과 요통의 운동치료 방법을 시행하면 통증이 완화된다.

6) 무릎관절 손상

(1) 무릎넙다리통(patellofemoral pain syndrome)

무릎관절에서 과사용 손상으로 인한 가장 흔한 증상은 무릎관절 앞쪽의 만성적인 통증이다. 무릎넙다리에 이상(patellofemoral difficulties)이 있으면 무릎을 오랫동안 구부리고 앉아 있는 경우에 통증이 나타난다(positive theater sign). 그리고 계단을 오르거나 특히 내려 갈 때에 통증과 마찰이 일어나며, 통증은 무릎관절 앞쪽에 전반적으로 나타난다. 그러나 정상적인 무릎넙다리관절이라도 충격을 주는 움직임을 할 때에는 강한 압축력을 받게 된다. 예를 들어 제자리에서 점프를 하게 되면 체중의 10배가 되는 힘이 관절에 전달되고, 계단을 오를 때에는 4배가 넘는 힘이 전달된다.

또한 무릎뼈 연골연화증(chondromalacia patella)도 관절의 연골 손상을 일으키지 않고 무릎넙다리통을 유발할 수 있다.

(2) 무릎뼈의 연골연화증

뛰기나 점프 같은 격한 운동은 무릎의 아연골뼈(patellar subchondral bone)에 스트레스를 줄 수 있고 이로 인하여 관절내 연골에 통증과 연화가 일어난다. 이 연골연화증은 해부학적인 변화이므로 무릎넙다리통 환자를 연골연화증으로 진단해서는 안된다.

무릎뼈의 가쪽아탈구나 가쪽 위치 이상은 무릎넙다리통을 일으키는 일반적인 원인으로, 무릎뼈의 크기가 작거나 무릎관절보다 높이 위치한 경우에 흔히 볼 수 있다. 낮게 위치한 무릎뼈는 비정상적인 힘을 받게 되고 무릎넙다리와 접촉 부위에도 힘이 가해지게 된다. 무릎넙다리관절의 가쪽근막(lateral fascia)이 매우 짧아져 과도하게 당기는 경우에도 나타난다. 그리고 무릎넙다리관절의 가쪽면에 접촉력이 증가되어 나타나는 lateral facet syndrome이 있는데 이 병변도 관절연골화증을 유발시킬 수 있다.

무릎뼈가 가쪽으로 아탈구되었거나 비정상적인 움직임이 있으면 가쪽넓은근(외측광근, vastus lateralis)의 근력을 강화시키고 무릎뼈의 위치를 바로 잡아야 한다. 운동치료는 무릎넙다리의 전이를 방지할 수 있도록 발목관절에 모래주머니를 달아 하지거상 운동을 실시한다. 이상적인 무게는 각 다리를 20회 반복하여 3회 실시할 수 있을 정도가 적당하다. 운동 염증과 통증, 부종을 감소시키기 위해서 얼음 조각으로 20분간 직접 피부에 적용한다. 슬굽힘근(슬굴곡근), 장딴지근, 요부의 신장 운동은 무릎관절에 생기는 넙다리네갈래근의 길항력을 감소시키기 위해 실시한다.

(3) 무릎뼈힘줄염

무릎뼈의 먼쪽 부위에 있는 힘줄섬유들이 긴장성 스트레스를 받아 파열된 것을 무릎뼈힘줄염(슬개골건염, patellar tendinitis)이라 하며, 이 증

표 3-22. 무릎뼈 연골연화증의 진단과 치료

진단명	증상과 증후	치료
가쪽아탈구	낙상의 경험 : positive apprehension test	넙다리네갈래근의 근력 증강 운동, 무릎뼈보조기, 수술
Lateral Facet syndrome 등	스포츠로 인해 앞과 가쪽으로 통증	넙다리네갈래근의 근력 증강운동, 슬굽힘근 신장 운동, 다리의 배열 교정, 수술
외상	직접적인 외상과 이로 인한 통증	무릎 보조기, NSAIDs
과사용 손상	점진적인 무릎 앞쪽의 통증, 만성적인 무릎의 삼출	활동의 변화, 슬굽힘근 신장 운동 얼음찜질, NSAIDs

상은 점프를 하는 운동 선수들에서 잘 나타난다(일명 jumper's knee). 무릎뼈힘줄염은 힘줄 파열로 진행될 수 있으며 이로 인해 장애를 입을 수도 있다. 치료는 과격한 활동을 하지 않도록 하고 원심성 부하를 줄이기 위하여 patellar tendon strap을 사용한다. 그리고 넙다리네갈래근 운동과 얼음찜질을 실시한다.

(4) 오금힘줄염과 거위다리주머니염

오금힘줄염(슬와윤활낭염, poplitus tendinitis)과 거위다리주머니염(거위다리윤활낭염, anserine bursitis)은 과사용으로 인한 손상으로 무릎의 통증을 일으킨다. 오금힘줄은 무릎의 후방 가쪽에서 촉진되며, 정강뼈를 가쪽으로 돌리면 이 힘줄이 신장되어 통증이 유발된다. 거위다리주머니는 무릎의 안쪽 면에 위치하는 구조물로 관절의 중심선에서 약 손가락 3개 정도 아래에 위치한다. 그 아래에는 넙다리빗근(봉공근, sartorius), 두덩정강근(박근, gracilis), 반힘줄모양근(반막양근, semitendinosus)의 힘줄이 있다. 정강뼈를 가쪽으로 돌리면 통증이 야기되나 관절면을 따라서 압통점은 나타나지 않는다. 이런 증후가 있으면 안쪽 반달 손상이다. 오금힘줄의 손상은 가파른 내리막길을 뛰어서 내려갈 때에 뒤와 가쪽으로 가해지는 과도한 회전 작용을 고정하기 위해서 정강뼈가 과사용되어 나타난다. 이에 반해 거위다리주머니염은 달리기를 하는 중에 정강뼈의 과도한 가쪽 돌림 작용에 의해 일어난다. 두 질환 모두 원인이 되는 활동들을 중단하게 하고 슬굽힘근(슬굴곡근)의 근력을 강화시킨다. 근력 강화 운동시 각 다리에 20회씩 3회를 반복할 수 있는 무게를 달고 매일 운동한다.

(5) 인대 손상

무릎관절의 인대가 손상된 경우에 초기 치료는 인대가 찢어지는 손상을 막기 위한 관절의 검사와 관절의 고정이다. 외상에 따른 관절 삼출이 있는 환자는 반월판이나 십자인대가 손상되었을 가능성이 크다. 인대 손상은 정도에 따라 다음과 같이 분류할 수 있다. 1단계는 인대의 파열은 없으나 검사시 불안정성이 증가된 경미한 외상이다. 2단계는 부분적인 인대 파열로 불안정성을 나타내며, 3단계는 인대가 완전히 파열된 것으로 관절가동범위에 제한이 없어져 정상적인 가동 범위를 넘어서 비정상적인 운동이 일어나는 상태이다.

치료를 하기 전에 손상이 일어난 부위와 정도를 파악하는 것이 중요하다. 앞십자인대 손상은 환자의 무릎을 20° 구부린 상태에서 정강뼈를 앞쪽으로 당겨보고, 뒤십자인대 손상은 환자의 무릎을 70~90° 구부린 상태에서 정강뼈를 넙다리뼈(대퇴골, femur) 뒤쪽으로 당겨보면 평가할 수 있다. 안쪽곁인대와 가쪽곁인대(medial and lateral collateral ligament)의 손상은 무릎을 30° 구부리고 내반과 외반을 일으키는 힘을 가하여 평가한다.

십자인대가 파열된 경우에는 일반적으로 수술을 한다. 그러나 인대와 반달 손상이 일어나지 않은 경우에는 초기에 관절 가동화와 저항 운동으로 물리치료를 한다. 1단계와 2단계에는 부동화를 하지 않고 통증이 없는 범위 내에서 전 관절가동범위 운동을 시작하고, 약 3~4주가 지나면 정상적인 가동범위를 유지할 수 있다. 이때에 넙다리네갈래근과 슬굽힘근(슬굴곡근)의 저항 운동을 실시하는 것이 중요하다. 4~6주 정도면 회복이 되나 내반과 외반을 막기 위하여 보조기를 착용하여야 하고, 보조기를 착용하지 않은 경우에는 8주 정도면 회복된다.

3단계에는 석고붕대나 보조기를 착용시킨다.

보조기의 경첩(hinge)은 초기에 통증이 유발되지 않는 범위 내에서(보통 30~90° 무릎관절 굽힘) 고정하며, 3주 후에는 무릎관절의 전 관절가동범위 운동을 허용할 수 있도록 다시 맞춘다. 수술 후 약 3주가 경과되면 환측 다리에 체중을 싣게 한다. 곁인대의 3단계 손상 시에는 운동에 따른 재손상을 방지하기 위한 보조기를 6개월간 착용한다. 그리고 운동경기를 다시 시작하기 전에 근력과 속도감을 얻기 위해 등속성운동을 시행하는 것이 효과적이다.

(6) 반달손상(반월판손상, meniscal injury)

무릎관절의 반달에 손상을 주는 움직임은 굽힘과 돌림으로, 손상을 받게 되면 무릎을 과도하게 굽히거나 정강뼈를 회전시킬 때 통증이 유발된다(McMurray 검사). 급성기나 퇴행성으로 인한 손상의 경우에는 수술하지 않는다. 이와 같이 수술을 받지 않는 환자는 반달에 더 이상의 외상을 주지 않고 넙다리네갈래근과 슬굽힘근(슬굴곡근)의 근력을 강화할 수 있는 수영이나 자전거 타기와 같은 활동을 하도록 한다. 그리고 퇴행성으로 파열이 된 경우에는 수술적인 처치를 하지 않아도 시간이 지나면 증상이 호전된다. 그리고 통증과 팽윤을 최소화시키기 위해서 무릎관절에 충격을 주는 활동을 피한다.

7) 다리 손상

(1) Shin splints

뛸 때에 반복해서 발목관절이 엎쳐지면 정강뼈의 뒤와 안쪽으로 붙어 있는 정강근(tibial muscle)이 원심성 견인 손상을 받게 된다. 특히, 평발인 사람이 달리기를 하게 되면 과도한 엎침이 일어나 shin splint를 당하기 쉽다. 이 증후군은 다리의 2/3 아래쪽으로 정강뼈의 뒤와 안쪽 면을 따라 통증을 호소하는 특징을 가지고 있다. 이러한 shin splint는 달릴 때의 여건의 변화, 즉 뛰는 거리를 갑작스럽게 증가시키거나 지형의 변화가 주된 원인이 된다. 치료는 평발인 사람들은 발의 아치와 발뒤꿈치를 고정시키거나 보조해 줄 수 있는 신발을 신게 한다. 그리고 만성 환자들은 보조기를 착용하게 하는 것도 좋은 방법이다. 회복기 동안에는 환자에게 주당 뛰는 거리를 10% 이상 증가시키지 않도록 한다. 약 3개월 정도면 이 증후군은 회복된다.

(2) Exertional compartment syndrome

정강뼈 앞쪽 부위에 만성적인 exertional compartment syndrome의 특징은 뛴 후에 정강뼈 가쪽에 있는 깊은 근육에 통증을 호소한다. Shin splints나 근육이 쑤시는 것과는 달리 활동을 중단하면 통증은 사라지고 하루가 지난 후에 쑤시지는 않는다. 그리고 급성적으로 족하수나 깊은종아리신경(심비골신경, deep peroneal nerve)이나 얕은종아리신경(천비골신경, superficial peroneal nerve)의 분포를 따라 저린감이 동반되기도 한다. 유의해야 할 것은 정강뼈 앞쪽 근육들의 과사용으로 인한 힘줄염과는 다르다는 것이다.

(3) 장딴지근의 좌상, 아킬레스힘줄의 파열

테니스나 야구 등을 하다가 갑작스럽고 과도하게 발꿈치 올리기를 하게 되면 장딴지근(비복근, gastrocnemius)의 중앙이나 가쪽으로 좌상이 일어나게 된다. 이런 경우에 환자는 발꿈치 올리기를 할 때에 통증을 호소하게 되고 발가락으로 걷지 못하게 된다. 통증은 장딴지근의 중앙이나 가쪽 머리의 잇는 곳이나 근-건 접합부에 국소적인 양상으로 나타나므로 이를 촉지하기는 어렵다. 그리고 장딴지근이 넙다리뼈의 가쪽관절융기와 안쪽관절융기에서 시작하여 무릎관절을 지나므로 곧게 펴면 통증이 증가된다. 파열 여부를 검사하기 위해서는 환자를 엎드리게 한 후에 장딴지를 짜듯이 쥐면 아킬레스힘줄이 정상적인 경우에는 수동적으로 발바닥 쪽으로 굽혀지게 된다(Thompson test). 이때에 유의해야 할 것은 아킬레스힘줄이 파열되더라도 수의적인 발바닥굽힘이 뒤정강근과 긴발가락굽힘근과 긴엄지굽힘근의 작용으로 인해 가능하다는 점이다. 장딴지근 좌상의 초기 치료는 손상이 일어난 다리에 체중부하를 피하고 냉열치료, 편안하게 테이핑 등을 해준다. 24~48시간이 지난 후에는 통증이 유발되지 않는 범위에서 점진적으로 능동운동을 실시한다. 그러나 과도한 신장운동은 손상근의 이차적인 출혈을 일으킬 수 있으므로 피하고, 과도한 발바닥굽힘과 발등굽힘이 일어나지 않도록 발꿈치를 들지 않게 한다. 통증이 완화되고 가동범위가 증가되면 바닥이 편평한 신발을 신기고 점진적인 신장운동을 시킨다. 예를 들면, 종아리근육의 신장운동을 위해 벽에 양손을 대고 앞으로 내민 발은 구부리게 하고, 뒷발은 곧게 펴게 하여 앞발의 가자미근과 뒷발의 장딴지근을 신장시킨다. 준비운동을 한 후에 이 방법으로 10분간을 계속하여 실시한다. 관절이 통증없이 정상적인 가동범위를 유지하게 되면 발가락으로 서게 하여 저항 운동을 실시한다.

(4) 아킬레스힘줄염

힘줄다발막(preritendineum)과 힘줄다발근막(preritendinous sheath)에 염증은 아킬레스힘줄염의 주된 원인으로 이러한 손상은 대부분 과사용으로 인해서 생기며, 힘줄을 만지면 통증을 호소하고 장딴지근과 가자미근이 매우 짧아져 있다. 이런 경우에는 발꿈치를 들게 하거나 신장운동을 실시하며, 과도한 발의 엎침으로 염증이 생긴 경우에는 보조기를 사용한다. 힘줄이 파열된 경우에는 코르티코스테로이드 제제를 주사하지 않는다. 아킬레스힘줄염이 힘줄 파열로 이어질 수 있으므로 아킬레스힘줄에 원심성 부하를 주는 활동들을 변화시켜주고 휴식을 취하게 한다. 운동 후에는 얼음찜질과 염증을 조절하기 위해서 NSAIDs를 사용한다.

8) 발과 발목관절 손상

(1) 발목염좌

발목염좌가 되더라도 대부분은 손상이라고 생각하지 않고 치료를 받지 않는 경우가 많다. 그러나 정확한 진단과 치료는 재손상을 방지하고 기능적인 회복을 위해서 중요하다.

안쪽번짐 염좌는 손상 정도에 따라 인대의 파열이 없는 관절낭염좌(capsular sprain)를 1단계 손상, 앞발목종아리인대(anterior talofibular ligament)가 부분적으로 찢어진 경우를 2단계 손상, 앞발목종아리인대가 완전히 단절된 3단계 손상으로 분류한다. 3단계 손상에서는 발꿈치종아리인대(calcanofibular ligament)의 단절이 동반되기도 한다. 1단계 손상의 초기치료는 염좌치료의 원칙(the R.I.C.E. principle)에 따라 냉열치료, 올림, 탄력성 붕대를 이용하여 치료를 시행한다. 그러나 48시간이 지나면 관절 운동을 시작하고 통증을 유발하지 않는 범위에서 발에 체중을 싣게 한다. 몇 주 동안은 테이핑이나 발목 보조기를 착용시켜도 좋으며, 대부분의 경우에는 2주 정도면 스포츠 활동을 무리 없이 할 수 있다. 2단계 손상의 경우에는 찢어진 구조물들이 더 이상 늘어나지 않도록 발목관절을 가쪽번짐 상태로 고정시킨다. 보조기를 착용한 경우에는 4~5일 지나서 팽윤이 가라앉으면 보조기를 제거하고 발목의 발등굽힘과 발바닥굽힘 운동을 하게 한다. 그러나 가쪽번짐과 안쪽번짐 동작은 일어나지 않도록 해야 한다. 체중부하는 보조기를 착용시킨 상태에서 서서히 환자가 견딜 수 있는 범위 내에 실시한다. 손상된 인대의 치유를 위해 인대가 가장 짧아진 상태로 즉, 발등굽힘과 가쪽번짐 상태로 고정을 시켜 주는 것이 3단계 손상에서는 필요하다. 그러나 팽윤이 심하기 때문에 발목의 가쪽 구조물들을 계속적으로 지지하기 위해서 보조기나 탄력붕대의 위치를 변화시켜 줄 필요가 있다. 그리고 발등굽힘이나 발바닥굽힘 동작은 발목관절의 안쪽번짐이나 가쪽번짐 동작이 일어나지 않도록 하면서 통증과 팽윤의 정도에 따라 실시한다. 만약에 탄력성 보조기를 다시 착용할 수 없는 환자라면 단하지보조기(below-the-knee plaster cast)를 3주 동안 착용시킨다. 그리고 체중부하는 환자가 견딜 수 있는 범위 내에서 실시한다.

보조기를 제거한 후에는 발목의 발등이나 발바닥굽힘 동작을 유지하기 위한 능동 운동을 실시한다. 특히 종아리근육의 근력 증가를 위해 통증이 없는 범위 내에서 점진적인 저항운동을 실시하는 것이 무엇보다도 중요하며, 등척성 운동을 추가적으로 실시하여도 좋다. 예를 들면, 탄력성이 있는 고무줄을 이용하여 종아리근육의 등척성 운동이나 점진적인 저항운동을 20회씩 1일 1회 실시한다. 손상 정도가 심한 경우에는 관절낭 앞과 뒤에 있는 신장수용기의 손상으로 인하여 고유수용성 감각이 손상될 수도 있는데, 이를 위한 운동치료를 실시하여야만 재손상의 위험을 줄여 줄 수 있다. 운동 후에는 냉열치료를 해 주고 손상이 심한 경우에는 6개월이 지난 후에 보호성 발목 보조기를 착용하고서 스포츠 활동을 하게 한다. 가쪽번짐 손상은 안쪽번짐 염좌보다는 흔하지는 않다. 지속적인 가쪽돌림 동작으로 세모인대(삼각인대, deltoid ligament)가 손상을 입으면 가쪽복사(외과, lateral malleolus)의 골절이나 정강종아리인대결합(경비인대결합, tibiofibular syndesmosis)의 파열이 일어난다. 게다가 편평족인 경우에는 체중부하가 이루어지는 부위에 엎침과 가쪽번짐이 일어나 세모인대가 빈번하게 염좌된다. 이런 경우에는 세모인대의 앞쪽부위에 통증이나 팽윤이 있는 지를 검사해야 한다. 비교적 간단한 세모인대의 염좌는 치유가 잘 되며, 부동화를 하지 않아도 되는 경우가 많아 2~3주 정도면 스포츠를 다시 시작할 수도 있다. 그러나 먼쪽 정강종아리인대결합 손상은 통증으로 오랜 시간을 고생하게 되고, 발목관절의 이개로 인하여 퇴행성 변화도 일어난다. 정강종아리인대결합의 먼쪽에 염좌가 의심되는 환자는 진단명이 확정되기 전까지 환측에 체중을 싣지 않도록 해야 한다. 정강종아리인대결합염좌로 진단되면 6주간은 환측 발을 움직이지 않도록 하고, 발의 가쪽번짐, 안쪽번짐, 발등굽힘과 발바닥굽힘근의 근력을 증가시킨다.

(2) 발바닥근막염(족저근막염, plantar fascitis)

발꿈치의 통증을 호소하는 환자들은 발의 아치가 높은 요족인 경우가 많다. 검사를 해보면 발의 뒤쪽이 단단해진 것과 안쪽 번짐을 볼 수 있는데, 이러한 환자들은 구조물들이 발꿈치뼈에 부착되어 있으므로 발바닥근막의 안쪽으로 압통을 호소하게 된다. 따라서 발가락으로 걷게 하면 통증이 증가하게 되고, 염증과 부종이 동반된 경우라면 가쪽발바닥신경(외측족저신경, lateral plantar nerve)에 영향을 주어 발의 가쪽으로 저린 증상이 나타난다. 발꿈치의 통증을 주된 증상으로 호소하면 발바닥근막의 지속된 견인 손상(traction injury)을 의심할 수 있고 때로는 발꿈치의 문제가 아닐 수도 있다.

치료는 발바닥근막이 신장되는 것을 줄여 주기 위해 비교적 단단한 신발 밑창으로 아치를 보조하여 준다. 또한, 발꿈치를 약간 올려 주어 주변 발바닥근막이 신장되는 것을 막아줄 수 있다. 물리치료는 발바닥근막이 신장되지 않도록 자극을 주는 활동들을 피하고, 통증과 팽윤을 줄여주기 위해 근막 깊은 곳에 코르티코스테로이드제제를 주사하기도 한다. 그러나 스테로이드제제를 과도하게 사용하면 위축이 일어나 기능적인 장애를 초래할 수 있다.

(3) 스트레스성 골절

스트레스성 골절(stress fracture)은 뼈의 치유 기능 이상으로 반복된 부하가 가해졌을 때 일어나는데, 이 골절의 특징은 골절이 일어난 부위에서의 통증과 팽윤이 발생하는 것이다. 호발 부위는 다리의 모든 뼈와 골반에서 골절이지만, 둘째 발허리뼈머리와 종아리뼈 아래 부분에서 잘 일어난다. 스트레스성 골절은 초기의 X-선 촬영에서는 정상으로 보일 수도 있으나, 치유가 잘 되지 않으므로 수술과 예방이 중요하다. 그러나 종아리뼈나 둘째 발허리뼈머리의 스트레스성 골절은 변화성으로 인해 6~8주면 별다른 문제없이 치유가 가능하다.

물리치료는 뼈의 치유 가능 수준 이상으로 반복되는 부하를 줄여주거나 제거해주는 것이다. 그리고 보조기를 이용하여 고정을 시켜 주고 손상된 다리로 체중을 지지하지 않도록 하는 것이 재발을 막아주는 확실한 방법이다. 치유된 후에는 점진적으로 운동치료의 양을 늘려 나가고, 적절한 보조기나 신발을 처방하여 해부학적 비정상 구조로 인한 재골절의 기회를 줄여준다.

6 등척성 운동

근골격계에 손상을 입은 환자들을 위한 물리치료 방법 중에서 임상에 가장 널리 사용되고 특히 초기 단계에서 사용할 수 있는 방법이 등척성 운동이다. 이는 정적인 운동으로 근육이 수축하면서 힘은 발생되나 부하의 이동이 없고 전체 근육의 길이 변화가 없어 관절 움직임이 일어나지 않는 운동이다. 등척성 운동은 무엇보다도 환자가 집에서 쉽게 수행할 수 있으며, 특별한 장치 없이 시행할 수 있다는 장점이 있다. 그러나 이 방법에도 고려해야 할 점과 금기증이 있다.

1) 고려해야 할 사항들

등척성 운동으로 근력을 증강시킬 때에는 운동의 특성을 고려해야 한다. 즉, 근육의 긴장(muscle tension), 최대 긴장 유발 속도, 수축의 회수, 수축 시간, 휴식 기간, 근길이와 관절 각도와의 관계 등을 고려하여 치료를 실시해야 한다.

(1) 근긴장

통증이나 부종이 심하면 등척성 운동을 하게 되더라도 환자가 수의적인 근수축을 최대로 하지 못해 근긴장(muscle tension)이 낮은 경우가 많다. 따라서 근력 증강의 치료 효과를 나타내기 위해서는 근긴장이 최대 근긴장의 50~100%는 나타나도록 해야 한다.

(2) 최대 긴장 유발 속도

목표로 하는 근긴장의 수준에 도달하기 위해서는 일정한 시간이 필요하게 된다. 실제적으로 손가락 굽힘근은 빠르게 최대 근긴장에 도달하나 넙다리네갈래근과 같이 큰 근육은 매우 느리게 도달하게 된다. 이러한 근수축의 시간 차이가 존재하므로 근수축 기간을 결정할 때에 고려해야 한다.

(3) 기간

넙다리네갈래근과 같이 큰 근육은 근수축을 시작하고 200ms 이내에 최대 긴장의 40%가 발생된다. 따라서 치료 시간(근 수축 시간)은 주로 3~5초간으로 하며, 수축 시간을 길게 하는 것은 오히려 역효과를 초래한다.

(4) 횟수

운동 프로그램의 횟수를 결정하기 위해서 먼저 운동 처방 단위인 session, set, repetition에 대하여 알아야 한다. 운동 동작을 쉬지 않고 일정한 횟수만큼 반복할 때 정해진 반복 횟수를 repetition이라 하고, 정해진 반복 횟수만큼의 운동을 한 단위로 하여 set라 하며, 여러 set가 모여서 session을 이룬다. 예를 들어 넙다리네갈래근을 10회 등척성 수축을 하게 한 후에 5초간의 휴식을 취하게 하고 이를 3회 반복하면 10 repetition으로 3 set을 1 session 시행하는 것이 된다. 등척성 운동의 session과 repetition 수는 저항을 주는 정도에 따라 달라진다. 일반적으로 근력 증강을 목적으로 하는 경우에는 매일 2 session으로 시행한다. 그러나 session 수를 늘려가는 효과는 약 3주 정도면 동일해진다. 그리고 횟수나 시간을 결정할 때에는 환자가 지루함을 느낀다든지 운동 수행 방법을 모르는 경우, 피로 등 이외의 많은 사항을 고려해야 한다. 따라서 각 session의 set나 repetition의 횟수를 늘리는 것이 근력 증강에 효과적이다. Set의 반복 횟수는 일반적으로 5~10회를 주로 사용한다.

(5) 휴식 기간

반복 사이의 휴식 기간은 임의로 선택하거나 2~3초에서 1분 정도를 선택한다. 그러나 근피로를 최소화하기 위해서는 반복 횟수를 증가시키고 최대 근긴장의 80~100% 정도 강한 수축을 하게 하면서 휴식 기간을 길게 하는 것이 좋다.

(6) 근 길이와 관절의 각도와의 관계

관절의 각도는 근육의 길이와 각각의 각도에서 얻어지는 근력에 영향을 준다. 어떤 각도에서 등척성 운동을 실시하였을 때 얻어지는 근력은 주변 20~30°의 범위로 한정된다. 따라서 등척성 운동은 전체적인 관절가동범위 내에서 두루 시행되어져야 한다.

2) 임상적 적용

이와 같이 등척성 운동 치료 방법은 임상적으로 여러 가지 목적과 상황에서 사용될 수 있으며, 수술 직후에 처음으로 환자에게 시행할 수 있는 정적인 운동 방법이기도 하다. 예를 들면, 골절에 관한 수술을 시행하고 고정기구(fixation device)를 착용한 상태에서 골절 부위 근육들의 근력을 유지하거나 순환을 촉진하기 위해서도 사용할 수 있다. 이러한 때에는 2~3초 동안 수의적으로 수축을 하고, 치료사의 손을 이용하여 점차적으로 저항을 가하면서 환자가 근수축을 시작하면 운동 방향을 유도한다. 그리고 수술을 한 후 통증이 심한 부위에 등척성 운동을 시행하는 경우에는 통증이 일어나지 않는 가동 범위 내에서 실시한다. 관절 촬영 내시경 검사와 같은 비교적 간단한 수술을 한 경우에는 1~3일 후부터 운동을 시작하고 반복 횟수는 통증과 팽윤의 정도에 따라 결정한다. 예를 들면, 무릎관절의 가쪽무릎지지띠의 이완 수술을 한 경우에는 수술로 인한 출혈과 운동시 과도한 수축으로 인한 출혈이 일어날 위험이 있으므로 3일 이후에 실시한다.

수술 후에 시간이 경과하면 등척성 운동은 규칙적이면서 점진적으로 저항을 주는 방법으로 실시한다. 근력이 증가되면 통증을 느끼는 범위가 줄어들다가 사라지는 것을 볼 수 있다. 등척성 운동은 관절염 환자의 근력과 지구력을 증가시키기 위해서도 사용한다. 이때에는 통증이나 염증을 악화시키지 않는 범위 내에서 실시한다. 그리고 병변이 있는 관절의 수 때문에 치료에 대한 적응 여부가 중요하므로 큰 범위로 운동을 실시하고, 주 5회 정도의 짧은 기간으로 환자를 격려하면서 실시한다. 그렇지 않고 긴 기간으로 치료를 하는 경우에는 근력 증강의 효과를 유지하도록 적어도 주 4회 정도는 실시하여야 한다. 또한 주로 큰 근육을 치료하고 손목관절과 손등에 있는 작은 근육에는 시행하지 않는다. 또한 질병이 아급성 상태에 있는 경우에는 하루에 10회 반복으로 1회를 실시하도록 한다. 저항은 관절의 먼쪽(distal)에 가해야 하나 2개의 관절을 동시에 시행하지 않도록 한다. 즉, 엉덩관절의 벌림근을 치료하기 위해서는 발목관절이 아닌 무릎관절의 몸쪽(proximal)에 저항을 주어야 한다. 통증은 등척성 운동의 진행 정도를 결정하는데 중요한 요인이 된다. 초기에는 repetition의 수나 set의 수를 증가시키고 통증이나 피로가 줄어들면 적절한 저항을 가하기 시작한다. 여기서 적절한 저항이란, 관절에 통증을 유발시키지 않고 최대 근긴장에 도달하는 것을 말한다.

3) 치료를 해서는 안되는 경우

위와 같은 등척성 운동도 감염된 부위나 골절 부위가 불안정한 경우, 건재개술을 실시한 초기, 회선건개술(rotator cuff repairs)을 시행한 경우에 적용해서는 안된다. 무릎뼈나 위팔뼈의 외과목 등에 불안정한 골절 부위가 있는 경우에는 근긴장이 골절된 부위를 파열시킬 수 있기 때문이다. 운동 중이나, 후에 통증이 증가되면 등척성 운동 프로그램에 대한 재평가가 필요하며, 이때에 수축의 강도, 반복 횟수, 관절의 위치 등이 통증을 유발하는 원인이 된다.

참고문헌

대한해부학회. 해부학용어, 넷째판, 1996.

대한정형외과학회. 정형외과학, 3판, 1990.

Golerberg L, Elliot DL. Exercise for Prevention and Treatment of of Illness. FA., Davis Company, Philadelphia, pp.128~152, 1994.

Peat M. Current Physical Therapy. B.C Decker Inc., pp.98~99, 1988.

Salter RB. Textbook of Disorders and Injuries of the Musculoskeletal System. Williams & Wilkins, pp.1~100, 1983.

제10장 스포츠 물리치료 (Sports Physical Therapy)

원 종 임

1 스포츠 의학(sports medicine)의 개요

스포츠 물리치료학은 스포츠 재활의 한 분야로 스포츠활동으로 인한 부상의 재활훈련은 물론 부상을 예방하는 데 그 목적이 있으며, 스포츠의 인기와 더불어 날로 그 중요성이 증가되고 있다. 이 장에서는 스포츠 의학의 개요, 스포츠 물리치료학의 개념과 역할, 스포츠 재활운동의 종류, 스포츠 손상의 원인과 종류, 스포츠 손상에 대한 평가, 스포츠 재활프로그램의 원칙과 재활훈련 후 경기복귀의 기준, 그리고 스포츠 손상 후 재활프로그램의 사례에 대해 차례대로 살펴보고자 한다.

1) 스포츠 의학의 필요성과 개념

원시시대의 인간은 식생활을 해결하기 위해 그리고 적으로부터 자신과 가족을 보호할 목적으로 기본적인 활동을 하였는데, 이런 형태의 활동이 인간의 문화 변천에 따라 운동경기로 발전하게 되었다. 또한 운동경기는 경제력이 향상되고 여가시간이 증가함에 따라 그 인기가 날로 높아지고 있으며, 각 나라마다 자신들의 국가를 홍보하기 위해 그리고 국력을 과시하기 위해 과도한 경쟁을 하고 있다. 이러한 스포츠의 과도한 경쟁 속에 운동선수의 부상위험은 날로 증가되고 있으며 스포츠 훈련과 운동경기에서 오는 스트레스 또한 증가하고 있다. 따라서 이런 스트레스와 부상을 치료하는 것이 필요하게 되었다.

한편 일반인의 신체적 활동은 산업화와 기계화 그리고 자동차로 인해 점점 감소하게 되었고 좌식생활(앉은 자세 생활습관, sedentary lifestyle)의 증가와 더불어 비만, 고혈압, 심혈관계 질환 등이 증가하였다. 이에 따라 운동에 대한 필요성이 증가하게 되었고 또한 안전한 운동방법과 운동 시 발생되는 부상에 대한 치료가 요구되었다. 결국 의학의 한 분야인 스포츠 의학은 스포츠 선수들의 스트레스와 부상을 치료하기 위해 그리고 일반인들의 안전한 운동방법과 운동 시 발생되는 부상을 치료하기 위해 독자적인 영역을 확보하면서 발전하게 되었다.

스포츠 의학은 스포츠와 관련된 활동으로부터 스

포츠 손상을 치료하고 예방하기 위해 그리고 건강을 유지하고 향상시키기 위해 시행하는 의학적인 기술(art)과 과학(science)을 적용하는 의학의 한 분야이다. 스포츠 의학은 높은 수준의 운동선수에서부터 일반인은 물론 육체적 정신적으로 질병과 외상을 입은 사람들까지 그 대상이 다양하다.

2) 스포츠와 스포츠 의학의 역사

스포츠는 기원전 2500년에 레슬링(wrestling)으로부터 시작된 이후, 기원전 776년 첫 올림픽 종목은 레슬링, 전차경주(chariot racing), 복싱, 5종 경기(pentathlon), 그리고 달리기(running)이었다. 또한 그리스와 로마시대에는 올림픽 게임 참가자들이 적극적인 훈련을 실시하였으며, 올림픽 또는 군대와 관련되지 않은 스포츠는 10세기 후에야 시작되었는데, 1170년 영국에서 경마경주(horse racing)가 시작되었고 테니스는 1350년 영국에서 시작되었다. 18세기와 19세기에 영국에서 럭비(rugby football), 복싱, 크리켓(cricket), 조정(rowing), 경마경주(horse racing)가 발전되었고 미국에서 야구가 발전되었다. 스키는 이동수단으로 이용되다가 19세기 중반에 운동경기가 되었다.

스포츠 의학의 최초 실행자는 고대 그리스 시대의 체육교육자들이라고 할 수 있다. 체육교육자들은 운동선수들의 훈련과 관련하여 모든 면에 관심을 가졌고 운동선수의 마사지와 그 외 관리에 대한 감독을 하였다. Herodicus는 스포츠 훈련을 단순한 훈련의 측면으로 보지 않고 많은 질병에 대한 신체적 재활의 수단으로도 보았던 가장 유명한 체육교육자 중 하나였다. 스포츠 의학은 Galen에 의해 더욱 발전되었는데 Galen은 2세기 중반에 검투사들의 주치로 임명되었으며 스포츠 의학의 원조라고 할 만하다. 당시 그는 검투사들의 생명을 보호하기 위해 가장 위험하고 부상이 많은 부위에 투구와 특수 복장을 착용하도록 하였고 외상 처치법을 교육시키는 등 많은 업적을 남겼다.

1000년경에는 치료적인 수단으로 운동을 이용하는 것에 관심을 가졌는데, 페르시아의 Avicenna는 중등도의 운동은 건강에 유익하나 심한 운동은 탈수의 가능성이 있다고 경고하였다. 또한 르네상스 시대에는 많은 의사들과 과학자들이 운동을 건강에 중요한 구성요소로 보게 되었다. 프랑스 의사 Ambroise Pare는 골절의 치료로 고정(immobilization) 후 운동을 강조하여 스포츠 재활에(sports rehabilitation) 기여를 하였다. 1920년 Dr. D. B. Hill은 주요 운동선수들에 대한 운동과 생리학적 요소들을 분석하였다. 이때부터 운동의 과학적 접근방법에 더욱 흥미를 가졌고 스포츠 손상을 치료하고 예방하는 방법과 스포츠 수행 능력에 영향을 미치는 요소들에 관해 전문적인 관심을 갖기 시작했다.

20세기에는 미국에서 스포츠 의학(sports medicine)이 조직되었고 스포츠 의학에 대한 전문훈련(fellowship training)이 가능해졌다. 그 외에도 자기공명영상법(magnetic resonance imaging, MRI)과 관절경 수술의 발전은 스포츠 상해의 진단과 치료에 도움을 주었다. 현재의 스포츠 의학은 직업적 신체 활동이나 취미의 신체적 활동을 하는 개인에게 포괄적인 건강 서비스를 제공하고, 어린 아이부터 노인까지 그리고 장애인과 비장애인의 스포츠 경기 또는 레저스포츠와 관련한 처치와 치료를 제공하게 되었다.

3) 다른 의학과 스포츠 의학의 차이점

스포츠 의학은 다른 의학에 비해 몇 가지의 특성을 가지고 있다.

(1) 손상에 반응하는 생리학적 요인의 변화

운동선수들은 일반적으로 일반인에 비해 높은 수준의 육체적 휘트니스(fitness)를 달성하고 유지하도록 요구받는다. 이러한 높은 수준의 육체적 휘트니스에 대한 요구로 종종 스포츠 손상에 반응하는 생리적인 요소들을 변화시키며 병리적인 과정을 증가시킬 수 있다.

(2) 약간 불편한(slight disability) 경우에 대한 무관심

임상의사들은 일반사람들이 불편한 경우에는 많은 관심을 갖지만 운동선수들이 조금 불편한 경우에는 별로 관심을 갖지 않는다. 더욱이 스포츠 선수들 자신들도 약간의 불편한 정도는 경기에 참여하거나 벤치에 앉아있는 차이 또는 경기에서 이기거나 지는 차이로 생각하고 있다.

(3) 운동장이나 체육관에서 스포츠 손상의 평가

스포츠 손상을 치료하는 의사는 치료하기 전의 평가를 위해 운동장이나 체육관에서 스포츠 선수를 관찰해야 한다.

(4) 재손상의 위험이 크다

스포츠에 참여하는 동안 지속되는 손상이 스포츠 수행과 관련하여 고유의 환경에 의해 유발되기 때문에 쉽게 재손상의 위험에 노출되어 있다.

따라서 스포츠 재활의 궁극적인 목적은 가능한 빨리 그리고 가능한 최고의 완전하고 정상적인 기능을 회복시키는 것이다.

4) 스포츠 재활의 팀

스포츠 재활의 구성원으로 코치, 의사, 트레이너, 물리치료사, 영양사, 운동생리학자, 운동심리학자 등을 들 수 있는데, 이들의 역할은 다음과 같다.

(1) 코치(coach)

코치는 재활과정 동안 스포츠 손상을 입은 선수와의 대화와 관찰을 통해 선수의 신체적, 정신적 그리고 감정의 변화에 대해 자세히 모니터한다.

(2) 의사(sports medicine physician)

스포츠 선수와 코치에게 스포츠 손상의 치료, 예방 그리고 교육을 담당한다.

(3) 트레이너(athletic trainer)

스포츠 선수에게 보호구나 장비를 적용하는 지식과 기술을 가르치고, 테이핑(taping), 붕대감기(bandaging) 등 상해를 급성관리한다.

(4) 물리치료사(physical therapist)

운동선수가 상해를 입은 후 조속하고 안전하게 스포츠로 복귀될 수 있도록 근력, 지구력, 가동성 등 회복에 관여한다.

(5) 영양사(dietician)

운동선수의 체중 증가 또는 감소, 적절한 수분섭취, 영양공급 등과 관련된 식이요법에 대해 조언

한다.

(6) 운동생리학자(exercise physiologist)

스포츠 참여 전, 스포츠 동안, 그리고 스포츠 후에 운동선수들에 대한 운동 휘트니스(exercise fitness)에 대해 조언한다.

(7) 운동심리학자(sports psychologist)

긍정적인 생각(positive thinking), 동기화(motivation), 이완(relaxation), 스트레스 관리(stress management) 등을 이용하여 운동 수행능력을 최대화 할 수 있도록 도와준다.

2 스포츠 물리치료학

1) 개념 및 정의

스포츠 물리치료학은 운동경기와 관련하여 발생되는 생리적, 생체역학적, 심리학적, 병리적문제, 그리고 수행능력의 문제들로부터 운동선수들을 치료하고 예방하는 전문분야 중의 하나이다. 스포츠 물리치료사는 운동선수를 평가하고 특별한 기능적 목표를 설정하여 개인에 따라 치료적 프로그램을 설계하고 적용하는 사람이다. 또한 스포츠 물리치료사는 스포츠 손상에 대한 적절한 처치 방법과 운동선수의 수행능력과 관련된 문제들에 대해 코치, 관리자, 부모 등을 교육해야 한다.

2) 스포츠재활에서 물리치료의 역할

1992년 미국 스포츠 물리치료 협의회(Sports Specialties Council)에서는 스포츠 물리치료의 영역범위를 기술하였는데, 9개 영역의 30개 업무를 규정하였으며 내용은 다음과 같다.

(1) 재활/스포츠 활동으로 복귀

① 손상의 악화나 재손상 없이 가능한 빠른 시간 내에 스포츠 활동을 다시 할 수 있도록 개인의 생리적 상태, 손상의 유형과 손상 단계, 회복 과정, 그리고 각 스포츠에서 요구하는 활동(specific sports requirement)과 관련된 지식을 기반으로 하여 적절한 재활 프로그램을 만든다.

② 스포츠 선수가 원하는 스포츠로 복귀할 수 있는지 결정하기 위한 기능적 검사를 개발하고 적용한다.

③ 재활프로그램에서 선수의 상태를 확인하고, 호전(progress)의 정도를 알아보며, 그리고 운동을 수정(modification)할 것인지를 결정하기 위해 근육계와 심혈관계의 객관적 측정을 시행한다.

④ 선수가 스포츠 활동에 복귀할 수 있는지에 대해 상담코치(counsel coaches), 부모, 그리고 관리자와 의논해서 결정한다.

⑤ 급성 손상을 최소화하고, 회복을 촉진하며, 경기에 복귀하도록 하기 위하여 적절한 붕대감기(external bandage), 보조기(brace) 그리고 보조도구를 선택하고 적용한다.

(2) 손상의 예방

① 스포츠 선수의 경기 참여에 영향을 미치는 의학적 상태와 손상을 인식하고 식별하기 위해 경기 참여 전에 신체검진을 계획하고 실시한다.

② 스포츠 선수의 개인적인 요구와 각각의 스포츠에 따른 예방 컨디셔닝 프로그램을 계획하고 실시한다.
③ 특별한 스포츠에 따른 역학적 특성(손상의 발생률, 손상의 기전, 스포츠에서 이용되는 기술, 스포츠의 분석, 나이와 관련된 변화 등)에 대해 자각하고 정보를 제공한다.
④ 국제적으로 허용되는 스포츠 관련 기구를 선택하고 준비시킨다.

(3) 응급처치(emergency care)

① 응급구호, 처치, 이동, 그리고 적절한 의뢰를 제공하기 위해 질병과 손상을 인지한다.
② 선수가 더 많은 손상 없이 계속 경기에 참여할 수 있는지를 결정하기 위해 손상의 정도를 확인하고 가능한 후유증을 알아본다.

(4) 진단/평가

① 선수의 근골격계 손상을 정확히 진단하기 위해 적절한 주관적인 평가와 신체검진을 수행한다.
② 부상당한 선수를 적절한 의료진에게 의뢰하기 위해 일반적으로 각 의학적 상태에서 겪는 공통된 증상에 대한 지식을 기반으로 하여, 질병의 종류와 선수가 호소하는 증상의 경중 정도를 파악한다.
③ 의사에게 의뢰하여 적절한 검진을 받도록 하기 위해 적절한 방사선 검사와 임상검사를 이해해야 하고, 이들 검사의 정상범주, 적응증, 금기증을 이해하고 검사결과를 해석한다.

(5) 응용과학과 인간의 수행능력에 대한 이해 (applied science and human performance)

① 스트레스/스트레인의 특성, 손상의 기전, 염증의 과정, 재생, 손상의 회복과 관련된 근골격계의 해부학, 생리학, 병리학, 생화학, 생체역학, 병리역학을 이해하고 응용한다.
② 정상적인 인간의 생리학(심혈관, 근육, 신장 등)과 높은 수준의 수행능력을 가지고 다양한 스포츠 활동에 의해 훈련된 상태에서 발생하는 적절한 변화와 병리적 변화를 이해하고 응용한다.
③ 식이요법의 기준을 이해하고 다양한 스포츠 선수에 대한 기본적인 영양과 관련된 지식을 이해한다. 이러한 영양과 관련된 지식과 기준은 요구되는 체중, 운동, 성(gender), 음식 섭취의 장애, 선수 개인적인 요구에 따라 조절된다.
④ 인간의 수행(human performance)에 영향을 미치는 환경적 요소를 인식하고 수행에 제한을 주는 코치, 선수, 선수의 부모, 관리자들과 상의한다.
⑤ 스포츠와 관련된 기구(작업량증가 보조기구, ergogenic aids)의 작동 기전과 생리적 효과를 이해하고 기구를 사용하거나 잘못 사용하는 것과 관련해 상담한다.
⑥ 선수들이 일반적으로 사용하거나 오용할 수 있는 약물이 주는 생리적 효과와 그 기전을 이해하고 상담한다.

(6) 의학적 상태와 수술 관련사항의 이해

① 선수들이 일반적으로 겪는(감염상태 : 세균학과 바이러스 관련, 소화기계, 심혈관, 피부

과학, 성별과 관련된) 의학적 상태, 관련된 신진대사, 그리고 생리적 단계를 이해하고 인식한다.

② 일반적인 스포츠 손상에 대한 목표, 원칙, 수술 방법, 수술 후 주의점과 금기증 등을 이해하여 적절한 물리치료 프로그램의 개발 시 고려한다.

(7) **조사 또는 연구**(research)

① 스포츠 물리치료와 관련된 임상적 기술을 개발하고, 조절하며, 지속적으로 개선하기 위해 최신의 연구와 임상적 보고서를 읽고 비평한다.

② 스포츠 물리치료와 관련된 연구를 설계하고 실행한다.

(8) **상담/교육**(counseling/education)

① 적절한 훈련의 원칙, 훈련 시 육체적 제한, 훈련기구 그리고 건강과 관련된 다른 영역과 관련하여 코치, 선수, 부모, 관리자를 교육한다.

② 스포츠 손상의 관리에 있어 스포츠 물리치료사의 역할에 관해 다른 건강관리 전문가를 교육한다.

③ 스포츠 물리치료사의 역할에 대해 대중에게 교육한다.

(9) **관리**(adminstration)

① 선수와 관련 있는 다른 건강관리 전문가(트레이너, 운동생리학자, 척추교정사, 의사 등)와 관련하여 스포츠 물리치료사의 영역에 대한 법적 범주, 면허증, 전문분야에 대해 설명한다.

② 건강관리 시스템과 관련 있는 다른 기술, 마케팅 기술, 직원관리와 상담, 정책과 절차의 개발을 통해 스포츠 물리치료 클리닉을 관리한다.

③ 스포츠 물리치료 클리닉을 운영하는데 있어 대중에 대한 전략과 마케팅을 개발하고 적용한다.

3 스포츠 재활운동의 종류

스포츠 재활에 있어 운동(exercise)은 목적에 따라 크게 두 분야로 나눌 수 있는데, 그 첫 번째는 스포츠 손상을 예방하고 최적의 휘트니스를 유지하기 위한 컨디셔닝 운동이며, 두 번째는 스포츠 손상 후 치유를 위한 재활운동이다.

1) 컨디셔닝 운동(조건화, conditioning)

컨디셔닝 운동의 목적은 최적의 또는 최적에 가까운 휘트니스를 성취하고, 스포츠 손상을 예방하며 근력, 심혈관지구력 그리고 유연성을 증진시키기 위함이다. 컨디셔닝 운동을 위한 프로그램은 각각의 스포츠에 많이 요구되는 부분을 특별히 강조하면서 전신 운동을 하도록 구성되어 있다. 또한 어떤 특정한 신체의 일부분이나 특정한 부분만 강조해서는 안되며, 최적의 휘트니스를 위해 전신의 균형적인 발달을 요구한다. 컨디셔닝 운동의 프로그램 시 다음의 요소들을 고려해야 한다.

(1) **준비운동**(warm-up)

준비운동은 증가된 활동을 위해 신체를 준비시키는 운동이며, 운동프로그램을 시작하기 전에 뻣뻣하고 불편한 부분을 구별할 수 있는 방법 중 하나이다. 또한 준비운동은 효율적인 혈액순환을 제공하고 근육의 온도를 높여 근육의 기능을 향상시킨다.

(2) 운동의 허용 수준(내성, tolerance)

운동은 각 개인에 따른 허용 수준(tolerance level)에 적합해야 한다. 허용 수준은 운동을 순조롭게 하기 위한 신체 반응의 수준을 말한다. 운동 수준은 너무 높지 말아야 하며 신체는 24시간 이내에 회복되어야 한다. 또한 운동과 휴식을 교대로 해서 각 개인의 피로 회복 능력에 적합해야 한다. 만약 운동이 너무 쉬우면 허용 수준이 낮아지고 운동이 너무 힘들면 과도한 허용수준이 되며 상해를 입기 쉬워진다.

(3) 점진적인 과부하

훈련 프로그램은 최대의 수행수준과 최적의 휘트니스에 도달할 때까지 점진적으로 시행되어야 하며, 수행을 증진시키기 위해 과부하가 필요하다. 이는 운동의 강도를 강하게 하거나 운동시간을 증가시키는 것을 의미한다.

(4) 강도(dosage)

최적의 심혈관 반응을 얻기 위해 운동 시 심박동수는 최대심박동수의 70%에 도달해야 한다.

(5) 회복

격한 운동 후 앉아서 쉬지 말고 낮은 강도의 지속적인 운동이 필요한데 앉아있거나 기댄 자세(recumbent)는 다량의 혈액을 다리(하지, lower limb)에 정체하게 하므로 심장으로 되돌아가는 혈액이 부족하게 된다. 따라서 실신할 가능성도 있다.

2) 재활운동(rehabilitative exercise)

재활운동은 스포츠 손상 후 기능을 회복시키기 위한 운동이며, 수동운동과 능동운동이 이용된다. 수동운동은 다른 사람이나 외부의 힘에 의해 수행되며 강하지 않은(nonforced) 수동운동과 강한(forced) 수동운동으로 분류할 수 있다. 강하지 않은 수동운동은 정상적인 관절가동범위를 유지하기 위한 것으로 통증 없는 관절가동범위 내에서 시행하며, 강한 수동운동은 관절가동범위의 한계를 초과하여 시행하여 종종 불편한 감이 있다. 능동운동은 근육의 수의적 수축에 의하여 시행되고, 중력이나 저항을 가하거나 가하지 않고 시행하며, 정적, 동적, 등속성으로 시행할 수 있다. 정적운동은 관절의 움직임 없이 시행되며, 동적운동은 관절의 움직임과 함께 수행된다. 등속성 운동은 조절된 속도로 관절가동운동이 일어난다.

재활운동의 목적은 가능한 짧은 시간에 최대한의 기능을 회복하기 위해 길항근(antagonist muscle)뿐만 아니라 좌우 양측의 균형 있는 근력을 성취하는 것이다. 재활운동시 고려해야 할 요소들은 다음과 같다.

(1) 운동의 종류

운동의 목적과 종류, 운동이 어떻게 시행되는지, 그리고 다른 운동과의 관계가 고려되어야 한다.

(2) 운동의 기간

각 운동의 기간과 프로그램 동안 요구되는 전체 시간의 양을 고려한다.

(3) 운동강도

강도는 손상의 정도나 운동 형태에 따라 다양하게 적용될 수 있다. 약한 손상인 경우 강도는 처음부터 높게 할 수 있고 짧은 시간동안 수행할 수 있다. 반면에 심한 손상일 경우 처음에 매우 약한 강도로 해야 하고 시합에 나갈 때까지 몇 개월 동안 점진적인 고강도로 진전시킬 수 있다.

(4) 운동의 특성

운동의 특성은 속도와 부하 적용의 방법, 운동이 편측성인지 양측성인지, 양측성이면 동시에 시행하는지 교대로 시행하는지에 따라 달라진다. 이들 특성을 결정하는데는 지레팔(lever arm)의 길이, 근육과 힘줄의 부착 지점, 그리고 부착 각도에 따라 달라진다.

(5) 관절가동범위

관절가동범위는 신체 부분의 움직인 거리에 의해 결정되는데, 전체 근 기능을 회복하기 위해서는 근육이 전체 관절가동범위를 통해 수축되어야 한다.

(6) 리듬

재활프로그램의 초기에 근육의 수축-이완 사이클을 가르쳐서 근육이 지속적인 긴장 상태에 있지 않도록 하는 것이 중요하다. 수축-이완 사이클은 운동 프로그램이 진행됨에 따라 덜 강조될 수도 있다.

(7) 운동시간

각 운동 사이에 허락되는 시간 또는 주어진 운동을 시행하는데 걸리는 시간이며, 이것은 근육의 협조(coordination), 재활의 단계(손상의 초기 또는 말기)와 관련이 있다.

(8) 점진적(progression) 운동

각 운동 또는 전체 운동 프로그램에서 관절가동범위, 부하, 속도, 일률(power), 에너지 소비와 관련하여 점차적으로 변화시킨다.

(9) 신경근 재교육(neuromuscular reeducation)

재활운동에서 고유수용성 지각(proprioceptive awareness)의 발달도 필요하다. 따라서 자세 교정과 수동, 능동, 그리고 저항운동은 고유수용성 반응을 위해 기본적이다.

4 스포츠 손상의 원인 및 종류

1) 스포츠 손상의 원인

스포츠 손상의 원인은 다양하나 크게 다음 네 가지로 요약할 수 있다.

(1) 준비운동의 부족

스포츠 손상의 약 70%는 준비운동의 부족으로 인해 발생한다. 준비운동은 근육의 온도 상승, 모세혈관의 확장, 심폐기능의 증가 등의 기능을 한다.

(2) 과다한 긴장, 피로, 질병

스포츠 손상의 약 17%는 과다한 긴장, 피로 그리고 질병으로 발생한다. 특히 승리해야 한다는 심리적 부담과 강박관념으로 인해 스포츠 손상이 발생할 수 있고, 피로로 중추신경의 통합작용을 저하시켜 사고력과 판단력이 저하된다.

(3) 훈련부족

스포츠의 모든 종목은 나름대로 전문적인 기술이 필요한데 훈련의 부족과 기술의 미숙으로 약 13%의 스포츠 손상을 발생시킬 수 있다.

(4) 기타

개인적인 고민이 있는 경우, 심리적으로 불안하거나 심적 부담이 있는 경우, 그리고 과도한 경쟁으로 인한 반칙행위와 난폭한 행동으로 인해 스포츠 손상을 입는다. 기구장비, 시설 및 환경의 결함도 스포츠 손상을 일으킬 수 있으므로 스포츠 용구는 기능이 우수하고 안전성이 높고 사용하는 사람에게 적합해야 한다. 그 외 트레이닝 방법의 결함과 신체조건 또는 골격의 이상상태는 근육, 힘줄, 관절, 근막, 인대에 더 많은 스트레스를 가하여 외상을 일으킨다.

2) 스포츠 손상의 종류

스포츠 손상에 대해 자세히 알아보기 위해서는 스포츠 의학 서적을 참고해야 하며, 여기서는 잦은 손상이 일어나는 관절별로 간단히 살펴보고자 한다.

(1) 팔이음뼈(견갑대, shoulder girdle)와 어깨관절(견관절, shoulder joint)

① 골절(fracture)

주로 빗장뼈(쇄골, clavicle)가 골절되는데 손상기전은 팔을 뻗은 상태로 떨어지거나 어깨 쪽에 직접적으로 외상을 입는 경우에 발생한다.

② 부분탈구(아탈구, subluxation)와 탈구(dislocation)

오목위팔(관절상완, glenohumeral)관절의 오목테두리(관절순와, glenoid labral fossa)에서 위팔갈래(상완골두, humeral head)가 어긋나면서 발생하며 주로 전방탈구된다. 전방탈구는 위팔뼈가 벌림(외전, abduction), 가쪽돌림(외회전, external rotation), 폄(신전, extension) 상태에서 어깨관절의 뒤바깥쪽(posteolaterl)에 직접적인 충격을 받았을 때 주로 발생한다. 또한 후방탈구는 팔이 모음(내전, adduction), 안쪽돌림(내회전, internal rotation), 폄 상태에서 넘어질 경우에 주로 발생한다. 복장빗장(흉쇄, sternoclavicular)관절에서 빗장뼈의 앞안쪽 (anteromedial)에 외력이 가해지거나 어깨를 굽힘(굴곡, flexion), 모음(내전, adduction)하고 넘어지면 앞바깥쪽(anterolateral) 압력이 작용하여 후방탈구가 발생한다. 그리고 어깨를 폄, 모음하면서 넘어지면 뒤바깥쪽(posterolateral) 압력이 작용하여 전방탈구가 발생한다.

③ 염좌(sprain)

복장빗장관절 염좌는 쇄골이 타격을 받거나 팔이 젖힘(과신전, hyperextension)되어 비틀리거나 꼬이는 경우와 같은 직접적인 충격이 위팔뼈를 통해 전달될 때 발생하고, 봉우리빗장(견봉쇄골, acromioclavicular)관절 염좌는 팔을 폄 상태 또는 팔을 폄 상태에서 어깨 부분으로 떨어질 때 발생한다.

④ 돌림근충돌증후군(impingement syndrome of rotator cuff)과 힘줄염(건염, tendinitis)

돌림근충돌증후군은 부리어깨봉우리아치(오훼견봉아치, coracoacromial arch)의 아래에 있는 구조물들이 물리적인 압박을 받아서 발생한다. 주로 운동

선수의 경우 던지기, 수영, 테니스 서브, 체조에서 손을 올리고 유지할 때, 배구의 스파이크 등과 같은 팔 운동의 반복적 과사용으로 인해 발생한다. 일반적으로 돌림근충돌에서 시작해서 반복적 압박으로 인해 병변과 염증으로 이어지고 결국 힘줄(tendon)이 섬유화(fibrosis)되는 연속적인 과정이 발생하게 된다.

(2) 팔꿉관절(주관절, elbow joint)

① 골절

위팔뼈 줄기(상완골체, shaft of humerus) 절단은 체조 선수가 땅을 짚고 도약할 때 또는 스틱이나 헬멧에 의해 직접적인 충격을 받을 때 발생한다. 그 외 팔꿈치머리(주두, olecranon)골절과 노갈래(요골두, radial head)골절이 발생할 수 있다.

② 탈구

주로 후방탈구가 많으며 젖힘 자세에서 밖으로 손을 내뻗으면서 땅에 떨어지거나 굽힘자세에서 심한 비틀림에 의해 발생한다.

③ 위팔뼈의 내위쪽관절융기염 및 바깥위쪽관절융기염(내외측상과염, medial and lateral epicondylitis)

내위쪽관절융기염(golfer's elbow)은 팔꿉관절의 굽힘 및 엎침(pronation)동작 시 노쪽손목굽힘근(요측수근굴근, flexor carpi radialis)과 네모엎침근(방형회내근, pronator quadratus)의 반복적인 미세 손상에 의해 발생한다. 내위쪽관절융기염의 경우 투구동작, 라켓볼에서의 서브동작과 포핸드스트로크, 골프 스윙시 임펙트 동작에서 통증이 악화된다.

바깥위쪽관절융기염(tennis elbow)은 팔꿉관절의 폄 및 뒤침근(회외근, supinator)의 지속적인 미세 손상에 의해 발생한다. 테니스의 백핸드스트로크의 임팩트시 팔꿉관절의 젖힘으로 발생하거나 백핸드스트로크시 백스윙 동작에서 발생한다.

④ 신경손상 및 압박

자신경(척골신경, ulna nerve)은 어깨뼈의 안쪽관절융기를 지나며 안쪽 스트레스시 손상 받을 수 있고, 정중신경(median nerve)은 몸쪽온굽힘근(proximal common flexor)의 비대(hypertrophy)에 의해 눌릴 수 있고 라켓을 쥐는 동작에서 증상이 악화된다.

(3) 손목관절(수근관절, wrist joint)과 손(hand)

① 골절

콜레스(Colles') 골절은 팔을 밖으로 내뻗으면서 땅에 떨어졌을 때 노뼈(요골, radius) 또는 자뼈(척골, ulna)의 하부에서 골절되는 경우를 말한다. 또한 위와 같이 손을 뻗고 넘어졌을 때 주로 손배뼈(주상골, scaphoid)나 반달뼈(월상골, lunate)도 골절될 수 있다. 갈고리뼈(유구골, hamate)의 골절은 골프선수가 예상치 못하고 바위나 나무뿌리를 칠 때 발생할 수 있다. 또한 권투선수가 주먹을 쥐고 손허리뼈의 머리(중수골두, metacarpal head)로 다른 물체를 가격 할 때 다섯번째 손허리뼈의 줄기가 절단될 수 있다.

② 탈구

손허리손가락관절(중수골지절관절, metacarpophalangeal joint)이 젖힘되면 손가락(phalanges)의 앞부분에 긴장력이 발생하고 손허리뼈가 앞으로 탈구될 수 있다. 또한 공을 던지는 운동에서 몸쪽 손가락뼈사이관절(근위 지골간관절, proximal interphalangeal, PIP joint)에 젖힘되는 외력이 주어질 경우 중간손가락뼈의 후방탈구가 발생하고 배구공을 칠 때 먼쪽 손가락뼈사이관절(원위지골간관절, distal interphalangeal, DIP joint)의 젖힘으로 먼쪽손가락뼈의 후방탈구가 발생할 수 있다.

③ 염좌

스키를 탈 때 엄지손가락을 벌려 폴(pole)을 잡고 있다가 넘어지면서 손을 뻗쳐서 벌림된 엄지손가락으로 바닥을 짚을 때 안쪽곁인대(내측수부인대, ulnar collateral ligament)의 염좌가 발생할 수 있다.

④ 좌상 및 근육의 파열

축구에서 태클을 하려고 셔츠를 잡으려 할 때 주먹을 꽉 쥐어 손가락이 굽힘되어 있다가 강하게 손가락이 젖힘될 때 깊은손가락굽힘근(심지굴근, flexor digitorum profundus)이 파열될 수 있다. 또한 야구에서 먼쪽 손가락뼈사이관절이 완전 폄 상태로 있다가 강하게 굽힘될 경우 손가락폄근힘줄(지신근건, extensor digitorum tendon)이 파열되거나 좌상을 입을 수 있다.

(4) 서혜부, 엉덩관절, 넙다리 손상 (injury of groin, hip & femur)

① 찢김골절(결출절단, avulsion fracture)

찢김골절은 인대 또는 힘줄이 부착되는 뼈의 피질로부터 골편이 분리되는 골절로, 무릎이 폄 상태에서 엉덩관절이 강하게 굽힘될 때 궁둥뼈결절(좌골결절, ischial tuberosity)의 골편이 분리될 수 있다. 큰돌기(대전자, greater trochantor)의 찢김골절은 엉덩관절의 벌림근이 강하게 수축할 때 발생하며, 작은돌기(소전자, lesser trochantor)의 찢김골절은 엉덩허리근(장요근, iliopsoas)이 강하게 수축할 때 발생할 수 있다.

② 좌상

서혜부 좌상은 엉덩관절을 젖힘시키거나 가쪽돌림시킬 때 또는 엉덩관절을 강하게 굽힘시 키거나 안쪽돌림시킬 때 서혜부에서 특히 긴모음근(장내전근, adductor longus)에서 자주 발생한다.

무릎굽힘근(knee flexor) 좌상은 엄지발가락으로 땅을 밀어내고 앞으로 나아가는 단계에서 갑작스런 구심성 수축(concentric contraction)이 일어나거나 달리는 동안 무릎의 폄과 엉덩관절의 굽힘에 대항하여 속도를 감소시키려고 무릎굽힘근이 강한 원심성 수축(eccentric contraction)을 할 때 발생할 수 있다.

넙다리곧은근(대퇴직근, rectus femoris)의 좌상은 엉덩관절이 폄되었다가 엉덩관절과 무릎관절이 굽힘되거나 엉덩관절이 폄 상태에서 갑자기 강하게 무릎관절이 굽힘되었을 때 발생할 수 있다. 또한 넙다리네갈래근(대퇴사두근, quadriceps)에 직접적으로 타격이 가해질 경우 타박상과 함께 근육내 출혈이 발생할 수 있다.

③ 점액낭염(bursitis)

큰돌기점액낭은 큰볼기근(대둔근, gluteus maximus)과 돌기사이(전자사이, intertrochanter)에 위치한 것으로, 직접적 외상 또는 한쪽 방향으로 원심력을 받으면서 트랙을 도는 동작을 많이 하는 선수들에게서 과사용으로 인한 점액낭염이 발생할 수 있다.

궁둥뼈점액낭염(ischial bursitis)은 엉덩관절이 굽힘되어 궁둥뼈가 노출된 상태에서 넘어지거나 직접 부딪치는 직접적인 외상으로 발생한다.

(5) 무릎관절(슬관절, knee joint)과 다리의 손상

① 무릎뼈 탈구와 무릎뼈염(patellar tendinitis)

운동의 속도를 줄이는 동시에 체중을 지지한 발의 반대방향으로 돌 때 넙다리가 안쪽돌림되면 밖굽이무릎(외반슬, genu valgum)이 야기되는 데, 이 때 넙다리네갈래근이 수축하여 무릎뼈를 바깥쪽으로 당기면서 탈구될 수 있다.

무릎뼈염은 반복적인 점프를 하는 경우에 발생되며 무릎뼈의 위쪽, 정강돌기(경골조면, tibial tuberosity), 무릎뼈 먼쪽에 염증을 일으킨다.

② 염좌

앞십자인대(anterior cruciate ligament)의 염좌는 발이 땅에 고정된 상태에서 방향전환, 감속, 바깥굽음력(외반력), 무릎관절의 가쪽돌림과 같은 비틀리는 동작에서 발생할 수 있다. 이 때 안쪽곁인대(내측측부인대, medial collateral ligament)와 안쪽반달(내측반월판, medial meniscus)도 손상 받을 수 있다.

안쪽곁인대의 염좌는 발이 지면에 고정된 상태에서 무릎관절의 바깥쪽에 외력이 가해져 무릎관절이 바깥굽음(외반, valgus) 되면서 발생한다.

가쪽곁인대(외측측부인대, lateral collateral ligament)와 뒤십자인대(posterior cruciate ligament)의 염좌는 일반적으로 다른 인대와 함께 발생한다.

③ 반달손상(meniscal injury)

반달손상은 무릎관절의 굽힘이나 폄과 함께 안쪽돌림이나 가쪽돌림한 상태로 체중지지를 할 때 발생한다.

④ 무릎뼈 연골연화증(chondromalacia patella)

주로 걷거나 달리거나 계단을 오르내리거나 쪼그려 앉을 때 무릎관절의 앞쪽에 통증을 일으키고 무릎넙다리관절(patellofemoral joint)에 스트레스를 받거나 직접적인 무릎뼈의 충격이 있으면 무릎뼈 뒤쪽의 관절연골이 부드러워지거나 퇴행성 변화를 겪는다.

⑤ 엉덩정강근막띠 마찰 증후군
(iliotibial band friction syndrome)

무릎관절 굽힘과 폄의 반복적인 동작으로 염증과 통증이 유발되며, 불규칙한 지면을 달리거나 내리막길 달리기 또는 같은 방향으로만 트랙을 달리는 등 트레이닝 기법의 부족이나 적절한 스트레칭 프로그램 없이 운동을 할 경우 발생한다.

⑥ 무릎넙다리 통증 증후군
(patellofemoral stress syndrome)

주로 무릎관절의 안쪽에서 지지하는 힘과 바깥쪽에서 지지하는 힘의 불균형으로 인한 무릎뼈의 위치가 넙다리뼈와 맞지 않아 발생하며 계단을 오르내릴 때, 앉았다 일어날 때 무릎 앞쪽에 통증이 발생하게 된다.

⑦ 정강뼈(경골, tibia)와 종아리뼈
(비골, fibular)의 골절

직접적인 충격이나 간접적으로 돌림 및 압박력에 의해 발생한다.

⑧ 좌상

주로 무릎을 펴고 발목을 발등굽힘(dorsiflexion)한 상태에서 앞으로 돌진(lunge)할 때 장단지근(gastrocnemius)의 안쪽 근육-힘줄 이행부에 좌상이 발생할 수 있다.

⑨ 아킬레스힘줄(achilles tendon)의
파열과 힘줄염

아킬레스힘줄의 파열은 점핑, 가속달리기 등 발목을 갑자기 발바닥굽힘(족저굴곡, plantar flexion)할 때 발생하며 이 때 선수는 찢어지는 소리를 느낀다.

아킬레스힘줄염은 반복적으로 달리기나 점핑하거나 아킬레스힘줄의 유연성이 떨어질 경우 주로 안쪽 부위에서 발생한다.

(6) 발목관절(족관절, ankle joint)과 발(foot)의 손상

① 골절

안쪽번짐력(내번력, inversion stress)에 의해 안쪽복사뼈(내과, medial malleolus)가 그리고 가쪽번짐력(외번력, evertor stress)에 의해 가쪽복사뼈(외과, lateral malleolus)가 골절된다.

② 염좌

발목의 염좌는 스포츠 손상 중 가장 흔한 것으로 특히 발목의 안쪽번짐염좌로 가쪽인대가 손상을 받는데 그 중 앞목말종아리인대(전방거비골인대, anterior talofibular ligament)가 가장 많이 손상 받는다. 안쪽번짐의 힘이 강한 경우 발꿈치종아리인대(종비골인대, calcaneofibular ligament)와 뒤목말종아리인대(후방거비골인대, posterior talofibular ligament)도 손상받게 된다.

발목의 가쪽번짐염좌로 세모인대(삼각인대, deltoid ligament)가 손상받으며 안쪽번짐염좌보다 덜 자주 발생한다.

③ 힘줄염(건염)

발의 과사용이나 잘못된 생체역학적 기전으로 인해 발생하며, 안쪽복사뼈 뒤쪽의 뒤정강힘줄(후경골인대, tibialis posterior tendon), 발목 앞쪽의 앞정강힘줄(전경골인대, tibialis anterior tendon), 가쪽복사뼈 뒤쪽과 다섯번째 발허리뼈(중족골, metatarsals)의 바닥에 있는 종아리근(비골근, peroneus)에 염증이 자주 발생한다.

④ 발바닥근막염(족저근염, plantar fascitis)

발바닥근막염은 다리길이의 차이, 발목밑관절(거골하관절, subtarsal joint)의 과도한 엎침, 종아리의 유연성 저하와 장단지근-가자미근(soleus)의 긴장, 적절한 아치가 없는 신발의 착용 등으로 발생할 수 있으며 아치의 몸쪽부위와 뒤꿈치에 통증을 일으킨다.

5 스포츠 손상에 대한 평가

스포츠 손상시 재활프로그램을 위한 접근방법으로 문제-해결(problem-solving approach) 접근법을 소개하고, 재활프로그램에서의 평가 항목에 대해 살펴본다.

1) 문제-해결 접근법

문제-해결 접근법 절차는 다음과 같다.

첫째, 특별한 문제점을 확인한다.

둘째, 특별한 문제, 단기목표, 장기목표 그리고 기능적 활동으로 돌아가기 위한 범주를 개발하기 위해 계획을 설정한다.

셋째, 계획을 실행한다.

넷째, 정기적으로 재평가하고 적절한 치료를 적용한다.

다섯째, 확인된 재활 목표의 성공적인 달성 후 기능적 활동으로 복귀한다.

여섯째, 예방적인 재활프로그램을 개발하고 재손상을 줄이기 위해 예방 보조기(prophylactic device)를 사용한다.

2) 평가 형식(evaluation format)

재활프로그램에서 평가는 주관적인 평가와 객관적 검사로 구성되어 있으며, 내용은 다음과 같다.

(1) **주관적 과거력**(subjective history)

① 나이, 성별, 종족, 일반적인 신체 유형인지 운동선수인지에 대해 조사한다.

② 선수의 활동과 스포츠 종류는 무엇이며 그 스포츠에서 선수의 포지션은 무엇인가?

③ 선수가 호소하는 주 증상은 무엇인가?

④ 손상의 기전은 무엇인가?

⑤ 전에 관련된 손상의 과거력을 가지고 있나?

⑥ 급성 손상인지 아니면 잠행성(insidious) 인지 확인한다.

⑦ 손상되는 순간에 비정상적인 소리나 느낌 또는 감각이 있었는지 조사한다.

⑧ 통증, 부종, 염발음(crepitus), 감각의 변화, 근력의 결손, 관절가동범위의 감소, 불안정성, 다른 비정상적인 현상의 경험이 있는가?

⑨ 손상 후 선수 활동을 계속할 수 있나?

⑩ 통증에 대한 선수의 지각이 활동 또는 휴식 시에 변화가 있는가?

⑪ 증상이 호전, 악화 또는 그대로인가?

⑫ 통증 또는 비정상적인 감각의 위치와 경계는 어느 곳인가?

⑬ 선수는 손상을 치료하기 위해 시도했나?

⑭ 선수는 전에 현재 손상과 관련된 또는 관련 없는 다른 손상이나 질병에 대한 과거력이 있었나?

⑮ 선수는 의사의 처방에 따른 약을 복용했는지 또는 의사 처방 없이 약을 복용했는가?

⑯ 손상을 악화시키거나 손상의 원인이 될 수 있는 요소들이 있는가?

(2) **객관적인 검사**

① 관찰

일반적인 외관(general appearance)에 대해 선수를 처음 만나는 순간부터 관찰한다. 선수가 어떻게 서거나 걷고 있는지, 선수가 목발, 지팡이, 또는 다른 보조 도구를 이용하는지, 선수가 보조기(brace) 또는 슬링(sling)을 사용하는지, 옷을 입고 벗는데 불편한지에 대해 관찰한다.

② 시진(inspection)

손상 부위의 색깔, 반상출혈, 양측과 비교했을 때 대칭적인지, 피부의 상태(색깔, 결, 온도), 외상의 양상(sign), 변형, 통증, 부종, 출혈을 확인한다.

③ 촉진(palpation)

손상과 누름통증(민감통, tenderness)을 확인하기 위해 평가자의 손을 이용해 평가하는 것이다. 평가자는 천천히 조심스럽게 그리고 처음에는 가볍게 그리고 점차적으로 좀 더 깊은 압력을 주면서 평가한다. 양측을 비교하고, 변형이 촉진되는지, 통증, 누름통증, 염발음이 촉발되는지 검사한다.

④ 관절가동범위 검사(range-of-motion testing)

수동적 관절가동범위(관절운동학, 관절면의 상태, 관절낭, 인대 근육의 신장성에 대한 정보 제공)와 능동적 관절가동범위(근력, 운동 협조, 기능적 활동에 대한 정보 제공)를 검사한다.

⑤ 근육의 수행능력 평가 (muscle performance assessment)

수축력 조직의 통합능력에 대한 정보, 신경근육(neuromuscular) 상태, 운동 협조에 대한 정보를 얻을 수 있다. 도수근력 검사 또는 등속성 검사(최대토크 peak torque, 최대토크 시의 각도 angle of peak torque, 주동근과 길항근의 비율 agonist-to-antagonist muscle ratio, 근육의 긴장 증가율 rate of tension development, 상반신경지배시간 reciprocal innervation time, 일률 power, 일 work, 토크 커브 torque curve에 대한 자료 제공)를 시행한다.

⑥ 신경혈관(neurovascular) 평가

균형, 운동 기능, 심부힘줄반사, 피부분절 감각(dermatom sensation), 맥박과 혈압, 모세 혈관이 다시 채워지는지(capillary refilling)에 대한 평가를 한다.

⑦ 특수 검사(special testing)

비교를 위한 기준을 확인하기 위해 우선 손상되지 않은 관절의 안정성(stability) 검사를 하고, 그 후 손상된 관절의 안정성 검사[누름통증(민감통), 염발음, 또는 비정상적인 반응 확인]를 한다. 또한 위축이나 부종을 확인하기 위해 사지의 둘레측정(circumferential measurement)을 시행한다.

⑧ 기능적 상태와 스포츠 관련 검사(functional testing and sport-specific testing)

쭈그려 앉기(양쪽 발목을 같은 정도로 발등굽힘 함), 발끝으로 서기(양쪽 발목을 같은 정도로 발바닥굽힘 함), 한 발로 서기, 한 발의 발끝으로 서기, 발끝으로 걷기, 똑바로 달리기, 달리다가 갑자기 서기(running with cutting movement), 점핑하기 등의 동작을 평가한다.

(3) 환자 평가의 예(축구선수)

대학 축구선수의 급성 발목안쪽번짐 염좌(acute inversion ankle sprain)후 평가 결과 1도(grade Ⅰ) 정도의 앞목말종아리인대와 뒤꿈치종아리인대 손상(치유를 위해 약 3~5주 소요 예정)으로 진단되었다. 가쪽발목은 불안정하지 않으나 역학적 스트레스(mechanical stress)와 함께 통증이 증가되어 있다. 누름통증(민감통)의 위치는 발목의 바깥 부분이었으며, 완전 체중 부하가 불안정했다. 발목과 앞발에 약간의 부종과 반상출혈이 있었고, 발목의 발바닥굽힘, 발등굽힘, 가쪽번짐, 안쪽번짐의 관절가동범위의 감소, 발목의 발바닥굽힘, 발등굽힘, 가쪽번짐, 안쪽번짐의 근력이 감소되었다. 또한 고유감각과 운동성 지각의 감소, 기능의 감소, 선수 활동과 일상생활 활동의 감소가 나타났다.

(4) 계획설정과 실행의 예

위의 축구선수의 발목안쪽번짐의 평가 후 다음과 같은 계획을 세우고 치료할 수 있다.

① 회복기간 동안 체중 부하 문제와 손상된 인대를 보호하기 위해 그리고 통증과 불편함을 최소화하기 위해 발목에 예방 보조기를 신거나 테이프로 감고(strapping) 두 개의 목발을 이용해 부분 체중부하를 한다.

② 냉치료, 탄력붕대를 이용한 압박, 거상, 간헐적 압박, 근육의 수축(pump-contraction) 요소를 위해 근육에 전기자극, 몸의 중심쪽으로 마사지(centripetal massage), 부종과 반상출혈의 감소를 위해 능동 그리고 능동 보조 운동을 실시한다.

③ 통증 감소를 위해 냉치료와 근육에 전기자극을 한다.

④ 관절가동범위의 증가를 위해 능동, 능동보조 그리고 수동 운동을 실시한다.

⑤ 다각도에서 등척성 운동, 도수적 저항운동, 고유수용성신경근촉진법(proprioceptive neuromuscular fascilitation, PNF)을 이용해 최대하에서 최대로 점진적인 운동을 한다.

⑥ 균형, 고유감각, 운동성에 대한 지각을 향상시키는 운동을 한다.

⑦ 정상적인 부분을 유지시키기 위한 프로그램을 실시한다.

⑧ 심혈관의 기능을 유지하기 위해 상지 근력운동기(ergometer), 고정 자전거, 수중 재활 운동을 한다.

6 스포츠 재활프로그램의 원칙과 경기복귀의 기준

재활프로그램의 시행을 위해서는 부상에 대한 정확한 평가를 한 다음, 각각의 시기에 따른 적절한 치료와 운동이 중요한데, 치료의 원칙은 다음과 같다.

1) 재활프로그램의 원칙

단계 (phase)	재활치료 원칙	치료 종류
1기 염증 조절기	염증과 부종 조절	손상부위 주위의 압박, 얼음 마사지, 소염제 및 국소 스테로이드
2기 통증 조절기	손상부위를 보호하거나 통증을 조절	테이핑, 붕대감기, 보조기, 얼음 마사지, 경피신경전기 자극 치료(TENS)
3기 관절 가동범위 회복기	수동적 또는 능동적 관절가동운동 실시	얼음마사지, 경피신경전기 자극 치료, 초음파 치료, 마사지, 스트레칭
4기 근력 복원기	초기 근력의 75% 범위 내에서 등척성, 등장성 그리고 등속성 운동 실시	아령(dumbell), 탄성고무밴드, 캠, 유니버셜, 근력운동기, 수중운동, 등속성 운동기(cybex)
5기 근지구력 향상기	피로감을 느낄 때까지 빠르고 낮은 저항운동을 반복 실시	1분 정도의 등척성운동, 근력운동기, 수중운동
6기 스포츠 기술 훈련기	협응기술을 익히고 간단한 동작에서 점차 복잡한 동작으로 적은 힘으로 천천히 여러 번 반복	민첩한 훈련, 닫힌사슬운동, 플라이오메트릭(plyometric) 운동
7기 심폐 지구력 향상기	유산소 운동을 실시	수영, 수중에서 달리기, 고정식 자전거운동
8기 기능 회복기	특정한 스포츠에 필요한 유연성, 근력 그리고 심폐기능과 같은 점진적인 훈련 실시	

2) 스포츠 외상 후 경기복귀의 기준

경기 중 재손상을 예방하기 위해 재활치료 후 경기에 복귀할 수 있는 기준은 다음과 같다.

① 손상된 부분에 통증 없는 완전가동 범위의 회복

② 손상되지 않은 부분과 비교해 손상되기 전의 근력으로 회복

③ 손상되지 않은 부분과 비교해 손상되기 전의 근지구력으로 회복

④ 손상되기 전 상태의 심혈관계 휘트니스와 지구력으로 회복

⑤ 다리(하지)가 손상되기 전의 속도와 민첩성으로 회복되었는지 다음과 같은 검사를 통해 평가한다.
  ㉠ 절름거림 없이 최대의 속도로 똑바로 달리기
  ㉡ 절름거림 없이 최대의 속도로 90°방향으로 가로지르기
  ㉢ 절름거림 없이 남미의 춤의 일종인 카리오카(carioca)를 추기
  ㉣ 절름거림 없이 장애물 주위를 돌며 8자를 그리며 달리는데 가속과 감속을 병행
  ㉤ 손상되지 않은 쪽과 같은 정도로 30초 동안 한 발로 뛰기
  ㉥ 손상되지 않은 쪽과 같은 정도로 멀리 뛰기와 높이 뛰기
⑥ 손상되지 않은 부분과 비교해 손상되기 전의 근육 크기로 회복
⑦ 급성 부종의 재흡수
⑧ 통증이 없는 상태로 모든 운동을 수행
⑨ 관절의 불안정성을 역동적으로 조절
⑩ 통증의 역치를 손상되기 전의 상태로 회복
⑪ 스포츠의 육체적 요구와 관련된 검사의 수행 가능
⑫ 시합 경기를 할 수 있을 정도의 강한 욕구
⑬ 시즌 동안 위의 사항들에 대해 80~90% 정도 수행 가능

7 스포츠 손상 후 재활 과정의 예 (examples of specific rehabilitation procedures)

재활프로그램의 이해를 돕기 위해 돌림근(회전근, rotator) 손상시의 재활치료와 앞십자인대 손상 수술 후 재활치료의 예에 대해 살펴본다.

1) 돌림근 손상(rotator cuff injuries) 시의 재활치료

(1) 초기재활

돌림근의 아급성기 또는 수술 후 상태를 의미한다.

① 움켜쥐기 운동(gripping exercise)

악력계(hand dynamometer) 또는 테니스공을 잡고 팔을 최대 벌림-굽힘-가쪽돌림으로부터 최대 모음-폄-안쪽돌림까지의 몇몇 지점에서 움켜쥐는 운동을 하는데 통증이 없도록 한다. 이 운동은 오랜 기간 동안 비활동으로 근위축이 생겼을지도 모를 아래팔(forearm)을 위한 운동일 뿐 아니라 돌림근의 협력수축을 하도록 하기 위함이다.

② 코드만 운동(Codman or pendulum exercise)

이 운동은 근육계에 부드러운 견인을 적용함으로써 돌림근의 수축을 자극하며 관절가동범위를 증가시키는 운동이다.

③ 벤치 위에 누워서 역기(barbell)를 잡기 (bench press supports)

벤치 위에 똑바로 누워서 역기를 잡는다. 역기의 무게는 돌림근의 협력수축을 자극할 정도로 충분히 무거워야 하며, 점차적으로 양손이 잡는 폭을 50~75cm로 넓힘으로써 무게를 증가시키고 가쪽돌림근의 수축을 증진시킨다.

④ 서서 허리 구부리고 역기 잡기 (deadlift supports)

넙다리의 앞에 있는 역기를 손바닥을 앞으로 한 자세로 잡고(overhand grip) 어깨를 으쓱한 상태로 약 10초 유지한다. 양손의 폭을 넓히거나 무

게를 증가시켜 점진적으로 시행할 수 있다.

⑤ 턱밑 정도의 높이에 있는 봉에 매달리기 (hanging from chinning bar)

어깨관절의 가동범위가 제한되어도 벤치나 의자를 이용하여 몸을 올려 봉을 잡을 수 있다. 팔의 통증 없이 머리 위로 봉을 잡을 수 있을 때까지는 부분적인 또는 전체 체중으로 매달리지 않는다. 환자는 단순히 봉을 잡고 편안한 범위에서 넓은등근(광배근, latissimus dorsi)이 등척성수축 하도록 한다. 만약 전체 체중으로 매달릴 수 있으면 점진적으로 양손의 폭을 넓힌다.

(2) 중간기 재활(intermadiate rehabilitation)

이 시기에 돌림근은 통증 없이 충분히 수축할 수 있으나 전체가동범위가 가능하지 않고, 아직 근력이 충분히 발달되지 못한 상태이다.

① 가벼운 아령(dumbbell)으로 원그리기 (light dumbbell circles)

이것은 코드만 운동에서 진전된 것이다. 서서 아령을 잡고 위쪽과 바깥쪽을 향해 원을 그리며 운동을 한다. 그런 다음 위와 안쪽을 향해 원운동 한다. 점진적으로 원의 반경을 크게 하고 아령의 무게를 증가시킨다.

② 벤치에 누워서 역기를 들어올리기 (bench presses)

팔을 점진적으로 구부려 전체 범위가 가능하도록 한다. 점진적으로 양손의 폭을 증가시키고 무게를 증가시킨다.

③ 서서 역기를 끌어내리기(upright rowing)

역기를 머리 위로 잡고 가슴 높이까지 끌어내린다.

④ 봉을 목뒤에서 잡고 올렸다 내리기("lat" machine pull-downs to the rear of neck)

처음에는 어깨 넓이 정도로 봉을 잡고 목뒤에서 들어 올렸다 내렸다 반복한다.

(3) 진전된 재활(advanced rehabilitation)

진전된 재활 시기에는 근력과 유연성 증진을 목적으로 한다.

① 아령을 잡고 팔을 구부렸다 펴기를 교대적으로 하기(alternate dumbell press)

아령을 잡고 양쪽 팔을 교대적으로 어깨를 앞으로 굽힌한 상태에서 팔굽을 구부렸다 편다.

② 아령을 잡고 팔을 머리 위로 올려서 폈다 구부리기(press behind the neck)

아령을 잡고 어깨를 머리 위까지 굽힌한 상태에서 팔굽을 구부렸다 편다.

③ 의자에 누워서 아령을 들었다 내리기 (dumbell benches)

의자에 누워서 아령을 들어올리고 팔굽을 구부리면서 내린다.

④ 경사가 있는 의자에 누워 아령을 들었다 내리기(reclined bench press)

경사가 기울어진 의자에 누워 아령을 들어올리고 팔굽을 구부리면서 내린다.

⑤ 의자에 누워서 아령을 들고 플라이(fly)

누워서 아령을 잡고 팔꿉관절(주관절)을 굽힘, 아래팔은 엎침, 그리고 위팔을 90°벌림과 가쪽돌림한 상태에서 팔꿉관절을 펴면서 어깨관절을 수평모음(horizontal adduction) 한다.

⑥ 평행봉에서 몸을 들어올린 상태에서 팔굽을 구부렸다 펴기(parallel bar dips)

평행봉 사이에서 양팔로 봉을 잡고 몸을 점프해서 들어올린 상태에서 팔굽을 구부렸다 편다.

⑦ 봉을 잡고 팔을 굽혀 머리위로 올리기 (bent-arm pull over)

누워서 위팔을 90°굽힘한 상태에서 봉을 잡고 팔굽을 굽혔다가 위팔을 180°굽힘한 상태로 머리위로 올린다.

⑧ 팔굽을 편 상태에서 봉을 잡고 머리위로 올리기(straight arm pull-over)

누워서 봉의 무게를 약 30 lbs 정도 유지하면서 봉을 최대로 넓게 잡고 위팔을 90°굽힘하고 팔꿉관절을 최대 폄 상태에서 머리 위로 올려 위팔을 180° 굽힌다.

⑨ 탄력성 있는 줄을 잡아당기기(elastic cable stretching at pulley weights)

손바닥을 위로 향한 채 어깨 뒤의 어깨높이 정도로 탄력성이 있는 줄을 잡고 뒤를 향해 갈 때 큰가슴부위(pectoral girdle)와 가슴우리(흉곽, thoracic cage)가 신장되고, 앞으로 당길 때 어깨세모근(삼각근, deltoid) 앞부분의 근력이 증가된다.

위의 운동을 유연성을 향상시키기 위해 최대의 운동범의로 그리고 근력을 증진시키기 위해 무게, 반복 횟수, 그리고 셉(sets)의 수를 증가시킨다.

2) 앞십자인대 손상(anterior cruciate ligament injuries) 수술 후 재활 프로그램

(1) 1일째

연속수동운동(continuous passive motion : CPM)을 한다. 체중부하는 목발을 이용해 견딜 수 있을 정도로 하며, 보행을 위해 무릎관절을 완전히 펴서 고정대를 착용한다.

(2) 2~4일째

계속 연속수동운동(CPM)을 하며, 가능한 완전한 무릎관절 굽힘에 중점을 두면서 0~90°의 수동관절가동 운동을 한다. 체중부하는 목발을 이용해 걸을 수 있을 정도로 한다.

퇴원이 가능하면 퇴원한다(퇴원을 위한 선행 조건은 충분한 통증 관리, 무릎관절의 완전한 폄, 목발을 이용하거나 이용하지 않고 완전한 체중부하이다).

(3) 7~10일째

최대범위의 무릎관절 폄을 위한 관절가동운동(만약 신전이 안될 경우 다리에 2 lb의 무게를 달고 엎드려 있음)을 한다. 누워서 발을 벽에 대고 미끄러지기, 누워서 발을 바닥에 대고 엉덩이 쪽으로 당겨 무릎관절을 굽히기, 그리고 반대쪽 발을 이용하여 보조적 그리고 능동적으로 무릎관절을 굽힘한다. 또한 서서 무릎관절 굽힘을 하며, 발뒤꿈치 들기도 시행한다.

(4) 2~3주째

0~110°의 범위 내에서 관절가동운동을 시행한다. 서서 한쪽 다리를 앞으로 옮겨 한쪽 무릎관절 굽히기, 계단 오르기, 발뒤꿈치 들기, 레그 프레스(leg press)를 한다.

3/4 스쿼트(서서 관절범위의 75% 정도 쭈그리고 앉기), 스쿼트대에서 발뒤꿈치 들기를 하며, 고정식 자전거 타기와 수영을 한다.

약 4주 동안 외출시에 기능적 보조기를 착용한다.

(5) 4~6주째

4주째 전체 체중부하를 주며, 관절가동운동을 0~130° 범위 내에서 한다.

6주째 등속성 평가를 180~240°/sec로 20° 범위 내에서 실시하며, 반대쪽 무릎관절과 비교해 70% 이상의 근력이 향상되면 옆으로 끌기, 남미 춤의 일종인 카리오카, 가벼운 조깅, 점프, 민첩성 훈련, 웨이트트레이닝, 실내자전거, 수영 등을 실시한다.

(6) 10주째

완전한 관절가동운동을 한다. 등속성 평가를 60, 180, 240°/sec로 실시하며, 관절안정성 측정(KT-1000 검사)을 한다.

연습과 특별한 훈련을 통해 민첩성을 증진시킨다.

(7) 16주째

등속성 평가, 관절안정성 측정(KT-1000), 민첩성 운동을 한다.

참고문헌

강성관. 스포츠 손상과 재활. 대한스포츠임상의학회지, 3(2) : 57~63, 1985.

김유철 외 3인. 반복횟수 차이에 따른 등속성운동 효과의 비교. 대한재활의학회지, 19(2) : 384~389, 1995.

나영무 외 8인. 스포츠 손상과 재활치료. 한미의학, 2002.

문명상. Running과 생역학. 대한스포츠임상의학회지, 1(1) : 72~75, 1983.

장정훈 외 40인. 물리치료대백과사전. 도서출판 나눔의 집, 2001.

최일용. 야구와 스포츠 손상. 대한스포츠의학회지, 4(2) : 184~188, 1986.

허권익. 스포츠 임상의학의 과거와 현재 그리고 미래. 대한스포츠임상의학회지, 1(1) : 5~8, 1983.

Andrews JR. et al. Physical rehabilitation of the injured athlete. 2nd ed. W.B. Saunders company, 1998.

Basmajian JV. Therapeutic exercise. Williams & Wilkins, 1984.

Batt ME. The coming of age of sports medicine. BMJ, 314(1) : 621, 1997.

Browning GG. Sports medicine and the physiotherapist. Physiother, 62(8) : 246, 1976.

Kisner C and Colby LA. Principles of aerobic exercise. In Therapeutic exercise : foundation and techniques. 2nd ed. F.A. Davis Company, 1996.

Macleod DA. Sport and exercise medicine. Br J Sports Med. 30(1) : 3~4, 1996.

Power CM. Who is responsible for the science of orthopaedic and sports physical therapy? J Orthop Sports Phys Ther. 27(5) : 329~330. 1998.

Smith GL. et al. Who is responsible for the science of orthopaedic and sports physical therapy? J Orthop Sports Phys Ther, 27(5) : 329~330, 1998.

Sperryn PN. Physiotherapists in sports : Reflections from america. Pysiother, 62(8) : 251~252, 1976.

Tomberlin JP and Saunders HD. Evaluation, treatment and prevention of musculoskeletal disorders. 3rd ed. The Saunder Group, 1994.

Young JL et al. The Physiatric approach to sports medicine. Rehabilitation medicine : principles and practice. DeLisa JA and Gans BM. 3rd ed. Lippincott-Raven Publisher, 1998.

Zachazewski JE. et al. Competency revalidation study : A description of advanced clinical practice in sports physical therapy. J Orthop Sports Phys Ther, 20(2) : 110~124.

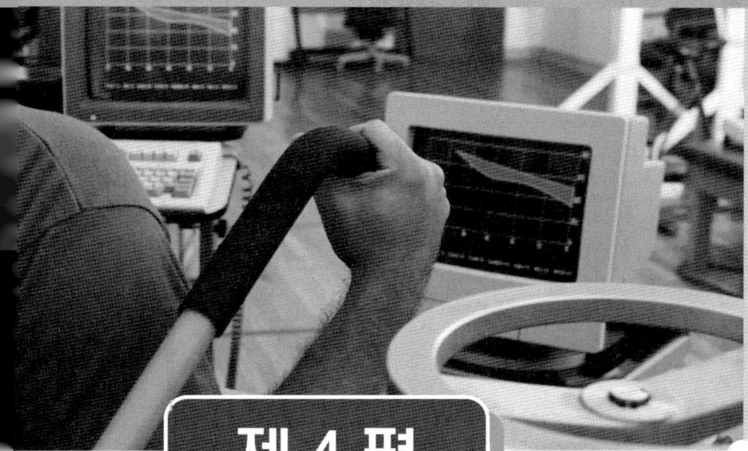

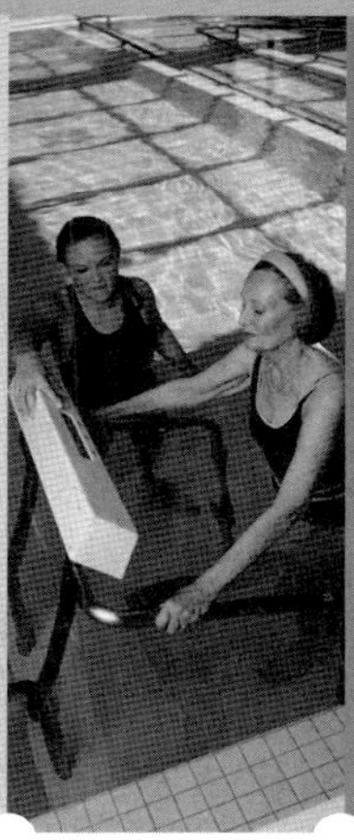

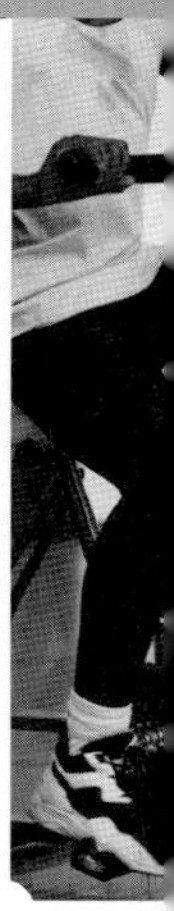

제 4 편

특 수 치 료

제1장 보바스 치료의 원리
(Principles of Bobath Technique)

황 병 용

1 머리말

노인인구의 증가와 산업화에 따른 여러 가지 문제점들이 신경물리치료의 발전을 촉진하게 되었다. 신경물리치료학에서 운동치료학이 차지하는 비중은 절대적이며, 이러한 운동치료의 방법으로 지난 반세기 동안 여러 가지가 소개되었다. 그중의 하나가 보바스(Bobath)치료이며, 이 방법은 특히 뇌성마비와 성인편마비와 같은 중추신경계 손상 환자의 운동치료 방법으로 많이 알려져 있다.

중추신경계 손상 환자를 위한 운동치료는 다른 질환에 비하여 노력과 시간이 상대적으로 더 많이 요구되며, 노력과 투자한 시간에 비하여 치료의 효과가 적다고 알려져 왔다. 그러므로 중추신경계 손상 시 대다수의 의사와 치료사는 손상 부위와 정도에 따라 예후를 결정지어 거기에 맞게 치료계획을 세우고 시행하였다. 이와 같은 관점에서의 치료 접근은 소극적일 수밖에 없었으며, 운동치료의 역할이 회복을 위한 치료이기보다는 하나의 보조수단으로 널리 인식되어져 왔다. 그러나 과학의 발달로 예전에 볼 수 없었던 사실과 현상이 밝혀지고, Magnus의 지름길 법칙(shunting rule, 1909)과 같이 이전에 제기되었던 여러 가지 가설이 사실로 증명되거나, 혹은 다른 방법으로 해석되듯이 중추신경계에 대한 이해의 폭이 넓어지고, 깊어짐에 따라 운동치료의 역할이 점차 강조되고 있다. 이러한 이유로 지금의 중추신경계 손상을 위한 운동치료는 소극적인 방법에서 적극적인 형태로 바뀌어 가고 있는 것이다.

또한 운동치료의 형태와 내용에 따라 환자 회복의 정도는 달라지므로 치료 그 자체의 정확성과 적절함이 요구된다. 따라서 치료사의 모든 치료는 중추신경계의 재구성(reorganization)을 염두에 두고 시행되어야 한다. 이것은 주어진 구심성 자극의 형태(form)와 기능(function)에 따라 신경계의 가소성(형성성, plasticity)이 결정되는 것이므로 치료는 정상 동작을 기초로 하여 언제나 정확하고 필요한 양을 투입해야 하는 것이다.

역사

Karel Bobath와 Berta Busse는 1906년과

1907년에 각각 베를린의 유태인 가정에서 출생하였다. Karel Bobath는 베를린의과대학과 프라하의과대학을 졸업하고 체코의 브르노소재 소아병원에서 근무하다 1939년 영국으로 이주하였고, Berta는 베를린의 Anna Herrmann School에서 remedial exercise를 배운 뒤 모교에서 relaxation을 가르치다 1938년 영국에 정착하여 Karel과 1941년 결혼하였다.

Berta Bobath는 1943년 경직이 심한 오른쪽 편마비인 Simon Elwes라는 왕실 화가를 18개월간 치료하였는데, 이때의 치료 경험을 토대로 "A new treatment of lesions of the upper motor neurone"을 British Journal of Physical Medicine 1948년 1~2월호에 발표하여 많은 사람에게 알려지게 되었다. 1951년 런던에 첫 치료 시설을 개설한 부부는 전세계의 수많은 물리치료사, 작업치료사, 언어치료사, 의사 그리고 간호사들을 교육하여 중추신경 질환으로 인한 장애의 재활에 지대한 공헌을 하였으며, 3판까지 간행된 Adult Hemiplegia : Evaluation and Treatment를 비롯하여 많은 저서와 논문을 남겼다.

1991년 Bobath 부부가 영면한 이후 성인 부분은 1984년 조직된 IBITA(International Bobath Instructors/Tutors Training Association)에 의해, 그리고 소아 부분은 런던에 소재한 Bobath Centre를 중심으로 계승 발전되고 있다.

2 치료의 개념

보바스 치료의 개념은 신경과학과 의학의 발전에 따라 지난 반세기 동안 많은 변화를 가져왔다. 초기의 개념은 'The inhibition of abnormal reflex activity and the relearning of normal movement through facilitation and handling'으로 많이 알려져 왔다. 이 개념에 사용된 신경생리학적 배경은 Sherrington의 계층조절체계(hierarchical control system)를 모델로 하였다. 즉, 신경계의 계통발생학적 발달을 근거로 대뇌피질을 상위 구조로 보고 척수를 하부 구조로 인식하였다. 그러나 이 모델은 세 가지 측면에서 비판을 받게 되었는데, 첫째로 운동조절에 소뇌와 같은 중요 구조가 제외되어 있고, 둘째로 척수는 의사결정(decision making)을 할 수 없이 단순히 상위 척수수준(supraspinal level)의 명령을 전달해주는 것으로 인식하였으며, 마지막으로 뇌의 각 구조가 서로 종적이 아니라 횡으로 연결되어 있는 사실을 간파하지 못했던 것이다.

그리하여 보바스 강사들 사이에서 오랜 기간의 토론 끝에 1995년 6월 워싱턴 D.C.에서 열렸던 IBITA 12회 연차총회에서 다음과 같이 개념을 새로 정의하였다.

"Bobath 치료의 개념은 중추신경계의 장애로 인한 자세긴장도, 동작 그리고 기능의 장애를 가진 개개인을 평가하고 치료하는 문제해결식 방법이다."
"The Bobath concept is a problem solving approach to the assessment and treatment of individuals with disturbances of tone, movement and function due to a lesion of the CNS."

여기에서 주목해야 할 것은 개인이라는 용어인

데, 이것은 모든 사람의 동작은 일정한 원칙에 따라 이루어지지만 개인차가 존재한다는 것이다. 그러므로 개개인이 가진 동작의 특성을 이해할 수 있어야만 대상자 마다의 동작을 촉진시킬 수 있을 것이다. 치료사가 모든 환자에게 동일한 자세와 방법으로 매일 반복한다는 것은 이러한 동작의 특성을 이해하지 못하기 때문에 일어나는 것이라 생각된다. 신경생리와 정상동작 개념의 발전에 따라 80년대 후반부터 비약적으로 변화하고 발전한 보바스 치료의 개념은 주 대상이 편마비나 뇌성마비에 국한된 것이 아니라 동작에 장애를 가진 모든 질환으로 넓혀가고 있다.

1986년 예루살렘에서 있었던 IBITA 연차총회에서 Karel Bobath의 기념사 한 대목이 이 치료개념이 계속 연구 발전되는 이유가 될 것이다.

"The Bobath concept is unfinished and we hope that it will grow and develop in years to come."

1) 인체 동작(human movement)

신경계 질환으로 인한 마비 환자를 치료할 때 가장 큰 어려움은 같은 모습의 환자를 볼 수 없다는 점인데, 이는 인체 동작의 특성 중 하나인 다양성으로 인한 것이다. 그러므로 모든 환자에게 동일한 형태로 이루어지는 치료 패턴(stereotypical pattern)은 개개인의 동작 특성을 고려하지 않는 획일적인 단순한 동작이 될 것이다. 즉, 치료사는 먼저 인체 동작을 충분히 이해하고, 그러한 동작을 촉진할 수 있는 치료사의 손을 갖추어야만 환자의 움직임을 촉진시킬 수 있을 것이다. 인체 동작의 이해가 환자치료에 선행되어야 하는 이유가 바로 여기에 있다.

Central Postural Control Mechanism

보바스 개념에서는 인체 동작을 CPCM(central postural control mechanism)이란 용어를 사용하여 설명하는데, 처음에는 NPRM(normal postural reflex mechanism)으로 불리다가 1990년 이후 CPCM으로 바뀌어져 사용되고 있다. 이것은 정상이라는 단어가 사람의 동작을 정형적으로 획일화시키는 위험성을 내포하고 있기 때문이며, 반사는 외부 환경의 다양성에 반응하는 인간의 동작을 표현하기에는 적절하지 않기 때문이다.

CPCM은 다음의 세 가지 요소 즉, 자세긴장도, 교차지배와 동작 패턴에 균형 반응을 포함하여 설명되는데, 이 가운데 어느 한 가지라도 문제가 생기면 동작이 비정상으로 이루어지게 되는 것이다.

(1) 자세 긴장도(postural tone)

보바스 개념에서는 근긴장도(muscle tone)라고 표현하기보다는 자세 긴장도라고 표현하는데 이것은 기능적인 동작 시 여러 근육이 동시에 참여하는 것이지 근육 하나하나가 따로 일을 하는 것이 아니기 때문이며, 대뇌피질의 운동 실행의 특성을 보아도 근긴장도보다는 자세 긴장도가 정상 동작의 측면에서는 더 타당할 것이다.

정상 범위의 자세 긴장도는 언제나 중력에 대항하여 움직일 수 있을 만큼 높아야 하며, 동시에 부드럽고 조화로운 동작을 허용할 만큼 낮아야 한다. 또한 자세 긴장도는 항상 일정한 것이 아니라 자세나 동작 그리고 환경의 요구에 따라 지속적으로 변하고 있다. 이러한 자세 긴장도에는 다양한 요소들이 영향을 끼치는데 그 중에서도 기저면(base of support)의 크기와 중력이 가장 큰 요인이다(그림 4-1). 기저면이 클수록 자세 긴장도는 적게 요구되며, 동시에 중력 중심이 기저면에 가깝게 위치하여 안정성은 증가하고 가동성은 감소한다. 반면에, 기저면이 좁을수록 중력 중심은 기저면에서 멀리 위치하게 되어 가동성은 증가하지만 안정성은 감소된다. 그러므로 우리의 자세 긴장도는 항상 변하고 있는 것이다.

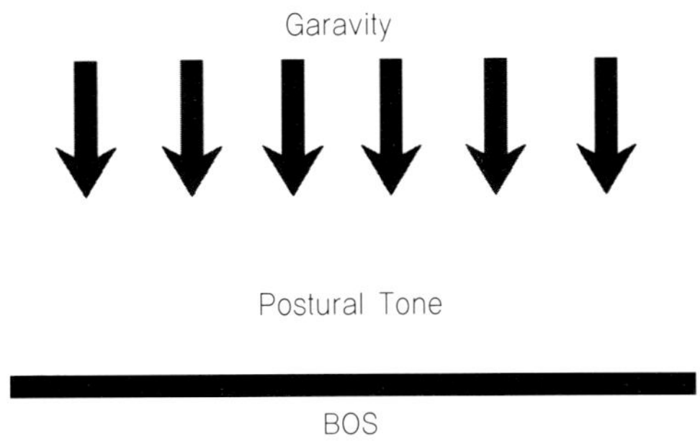

그림 4-1. 중력과 기저면의 관계

그러나 편마비 환자에서 발병 초기에 대부분의 자세 긴장도가 정상치보다 낮은 이완(flaccidity)과 같은 저긴장(hypotonicity)이 문제가 되나, 이후 점차 정상치보다 높은 경직(spasticity)과 같은 과긴장(hypertonicity)이 문제가 된다. 중력에 대항해서 동작을 수행할 만큼 높지 않고, 선택적인 동작을 할만큼 낮지 않다는 것이 편마비에서의 문제이다.

(2) **교차지배**(reciprocal innervation)

주동근(agonist)과 길항근(antagonist) 사이에 언제나 적절한 근긴장도의 차이가 있어야만 유연한 움직임이 허용된다. 주동근의 긴장도가 증가하면서 원심성(편심, eccentric)이나 구심성(동심성, concentric)으로 움직임과 동시에 길항근이 주동근의 움직임을 허용할 만큼 긴장도를 낮추어 주는 것을 교차지배라 한다. 이때의 주동근과 길항근의 분류는 언제나 중력에 대항하여 움직이는 쪽, 즉 긴장도가 높은 상태에서 움직이는 것이 주동근이 되며, 양쪽의 근 긴장도가 동시에 비슷한 비율로 높은 상태를 동시수축(co-contraction)이라 한다. 그러나 교차지배는 주동근과 길항근 사이(inter-muscular)에서만 이루어지는 것이 아니라 신체의 좌・우나 원위부와 근위부 간에서와 같이 모든 움직임에서도 나타난다. 이러한 교차지배는 동작에서 근위부 안정성이 원위부의 가동성을 가능하게 하고 자세 변화에 따른 근육의 자동적인 적응을 가능하게 하며, 주동근과 길항근 사이의 필요한 수준으로 조절이 가능해지는 것이다.

이러한 교차지배에 문제가 생기면 두 가지 형태의 모습을 관찰할 수 있는데, 첫 번째가 경직이 있는 환자에게서 나타나는 지나친 고정(fixation)으로 인한 가동성의 감소이며, 두 번째가 실조증 환자에게서 볼 수 있는 지나친 가동성으로 인하여 안정성이 부족한 경우이다. 중추신경 손상 환자 대부분의 움직임에서 이와 같은 교차지배에 손상이 오는데, 특히 지나친 동시수축이 비마비측에서 일어나는 것을 볼 수 있다.

(3) **동작패턴**(movement pattern)

우리가 일상 생활에서 행하는 기능적인 동작을 살펴보면 개인간에 차이는 있지만 일정한 규칙이 존재하는 것을 알 수 있다. 우리의 정상 동작은 최소한의 관절 움직임을 요구하는데, 손으로 어떤 물건을 잡아 다른 곳으로 위치를 옮긴다고 하면 팔꿈치나 어깨관절에서는 최소한의 가동 범위로 움직임이 일어날 것이다. 이러한 두 관절 사이 최소한의 움직임을 선택동작(selective movement)이라고 하며, 이것은 최소의 열량으로 최대의 움직임을 하는 동작의 기본 법칙이다. 정상인의 거의 모든 동작은 좌우가 비대칭적으로 일어나고 있지만 비정상이라고 할 수 없는 것은 언제나 그 움직임에 선택동작이 있기 때문이다. 편마비 환자의 움직임에는 이러한 선택동작이 감소되어 효율적이면서 다양한 동작패턴을 구성하기 어려워진다.

목적지향적(task oriented)인 치료는 환자의 동기 유발과 수의동작을 증가시키는데 큰 효과를 나타낸다(Carr와 Shepherd, 1987). 그러나 그 동작이 선택적으로 이루어져야만이 치료의 효과를 기대할 수 있을 것이다. 목적지향적인 치료가 동작 형태를 고려하지 않으면 동작을 일으키는 근육의 동원 순서(recruitment order)가 달라지게 되어 비정상 패턴으로 동작을 수행하게 된다. 예를 들어 팔의 굽힘근(굴근, flexor) 경직이 있는 환자에게 앞에 놓인 컵을 잡게 하면 그 환자는 정상인과 다른 형태르 컵을 잡을 것이다. 이것은 근 동원 순서가 정상인과 다르기 때문이다. 치료는 동작 형태와 근 동원 순서가 바르게 이루어지도록 하는 것이다(Bobath, 1990).

인체 동작의 이해는 치료의 방향과 목표를 세우는데 매우 중요하다. 어떠한 치료 내용을 중추신경계에 전달해 주느냐에 따라 반응이 달라진다는 것은 치료사가 인체 동작을 이해하고서 치료를 할 때와 그렇지 않을 때는 가소성의 효과가 분명히 달라지는 것이다.

우리 주위의 치료 환경을 둘러보면 정상적인 형태와 기능이 동시에 주어지는 경우는 매우 드물다. 환자가 치료대 위에 바로 누운 자세에서 관절운동범위를 위하여 어깨관절에 수동운동이나 신장운동만을 한다고 하자. 이 경우 우리는 두 가지 측면으로 이 치료를 비판할 수 있다. 첫째는 팔의 기능적인 면이 전혀 고려되지 않은 단순한 해부학적인 운동 형태를 만들고 있으며, 둘째로는 팔의 움직임에 주동근과 길항근의 교차지배가 전혀 고려되어 있지 않은 단순한 근섬유의 신장에 불과하다는 것이다.

반대로 기능만을 생각하고 형태가 고려되지 않는 치료 장면을 보자. 바로 누운 자세에서나 옆으로 누운 자세에서 일어나게 할 때, 대부분의 환자들은 마비되지 않은 쪽을 사용하여 정상인의 같은 동작보다 훨씬 더 많은 노력으로 일어난다. 이때 이 환자의 움직임과 정상인의 움직임과의 가장 큰 차이는 선택동작이 결여되어 있는 것이다.

이러한 이유로 모든 치료 장면에서 형태와 기능이 동시에 고려되는 형태기능(form-function)이 되도록 노력을 기울여야 한다. 결국 뇌의 가소성도 어떠한 형태가 주어지느냐에 따라 기능이 달라지고, 어떠한 기능을 하느냐에 따라 형태가 달라지는 것이다(Kidd 등, 1992). 이것은 신경근계 가소성의 원칙이다.

(4) 균형

이상과 같이 열거한 CPCM으로 동적인 동작을 하기 위해서는 자세반응(postural reaction)이 요구되는데 이것을 균형이라고 한다. 이러한 균형반응은 바로서기반응(righting reaction), 평형반응(equilibrium reaction) 그리고 보호반응(protective reaction)을 포함하고 있는데 최근에 와서는 보호반응을 평형반응에 포함시키는 경향이 있다.

자세반응은 피질하조절(subcortical control)

로 일의 특성상 수행 과정이 빠르게 일어난다. 이것은 전정기관과 소뇌가 단일연접(monosynapse)으로 되어 있는 것만 보아도 알 수 있다. 이것은 균형을 치료하기 위해서 피질수준의 방법을 동원하게 되면 치료의 효과를 기대할 수 없는 이유이기도 하다.

바로서기반응은 머리와 몸통 조절의 기초가 되며, 선택동작의 배경이 된다. 정상인에서도 몸통의 바로서기반응이 좌우에서 같은 정도로 일어나는 것을 거의 볼 수 없는데 이것은 출생 후 좌·우의 전정기관과 신경근계의 사용 빈도와 방법이 같지 않기 때문이다. 모든 환자는 정도의 차이가 있을 뿐이지 이러한 바로서기반응에 문제를 갖고 있는 것이다.

평형반응은 바로서기반응과 겹쳐서 일어나지만 바로서기반응을 더 잘 일어날 수 있게 해주는 섬세한 기능으로 척추주위근과 다리(하지)의 폄근(신근, extensor muscle) 등이 주로 역할을 한다. 보호반응은 바로서기반응과 평형반응만으로 중력중심이 기저면을 이탈하는 것을 막을 수 없는 상황에서 새로운 기저면을 확보하여 안정성을 확보하는 것으로 팔과 다리 모두에서 볼 수 있다.

정상적인 균형반응은 다음의 세 가지를 충족하여야 하는데, 먼저 중심선에 위치할 수 있어야 하며, 기저면 내에서 중력 중심을 자유롭게 이동할 수 있어야 하고, 이때 두 손이 언제나 독립적인 활동이 가능해야 정상적인 균형이라고 표현할 수 있는 것이다. 그러므로 균형반응은 정적인 것이 아니라 매우 동적이다. 환자의 균형반응을 치료하는 것은 앉을 수 있는 혹은 설 수 있도록 해주는 것이 아니라 앉은 상태나 선 상태에서 손과 팔의 기능적인 움직임이 가능하도록 해주어야 한다.

2) 조절점(key points of control)

대뇌피질의 영역을 살펴보면 신체의 면적과 그것을 지배하는 대뇌피질의 영역이 비례하지 않음을 알 수 있다. 예를 들어 손은 팔에 비해 상당히 작지만 대뇌피질에서는 그 반대인 것을 알 수 있다. 그러므로 손이나 발이 다른 부위에 비하여 자세 긴장도나 동작패턴에 더 많은 영향을 미칠 수 있는 것이다. 이와 같이 다른 부위에 비하여 자세 긴장도나 동작패턴 그리고 자세정렬에 많은 영향을 미치는 부위를 조절점이라고 하는데, 여기에는 앞쪽의 검상돌기(칼 돌기, xyphoid process) 주위와 뒤쪽의 흉추 7~8번 주위를 중앙조절점(central key point), 머리, 어깨 그리고 골반 부위를 근위조절점(proximal key point), 손과 발을 원위조절점(distal key point)이라고 한다(그림 4-2). 중앙조절점은 바로서기반응에 큰 영향을 미치며, 근위조절점은 몸통과 사지 사이의 교량역할을 하면서 사지의 움직임의 배경이 되는 안정성을 제공해 준다. 원위조절점은 가동성에 강력한 영향력

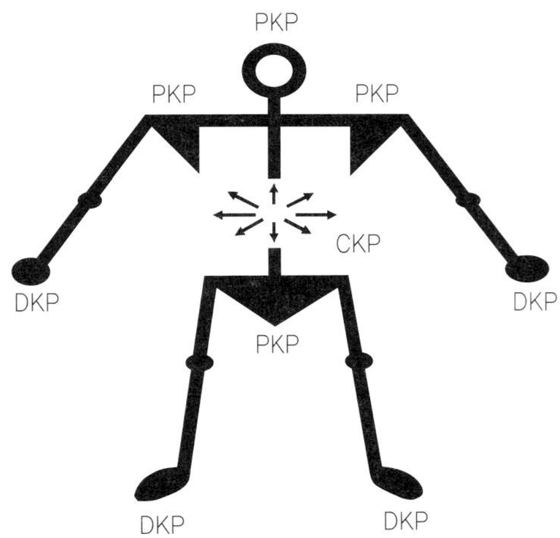

그림 4-2. 조절점의 종류

을 행사한다. 어떠한 동작의 정상, 비정상을 판단하는 기준 가운데 하나가 움직임에서 조절점 사이의 배열 상태이다. 모든 치료는 중앙조절점과 근위조절점 사이, 근위조절점과 원위조절점 사이의 정상적인 배열을 고려하여야 하는 것이다.

3) 고유수용성 조절(고유감각 조절, proprioceptive control)

운동치료에서 사용되는 외력(external force)은 기구와 치료사의 손으로 크게 둘로 나눌 수 있다. 양쪽의 차이는 전자는 반복의 횟수가 무제한으로 가능하면서 치료 질의 조절은 제한적인 반면, 후자는 반복의 횟수는 제한적이지만 치료 질의 조절은 가능하다. 그러므로 치료사 손은 기구에 비해 질적인 치료가 가능한 것이다. 기구로만 운동치료의 목적을 달성하고자 한다면 인간의 동작을 정형적인 것으로 이해하고 있는 것이다. 이와 같이 운동치료에서 손에 의한 움직임의 조절을 고유수용성 조절이라고 한다.

전기치료나 약물치료가 신경근계에 작용하는 것보다 치료사에 의한 운동치료는 더욱더 선택적으로 작용할 수 있기 때문에, 치료사의 손이 신경근계에 영향을 주는 가장 강력한 도구가 된다(Kidd 등, 1992). 직접 치료사의 손으로 환부를 움직여 치료하는 이유는 이와 같이 고유수용기를 통한 움직임의 변화를 직접 신경계에 전달하여 변화를 이끌어 낼 수 있기 때문이다.

4) 자극(stimulation)과 스트레스(stress)

환자에게 행해진 치료가 환자의 중추신경계에 전이효과(carry over)로 나타나려면 일정 수준의 자극과 스트레스가 필요하다. 자극은 신경근계에 즉각적인 반응을 유발하며, 스트레스는 지속적이며 가소적 적응(plastic adaptation)을 가져온다(Kidd 등, 1992). 이때의 스트레스는 심리적인 것이 아니라 생리적 스트레스(physiological stress)가 되어야 한다(그림 4-3).

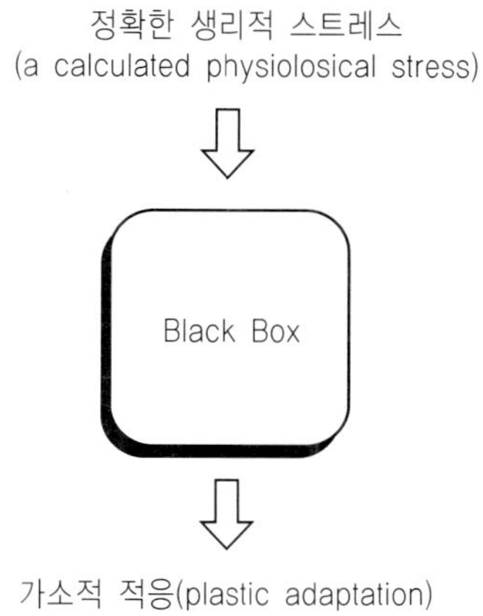

그림 4-3. 스트레스와 가소성(with permission)

생리적 스트레스는 심리적 스트레스(psychological stress)와 구분해야 하는데, 인간의 정상적인 감각이나 동작을 촉진하는 모든 것을 생리적 스트레스라 한다. 반면에 발목관절의 구축과 같은 비정상적인 형태와 배열은 일어설 때나 보행에서 심리적인 스트레스로 신경계에 전달된다. 자극과 스트레스는 동시에 중추신경계에 구심성 자극으로 작용하게 되는데, 동일한 비중으로 작용하는 것이 아니라 구심성 자극의 내용에 따라 둘 사이의 비중이 달라진다.

우리가 행하는 치료가 환자 개개인의 문턱값(threshold)을 넘지 않을 때는 신경계에 아무런 자극과 스트레스로 작용되지 않으며, 지나친 자극은 수용기를 쉽게 피로하게 만들기 때문에 전해지는 정보가 불분명하게 되어 신경계가 그 정보를 이해할 수 없게 된다. 그러므로 우리의 치료는 언제나 환자 개개인의 문턱값을 넘어서야 하며, 동시에 분명한 정보가 전해질 수 있도록 정확해야 한다(Musa, 1986).

일반적으로 환자의 반응을 읽으면서, 동시에 그 반응에 따라 치료한다는 사실을 알고는 있지만 실제로 그렇게 하는 것은 쉽지 않다. 왜냐하면, 환자 수가 많고 치료 시간이 짧은 여러 가지 현실적인 이유가 존재하기 때문이다. 그러나 그보다 더 심각한 문제는 환자의 능력을 고려하지 않고 치료사의 능력 범위로 환자에게 접근하는데 있다. 치료사의 능력 범위로 접근하게 되면, 결국 환자의 중추신경계가 움직임을 이해하고 반응할 수 있는 범위 밖에서 치료가 진행되는 것이다. 그러므로 환자의 반응을 감지하고, 반응에 따라 치료의 변화를 줄 수 있는 치료사의 안목과 인내심이 필요하다. 대부분의 치료가 빠르다는 것은 그 만큼 환자의 능력과 반응 상태를 치료사가 간과하고 있다는 것이다. 동작의 속도가 빠르다는 것은 속도라는 물리적인 요소가 근수축의 기회를 방해하는 것이다.

Bach-y-Rita와 Balliet(1987)은 뇌손상 후 한 가지 동작의 회복을 위한 외부로부터의 자극은 동일한 자극이 수천 번 이상 반복되어야만 근신경계가 그 동작을 배울 수 있다고 하였다. 여기서 언급한 수천 번이라는 것은 양적인 면만을 강조한 것으로, 질적인 면도 반드시 고려해야 한다. 단순한 반복은 수동운동이 되기가 쉽고, 수동운동은 뇌의 생리적 가소성에 미칠 수 있는 영향이 그만큼 희박하다. 운동치료가 단순 반복이 아닌 다양한 형태의 동작과 언제나 중력을 고려하면서 환자의 반응을 이끌어 내는 복합적인 것이 되어야 하는 이유가 여기에 있다. 따라서 치료사의 손은 환자의 신경계와 대화를 나눌 수 있어야 한다(Lynch, 1994).

동작의 단순한 반복은 처음 몇 번을 제외하고는 신경계의 관심을 끌기 힘들다. 이것은 우리 신경계의 문턱값(threshold)이 일정하지 않으며, 동일한 형태의 자극에는 문턱값을 높이기 때문이다. 예를 들어 TENS(transcutaneous electrical nerve stimulation)를 환자에게 대어준 지 얼마 지나지 않아 대부분의 환자들이 자극이 낮다고 강도를 올려달라고 하는 것이 이와 같은 이유이다.

특히, 경직이 있는 환자는 연합반응(associated reaction)이 일어나지 않는 범위 내에서 치료를 해야 한다. 연합반응이 일어난다는 것은 환자에게 주어진 자극과 스트레스가 수용할 수 있는 범위(tolerance)를 벗어난 것이다.

5) 편마비의 이해

뇌졸중의 주 증상은 편마비이며, 뇌혈관 장애로 인한 중추신경의 손상으로 신체 좌우의 어느 한쪽이 마비된 것을 말한다. 전통적으로 편마비는 신체의 좌우에서 마비된 한쪽만을 인식하여 모든 평가와 치료가 그 쪽에 집중되어 왔다. 이러한 전통적 사고는 신경과학의 발전에 따라 변화되었다. 예를 들어 내측그물척수계(medial reticulospinal system)가 동측의 몸통을 조절하는 것처럼 우리의 뇌가 반대쪽의 몸통과 지절만을 조절하는 것은 아니며, 또한 마비된 부위에만 영향을 끼치는 것이 아니라 마비되지 않은 부위의 움직임과 감각에도 영향을 미치는 것으로 알려지고 있다. 마비되지 않은 쪽을 더 이상 건측(sound side)이라 하지 않고 비마비측(non affected 혹은 less affected side)이라고 하는 이유가 여기에 있다. 그러므로 치료사는 마비측 팔다리에서 몸통을 포함한 신체의 모든 부분을 평가와 치료대상에 포함시켜야 한다.

(1) 비마비측의 변화

독립보행을 하는 환자의 비마비측 발목관절의 움직임을 살펴보면 발바닥굽힘(족저굴곡, plantar flexion) 시 교차지배에 문제가 있는 것을 발견할 수 있다. 이것은 마비측의 안정성 저하로 인한 비마비측 발목관절에서 지나친 동시수축의 결과로 발바닥굽힘(족저굴곡) 시 발등굽힘근(배측굴근, dorsiflexor)의 과긴장 때문이다. 대부분의 만성 환자에서 비마비측의 어깨나 엉덩관절(고관절) 그리고 발목관절 등에 움직임의 제한이 있는 것도 이와 같은 이유다. 운동단위의 발사패턴(firing pattern)을 살펴보면 정상인에서는 보행 시 발을 딛는 쪽의 벌림근(외전근)과 폄근(신근) 긴장도가 증가한다. 그러나 닿은 수의 환자는 이와 반대로 모음근(내전근)과 굽힘근(굴근)의 긴장도가 증가하는 것을 근전도상으로 확인할 수 있다.

마비되지 않은 쪽도 다른 한쪽의 기능 상실로 인하여 근 긴장도와 운동 형태가 달라진다. 대부분의 편마비 환자의 마비되지 않은 팔에서는 굽힘근(굴근)들과 어깨의 내회전근, 다리에서는 대퇴의 모음근(내전근)과 발목에서 발바닥굽힘근(족저굴근, plantarflexor) 등의 긴장도가 높아지며, 시간이 경과함에 따라 그 정도가 심해지는 것을 쉽게 관찰할 수 있다. 따라서 언제나 정상인보다 더 많은 동시수축이 요구되어 대퇴관절이나 어깨관절과 같은 근위부의 관절가동범위를 모두 사용하는 빈도가 줄어든다. 이러한 것이 마비되지 않은 관절에 구축이 오는 이유가 된다. 그러므로 편마비 환자의 물리치료는 언제나 신체의 모든 부위를 평가하고 그에 따른 문제점을 개선해 나가는 방향으로 나아가야 할 것이다.

(2) 감각

감각 장애가 없거나 심하지 않더라도 환자는 마비측의 팔이나 다리를 잘 느끼지 못하며, 근육이나 움직이지 않는 관절로부터 비정상적인 감각을 전해 받는다. 이러한 감각의 차이로 인한 신체의 좌우 분리는 환자들에게 마비된 부위를 잊게 하는 학습화 비사용(learned nonuse)을 촉진하게 된다. 환자는 마비된 부위를 인지하지 못하거나 어떻게 움직이는지를 모르며, 균형 감각의 손상으로 마비된 쪽으로 넘어지는 공포감을 가지고 있는데 이러한 공포감은 바로 누운 자세에서도 느끼며 초기에 뿐만 아니라 보행이 가능한 회복기에도 큰 문제가 된다.

마비측과 비마비측에 다른 형태의 감각 되먹임(sensory feedback)을 계속적으로 제공하여 결국 운동조절 및 협응 능력의 상실을 가져온다. 그러므로 비마비측의 감각과 운동 기능은 정상인과 같을 수 없다(Ryerson, 1990).

(3) 골격근

오랫동안 굽힘근(굴근)이 과긴장 상태로 지속된 환자들에서는 윗팔두갈레근(이두박근, biceps brachii)의 조직학적 구성이 정상인과는 다른 것을 볼 수 있다. 정상인에서 윗팔두갈레근은 대표적인 위상성근(phasic muscle)으로 백근섬유(white muscle fiber)가 많이 분포하여 힘을 필요로 하는 움직임에 많이 동원된다. 그러나 과긴장 상태가 오래 지속되면 적근섬유(red muscle fiber)의 분포도가 높아져 긴장성근(tonic muscle) 특성을 가지게 되어 정상인과는 조직학적으로 다른 구성 성분을 가지게 된다. 그러므로 운동치료는 직접 치료사의 손이 움직임에 관련된 근육을 잡고 움직임의 방향과 범위로 일할 수 있는 상태를 만들어 그 움직임을 신경계가 제대로 배울 수 있는 환경을 제공해 주는 것이다.

예를 들어 발목관절의 발등굽힘(배측굴곡, dorsiflexion)에 제한이 있는 환자를 쐐기판(wedge board) 위에 세워 신장시키는 것을 물리치료실에서 쉽게 볼 수 있다. 발목관절만을 국소적으로 보면 도움이 될 수도 있지만 하지의 전체적인 관점에서 보면 그렇지 않다는 것을 알 수 있다. 그와 같은 방법은 발목관절의 발등굽힘(배측굴곡)은 증가되지만 골반은 전방경사가 증가되어 중립 입각기 시 엉덩관절(고관절)의 폄근(신근)과 벌림근(외전근)의 역할이 줄어들고 굽힘근(굴근)과 모음근(내전근)이 구심성 수축으로 일을 하는 경향이 있어 보행 형태가 정상적인 상태에서 이루어지기 힘들게 된다. 인체동작에서 발목관절의 발등굽힘(배측굴곡) 시 골반이 전방경사와 후방경사 사이의 모든 범위에서 가능하지만 이럴 경우에는 전방경사 상태에서만 발등굽힘(배측굴곡)이 가능하게 되어 실제 일상생활 동작에서는 큰 도움이 되지 못한다.

(4) **결합조직**

골격근의 변화에 따라 결합조직에서도 많은 변화가 일어나는데, 가장 큰 변화는 결합조직의 성분이 차지하는 비율이 높아지는 것이며(그림 4-4), glycosaminoglycans와 같은 바탕질(ground substances)의 감소에 따라 구성 형태도 변화하게 된다. 기구에 의한 외력이나 단순한 길이변화만으로는 결합조직 사이의 병리적인 상태의 개선은 어렵다.

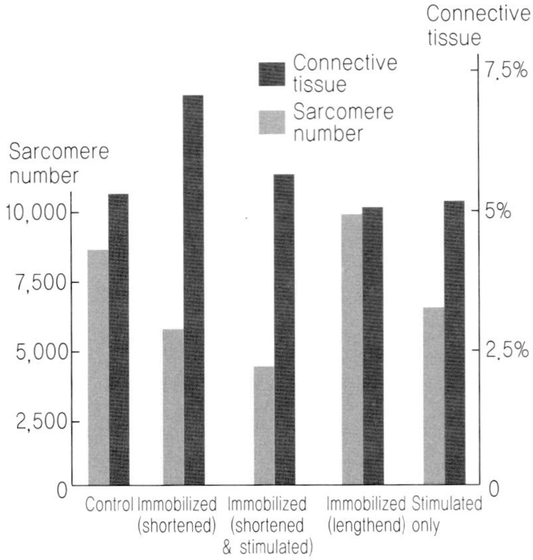

그림 4-4. 상태에 따른 근육과 결합조직의 변화

그러므로 동작에 장애가 있는 환자의 치료 시 움직임에 앞서 먼저 근골격계가 동작을 효율적으로 수행할 수 있는 여건을 마련해 주어야 한다. 엉덩관절(고관절) 굽힘근(굴근)의 단축으로 골반이 전방경사인 상태로 서있을 경우 폄근(신근)과 벌림근(외전근)의 정상적인 수축 기회를 박탈하게 된다. 근육과 결합조직을 최적의 상태로 만들기 위해서는 수동 운동이나 신장만으로는 큰 변화를 기대하기 힘들며, 해당 골격근의 수축을 유발할 수 있는 능동 요소를 최대한 동원할 수 있도록 해주어야 한다.

6) 치료 시 고려되어야 할 사항

치료실의 환경을 적절하게 설정하는 것, 치료사와 환자의 자세와 치료의 질에 변수로 작용할 수 있는 외부적인 자극과 스트레스 등 모든 형태의 구심성 자극(afferent input)은 중추신경계의 가소성에 영향을 미친다(Kidd 등, 1992).

(1) 치료실의 환경

치료의 효과를 높이기 위한 여러 가지 방법 중의 첫 번째가 적절한 주위 환경의 설정이다. 먼저 치료실은 환자가 옷을 벗고 치료받을 수 있을 만큼 적정 온도가 유지되어야 하며, 환자가 치료에 집중할 수 있도록 치료실 내에서의 소음을 제거해야 한다(Lynch, 1991). 특히 넓은 운동치료실에서는 많은 환자들이 동시에 치료를 받는 관계로 치료에 집중하기가 어렵다. 특히 외과 질환의 환자들과 치료실을 같이 사용하고, 많은 보호자들이 환자와 같이 치료실을 방문하는 우리 나라의 치료실 환경에서는 기구 사용과 보호자들로 인한 소음이 특히 문제가 된다. 그러므로 각 치료실의 특성에 맞게 소음을 최소화할 수 있는 방법을 강구해야 한다.

또한 넓은 운동치료실에서 노출에 민감한 여자 환자를 치료할 때는 이동식 가림막(mobile screen) 등을 사용하여 주위의 다른 환자나 보호자를 의식하지 않고 치료에 집중할 수 있는 여건을 조성해야 한다.

(2) 치료대

치료실에서 하나의 치료대를 두세 명의 치료사가 공동으로 사용하는 경우를 쉽게 볼 수 있다. 이것은 치료의 질과 집중도를 떨어뜨리는 결과를 가져다주므로 반드시 치료사마다 개별 치료대를 사용하도록 해야 한다. 치료대의 높이와 넓이도 고려하여야 한다. 좁거나 지나치게 높은 치료대는 환자에게 불안감을 조성하여 불필요한 자세 긴장도를 유발한다. 높이조절치료대(height adjustable plinth)를 권장하는 것은 환자의 치료 목적과 치료 방법 그리고 환자의 신체 특성에 맞게 치료해줄 수 있는 환경을 가장 알맞게 설정할 수 있기 때문이다(Lynch, 1991). 치료대는 가로, 세로가 100×200cm, 높이는 매트리스를 포함하여 45~50cm가 적당하며, 높이 조절이 가능한 치료대는 45~100cm 사이의 높이가 조절될 수 있어야 한다. 최저 높이는 환자가 치료대에 걸터앉은 상태에서 무릎을 엉덩관절(고관절, hip joint)보다 조금 낮게 하면서 두 발이 바닥에 닿는 정도이다. 치료실의 바닥은 나무와 같은 재질을 사용하여 맨발을 바닥에 대어도 미끄러움이나 차가움을 느끼지 않도록 해주어야 한다.

(3) 복장

치료 시 입는 환자의 옷은 환부의 노출이 쉬운 것을 착용하게 한다. 특히 입원 환자가 입는 병원복은 병실 생활에 맞게 고안된 것이므로 치료 환경에는 적당하지 않다. 그러므로 반바지와 민소매 형태의 셔츠가 문제점을 보다 정확히 파악할 수 있고 치료에 도움이 된다. 적절한 환부의 노출은 문제점을 그만큼 더 많이 볼 수 있는 여건을 제공하며, 문제점을 많이 발견할수록 치료의 내용이 많아지고 깊어질 수 있다. 이전의 치료가 팔다리에 치중한 가장 큰 이유는 환자가 옷을 거의 갖춰 입고 치료를 받았기 때문이다. 그 만큼 옷에 가려진 문제를 치료사는 볼 수 없었을 것이며, 특히 몸통 부위의 치료를 하지 못했던 이유일 것이다(Davies, 1990). 더구나 중추신경계 손상 시에는 원심성 표출(efferent output)이 차단되므로 정확한 구심성 자극이 더욱 필요해진다. 치료사가 환자의 옷 위에다 치료를 시행한다는 것은 환자에게 눈을 가린 채 보라는 것과 같은 것이다(Lynch, 1996).

맨살 위에 가하는 구심성 자극이 정확하다고 해서 모든 환자를 맨발 상태에서 치료해서는 안된다. 외상성 뇌손상(traumatic brain injury)의 일부 환자는 체중 지지 때 신발을 신은 상태에서 치료해야 하는 경우도 있기 때문이다. 그러나 어떠한 경우에도 양말을 신은 상태에서 체중이 지지되지 않도록 한다. 중추신경계에 손상이 있을 때는 정도의 차이는 있지만 언제나 균형감각의 손상이 동반된다. 그러므로 작은 범위의 환경 변화가 환자의 균형에 큰 영향을 끼친다. 환자가 착용하는 신발은 조깅화와 같이 발의 안정성에 도움을 줄 수 있는 것이어야 하며, 실내화와 같이 발의 안정성에 부정적인 영향을 주는 신발은 피해야 한다.

치료사의 복장도 최선의 운동치료를 할 수 있도록 간편하고 활동적이어야 한다. 또한 금속으로 된 혁대, 보석 부분이 돌출된 반지, 플라스틱으로 된 이름표와 같이 환부에 유해한 자극을 줄 수 있는 모든 부착물은 제거해야 한다.

(4) 환자의 자세

환자가 취하는 자세는 언제나 안정성이 고려되어야 하며, 동시에 치료 목적과 목표가 그 시작 자세(starting position)를 결정하게 된다. 그러므로 언제나 환자가 바로 누운 자세나 앉은 자세에서 치료를 시작하는 것은 매우 소극적인 치료 접근이라 할 수 있다. 예를 들어 운동실조증이 주 문제인 환자는 가급적 선자세와 같이 기저면을 작게하여 치료를 시행하여 그 기저면 내에서의 동작조절 범위를 넓혀주는 방법을 선택해야 한다. 바로 누운 자세나 앉은 자세에서 이와 같은 환자를 치료하게 되면 그 문제를 해결할 수 없게 되거나 치료 효과가 감소될 수 밖에 없을 것이다. 또 다른 경우 언제나 다리에서 시작하거나 아니면 팔에서 시작하는 경우처럼 정해진 순서대로 하는 것을 볼 수 있다. 이것도 환자의 문제와 치료 목표에 따라 달라져야 한다(Bobath, 1990). 뇌성마비아 처럼 이정표(milestone)에 의한 발달 단계에 따라 치료 자세가 결정되는 것이 아니라 치료 목적에 따라 자세가 달라져야 한다. 비록 독립적으로 앉을 수 없더라도 상황에 따라서는 선 상태에서도 치료가 가능하다. 이것이 소아물리치료와 성인물리치료의 차이점 가운데 하나인 것이다.

불필요한 부위의 근긴장도를 낮추는 자세를 취하게 한다. 불필요한 부분이 공중에 떠 있는 것은 다른 부위, 특히 근위부의 근긴장도를 증가시켜 필요한 부위의 운동을 제한하게 된다. 바로 누운 자세에서 다리 부위를 치료할 때 머리와 다리 부위가 지나치게 낮으면 어깨와 머리를 바닥쪽으로 환자는 미는 경향이 나타난다. 결국 이 환경은 환자의 목과 위쪽 등의 폄근(신근)의 긴장도를 증가시켜 일어설 때나 보행 시 중력 중심이 뒤로 이동하는 원인을 제공하게 된다. 따라서 쐐기판이나 베게 등을 적절하게 사용하여 필요한 부위의 움직임만을 최대한 쉽게 할 수 있는 자세가 되도록 고려해야 한다.

(5) 치료사의 자세

대다수의 치료사는 신경계 손상 환자의 운동치료가 너무 힘이 든다고 표현한다. 그와 같은 이유는 치료사의 올바르지 않은 자세 때문이다. 그러므로 운동치료 시 언제나 다음과 같은 자세를 가질 수 있어야 보다 정확한 치료가 가능하며, 동시에 치료사의 몸을 보호할 수 있다.

먼저 치료사의 허리는 언제나 바로 세운 상태에서 무릎을 굽혀 몸을 움직이도록 한다. 무릎을 편 상태에서 허리를 굽혀 치료를 하게 되면 허리에 발생하는 회전력(torque)이 커져 치료사의 허리에 많은 부담이 갈 뿐만 아니라 환자에게 가해지는 치료의 질 또한 저하된다. 이때 두 발이 평행이 되게 놓아서는 안 된다.

치료 시 환자의 몸을 움직이고자 할 때, 팔의 움직임을 최소화시키면서 몸통과 두 다리의 움직임에 팔이 따라서 움직이도록 해야 한다. 이때 어깨는 가급적 내전 상태를 유지하여 팔꿈치가 몸에 닿아 있는 상태가 되어야 하는데, 이것은 팔과 손의 자세 긴장도를 최소화시켜 환자의 접촉면에 보다 정확한 정보를 제공할 수 있는 최선의 방법이다. 이것은 빠른 피로도를 갖는 위상성 근의 사용을 최소화하는 대신 긴장성 근을 최대한 이용하는 것이다. 마찬가지로 손목도 기능적 손(functional hand)의 형태를 취하도록 한다. 손목의 굴곡이 증가될수록 팔의 근위부와 어깨의 자세 긴장도가 증가된다.

환부를 잡을 때, 손 전체로 꽉 쥐듯이 잡는 형태는 피해야 한다. 이것은 치료사의 손과 아래팔에 과도한 근 수축을 요구하고 환자에게도 통증이나 불쾌감을 유발하여 치료사와 환자 사이의 유대감을 형성하는데 지장을 초래해 긍정적인 치료에 방해를 준다. 그러므로 운동치료 시 손의 형태는 벌레잡기(lumbrical grip)를 권장한다(Voss 등, 1986). 이러한 손의 형태는 치료사의 팔 움직임 시 특히 회전운동을 쉽게, 더 많이 만들 수 있게 하여 치료의 효율성을 높여준다. 이때 손가락 끝마디에 압력을 가하는 형태의 치료는 가급적 피해야 한다. 어깨의 어깨뼈가시(spine of scapula)나 골반의 엉덩뼈능선(iliac crest)과 같은 뼈융기(bony prominence) 부위를 잡을 때 특별한 주의가 요구된다. 이것은 손가락 끝의 작은 압력으로도 상대방에게 통증이나 불쾌감을 주게 되어 치료 그 자체가 유해자극(noxious stimuli)으로 중추신경계에 전달될 수 있기 때문이다. 우리의 대뇌피질은 유해자극을 느끼는 순간부터는 다른 구심성 입력에는 관심을 두지 않고 유해자극만을 인지하는 특성이 있기 때문이다.

7) 치료기구의 사용

치료기구의 적절한 사용도 매우 중요하다. 운동치료에서 외력을 이용한 치료가 필요한 경우가 있지만, 과도한 기구의 사용이나 목적에 맞지 않는 기구의 사용은 치료 목표에 도달하는 데 부정적인 요소로 작용할 수도 있다.

치료용 공(therapeutic ball)을 치료 목적에 적절하게 사용하면 골반이나 척추의 가동성을 높이는데 도움이 되지만 그렇지 않을 경우에는 사용하지 않은 것보다 못하게 된다. 예를 들어 균형감각의 문제가 있는 환자는 빠른 움직임에 쉽게 공포감을 느끼는데, 이와 같은 환자를 공위에 올려놓고 빨리 움직이면 환자는 온몸을 움츠리면서 극도의 공포감을 느끼게 된다. 결국 환자는 그 공을 무서운 대상으로 인식하게 되어 그 공을 바라보기만 해도 두려움을 느끼게 되고, 치료 자체에 부정적인 선입감을 갖게 한다.

경사침대(tilting table)는 기립성 저혈압의 회복에 절대적으로 필요하지만, 다리에 체중부하 목적으로 지나치게 사용되면 결국 서기균형(standing balance)과 다리근육의 교차지배에는 나쁜 영향을 미치게 된다. 경사침대에 선 자세는 무게 중심이 뒤로 기울어져 있기 때문에 오랫동안 이 자세에 익숙해진 환자는 전정기관이 그 상태를 바로 선 자세로 인식하여 바로 세우면 뒤로 넘어지게 되는 것이다. 최근에 와서 경사침대에 서 있는 것과 같이 뒤쪽에 기저면을 가진 채 서 있는 자세를 누운 선 자세(supine standing)라고 하여 일반적인 선자세와 구별하기도 한다(Lynch, 1992). 또한 다리(하지)에서는 지나친 동시수축으로 인하여 정적인 자세에는 도움을 줄 수 있을지는 모르지만 보행과 같은 동적인 움직임에는 오히려 부정적인 영향을 미치는 것이다. 이와 같은 이유로 기립성 저혈압이 해결된 환자를 필요 이상으로 경사침대에 세우지 않도록 해야 한다.

두상활차(머리위활차, overhead-pulley)도 마비를 동반하지 않고 어깨관절에 운동 범위의 제한만이 있는 오십견 환자에게는 도움이 되지만, 어깨와 팔의 비정상적인 자세긴장도가 있는 마비 환자가 사용하면 어깨관절 구조의 정상적인 배열에 손상을 가져온다.

그러므로 운동치료에 사용되는 기구는 언제나 목적에 맞는 적절한 사용만이 치료에 긍정적으로 영향을 발휘할 것이다.

3 맺음말

중추신경계 손상 환자를 위한 운동치료가 다른 치료에 비해서 제한적이지만, 과거에 비해 중추신경계에 대한 이해의 폭이 넓어지고 깊어짐에 따라 운동치료의 중요성이 더 강조되어 가고 있다. 환자 회복이 환자의 질환 정도에 의해서만 결정된다면 모든 뇌졸중센터의 환자들의 모습은 같아야 할 것이다. 그러나 각 병원마다, 나라마다 환자들의 모습이 조금씩 다른 것은 환자에게 주어지는 환경의 종류와 질이 다르기 때문일 것이다.

운동치료의 질은 환자의 회복에 직접적인 영향을 끼치므로 환자의 수용기를 통해 전해지는 치료사의 모든 자극과 스트레스는 환자 개개인의 문턱값을 넘어서는 정도가 되어야 하며, 동시에 형태와 기능이 효율적인 인체동작에서 벗어나지 않도록 해야 한다. 운동치료의 환경에 따라 환자의 신경계에 제공되는 정보는 달라질 수밖에 없다. 중추신경계는 외부로부터 어떠한 형태의 정보가 주어졌는가에 따라 구성 형태가 달라지는 것이다. 그러므로 환자의 회복 정도가 환부나 손상 정도에 따라 달라지지만, 운동치료의 내용에 따라서도 다른 결과를 가져온다.

중추신경계가 말초신경계와 달리 재생이 되지 않는다는 이론에 입각해서 운동치료 그 자체가 소극적인 형태로 접근된다면 환자나 치료사 모두에게 불행한 일이 될 것이다. 그러므로 치료사의 손의 능력에 따라 중추신경계의 재구성이 가능하다는 것을 고려하여 운동치료의 질을 높여 환자에게 양질의 정보를 제공하는 것이 우리의 과제이자 의무인 것이다. 그래서 손에 의한 치료가 운동치료에서 가장 강력한 치료도구라 불린다(Lynch, 1996).

그러므로 운동치료 시 환자와 치료사의 자세, 치료실 환경, 정상 동작의 이해, 기구 사용 등 여러 가지 원칙이 잘 지켜지고, 환경과 적절하게 조화를 이룰 때, 운동치료가 환자에게 할 수 있는 범위와 깊이를 더 할 수 있는 것이다.

참고문헌

황병용, 홍정선, 민경옥. 성인편마비를 위한 운동치료의 원칙. 한국Bobath학회지 1권 1호, pp.55~64, 1996.

황병용, 서정희, Bobath치료의 역사. 한국Bobath학회지 2권 1호 32~42, 1997.

황병용, Bobath개념을 이용한 마미치료 1례. 용인대학교 자연과학연구소 논문집 3권 1호, 1998.

Ada L, Canning C. Key issues in neurological physiotherapy. Butterworth Heinemann, Oxford. 1990.

Bach-y-Rita P, Balliet R. Recovery from stroke. In : Duncan PW, Badke MB, ed. Stroke rehabilitation : the recovery of motor control. Year Book Medical Publishers Inc. 1987.

Bobath B. Adult hemiplegia ; evaluation and treatment. 3rd ed. Butterworth Heinemann, Oxford. 1990.

Brooks VB. The neural basis of motor control. Oxford university press. Oxford. 1986.

Carr JH, Shepherd RB. A motor relearning programme for stroke. 2nd ed. Oxford. Butterworth Heinemann. 1987.

Davies PM. Right in the middle : selective trunk activity in the treatment of adult hemiplegia. Berlin, Springer-Verlag. 1990.

Dewald JPA. Sensorimotor neurophysiology and the basis of neurofacilitation therapeutic techniques. In Brandstater ME, Basmajian JV. (ed) Stroke rehabilitation. Baltimore. Williams & Wilkins. 1987.

Edwards S. Theraprutic exercise for the neorological conditions. Churchill Livingstone, 1996.

Hwang BY. Personal notes from Bobath adult hemiplegia course given by Lynne Fletcher. Bangor, Wales, 1995.

Hwang BY. Personal notes from Bobath adult hemiplegia course given by Mary Lynch. Zhilschlacht, Switzerland, 1996.

Hwang BY. Personal notes from Bobath adult hemiplegia course given by Mary Lynch. Melbroune, Australia, 1996.

Knott M, Voss D. Proprioceptive neuronmuscular facilitation. 2nd ed. Harper & Row, Philadelphia. 1986.

Lynch M, Grisogono V. Stroke and head injury. John Murray, London. 1991.

Kidd J, Lawes N. Musa I. Understanding neuromuscular plasticity. London : Edward Arnold, 1992.

Magnus R. The regulation of movements by the central nervous system Part 2(tail reflexes in spinal cat). Pfluger Arch Physiol. 130 : 253~269, 1909.

Musa I. The role of afferent input. Physiotherapy, 1986.

Rothwell J. Control of human voluntary movement. 2nd. ed. London : Chapman & Hall, 1994.

Woo SLY, Matthew JV, Akeson WH. Connective tissue response to immobility : cerrelative study of biomechanical and biochemical measurements of normal and immobilized adult rabbit kness. Arthritis Rheum, 18 : 262, 1975.

제2장 보이타 치료의 원리
(Principles of Vojta Technique)

유 병 규

영아의 정상적 발달과정은 일정한 시기에 따라 규칙적이고 뚜렷하게 나타난다. 발달은 전체적으로 일관성 있게 지연될 수도 있고, 일관성 없이 지연될 수도 있다. 일관성 있게 지연될 때에는 모든 기능이 동등하게 역연령(calendar age)보다 지연되는 것이며, 뇌성마비적인 발달은 아니다. 그러나 가장 흔한 발달장애는 일관성 없이 지연되는 방식으로 원시적 협동운동 모형을 나타내며, 기능장애로부터 하나의 병적 운동(pathologic motor), 나아가서는 병적 증후군(pathologic syndrome)으로 발달하게 된다.

뇌성마비의 조기진단을 통한 조기치료는 뇌성 운동 장애의 증상을 완화하며, 장애를 예방 또는 최소화시켜 정상 발달을 촉진하므로 매우 중요하다. Vojta는 뇌성마비아의 자발 운동성(spontaneous motion)을 관찰하여 운동 발달 연령과 생리적 정상 발달 연령을 비교하고 자신에 의해 체계화된 7가지 자세반응(postural reaction) 평가 및 반사검사를 통한 이학적 검사의 조기진단법을 만들어 조기치료가 가능하도록 하였다. Vojta 치료방법은 반사적 진행동작(reflex forward movement)인 반사적 기기(reflex creeping)와 반사적 뒤집기(reflex turning)인 신경생리학적, 발달운동학적 방법을 사용하여 비정상적 발달 및 병적 상동증(병적 자동반복증, pathologic stereotypy)을 고정되지 못하게 하면서 정상 운동 발달을 활성화시키는 것이다.

따라서 자세반응 검사, 중요한 원시반사, 자발운동성, 그리고 Vojta 치료원리 및 방법에 대하여 살펴보고자 한다.

1 자세반응

1) 자세반응의 특성

자세반응이란, 신체 자세를 일정하게 변화시킴으로써 유발된 반사적 자세와 동작을 말한다. 정상 발달에서 자세반응의 단계는 위상성 동작(phasic motion)과 이동동작 개체발생(locomotoric ontogenesis)의 도달된 발달 정도와 일치되므로 각 발달 연령에 맞는 일정한 발달 단계를 표시해 주는 객관적 운동지표가 된다. 자세반응은 신생아 시기부터 나타나 직립(verticalization)이 이루어질 때까지 규칙적인 발달 단계를 보여준다. 이런 규칙성이 깨어질 때 중추신경계(CNS)는 구심성자극을 적절히 처리하는 능력이 결여되어 신체 자세의 변화에 따라 중신경계의 적응 능력, 즉 자세반응성(postural reactibility)에 장애가 있음을 의미하게 된다.

자세반응 검사를 통하여 많은 자극이 동시에 전달되는데 자극의 종류로는 관절(joint), 관절낭(joint capsule), 건(tendon), 전정기(vestibular apparatus), 근육의 신장기(strech receptor) 등의 고유수용성(proprioceptive) 자극, 피부를 통하여 들어가는 외수용성(exteroceptive) 자극, 가슴막(흉막, pleura) 세로칸(종격, mediastinum), 뼈바깥막(periosteum)을 통해 들어가는 내수용성(interoceptive) 자극, 그리고 눈·귀 등을 통하여 들어가는 원격수용성(telereceptive) 자극이 있다. 각각의 자세반응은 복잡하면서도 특색 있는 구심성자극의 단위가 통합되어 이루어진 결과로서 중추신경계는 이러한 구심성 단위를 처리하는데 있어 운동학적인 면에서 자세 및 운동반응이 일정한 발달 연령에 맞는 일정하고 규칙적인 패턴을 유발하도록 조정한다.

2) 자세반응의 검사

Vojta에 의해 수정되고 체계화된 자세반응 검사는 그에 의해 고안된 Vojta 측방전위반응과 함께 모두 7가지 자세반응이다. 자세반응의 감수성은 Vojta 측방전위반응, 파이퍼역수직반응, 당김(견인)반응, 콜리스 역수직반응, 콜린스 수평현수반응, 란다우반응, 겨드랑이 걸치기반응 순이다.

그러나 검사 순서는 아이가 버둥거리지 않고 울지 않는 조용한 상태에서 실시되어야 하므로 그 순서는 아래와 같다. 특히 순서 중 앞의 3개는 아이가 울지 않는 상태에서 실시되어야 한다.

① 당김(견인)반응(Traction reaction)
② 란다우반응(Landau reaction)
③ 겨드랑이 걸치기반응(axillary hanger reaction)
④ Vojta 측방전위반응(Vojta reaction)
⑤ 콜리스 수평현수반응(Horizontal-Collis reaction)
⑥ 파이퍼 역수직반응(Peiper-Isbert reaction)
⑦ 콜리스 역수직반응(Vertical-Collis reaction)

(1) 당김(견인)반응

① 출발 자세 : 똑바로 누운 자세에서 고개를 정중 위로 놓는다.
② 반응 유발 : 아기의 손을 잡아 수평면 위로 약 45°까지 천천히 잡아 올린다.

③ 반응 : 매 발달 단계에 따라 4단계로 나눈다.

시 기	머 리	사 지
제1기 (0주~6주)	뒤로 떨어진다.	다리는 약간 굽힘(굴곡)된다(란다우반응, 겨드랑이 걸치기반응 1기와 같다).
제2기 (7주~6개월)	머리는 숙여지고 전체 몸통에서 굽힘(굴곡) 동작이 생긴다. 2a(3개월) : 머리와 몸통이 직선을 이룬다. 2b(2기말) : 턱을 가슴까지 끌어올린다.	다리는 몸통 쪽으로 잡아당긴다(flexion synergy). 2a : 약간 몸통 쪽으로 당긴다. 2b : 두 다리를 배까지 굽힘(굴곡)시킨다.
제3기 (7개월~8개월)	7개월 이후 머리와 몸통의 굽힘(굴곡)동작이 감소한다. 아기 스스로 몸을 위로 끌어올린다. 엉덩이를 지탱점(supporting point)으로 하여 스스로 일어나려 한다.	다리의 굽힘(굴곡) 동작은 점차 감소하고 무릎은 반쯤 펴진다. 다리의 굽힘(굴곡) 자세는 평형(equilibrium)을 유지하기 위하여 감소한다.
제4기 (9/10개월~12개월)	자기 몸을 끌어올리면서 머리와 상부 몸통이 일직선이 된다.	다리는 벌림(외전)하고 무릎은 느슨하게 폄(신전)된다. 12개월~14개월 : 발뒤꿈치로 버티면서 무게점을 다리 쪽으로 이동한다.

④ 주의 :

㉠ 3, 4기에는 아기가 울지 않아야 한다.

㉡ 아기는 깨어 있어야 한다.

㉢ 검사자의 손가락을 아기의 자쪽(척골쪽)에서부터 넣고 다른 손가락은 전박 말단에 놓아 손등에 닿지 않게 하여 파악반사를 충분히 이용하여 검사한다.

(2) 란다우반응

① 출발 자세 : 아기를 엎드려 누운 자세로 유지하고 손을 편다.

② 반응유발 : 검사자의 편평한 손바닥 위에 아기의 배를 올려놓고 들어 올리되 엄격하게 수평 자세를 취한다.

③ 반응 : 매 발달 단계에 따라 3단계로 나눈다.

시 기	머 리	몸 통	사 지
제1기 (0주~6주)	약간 수그린다.	가볍게 굽힘(굴곡)된다.	팔과 다리는 느슨하게 굽힘(굴곡)된다.
제2기 (7주~8개월)	목은 어깨선까지 대칭적으로 폄(신전)된다.	약간 굽힘(굴곡)된다.	팔과 다리는 약간 굽힘(굴곡)된다.

시 기	머 리	몸 통	사 지
제3기 (13주~6개월)	목은 대칭적으로 폄(신전)된다.	등허리(흉요)이행부(thoraco lumbar junction)까지 대칭적으로 폄(신전)된다.	다리는 약간 벌림(외전)된 상태에서 느슨하게 직각으로 굽힘(굴곡)되고 팔은 느슨하게 굽힘(굴곡)된다.
제4기 (7개월~8개월)	대부분 움직이고 뻗대며 몸을 뒤로 젖힌다. 수동적으로 아이의 머리를 숙이면 목을 수평으로 유지한다.	몸통과 목이 수평이 되도록 유지한다.	7개월 : 굽힘(굴곡) 자세가 감소한다. 8개월 : 양다리는 느슨한 폄(신전)상태를 유지한다. 양팔은 느슨한 굽힘(굴곡)상태이다.

④ 주의 :

㉠ 검사자의 손을 아기의 등에 닿지 않도록 한다.

㉡ 아기가 심하게 울면서 몸을 뒤로 젖힐 때 이 반응을 비정상적 반응과 구별한다.

(3) 겨드랑이 걸치기반응

① 출발 자세 : 아기를 엎드려 누운 자세로 놓는다.

② 반응 유발 : 겨드랑이 약간 아래쪽의 몸통을 잡고 아기를 들어올려 공중에 똑바로 세운다.

③ 반응 : 매 발달단계에 따라 3단계로 나눈다.

시 기	다리(하지)
제1기(1a) (0주~3개월)	힘없이 구부린 상태(란다우반응과 견인반응 1기와 비슷)를 취한다.
제1기(1b) (4개월~7개월)	양다리를 몸통쪽으로 끌어당긴다(flexion synergy). 란다우반응과 당김(견인)반응의 제2기와 비슷하다.
제2기 (8개월~12개월)	8개월이 되면 다리의 굽힘(굴곡)협력이 감소되며 양다리는 느슨한 폄(신전) 상태를 취한다. 양발은 등쪽굽힘(배굴)되고 진자반응(pendulum reaction)에서 양다리가 같이 움직인다. 폄(신전)자세는 란다우반응 제3기와 당김(견인)반응의 제4기와 비슷하다.

(4) Vojta 측방전위반응

① 출발 자세 : 아기를 엎드려 누운 자세로 놓고 아기등이 검사자 쪽을 향하게 하며, 다리는 책상 밑으로 떨어뜨리고 양팔을 머리 위로 올리고 손을 편다.

② 반응 유발 : 아기를 수직 위로 올려 세운 후 갑자기 왼쪽(좌측) 혹은 오른쪽(우측)으로 수평이 되게 옆으로 기울인다.

③ 반응 : 주로 위쪽 팔과 다리를 본다. 매 발달단계에 따라 5단계로 나눈다.

시 기	팔(상지)	다리(하지)
제1기 (0주~10주)	모로반사와 같은 모양으로 포옹하는 동작을 취하고 양손은 펴진다. 아래쪽에 놓여 있는 팔은 모로식의 동작이 약하게 나타난다.	위쪽 다리의 엉덩관절(고관절), 무릎관절(슬관절)은 굽힘(굴곡)되고 발목관절(족관절)은 등쪽굽힘(배굴)되며 발은 엎침(회내), 발가락은 부채 모양으로 펼쳐지며, 아래쪽 다리의 발목관절(족관절)은 등쪽굽힘(배굴), 뒤침(회의)되고 발가락은 구부러진다.
제1과도기 (11주~20주)	모로식의 포옹 동작이 줄고 양팔은 아직 벌림(외전)되고 양손 제1기와 비슷하다. 제1과도기 말에는 양팔이 느슨하게 굽힘(굴곡)된다.	굽힘(굴곡) 자세가 점차 심해져서 위쪽에 높인 발의 발가락은 펴지지 않는다.
제2기 (4개월~7개월)	느슨하게 굽힘(굴곡)된 자세를 취하고 양손은 펴지거나 느슨하게 주먹을 쥔다.	느슨하게 굽힘(굴곡)된 자세이며, 양발은 등쪽굽힘(배굴)되고 뒤침(회의)되며, 발가락은 굽힘(굴곡)되거나 중간 상태이다.

④ 주의 :

㉠ 18개월 이상이 되면 Vojta반응은 의미가 없다. 이 시기는 아이가 의식적으로 자기 머리를 움직이기 때문이다.

㉡ 검사 전에 반드시 아기의 손을 편다.

(5) 콜리스 수평현수반응

① 출발 자세 : 아기를 옆으로 누운 자세로 놓는다.

② 반응 유발 : 어깨관절(견관절)의 관절낭이 너무 늘어나지 않도록 하여 위에 놓인 위팔(상박)과 넙다리(대퇴)부위를 잡아 그대로 들어올린다.

③ 반응 : 매 발달 단계에 따라 3단계로 나눈다.

시 기	아래쪽 팔	아래쪽 다리
제1기(0주~3개월) 1a(0주~6주) 1b(7주~3개월)	자유로 놓아둔 팔이 모로식반응을 취한다(0주~6주까지). 팔이 모로식으로 옆으로 뻗친다(7주~8주). 3개월에는 느슨한 굽힘(굴곡)자세를 취한다.	자유로 높아둔 다리는 굽힘(굴곡)된다.
제2기 (4개월~6개월)	아래팔(전박)을 엎침(회내)할 수 있고 2기 말에는 손바닥으로 짚는다.	굽힘(굴곡)된 상태이고 경우에 따라 발로 차는 동작은 전보다 분화된다.
제3기 (8/9개월~12개월)	팔이 뻣뻣하지 않은 상태로 손을 펴서 짚는다.	8개월에는 엉덩관절(고관절)이 벌림(외전)되며 발의 바깥쪽 면으로 버티고 제4기에는 발바닥 전체로 버틴다.

④ 주의 : 검사시 어깨관절(견관절), 엉덩관절(고관절)에서 아탈구(subluxaton)되지 않도록 주의한다.

(6) 파이퍼 역수직반응

① 출발 자세 : 첫 4~5개월에는 바로 누운 자세에서, 그 이후에는 엎드린 자세를 취한다.

② 반응 유발 : 아기의 넙다리(대퇴)부위를 잡고 갑자기 수직으로 들어올려 머리가 밑으로 향하게 한다.

③ 반응 : 매 발달단계에 따라 4단계로 나눈다.

<table>
<tr><th>시 기</th><th>머 리</th><th>몸 통</th><th>팔(상지)</th></tr>
<tr><td rowspan="2">제1기(0주~3주)
1a(0주~6주)
1b(7주~3개월)</td><td>목은 폄(신전)된다.</td><td>골반은 굽힘(굴곡)된다.</td><td rowspan="2">1a는 양팔에서 모로반사의 포옹단계이며,
1b는 손이 펴지며, 팔은 옆으로 뻗친다.</td></tr>
<tr><td colspan="2">위팔(상박)과 몸통의 각도는 약 90°를 유지한다.</td></tr>
<tr><td rowspan="2">제2기
(4개월~5/6개월)</td><td colspan="2">목과 몸통은 대칭이 된다.</td><td rowspan="2">팔은 옆으로 벌려 반쯤 위로 폄(신전)되고 손은 펴진다.
위팔(상박)과 몸통의 각도는 90°에서 135°까지 증가된다.</td></tr>
<tr><td></td><td>등허리(흉요) 이행부까지 폄(신전)되며 골반의 굽힘(굴곡)자세는 감소된다.</td></tr>
<tr><td rowspan="2">제3기
(7개월~12개월)</td><td colspan="2">목과 몸통은 허리엉치(요천추) 이행부까지 대칭적으로 폄(신전)된다.</td><td>손을 펴고 팔은 위로 뻗친다.</td></tr>
<tr><td colspan="3">위팔(상박)과 몸통의 각도가 약 160°까지 증가된다.</td></tr>
<tr><td>제4기
(9/10개월~
12/14개월)</td><td colspan="3">아기는 검사자를 잡고 위로 올라가려고 한다.</td></tr>
</table>

(7) 콜리스 역수직반응

① 출발 자세 : 아기를 바로 누운 자세로 놓는다.

② 반응 유발 : 검사자가 아기의 한쪽 무릎이나 넙다리(대퇴)부위를 잡고 갑자기 머리가 밑으로 향하게 수직으로 들어올린다.

③ 반응 : 매 발달단계에 따라 2단계로 나눈다.

시 기	자유로운 다리
제1기(0주~6개월)	엉덩관절(고관절), 무릎관절(슬관절), 발목관절(족관절)에서 굽힘(굴곡)된다.
제2기(7개월~12개월)	무릎관절(슬관절)에서 느슨하게 펴지고 엉덩관절(고관절)은 굽힘(굴곡)된다.

④ 주의 :

㉠ 검사는 머뭇거리지 말고 즉시 시행해야 한다.

㉡ 검사시 머리와 팔의 자세는 무시한다.

이상으로 7가지 자세반응의 비정상적인 반응의 수에 따라 Vojta는 중추신경 협동운동 장애(CCD, central coordination disturbance)라는 조기진단 개념을 도입하였다. Vojta는 자세반응검사에서 이상반응이 1~3개이면 매우 경미한 중추신경성 협동운동 장애(very light CCD), 4~5개이면 경미한 중추신경성 협동운동 장애(light CCD), 6~7개이면 중등도의 중추신경성 협동운동 장애(moderate CCD), 그리고 7개 비정상반응과 근긴장도가 있으면 심한 중추신경성 협동운동 장애(severe CCD)로 분류하였다.

LAGEREAKTIONEN für die kinesiologische Diagnostik

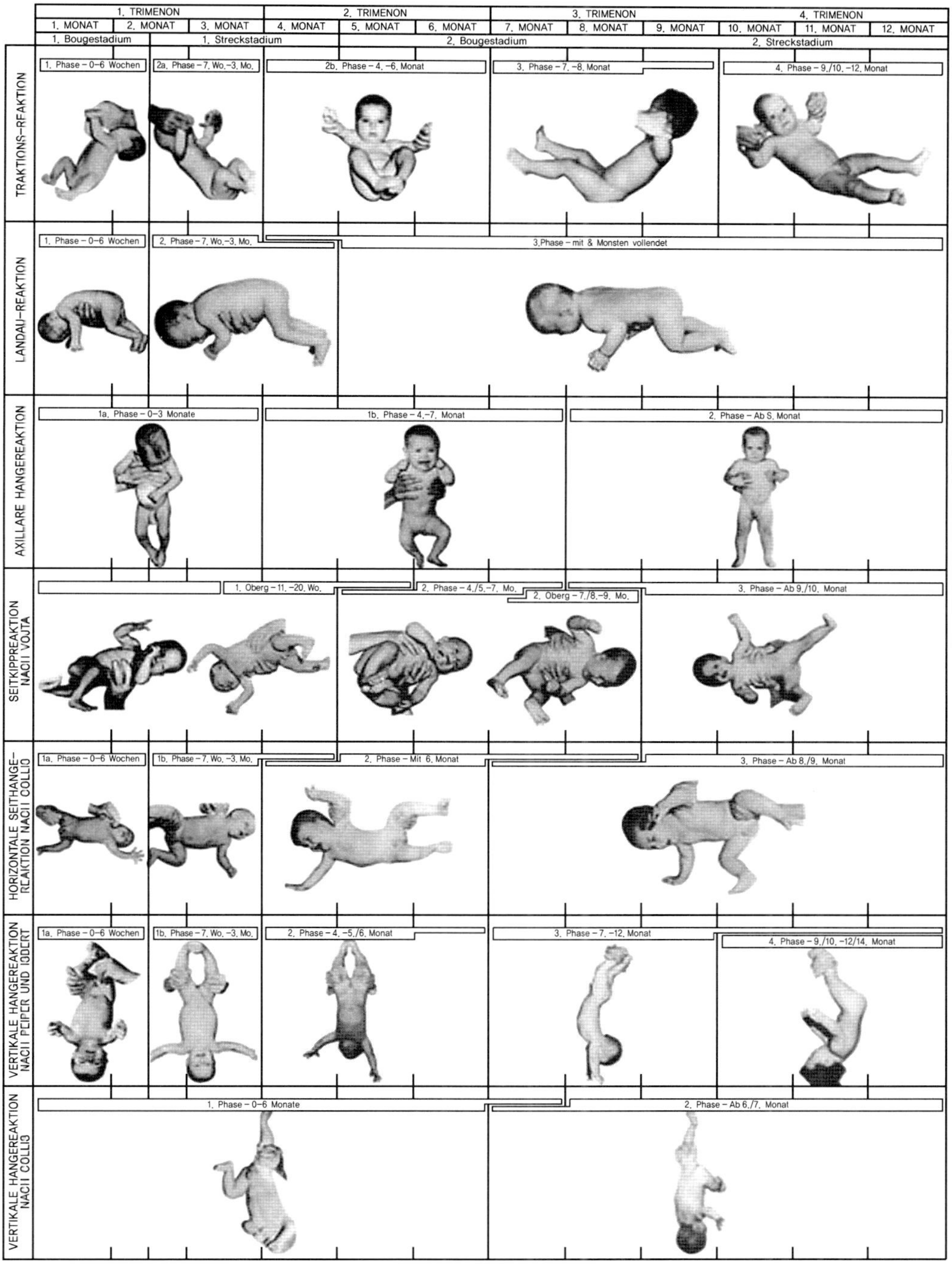

그림 4-5. 기능학적 진단에 의한 7개의 자세반응

2 원시반사

어느 시기가 되면 통합되어야(integration) 할 반사가 존재하거나 정상적으로 나타나야 할 시기에 반사가 나타나지 않거나 매우 약하므로 뇌성마비 위협 혹은 뇌성마비아를 진단하는 데 도움을 주는 중요한 반사 등을 살펴보기로 한다.

1) 청각적 눈깜빡(순목)반사 (auditory blink reflex)

갑자기 큰 소리가 나면 눈을 반사적으로, 순간적으로 감았다가 뜨는 것으로서 검사시 손바닥을 마주쳐서 소리를 낼 때 바람을 일으키지 않도록 주의한다. 생후 10일에 나타나 일생동안 지속된다. 4개월 이후에 나타나지 않으면 뇌성마비, 청각상실, 지능장애를 의심할 수 있다.

2) 시각적 눈깜빡(순목)반사 (optical blink reflex)

어떤 물체가 갑자기 눈앞으로 다가오면 반사적으로, 순간적으로 눈을 감았다 뜨는 것으로 이때 아기가 검사자의 손바닥을 쳐다보도록 유도하여 순간적으로 눈앞에 가까이 하되, 바람을 느끼지 못하도록 주의한다. 이 반사는 생후 3개월 이후에 나타나서 일생동안 지속된다. 6개월 이후에 나타나지 않으면 중추신경계의 이상, 시각장애, 지능장애를 의심할 수 있다.

3) 바브킨반사(Babkin reflex)

양 손바닥의 손목 부위를 세게 누르면 반사적으로 입을 벌린다. 생후 4주까지 나타나나 6주 이후에는 반드시 사라져야 한다.

4) 먹이찾기반사(설근반사, rooting reflex)

입 주위에 손가락으로 자극을 줄 때 자극을 주는 방향으로 혀가 돌아간다. 생후 3개월까지 나타나나 6개월 이후에는 반드시 사라져야 한다.

5) 빨기반사(흡철반사, sucking reflex)

입술 안쪽으로 손가락을 대면 빠는 시늉을 한다. 생후 3개월까지 나타나나 6개월 이후에는 반드시 사라져야 한다.

6) 인형눈 현상(doll's eye phenomenon)

고개를 수동적으로 빠르게 옆으로 돌리면 아기의 눈동자가 그 속도에 따라 움직이지 못하여 인형처럼 두 눈이 그 상태대로 있다가 잠시 후 고개가 돌아간 방향으로 향하여 다시 중심 상태에 있게 된다. 생후 3개월 이후에는 반드시 사라져야 한다.

7) 자동보행반응 (automatic walking reaction)

아이의 골반 윗부분을 잡고 몸을 앞으로 기울여 한쪽 다리에 체중 부하를 시키면 반대쪽 다리를 걷듯이 앞으로 내딛어 마치 걷는 것처럼 보인다. 생후 4주까지 나타나며, 3개월 이후에는 반드시 사라져야 한다.

8) 다리의 폄근(신근)반발반사 (extensor thrust reflex)

골반의 윗부분을 잡고 양뒤꿈치가 바닥에 닿게 하여 양쪽 다리를 세웠을 때 다리의 폄근(신전근)의 긴장도가 강화되어 뒤꿈치를 들고 뻣뻣하게 선다. 성후 4주까지는 정상이지만 3개월 이후에 나타나면 비정상이다.

9) 두덩위 뻗침반사(상치골 신전반사, suprapubic stretch reflex)

양다리는 느슨한 상태에서 두덩뼈(치골)유합부위에 압박을 가함으로써 유발된다. 이때에 다리는 모음(내전), 안쪽 돌림근(내회전근, internal rotaticn), 뒤꿈치들린발(첨족) 상태, 발가락이 부채 모양으로 펴지며 뻣뻣하게 폄(신전)된다. 생후 4주까지 나타나나 3개월 이후에는 사라져야 하는데 계속 나타나면 경련성 위협을 의심할 수 있다.

10) 교차폄반사(교차신전반사, crossed extensor reflex)

양다리를 느슨하게 굽힘(굴곡)시킨 다음 한쪽 다리를 엉덩관절(고관절), 무릎관절(슬관절)을 구부리면서 특히 엉덩관절(고관절) 관절구 방향으로 세게 누르면 반대쪽 다리가 반사적으로 폄(신전)된다. 생후 6주까지 나타나나 3개월 이후에 나타나면 병적으로 경련성 및 이운동성 위험을 의심할 수 있다.

11) 뒤꿈치반사(heel reflex)

엉덩관절(고관절), 무릎관절(슬관절)을 90°굽힘(굴곡)시키고 발목을 90°발등굽힘(족배굴)시킨 후 뒤꿈치를 무릎쪽을 향하여 햄머로 치면 반사적으로 다리가 폄(신전)된다. 3개월 이후에는 완전히 소실된다.

12) 손목반사(wrist reflex)

팔꿉관절(주관절)을 90°굽힘(굴곡)시키고 손목을 손등쪽으로 90°등쪽굽힘(배굴)시켜 팔꿉관절(주관절)을 향하여 손바닥을 햄머로 치면 순간적, 반사적으로 팔굽을 편다. 태생 32~34주에 없어지므로 조산아에게는 나타날 수 있으나 정상아는 출생시 이미 사라지며 나타나면 비정상이다.

13) 들어올림반응(lift reaction)

아이를 세워서 몸통을 잡은채로 가볍게 위로 던져 올렸다가 다시 잡는다. 정상에서는 팔다리를 느슨하게 구부린채로 있는데 이때 팔을 너무 뻣뻣하게 구부리고 주먹을 쥐거나 다리를 뻣뻣하게 펴면 경직성 뇌성마비의 위협이 있고, 모로(Moro) 반사와 같은 양상으로 팔과 손가락을 펴면 무정위 운동성 뇌성마비의 위협이 있다. 비정상적인 형태인 경우는 출생시부터 나타난다.

14) 손의 움켜잡기(파악)반사 (hand grasp reflex)

아이의 손을 펴게 한 상태에서 검사자의 손가락을 아이의 손바닥에 새끼손가락 쪽에서부터 대어주면 반사적으로 주먹을 쥔다. 생후 6개월에 음성이거나 감소되면 맘대로운동(수의운동) 장애 위협이 있으며, 6개월 이후에 너무 강하게 나타나면 경련성 위협을 의심할 수 있다.

15) 발의 움켜잡기(파악)반사 (foot grasp reflex)

발바닥에 검사자의 손가락을 대어주면 발가락을 구부린다. 서기 시작하면 없어져서 생후 1세 이후에는 나타나지 않는다. 생후 6개월 전에 발의 움켜잡기반사(파악반사)가 약하게 나타나면 경련성 위협이 있고, 6개월 이후에 지나치게 강하게 나타나면 맘대로운동(수의운동) 장애 위협을 의심할 수 있다.

16) 갈란트반사(Galant reflex)

아기를 검사자의 손바닥 위나 지지면 위에 엎드려 놓고 손가락으로 가볍게 12번째 갈비뼈(늑골)에서부터 엉덩뼈능선(장골능)까지 척추의 측면을 따라 긁어내리면 자극을 주는 쪽으로 골반과 몸통이 휘어지게 되며 그 쪽의 피부가 주름진다. 척추 양쪽을 검사한다. 이 반사는 임신기 32주에 나타나서 보통 4~6개월에 통합된다.

이상에서 살펴본 중요한 원시반사를 도표화하여 보면 다음과 같다.

표 4-1. 원시반사, 생리적 지속 기간(생후)

원시반사	생리적 지속 기간
바브킨반사	0~4주
먹이찾기반사(설근반사)	0~3개월
빨기반사(흡철반사)	0~3개월
인형 눈 현상	0~4주
자동 보행증	0~4주
폄(신전)반사 :	
팔의 폄근(신근)반발	
다리의 폄근(신근)반발	0~4주
두덩위 뻗침반사(상치골 신전반사)	0~4주
교차폄반사(교차 신전반사)	0~6주
뒤꿈치반사	0~4주
손목반사	
들어올림반응	0~4개월
갈란트반사	0~4개월
손의 움켜잡기반사(파악반사)	손의 지탱 기능과 잡는 기능이 생길 때까지
발의 움켜잡기반사(파악반사)	발의 지탱 기능이 생길 때까지

표 4-2. 원시반사, 병적 증상으로 인정되는 시기(생후)

바브킨반사	6주 이후
먹이찾기반사(설근반사)	6개월 이후
빨기반사(흡철반사)	6개월 이후
인형 눈 현상	6주 이후
자동 보행증	3개월 이후
폄(신전)반사 :	
팔의 폄근(신근)반발	출생시부터
다리의 폄근(신근)반발	생후 3개월 이후와 경우에 따라서는 출생시부터
두덩위 뻗침반사(상치골 신전반사)	3개월 이후(경련성 위험)
교차폄반사(교차 신전반사)	3개월 이후(경련성 및 이긴장 운동성 위험)
뒤꿈치반사	3개월 이후
손목반사	출생시부터

표 4-3. 원시반사, 병적 증상으로 인정되는 기간

들어올림반응	정상적인 형태인 경우에는 생후 4개월 이후 비정상적인 형태인 경우는 출생시부터
갈란트반사	생후 1기에 음성이거나 너무 약할 때 생후 2기나 그 이후에 너무 강할 때
움켜잡기반사(파악반사) :	생후 1기에 손과 발에서 음성이거나 감소될 때
손의 움켜잡기반사	생후 2기에 음성이거나 감소되면 맘대로운동(수의운동) 장애 위험 생후 2~3기나 그 이후에 너무 강하면 경련성 위험
발의 움켜잡기반사	생후 2~3기나 경우에 따라 그 이후에 음성이거나 감소되면 경련성 위험 생후 2~3기나 경우에 따라 그 이후에 너무 강하면 맘대로운동 장애 위험
청각적 눈깜빡반사	생후 4개월에 음성일 경우
시각적 눈깜빡반사	생후 6개월에 음성일 경우

표 4-4. 영아 경련성과 경련성 위험의 비교

구 분	생후 3기말 또는 그 이후	생후 2기
자발 운동성(spontaneous motility)	적고 원시패턴 상태로 한정됨	적고 이긴장성 침습으로 나타남
근긴장도(muscle tonus)	주머니칼 현상과 함께 증가	증가 또는 감소
클로누스(clonus)	필수적	-, 경우에 따라 가짜 클로누스
폄(신전)반사	모두가 +++	모두가 ++(+)
갈란트반사	-	감소 또는 -
양성 지지반응(positive supporting R)	++	+++
들어올림반응	+, 그러나 비정상 패턴으로	+, 그러나 비정상 패턴으로
움켜잡기반사(파악반사)		
손바닥	필수적으로 +	+++
발바닥	-	감소 또는 -
눈의 협동운동(eye coordination)	최소한 40%에서 교내성 내사시	거의 필수적으로 교내성 내사시

표 4-5. 영아 경련성과 경련성 위험의 비교

구 분	생후 3기말 또는 그 이후	생후 2기
자발 운동성(spontaneous motility)	맘대로운동(수의운동) 장애	이긴장성 침습
근긴장도(m. tonus)	다양함	과긴장증 또는 저긴장증
클로누스(clonus)	-	-
신전반사	교차폄반사가 가끔 +	교차폄반사가 가끔 +
갈란트반사	++	++++
양성 지지반응(positive supporting R)	+, stepping으로 가는 파도기	+, 자동보행증으로 가는 파도기
들어올림반응	+, 그러나 비정상 패턴으로	+, 그러나 비정상 패턴으로
움켜잡기반사(파악반사)		
손바닥	감소 또는 -	감소
발바닥	++	++++
눈의 협동운동(eye coordination)	위로 쳐다보는 것이 안됨	위로 쳐다보는 것이 어려워 활모양 강직(후궁반장)식 침습으로 대신함

표 4-6. 생후 제2기의 증상적 위험아, 경련성 위험과 수의운동 장애 위험의 비교

구 분	경련성 위험 (imminennt spasticity)	맘대로운동(수의운동)장애 위험 (imminennt dyskinesia)
자발운동성(spontaneous motility)	적음	이긴장성 침습
근긴장도(m. tonus)	의미 없음	의미 없음
클로누스(clonus)	-	-
폄(신전)반사	양성 +++	+인 때는 과긴장증에서 교차폄반사만 나타남
갈란트반사	감소 또는 -	++++
양성 지지반응(positive supporting R)	+++	+, 자동 보행증으로 이행
들어올림반응	+, 그러나 비정상 패턴으로	+, 그러나 비정상 패턴으로
움켜잡기반사(파악반사)		
손바닥	+++	감소
발바닥	감소 또는 -	++++
눈의 협동 운동(eye coordination)	교태성 내사시가 거의 나타남	위로 올려보는 것이 어려워 활모양 강직(후궁반장)식 침습으로 대신함

3 생후 첫 1년의 발달 단계

Vojta는 생후 첫 1년의 발달 단계를 4단계로 나누고 Ingram의 분류를 사용하였다. 제1굽힘(굴곡)기(1st flexion stage)는 반사적 이동 운동 시기이며, 제1폄(신전)기(1st extension stage)는 계통 발생으로부터 인간적 개체 발생으로 향하는 과도기이다. Ingram의 제2굽힘(굴곡)기(2nd flexion stage)는 첫번째 인간 이동 동작의 준비단계인 네발기기 시기이며, 제2폄(신전)기(2nd extension stage)는 직립하여 두발 보행으로 이행되는

시기이다.

1) 계통발생기(phylogenetic stage)-전운동기(holokinetic stage) : 생후 1~6주

자세반응에서 당김(견인)반응 1기, 란다우반응 1기, 겨드랑이 걸치기반응 1a기, Vojta 측방전위반응 1기, 콜리스 수평현수반응 1a기, 파이퍼 역수직반응 1a기, 콜리스 역수직반응 1기가 이 시기에 속한다.

자발 운동에서 엎드려 누운 자세로 머리는 비대칭적 자세이며 골반은 굽힘(굴곡) 상태를 취한다. 팔꿉관절(주관절)은 굽힘(굴곡)되어 있고, 손목은 자쪽(척골측)으로 벌림 굽힘(외전굴곡)된 모양으로 손은 주먹을 쥐고 있다. 엉덩관절(고관절)은 최소한 90° 이상 굽힘(굴곡)되어 있고 허리뼈(요추)는 과다앞굽음(과전만, hyperlordosis) 상태로 지탱 능력이 없다.

바로 누운 자세는 불안정하고 비대칭적 자세로 내수용기를 통한 내부로부터의 자극이나 외수용기를 통하여 유발된 동요가 전신운동(holokinesia)으로 표현되는 전체 움직임이 나타난다.

이 시기에 나타나는 긴장성 경반사(TNR), 긴장성 미로반사(TLR), 신체 정위반사(body righting reflex)가 항상 있지는 않고 불완전하게 나타난다.

폄(신전)반사가 나타나며 교차폄반사(교차 신전반사), 두덩위 뻗침반사(상치골 신전반사), 뒤꿈치반사가 있다. 신생아 자동보행증과 포옹하는 양상의 도로반사가 존재한다. 움켜잡기반사(파악반사), 먹이찾기반사(설근반사), 바브킨반사, 갈란트반사가 나타난다.

2) 계통발생적 단계에서 개체발생적 단계로의 이행기 : 생후 7~12주, 3~4개월로의 전환기

자세반응에서 당김(견인)반응 2기, 란다우반응 2기, 겨드랑이 걸치기반응 1기, Vojta 측방전위반응 1기, 콜리스 수평현수반응 1b기, 파이퍼 역수직반응 1b기, 콜리스 역수직반응 1기가 이 시기에 속한다.

자발 운동은 엎드려 누운 자세에서는 아래팔(전박)지탱으로부터 양팔꿈치 지탱으로 발달되며, 목이 폄(신전)된 상태로 머리를 드는데 처음으로 머리는 지탱면의 바깥쪽에서 자연스럽게 유지된다. 다리(하지)의 굽힘(굴곡) 상태가 사라지며 가쪽 돌림(외회전, external rotation) 상태의 다리는 느슨하게 펴지기 시작한다. 바로 누운 자세에서는 의식적인 접촉을 하며, 파급운동으로 펜싱 자세가 나타나며 손을 맞잡는 것과 동시에 연합작용으로 발을 안으로 구부리는 모양이 나타난다. 손과 손의 협동운동이 나타난다.

이 시기에 긴장성반사, 폄(신전)반사, 자동보행증은 소실하고, 모로반사는 단지 옆으로 뻗치는 상태로만 나타나며 움켜잡기반사(파악반사), Galant 반사, 먹이찾기반사(설근반사)는 양성이고, Babkin 반사는 이미 사라진 상태이다.

3) 첫 번째 인간적 동작을 위한 준비 단계 : 생후 4~7/8개월

자세반응에서 당김(견인)반응 2b기~3기, 란다우반응 3기, 겨드랑이 걸치기반응 1b기~2기, Vojta 측방전위반응 2기, 콜리스 수평현수반응 2기, 파이퍼 역수직반응 2기, 콜리스 역수직반응기 1기가 이 시기에 속한다.

자발 운동은 엎드려 누운 자세에서는 한팔꿈치 지탱에서 양손바닥 지탱으로 변화하며 일시적 관념 운동의 표현으로 수영하는 자세가 나타난다. 네발기기 자세를 취하며 앞뒤로 무게 이동을 전환하는 흔들기를 할 수 있다.

비스듬히 앉을 수 있다. 바로 누운 자세에서는 손은 목표물을 향해 뻗칠 수 있으며 손, 발, 눈, 입의 협동운동이 나타난다. 옆으로 몸을 뒤집어서 네발 상태까지 동작을 전환할 수 있다. 핀셋 잡기가 나타나며 손의 섬세한 운동이 시작된다. 생후 3개월부터 나타나는 시각적 손목반사가 발달 4개월이 경과되면서 강하게 나타난다. 빨기반사(흡철반사)와 먹이찾기반사(설근반사)는 사라진다. 손의 움켜잡기반사(파악반사)는 점차 사라지면서 6개월이 되면 소멸된다.

4) 인간적인 직립과 진행동작 : 생후 8/9개월~12/14개월

자세반응에서 당김(견인)반응 3기~4기, 란다우반응 3기, 겨드랑이 걸치기반응 2기, Vojta 측방전위반응 3기, 콜리스 수평현수반응 3기, 파이퍼 역수직반응 3기~4기, 콜리스 역수직반응기 2기가 이 시기에 속한다.

자발 운동은 엎드려 누운 자세에서는 부조화적 네발기기로부터 조화 있는 네발기기를 하게 된다. 협동운동에 의한 네발기기 자세는 첫째, 사지가 교대로 동등하게 무게를 받는다. 둘째, 손바닥으로 지탱할 때 손가락 등은 느슨하게 펴진다. 셋째, 몸통은 한쪽으로 흔들리지 않으며, 다리를 앞으로 내딛을 때 발은 하퇴의 축에서 느슨하게 바닥쪽굽힘(족저굴)이 된다. 아기는 연합적인 등쪽굽힘(배굴) 없이 발을 자연스럽게 앞으로 옮긴다. 스스로 앉을 수 있으며, 다리를 편 상태로 앉거나(long sit) 비스듬히 앉을 수 있다(side sit).

가구를 잡고 일어서거나 스스로 곰자세를 취해 일어날 수 있으며, 가구를 잡고 옆으로 걷거나 서서히 불완전하지만 독립적인 보행이 시작된다. 이 시기에 발의 파악반사는 사라진다.

4 치료의 기본 원리

Vojta는 처음으로 1954년 체코 프라하 도시내 칼스대학병원에서 고정된 뇌성마비아(fixed cerebral palsy)에 대한 연구를 시작하였다.

1954년 고정된 뇌성마비아의 엎드린 자세(prone position)에서 일정한 부위에 자극을 줌으로써 진행 동작(forward movement)과 유사한 운동 패턴을 발견하였다. 1959년 이런 뇌성마비아에서 반사적 진행 동작의 규칙성을 확인하여 반사적 기기(reflex creeping)라는 협동운동 복합체(coordination complex)를 얻어냈다. 같은 해에 건강한 신생아나 어린 영아에게서도 일정한 부위의 똑같은 유발점 자극을 통해 뇌성마비아에서 나타났던 반사적 진행 동작의 규칙성과 같은 일정한 동작 과정의 협동운동 복합체를 발견하였다. 이 협동운동 복합체 이외에 건강한 어린 영아에게서 새로운 또 하나의 다른 방식의 진행 동작인 반사적 뒤집기(reflex turning)를 발견하였다. 이 협동운동 복합체도 처음에는 고정된 뇌성마비아에서 조금씩 관찰되어졌으며 그 다음 건강한 신생아에서도 운동학적인 면(kinesiologic aspect)에서 규칙적이고 전신적인 운동 패턴이 나타나는 것을 알게되었다. 반사적 기기와 반사적 뒤집기는 인위적 형태(artificial form)로 일정한 자극에 의해 일정한 출발 자세로부터만 유발된다. 이처럼 유발시켜서만 나왔던 동작이 Vojta 치료과정에서 규칙적으로 운동 패턴이 되풀이 되는 것을 관찰하였다.

Vojta 치료방법의 기본 원리는 소통체계(Bahnungssystem, 독)로서의 반사적 이동 동작으로 이해된다. 소통체계는 중추신경계로의 일정한 구심성 자극과 중추에서의 목적 있는 처리, 이로부터 일정한 원심성반응 및 이 모든 과정이 끊임없이 재생되는 것을 의미한다. 소통(Bahnung)이란 독일어로서 "길을 열어 준다"는 의미로 재활의학이나 신경생리학에서 흔히 쓰는 가소성(plasticity)이라는 의미와 비슷하다. 뇌가 갖고 있는 가소성에 의하여 소통이 이루어진다고 볼 때 중추신경계가 보유하고 있는 정상적인 패턴에 치료 전에는 접근할 수 없었던 것이 Vojta치료에 의하여 일정한 통로가 생겨 중추신경계가 활성화된다. 이것은 재활 측면에서 볼 때 소통에 의하여 패턴의 출현을 장려하는 새로운 능력을 획득하는 것이다. 일정한 자세에서 일정한 유발점을 자극하여 반사적 기기와 반사적 뒤집기라는 반사적 진행 동작은 소통체계에 의해 성후 1년에는 신체상을 형성하고 그 다음에는 일성을 통하여 무의식적으로 자세 유지, 정립 및 목적 있는 진행 동작을 유도한다.

반사적 기기는 인간의 계통 발생적 운동 발달의 기본이 되어 인간의 정립과 진행 동작의 초석을 포함하고 있다. 반사적 뒤집기는 인간의 개체 발생적 운동 발달의 기본이 되어 영아의 정상 발달에서 그 전체적인 협동운동 복합체를 볼 수 있다. 반사적 기기와 반사적 뒤집기의 합목적적인 치료로서의 기준은 일정한 치료의 출발 자세, 일정한 유발점에 가하는 적당한 자극과 고유수용성 감각(proprioception), 규칙적이고 운동학적으로 기술될 수 있는 운동적 반응의 재생성(reproducibility) 및 개개인에 따른 운동량(dosage)의 조절성이다. 유발점은 중추신경계로 들어가는 열쇠로서 선천적으로 타고난 프로그램을 표출할 수 있으며, 개개의 유발점을 통하여 공간적 총화(spatial summation), 시간적 총화(temporal summation)를 알맞은 정도로 결합함으로써 전신적인 자세 및 운동 패턴에서 국소반응의 완전성과 원격반응의 총합으로서 협동운동 복합체가 이루어진다. 협동운동 복합체를 사용하여 대뇌에 비정상적인 자세 및 운동 패턴이 기억되는 것을 억제하고 정상적인 패턴을 촉진시켜 대뇌에 잠재기억(engram)을 형성하여 잡기, 뒤집기, 앉기, 기기, 서기, 걷기 등의 정상 발달을 활성화시키는 것이 치료의 기본 원리라고 할 수 있다.

5 치료방법

반사적 진행 동작인 반사적 기기와 반사적 뒤집기를 사용하여 치료한다. 반사적 기기와 반사적 뒤집기는 각 이동 동작과 마찬가지로 아래의 세 가지로 구성된다. 첫째, 신체 자세와 자세반응성의 자동적 조종(automatic control of body posture & postural reactibility), 둘째, 정립기전(uprighting mechanism), 셋째, 위상성 동작성(phasic mobility)이다.

1) 반사적 기기(reflex creeping)

출발 자세는 엎드려 누운 자세(prone position)에서 척주(vertebral column)는 일직선으로 유지한 상태이며, 머리는 한쪽 방향으로 30° 정도 돌린 비대칭적 자세이다. 얼굴(안면)쪽 팔은 어깨관절(견관절)이 120° 내지 135° 굽힘(굴곡)시켜 손목과 어깨가 일직선이 되도록 놓는다. 뒤통수(후두)쪽 다리는 가볍게 엉덩관절(고관절)과 무릎관절(슬관절)을 굽힘(굴곡)시켜 발목과 궁둥뼈결절(좌골조면, ischial tuberosity)이 일직선이 되도록 놓는다. 얼굴(안면)쪽 다리와 뒤통수(후두)쪽 팔은 자유롭게 놓는다.

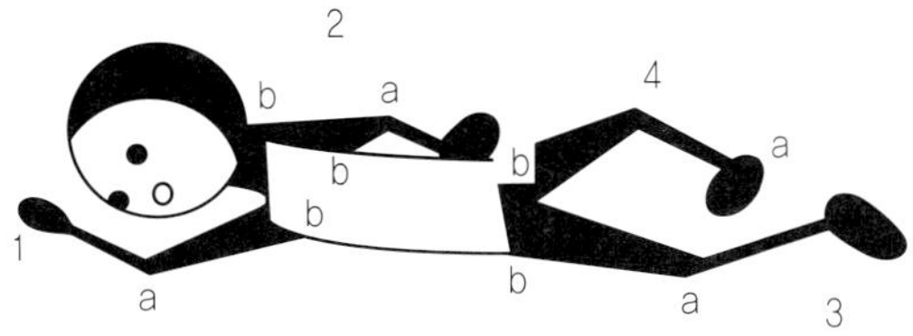

1. 얼굴쪽 팔　　2. 뒤통수쪽 팔
3. 얼굴쪽 다리　　4. 뒤통수쪽 다리
a. 주요점　　b. 보조점

그림 4-6. 반사적 기기의 출발 자세

유발점은 임의로 주요점(principal zone)과 보조점(auxiliary zone)으로 나눈다. 이 유발점으로부터 협동운동 복합체가 활성화된다.

주요점은 고유 수용성 자극 중 뼈막(골막) 자극이 주가 되며 자극 방향은 유발점으로부터 몸쪽(근위부) 관절 방향이다. 이는 4가지로 지체에 분포되어 있다. 첫째, 얼굴쪽 팔에 있는 위팔뼈의 안쪽위관절융기(상박골의 내상과, medial epicondyle of the humerus)이며, 자극 방향은 꼬리쪽(발쪽, caudal), 안쪽(medial), 등쪽(dorsal)이다. 둘째, 뒤통수쪽 팔에 있는 노쪽붓돌기(요골경상돌기, radial styloid process)로 자극 방향은 머리쪽(cranial), 바깥쪽(lateral), 등쪽(dorsal)이다. 셋째, 얼굴쪽 다리에 있는 넙다리뼈의 안쪽위관절융기(대퇴골의 내상과, medial epicondyle of the femur)로 자극 방향은 머리쪽(cranial), 안쪽(medial), 등쪽(dorsal)이다. 넷째, 뒤통수쪽 다리에 있는 발꿈치뼈(종골, calcaneus)의 외측부(lateral side)로 자극 방향은 머리쪽(cranial), 바깥쪽(lateral), 배쪽(ventral)이다.

보조점은 고유수용성 자극 중 근육신장(muscle stretch)이 주가되며 뼈막(골막) 자극도 함께 병행된다. 자극 방향은 고정점이 일어나는 방향이다. 이는 5가지로 지체의 근위부와 몸통에 있다. 첫째, 얼굴쪽의 어깨뼈(견갑골) 안쪽(내측) 아래 1/3(below 1/3 medial border of the scapula)지점으로 자극 방향은 머리쪽, 바깥쪽, 배쪽이다. 둘째, 뒤통수쪽의 어깨뼈봉우리(견봉돌기, acromion process)로 자극 방향은 꼬리쪽(발쪽), 안쪽, 등쪽이다. 셋째, 얼굴쪽의 위앞엉덩뼈가시(전상 장골극, anterior superior illiac spine)으로 자극 방향은 꼬리쪽(발쪽), 안쪽, 등쪽이다. 넷째, 뒤통수쪽의 중간볼기근(중둔근, gluteus medius)으로 자극 방향은 꼬리쪽(발쪽), 안쪽, 배쪽이다. 다섯째, 뒤통수쪽의 등쪽인 몸통 영역(rumpf zone)으로 6~7, 7~8의 갈비뼈 사이이며 자극 방향은 머리쪽, 안쪽, 배쪽이다.

운동학적 면에서 관찰된 반응은 다음과 같다.

(1) 얼굴쪽 팔(facial arm)

위팔뼈(상박골)의 안쪽위관절융기(내상과)를 자극함으로써 다음의 근육들이 수축하여 팔꿈치가 고정점이 된다.

① 어깨뼈(견갑골) 영역

등세모근(승모근) 아랫부분(lower trapezius), 앞톱니근(전거근, serratus anterior), 마름근(능형근, rhomboid)은 어깨뼈(견갑골)를 고정시킨다.

② 어깨관절(견관절) 영역

어깨세모근(삼각근)의 뒷 부분(posterior deltoid), 위팔세갈래근(상완삼두근, triceps brachii), 큰원근(대원근, teres major), 넓은등근(광배근, latissimus dorsi)의 횡단부의 수축은 팔을 반사적 진행동작에서 뒷쪽으로 가게 한다. 그러나 이런 동작에 저항을 주면 전체 근육들이 등척성 수축을 하게 된다. 큰가슴근(대흉근, pectoralis major), 부리위팔근(오훼완근, coracobrachialis), 어깨밑근(견갑하근, subscapularis)은 활성화된 쪽에서 큰가슴근과 부리위팔근이 항중력 작용을 하면서 어깨띠(견갑대)의 정립을 이룬다. 가시위근(극상근, supraspinatus), 가시아래근(극하근, infraspinatus)은 서로 균등한 수축을 하여 어깨관절에서 가쪽 돌림근(외회전근, external rotation), 안쪽 들림근(내회전근, internal rotation)의 평행을 유지하게 한다. 어깨세모근의 어깨뼈봉우리 부분(삼각근의 견봉부, acromion process area)와 빗장뼈부분(쇄골부, clavicle area), 위팔두갈래근(상완이두근, biceps brachii)의 수축은 어깨관절을 안정시킨다.

③ 팔꿉관절(주관절) 영역

팔꿉치근(주근, anconeus), 위팔두갈래근(상완이두근, biceps brachii), 위팔근(상완근, brachialis)은 팔꿉관절의 중간 상태에서의 굽힘(굴곡)을 유지하게 하여 안정된 상태가 되도록 한다.

④ 아래팔(전완, forearm)

주먹을 쥐게 되며 손등굽힘(손의 배굴, wrist dorsiflexion), 노쪽 치우침(요골측으로의 편위, radial deviation)과 엎침(회내, pronation)되어 모든 근육은 조화있게 수축된다.

⑤ 손의 영역

뼈사이근(골간근, interossei), 얕은손가락굽힘근(천지굴근, flexor digitorum sublimis), 깊은손가락굽힘근(심지굴근, flexor digitorum profundus), 짧은엄지굽힘근(단모지굴근, flexor pollicis brevis), 짧은새끼굽힘근(단소지굴근, flexor digiti minimi brevis)은 균등한 수축을 일으킨다. 손허리뼈(제1중수골, metacarpus)는 벌림(외전)된다.

(2) 뒤통수쪽 팔(occipital arm)

유발점인 노쪽붓돌기(요골경상돌기)를 자극함으로써 다음의 근육들이 수축하여 뒤통수(후두)쪽 팔이 앞쪽으로 나온다.

① 어깨뼈(견갑골) 영역

등세모근(승모근의 윗부분, upper trapezius), 어깨세모근(삼각근)의 어깨뼈봉우리 부분(견봉부), 앞톱니근(전거근, serratus anterior)이 수축한다. 등세모근(승모근, trapezius)의 수축은 앞톱니근(전거근, serratus anterior)의 수축과 함께 팔이 수평면 위로 높이 올라갈 때 안정시킨다.

② 어깨관절(견관절)

어깨세모근(삼각근, deltoid)의 빗장뼈부(쇄골부), 작은가슴근(소흉근, pectoralis minor), 가시아래근(극하근, infraspinatus)이 수축한다.

③ 주관절

위팔근(상완근, brachialis), 위팔두갈래근(상완이두근, biceps brachii), 위팔노근(완요근, brachioradialis), 손뒤침근(회외근, supinator)의 수축은 위팔(상박)이 벌림(외전)된 상태에서 아래팔(전박)의 가벼운 뒤침(회외) 동작을 수행한다.

④ 손목관절과 손가락

운동을 처음 시작할 때 손목관절의 손등굽힘(배굴)과 노쪽치우침(요골측 편위)가 일어나며, 다섯째 손가락부터 시작하여 손가락이 폄(신전)이 된다. 손허리뼈(중수골, metacarpal bone)의 벌림(외전)이 제1손허리뼈(중수골)에서 끝나면서 손이 펴진다.

(3) 얼굴(안면)쪽 다리(facial leg)

유발점인 넙다리뼈 안쪽위관절융기(대퇴의 내상과, medial epicondyle of the femur)를 자극함으로써 다음의 근육들이 수축하여 얼굴(안면)쪽 다리가 앞쪽으로 내딛는 동작이 일어난다.

① 골반대 영역

엉덩허리근(장요근, iliopsoas), 넙다리곧은근(대퇴직근, rectus femoris), 넙다리빗근(봉공근, sartorius)과 협력근(synergist)으로 대퇴의 모음근(내전근, adductor) 및 엉덩관절(고관절)의 안쪽 돌림근(내회전근, internal rotation), 가쪽 돌림근(외회전근, external rotation)이 균등하게 수축한다. 중간볼기근(중둔근, gluteus medius)의 수축은 골반대의 정립에 협력적으로 작용하며 그 수축 방향을 변화시킨다. 중간볼기근(중둔근)은 넙다리뼈목(대퇴경부, femoral neck)의 전방경사(전경, anteversion) 상태에 반대적으로 작용한다. 골반의 정립은 넙다리뼈(대퇴)의 모음근(내전근)과 중간볼기근(중둔근)이 균등하게 수축하여 일어난다. 넙다리뼈(대퇴)가 약간 가쪽 돌림근(외회전근, external rotation)된 상태에서 안정되도록 엉덩관절(고관절)의 가쪽 돌림근(외회전근, external rotation)근과 안쪽 돌림근(내회전근, internal rotation)이 균등하게 수축한다. 이 결과로 등쪽(배측) 골반 경사(dorsal pelvic tilting)가 일어난다. 넙다리네갈래근(대퇴사두근, quadriceps femoris)과 무릎관절 굽힘근(슬관절 굴곡근, hamstring)은 정립의 협력근이다. 넙다리뼈(대퇴)에서는 모음근(내전근)과 속폐쇄근(폐쇄내근, obturator internus)이 항중력 기능을 떠맡는다.

② 무릎관절(슬관절)

무릎관절(슬관절) 굽힘(굴곡)근, 장딴지근(비복근, gastrocnemius)이 수축하여 굽힘(굴곡) 운동이 일어난다.

③ 발목관절과 발가락관절

앞정강근(전경골근, tibialis anterior), 종아리세갈래근(하퇴삼두근, triceps surae)이 수축하여 발이 발등굽힘(배굴)될 때에 엎침(회내) 상태는 뒤정강근(후경골근, tibialis posterior)의 강한 수축으로 느슨해지고 발은 중립 상태로 된다.

(4) 뒤통수(후두)쪽 다리(occipital leg)

발을 중립 상태로 유지하여 유발점인 발꿈치뼈(종골) 외측부를 자극함으로써 다음의 근육들이 수축한다. 다리의 폄(신전) 운동과 넙다리뼈(대퇴)의 벌림(외전) 운동이 일어나며 발바닥이 고정점이 된다. 중간볼기근(중둔근), 넙다리근막긴장근(대퇴근막장근)은 폄(신전)의 1차적 동작근이며, 폄(신전)의 협력근으로 모음근(내전근)이 함께 작용한다. 폄(신전)의 말기에 큰볼기근(대둔근)의 강력한 수축이 일어나며, 다리의 끝 부분에서는 종아리세갈래근(하퇴삼두근)과 앞정강근(전경골근)이 수축한다. 뒤정강근(후경골근)의 강한 수축으로 발은 뒤침(회외) 상태를 취하고 발가락은 굽힘(굴곡)된다.

(5) 입주위 얼굴(안면)부(orofacial area)

시선 방향은 머리가 돌아가지 못하게 함으로써 머리가 회전될 쪽으로 움직인다. 역시 아래턱뼈(하악골, mandible), 구각(mouth angle)과 혀(tongue)도 이 방향으로 변위한다.

(6) 목(neck)

목널판근(경부판상근, splenius cervicis)과 목엉덩갈비근(경부장극근, iliospinalis cervicis)이 수축하여 비대칭적인 목의 신장이 일어난다. 얼굴(안면)쪽 목빗근(흉쇄유돌근, sternocleidomastoid)과 뒤통수(후두)쪽 머리널판근(두부판상근, splenius capitis)이 수축하여 머리의 회전이 일어나면서 대칭적인 목의 신장이 생긴다. 이것은 목척주가 신장되어야만 각 목뼈(경추, cervical vertebra) 사이의 회전 과정이 일어난다는 것을 의미한다.

(7) 몸통(trunk)

치료 출발 자세가 비대칭적이므로 어깨띠(견갑대) 영역에서는 얼굴(안면)쪽에서, 허리엉치(요천추)부에서는 뒤통수(후두)쪽에서 더 폄(신전)이 된다. 반응으로 머리가 돌아가면서 원래의 얼굴(안면)쪽으로의 굽음(만곡, incurvation)이 발생한다. 이 단계에서 굽음(만곡)된 쪽(원래의 얼굴쪽)의 넓은등근(광배근)과 허리네모근(요방형근, quadratus lumborum)이 최대로 수축되어 양근육의 기능이 단일화를 이룬다. 원래의 뒤통수쪽의 다리는 폄(신전)되면서 몸통을 얼굴쪽의 고정점인 지체쪽으로 옮겨놓으며, 팔은 앞으로 움직이는 위상성 동작이 일어난다. 몸통 영역에서 상호적인 동작을 위한 준비로 척주의 볼록한 쪽의 짧은 척추사이근육(추간근육, intervertebral muscle)은 매우 복잡한 신장 상태를 일으킨다.

① 척주의 회전동작

몸통이 옆에서 움직이는 이외에도 수축에 의해 목에서 등허리(흉요) 이행부(thoraco-lumbar junction)까지 규칙적인 회전운동이 일어난다. 가슴(흉부)에서는 마름근(능형근)이 얼굴쪽의 어깨뼈(견갑골) 쪽으로 강력하게 수축하고 가슴(흉부) 척주의 윗 부분과 중간 부분에서는 머리가 돌아가는 쪽으로 회전이 일어난다. 척주의 신장 상태는 토착근육(auto-chtonen muscle)의 수축에 의해 이루어지며, 척추사이관절(척추간관절, intervertebral joint)의 회전이 일어나는 가정하에 항중력 근육군[큰가슴근(대흉근)]과 대퇴내전근(넙다리모음근)과 항중력 작용을 안정되게 하는 근육군[어깨뼈(견갑골)의 모음근(내전근)과 중간볼기근(중둔근)]이 서로 조화있게 작용하여 몸통의 정립을 가능하게 한다.

② 가슴우리(흉곽, thoracic cage)와 배근육(복근, abdominal muscle)

가슴우리(흉곽)는 확장되며 원시적인 분절적 흡입(primitive segmental inspiration)은 뒤통수쪽에서 더욱 확장된다. 몸통이 폄(신전)되면서 배곧은근(복직근, rectus abdominis) 뿐만 아니라 얼굴쪽의 배가로근(복횡근, transversus abdominis)이 강하게 수축한다. 배빗근(복사근, obiliquus abdominis)도 함께 수축한다. 즉, 얼굴쪽의 배속빗근(내복사근, obliquus abdominal internus)이 수축하면 그 부착점인 배곧은근집(복직근초, rectal sheath)을 지나서 반대쪽의 배바깥빗근(외복사근, obliquus abdominal externus)에 신장 자극(stretch stimulation)의 영향을 미친다. 볼록(convex)하게 된 뒤통수쪽에는 배속빗근(내복사근)이 신장되어 또다시 반대쪽의 배바깥빗근(외복사근)이 활성화된다. 따라서 복압(abdominal pressure)이 생긴다. 배근육(복근)의 수축에는 배곧은근(복직근)의 수축 방향이 결정적이다. 이 근육은 두덩결합부(치골유합부)를 복장뼈(흉골)쪽으로, 즉 머리쪽으로 끌어당겨서 골반을 등쪽(배쪽)으로 기울어지게 한다. 배근육(복근)의 조화된 기능은 가슴호흡(흉식호흡, costal breathing)과 호흡 조절에 있어서의 가로막(횡격막, diaphragm)의 기능을 좋게 해준다. 폐활량(vital lung capacity)이 증가되고 거기에 상대적으로 폐의 잔기량(residual volume)은 줄어든다. 치료가 성공적이면 3~6세 사이의 고정된 경련성 뇌성마비아의 90%가 갖고 있는 Harrison's groove가 없어진다.

③ 조임근(괄약근, sphincter)

항문조임근(항문괄약근, anal sphincter)의 수축이 규칙적으로 나타나며 요도조임근(요도괄약근, urethral sphincter)의 수축도 나타날 수 있다.

2) 반사적 뒤집기(reflex turning)

반사적 뒤집기에는 출발 자세에 따라 반사적 뒤집기 1(reflex turning 1st. phase), 반사적 뒤집기 2(reflex turning 2nd. phase), 반사적 뒤집기 3(reflex turning 3rd. phase), 반사적 뒤집기 4(reflex turning 4th. phase)-a와 b로 구분된다. 여기에서는 반사적 뒤집기 1과 반사적 뒤집기 2에 대하여 알아보고자 한다.

(1) 반사적 뒤집기 1(reflex turning 1st)

출발 자세는 똑바로 누운 자세(supine position)로 사지는 편안하고 자유롭게 놓인 상태이며 머리는 한쪽 방향으로 30° 정도 돌린 비대칭적 자세이다.

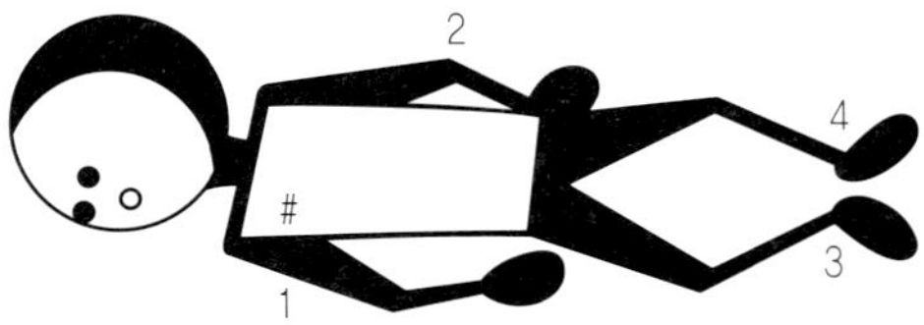

1. 얼굴쪽 팔　　2. 뒤통수쪽 팔
3. 얼굴쪽 다리　4. 뒤통수쪽 다리
가슴 유발점

그림 4-7. 반사적 뒤집기 1의 출발 자세

유발점은 얼굴쪽에 있는 가슴 유발점(breast zone)인 6~7 혹은 7~8 갈비사이근(늑간근, intercostal M) 사이를 근육신장과 뼈막(골막) 자극이 되도록 압박한다. 자극방향은 머리쪽(cranial), 안쪽(medial), 등쪽(dorsal)이다. 반사적 뒤집기에서는 반드시 가슴 유발점을 사용해야 한다. 다른 유발점을 결합하고자 할 때에는 반사적 기기에서 열거된 유발점을 함께 사용할 수 있다. 유발점 자극으로 인한 효과는 첫째, 갈비사이근(늑간근, intercostal)이 직접적으로 신장되며 제7, 8 갈비뼈(늑골, costal bone) 사이가 최대로 신장된다. 고유수용성 자극이 올라가는 입구는 중간 가슴(흉부, chest) 영역의 뒤신경뿌리(후신경근, posterior roots of midthoracic area)이다. 둘째, 근막돌근(costotransversarius)이 간접적으로 신장되며 최대한 신장은 제6, 7, 8 갈비뼈(늑골)이다. 이 고유수용성 자극이 올라가는 구심성 입구는 가슴(흉부, chest) 6~8 뒤신경뿌리(후신경근, posterior roots of midthoracic area) (6~8 posterior roots)이다. 셋째, 가로막(횡격막, diaphragm)이 간접적으로 신장되는데 아마도 뒤통수쪽이 더 신장될 것이다. 가로막신경(횡격신경, phrenic n.)을 통한 자극의 구심성 입구는 목(경부, neck) 1~4 뒤신경뿌리(후신경근, posterior roots of midthoracic area)(C1~4 posterior roots)이다. 넷째, 폐의 간접적 압박과 가슴세로칸(종격, mediastinum)의 이동에 의해 폐와 늑막의 내수용기(interoceptors)를 자극한다. 미주신경(vagus n.)을 통한 구심성 입구는 숨뇌(연수, medulla oblongata)의 미주신경핵(vagus nucleus)이다. 다섯째, 얼굴쪽의 허리네모근(요방형근, quadratus lumborum)과 뒤통수쪽의 배바깥빗근(외복사근, external oblique abdominal muscle)이 간접적으로 신장된다. 구심성 자극의 입구는 가슴(흉부)12~허리(요부, lumbar)4(T12~L4) 및 가슴(흉부)5~12(T5~12)의 뒤신경뿌리(후신경근, posterior roots of midthoracic area)이다. 위와 같은 자극들은 척수와 숨뇌(연수, medulla oblon-gata)의 광범위한 영역을 거쳐서 중추신경계로 들어간다.

운동학적 면에서 관찰된 반응은 다음과 같다.

① 얼굴쪽 팔

위팔(상박)의 벌림(외전, abduction) 가쪽 돌림근(외회전근, external rotation), 팔꿉관절(주관절, elbow joint)의 폄(신전, extension), 아래팔(전박)의 뒤침(회외, supination)이 일어나며, 손목은 노뼈(요골, radius)쪽으로 치우침(편위, deviation)과 손가락의 폄(신전, extension), 벌림(외전, abduction)이 나타난다. 전체 운동이 모로반사와 비슷하나 신생아 시기의 포옹 현상은 일어나지 않으며, 천천히 반응이 일어나는 점이 모로반사와 다르다. 지속적으로 자극을 줌으로써 얼굴쪽 팔은 어깨관절(견관절, shoulder joint)에서 천천히 몸을 지나 반대쪽으로 움직인다. 큰가슴근(대흉근, pectoralis major muscle)의 빗장부분(쇄골부, clavicular part)과 복장부분(흉골부, sternal part)의 근육은 강하게 수축한다. 어깨세모근(삼각근, deltoid)의 앞부분, 앞톱니근(전거근, serratus anterior), 어깨밑근(견갑하근, subscapularis)의 수축으로 어깨뼈(견갑골, scapula) 아래각(하각, inferior angle)이 측면으로 돌아간다. 어깨뼈(견갑골, scapula) 모음근(내전근, adductor)이 수축하는 강도가 늦추어지며 이 근육은 가시위근(극상근, supraspinatus), 가시아래근(극하근, infraspinatus), 넓은등근(광배근, latissimus dorsi)의 수축과 함께 위팔(상박)이 가슴 쪽으로 당겨지지 않도록 한다.

② 뒤통수쪽 팔

어깨뼈(견갑골) 모음근(내전근, adductor)의 수축에 의해 비대칭성 경반사(ATNR)와 비슷한 모형이 사라진다. 위팔(상박)이 약간 벌림(외전, abduction), 가쪽 돌림된 상태로 어깨관절(견관절, shoulder joint) 영역에서 정립이 일어나며, 아래팔(전박)은 활성화되는 처음 과정에서 굽힘(굴곡, flexion)되고 뒤침(회외, supination)과 엎침(회내, pronation) 사이의 중간 상태에 있다. 활성화에 의하여 아래팔(전박)의 엎침(회내, pronation), 손목의 폄(신전, extension), 노뼈쪽 치우침(편위, deviation) 및 손가락의 폄(신전, extension), 벌림(외전, abduction)이 나타난다. 어깨뼈(견갑골, scapula) 모음근(내전근, adductor)이 활성화되기 시작할 때에는 척주쪽을 향한 반면 활성화에 의해 어깨뼈(견갑골, scapula) 쪽으로 수축한다. 어깨세모근

(삼각근, deltoid)의 뒷 부분, 큰원근(대원근, teres major), 위팔세갈래근(상완삼두근, triceps brachii muscle)은 똑같은 정도로 수축하여 어깨띠(견갑대) 영역에서 정립을 이룬다. 가시위근(극상근, supraspinatus)과 가시아래근(극하근, infraspinatus)의 수축은 서로 균등한 수축을 하여 가쪽 돌림근(외회전근, external rotation), 안쪽 돌림근(내회전근, internal rotation)의 평형을 유지한다. 앞톱니근(전거근, serratus anterior muscle)과 작은가슴근(소흉근, pectoralis minor muscle)의 수축은 어깨뼈(견갑골, scapula)가 고정된 상태에서 가슴(흉곽, thorax)을 어깨쪽으로 끌어당긴다. 어깨뼈 모음근(견갑골 내전근, scapular adductor), 아래 등세모근(승모근의 하부, trapezius lower), 어깨밑근(견갑하근, subscapularis), 큰가슴근(대흉근, pectoralis major), 부리위팔근(오훼완근, coracobrachialis)은 정립을 안정되게 한다.

③ 얼굴쪽 다리

얼굴쪽 다리는 굽힘(굴곡, flexion)된 채로 벌림근(외전근, abductor), 모음근(내전근, adductor)의 대등한 수축이 일어난다. 이외에 넓다리(대퇴, thigh)의 안쪽 돌림(내회전, internal rotation)이 위와 같은 자세 유지에 함께 작용한다. 뒤집으면서 엉덩관절(고관절, hip joint)의 굽힘근(굴곡근, flexor), 모음근(내전근, adductor)의 수축이 증가한다. 발은 발등굽힘(배굴, dorsiflexion)된 채로 있고 발가락은 중립 상태에 있다. 뒤집는 과정에서 벌림근(외전근, abductor)과 가쪽 돌림근(외회전근, external rotation)은 모음근(내전근, adductor)과 안쪽 돌림근(내회전근, internal rotation)에 대해 서로 균등한 수축 상태를 유지하여 다리가 모음(내전, adduction)되지 않도록 한다. 옆누운자세(측와위)에 도달하면 다리는 굽힘(굴곡, flexion) 자세를 유지한다.

④ 뒤통수쪽 다리

상체가 폄(신전, extension)되면서 뒤통수쪽 다리는 얼굴쪽 다리와 마찬가지로 다리에서 굽힘(굴곡, flexion) 자세를 취하나 점차적으로 다리는 가쪽 돌림(외회전, external rotation)되고 폄(신전, extension)되면서 무릎관절(슬관절, knee joint)은 폄(신전, extension)되고 발은 발등굽힘(배굴, dorsiflexion), 뒤침(회외, supination)되며 마지막 단계에서 발가락이 강하게 굽힘(굴곡, flexion)된다. 이와 함께 골반(pelvis)이 폄(신전, extension)된다. 옆누운자세(측와위)에 도달하면 다리와 골반이 몸을 지탱하게 된다.

⑤ 머리(head)와 목(neck)

머리는 반대쪽으로 돌아가며, 머리가 중심선에 올 때 목은 동시에 순간적으로 대칭적으로 신장된다. 회전은 목(경부, neck)척주가 신장된 상태에서 자극된 얼굴쪽의 목빗근(흉쇄유돌근, sternocleidomastoid muscle)에 의해 일어난다. 완전한 머리 회전은 가슴 유발점을 지속적으로 압박하고 머리에 약간의 저항을 줌으로써 도달된다. 계속하는 동안 몸통이 옆으로 돌아가며 무게점은 어깨점을 향하여 옆으로 이동된다.

눈, 구각(mouth angle), 아래턱(하악, mandibular)과 혀는 머리 회전이 계속된 쪽으로 돌아간다. 이것은 저항을 뒤통수쪽의 턱뼈각(하악각, mandibular angle)에 줄 때 가장 강하게 나타난다. 표정짓는 근육, 씹는 근육, 침 삼킴 등이 활성화된다.

⑥ 몸통 영역(trunk area)-가슴우리(흉곽, thoracic cage)와 배근육(복근, abdominal)

가슴 유발점을 자극함으로써 갈비사이근(늑간근, intercosta)과 갈비뼈 가로근(늑골횡돌기근, costotransversarii)이 신장된다. 가슴우리(흉곽, thoracic cage)는 확장되고 흡입이 원활해지며 가로막(횡격막, diaphragm)은 신장 상태이다. 복벽이 강하게 수축하면서 가슴호흡(흉식호흡, thoracic respiration)이 증가되며 배호흡(복식호흡, abdominal respiration)의 비율은 감소된다. 따라서 호흡 협동 운동과 호흡 효율(respiration economy)이 좋아진다. 배곧은근(복직근, rectus abdominis)이 수축하여 골반 배측굴곡(pelvic dorsiflexion)을 활성화시킨다. 이 근육의 수축 방향은 머리쪽으로 향한다. 배가로근(복횡근, transversus abdominis)과 배빗근(복사근, oblique abdominale)도 함께 수축한다. 뒤통수쪽 배바깥빗근(외복사근, external oblique abdominal)과 얼굴쪽 허리네모근(요방형근, quadratus lumborum)의 간접적 신장으로 인해 아래 2가지의 근사슬(muscle chain)에서 비대칭적인 복벽의 수축이 일어난다. 수축 방향은 모두 뒤통수쪽을 향한다. 첫번째 근사슬의 수축은 뒤통수쪽의 배바깥빗근(외복사근, external oblique abdominal)으로부터 배곧은근(복직근, rectus abdominis)의 근초를 가로질러 얼굴쪽의 배속빗근(내복사근, internal oblique abdominal)으로 간다. 이 수축에 의하여 얼굴쪽의 골반은 들려지고 뒤통수쪽으로 돌아가며 골반의 비스듬한 상태에 의해 뒤통수쪽 배속빗근(내복사근, internal oblique abdominal)이 신장 상태로 된다. 이것은 다른 근사슬이 활성화 되도록 한다. 두 번째 근사슬의 수축은 뒤통수쪽의 배속빗근(내복사근, internal oblique abdominal)으로부터 배곧은근(복직근, rectus abdominis)의 근초를 가로질러 얼굴쪽의 배바깥빗근(외복사근, external oblique abdominal muscle)으로 간다. 이 수축에 의하여 몸통이 돌아간다.

⑦ 괄약근(sphincter)

배근육(복근, abdominal muscle)의 수축에 의해 복압이 증가한다. 이것은 골반하벽(pelvic floor)의 근육을 신장 상태로 만들어 항문괄약근의 수축이 일어나게 한다. 역시 요도괄약근의 수축도 있으리라 가정하며, 자극의 결과로 배뇨(urination)와 배변(defecation)이 관찰된다.

(2) 반사적 뒤집기 2(reflex turning 2nd)

출발 자세는 옆으로 누운 자세(sidelying)로 머리와 척주는 일직선 상태를 유지하도록 한다. 아래 놓인 팔은 어깨관절(견관절, shoulder joint) 90° 굽힘(굴곡), 팔꿉관절(주관절, elbow joint)은 가볍게 폄(신전, extension)된 상태를 취하며 다른 지체는 자연스럽게 놓는다.

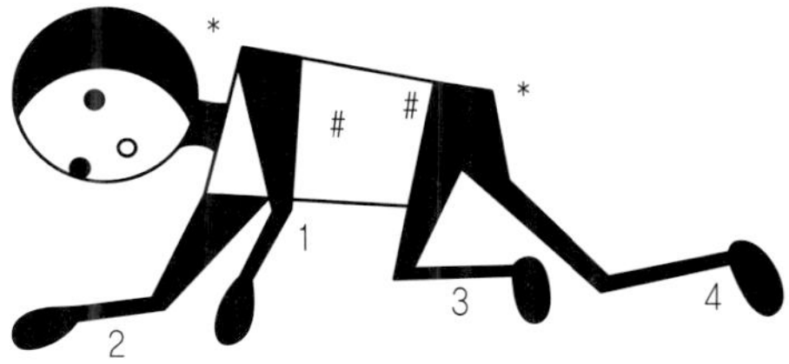

1. 위에 놓인 팔　　2. 밑에 놓인 팔
3. 위에 놓인 다리　　4. 밑에 놓인 다리
어깨뼈(견갑골, scapula) 내측 아래 1/3과 위앞엉덩뼈가시(전상장골극, anterior superior iliac spine)
* 봉우리(견봉, acromion)와 중간볼기근(중둔근, gluteus medius m)

그림 4-8. 반사적 뒤집기 2의 출발 자세

유발점은 대표적으로 어깨뼈(견갑골, scapula) 내측 아래 1/3과 위앞엉덩뼈가시(전상장골극, anterior superior iliac spine), 봉우리(견봉, acromion)와 중간볼기근(중둔근, gluteus medius m)을 결합하여 사용할 수 있다. 자극 방향은 반사적 기기에서 기술했던 내용과 같다. 고정점이 어느 위치에 있느냐에 따라 자극 방향이 달라질 수 있다.

반응은 반사적 뒤집기 1에서와 같이 동일한 활성화가 모든 지체에서 일어난다. 어깨와 밑에 놓인 다리에 지탱하면서 옆누운자세(측와위)에서의 정립이 생기며, 다시 머리가 위와 옆으로 움직이는 동작이 일어난다. 반사적 뒤집기 1에서 기술한 활성화 이외에 지체에 저항을 줌으로써 다음과 같은 반응이 일어난다.

① 위에 놓인 팔(upper arm)

위에 놓인 팔의 노뼈 붓돌기(요골 경상돌기, radial styloid)에 저항을 줌으로써 등척성 수축으로 변화하여 위팔(상박)에서는 벌림(외전, abduction)과 가쪽 돌림근(외회전근, external rotation), 팔꿈치에서는 뒤침(회외, supination), 손목에서는 폄(신전, extension)과 노뼈쪽 치우침(요골측 편위)이 일어나며 손가락의 폄(신전, extension), 벌림(외전, abduction)이 촉진된다.

② 밑에 놓인 팔(under arm)

어깨띠(견갑대)에서 정립이 촉진되며 아래팔(전박)은 엎침(회내, pronation), 손목은 노뼈쪽 치우침(요골측 편위) 폄(신전, extension), 손가락의 폄(신전, extension) 및 벌림(외전, abduction)이 촉진된다.

③ 위에 놓인 다리(upper leg)

굽힘(굴곡, flexion)자세를 취한다. 다리의 굽힘(굴곡, flexion)과 함께 뒤집는 과정에서 모음근육근(내전근육근)의 활성화가 촉진되며 발은 중심선에서 뒤굽힘(배굴, dorsiflexion)된다.

④ 밑에 놓인 다리(under leg)

옆으로 누운 자세에서 정립이 생기면 이때 가쪽 돌림근(외회전근, external rotation), 벌림(외전 abduction), 폄(신전, extension)이 일어난다. 발은 다리의 폄(신전, extension)과 함께 뒤침(회외, supination) 상태에서 뒤굽힘(배굴, dorsiflexion) 되고 발가락은 굽힘(굴곡, flexion)된다.

이밖에도 치료방법으로 사용되는 수정된 치료자세로 첫번째 자세(1st position)에서 여섯번째 자세(6th position), 비스듬히 옆으로 앉기 자세(obilique sitting position) 및 협곡자세(Schlucht, 독) 등이 있다.

6 치료적용 및 치료량

1) 치료적용

Vojta치료의 적용 범위는 목표 설정에 따라 영아기에서부터 성인까지 연령이 다양하다. 조기치료의 의미에서 볼 때 생후 3개월 이내, 적어도 5개월 이내에 치료를 시작하여야 한다. 이 시기는 정상 발달에서 뇌의 가소성이 왕성하므로 자세나 운동의 기본 패턴이 중요하게 인식되어진다. 비정상적인 자세나 운동 패턴이 병적으로 발달되거나 대뇌피질에 고정되기 전에 조기치료를 시작하는 것이 매우 효과적이다.

Vojta치료의 적응증은 다음과 같다.

(1) 영아기시 절대적으로 필요한 치료 적응증

① 중간 정도와 매우 심한 중추성 협동운동 장애(moderate & severe C.C.D.)

② 가벼운 비대칭적 중추성 협동운동 장애(light asymmetrical C.C.D.)

③ 심한 척추측만증(severe scoliosis)

④ 말초신경마비(peripheral paresis)

⑤ 수막척수류(meningomyelocele)와 수두증(hydrocephalus)

⑥ 비진행성 선천성 근육병(congenital myopathies with no progression)

⑦ 선천성 기형(congenital malformation) : S-척추측만증(S-scoliosis), 근-발육 부전증(muscle-aplasias), 관절만곡증(arthrogryposes) 등이 있다.

(2) 영아기시 필요한 치료 적응증

① 다운증후군(Down's syndrome)

② 운동지연(motor retardation)

③ 정립과 자세 장애(disturbance of uprighting & posture) : C-척추측만증(C-scoliosis), 척추전만증(lordosis)

④ 발의 기형(malformations of the feet) 등이 있다.

(3) 아동 및 성인에 관한 치료 적응증에는

① 뇌성마비(cerebral palsy)

② 후에 손상을 받은 중추신경계 증후군(C.N.S. syndromes)

③ 척추 손상에 의한 하반신마비(paraparesis)

④ 선천성과 후천성 말초신경마비(peripheral paresis)

⑤ 근육병(myopathy)

⑥ 척추측만증(scoliosis)과 척추후만증(kyphosis)

⑦ 관절구축(contracture) 등이 있다.

2) 치료량(dosage)

영아나 소아는 하루에 4회를 균등하게 나누어서 치료하며, 학령기 아동, 청소년기 및 성인은 3회가 적당하나 치료 여건 조성이 어려우면 목표설정 및 치료 가능성에 따라 적어도 1회는 치료를 하여야 한다. 치료 시간은 1회 치료시 20분에서 30분 정도로 하며, 각각의 치료량은 환자 개개인의 가능성에 따라 적용시키고 연령, 이상소견, 견딜 수 있는 능력과 나타나는 반응을 고려하여 결정한다. Vojta치료를 시행하는 물리치료사는 부모를 정확히 교육시키며 치료량을 적절히 결정해야 한다.

또한 뇌성 운동 장애아나 뇌성마비아에 대한 자세반응, 원시반사 및 정상적인 자발운동성을 정확하게 평가해야 한다. 왜냐하면, 올바른 평가는 효과적인 치료를 계획하고 실행할 수 있도록 관련된 정보를 수집하는 연속적인 과정이기 때문이다. 앞으로 올바른 평가를 통해 질적으로나 양적으로 Vojta 치료 효과를 극대화하기 위해서는 숙련된 Vojta 전문물리치료사의 올바른 치료가 시행되어야 한다.

참고문헌

박경희, 안용팔 역. 영아기의 뇌성운동장애. 일조각. 1986.

신정순. 뇌성마비의 조기진단. 최신의학 16 : 1123~1125, 1973.

박동식. 운동발달 장애가 있는 영유아에 대한 Vojta 진단 및 치료체계의 효과 검토. 연세대학교 대학원 의학과 석사학위논문, 1989.

박창일, 신정순, 박은숙, 이범석. 뇌성마비 조기진단을 위한 자세반응 검사 및 신경학적 검사의 진단적 가치. 대한재활의학회지 15(2) : 160~170, 1991.

안용팔, 강세윤, 박경희. 뇌성마비의 물리치료에 있어 Vojta 방법과 효과. 대한재활의학회지 14(1) : 42~49, 1984.

안용팔, 전정식. 발달지연을 호소했던 영아들의 자세반응 진찰결과. 대한재활의학회지 14(1) : 40~45, 1990.

유병규. 뇌성마비 아동에 대한 Vojta 치료 방법. 대한물리치료사학회지 12(1) : 139~148, 1991.

윤범철, 유병규, 정진우. 정상운동 발달에서 반사적 기기가 갖는 의의 : 대한물리치료사학회지 14(3) : 91~103, 1993.

Aufschnaiter DV, Wassermeyer D. Zur Lagerung der geburtstraumatischen Plexusparese. der Kinderazt 7 : 80~83, 1986.

Bauer H, Avalle C, Patscheke M. Idiopathische Skoliose im Schulkindalteund Neurophysiotherapie nach Vojta. der Kinderarzt 13 : 683~692, 1982.

Bax MCO. Terminology and classification of cerebral palsy. Dev Med Child Neurol 9 : 370~390, 1967.

Bobath B. The very early treatment of cerebral palsy. Dev Med Child Neurol 9 : 370~390, 1967.

Capute AJ, Biehl RF. Functional developmental evaluation. Pediater Clin North Am 20 :3~26, 1967.

Dubowitz LMS, dubowitz V, Goldberry C. Clinical assessment of gestational age in the newborn infant. Pediatrics 77(1) : 1~10, 1970.

Kong E. The very early treatment of cerebral palsy. Dev Med Child Neurol 8 : 198~202, 1966.

Little AJ. On the influence of abnormal parturition, difficult labours, premature birth and asphyxia neonatorum on the child, especially in relation to deformities. Trans Obstet Soc London 3 : 293, 1862.

Levitt S. Treatment of cerebral palsy and motor delay. Blackwell, London, 1982.

Phelps WM. Characteristic psychological variation in cerebral palsy. Nerv Child 7 : 10, 1948.

Vojta V. Reflex-Kriechen in der Rehabilitation der Bewegungsstorungen bei Kindern (tschechisch). Csl Neurologie 29 : 234, 1966.

Vojta V. The postural reflex in the early diagnosis of cerebral damage in neonates and infants. Zeitschrift fur Orthopadic und Ihre Grenzgebiete 1 : 1~11, 1969.

Vojta V. Reflex-Umdrehen als Bahnungssystem in der menschilchen Forbewegung. Z Orthop 108 : 446, 1970.

Vojta V. Early diagnosis treatment of cerebral palsy reflexes in the development of movement. Zeitschrift fur Orthopadie und Ihe Grenzgebiete 4 : 450~476, 1972.

Vojta V. Die zerebralen Bewegungsstorungen im Sauglingsalter. Ferdinand Enke Verlag, Stuttgart, 1974.

Vojta V. Reflexlokomotion als Bahnungssystem in der Behandlung der zerebralen Bewegungsstorungen. Z Krankengymnastik 29 : 38~40, 1977.

Vojta V. Die wesentlinchen Grundzuge der Behandlung nach Vojta. Z Krankengymnastik 35 : 392~298, 1983.

Vojta V, Aufschnaiter DV, Wassermeyer D. Der geburstraumatische Torticollis myogenes und seine Krankengymnastische Behandlung nach Vojta. Z Krankengymnastik 35 : 191~197, 1983.

제3장 신경인지재활 치료 (Neurocognitive Rehabilitation)

이정원, 정원미

1 신경인지재활 치료의 개념

1) 신경인지재활 치료의 정의

신경인지재활(Neurocognitive Rehabilitation) 치료는 이탈리아 의사 Carlo Perfetti에 의해 창안되었다. 우리나라에서는 인지운동치료(Cognitive Therapeutic Excercise)로 알려지고 있다. 환자의 인지과정 활성화를 유도하여 중추신경계의 기능적 재조직화를 통하여 광범위한 기능회복을 하도록 하는 새로운 개념의 재활치료 방법이다. 어떤 재활치료를 할 때 그것이 자생적인 것이든 이끌려 가는 것이든 간에, 그 인지과정의 종류와 활성화 방식에 따라서 회복의 질이 결정된다.

자생적이라는 것은 치료사가 훈련을 시키지 않는다 하더라도 회복이 저절로 이루어질 수 있다는 것이다. 또한 치료사가 이끌어주는 훈련을 통해 회복시킬 수도 있다. 그래서 이러한 회복이 자생적으로 이루어지는 것이든 이끌려가서 이루어지는 것이든 간에 회복의 과정에 인지과정이 사용되어야 한다는 것이다. 신경인지재활의 이론에서는 수축하는 근육의 힘이나 환자의 반사를 자극하는 것이 중요한 것이 아니라 훈련시 활성화되는 인지과정이 중요하다고 믿고 있다.

그렇다면 인지과정이라는 것은 어떤 것일까? 기억, 주의력, 지각, 언어, 움직임도 모두 인지과정의 일부이다(그림 4-9). 만약 환자가 인지과정을 정확하게 이끌어 낼 수 있다면, 그 회복의 질이 매우 높을 것이다. 인지과정의 종류와 활성화 방식에 따라서 질이 결정되기 때문에 치료사가 '환자의 인지과정을 활성화시켰다'는 것만으로 충분하지 않으며, 어떤 인지과정을 활성화 시켰는지가 중요하다. 그리고 기억력을 활성화시키던지, 주의력을 활성화시키던지, 언어나 지각을 활성화시키던지 간에, 어떤 방식으로 활성화 시켰는가가 중요하다.

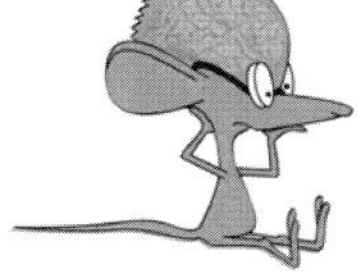

인지과정
지각
주의
기억
상상
말
문제해결

그림 4-9. 인지과정의 구성요소

예를 들어서, 환자의 주의력을 활성화시킨다고 하더라도 물체를 향해서 주의력을 활성화시키는 것과, 환자 자신의 몸에 대해 주의력을 활성화시키는 것은 다를 것이다. 환자의 몸에 대해 주의력을 기울이도록 한다고 하더라도 어깨에 기울이도록 하는 것과 팔목이나 팔꿈치에 기울이도록 하는 것은 그 주의하는 방식이 다를 것이다. 어깨에 주의를 기울이라고 지시하더라도, 어깨의 촉각에 주의를 기울이도록 하는 것과 어깨의 움직임에 주의를 기울이도록 하는 것은 다를 것이다. 신경인지재활치료에서 제일 중요한 것은 근육이나 반사가 아니라 인지과정이다. 즉, 회복의 질에 있어서 인지과정을 활성화시키는 치료가 제일 중요한 것이다.

2) 신경인지재활 치료의 태동

(1) 동기부여 이론(Motivation theory)

이론적인 기반이 아직 만들어지지 않았을 때는 동기부여(Motivation)부터 시작되었다. 그 어떤 것보다도 환자가 움직일 수 있도록 동기부여만 되면 된다고 생각 되어졌다는 것이다. 즉, 환자를 관찰하는데 있어서 어떤 동기부여가 환자에게 가장 좋은 동기부여가 되는지를 관찰했다는 말이다. 그래서 각자 특정하게 관찰한 결과를 바탕으로 환자에게 적합한 훈련 방법을 찾았다. 그렇지만, 동작을 회복하기 위한 정확한 접근을 위해서는 동기부여가 충분한 요소가 되진 않았다.

(2) 근육 이론(Muscular theory)

과학의 발전과 함께 인간, 인간의 활동, 근육에 대한 연구 또한 진화했다. 근육에 전기적인 충격을 주어 근육의 수축을 유발하면 그것이 환자의 움직임을 야기할 수 있다는 것이 밝혀지면서, 근육 이론이 만들어졌다. 이 근육 이론에서는 환자의 어떤 근육이 더 약하고 강한지의 문제를 중요하게 보았다. 그래서 재활치료시 환자의 동작을 변질시킨 책임이 있는 약하다고 판단된 근육을 어떻게 더 강화시킬 수 있는가에 초점을 맞추었다.

이 시기에는, 어떤 문제가 목격되었을 때, 그 문제로 인한 결과가 무엇인지를 찾으려 했다. 만일 환자가 동작을 할 수 없다면, 그 당시에는 원인과 결과의 사이에 있는 과정은 밝혀낼 수 없는 블랙박스와 같다고 생각했기 때문에 과정을 건너뛰고, 외부에서 보았을 때 내부의 문제라고 판단되는 것, 즉 '근육이 약하다'라는 문제를 고치려고 했을 뿐이었다.

(3) 쉐링턴의 신경운동(neuromotor) 이론

그 다음 시기가 되면 과학자들은 근육이 물론 중요하지만 그것으로는 여전히 충분하지 않다고 생각한다. 1950년대, 쉐링턴은 반사활동에 대한 통합적 연구를 통해서 근육의 움직임은 중추신경계에 의해 활성화된다고 밝혔다. 그러나 여기서 중추신경계라는 것은 척수였지 아직 뇌까지 연구된 것은 아니었다. 그것은 이를 반사작용으로 보았다는 것이었으나, 어쨌건 신경 시스템이 동작을 만드는데 영향을 끼친다는 것이 처음으로 밝혀졌다는데 의미가 있다. 블랙박스 안에서 어떤 일이 벌어지고 있는지에 대해서 조금씩 밝혀지기 시작한 것이다

재활치료에 있어서도 이러한 과학적 배경은 큰 변화를 이끈다. 이것은 신경운동재활을 말하는데, 신경운동재활은 단순히 근육만을 생각하는 것이 아니라 그 근육이 무엇에 의해서 움직이는가, 즉 반사작용 또한 고려하는 것이었다. 그리하여 보바스, 카바스, 보이타 이론 등으로 대표되는 신경운

동재활이 발전하게 되며, 쉐링턴의 연구와 같은 반사작용의 통합 활동이 연구된다. 환자의 동작이 변질된다는 것은 반사작용이 변질된 것을 의미한다. 그래서 신경반사가 제대로 조직되지 않음으로 인해 움직임의 변질이 일어나고, 그로 인해 편마비 환자 같은 경우는 경직이 발생한다는 것이다. 그리고 감각에 있어서도 다양한 정도의 문제가 발생한다는 것이 연구되었다.

(4) 보바스 이론

보바스는 환자의 반사작용이 병적인가 아닌가를 관찰했다. 이 '반사'라는 것이 운동능력을 기본으로 하고 있다고 생각했다. 그래서 변질된 반사작용이 무엇인지를 관찰하고, 변질된 반사작용과 관련해서는 자세 등의 훈련을 통해서 병태를 억제하려고 했으며, 정상적인 반사는 더 촉진함으로써 정상적인 활동을 촉진하려 했다. 보바스와 신경운동연구가들은 근육 중심의 관점에서 근육의 움직임을 변질시키는 신경반사로 초점을 돌렸다.

(5) 인지 이론의 배경

새로운 이론들은 그 당시의 과학적 배경에서 탄생했다. 1968년에는 유럽에서 문화혁명이 일어났다. 과학 연구 분야의 관점에서도 큰 혁명적 변화가 있었다.

쥐, 생쥐, 토끼 등의 하등한 동물을 대상으로 한 연구에서, 원숭이와 같이 인간에 더 가까운 동물을 대상으로 연구가 시작되었다. 그 이전에는, 예를 들어 쉐링턴 같은 경우 고양이의 뇌에서 추체로를 떼어내고 어떤 결과가 발생하는지 관찰했다. 그러나 이제는 행위가 어떻게 이루어지는지 이해하기 위해서 뇌의 일부를 절단하지 않고도 두개 횡단 자기 자극법을 통한 손상없는 연구나, 마취시키지 않은 깨어있는 동물을 대상으로 한 연구가 가능하게 되었다. 이렇게 대뇌나 피질에 대한 연구가 꽃피면서 이 영역들이 실제 인간의 활동에 어떤 영향을 끼치는지 밝혀지기 시작했다.

또 다른 배경은 인지혁명이다. 그 이전에는 일단 자극을 주었을 때, 그것에 대한 결과만 알 수 있었다. 물론 중간 과정도 중요했지만, 거기에 대해서는 알 수 없었기 때문에 염두에 두지 않았다. 자극과 그 결과만 있을 뿐 과정은 형이상학적인 부분으로 생각되어 과학적인 연구를 할 수 없었다. 하지만, 인지혁명이 일어나면서 그 사이의 블랙박스 안에서 일어나는 일에 대한 연구가 중요하게 여겨졌다. 그래서 일련의 심리학에 대한 연구와, 사람이 움직임을 조직화하는데 있어서 인지과정을 가장 중요한 것으로 보는 연구가 꽃핀다.

(6) 인지과정에 대한 실용적 관심

이 연구는 사람 자체를 위해서가 아니라 전쟁 때문에 탄생했다. 연구내용은 인간이 왜 특정 방식으로 행동하고, 움직이는가, 그렇게 행동하게 되는 뇌 속의 메커니즘은 무엇인가에 관한 것이었다. 그러한 행동을 이해하기 위해서는 블랙박스 내에서 일어나는 과정이 중요했다. 이로 인해서 이해의 과정, 주의력, 기억 등에 관한 일련의 연구들이 탄생하게 되었다.

컴퓨터 메모리에 관해 이야기할 때 장기기억은 하드디스크에 해당하는 것으로, 버퍼는 단기기억으로, 소프트웨어는 프로그램으로 보는데, 이런 개념들은 먼저 인간을 대상으로 한 연구에서 유래한다. 즉, 인간의 기억에는 장기적으로 인간의 경험을 저장하는 어떤 저장소가 있다는 것이 밝혀졌다.

또 다른 메커니즘으로는 단기기억이나 작업기억을 들 수 있는데, 장기기억장소로부터 작업하고자 하는 어떤 기억들을 끄집어내어 단기기억장소로 옮겨온다. 작업을 진행하면서 그 기억을 새로운 것들로 보다 풍부하게 만든다. 지금 우리가 하고 있는 작업이 그 좋은 예다. 우리가 기존에 가지고 있던 기억, 지식들을 장기기억장소에서 끄집어내어 단기기억장소로 가져온 다음, 그것들을 내가 지금 전달하는 지식과 통합하고 있는 것이다.

지금 말한 것은 일부일 뿐이다. 그 외에도 정보의 가공, 주의력의 역할, 지각 등에 대한 연구가 시작 되었다. 이런 일련의 연구들이 모두 블랙박스 내부에 대해 알아내기 위한 것이었다.

(7) 대뇌겉질에 대한 연구

신경심리학자들이 손상을 입은 환자의 동작이 변질되었을 때 그것이 뇌의 어느 영역과 관련이 있는지 연구하고, 그래서 그 뇌 영역의 기능이 어떤 것인지 밝혀내기 시작한 것이다. 바이오이미지-생물의 몸체를 촬영하는 기술-라고 부르는 기술을 통해서 건강한 사람의 특정 기능과 관련해서 뇌의 어느 영역이 활성화되는지도 알아낼 수 있었다. 이러한 과학적 지식을 배경으로 하는 신경생리학, 신경생물학, 신경심리학 등 분야의 여러 연구들이 재활치료이론의 변화 또한 촉진시켰다. 뿐만 아니라, 철학(정신과 몸의 관계), 교육학(습득 과정에 대한 연구) 등도 영향을 미쳤다.

3) 신경운동치료에 대한 비판

(1) 정보의 의식화

신경운동치료방식에서는 그 정보가 의식에 도달하지 못한다. 신경운동치료에서는 환자들이 어떤 것에 주의를 기울일 필요가 없다. 자신의 몸에 주의를 기울일 필요가 없고, 세상에 있는 물체에도 주의를 기울일 필요가 없습니다. 보바스는 '내 치료법의 장점은 지금 사고를 할 수 없는 환자, 어떤 것도 생각을 할 수 없는 환자도 다 받을 수 있는 치료법이라는 것이다.' 라고 했는데, 이는 신경인지치료의 주장과 상반된 것입니다.

환자들에게 회복을 위해서는 인지과정에 주의를 기울여야 한다고 말한다. 환자는 자신의 몸이나, 지금 보고 있는 물체에 관심을 기울이고, 손에서 느껴지는 촉각과 관련된 것에 주의를 기울여야 하며, 손가락이나 손목에서 느껴지는 정보에 관심을 기울여야 한다. 왜냐하면 인지화과정이 신경시스템의 재조직화를 생성해 준다고 믿기 때문이다.

(2) 지각가설

신경운동학자들이 또한 중요하게 생각했던 것은 반사이다. 절대반사, 즉 환자가 어떤 것도 선택할 수 없는 반사, 예를 들면 '낙하산 반응'이 있습니다. 이는 보바스의 생각인데, 이런 치료 방식은 환자가 어디 앉아 있으면 치료사가 한 쪽에서 어느 쪽으로 밀어서 필연적으로 환자가 팔을 뻗을 수밖에 없게 하는 치료이다. 이 방식에서 치료사가 하는 일은 반사 반응을 이끌어 내는 것이다. 여기서는 인지화, 주의력, 기억력 등은 중요하지 않았다. 이런 치료법은 뇌의 최상위 수준을 재조직화 하는데 아무 소용이 없다. 인간에게 반사를 이끌어내는 것이 아니라 인지를 이끌어 내야 한다. 즉, 인간이라는 시스템은 세상을 인식하기 위한 존재이다. 세상을 인식하기 위해서 세상과 상호작용 한다. 낙하산 반응 치료에 있어서는 환자가 세상에 대해서 어떤 것을 알 필요가 없다. 그냥 팔만 자동적으로 뻗기만 하면 된다.

이런 반사 대신 신경인지치료에서 중요하게 생각한 것은 지각가설이다. 지각가설이라 함은 즉, 사람이 손을 뻗어서 어떤 것을 만지려고 할 때 이 미지할 내용에 대해 가설을 세운다는 것이다. 사람은 지각에 대해 가설을 세움으로써 움직임을 이끌어 낸다. 이 지각가설은 최근 운동이미지 이론으로 진화했다.

(3) 예측기관 및 인지피드백의 구심화

신경운동이론과 신경인지이론 사이의 또 다른 대립은 자가수용체 피드백에 관한 것이었다. 신경운동치료에서는 환자의 동작, 행동이 뇌를 통하지 않고 자가수용체 피드백에 의해 수정된다. 관절에서 오는 정보를 피드백으로 사용했다. 즉, 관절에서 오는 피드백을 동작 수정에 사용했다. 신경운동학에서는 관절, 근육, 건에서 오는 정보를 많이 활용했다.

이 이론을 손과 관련해서 특히 비판했다. 신경인지치료에서는 환자가 손을 움직인다면 그것은 그가 촉각을 통해서 뭔가를 지각하려고 하기 때문이라고 주장했다. 그러므로 환자가 손을 움직이게 하려면 촉각을 사용할 필요성을 만들어줘야 한다고 했다.

(4) 언어의 사용

또 다른 마찰은 언어 사용에 관한 것이다. 신경운동치료에서는 언어를 아예 사용하지 않거나, 환자에게 지시하기 위해서만, 매우 대략적인 운동을 지시하기 위해서만 사용했다. 이런 방식의 언어를 비판했다.

현재 언어라는 것은 아주 복잡하고 다양한 상황에서 사용되고 있다. 언어를 환자들에게 인지적 문제를 제시하는데 사용한다. 훈련에 있어서 사용하는 언어는 하나의 문제이다. 환자가 해결해야 하는 과제로서의 문제이며, 이를 해결하기 위해서는 환자가 정신작용을 활성화해야 한다. 형체를 알아맞히는 것이나 물체의 표면을 알아맞히는 훈련에 있어서 환자의 언어는 그 문제 해결에 필요하다. 환자의 주의력을 환기시키고 특정 정신작용을 활성화하기 위해서 사용되며, 회복에 있어서도 유용하다.

언어에 있어서 특히, 환자가 사용하는 언어에 중요성을 부여하는데 환자가 어떠한 것을 설명할 때, 무엇을 느끼는지, 어떻게 느끼는지 설명을 할 때의 언어가 가장 중요하다. 어떤 은유를 사용하는가, 환자가 내적으로 가지는 개념, 예를 들어 환자가 자신의 몸에 대해서 어떤 생각을 가지고 있는가, 많은 환자들이 자기의 몸을 일종의 기계, 뇌에 복종하는 기계라고 보고 있다. 이러한 생각은 환자와 직접 이야기할 때만 알 수 있는 것이다. 환자가 자신의 몸이 기계적으로 움직이는 기계라고 생각한다는 것은 어떤 의미인가? 마치 커피 분쇄기 같은 기계로서, 몸을 뇌에 복종하기 위해 만들어진 기계라고 생각한다는 것은 어떤 의미인가? 이는 다양한 부품으로 이루어진 기계에서 몇 가지 부품이 망가진 것이기에 뇌는 건들지 않고 기계만 가지고도 작업할 수 있다고 생각한다는 것을 뜻한다. 그리고 몸의 각 부위들은 물리적 가치만을 가진다고 생각한다. 조금만 생각하면 이 개념이 얼마나 틀린 것인지 알 수 있을 것이다.

몸, 특히 손은 정신의 일부이다. 예를 들어 손가락이 모두 붙어있다면 여러분이 세상에 가치를 부여하는 방식이 달라질 것이며, 여러분이 세상을 느끼는 방식이 근본적으로 달라질 것이다. 많은 학자들이 사용하는 'mind embodied'라는 말은 몸 안에 마음이 포함되어 있다는 말로써, 정신과 몸 사이에 차이가 없다는 뜻이다. 이는 재활에 있어서도 매우 중요하다. 치료사들은 환자의 몸을 치료하려 하던지, 정신을 치료하려고 하던지, 항상 몸과 정신 두 가지를 동시에 다 사용하도록 해야 한다.

신경운동학에서는 몸만을 생각한다. 환자 자체가 자신의 몸을 기계라고 보는 한 재활치료 중에도 자신의 몸을 기계적으로 다룰 것이다. 환자들은 종종 뇌는 명령을 제대로 내리는데 몸이 뇌에 복종을 잘 하지 않는다고 말한다.

지금까지 살펴본 바와 같이 신경인지재활 치료에 대한 연구는 신경운동학에 대한 비판에서 출발되었다.

4) 신경인지재활 치료 시스템

인간도 시스템인데 인간의 경우에는 그 안에서 관계를 맺고 있는 많은 요소들의 관계가 바뀔 수도 있다. 시계와 달리, 시스템의 목적에 따라서 구성요소들의 관계가 바뀔 수 도 있다. 시계 시스템과 인간 시스템의 사이의 차이는 무엇인가? 시계 시스템은 단 한 가지, 시간만을 알려준다. 인간은 인간 안에 있는 요소들이 똑같아도 여러 가지 다양한 일들을 할 수 있다. 인간의 팔에 대해서 생각해보자. 인간의 팔에는 특정한 숫자의 뼈, 털, 피부, 근육으로 되어있다. 그리고 이것이 말초부위라도 이 팔이 움직이려면 뇌의 세포들도 필요하다. 시스템 자체가 그 상황과 받아들이는 정보에 따라서 시스템 내부에서 자신이 스스로 그 관계를 바꿀 수 있는 능력을 '자가 조직화'라고 한다. 이것은 재활치료에 있어서 매우 중요한 말이다.

인간과 동물이 가지고 있는 것인 '포이에오'이다. 인간 스스로 파괴된 부품들을 고친다는 것이다. 중추신경계 내에 두 가지 가소적인 부분이 있는데 하나는 신아포제네시스(synaptogenesis)이고 다른 하나는 뉴로제네시스(neurogenesis)이다. 이것은 중추신경계 내에서 손상된 세포 신경들을 대체하려는 것으로 새로운 세포 신경들이 만들어 진다는 것이다. 뇌출혈이 있을 때 손상이 있는 부위로 세포들이 간다는 것을 발견했다. 이것은 최근의 연구이다. 그렇지만 'Neurogenesis'라는 것은 60년대에 알트만이라는 젊은 과학자에 의해 밝혀졌는데 그 사실을 아무도 믿지 않았다. 인간이 태어났을 때 뇌는 이미 고정된 상태고 고정된 상태에서 결코 바뀌지 않는다고 믿었기 때문이다.

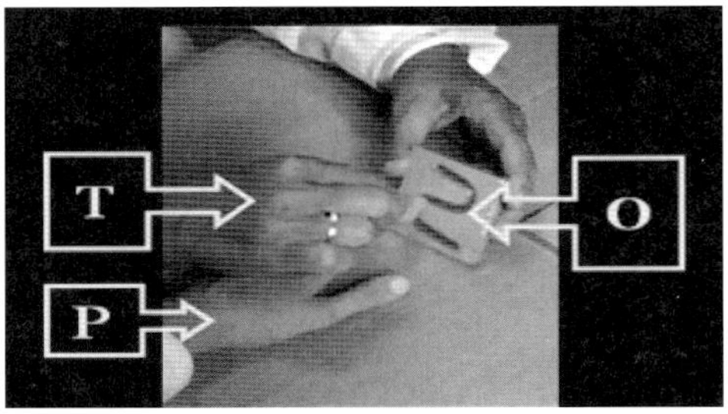

그림 4-10. 신경인지재활 치료 시스템을 구성하는 요소 (T ; 치료사, P ; 환자, O ; 물체)

치료사, 환자, 물체가 재활치료시스템을 구성한다(그림 4-10). 보바스가 아이를 공위에 올려놓고 밀 때도 치료시스템을 구성하고 있는 것이다. 치료사가 있고 아이(환자)가 있고 도구는 공이다. 신경운동치료와 신경인지치료의 차이는 치료시스템은 동일하지만, 여기서 바뀌는 것은 관계이다.

신경인지치료 시스템 내에서 맺는 관계는 의도

관계(intentional relationship)이다. 이 관계는 치료사의 '물체를 마주한 환자의 뇌가 어떤 방향을 지향하도록 할까'라는 의도에 종속되기 때문이다. 보조기구를 사용한 훈련에서 예를 들어, 환자에게 지금 단지는 글자가 무슨 글자인지 알아 맞춰보라고 과제를 냈을 때와, 지금 만지는 표면이 아까 만졌던 표면과 비교해서 더 매끄러운지, 혹은 거친지 맞춰보라는 과제를 냈을 때, 혹은 이게 무슨 글자인지, 이 글자 속에는 커브가 몇 개 있는지 물어봤을 때, 환자의 뇌에서는 각각 다른 부위가 활성화될 것이다. 즉, 곡선들을 분석할 때와 곡선의 폭을 분석할 때, 혹은 처음에 만졌던 것과 비교해서 더 매끄러운지, 거친지 알아볼 때 활성화되는 뇌의 영역은 각각 다를 것이다. 그리고 이것이 환자의 회복에 있어서도 각각 다른 역할을 하게 될 것이다.

즉, 치료사가 물체를 통해서 환자에게 활성화시키려는 것이 다르다. 이 두 치료 시스템 모두 환자를 재활시키는 것이 목적임에도 불구하고 신경운동치료에서 반사를 활성화시킴으로 치료를 하는 반면, 신경인지치료에서는 정신작용을 하게 함으로써 회복을 시킬 수 있다고 믿는다. 정신작용 그 대부분은 신경인지과정을 통해서 이루어진다.

2 신경인지재활 치료의 이론

어떤 훈련을 할지라도 하나의 이론에서 나온다. 재활에 있어서 이론은 한 환자를 어떠한 특정 관점으로 바라보는 것을 말한다. 즉 신경인지재활을 통해서 특정하게 관찰되어진 내용들을 살펴보는 것이다.

1) 신경인지재활과 운동이미지

신경인지이론에 대해서 살펴보면 왜 신경이란 말이 들어갔을까? 신경이란 말은 우리 중추신경계의 생물학적인 측면, 즉 신경세포들이 변화(modification)될 수 있는 능력, 중추신경계 내에서 시냅스와 축색돌기들이 만들어 지는 능력과 관련 있다. 그래서 훈련을 통해 새로운 시냅스, 새로운 연결, 새로운 결합을 만들어낼 수 있는데, 최근에는 새로운 신경세포들도 만들어진다는 것을 알게 되었다.

인지란 말은 인지과정을 통해서 생물학적 면모를 변화시킨다는 것이다. 그것은 인지과정이 우리 뇌에 유연성(가소성, plasticity)을 주어서 생물 작용을 변화시켜 준다는 것을 말한다. 유연성은 뉴런 내에 새로운 접속을 더 만들어 줄 수 있는 뇌의 능력이다. 즉, 물리적 생물학적 측면이 인지적인 정신 측면과 함께 작용해서 인지적인 측면이 생물학적인 측면에도 영향을 끼친다는 것이다. 그리고 생물학적 변화가 일어나면 그것이 다시 인지적 변화를 일으킨다. 그것은 다른 말로, 새로이 뭔가를 습득하면, 그것이 신경시스템의 세포에 생물학적 변화를 일으키고, 신경시스템의 세포가 변화하면, 이로 인해 뇌는 어떤 것을 더 잘 할 수 있는 능력을 갖추게 된다는 것이다. 예를 들면, 새로 운전을 배울 때 중추신경계의 세포가 활성화되고, 중추신경계에서 새로이 접속이 만들어지며, 이렇게 새로 형성된 접속들이 점진적으로 운전을 잘 할 수 있도록 뇌에 변화를 일으킨다. 이런 경험이 더 풍부해지면, 접속이 더 풍부하게 형성되면서, 평지를 운전하는 능력이나, 곡선, 오르막길을 오를 수 있는 능력도 발전하게 된다.

신경인지이론에 있어서 회복의 질은 환자 혼자 회복이 되는 경우도 있고 치료사가 이끌어서 회복이 되는 경우도 있지만, 이 두 경우 모두 인지과정이 회복의 질을 결정한다. 단순히 인지과정을 활성화시킨다는 것이 중요한 것이 아니다. 예를 들어 '주의를 기울이세요.'라는 말이 중요한 것이 아니라, '손가락 끝이나, 어깨에 주의를 기울이세요', '방향에 주의를 기울이세요'라는 말과 같이 '어떠한 것에 주의를 기울이세요.'라는 말이 중요하다. 주의를 기울이는 것 그 자체가 아니라 무엇에 주의를 기울이느냐가 중요한 것이다. 만약 훈련에 운동이미지를 활용한다고 하더라도, 어떤 인지과정을 활성화시켰는지가 중요하다. 그렇기 때문에 운동이미지와 주의력은 서로 조금 다른 인지과정이다.

2) 신경인지재활 치료의 원리

인간의 행동에 영향을 끼치는 요소로서 정신작용은 매우 중요하다. 주의를 기울여서 동작을 할 경우에, 주의를 기울이지 않고 동작할 때 보다 피질의 보다 많은 영역이 활성화된다. 이 인지과정은 인간이 세상에 의미를 부여하기 위해 세상과 관계를 맺을 수 있게 해준다. 내가 물체를 만질 때 거기에서 느껴지는 것 중 몇 가지 의미 있는 중요한 요소들이, 예를 들어 '이것은 펜이 아니구나.' 혹은 '이것이 커피는 아니구나.'라고 하는 식으로, 그 물체를 이해하고 거기 의미를 부여할 수 있게 해준다. 특히 이러한 인지과정의 활성화는 정상적인 사람들한테는 정상적으로 일어난다. 새로운 환경에 처했을 때도 마찬가지다. 이런 과정이 정상적인 사람들에게 있어서는 습득인 반면에, 병태를 가진 사람들에게 있어서는 '회복'이다. 즉, '재활' 이라는 것은 우리가 어떤 병이 있는 특정한 상황에서 이루어지는 습득과 비슷하다고 볼 수 있다.

이러한 신경인지이론의 개념에 대해 가장 많은 비판은 너무 정신적이고 너무 추상적이라는 것이다. 물론 신경인지재활에서도 근육, 경직, 동작 등을 다루지만, 다른 재활이론과는 차이가 있다. 신경인지이론에서 중요하게 다루고 있는 대상은 어떤 것인가? 그것은 동작이 행해지기 이전에 어떤 작용이 일어나는가 하는 것이다. 즉, 활성화되는 모든 인지과정들은 다 동작이 일어나도록 하기 위한 것이다. 1969년에, 동작이 행해지기 전에 이미 뒤통수마루엽과 앞이마엽이 활성화된다는 것이 밝혀졌다. 다시 한 번 정리하자면, 동작 자체가 중요한 것이 아니라 동작의 바탕에는 무엇이 있느냐가 중요하다.

신경인지는 생물학적인 현상이다. 리칸존(Recanzone)의 연구는 원숭이가 회전하는 원반 위에 손을 대고 진동을 습득하는 연구이다. 그림은 원숭이의 손인데 일차감각겉질(Primary Sensitive Cortex)에 대한 지도를 그린 것이다(그림 4-11).

오른쪽은 자극이 있기 전, 손가락의 2, 3, 4번에 해당하는 겉질 영역을 표시한 것이다. 그리고 동물에게 특정 시간 동안 진동파를 습득하게 한 후 손가락 2, 3, 4번에 해당하는 영역들을 관찰했을 때 활성화된 부위가 습득 전에 비해서 훨씬 더 넓어진 것을 볼 수 있다. 넓어졌다는 것은 그전에 비해서 확장이 됐다는 것이다. 리칸존의 연구는 촉각을 통한 인지과정이 중요하다는 것을 밝히기 위한 것이었다.

또 다른 연구에서는, 음악을 들으면서 손끝으로 서로 다른 진동의 차이를 습득하는 것과 손으로 진동을 느끼면서 서로 다른 음악의 차이를 이해하는

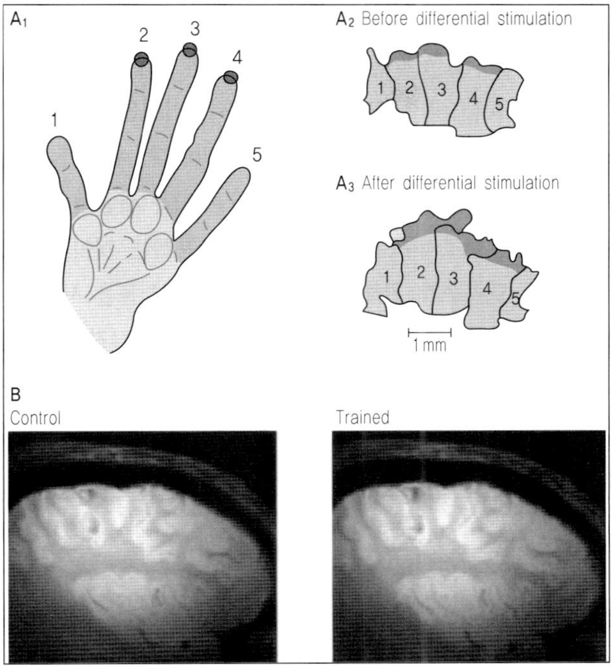

그림 4-11. 자극에 따른 원숭이 손의 일차감각 겉질의 변화
(A_2 ; 자극 전, A_3 ; 자극 후)

것이었다. 전자의 시험에서는 마루감각영역(parietal sensitive area)에는 변화가 있었지만, 청각영역은 변하지 않았다. 음악을 인식하는 후자의 시험에서는 촉각영역은 확장되지 않았고, 청각영역만 확장되어 있었다. 이 연구를 통해서 촉각 자극 그 자체가 뇌의 마루엽을 활성화시키는 것이 아니라, 주의와 인식작용이 중추신경계의 변화를 야기한다는 결과를 얻었다.

촉각으로 서로 다른 표면의 차이를 인식해야 하는데, 표면에는 미세진동이 발생한다. 이런 미세진동이 주의환기작용, 어떤 표면을 느끼고 있는가를 인식하려는 작용과 연결되면 앞의 실험과 마찬가지로 뇌의 활성화 영역이 확장되고, 새로운 신경연결이 만들어질 것이다. 이러한 훈련을 통해서 경직 문제가 있는 환자가 손가락을 움직일 수 있게 되고, 몇몇 동작을 할 수 있게 되며, 그 후에는 질적으로도 좋은 정확한 동작을 수행하게 된다. 그리하여 정신적인 영역에서만 변화를 일으키는 것이 아니라 행동 또한 변화시킨다

편마비 환자들에게 물체의 표면을 손바닥의 안쪽으로 만지게 하면 오히려 손바닥이 오므려지는 반사(grasp effects)가 오게 된다. 그렇지만 환자에게 손바닥 안쪽으로 표면을 주의를 기울여 인식하도록 하면, 인지과정이 이러한 과정을 더 이상 자극 그 자체가 아닌, 알고자 하는 인식활동으로 만들어주기 때문에, 손이 닫히는 대신 이완된다. 즉 정신작용이 일어나서 운동행위의 변화를 이끌어낸다.

소뇌이다. 왜 이것이 심각한 문제인가? 이 영역의 세포가 파괴된 것은 아니다. 다만 억제되어 있으면서, 손상된 영역과 같이 활성화되어야 할 때에 반응하지 않는다. 이를 탈억제화시키기 위해서, 즉 다시 활성화시킬 수 있도록 훈련을 해야 한다. 이것은 억제되어 평생을 갈 수도 있다.

최근 연구에 의하면 해리의 문제는, 대뇌손상을 입은 많은 환자들에게 있어서 특정 운동 능력이 회복되지 않는 원인이 된다. 재활성화시키기 위해서는 손상을 입은 영역들의 기능에 이 부분이 어떤 역할을 하는지 알아야 한다. 예를 들어, 시상과 소뇌에는 몸의 모든 말초부에서 정보들이 도달하는데 이 정보들이 중추신경계로 갔다가 말초부로 가기 전에 다시 소뇌로 돌아온다. 즉, 몸에서 오는 모든 정보의 신호 전달이 집중되는 곳이다. 이 문제를 해결하기 위해서는 그에 적합한 훈련방법을 사용해야 한다.

1) 방산반응의 해석

손목이나 손의 관점에서 방산이 일어났을 때, 혹은 언제 일어나는지를 보고, 이것을 잘 관찰하기 위해서는 제3자의 입장에서 관찰을 해야 한다. 또한 1인칭 관점에서 환자 스스로가 보아야 할 필요도 있다. 즉, 어떤 방식으로 이것이 이뤄지는지 보아야 한다. 예를 들어, 항상 같은 근육에서 일어나는지 어떤 다른 방산이 있는지? 동원과 관계가 있는지? 과연 제어 할 수 있는 가능성이 있는가? 주의력이나 지향을 통해서 이것을 제어할 수 있는가? 그러면 1인칭 관점에서 봤을 때 어떤 것이 중요할까? 방산 반응에 대해서 환자의 느낌은 어떠한지? 치료사는 반드시 환자에게 질문을 해야 한다.

치료사가 "건강한 부분과 비교 했을 때 어떤 차이가 있습니까? 이 쪽 하지에서 반대편과 비교 했을 때 무엇을 느끼십니까?" 라고 물었을 때, 환자의 대답이 같은지 혹은 바뀌는지에 주의를 기울이고, 같은 곳에 주의를 기울이는지 혹은, 비유를 사용한다면 어떤 비유를 사용하는지도 중요하다. 감각적인 면, 인지적인 면, 환상적인 면 중 어떤 요소에 중요도를 두는지도 중요하다. 예를 들어, '잠긴 듯한 느낌'이라고 한다면 감각적인 부분을 말하는 것이고, 팔꿈치가 접혀서 손이 가슴까지 온다면 인지적인 면을 말하는 것이고, '기분이 너무 안 좋고 무거워요'라고 한다면 환상적인 면을 말하는 것이다. 환자가 어떤 요소에 가장 중요도를 둔다는 것은 대단히 중요한 일이고, 환자가 표현하는 이미지가 어떤 상황에서 그러한 이미지를 갖게 되는지, 어떤 이미지를 갖고 있는지도 매우 중요한 요인이다.

2) 환자의 프로필 작성

우리가 앞에서 살펴본 편마비 환자의 운동특성 연구는 신경운동이론에 비해 굉장히 진화한 연구이다. 이러한 운동특성으로 환자가 어떻게 움직이는가 관찰했다. 이것은 마치 편마비 환자를 외부에서 관찰한 것과 같다. 그러나 환자가 왜 그렇게 움직이는가를 이해하기 위해서는 블랙박스 안에 무엇이 있는가를 확인해야 하고 그러기 위해선 환자의 프로필을 만들어야 한다. 프로필을 통해 이해하고자 하는 것은 '왜 그렇게 움직이는가?' 이다. 즉 어떻게 움직이는가에서 출발하여 무엇 때문에 그렇게 움직이는가를 살펴보아야 한다. 환자가 어떻게 인식하는가, 주의력은 어떻게 사용하는가, 자신의 몸에 대해서 어떤 말을 사용하고 있는가, 어떤

표 4-7. 신경인지재활 치료 전·후 프로파일

요소		Positive	정도		Negative	정도	
			6/2	7/3		6/2	7/3
자각 · 의식		신체의 인식 가능	+++	+++	환측에 대한 자각 부족	---	--
발병부터의 경과		발병 초기 치료받음 현재 회복되었다고 느낌	++ +	+++ ++	팔의 회복이 어려움	---	--
움직임 양상	신장반사	자세와 속도에 따른 변화 없음	++	+	전반적 낮은 신장반사 주의에 의한 개선 부족	--- -	-- -
	방산반응	안정된 자세에서 나타나지 않음	+	+	팔 올림시 얼굴, 체간, 팔에 출현 주의에 의한 개선 부족	--- ---	-- --
	원시적 스키마	팔 근위부의 올림 관찰됨	+	+	다양성, 선택성의 결여	---	--
	운동단위	주의에 의한 변화	+	+	수의적 움직임의 부족	---	---
인식 양상		모든 부위의 촉각 인식 양호 시간성, 모방의 인식 양호	+++ ++	+++ +++	공간성 인식 부족 도형 인식 부족 압각 인식 부족	-- -- --	- - --
주의 양상		일반적 주의 양호 주의의 선택성, 활성화 양호	+++ ++	+++ +++	두 부위 이상을 동시에 주의 기울이는 것 곤란	---	--
이디지 양상		신체 이미지 가능	++	++	시각적 이미지 근감각적 이미지 운동 이미지	--- --- ---	--- --- ---
언어 양상		일반적 언어 표현, 이해 가능	+++	+++	현상학적 표현이 어려움	--	-
학습 양상		전날의 치료 기억 가능	+++	+++	학습한 것 유지 가능	---	--

이미지를 갖고 있는가, 사고력을 어떻게 사용하는지, 어떻게 배우는지, 정보를 어떻게 구축해내는지 등의 이 모든 질문에 대한 답을 찾아냄으로써 환자가 왜 그렇게 움직이는가를 알 수가 있다.

우리가 이 요소들에 대해서 제대로 평가할 수 있다면 환자가 잘 움직일 수 있도록 만들 수 있다. 거기에 맞는 훈련을 통해서 각각의 특성을 개선할 수 있다. 일련의 요인들로 인해서 블랙박스에서는 빙산과 같이 일부만이 올라오게 된다. 프로필로 인해서 어떻게 환자가 움직일 수 있는가를 알 수 있다(표 4-7). 이 요소 각각의 원인이 중요한 것이 아니라 그것들의 관계가 중요하다. 이것들은 모두 분리된 것이 아니라 중첩되어 있으며 서로 긴밀하게 연결되어 있다는 뜻이다. 이것들 사이의 연관성으로 인해 특정한 운동특성이 나타난다는 것이다.

5 신경인지재활 치료관점의 손

1) 손과 세계의 상호작용

갈린베르티는 "손의 형태나 손의 진화는 인간 행동의 원인이 아니라, 결과이다." 즉 우리가 이렇게 손을 움직이는 것은 우리가 이런 손을 가지고 있었기 때문이 아니라 우리가 가지고 있던 어떤 특별한 필요에 따른 결과로 손이 이렇게 발전했기 때문이다. 그렇기 때문에 우리가 지금 이런 식으로 움직이는 손을 가지게 된 것은 모두 인간 진화의 결과로써, 우리 진화의 열매이며, 몸과 정신간 상호작용의 결과이다. 그렇기 때문에 우리가 손을 생각할 때는 단순히 손의 근육이나 뼈에 대해 생각하는 것이 아니라 뇌, 정신에 대해서도 생각해야 한다. 즉, 우리가 가진 이 손은 우리가 이 세상에 대해 가졌던 의도의 결과이며 우리의 세상에 대한 요구사항들의 반영이다. 이러한 개념을 기본으로 다음과 같은 질문을 던져보았다.

2) 손의 정보 메커니즘

손의 특기는 어떤 것인가? 즉 몸의 다른 부분은 가지고 있지 않는 손만이 가지고 있는 특수성은 어떤 것인가? 이것에 대해 앞으로 살펴볼 것이다. 다음 질문은 손이 도대체 어떤 필요에서 출발하여 이렇게 발전했나 하는 것이다. 그리고 마지막으로 던지는 질문은 이러한 형태를 가진 손을 통해서 중추신경계가 어떻게 자신에게 필요한 정보들을 받아들였나 하는 것이다. 그리고 이 모든 질문에 답하기 위해서 우리가 소위 '정보 메커니즘'이라고 부르는 연구를 하기 시작했다.

'메커니즘'이라는 말 자체는 기계, 어떠한 방식으로든 작동하는 기계를 생각나게 한다. 그 앞에 붙은 '정보'라는 말은 '손이 뇌에 필요한 정보들을 어떻게 구성해내는가'에 관한 것이다. 위의 질문들은 모두 왜 손이 이렇게 만들어졌는가, 왜 이렇게 조직화되었나를 이해하기 위해 던지는 질문이다.

물론 손이라는 것은 우리가 너무도 익숙해져서 당연한 존재라고 생각하는 것이기에 이런 식으로 생각해보는 것이 쉽지는 않다. 그래서 페르페티 선생님은 '손이 5개가 아니라 10개라고 생각해보라 그래도 지금과 똑같겠는가?' 또는 '손가락이 다 붙어있다면 지금과 같은 방식으로 물체들을 조작할 수 있겠는가?'라고 질문을 던지셨다. 그래서 손을 더 잘 이해하기 위한 연구를 진행하면서 손이 도대체 어떤 필요에 의해 이러한 형태를 가지게 되었는가에 대해서도 연구하게 되었다. 그래서 손이 세상과 어떤 상호작용을 하려고 했으며 세상에 대해 어떤 의도를 가지고 있었기 때문에 이러한 형태로 만들어졌는지 질문하게 되었다.

정보 메커니즘은 즉, 손이 어떤 특수성을 가지며, 어떤 정보들을 형성해 주며, 어떤 필요에 의해 탄생하게 되었나에 관한 것이다.

3) 손의 특이성

① 손은 어떤 물체를 3차원적으로 감싸서 쥘 수 있다. 손만이 자기 몸에서 어떤 물체를 3차원적으로 잡을 수 있고 탐색할 수 있다. 발로도 3차원적으로 비슷한 기능을 수행할 수 있지만 두발이 모두 필요하지 한발로만은 수행할 수 없다.

② 손은 눈이 보지 못하는 곳을 볼 수 있다. 이것은 시각으로는 검사할 수 없는 부분들도 손으로 만질 수 있다는 뜻이다. 즉, 물체의 뒤쪽이나 아래쪽도 만질 수 있다. 다시 말해, 눈으로 통제할 수 없는 부분도 촉각을 통해서 탐색할 수 있다.

그리고 또한 뭔가로 덮여있는 부분도 촉각을 통해 탐색할 수 있다. 예를 들어서 촉각을 통해서 천으로 덮여있는 부분의 부피나 밀도나 넓이도 탐색 수 있다. 천 아래에 어떤 규칙성(무늬나 결)이 존재하는지도 눈으로는 볼 수 없지만 손으로는 탐색할 수 있다. 탁자를 덮고 있는 덮개나 침대 시트를 만져봄으로써 그 아래, 덮여있어서 볼 수 없는 탁자나 침대가 어떤 소재로 되어있는지도 탐색할 수 있다.

③ 자신의 크기를 변형시킬 수 있다. 손은 몸의 많은 감각 수용체 중 하나다. 하지만 손만이 그 모든 감각 수용체 중에서 자신의 크기를 변형시킬 수 있다. 물론 특정 물체에 대한 나의 의도에 따라서 손에서 더 큰 감각 수용체를 선택하거나 더 많은 감각 수용체를 선택할 수 있다.

④ 동시에 여러 다른 과제들을 수행할 수 있다. 예를 들어서 손가락 몇 개로는 그 물체를 쥐고 또 다른 손가락으로는 그것을 탐색할 수 있다.

⑤ 여러 수용체의 표면에서 동시에 전달되는 정보들을 다각적으로 분석하고 종합할 수 있다. 더 이상 손의 생물학적 구조에만 한정하지 않고 손의 정보적인 면을 관찰하게 되었다(그림 4-13).

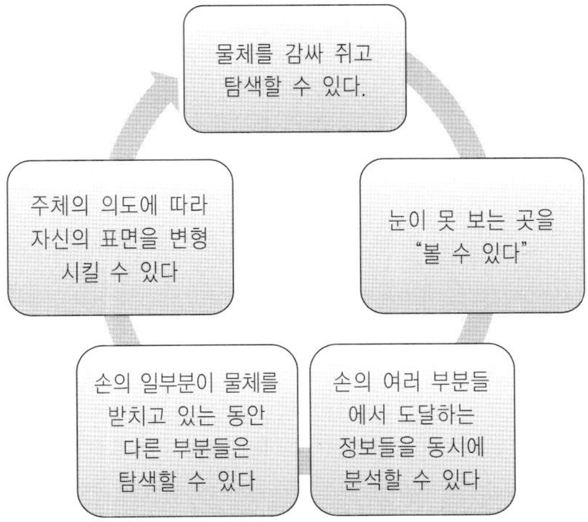

그림 4-13. 신경인지재활 치료에서 손의 특이성

6 신경인지재활 치료의 실제

운동 시 가장 중요한 3가지 요인은 몸은 표면을 받아들이는 수용기이고 회복은 습득의 과정이며 움직임이라고 하는 것은 내가 세상에 의미를 부여하는 과정이라는 것이다. 세상에 의미를 부여한다는 운동이 되는 것은 움직임이 세분화되어야 한다는 것을 말한다. 도형 판으로 실제 훈련하는 모습의 예를 통해서 이런 문제들을 확인해보자(그림 4-14~15).

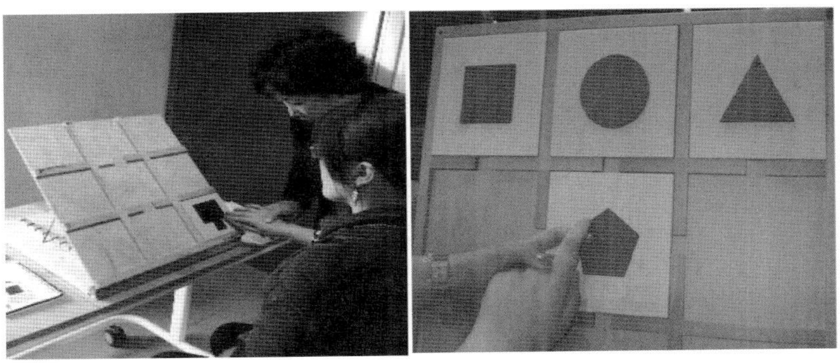

그림 4-14. 태블릿 훈련 1

표 4-8. 도형에 대한 태블릿 훈련 – 실습 1

<table>
<tr><td>
이것은 가장 전형적이고 중요한 훈련이다. 이 훈련을 위해 대단한 것이 필요한 게 아니고 2개의 나무판만 필요하다. 2개의 도형이 있는데, 환자에게 이것을 일단 이 형태를 쳐다본 다음 눈을 감고 도형을 생각해보고 그 다음에는 그 형태를 손을 이용해서 만져볼 것이라고 이야기 한다. 손을 천천히 잡고 손가락으로 그 형태의 모서리를 따라가게 한다.

T : (움직인 후) 이해가 되셨습니까? 이제 눈을 떠보세요. 지금 만져본 게 어떤 것이였습니까?
P : 원이요.
T : 그 모양을 느끼기 위해서 어떤 것에 주의를 기울이셨나요?
이게 원이라는 것을 어떻게 이해하셨나요?
P : 눈을 감기 전에 눈으로 본 것을 기억하였고, 어깨와 팔꿈치의 움직임으로 알았어요.
T : 손에서는 아무런 정보도 느끼지는 못하셨습니까?
P : 손에서도 느낄 수 있었어요.

다시 눈을 감게 하고 손가락이랑 그 형태의 닿는 부분에서 그 움직이기 전에 손으로 만졌을 때의 어떤 정보를 얻는지 보도록 한다. 손가락으로 접촉을 했을 때 움직이기 전부터 이미 사전적인 정보를 얻기 시작한다는 것이다.

T : 시작하겠습니다. (직선의 중간 부분에 손가락 끝을 접촉시킴)
접촉한 상태에서 손가락 아래에 어떤 형태가 있는지 알 수 있겠습니까?
P : 원 같아요.
T : 무엇으로부터 그 사실을 알게 되었습니까?
P : 꼭짓점은 느껴지지 않았고 곡선의 느낌이 들었어요.
T : (꼭짓점 위에 손가락 끝을 접촉시킴) 어느 방향으로 움직이고 싶으세요?
지금도 원이라고 생각하시나요?
방금 전 세웠던 가설을 바꾸시겠습니까? 지금 이 접촉부위에서 원인지? 수평선인지? 만약에 이게 원이라면 이렇게 느껴졌겠죠? 손가락을 더 부드럽게 해보세요. 그래야 더 잘 느껴집니다.
T : 2개의 차이가 있습니까?
P : 차이가 느껴져요.
T : 사실입니다. 차이가 있습니다.
</td></tr>
</table>

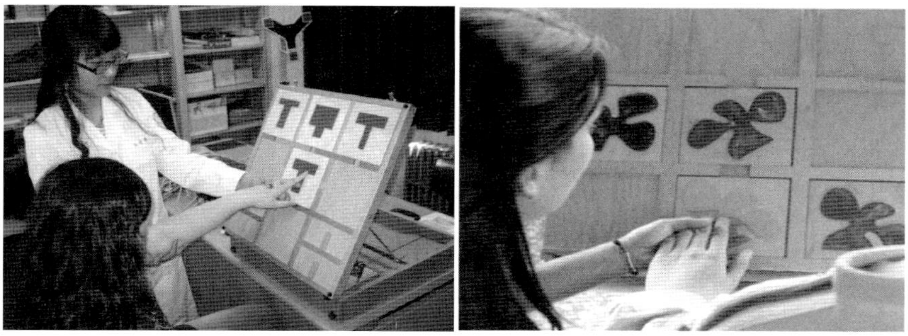

그림 4-15. 태블릿 훈련 2

표 4-9. 도형에 대한 태블릿 훈련 - 실습 2

T: 이 모양은 아까와는 다릅니다(알파벳의 'T').
먼저 봤던 2가지와 비교했을 때 뭐가 다릅니까? 질문의 의미는 이것이 다르다는 것을 알아채려면 어떤 요인에 주의를 기울여야 할까요?
P: 시각적인 요인입니다.
T: 일단 눈으로 알 수 있는 정보에는 색상도 있는데, 손으로 만졌을 때도 색상정보가 중요합니까?
P: 아니요.
T: 그러면 눈을 감고 이 형태를 알아보려고 했을 때 어떤 정보가 중요할까요?
모든 면의 길이? 아니면 어떤 특정 면만을 선택하시겠습니까?
지금 여기에서는 공간적인 정보가 중요합니다. 즉 길이입니다.
T: 첫 번째 훈련에서도 길이정보가 중요한가요?
P: 아닙니다.
T: 2가지 모두 공간정보가 중요했는데, 한 가지에서는 한 점과 한 점사이의 거리가 중요했고 아까 훈련에서는 방향이 중요했습니다. 이제 눈을 감고 해보겠습니다.
손끝으로 느끼면서 그 중 어느 것이었는지, 이 점에서부터 시작하겠습니다.
T: ('T'자) 어느 부분에서 시작하는지도 한번 생각해보세요. 이제 눈을 떠세요.
P: 네 맞습니다.
T: 어떻게 그것을 느끼셨나요? 이 전과 비교했을 때 무엇이 바뀌었습니까?
다시 눈을 감으세요.
T: 마음속에서 이것을 회전시킬 수 있었다는 말씀이신가요? 다시 한 번 뭐가 바뀌었는지를 보겠습니다. 눈을 감으시고 이해하셨어요? 뭐가 바뀌었나요? 아까 상황과 비교했을 때 또 바뀐 것이 무엇입니까?
P: 어깨의 위치가 아까보다 많이 올라갔습니다.
T: 그 형체가 어디에 있었는지를 어떤 것에 주의를 기울이셨습니까?
P: 어깨입니다.
T: 모양을 알아보기 위해서는 어떤 요인에 주의를 기울이셨습니까?
P: 손가락, 손가락 뿐 아니라 어깨와 손가락입니다.
T: 다시 한 번 해보겠습니다. 이제 앞에서 살펴본 2가지 예에 대해서 이해가 되셨습니까? 기하학적 모형이든, 글자든, 아니면 또 다른 것을 만져보라고 할 것입니다.

✋ 환자는 그게 무엇인지 모르기 때문에 생각을 많이 해보아야 할 것이다.

T: (움직임을 하면서) 아까처럼 처음에 만졌던 것과 뭐가 바뀌었는지 지금 여기까지는 아까 봤던 모양일 것이고, 여기까지 뭐인 것 같으세요? 아까 봤던 것 중에서 어떤 모양에 있는 선인가요?
P: 'T'의 직선 중 하나 입니다.
T: (조금 움직인 후) 아까 말한 대답을 바꾸시겠습니까? 똑같이 유지하겠습니까?
P: 바꿀래요.
T: 뭔지 한 번 말씀해보세요. 이 모양이 어떤 모양 같으세요?
P: 새 모양이요.
지금 우리가 연습해본 것이 하나는 기하학도형이었고 하나는 글자였고, 하나는 새 모양이었는데 지금 연습한 것 중에서 되도록 빨리 3개 중 어느 것이라고 이야기해 보세요.
T: 특히 앞의 3가지 형태 중 어느 것에 속합니까?
T: 여기서 시작해서 바로 뭔지 알 수 있으시면 말씀해주세요. 한 번 더 훑을께요. 전에 것과 차이가 있다면 말씀해보시겠어요?
P: 아까는 작게 움직였는데, 지금은 크게 움직임을 한 것 같아요.
T: 지금 눈 뜨시고 지금 한 것은 어느 것인지 보십시오. 바뀐 것이 크기인 것 같으세요?
지금 바뀐 부분이 뭔지 말씀하실 수 있으십니까?
P: 크기는 아니고요. 어깨부분이 많이 움직이니까 크기라고 착각했던 것 같아요.
T: 그러면 지금은 뭐라고 생각하십니까?

7 신경인지재활 치료의 특징

1) 동작을 요구하지 않는다

신경인지치료에서는 훈련마다 그에 적합한 근육의 긴장도(tone)가 필요하다. 명확한 동작을 요구하지 않는 이유는 뇌에 손상이 왔던 환자에게는 몸을 자유자재로 움직일 수 없다는 제약이 있어서 근육의 수축이 부정확한 방법으로 이루어지기 때문이다. 그래서 환자에게는 점진적인 동작이 요구된다. 구두로만 '정확하게 움직이라'고 하는 것이 아니라 환자에게 과제를 주는데, 그 과제의 난이도를 점진적으로 복잡하게 올리며, 이를 수행하기 위해서 환자는 동작을 하되, 수적으로 많은 동작보다는 질적으로 높은 동작을 해야 한다. 너무 앞서가는 동작을 요구하면 환자는 부정확한 동작을 하거나 혹은 아예 해 낼 수 없다.

2) 언어를 사용한다

치료사는 수행해야 하는 과제와 관련하여 환자가 자신의 몸을 정확하게 조직적으로 움직일 수 있도록 이끌기 위해서 언어를 사용한다. 치료사가 사용하는 언어는 환자 뇌의 특정 부분을 활성화시키기 위한 것이며, 환자의 동작을 재조직화 하는데 중요하다. 최근 몇 년간 치료사가 사용하는 언어는 바뀌고 있다. 초기에는 환자의 인지과정을 활성화시키기 위해 지시를 많이 사용했다. 물론 지금도 치료사가 주는 정보, 즉 어떤 정보가 중요하고 중요하지 않은가에 대해 주는 정보는 중요하다. 하지만 환자 스스로가 과제 해결을 위한 답을 이끌어내게 하기 위해서, 어떤 정보가 적합한 정보인지에 대한 치료사의 지시는 자제하는 편이다. '지금 이 훈련에서는 길이가 다르다는 것이 중요합니다'라고 가르쳐주는 것이 아니라 환자 스스로가 그 답을 찾아갈 수 있도록 유도하는 것이다. 예를 들어 앞의 훈련에서 목격했겠지만, 환자에게 계속 '무엇이 바뀌었습니까?'라고 물어봄으로써 환자 스스로가 인지과정과 자신의 몸을 통해서 그 차이를 자각할 수 있도록 이끈다.

어떤 동작을 훈련하기 위해서는 적합한 근육의 긴장도가 다르게 된다. 명확한 동작을 요구하지 않는 이유는 뇌에 손상이 왔던 환자들에게는 몸을 자유자재로 움직일 수 없는 제약이 있기 때문에 근육의 수축이 부정확한 방법으로 이루어진다. 그래서 점진적인 환자의 움직임이 요구된다. 구두로 명확하게 움직이라고 하는 것이 아니라 환자에게 과제를 주는데, 그 과제를 점점 복잡하게 주게 되고, 그것을 수행하기 위해서 환자는 동작을 하되, 수적으로 많은 움직임보다는 질적으로 높은 동작을 하게끔 한다. 너무 앞서고 과한 동작을 요구하면 환자는 부정확하게 하거나 제대로 할 수 없게 된다.

(1) 무엇을 느끼는가(What is he feels?)

접촉을 통해서 또는 움직이는 어깨를 통해서 무엇을 느꼈는가?

예) 움직임을 느낀다. 촉각을 느낀다.

(2) 어떻게 인식했는가(How he recognizes?)

느낀 바에 의미를 부여하는 것이다. 많이 움직였다는 것은 무엇을 의미하는가? 하고 자신에게 질문을 던져서 그것을 바탕으로 사고하는 것이다.

예) 많이 움직였으니까 큰 도형이다. 조금 움직

였으니까 작은 도형이다.

(3) 어떤 감정을 느끼는가(How to feels emotion?)

감정적인 면에서 내가 무엇을 느꼈는가? 감정적인 면에서도 차이를 느끼는 것이다.

예) 이것을 만졌을 때 더 좋은 기분이 든다. 이 도형이 더 맘에 든다. 이 동작을 할 때 더 좋은 느낌이 든다.

3) 주의집중과 기억을 해야 한다

왜 환자의 주의력을 상기시킬까? 신경생리학적인 면에서 인지과정에서 주의력을 환기시키는 것은 중추신경계의 피질을 더 많이 활성화시킬 수 있다. 물론 중추신경계의 피질부의 활성화 뿐 아니라 또 다른 부위인 소뇌, 기저핵도 활성화된다. 뇌의 A5구역이 주의를 환기시켰을 때 더 활성화되었다는 연구가 있다. 매번 또 다른 동작을 배울 때마다 더 많은 부분이 활성화된다. 재활치료라는 것은 잃어버린 동작을 새로 배우는 것이다. 그렇기 때문에 새로운 것을 다시 가르쳐줌에 있어서 중요한 것은 인지과정으로써 주의력을 이용하는 것이고 주의집중 옆에 기억을 추가한다.

4) 눈을 감는다

눈을 감게 하고 보면서 하지 않을까? 우리에게 매일 치료를 받으러 오는 사람들은 몸이 아픈 환자들이기 때문에, 몸이 지각하는 것에 대해 주의를 기울여야 한다. 시각을 배제하는 이유는 시각정보는 몸에서 지각하는 것보다 더 쉽고(economics information) 총체적인 정보를 주기 때문이다. 손상을 한 번 입은 사람은 시각 외에 다른 부분에서 지각하는 것이 더 어렵다. 그리고 동작을 진행하는데 있어서 시각정보는 반응의 결과적인 부분에만 영향을 미치고 반응의 과정에는 영향을 주지 못한다. 어떤 목표물을 조작하기 위해서는 몸에서 오는 중간정보들이 매우 중요하다.

두정엽(특히 7번 영역)에서는 시각정보와 체성정보가 모두 도달하게 된다. 고양이를 상대로 연구를 한 결과 새끼 고양이에게 눈을 감은 상태로 가둬서 6개월을 놔두고, 6개월 후 7번 영역을 검토했을 때 시각정보에 반응하지 않고 촉각정보에만 반응한다는 결과가 나왔다. 촉각정보가 7번 영역을 전부 지배한다는 뜻이다. 고양이들은 시각적으로도 아무런 이상이 없었고, 두정엽의 손상이 없었음에도 불구하고 눈이 먼 것처럼 볼 수 없었다. 이것을 역으로 생각한다면 대뇌손상이 있는 아기들은 교육을 할 때 시각을 중요하게 하고 촉각을 중요하지 않게 했을 때, 그 아기가 스스로 물체와의 관계를 형성하는 과정에서 정보를 얻는 것에 힘들어하게 된다. 그 아기의 7번 영역이 촉각정보에는 반응하지 않고 시각정보에만 반응하게 된다. 즉, 몸이 지각을 할 수 있는 가능성이 제외되는 것이다. 그래서 일본학자들의 글 중에서 재활의 결과가 좋지 않은 이유는 시각정보를 많이 사용하고 촉각정보를 많이 사용하지 않았기 때문이다.

5) 점진적으로 어렵게 한다

환자의 주의력을 계속 높은 수준으로 유지하기 위해서는 과제가 계속해서 어려워지는 것이 필요하다. 만약에 처음 과제가 너무 쉬워서 금방 쉽게 생각하고 할 수 있었는데 그다음 과제 또한 쉬웠다

참고문헌

김원령, 정원미. 실행증 환자에서의 인지운동치료가 수행력에 미치는 영향. 한국인지신경재활치료학회지, 1 : 25~32, 2010.

안시내, 이정원. 편마비 환자의 팔 기능 회복에 인지운동치료의 효과. 한국인지신경재활치료학회지, 1 : 43~56, 2010.

이정원. 건강인에서 이점식별과 압각 차이 인지의 상관성. 한국인지신경재활치료학회지, 1 : 1~9, 2010.

이정원. 인지운동 작업치료 도구 개발. 여주대학논문집, 제14권, 2006.

이정원, 안시내, 김영실. 기저핵 손상 환자의 인지과제가 뇌파에 미치는 효과. 한국신경인지학회지, 2 : 1~14, 2010.

정원미, 이정원. 인지운동치료: 재활치료 적용을 중심으로. 재활복지, 9(3) : 87~111, 2005.

정원미, 이선실, 이정원. 제6회 국제인지운동치료 Basic coures 자료집. 한국인지운동치료연구회, 2010.

정원미, 이선실, 이정원. 2009 master course note. 한국인지운동치료연구회, 2009.

정원미. 2010 master course note. 한국인지운동치료연구회, 2010.

Anokihin PK. Biology and neurophysiology of the conditioned reflex and its role in adaptive behavior. Pergamon Press, 1974.

Pantè F. La coscienza dell'azione nell'emiplegico. Riabilitazione Cognitiva, Anno 3 (1), 2002.

Perfetti C. Per un approfondimento della teoria cognitive della riabilitazione: proposta distudio. Riabilitazione Cognitiva, Anno 3(1), 2002.

Perfetti C. Der Hemiplegische Patient, Kognitiv-therapeutische Ubungen. Pflaum, Munchen, 1997.

Perfetti C., Pieroni A. Cervelletto e processi cignitivi, implicazioni riabilitative. Biblioteca AR Lurija, Forte dei Marmi, 1999.

Perfetti C. Rossetto F. L'immagine motoria come elemento dell'esercizio terapeutio conoscitivo. Ipotesi preliminari, Riab ed Appr 17 : 109, 1997.

Rizzello C. L'esperienza cosciente dell'esercizio terapeutico. Riabilitazione Cognitiva, Anno 3(1), 2002.

제4장 임상미술치료와 재활 (Clinical Art Therapy)

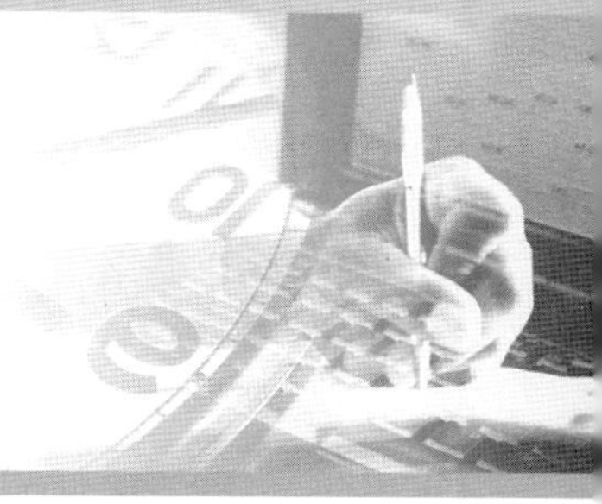

김 선 현

1 미술치료의 개념 (What is Art Therapy?)

미술치료(art therapy)란 미술과 의술이 접목된 비교적 새로운 형태의 치료법으로서 "미술활동을 통하여 환자의 심신(mind-body) 상태를 평가(진단)하기도 하고 질병의 치료나 증상의 호전을 도모하기도 하는 치료법"이다. 광범위한 의미에서 예술치료라고 하면 미술만이 아니고 음악, 연극, 시, 소설, 춤, 레크리에이션, 놀이, 작업 등 자기표현을 매개로 한 것을 모두 포함한 개념이지만, 좁은 의미에서 미술치료라고 할 경우에는 그림, 조소(sculpture and clay carving), 디자인, 서예, 공예 등의 미술 영역을 말하는 것이다.

미술치료에 관한 가장 흔한 질문은 "미술행위가 어떻게 질병을 치료하는 효과를 낼 수 있느냐"는 것이다. 미술치료에 있어서는 아스피린 두 알을 먹으면 열이 떨어지고, 항생제 주사 한 대를 맞으면 염증이 없어지는 것과 같은 일차적이고 직접적인 치료효과를 노리는 것은 아니다. 광범위한 심신의학의 차원에서 몸의 질환이 맘에 영향을 끼치고, 맘의 비정상이 몸에 영향을 끼친다는 심신 상관관계(psycho-somatic interrelation)의 틀 속에서 임상효과를 기대하고 있는 것이다.

완전한 참 건강(true well-being)은 신체적(physical)인 건강, 정신적(mental)인 건강, 정서적(emotional)인 건강, 사회적(social)인 건강, 영적(spiritual)인 건강이 두루 이뤄진 상태를 일컫는데, 미술활동(art activity)이야 말로 신체적인 요소, 정신적인 요소, 정서적인 요소, 사회적인 요소, 그리고 심지어 영적인 요소까지도 다 한데 아울러 포괄적(comprehensive)으로 다뤄 주는 총체적이고 종합적인 활동(integrative activity)이기 때문에, 미술치료는 맘의 자극을 통해 몸의 병을 다스리고 몸의 자극을 통해 맘을 다스리는 이차적이고 간접적인 요법이라고도 할 수 있고 동시에 쌍방향으로 작용하는 전일적(全一的)이며 총체적인 요법(wholistic therapy)이라고도 할 수 있다.

미술치료를 받기 위해서 미술에 소질이 있어야 되는 것은 절대 아니다. '그림 그리기에 소질이 있는 사람만이 미술치료를 받을 수 있고, 그런 사람들에게만 치료 효과가 있을 것'이라는 생각은 아주 잘 못된 인식이다. 사람은 정도의 차이는 있을지언정 누구나 다 어느 정도의 창의적 재능(creative talent)을 지니고 있다. 미술치료는 이렇듯 누구나 지니고 있는 창의성(creativity)을 발굴 향상시키고 이러한 창의성을 바탕으로 하여 환자가 미술활동이라고 하는 자기 표현적(self-expressive)이면서 창조적인 활동(creative activity)을 통하여 심신의 자연치유(natural healing)를 유도한다는 이론이다.

자연은 신의 작품이고, 예술은 사람의 작품이다. 의(醫, medicine)는 예술이다 - 즉 치유예술 또는 인술(仁術)이다. 자연은 자연치유력(natural healing power)의 작용으로 치유(healing)를 이끌어내고, 사람은 인술을 이용하여 치료(curing)를 유도 해 내는 것이다. 자연은 '자연의 창조적 힘(nature's creative power)'에 의하여 변화해 가는 것이며, 치유의 과정(healing process)은 자연의 창조적 과정의 일부일 뿐이다. 다시 말해서 치유과정(healing process)은 창조과정(creative process)이라 할 수 있다. 인간의 미술활동은 나름대로의 창조과정이기 때문에 이러한 창조과정이 심신의 치유과정과 직결된다는 것이다. 미술행위 자체가 자연치유력을 강화시킬 수 있다는 뜻이다.

미술치료라는 것은 미술활동을 통해서 개인의 갈등(frustration)을 조정하고 자기표현(self-expression)과 승화(sublimation)과정을 통해 자아성장(self-growth)을 촉진시키는 것이다. 자발적인 미술활동은 개인의 내적세계와 외적세계간의 조화를 이룰 수 있도록 도우며, 비언어적(non-verbal)인 커뮤니케이션 기법으로서 미술치료는 언어성 이미지(verbal image)와 시각적 이미지(visual image)를 통해 지금까지의 자기 상실, 왜곡, 방어, 억제 등의 상황에서 보다 명확한 자기발견(self-awareness)과 자기실현(self-realization)을 꾀하게 한다.

이렇듯 미술과 창조적 과정(art and creative process)은 모든 사람 속에 내재하는 비언어적 의사표현(non-verbal language) 능력이며, 미술행위가 심신의 이완(soothing)을 유도하고 스트레스를 감소시키고, 따라서 심신 질환의 치유를 돕기 때문에, 그리고 또 자기표현(personal expression) 능력을 향상시킴으로 사회 활동 요령도 개선시키고 의사소통 능력도 호전시키고 감각적 기술(sensory skills)도 강화시켜 주기 때문에, 미술치료가 전 세계적으로 통합의학(integrative medicine)의 일환으로 훌륭한 역할을 해 내는 새로운 치료수단(therapeutic modality)으로 각광을 받는 것이다.

미국을 비롯한 여러 의학 선진국에서 미술치료사의 역할은 미술과 심리학의 두 분야의 학문적 배경을 겸비한 전문가가 담당을 하며, 극히 최근에는 의료시설에서 임상경험까지 축적한 석사 박사 수준의 의료전문인으로 양성되는 경향이 확산 고조되고 있다. 미술치료사는 미술활동을 통하여 하나의 개인에게 치료를 제공하기도 하고, 부부나, 가족이나, 집단을 대상으로 치료를 제공하기도 한다. 물론 미술치료과정에서는 비언어적 의사소통(non-verbal communication)과 비언어적 표현(non-verbal expression)을 많이 사용하지만 동시에 언어적 탐구(verbal exploration)와 언어적 중재(verbal expression)도 아울러 이용하고 있다. 미술치료사는 직접적으로 환자에게 일차적 치료를 제공하는 치료사(primary therapist)로 일하기도 하고, 시설의 필요성에 따라 또는 환자의 치료 목표에 따라, 치료 팀 안의 보조적인 치료를 제공하는 치료사(adjunctive therapist) 역할도 담당한다.

미술치료사가 제공하는 의료 서비스는 다양하다고 할 수 있는데, 여기에는 예방적 서비스(preventive service), 진단적 평가(diagnostic evaluation), 치료와 치료 후 평가(treatment and assessment) 등이 포함된다.

2 미술치료의 역사적 배경 (Historical Background of Art Therapy)

미술치료의 근원적인 뿌리는 선사시대로 거슬러 올라갈 수 있다. 원시인들은 자신과 세계의 관계를 동굴벽화에 표현하고 심상으로서 실존의 의미를 추구하였다. 그 예로 암각화에 황소나 여러 기하학적 문양을 그리는 행위에서 성공적인 사냥의 소원과 풍요를 바라는 마음을 투사시켜 종교적, 정신적 의식을 상징적인 도형으로 많이 표현하였다. 우리나라에서도 예외가 아니어서, 불안한 마음을 극복하기 위해 '부적을 통해 믿음'으로서 심리적 안정과 액땜의 의미로서 사용하였으며, 민화를 통해 무병과 장수 부귀와 영화 등 소원을 상징적인 동식물로 표현하였다. 인디언들은 질병에 따라 다른 그림을 그림으로서 질병을 완치하려고 하였다. 미술행위에 대한 심리적 인식은 플라톤(Plato)의 글에서도 볼 수 있다. 플라톤은 인간의 정서를 변화시키는 미술행위의 힘을 인식하긴 하였지만, 동시에 미술행위가 올바른 정신을 해치고 격정을 불러일으키는 부정적 측면도 있다는 것을 지적하였다.

오늘날의 미술치료는 치료적인 측면으로 이해되기 시작한 것은 19세기부터이며, 무의식과 상징화의 중요성을 부각시킨 프로이드(Freud)와 융(Jung), 프린츠호은(Prinzhorn)의 역할이 컸던 현대 정신의학과 함께 성장해 왔다. 프로이드는 꿈과 같은 경험을 사람들이 시각적으로 받아들이기 때문에 그것을 언어로 표현하기보다는 그림으로 표현하는 것이 더 용이하다고 지적하였으며, 융은 무의식적 환상이나 느낌을 의식적 노력을 통해 시각적인 형태로 표현하였다. 프린츠호은은 정신질환자에게는 고독과 가까운 자폐적 성향과 이에 반대되는 창조적 충동이 폭발하고 있다고 지적하였고, 질환이 진행되는 동안 외부세계와 대화할 수 있는 매체로 미술이 사용될 수 있다는 점을 언급하였다.

그 이후 심리학자, 정신의학자 등에 의해 많은 논문과 문헌이 발간되면서 미술치료는 발전하게 되었다.

(1) Tradieu(1872)는 정신질환자 그림에 관심을 갖고 갈등을 해소하려고 하였으며,
(2) Ricci(1887)는 어린이 예술과 이태리 볼로냐의 아동 그림해설을 출판하였고,
(3) Barnes(1893)는 아동화 연구 논문을 발표하였으며,
(4) Freud(1905)는 한스 아동치료 시에 그림 그리기를 실시하였고, 특히 안나 프로이드는 그림의 의사소통 유용성 측면을 강조하였다.
(5) Naumburg(1914)는 Walden 학교에서 미술치료를 실시하였으며, 1940년대 정신분석 미술치료를 실시하였다.

(6) Goodenough(1926)는 인물화에 의한 지능검사(DMT)를 개발하였고,

(7) Mosse(1940)는 핑거페인팅(Finger Painting)을 성인을 대상으로 하여 적용하였다.

(8) Buck(1948)은 HTP 성격검사법을 개발하였고,

(9) Machover(1949)는 인물화에 의한 성격검사(DAP)를 개발하였다.

(10) Ulman(1961)이 "Bulletin of Art Therapy"의 창간호에 실린 논문에서 "미술치료"라는 용어를 처음 사용하였다.

그 외에도 역사 상 미술치료 발전에 공헌한 사람들 중에는 Despert, Levy, Kramer, Lowenfeid, Kwiatkowska, Kollogg, Bing, Burns, Hill, Kaufman, Steiner, Winnicott, Rubin. Weadson 등이 포함된다.

일부 나라 별로 미술치료 발달의 발자취를 더듬어 보면 다음과 같다.

1) 독일 미술치료의 배경

19세기 초반, 독일의 정신병원 의사들이 미술활동을 작업치료라는 포괄적 관점의 한 부분으로 환자치료에 미치는 예술적-정서적 효과로 받아들이면서부터 시작되었다고 할 수 있다. 그러나 이 시기에는 미술치료라는 구체적인 개념은 아직 사용되지 않았다. 미술치료의 필요성을 일반적으로 인식하게 된 것은, 19세기 후반 산업화에 따른 기계문명이 급속하게 발전하게 되고, 기술의 발달만큼 인간의 정신 병리적 현상도 증가하게 되는 시대적 현상에 의한 것이다.

독일의 정신과 의사였던 프린츠호온(Prinzhorn)은 1919년에서 1921년까지 정신병원의 환자들이 그린 5,000여 장의 그림, 소묘, 콜라주, 조소 등을 수집하여, 1922년 (정신병자들의 그림)이라는 책으로 출판하였다. 그는 여기에서 조형 예술과 심리학과 정신 병리학에 대한 논의를 통하여, 미술활동이 환자들의 심리에 접근하는데 중요한 의미를 지니고 있다는 것을 제시하였다. 미술활동을 정신 병리적 관점에서 소개한 이러한 시도는 그 시대의 화가들, 예를 들어 클레, 에른스트, 뒤 뷔페, 브르통 등에게 큰 영향을 끼쳤다. 또한 그 시기에 심리학과 문학과 미술 분야에서는 인간의 무의식에 관심이 높아지면서, 예술적 표현을 통하여 인간의 내적 세계를 이해하고 분석하려는 시도가 활발해졌다. 이러한 점에서 프린츠호온은 독일에서 미술치료의 시작과 발전에 중요한 역할을 한 인물이라고 할 수 있다. 의사들뿐만 아니라 정신분석가인 로샤나 안나 프로이드도 환자들의 그림에 대한 연구를 하였고, 융(Jung)도 그의 분석심리학에서 환자들의 그림을 분석하며 치료에 적용하였다.

2차 세계대전 중에 히틀러에 의한 예술의 탄압과, 50년대에 항정신약이 정신과 치료에 주도적 역할을 하면서, 미술치료는 오히려 주춤하거나 주의를 끌지 못하는 상황을 맞게 되었다. 그러나 60년대에 들어오면서 미술치료에 대한 재고가 새롭게 이루어져 학문으로 정착하는 과정을 거치게 되었다. 대표적으로 인지학(anthrosophie)의 창시자인 슈타이너(Steiner)사상에 영향을 받은 퀴츠(Putz)는 1964년 예술을 치료적 도구로 사용하여 인간의 교육에 기여한다는, 즉 예술의 새로운 기능으로서 "미술치료(Kunsttherapie)"라는 개념을 처음으로

사용하였다. 독일에서는 미술치료적 개념은 미술교육적 개념에서 유래되었다고 할 수 있다. 독일은 1980년대 이래로 미술치료사가 직업으로 인정받게 되었다. 그 이후로 독일은 미술치료가 게슈탈트 치료적 관점, 인지학적 관점, 정신분석적 관점을 지닌 학자들에 의해 다양하게 독자적 노선을 걷고 있다.

2) 미국의 미술치료의 배경

미국에서는 1907년 이래로 정신과 병동에서 환자들이 미술가들의 지도 아래 미술활동을 시도한 것을 미술치료의 출발로 보고 있다. 그러나 미술을 심리치료적 관점과 연계하여 인식하게 된 것은 1940년대 초반이다. 이시기에 미국에는 유럽의 정신과 의사들에 의해서 미술표현에 대한 정신 병리학적 작업이 활발하게 소개되었다.

대표적으로는 정신분석이론에 근거한 나움버그(Naumburg)와 크레머(Kramer)에 의해서 미술치료가 새로운 영역으로 자리 매김하여 발전하게 되었다. 나움버그는 환자들의 심리치료에서 주로 하는 언어적 형태를 발전시킨 미술표현, 즉 무의식에서 표현된 상징적 내용과 그림 과정과 그림과의 대화를 중요시 하였다. 그에 비해 2차 세계대전으로 체코에서 미국으로 이민 온 화가이며 교육자인 크레머는 미술치료에서 미술의 입장과 미술 교육적 관점을 중시하였다. 또한 크레머는 프로이드의 승화이론에 입각하여 미술을 방어기재를 분출하여 승화(sublimation)를 이끄는 지름길로 여겼다.

키아트코브스카(Hana Yaxa Kwiatkowska)는 미국 국립정신건강연구소(National Institute of Mental Health)에서 1958년 처음으로 미술치료를 시작했는데, 대상은 급성 정신분열증 환자에서 신경증 환자에 이르기까지 다양했다. 그밖에도 미국에서는 미술가이며 심리학자인 레비(Levy), 미술치료를 대학과정에 도입한 레빅(Levick)과 로빈슨(Robbins), 랜드가르텐(Landgarten), 와데슨(Wadeson) 등이 50년대와 60년대를 거쳐서 오늘날까지 미술치료의 발전에 기여하고 있다.

3) 영국의 미술치료의 배경

영국의 미술치료 발전에 기여한 대표적 인물은 미술가 힐(Hill)이다. 그는 2차 세계대전 중에 군 요양소에서 환자로 있으면서 무료함과 스트레스를 극복하기 위하여 그림을 그리기 시작하였다. 그에 영향을 받은 다른 환자들도 조형예술을 매개로하여, 자신들의 병에 대한 고통과 불안과 죽음을 표현하기 시작하였다. 힐은 창의적 활동의 치유적 힘을 직접 체험함으로써 미술의 치료적 역할을 사회에 알리는데 열정적으로 헌신하였다. 이러한 노력으로 인하여 그는 1946년 영국의 국립정신과 병원에서 최초로 정식 미술치료사로 인정받게 되었으며, 그 이후로 미술치료사들의 배출이 이루어졌다. 그러나 영국은 미술치료사를 위한 특별한 교육제도가 없었기 때문에 1960년까지는 미술교육에서 치료적 모델을 찾았으며, 1970년대에 들어와서 미술치료와 미술교육이 분리되었다. 그럼에도 불구하고 영국의 보건복지부에서는 1980년까지 공식적으로 미술치료를 작업치료에 포함시켰다가, 그 후에 미술치료를 독립된 전문 분야로 인정하게 되였다.

4) 일본의 미술치료의 배경

일본에서는 “임상미술사는 임상미술의 커리큘럼

을 개발하고, 현장에서 미술치료를 실시하는 전문가"로 인정하고 있는바, 임상미술사의 육성은 1997년에 예술조형연구소의 양성과정에서 처음 시작되었다. 2002년에는 임상미술사의 사회적 지위 확립과 사회 공헌을 목표로 일본임상미술협회가 설립되었고 양성기관은 협회에서 지정하였다.

현재 임상미술사를 양성하고 있는 기관은 아트테라피/베데스타 임상미술사 양성 강좌, 지방자치제 주최 양성 강좌, 임상미술사 속성 강좌, 대학 등으로 비교적 빠른 속도로 보급 확산되고 있는 실정이다. 특히 동북복지대학과 감성복지연구소를 비롯한 여러 시설에서 미술치료가 활발히 행해지고 있는데, 이 중에서도 감성복지연구소에서는 노인들의 뇌기능을 연구하고 데이터를 수집하여 과학적인 미술치료 프로그램을 개발하고 있다.

5) 한국의 미술치료의 배경

고조선시대의 제천의식, 고구려의 고분벽화, 통일신라시대에는 개인기복의 무격신앙, 고려말기부터 현재와 비슷한 굿의 형태 등을 역사적 관점으로 더듬어 볼 때, 전통적 제의체제가 미술, 무용, 음악, 신앙 등이 복합적으로 어우러진 예술치료의 시작으로 볼 수 있겠다. 2천 여 년의 역사를 지닌 우리나라의 전통의학인 한의학에서는 "육욕(六慾)과 칠정(七情)을 다스리라"는 가르침을 심신의학의 골자로 삼고 있다.

1960년 국립 서울 정신병원에 정신건강 전문가 및 작업치료사를 중심으로 산발적으로 미술치료가 시행되다가, 1982년 정신과 의사들이 주축이 되어 정신의학계 산하단체로서 '한국임상미술학회(음악, 미술, 무용)가 창립되었다. 1991년에 대구대학교 재활과학 대학원에서 미술치료가 정규과정으로 개설되었고, 1992년 한국미술치료학회가 창립되고, 1995년에는 한국표현예술심리치료협회가 창립되고, 2005년에는 미술가, 의사, 한의사, 심리사, 상담사 등이 참여하는 대한임상미술치료학회가 창립되면서 통합의학으로서의 미술치료가 새롭게 시작되었다. 특히 CHA 의과학대학교에서 2001년에 설립한 보건복지대학원에 임상미술치료 전공과를 개설한 것을 필두로 전국적으로 여러 형태의 미술치료 교육과정 신설이 해마다 증가하고 있는 추세에 있다.

3 미술치료의 이론적 배경 (Theoretical Approach of Art Therapy)

여러 전문가들에 의한 다양한 미술치료적 접근법을 정리하면 다음과 같다.

1) 정신역동적 접근 (psycho-dynamic approach)

(1) 크레이머(Edith Kramer, 1971)의 견해

"치료로서의 미술(Art as therapy)" 개념을 주장하였다. 주로 아동을 대상으로 하고 승화(sublimation)를 중요하게 다루었다. 즉 미술작업과정을 통해 자신의 갈등을 배설하고 파괴적 에너지를 전환시키는 것에 주목하여 미술창작 자체로 치료적인 효과를 보인다는 것을 주장했다.

(2) 나움버그(Margaret Naumburg, 1987)의 견해

"치료에서의 미술(Art in Therapy)" 개념을 주장하였다. 정신분석적 접근으로서 환자들에게 주제를 주기보다는, 자기가 그리고 싶은 것을 마음대로 그리는 자발적 그림(spontaneous drawing)을 중요시하고, 그림을 환자의 내적 상태를 표현한 상징적인 말(symbolic speech)로 보았다.

(3) 울만(Elinor Ulman, 1992)의 견해

정신분석적 틀 안에서 인간의 내적 갈등(frustration)과 승화(sublimation)의 중요한 두 개념을 도입하고, 크레머와 나움버그 두 사람이 치료나 미술 쪽에 치우친 점을 수정하여 통합적인 미술치료를 개발하였고 미술치료를 독립된 분야로 발달시켰다.

2) 인간중심적 접근 (humanistic approach)

인본주의적 미술치료는 정신분석적 미술치료 다음으로 많이 시행되고 급속한 성장을 하고 있는 미술치료이다. 로저스(Rogers)는 '사람은 자신의 운명을 변화시킬 수 있는 능력이 있다'고 했다. 따라서 자기실현적(self-realization) 요소를 줄 수 있는 창조과정을 치료의 본질로 보고 미술을 창조과정으로써 활용하였다. 또한 인간을 분해할 수 없는 통합된 실체로서, 사회체계 속에 한 구성요소로 보아, 치료도 개별적으로 하기보다는 집단으로 많이 시행하였다. 그러므로 인본주의적 미술치료는 미술의 창조적인 과정(creative process)을 통해 서로 상호 관계를 가지면서, 자아를 높이고 동일감(identity)을 발달시켜 사회적응력을 키우게 하는 것이다. 또한 게슈탈트(Gestalt) 미술치료에서는 전치성, 통합, 지금-여기, 느낌에 대해서 미술치료를 사용하였다.

3) 행동, 인지, 발달적 접근 (behavioral, cognitive, developmental approach)

행동주의적 미술치료에서는, 모든 행동은 환경이나 상황에 의해 법칙으로 결정되며 예측과 통제가 가능하다는 이론으로, 여기에는 행동치료(behavioral therapy)와 행동수정(behavior modification)이 있는데 특히 행동수정은 목표행동과 체계적인 단계를 정해놓고 '강화와 자극'을 통해 행동을 변화시켜 나간다. 이러한 이론을 바탕으로 한 행동주의적 미술치료(behavioral art therapy)는 특수교육장에서 발달장애아동, 정신지체아, 정서장애아에 많이 활용되는데, 장애아동에게 표현력을 증진시키거나 새로운 재료를 적응시키는데 효과적이다. 또한 인지주의적 미술치료(cognitive art therapy)는 인지학습을 통해 일반적인 성숙을 도모할 수 있다는 이론으로 특수교육장에서 언어능력에 장애가 있는 아동에게 많이 활용된다. 정상아동이 언어능력의 발달에 의해 자연스럽게 얻을 수 있는 기본적 인지 기능인 분류(class), 공간(space), 연속적 질서(sequential order)개념을 시각적인 매체 즉 미술을 통해 발달시키는 것이다.

4 미술치료의 의의 (Rationale Art Therapy)

미술치료는 왜 하는 것이며, 어떠한 효과를 얻을 수 있으며, 어떠한 장점을 지니고 있는가 하는 점을 열거하면 다음과 같다.

(1) 미술치료는 말로 표현할 수 없는 것을 표현한다.

사람에 따라서는 언어 능력이 더 발달한 사람이 있고, 반대로 시각적 공간적 능력이 더 발달한 사람이 있다. 미술은 치료자와 환자 간에 언어적, 비언어적 대화를 하도록 도와준다. 미술을 통한 표현이 그들의 상태를 제대로 알릴 수 있게 하고, 아픔뿐 아니라 자신의 강점, 단점, 능력까지 보여 주도록 한다. 환자의 그림은 그가 관심을 갖는 내용과 심리상태가 직접적으로 표현될 수 있으므로 환자의 상태를 이해하는데 도움이 된다.

(2) 미술치료는 카타르시스(catharsis, 감정적 해방)를 가져온다.

카타르시스는 글자 그대로 정화(淨化)를 의미한다. 이는 고통을 덜기 위해 강렬한 감정을 방출하고 표현하게 한다. 미술창작 활동을 하면서 괴롭고 고통스러운 감정으로부터 안도감을 주는 정화를 가능하게 한다. 특히 미술작품을 하는 동안에 생리학적인 반응도 뒤따른다. 인간의 창조적인 활동은 우울과 관련이 있는 뇌의 세로토닌의 분비를 증가시키고, 미술표현을 통해 내적 안정과 평안을 찾기 위한 명상처럼 미술을 경험한다.

(3) 미술은 환자의 생각과 느낌을 깊게 해 주며, 치료자가 더 깊이 있게 파악하도록 돕는다.

미술치료사에 의해 적절하게 잘 선택되고 제시된 주제는, 환자로 하여금 그 주제를 중심으로 생각할 시간을 갖게 하고, 그 주제에 대해 준비할 수 있게 해 준다. 환자는 그림을 그리는 동안 생각과 느낌이 깊어지며, 그림을 그리고 나서 치료자와 상호작용할 때 더 깊은 수준까지 갈 수 있게 된다.

미술은 환자의 생각이나 느낌 등 의식 상태뿐만 아니라, 그의 무의식 상태까지 알려준다. 무의식이란, 의식할 수 없으나 심리적 기능에 잠재적으로 영향을 줄 수 있는 내용과 과정의 체계이다. 이 무의식은 의식과정과 질적으로 다르며, 갈등적인 모습이 많다. 따라서 무의식이 변형 없이 표출되기가 쉽지 않은데, 이러한 무의식의 심층적인 이해를 위해서는 그림에 나타나 보여지는 상징적 그림을 그리는 동안 보여주며, 행동은 풍부한 행동 관찰을 제공해주며, 그린 사람이 자신의 그림을 어떻게 보는가 하는 것은 투사적 자료로 사용될 수 있다. 그리고 그림은 환자의 병리나 문제에 대한 하나의 자료가 되며, 치료과정에서 환자의 치료 진행과정 정도를 알아보는 효과적인 비교 준거를 제공한다.

(4) 환자가 미술을 즐기게 되면 긴장이 완화되고 치료과정에 더 깊이 몰입하게 된다.

모든 환자가 다 미술활동을 즐기는 것은 아니다. 그러나 분명히 미술활동을 즐기는 환자가 있고, 처음에는 거부하다가도 즐기게 되는 환자도 많다.

익숙하지 않은 환경에 노출되어 심리적으로 위축되고 긴장해 있는 환자가 처음 평가를 받으러 오는 상황일 때 환자에게 민감할 수 있는 치료적 사안들을 이야기 한다는 것이 결코 쉽지도 않으며 생산적인 대화가 잘 이뤄지는 것도 아니다. 이때 미술은 그것이 지닌 유희적 속성과 친밀감 때문에 환자가 덜 불안해하고 상황을 덜 무섭게 느끼게 됨으로써 치료자와의 작업을 보다 몰입할 수 있게 해 준다.

(5) 미술은 실제 행동이고, 시간이 흘러도 보존되는 구체적 결과가 있다.

미술작업은 실제 행동이므로 뒤돌아서더라도 결과가 남아 있다. 환자가 변화하는 과정은 대개 작고 지루한 조그마한 단계들로 이루어진다. 자신의 문제와 고통에 익숙해져버린 환자들은, 자신에게 일어난 작은 변화를 놓치거나 간과하기 쉽다. 이때 지치고 피곤한 환자에게 자신의 변화과정을 시각적으로 제시한다는 것은 매우 중요한 일이다. 이렇듯 뚜렷이 보이는 변화는, 환자가 다시금 희망을 가지고 끝까지 치료 작업을 해나가도록 격려하게 된다.

(6) 미술활동은 개인이 적극적으로 참여하는 활동이다.

환자가 참여하는 치료적 작업이 성공적이기 위해서는, 항상 단계적(progressive)이고 예방적(preventive)이고 개인적(personalized)이고 참여적(participatory)이어야 한다.

환자가 행하는 미술활동은 작품을 구성하고 배열하고 혼합하면서 만지게 되고, 풀칠하고, 붙이고, 색칠하고, 형태를 완성하는 등의 참여적 행동인 것이다. 자신의 손으로 직접 무엇인가를 만들고 독특한 어떤 것을 만들 수 있다는 것을 깨닫는 창조과정(creative process)은 명백한 치료의 장점을 가진 효과적인 경험이다.

(7) 미술은 자존감(self-esteem)을 높여주고 통제력을 키워줘 삶의 질을 향상시킨다.

자신의 것을 가진다는 것은 참 소중한 일이다. 미술치료 환자들 중의 다수가 자기 자신의 작품에 대한 가치를 새롭게 깨닫곤 한다. 처음에 환자들은 자기 작품이 예쁘지 않으면 어떻게 하나 걱정을 많이 한다. 그러다가 차츰 치료를 해 나가면서, 중요한 것은 사물의 묘사 능력이 아니라 작품이 갖는 의미라는 사실을 알게 된다. 그러면서 다른 사람들 눈에 어떻게 보이는가 하는 문제는 이차적인 것이 되고 자신의 눈에 의미 있고, 가치 있는 대상을 갖게 되는데, 이것이야말로 미술치료를 통해 얻을 수 있는 매우 귀한 경험이 되는 것이다.

5 미술치료의 임상적 응용

미술은 어떤 연령층이나 어떤 능력수준(ability Levels)의 사람에게나 다 자연스럽다. 미술이라고 하는 것은 언제 어느 때라도 정서적으로(emotionally), 지능적으로(intellectually), 육체적으로(physically), 그리고 창조적으로(creatively) 성장할 수 있는 기회를 주는 좋은 방편이기도 하다. 자신의 자연치유력을 강화시키고 다양한 취미를 축적함으로써, 미술활동은 환자가 창조과정(creative process)을 통하여 자신의 동일성 내지 정체성(identity)을 찾아서 계발하는 데에 도움을 줄 수 있다.

미술의 힘은 고통 속에서 자신을 표현하게 하고, 억제되었던 잠재력을 신장시키는데, 이런 이유로 미술치료는 ① 어려운 상황의 사람들을 위한 표현도구로써 정신병원에서 시작되었으며, ② 여러 상담이론과 기법이 합쳐지면서 상담분야에서 확산 발전되었고, ③ 인지, 정서에 초점을 맞춘 발달적 미술치료가 특수교육, 조기교육 분야에서 사용되고 있으며, ④ 인성계발을 목적으로 교도소나 일반인에게도 사용되며, ⑤ 양로원에서 노인을 대상으로 삶을 보람되게 정리하는데 도입 되었으며, ⑥ 질병의 치료나 증상의 호전을 도모하기 위해 일반 병원이나 클리닉에서 인상적으로 이용하기에 이르렀다.

6 미술치료의 환경

1) 물리적 환경

① 색채를 조절할 수 있는 자연광이 필요하며, ② 물을 쉽게 사용할 수 있어야 하며, ③ 언제든지 작품을 볼 수 있게 작품보관대가 필수이며, ④ 집단치료 또는 개별치료에 적당한 크기의 작업공간과 재료를 전시할 수 있는 공간이 필요하고, ⑤ 치료시간은 주 1회 내지 2회가 적당하며, 매 회 45내지 50분이 적당하다. 그리고 ⑥ 환자의 발달수준, 협응수준, 이전의 경험, 특별한 욕구와 흥미에 맞게 매체 및 재료들이 준비되어 있어야 한다.

2) 심리적 환경

① 미술과 심리학의 배경을 갖고 의료시설에서 임상경험을 축적한 유능한 임상미술치료사의 역할이 무엇보다도 중요하며, ② 안전(safety), 존중(respects), 관심(interests), 즐거움(fun), 지지(supports)를 느낄 수 있는 분위기가 필요하며, ③ 작품에서 받은 느낌과 제작과정의 감정을 다룸으로써 더 깊은 자기인식의 기회를 마련할 수 있는 "평가와 토론"이 매우 중요하다.

7 미술치료의 특징(Characteristics of Art Therapy)

(1) 미술은 심상(image)의 표현이다.

비언어적인 의사소통(non-verbal communication)이므로 말을 못해도 괜찮다. 미술은 환자의 생각과 느낌을 깊게 하여 치료자가 더 깊이 있게 파악할 수 있다.

(2) 방어가 감소된다.

즉 미술은 비언어적 수단이므로 통제를 적게 받는다는 뜻이다.

(3) 미술은 어떤 유형의 대상을 즉시 얻을 수 있다.

환자가 만든 어떤 유형의 대상화를 통해서 치료자와 환자 사이에 쉽게 하나의 다리가 놓여진다.

(4) 미술은 자료의 영속성이 있어 자신을 회상할 수 있다.

미술작품은 보관이 가능하고 또 보존되는 구체적인 결과가 남아있게 됨으로 후에 참고할 만한 증거가 되는 것이며, 필요할 때에는 재검토하여 치료효과를 높이는 데 도움을 줄 수 있다.

(5) 미술은 우뇌적(right brain oriented)이며 공간성을 지닌다.

정신적, 정서적, 신앙적 안정을 유도할 뿐만 아니라 공간적 균형감각을 향상시킬 수 있다.

(6) 환자가 미술활동을 즐겁게 하게 되면, 긴장은 이완되고 편안해지며, 자기가 하는 작업에 더 깊이 스스로 몰입하게 된다. 명령이나 지시가 없어도 자동적으로 주의집중(concentration of attention)을 하게 되고 초월명상(transcendental meditation) 상태로 유도될 수 있다.

(7) 미술활동은 실제 육체적 행동임으로 운동효과를 도모할 수 있다.

미술활동을 수행하는 동안 환자가 취하는 자세와 동작은 관절의 유연성을 향상시키고, 근력을 강화시키며, 내구력(견딤, tolerance)을 강화시키고, 협응기능(coordinative function)을 향상시키며, 일일생활동작(ADL, Activities of Daily Living)을 향상시키고, 말단 사지 운동을 통한 간접적인 뇌기능 향상에 기여한다.

(8) 미술은 창조성과 직결되는 행위이며, 신체적 에너지 향상을 경험하게 만든다.

자연치유 과정은 창조과정(creative process)이다. 따라서 미술활동은 곧 치유활동이다.

(9) **미술은 자존감(self-esteem)을 높여주고 통제력(self-control)을 길러**주기 때문에, 삶의 질(quality of life)을 높여 주고 참 건강(Well Being)을 성취하는데 도움을 준다.

8 미술치료 프로그램의 틀

(1) 미술치료 프로그램은 개인상담(individual counselling)으로 할 수도 있고, 집단 프로그램(group process)으로 시행할 수도 있다.

(2) 미술치료 프로그램에 참여하기 위해서 미술에 대한 소질이 필요하거나 창의적 배경(creative background)이 필요한 것은 아니다.

(3) 미술치료 프로그램에서는 자아발견과정(process of self-discovery), 자기실현(self-expression), 개별적 발전과 통합(personal development and integration)을 특히 강조한다.

(4) 미술치료 프로그램 안에서의 미술작품(artwork)은 자발적으로 창조(spontaneously created)되어야 하며, 혹은 미술치료사의 치료적 조언에 따라 시행되어야 한다.

9 미술치료의 적용대상 (Indication of Art Therapy)

미술치료의 구체적인 방법에는 ① 환자들이 호소하는 것을 깊은 이해와 공감을 통하여 열심히 들어주는 것, ② 적당한 시기에 적당한 창작방법을 활용하여 증상의 치유나 경감이 되도록 돕는 것, ③ 정신성장과정을 촉진하게 돕는 것, ④ 보다 건전한 성격으로 전환하도록 돕는 것, ⑤ 남의 감정에 대한 이해심이 증진되도록 도와주는 것 등이 포함된다.

미술치료가 모든 사람에게 적합한 것은 아니지만, 선행연구나 연구자의 임상경험 등을 종합하여 적용대상의 예를 열거하면 다음과 같다.

① 정신질환자(정신분열증, 우울증 등), ② 심신장애인(시각장애, 청각장애, 지체부자유, 정신지체,

정서장애 및 행동장애, 자폐성장애, 학습장애, 중복장애, 언어장애 등), ③ 비행청소년(폭력, 절도), ④ 이혼(별거)부부, ⑤ 가족관계개선, ⑥ 근친상간 및 성폭행, ⑦ 섭식장애(대식증, 신경성 식욕부진 등), ⑧ 학업부진, 입시 및 시험불안, ⑨ 교우관계 및 인간관계개선, ⑩ 자아성장프로그램, ⑪ 산업상담, ⑪ 주의력 결핍장애, ⑫ 등교거부증, ⑬ 노인치매 및 노인상담, ⑭ 신체 질병 환자(중풍, 심장질환, 만성통증, 암 등)의 심리안정

10 재활의학 분야에서 임상미술치료의 역할

1) 재활치료와 미술치료의 접점

환자를 치료하는데 있어서 단지 진단하고 투약하는 것으로 책임을 다하는 것이 아니라 환자의 질환뿐 아니라 장애와 더불어 심리적, 사회적 그리고 직업적인 면까지도 고려하여 환자의 문제를 해결해 주어야 한다는 면을 중요시한다는 데에서 재활의 의미를 찾아볼 수 있다. 이러한 의미에서 재활에 여러 치료방법들이 점차 수용되고 있으며 그 역할이 점차 확대되어 가면서 예술치료 분야, 특히 미술치료는 주목할 만한 역할과 효과를 가져오고 있다.

많은 기간 동안 미술은 창조적 활동의 대표적인 영역으로 여겨져 왔고, 위대한 작가들이 존재해 왔다. 그러나, 19세기 초 유럽에서부터 정신질환자, 시설에 있는 성인들, 환자들의 그림이 정신병리 진단의 보조도구로 사용되기 시작하면서 미술의 창조적 활동 이외의 다른 역할에 대한 관심이 대두되기 시작하였다. 19세기 후반 산업화의 발전과 함께 나타난 인간의 정신병리적 현상도 증가되면서, 많은 학자들에 의해 분석, 연구되어지고, 점차 치료의 역할에 무게를 두게 되었고, 그 후, 미술치료는 심리치료의 한 유형으로 이용되어 왔다.

초기엔 정신의학에 있어 인성 및 병의 기전에 관련되는 환자의 심리적인 문제를 이해하는 분야로만 시작되었으나, 비언어적 소통으로도 환자의 내면의 문제점을 파악 평가할 수 있는 장점이 있고, 남녀노소 모든 연령층에 광범위하게 적용할 수 있고, 서양의학, 동양의학, 보완대체의학 모든 분야에 유용하게 활용할 수 있기 때문에 전 세계적으로 보급 확산되고 있다.

2) 미술치료의 심·신의학적 접근

미술치료는 미술활동을 통해 환자의 심신 상태를 진단하기도 하고 질병의 치료나 증상의 호전을 도모하기도 하는 치료법이다. 일차적이고 직접적인 치료 효과를 나타내는 것은 아니다. 하지만, 광범위한 심신의학의 차원에서 몸의 질병이 마음에 영향을 끼치고, 마음의 비정상이 몸에 영향을 끼친다는 심신 상관관계의 틀 속에서 임상효과를 나타내고 있다. 이에 자유롭게 미술로서 자신을 표현하게 했을 때 감정적인 그리고 상징적인 의사소통이 가능함을 발견하게 되어 미술치료는 자폐아, 뇌성마비, 치매 환자들을 포함한 다양한 환자들에 있어 의사소통의 수단으로서 또한 병을 이해하고 치료하는데 특별한 도움을 줄 수 있다는 점에서 많은 임상가와 연구가들에게 각별한 관심을 불러일으키고, 중요한 방법으로 성장하게 되었다.

3) 재활의학에서 미술치료의 대상자

재활의학과의 치료 대상자는 모든 종류 신경계, 근골격계를 포함한 광범위한 영역 중에 기능적 손상을 입은 어떤 경우도 모두 포함된다. 다양한 치료기법을 사용하여 손상을 입은 환자를 전인적으로 재활시키는 의료서비스를 '포괄적인 재활의학'이라고 한다. 포괄적인 재활치료를 필요로 하는 대표적인 경우는 중추신경계의 손상, 그리고 그 중에서도 뇌졸중과 외상성 뇌손상과 같은 뇌의 손상이라고 할 수 있다. 이러한 의미에서 뇌손상 환자의 회복 효과를 최대한으로 발현시키기에 가장 중요한 인자는 환자의 재활에 대한 동기 욕구와 적극적인 노력이라고 할 수 있다. 여기에는 병에 대한 인식과 치료 의지가 전제되어야 하므로 인지기능과 정서 상태가 작용한다.

인지 기능이 손상된 경우, 이의 회복자체가 재활의학치료의 대상이 된다. 인지기능은 주의력, 단기 및 장기적 기억력, 시간이나 사람, 장소에 대한 파악 능력, 사고의 유연성, 계산능력, 판단력 등의 기능을 담당하는 사고력과 지각(perception)기능으로 나누어 볼 수 있다. 지각은 신체의 감각수용기를 통하여 뇌로 접수된 정보가 인지기능으로 연결되어 기능하는 것으로 대표적인 지각기능으로 '시지각'이 있다. 시지각이 원활하지 않은 환자는 경우에 따라 시력이 정상이면서도 자신이 보고 있는 사물의 존재 자체를 파악하지 못하거나 그 사물의 용도나 의미를 알지 못할 수 있다.

이런 의미에서 미술치료의 직접적인 효과는 시지각을 높이는 데 있다고 할 수 있다. 공간에서의 위치 파악, 좌측과 우측의 구별, 거리, 높이, 크기, 모양, 위치, 색을 파악하는 능력, 사물의 위치와 관계, 연결성을 파악하는 능력 및 시각적으로 나타나는 사물의 특성을 알 수 있는 능력을 훈련하는 것과 이러한 시각적 정보의 처리 능력과 더불어 다양한 종류의 사고력을 연결하도록 하는 시지각 훈련은 특히 시지각이 취약한 환자들에게 근본적 치료 효과를 발휘할 수 있다. 물론 평면에서도 치료의 작업이 진행될 수 있지만 3차원적인 공간 안에서 시행하는 활동은 입체적 시지각을 강화시킬 수 있어 실제생활에서의 동작을 수행하는 능력에 도움을 줄 수 있다. 이러한 효과의 기전 역시 상기에서 기술한 뇌 안의 신경 연결망을 강화시키고 신경전달 물질을 증가시키며 뇌가소성을 긍정적인 방향으로 상승시키는 데 있다.

재활환자의 경우 불안하고 우울한 경향이 많으며, 낮은 자아감과 자존감을 가지고 있다. 이들에게는 스트레스를 완충시켜 줄 사회적인 지지와 사용가능한 지지자원에 대한 인식이 필요하며, 무엇보다도 스트레스를 해소시키고 능동적이고 적극적인 스트레스 대처방법을 사용하도록 해야 한다.

미술치료는 방어나 통제가 적은 상징적인 이미지의 시각적 활동에 의해 감정이나 사고를 표현하는 것을 가능하게 한다. 무의식적 자기개방을 쉽고 자연스럽게 해줄 뿐 아니라 미술활동을 함으로서 긴장을 해소시키고 창조적이고 활동적인 에너지를 발산하게 된다. 또한 스트레스에 대한 부정적인 인지평가와 소극적 대처방법을 변화시키기 위한 인지적인 접근의 미술치료는 인지기능을 구명하고, 평가, 발달시킨다.

4) 재활환자 미술치료 증례

증례를 통해 미술치료의 효과를 살펴보면, 이 환자는 미술치료 이전 1년 6개월 동안 거의 큰 변화가 없는 신경학적 소견을 보이고 있었으며, 포괄적 재활치료를 위해 다른 재활치료들과 함께 미술치료를 실시하였다. 그 결과, 미술치료 결과물에서 분명한 인지기능의 향상이 동시에 관찰되는 등 미술치료 이외에 시행하였던 다른 재활치료 등에서의 태도도 눈에 띄게 적극적으로 참여하는 모습을 보였다. 미술치료시 나온 그림 등을 통해 치료사와 의료진이 정서적인 지지를 해주는 동시에 미술치료를 통해 알게 된 환자의 심리를 보호자에게 알려 보호자가 환자를 같이 격려할 수 있도록 도울 수 있었고, 환자의 우울증 증세는 점차 회복되는 과정을 보였다. 이는 환자의 스트레스를 감소시키고 재활치료 전반에 대한 치료 동기를 향상시키는 등 심리 치료적 기능을 담당하였다고 할 수 있다. 또한, 미술치료를 시행한 이후에 간이정신상태 검사와 치매척도 검사

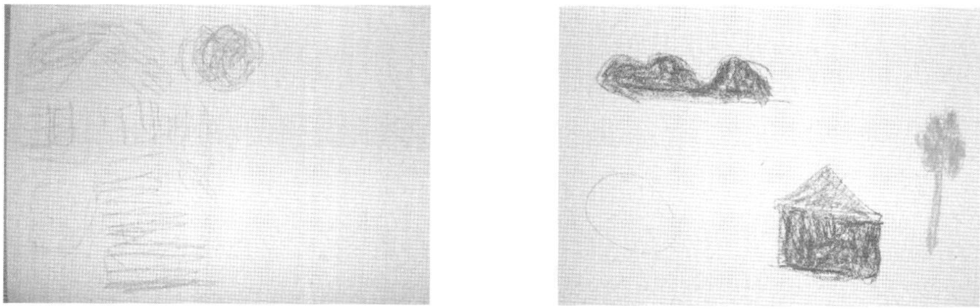

Before Treatment　　　　After Treatment

그림 4-16. 구름, 집, 나무 그리기(Cloud House Tree Copying ; CHTC)

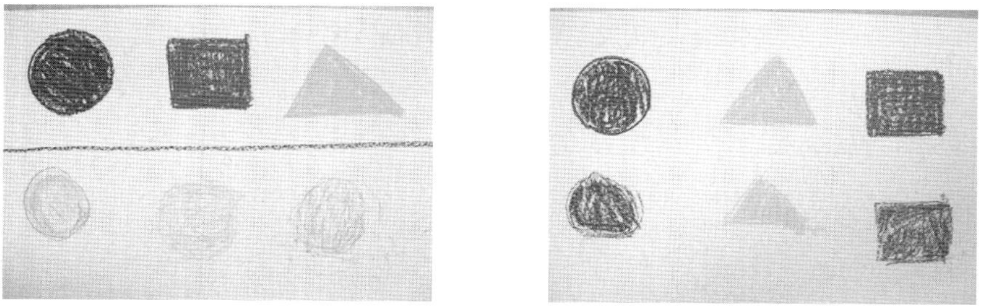

Before Treatment　　　　After Treatment

그림 4-17. 도형, 색 그리기(Figure Color Copying ; FCC)

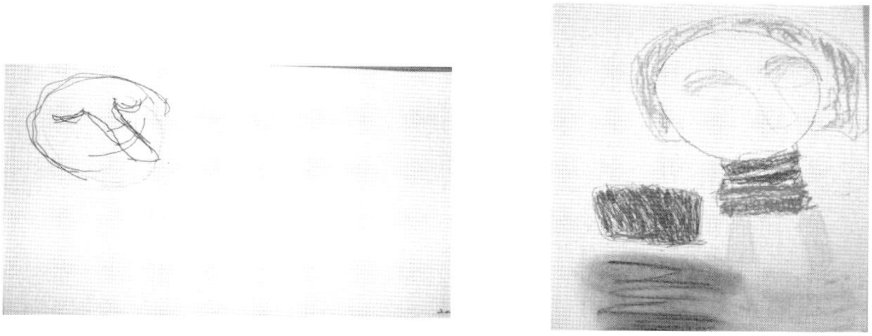

Before Treatment　　　　After Treatment

그림 4-18. 자화상 그리기(Drawing of Own Portrait)

표 4-10. Comparison of 1st Admission and 2nd Admission

	First admission (2005)	Second admission (2006)
Speech	AQ 2.0 (2%ile)	AQ 16.8 (9%ile)
Dementia	attention 1 initiation & perserveration 1 construction 0 conceptulaization 0 memory 0	attention 9 initiation & perserveration 2 construction 0 conceptulaization 18 memory 11
MMSE	0	0
FIM score	31	41
Gait	impossible	gait with maximal assist

(Journal of the American Art Therapy Association : 25, 3, 129-133.)

상에서 점수가 증가한 것을 확인할 수 있었다. 환자의 작품들에서 보이는 것처럼 공간지각력과 색상, 형태를 파악하고 사물의 크기를 비교할 수 있는 시지각 기능이 향상했음을 확인할 수 있었다.

이처럼 미술치료는 재활의학 임상에서 환자의 내면과 심리를 파악하는데 도움을 주는 도구이며, 환자 스스로 자신을 통찰할 수 있는 기회를 제공하고, 무엇보다도 강한 재활 동기 욕구를 일으킴으로써 운동기능과 일상생활 동작의 수행능력 및 시지각과 인지기능 자체를 향상시킬 수 있음을 관찰할 수 있으며, 객관적으로 환자의 인지나 이해도의 변화 등이 그림이나 그 외의 작품으로 바로 표현되어 쉽게 블 수 있다는 장점을 가지고 있다.

5) 미술치료의 임상적 연구 활동

뇌손상 환자의 인지 및 심리치료에 있어 미술치료의 효과에 대해, David는 세 명의 뇌손상 환자를 대상으로 미술치료를 시행한 후, 집중력, 기억력, 조직화 능력 등의 호전을 보고하였다. 또, Weinberg는 뇌손상 및 뇌졸중 환자들을 대상으로 컴퓨터 미술치료 프로그램을 이용하여 환자들의 분노와 좌절을 표현하게 하였고, 이 프로그램이 환자들의 동기 및 자존감의 증진을 가져옴을 보고하였다. 시지각 기능과 관련한 미술치료의 효과에 대해 Gair는 시지각적 문제를 지닌 학습장애아동들을 대상으로 7주간의 미술치료를 시행한 결과, 자아상을 그리는 능력이 매우 향상된 것과, 일리노이 심리언어 능력검사(Illinois Test of Psycholinguistic Abilities, ITPA)에서 시각적 수용, 시각적 끝맺음, 시각적 연관, 시각적 기억, 수기적 표현과 이해/표현 작업들에서의 향상된 것을 보고하였다. 언어 능력에 문제가 있는 환자에서 미술치료의 효과에 대해 Cheyne-King은 뇌손상으로 인해 운동성 실어증을 가지고 있으면서 사물의 부분들을 통합하는 능력이 떨어진 환자에 있어 실버 자극그림(Silver's stimulus drawings)을 이용한 치료가 매우 유용함을 보고하였으며, Wilson은 언어장애를 갖고 있는 뇌졸중 환자에서 시각적 상들을 만드는 것이 환자의 시각-운동 기능을 훈련하는데 도움을 준다고 보고하였다.

6) 임상미술치료사의 역할

이처럼 재활을 위한 미술치료는 장애의 종류와 정도에 따라 인지능력, 근육운동, 동기상승, 집중력, 성취능력의 개선을 목적으로 한다. 창의적 표현활동을 통하여 자신의 내면에 있는 어려움과 문제점들을 제시할 수 있게 된다. 뿐만 아니라 재활로서의 미술치료는 장애인에게 나타나기 쉬운 사회통합의 어려움에 대한 재동화를 시도할 수 있는 기회를 줄 수 있어야 한다.

미술치료의 과정은 치료형태와 치료대상자에 따라 다르므로 통일된 과정이 있는 것은 아니다. 치료대상자의 능동적 작업을 우선으로 하며, 그러한 능력을 끌어내기 위해서 치료계획을 세워야 한다. 치료대상자에 대한 정보 뿐 아니라 현재의 심리적, 육체적 상태를 파악하여 목표와 계획을 세우고, 매 시간 융통성 있는 자세로 의식의 흐름을 파악하고 환자의 시각적 표현에 대한 지지자로서 적절한 보조를 맞추어야 한다.

선천적으로 장애를 가지고 있는 환자의 경우 가족이나 주변인에 대한 의존감이 높은 동시에 원망의 양가감정을 가지고 있을 수 있다는 문제를 가지고 있으며 후천적인 사고에 의해 장애를 가진 환자의 경우에는 예전의 자신의 모습을 기억하며 현실에 적응하지 못하는 문제를 가지고 있는 경우가 다수이다. 이러한 문제를 가지고 있는 재활환자들을 위한 미술치료사로서의 역할은 그들의 남아있는 기능을 활성화시킬 수 있도록 도와주어 아무것도 할 수 없다는 심리적인 압박감과 좌절감에서 벗어나도록 하며, 자신에 대한 올바른 판단을 통한 자기 이해를 도와주는 것이다.

11 미술치료의 전망

지금까지의 병중심의 의학(disease oriented medicine)의 축이 21세기에 들어서면서 건강 중심(health oriented medicine)으로 옮겨가고 있다. 이러한 의학의 축이 옮겨가는 과정에서 새롭게 등장한 건강관과 질병관에 의하면 건강도 아니고 질병도 아닌 불건강 또는 미병의 상태를 대두시켰다. 건강은 잃었으니까 불건강(不健康)이요, 아직 병은 아니니까 미병(未病)인 것이다. 바로 이 불건강의 상태까지도 완전히 극복한 건강 상태를 '참 건강(Well Being)'이라 하여 의료인이나 일반인 모두가 건강의 회색지대인 불건강(미병)을 다스리는 데에 온 정성을 쏟는 시대가 되어 버렸다. 여기에 서양의학, 동양의학, 보완대체의학 등 치료적 접근법이 서로 다른 의학들이 불건강의 해결사를 자임하고 나서기에 이르렀다. 각 의학마다 서로 인정하는 제한점이 있고 또 나름대로의 장점도 지니고 있다.

참 건강을 이루기 위해서는 육체적 건강, 정신적 건강, 정서적 건강, 사회적 건강, 영적 건강을 다 아울러 이뤄야 하기 때문에 이 모든 분야를 동시에 다뤄 주는 의료분야의 출현을 갈구하고 있었다. 특히 보완대체의학 분야에서 다양하고 새로운 의술이 의료의 새로운 역할을 자청하고 나섰으나 아직도 많은 연구를 기다리고 있는 실정이다. 이러한 시점에서 지난 10~20년 사이에 미술치료가 전 세계적으로 빠른 속도로 보급 확산되고 있다. 미술치료가 신체적, 정신적, 정서적, 사회적, 영적 요소를 두루 다뤄 줄 수 있는 있다는 점에서 미술치료의 빠른 보급의 이유를 찾을 수 있다. 같은 이유에서 미래 의학의 틀 안에서 미술치료의 역할이 지속적으로 커 가리라는 것을 쉽게 전망할 수 있다.

동양의학, 서양의학, 대체의학이 한 데 어우러진 전일의학(全一醫學, Wholistic Medicine) 또는 통합의학(Integrative Medicine)의 틀 속에서 서양의학적 미술치료, 동양의학적 미술치료, 대체의학적 미술치료가 한 데 융합된 통합 미술치료로 개발된다면 세계 어디에서도 추종이 불가한 제일이며 최고의 미술치료가 창출될 것이다. 이러한 통합적 미술치료가 의학 전반의 발전에 크게 기여하리라고 믿는다.

참고문헌

김두종. 한국의학사, 서울, 탐구당, 1966

김미리혜. 김진영 외(역). 심리치료, 서울, 정민사, 2000

김선현. 마음을 읽는 미술치료, 서울, 넥서스, 2006.

김선현. 보완대체의학에서의 미술치료의 역할, 대한보완대체의학회지, 2005.

김선현. 한국의 미술치료의 현황 및 전망, 임상미술치료학연구, 1(1), 2006.

김선현. 그림을 통한 시공간 인지능력 평가도구, 임상미술치료학연구, 4(1), 2009.

김선현. 전세일. 특수아동을 위한 임상미술치료, 서울, 바로세움, 2009

대한신경정신의학회. 신경정신과학, 서울, 하나의학사, 1997.

민성길 외. 최신정신의학, 서울, 일조각, 1998.

전세일 외. 보완대체의학의 임상응용과 실제. 한국의학사. 2009

Astin JA, Shapiro SL, Eisenberg DM, Forys KL. Mind-Body Medicine ; State of the Science, Implications for Practice. J Am Board Fam Pract. 2003

Benson, H. The Relaxation Response. New York ; Outlet Books, Inc., 1993

Dewards, B. Drawing on the Artist Within, NY ; Simon and Schuster, 1986

Goleman D. Gurin J. Mind/Body Medicine : Howto Use Your Mind for Better Health, New York, consumer Reports Books, 1993.

Goodenough, F. Measurement of Intelligence by Drawings. NY ; Harcourt, Brace & World, 1926

Kim SH. Kim MY. Lee JH. Chun SI. Art Therapy Outcomes in the Rehabilitation Treatment of a Stroke Patient : A Case Report. Journal of American Art Therapy Association. 2008.

Kramer, V. Art as Therapy with Children. NY ; Schocken Book, 1971

Monti DA, Peterson C, Kunkel EJ, et al. A Randomized, Controlled Trial of Mindfulness-based Art Therapy(MBAT) for Women with Cancer. Psycho-oncology, 2005

Read H. Education through Art, London, Faber & faber, 1958

Rubin JA. Approach to Art Therapy - Theory and Technique, N.Y. : Brunner/Mazel, 1987

Silver RA. Identifying Gifted Handicapped Children through Their Drawing, Art Therapy, 1(1), 40~49, 1983

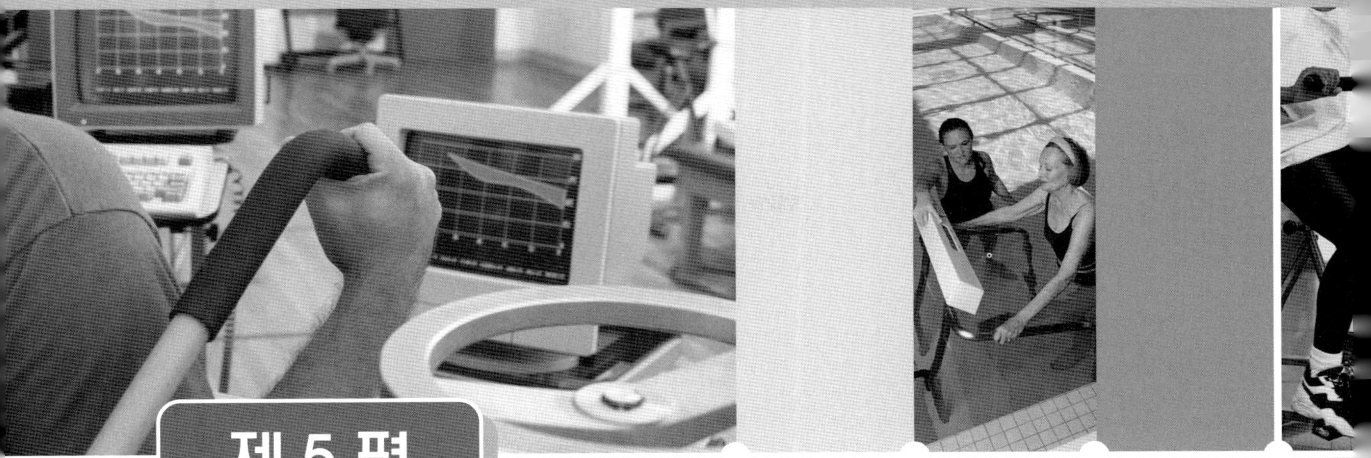

제 5 편

작 업 치 료

제1장 작업치료의 이해
(Introduction to Occupational Therapy)

김 경 미

1 작업치료(occupational therapy)의 정의

활동(activity)은 사람이 생존하기 위하여 필요한 것이며, 정신적 육체적 건강상태를 향상시킨다. 작업치료는 치료적 도구로써 활동을 사용한다. 활동 즉, 작업치료의 중심개념인 목적적인 활동(purposeful activity)은 사람이 능동적으로 발달하는 것을 촉진시킨다.

작업치료는 선택된 작업에 사람이 직접적으로 참여하게 함으로써 수행 능력을 회복・강화시키며, 적응과 생산성에 기본이 되는 기술과 기능의 학습을 촉진시키며, 병적 증상들을 감소시키거나 교정하며, 그리고 건강을 증진시키며 유지하도록 하는 과학이며 예술이다(AOTA, 1972). 작업치료는 신체적, 정신적, 사회적 문제가 있는 사람들을 대상으로 평가하고, 각 사람의 상태에 맞게 의미 있고 목적있는 작업을 선택・수행하는 과정을 통하여, 손상의 악화 방지, 예방, 잔여 기능을 향상시킴으로써 독립된 개개인의 생활을 증진시키는 의료 서비스이다.

작업치료의 범위는 육체적 상해 또는 질병, 선천적 장애, 노화 현상, 그리고 심리적, 사회적 장애에 의한 손상 또는 악화되어진 생활 활동들을 수행할 수 있도록 개개인의 수행 능력에 맞게 서비스를 제공해 주는 것이다. 작업치료의 대상은 아동 질환, 성인 신체 장애, 노인성 질환, 정신 질환으로 분류한다.

1) 아동 질환

뇌성마비, 발달지연, 뇌손상, 학습 장애, 심장질환, 고위험 집단, 선천적 질환, 정신지체, 시각 장애, 언어 장애, 자폐 등이 있다.

2) 성인 신체 장애

뇌졸중, 심장 질환, 두부 손상, 수부 손상, 절단, 척수 손상, 관절염, 화상, 신경 손상, 암 등이 있다.

3) 노인성 질환

뇌졸중, 심장 질환, 감각 및 신경 손상, 노인성

치매 등이 있다.

4) 정신 질환

정신분열증, 조울증, 신경증, 정신 이상 등이 있다.

2 작업치료의 기능

작업치료 과정은 수집한 자료들을 기초로하여 결론을 이끌어 내는 귀납적 추리방법의 하나로 이 과정에서는 문제 확인, 자료수집, 병리학적 또는 심리학적 문제, 발달 단계, 개인의 선호도, 흥미, 전문기술 등에 따라 치료에 대한 다양한 선택 등이 요구된다. 작업치료의 주요 기능은 평가, 치료계획 및 실행, 의사소통이며 그밖에 교육, 프로그램 계획 등을 들 수 있다.

1) 평가

치료의 유・무를 결정하기 위한 판별, 치료계획과 치료에 필요한 자료를 얻기 위하여 평가를 실시하고 그 결과를 해석한다.

2) 치료

치료는 치료계획 및 퇴원계획, 실행, 보고서 작성의 세 부분으로 나누어 볼 수 있다. 치료계획 및 퇴원계획은 초기 평가 후 얻어진 결과 및 자료를 바탕으로 접근 방법, 장・단기 목표, 퇴원계획을 설정한다. 치료의 실행은 개별적 요구와 그들의 사회적, 문화적 상황의 필요에 의한 작업과 재료, 도구 등을 사용하는 치료 방법들을 개발, 적용하며 치료계획에 맞추어 실행한다. 보고서 작성은 환자의 현재 상태, 치료 내용, 단기 또는 장기 목표의 도달 여부, 퇴원할 경우 그 이유와 퇴원 후 환자가 갈 곳 및 앞으로의 치료 내용 등이 보험관리공단, 의료보험조합, 각 병원의 요구 형식에 맞춰 작성되어야 하며, 치료사의 확인이 반드시 있어야 한다.

3) 의사소통

의사소통 방법의 첫 번째는 치료 시간을 통한 것이다. 치료 시간 동안 환자와 그 가족들에게 작업치료의 필요성 및 환자와 그 가족들의 생각을 교환하여 환자 또는 그 가족들이 직접 치료에 참여하도록 할 수 있다. 두 번째는 팀 회의를 통한 것이다. 다른 팀 구성원과 환자, 환자의 가족 또는 보호자와의 의사소통은 매우 중요하며, 이것은 환자의 치료 효과에 영향을 미친다. 세 번째는 평가 및 치료의 내용을 차트에 기록하는 것으로 팀 구성원 간의 의사소통을 원활히 해줄 수 있다.

4) 교육

교육 내용은 작업치료사들을 위한 자체 교육, 학생들을 위한 임상실습 교육, 팀 구성원들을 위한 교육, 환자 및 환자 보호자 교육, 지역사회 교육 등이 있으며, 대상자에 따라 그 내용에는 차이가 있다.

작업치료를 제공하는 장소와 질환에 따라 작업치료의 기능 및 작업치료사의 역할에 차이가 있다. 우리 나라에서 작업치료를 제공받을 수 있는 곳으로는 신체적 또는 정신적 장애를 가진 환자들을 치료하는 대학병원, 종합병원 또는 병·의원, 재활센터, 재활원, 사회복지 및 특수교육기관, 치료감호소, 양로원, 직업훈련소 등이 있다. 그러나 선진국에서는 이 밖에도 공립 및 사립 초등학교, 교도소, 고아원, 탁아시설 프로그램, 가정방문 작업치료, nursing homes, 개인 작업치료 클리닉 등에서 작업치료사들이 작업치료 서비스를 제공하고 있다.

3 작업치료 과정

1) 의뢰(referral)

작업 수행 영역(performance area), 수행 요소(performance components), 수행 환경(performance contexts)에 대한 평가와 치료를 위하여 작업치료사에게 환자를 의뢰한다. 의뢰 서식에는 환자의 진단명 또는 특정 손상을 기록하며, 의뢰하는 목적을 기록하거나 제시된 항목 중 선택한다. 의뢰자의 이름과 날짜를 기입하도록 한다.

2) 평가계획(evaluation plan)

치료에 대한 의뢰를 받으면 치료사는 작업치료 평가를 위하여 평가 장소, 시간, 방법 등을 결정하기 위하여 보호자, 다른 가족 그리고 다른 팀으로부터 정보를 수집한다. 환자의 연령, 상태, 제시되는 문제들, 보호자의 우선순위, 의뢰 목적, 평가 영역, 평가 도구의 유용성 및 사용 시간 등에 관한 것을 형식화된 용지에 기록한다.

3) 평가(evaluation)

평가계획에 맞춰 다양한 측정방법들을 선택하고 실행하는 과정으로 즉 동적 과정(dynamic process)이다. 작업치료 평가의 범위는 수행 영역, 수행 요소, 수행 환경에 관한 영역이다(Uniform Terminology for Occupational Therapy, 1994). 환자의 기능적인 상태에 관한 정보를 얻기 위하여 판별(screening)과 종합적인 평가(comprehensive evaluation)의 단계를 거친다.

평가의 목적은 포괄적인 평가의 사용 유무와 작업치료를 받기에 적합한가를 결정하기 위한 적합성의 목적과 진단 과정에 도움을 제공하는 진단 목적, 적합한 치료계획의 설정을 위한 목적, 재평가의 목적, 임상 연구를 위한 목적이 있다.

평가방법의 선택은 평가의 목적을 결정하고 그 목적에 적합한 방법을 선택한다. 평가방법에는 표준화 검사(norm-referenced tests), 범주형 검사(criterion-referenced tests), 생태학적 평가(ecological assessment), 숙련된 관찰(skilled observation), 면접(interview) 등이 있다.

4) 결과 해석 (interpretation of results)

환자의 잠재적인 기능과 기능장애를 알아보기 위하여 정보들을 모아 분석한다. 또한 작업치료에서 해결할 수 있는 문제들이 무엇인지 결정한다. 육체적, 정신 사회적, 인지적 영역에서 또는 작업 수행 기술 영역에서 어려움이 있을 때 기록한다. 이를 토대로 하여 환자가 독립적으로 생활을 영위할 수 있도록 치료의 기본 방향을 설정한다.

5) 치료계획 개발 (develop treatment plan)

작업치료사는 평가 결과를 해석하고, 이 정보를 사용하여 환자에게 의미 있고 적절한 계획을 끌어낸다. 치료계획 과정은 모든 평가 정보를 모으고, 그것의 의미를 해석하고, 목표(goal)와 목표물(objectives)을 설정하고, 목표에 적합한 계획(strategies)과 활동들을 개발하는 것이다. 치료계획 과정에서 작업치료사는 환자에 대한 계획을 작성하여 치료에 대한 지침서로 사용하며, 또한 법률상의 약정서가 될 수 있도록 한다. 치료계획은 환자의 진전 정도와 치료 효과를 평가할 수 있으며, 목표에 도달하였는지를 설명하고, 이전의 목표와 같이 계속하여 치료 활동을 유지하고, 그리고 환자의 목표를 향하여 팀 구성원이 함께 일하는 것을 도울 수 있다.

적합한 이론의 틀을 선택하여 치료의 목표(goal)를 설정한다. 치료의 목표는 장기 목표와 단기 목표로 설정한다. 목표의 특성은 명백하며, 측정 가능하며, 행동적이며, 기능적이고 적합성을 가지고 있어야 한다. 측정 가능한 목표는 목표의 도달 여부를 평가하기 위한 것으로 기대하는 수행(performance), 수행에 필요한 상태(condition), 수행을 받아들일 수 있는 정도 또는 질을 결정하는 범주(criterion)의 요소를 갖추어야 한다.

6) 평가 결과의 문서화(documentation of evaluation results)

작업치료사는 일정한 시간 안에 작업치료의 평가 자료와 치료 후 환자에게 기대되는 결과의 분석에 기초하여 치료계획을 개발하고 문서화한다.

7) 치료계획의 이행(implementation of treatment plan)

하나의 목표와 하나 또는 그 이상의 치료 방법들이 선택되었을 때 치료계획은 이행된다. 치료계획을 이행하여 얻어진 효과를 지속적으로 관찰하고 평가함으로써 치료의 진행방향을 결정한다. 정기적인 재평가를 통하여 치료계획은 필요에 따라 수정 가능하다. 환자의 욕구와 진전 정도에 따라 초기계획들은 계속적으로 조정된다. 그러기 위해서는 치료계획을 재평가, 재조정, 재수행하는 과정들이 치료 프로그램과 함께 계속적으로 이루어져야 한다.

4 작업치료 접근방법

1) 이론의 틀(frame of reference)

작업치료에서 이론적인 근거들을 조직화하고 그것을 기능적으로 배치하여 임상에서 적용하는 것이다. 이론의 틀은 이론적 기초(theoretical base), 기능/기능장애 연속체(function/dysfunction continuum), 평가에 대한 제시, 변화에 대한 가정 그리고 임상 적용의 5가지로 이루어진다.

이론적 기초는 조직화된 이론에 관한 정보를 수집하는 과정으로 하나 또는 그 이상의 이론들로부터 구도화 한 이론적 기초는 전체 이론 틀의 기초가 된다. 그러나 이론에 관한 정보의 수집만이 아니라, 임상과 이론의 관련성을 표현하기 위한 목적으로 정보를 조직화하는 것이다. 만약 하나 이상의 이론이 사용된다면, 이론들은 내적 일관성을 갖거나 또는 기초가 같다는 것을 전제로 한다.

기능/기능장애 연속체에서는 기능과 기능장애를 구별하여 무엇을 평가할 것인지 그 기능의 영역을 확인하기 위한 것이다. 하나의 이론의 틀은 항상 여러 개의 기능/기능장애 연속체를 가진다.

평가에 대한 안내는 기능과 기능장애에서 보여주는 행동들의 유·무를 평가할 수 있도록 제시한다. 기능/기능장애 연속체는 치료사가 평가할 수 있는 수행 영역들을 정의하므로 평가를 위한 지침으로 사용된다. 그러므로 기능/기능장애 연속체에서 환자의 현재 상태를 알 수 있으며, 치료의 필요성을 알게 된다. 예를 들면, 감각통합적 접근에서 제시되는 평가도구로는 감각통합과 실행검사(Sensory Integration and Praxis Test)가 될 수 있다.

변화에 대한 가정은 이론의 틀에서의 전환점으로 이론적 기초에서 임상적 활동(practical action)으로 변화되는 것을 가정한다. 임상적 활동으로는 방법(method), 기술(techniques), 환자에게 변화를 촉진시키기 위하여 적용하는 치료사의 계획(strategies)이 있다. 변화에 대한 가정 또는 확신은 치료계획을 위하여 이론의 틀을 사용하는 기전을 치료사에게 제공하며, 치료사에게 환자를 어떻게 치료하여야 하는지에 대한 제시와 이론적 기초의 중요한 개념과 관계를 지을 수 있도록 한다.

임상에 적용할 때 가장 중요한 것은 어떻게 이론의 틀을 효과적으로 임상에 적용하느냐이다. 적용시에 작업치료사는 어떤 변화를 가져오기 위하여 도구 또는 특정 활동들을 사용한다. 그러므로 작업치료사는 환자에게 적절한 활동을 선택하여 기능장애의 상태에서 기능의 상태로 움직이게 하는 것이다.

(1) 생체역학적 접근(biomechanical approach)

생체역학적 접근은 신체적 기능의 가능 수준과 능력에 대하여 적용 가능하다. 이 접근법은 근력, 지구력, 관절가동범위의 향상을 위한 것이다. 대상 환자들로는 말초신경계 또는 근골격계, 피부, 심폐혈관계에서 장애를 가진 환자들이다. 중추신경계 질환을 대상으로 저항(resistance)과 신장(stretch)을 사용하는 치료방법은 움직임에 역영향을 가질 수 있기 때문에 적합하지 않다. 그러나 연구에는 주의 깊게 사용되기도 한다.

기능/기능장애 연속체에서 기능은 힘과 관절가동범위를 가지고 팔을 움직이고 목적에 도달할 때까지 움직임을 지속하기 위한 지구력을 요구한다. 기능장애는 뼈, 관절, 근육, 인대, 말초신경, 심장근육, 폐, 피부 등의 손상으로 관절가동범위, 힘, 지구력에 문제를 가지는 것이다. 그 문제들로는 부종, 구축, 관절염, 심폐질환, 말초신경 손상, 척수손상 등이 있다.

치료적 방법으로는 목적 있는 작업(purposeful activity)과 운동(exercise)을 사용하여 연조직을 신장시키고 능동적 또는 수동적 움직임을 통하여 관절가동범위를 회복 또는 유지시킨다. 저항을 사용하여 약한 근육을 강화하며, 유산소 운동을 통하여 지구력을 향상시킨다. 치료 목적은 관절가동범위, 근력, 지구력의 상실을 예방하여 작업적 기능(occupational function)의 상실을 예방하고 향상시키는 것이다.

(2) 재활치료적 접근(rehabilitative approach)

재활치료적 접근은 치료가 완전히 또는 가능하

지 않을 때 적용한다. 목적은 어떤 이유로 결과를 가져왔던, 남아 있는 장애를 가지고 가능한 독립적인 사람이 될 수 있도록 하는 것이다.

기능으로는 자신을 유지하는 능력, 일, 학습, 경제 관리를 통하여 자신을 향상시키는 능력, 자신을 발전시키는 능력이 필요하다. 이러한 기능은 인간의 수행, 동기부여, 환경, 문화가 상호 연관되어 있다. 기능장애로는 장애 또는 핸디캡에 의해 인간의 기능 상실, 동기 상실, 환경의 변화, 문화적 수용에 어려움이 있을 수 있다.

치료적 방법으로는 보상(compensatory)과 신체적, 감정적 적응(adaptation)이 있다. 그리고 치료 기술로는 학습, 치료적 관계(rapport) 형성, 목적적인 활동 등이 사용된다.

(3) 발달적 접근

Lela Llorens에 의해 정리된 이론의 틀로 생활에 필요한 과제와 신체적, 사회적, 심리적 측면의 관계를 기초로 하였다. 이론적 근거로는 Gesell, Amatruda, Erikson 등의 발달 이론이 있다.

Llorens는 성장과 발달의 시각을 지지할 수 있는 기초를 제시하여 기능/기능장애 연속체를 설명했다. 사람은 인생의 특정 기간에 수평적으로 발달하는 동시에 시간의 과정에서 수직적으로 발달하는 것을 전제로 두고 있다. 특정 기술, 능력의 숙련은 행동을 모방하고 관계에 적응하면서 갖게 되는 만족을 통해서 성공적으로 성취된다. 성장에서의 방해는 발달 주기에 차이를 야기시키므로 기대되는 행동과 기술, 능력에의 불균형을 가지게 된다. 기능과 기능장애의 정도는 발달검사들을 사용하여 평가한다. 특정 발달시기에서 성장하고 있는 아동의 기술 숙련 정도를 모든 영역에 대하여 검사한다.

성장의 정상적인 진행 과정에서 신체적 또는 정신적 질환, 환경적 불충족, 대인 관계, 손상 등으로 인하여 방해를 받을 경우 발달 주기에서 차이를 가지게 된다. 발달적 접근시 작업치료사의 역할은 발달 촉진을 도우며, 생활 과제의 숙련과 기대에 대처하는 능력을 돕는다.

(4) 신경 발달적 접근

임상적 경험을 바탕으로 한 이론의 틀이다. 1940년대와 1950년대에 Berta와 Karel Bobath가 뇌성마비와 뇌졸중 환자들과 일하면서 기초를 만든 접근방법이다. 이론적 기초는 정상 발달과 신경생리이다. 감각 운동 접근으로 신경학적 그리고 발달적 장애를 치료하기 위한 것이다.

신경 발달 치료적 접근은 축 조절(axial control), 자동 반응(automatic reaction), 사지 조절(limb control)의 3가지 기능/기능장애 연속체를 가진다.

기능과 기능장애의 정도는 평가 도구를 사용하여 결정지을 수 있으며, 형식화된 평가로는 반사발달과 자동 반응, 근 긴장도에 관한 것이다. 임상적 관찰은 placing, eccentric control과 같은 것으로 형식화된 도구로 평가할 수 없을 때 사용한다. 운동 기능을 확인하기 위하여 원시적(primitive), 이행(transitional), 성숙(mature) 단계에 관한 대운동, 소운동 정보들에 가치를 둔다.

신경 발달 치료에서 사용하고 있는 방법들로는 경련성(spasticity) 억제, 수동적 신장(passive elongation), 사지 분리(limb dissociation), 정상적인 몸무게 이동, 공간에서 자유스러운 사지의 움직임, 자세 취하기(positioning), 보조기, 반사억제 형태(reflexinhibiting patterns)가 있다. 이러한 치료방법들은 handling을 사용하는 첫 단계, 목적적인 활동을 하는 동안 환자에게 움직임을 시작하게 하는 두 번째 단계, key points of control을 사용하는 세 번째 단계에서 실시한다.

(5) 감각통합적 접근

감각통합은 적응 반응(adaptive response)을 얻기 위하여 뇌에서 감각 정보를 조직화하는 과정이다. 감각통합적 접근의 이론적 기초로는 신경생물학(neurobiology), 신경과학(neuroscience), 신경심리학(neuropsychology), 신경생리학(neurophysiology), 발달(development) 이론 등이 있다.

기능으로는 적응 행동(adaptive behaviors), 학습능력, 집중력, 조직력, 자아조절, 추상적 사고, self-estem, 자신감, 뇌의 분화 등이 있다. 기능장애로는 감각 등록, 감각 조정, 감각 통합의 문제들을 가진다. 그러므로 행동 문제, 언어 문제, 근긴장도, 움직임, 운동 계획 등의 문제들을 가질 수 있다.

평가 방법으로는 남가주 감각통합 검사(Southern California Sensory Integration Test), 남가주 회전 후 안구진탕 검사(Southern California Postrotary Nystagmus Test), 감각통합과 실행 검사(Sensory Integration and Praxis Test) 등이 있다. 평가 결과는 증상에 따라 분석적 증후군(analytic syndromes)으로 나눌 수 있다.

임상에 적용할 때는 공중에 매다는 도구(suspended equipments) 및 다양한 감각자극을 위한 도구와 재질을 사용하여 조절된 감각자극을 제공한다. 기본적인 감각으로는 촉각, 전정 감각, 고유수용성 감각이 있다. 아동이 중심이 되며 치료사는 안내자가 되며, 주로 동기부여를 통한 놀이 및 대운동 활동들을 사용한다.

(6) 인지-지각적 모형 (cognitive-perceptual model)

기능적 장애 또는 인지-지각적 능력을 상실하였을 경우 적용 가능하다. 인지-지각의 치료는 성공적인 작업 기능을 위하여 요구되어지는 과정이다. 이 접근법은 움직임을 조절하는 것을 배우거나 재학습하거나 지각 또는 인지기능을 향상시키기 위하여 인지적 정보처리 전략을 사용한다.

작업 수행은 환경으로부터 감각 정보를 평가하고 지각하는 능력과 환경 내에서 목적적인 활동을 이해하고 계획하고 수행하는 능력이 요구되는데 이것이 그 기능이다. 기능장애로는 중추신경계, 지각 또는 인지 능력에 대한 질환 또는 손상에 대한 이차적인 손상 또는 장애 등이 있다.

치료적 방법은 가르침-학습 형식(teaching-learning format)을 통해서 행동 조직화 능력에 영향을 주는 방법과 조절된 감각자극을 사용하여 기관(organ)의 조직화를 향상시키는 것이다. 재활치료적 접근에서 사용하는 환경적 적응도 치료 방법으로 사용된다.

(7) 인간 작업 모형 (model of human occupation)

Kielhofner에 의해 제시된 인간 작업 모형은 장애와 핸디캡을 가진 경우에 적용 가능하다. 인간 작업 모형에서 사람은 사회와 물리적 환경과 함께 상호 작용하는 열린체계로 브며, 이러한 상호작용으로 인하여 변화되어진다. 산출체계인 작업은 의지(volition), 습관(habituation), 수행(performance)의 3가지 하부체계의 상호 의존적인 기능에 의하여 달성된다. 이 모형은 어떻게 인간의 행동이 동기부여가 되는지, 조직화 되는지, 그리고 수행되는지에 대하여 설명한다.

기능을 설명할 수 있는 세 가지 요소가 있다. 첫째, 사람은 열린체계로써 개념화되어진다. 둘째, 사람은 일정한 선택, 생활양식, 수행의 3가지 하부체계를 가진다. 셋째, 환경과 환경의 영향은 개별적이다. 환경은 사물, 과제, 사회적 단체, 그리고 문화로 구성되어 있으며, 그 안에서 자연스럽게 상호작용하는 것으로 체계의 기능 또는 질서를 가진다. 기능장애 즉, 무질서는 작업적 행동을 선택, 조직 또는 수행하기 위한 개인의 능력에서의 혼란으로 이차적으로 기능장애를 가진다. 신경학적 또는 근골격계에 대한 장애로 신체적 장애를 가진 사람들은 수행 하부체계에 손상을 받게 되고, 습관과 의지체계보다 강요체계를 통하여 반영하는 기능장애를 가진다.

작업치료사는 작업에 대하여 장애인으로 하여금 마음이 끌리도록 하고, 기능을 촉진하기 위하여 환경을 변화시키므로 모든 하부체계를 재조직화 하는 것을 돕는다. 치료에 사용하는 작업은 의미 있고, 개인의 역할과 습관, 환경과 관계가 있는 것이어야 한다.

2) 치료적 작업(therapeutic activity)

(1) 목적적 활동(purposeful activity)

활동(activity)은 작업치료의 중심 개념이다. 작업치료 초기에 활동은 정신적, 육체적 건강상태를 향상시킨다고 믿었다. 활동을 수행함으로써 사람들은 즐거움과 편안함을 가지며, 문제를 해결하고, 자신을 표현하며, 다른 사람들과 관계를 형성하며(사회성), 그리고 자신과 가족을 위하여 경제적 지지를 받는다. 활동의 부재는 정신적, 신체적 기능의 상실을 가져오기 때문에 정신적, 신체적 장애에 대한 치료적 도구로써 활동을 사용하였다. 작업치료에서 사용하는 활동의 특성은 다음과 같다.

① 목표 지향적이다.
② 환자의 어떤 단계에 유의성을 가진다.
③ 정신적이거나 육체적이거나 어떤 단계에서 환자의 참여를 요구한다.
④ 기능과 질적인 삶의 향상 또는 유지, 기능 장애의 예방을 위하여 조정한다.
⑤ 일상생활활동, 놀이, 일과 같은 생활 과제를 수행하는 상황에 환자의 참여를 반영한다.
⑥ 환자의 흥미와 관련된다.
⑦ 등급 매기기와 응용이 가능하여야 한다.
⑧ 지식을 기초로 한 작업치료사의 판단을 통하여 결정된다.

활동의 가치는 작업치료의 목표에 도달하기 위하여 환자의 문제와 활동의 의미가 잘 어우러져야 한다.

사람이 생존하고, 능동적으로 발달하는 것은 목적적인 활동을 사용하기 때문이다. 목적적 활동은 목적 지향적인 행동(goal-directed behavior)으로 개인의 신체적, 감정적, 그리고 인지 체계 사이의 통합을 요구하고 이를 향상시키며, 기능 수준을 긍정적으로 변화시킬 수 있다. 실행 과정(doing process)으로 생각과 에너지를 사용하여 계획되어졌거나 또는 요구되어지는 직접적인 방향으로 행하는 과정이다.

작업치료에서 목적적인 활동을 사용하는 것은 신체적 또는 심리적 장애를 치료하거나 예방한다는 것에 기초를 둔다. 목적적인 활동은 특정한 반응을 요구하고 손상(impairment)과 기능적 제한에서 변화를 촉진하기 위하여 사용된다.

(2) **작업 분석**(activity analysis)

작업 분석은 작업의 치료적 가능성을 결정하기 위하여 주의 깊게 작업을 평가하는 것으로 작업치료의 실행에 기본이 된다. 작업(activity)은 순서에 기초해서 많은 수의 조작이 가능한 단계로 나아가는 과정이며, 분석(analysis)은 작업을 가장 단순한 요소로 나누는 것으로 과제의 순서 또는 실제 수행에 사용된다.

작업 분석을 하는 목적은 작업의 많은 요소들을 이해하고 관찰하기 위한 것과 치료 도구로서 사용할 수 있는 작업의 가능성을 결정, 작업에 필요한 비용, 요구되는 공간, 특정한 환경의 요구 등을 통하여 작업의 가능성을 결정, 환자에게 요구되는 수행수준 즉 협응능력, 지구력, 기본적인 기술 등과 작업을 변형시킬 수 있는 가능성을 알아보기 위해서이다.

작업 분석의 모형은 간단한(simple) 모형과 상세한(detailed) 모형이 있을 수 있다. 간단한 모형의 작업 분석은 "누가, 언제, 어디서, 왜, 무엇을, 어떻게 하였나"라는 질문에 대하여 응답하는 것으로 생각할 수 있다. 누가(who)? 특정한 요소들을 가진 환자 또는 개인, 치료사, 다른 팀원 등이 있을 수 있다. 언제(when)? 적절한 시간을 선택한다. 하루에서, 주 중에서, 계절 중에서, 연 중에서의 특정 시간을 말하며, 시간적 요소에 의하여 작업이 결정될 수 있다. 세수하기는 오전에 수행하는 것과 같이 작업에 따라서 수행가능한 시간이 설정된다. 어디서(where)? 작업과 연관성이 있는 가능한 환경을 선택한다. 요리는 주방에서 실시하며, 화장하기는 침실에서 수행한다. 왜(why)? 작업의 선택은 프로그램의 목적과 목표를 포함하고 있어야 한다. 작업을 통하여 신체적 또는 심리적, 인지적, 사회적 요구들 가운데 어떠한 목표를 위한 것인지 설명이 가능하여야 한다. 무엇을(what)? 작업은 개개인의 필요, 특정 문제들을 해결, 흥미 그리고 선호도와 관계가 있는 적절한 것이어야 한다. 어떻게(how)? 작업의 가능성을 이해하고, 작업의 기본적인 요소들과 작업 수행시 포함되는 과정을 알아야 한다. 그 후 작업을 어떻게 사용할 것인가를 결정한다.

작업 분석의 상세한 모형은 작업의 설명, 작업 수행의 요소들을 분석, 작업에 대한 치료 목표 설정, 치료 적용 및 등급 매기기(grading)를 제시하는 단계로 설명할 수 있다.

작업에 대한 설명시 필요한 일반적인 요소들은 다음과 같다.

① 작업의 이름과 작업에 대한 소개
② 작업 수행에 필요한 공간, 도구, 환경을 제시
③ 도구, 기구, 재료 등의 비용과 출처
④ 작업의 중요한 단계를 나누고, 각 단계에 소요되는 시간
⑤ 주의할 점
⑥ 금기사항
⑦ 고려사항(연령, 교육, 성별, 문화적 특징 등)
⑧ 완성된 과제에 대한 기준 : 작업 수행 요소들은 감각-운동 요소, 인지 요소, 심리사회적 요소로 나누어 분석한다.

작업 분석 내용을 기초로 하여 신체적 및 정신적 장애에 대한 치료 적용의 가능성을 알아본다. 등급 매기기는 지구력, 관절가동범위, 저항, 복잡성 그

리고 독립성 측면에서 그 정도를 점진적으로 향상시키는 방법들을 제시한다.

작업을 적용할 때 환자의 치료 목표와 이론의 틀을 고려하여야 하며, 치료적인 작업의 사용은 환자라는 인간과 작업이라는 비인간적 환경이 통합되는 것으로 그것을 이루는 기본 요소들을 이해하는 것이 중요하다.

(3) 작업 응용(activity adaptation)

작업 응용은 치료적 목적을 위하여 수공예, 게임, 스포츠, 또는 다른 활동들을 변형시키는 과정이다. 작업 응용을 하는 이유는 첫째, 작업 원래의 형태가 치료에 적합하지 않을 때, 그것을 치료에 사용하기 위하여 작업을 변형하는 것이다. 둘째, 목표에 도달하기 위하여 치료적 연속선 상에서 운동의 정도를 증가시키기 위한 것이다.

작업 응용의 원리는 다음과 같다.

① 관련된 과제의 위치 변화

작업면의 높이를 낮게 또는 높게 조절하거나, 작업면의 경사를 위로 또는 아래로 조절할 수 있다. 예를 들면, 평면에서 도구를 사용해서 앞·뒤로 밀던 작업을 책상을 위로 경사지게하여 밀게했을 때는 어깨 굽힘근(굴곡근, flexor)과 팔꿈치 폄근(신전근, extensor)에 저항이 더주어지고, 책상을 아래로 경사지게 했을 경우에는 어깨 폄근(신전근)과 팔꿈치 굽힘근(굴곡근)에 저항이 주어진다.

작업대의 높이 뿐만 아니라 과제의 위치를 변화시키기도 한다.

② 무게를 더함

무게를 더하여 작업을 응용하는 것은 근력향상, 동시수축(cocontraction) 향상, 신장에 의한 수동 관절가동범위를 향상시킬 수 있다. 방법으로는 무게를 팔목에 감아주는 직접적인 방법과 도구나 도르레에 간접적으로 적용하는 방법이 있다.

③ 스프링과 고무줄을 더함

작업시 스프링과 고무줄을 사용하면 근력향상, 저항을 통한 동시 수축의 향상, 약한 근육의 보조, 신장에 의한 수동 관절가동범위의 향상을 가져올 수 있다.

④ 지렛대의 길이 변화

근육이나 근육군이 하는 일의 양은 저항에 의존한다. 저항의 양은 지렛대의 길이에 따라 변화한다. 지렛대가 짧으면 많은 힘을 필요로 하며, 길면 힘이 적게 든다. 이러한 응용은 무게를 달아주는 위치를 결정할 때나 에너지 보존 원리에 적용할 수 있다.

⑤ 재료 또는 재료의 재질을 변화

(4) 등급 매기기(grading)

치료과정에서 환자의 최대 능력을 위하여 필요할 경우 작업을 적절하게 변형하고 진전시킬 수 있다. 등급 매기기 방법은 다양하다. 작업의 등급 매기기는 근력, 관절가동범위, 지구력, 협응 능력, 지각, 인지, 사회적 기술을 향상시킬 수 있다.

① 근력(strength)은 저항을 증가시킴에 의해 가능하다. 그 구체적인 방법으로는 중력이 제거된 상태에서 움직이다가 중력에 대항하여 움직이게 하는 것, 도구 또는 환자에게 직접 무게를 더하는 것, 재료의 재질을 부드러운 것에서 딱딱한 것으로 변화를 시키거나, 스프링 등을 사용하여 저항이 적은 것에서 저항이 많은 것으로 제공하는 것 등이 있다.

근력의 향상 정도는 도수 근력 검사(manual muscle test)를 사용하여 측정한다.

② 관절가동범위(ROM, range of motion)의 등급 매기기는 필요한 도구와 재료의 위치에 의해 가능하다. 타일을 가지고 모자이크를 만들 때 타일을 놓는 위치에 따라 그것을 집기 위한 관절가동범위를 증가시킬 수 있다.
관절가동범위의 증가는 측각기(goniometer)를 사용하여 각도로 측정한다.

③ 지구력(endurance)은 경한 일에서 중한 일로 제시하거나 일하는 시간의 간격을 늘리면서 등급을 매길 수 있다. 진전 정도는 시간이나 수로 측정한다.

④ 협응 능력(coordination)은 저항이 주어지는 움직임의 양을 감소시키고 목적 있는 작업에서 요구되는 조절된 소동작을 증가시키는 것으로 가능하다. 민첩성(dexterity)은 손을 사용하여 조작하는 능력뿐 아니라 일정 시간 안에 작업을 수행하는 능력과 관련이 있다.
협응 능력의 향상은 일정 시간 안에 수행한 개수 즉 양이나, 일정량을 수행한 시간으로 측정한다.

⑤ 발달(development)은 정상 발달 순서를 사용하여 등급을 적용한다. 특히, 신경적 손상을 받은 환자인 경우 정상적인 움직임을 다시 배우는데 중요하다. 걷기 위해서는 그 이전에 앉고, 서는 것이 준비되어야 한다.
발달의 정도는 개월이나 년으로 측정한다.

⑥ 지각기술(perceptual skill)에 관한 등급매기기는 환경, 사물의 특성, 방향, 양, 속도에 의해 가능하다.

⑦ 인지기술(cognitive skill)은 주어진 활동에서 요구되어지는 인지능력을 분석하여 점진적으로 향상시킬 수 있다.

⑧ 사회기술(social skill)은 사회적 상호작용에 있어서 혼자서 가능한 활동에서 시작해서, 작은 그룹 활동으로 진전시키거나, 그룹에서 그 역할을 관찰자에서 시작하여 참여자, 지도자로 나아가게 할 수 있다.

⑨ 복잡성(complexity)은 간단하고 적은 단계에서 복잡하고 많은 단계로 나아가게 하거나, 신체적, 창조성, 성취감과 피드백을 모두 가질 수 있게 한다.

3) 일상생활활동(Activities of Daily Living ; ADL)

(1) 일상생활활동의 정의 및 범위

일상생활활동은 기본적인 기술을 요구하는 일상생활활동과 보다 진보된 문제 해결 능력, 사회적 기술, 그리고 더 복잡한 환경적 상호작용을 요하는 수단적 일상생활활동(Instrumental-ADL)으로 나뉘어 진다. 일상생활활동 과제로는 이동성(mobility), 신변 처리(selfcare), 의사소통(communication), 환경적 도구의 관리(managenent of environmental hard-ware), 성적 표현(sexual expression)이 포함된다. 수단적 일상생활활동 과제로는 가정관리, 지역사회 생활기술(community living skills), 건강관리, 안전관리가 있다.

(2) 일상생활활동의 평가

일상생활활동의 평가와 훈련을 수행하기 이전에 환자의 수행 요소와 환자의 개별 환경에 관한 요소들을 평가하여야 한다. 근력, 관절가동범위, 협응능력, 감각, 균형 등의 신체적 요소들에 관한 평가는 일상생활활동 수행에 가능성 및 손상 정도와 특별한 도구에 대한 필요성을 결정하며, 지각과 인지 기능은 일상생활활동 기술들을 배우기 위한 가능성을 결정한다. 이러한 평가들은 환자의 문화와 가치 등이 비슷한 환경에서 평가하여야 한다. 환자가 다시 돌아갈 환경은 중요하게 고려되어져야 한다. 환자의 기능을 평가할 수 있는 도구들은 수행을 기초로 한 평가(performance-based assessment)와 면접자 평가(interviewer assessment), 스스로 수행하는 평가(self-administered assessment)로 나누어 볼 수 있으며, 그 구체적인 도구들은 다음과 같다.

① Functional Independence Measure

환자가 실제로 무엇을 하는지, 도움의 정도가 어느 정도인지 측정한다. 기능의 정도는 완전 독립, 조절된 독립, 감독 또는 준비의 필요, 약간의 도움, 중간 정도의 도움, 많은 도움, 완전 의존의 7가지로 나뉘어져 있으며, 각 항목은 완전 독립시 7점, 완전 의존시 1점으로 구성한 7점 척도이다. 전체 항목은 운동성과 관련된 13개 항목(식사하기, 몸치장하기, 목욕하기, 상의 및 하의 입기, 뒷처리하기의 신변 처리 영역, 대·소변 조절, 의자·침대·의자차, 변기, 욕조로의 이동 영역, 걷기/의자차 활동, 계단 사용의 이동성 영역)과 인지력과 관계된 5개 항목(언어표현과 이해에 관한 의사소통 영역, 사회적 상호작용, 문제 해결, 기억력의 사회적 인지 영역)으로 총 18항목이다. 평가결과는 각 항목의 합으로 나타나며, 가장 높은 점수는 126점이고 가장 낮은 점수는 18점이다.

환자의 진전 정도를 평가하기 위하여 입원시, 퇴원시, 퇴원 후 평가를 실시하며, 질환별, 지역별, 기관별, 인종간의 차이를 비교할 수 있는 일원화된 정보체계(uniform data system)이다.

② Modified Barthel Index

Mahoney와 Barthel(1965)이 만성 질환 환자의 일상생활 자립도를 알아보기 위하여 개발한 도구이다. 평가는 환자의 일상생활활동 수행시 직접적인 관찰과 면접을 통하여 의존의 정도 즉 완전 독립, 약간의 도움, 중간 정도의 도움, 많은 도움, 완전 의존의 5가지로 평가한다. 각 항목의 점수는 기능의 차이에 따라 점수를 분배하였고, 평가결과는 각 항목의 합으로 나타나며 완전 의존시 0점 완전 독립시 100점이다. 평가 영역은 식사하기, 옷입기, 몸치장하기, 목욕하기, 의자차 이동, 화장실 이동과 사용, 걷기, 계단 사용, 대·소변 조절의 10가지 기능으로 이루어져 있다.

③ Kenny Assessment

노인 환자의 치료 효과를 측정하기 위한 도구이다. 평가 영역은 침상 이동, 이동, 거리 이동, 옷입기, 신변 처리, 식사하기의 6가지 기능 영역에 대하여 17가지 항목으로 구성되어 있다. 각 기능에서 점수는 0~4로 되어 있으며, 0은 의존적이며 4는 독립적이다. 점수는 최소, 중등도, 최대 도움으로 도움의 정도로 구분하였다.

④ Klein Bell Activities of Daily Living Scale

타당하고 신뢰성 있는 일원화된 측정 척도(uniform scale)를 발달시키기 위하여 Kein과 Bell(1979)에 의하여 개발되었다. 특정 환자군을 토대로 하여 만들지 않았기 때문에 다양한 환자 집단에 사용이 가능하다. 평가는 일상생활활동 수행시 직접적인 관찰과 면접을 사용하며, 환자에게 필요한 도움의 양이나 형태에 관계없이 환자가 수행했느냐 또는 수행하지 못하였나로 각 항목의 점수를 취득한다. 각 항목의 점수의 가치는 작업의 경중에 따라 1~3으로 되어 있다. 평가 영역은 옷입기, 몸치장하기, 식사하기, 대소변 조절, 이동, 전화사용의 6가지 기능에 대하여 170개의 항목으로 되어 있다. 기능의 작은 변화에 민감한 도구이나 평가에 포함된 항목이 너무 많아 사용이 용이하지 않다.

⑤ Katz Index of ADL

Gresham 등이 뇌졸중, 다발성 경화증 등의 환자들을 기초로 하여 개발하였다. 식사하기, 옷입기, 목욕하기, 화장실 가기, 이동, 배설 억제 능력의 6가지 기능을 평가할 수 있는 도구이다. 점수화의 단계는 각 기능에 대하여 독립적 수행, 도움을 받아 수행, 수행 불가능의 3단계로 나뉘어져 있으며, 전체적인 결과는 A에서 G까지로 나타내는데, A는 모든 기능에서 독립적이며, G는 6가지 기능에서 모두 의존적임을 나타낸다. 이 도구는 어떤 기능에 장애가 있는지에 관한 정보를 얻을 수 있으며, 사용이 용이하나 어떻게 각각의 기능을 수행했는지에 관한 정보는 얻을 수 없다.

(3) 일상생활활동 훈련

일상생활 수행을 위한 훈련 방법들 또는 도움을 줄 수 있는 도구들의 사용은 환자의 장애정도 또는 회복의 진전 정도에 따라 선택되어야 한다. 일상생활활동 훈련의 최종 목표는 독립적으로 일상생활을 수행할 수 있게 하는데 있다.

환자가 퇴원하기 전에 독립적으로 수행하기를 기대하는 모든 과제는 발병 이전에 수행했던 방법과 유사하게 훈련되어야 한다. 뿐만 아니라 환자에게 적합한 방법과 기술 그리고 보조 도구들을 제시하고, 그 것들을 사용할 수 있도록 가르쳐야 한다.

① 협응 능력의 문제

진전(tremor) 또는 운동 실조(ataxia), 불수의 운동으로 나타나는 협응 운동 실조(incoordination)는 파킨슨씨 병, 다발성 경화증, 뇌성마비, 외상성 뇌손상 등과 같은 중추신경계 장애의 결과로 나타난다. 협응 운동 실조의 정도는 피곤함, 감정적 요인, 공포 등에 영향을 받는다. 협응 운동 실조와 작업 수행을 방해하는 피로와 염려 등을 피하기 위하여 환자는 정확한 에너지 보존(energy conservation)과 일 단순화(work simplification)뿐만 아니라 일하는 속도와 안전한 방법을 생각해야만 한다.

㉠ **옷입고 벗기** : 옷입고 벗기를 할때 다음과 같은 적용(adaptation)을 하여 옷입을 때의 어려움을 감소시킬 수 있다.

ⓐ 앞이 터진 옷을 사용한다.

ⓑ 큰 단추 또는 접착 테이프(velcro), 고리가 달린 지퍼 등을 단추 대신으로 사용한다.

ⓒ 크고 무거운 손잡이가 달린 button hook을 사용한다.

ⓓ 탄력 신발끈과 신발을 여밀 수 있는 접착 테이프 또는 여밈이 없는 신발은 끈 매는 것을 줄여줄 수 있다.

ⓔ 바지는 여자의 경우 고무줄을 사용하고, 남자인 경우 접착 테이프를 사용하면 고리 또는 단추, 지퍼보다 관리하기 쉽다.

ⓕ 여성의 경우 브래지어를 선택할 때 앞으로 여미는 것이나 고리 대신 접착 테이프로 바꾸어 주거나 slipover elastic type 또는 bra-slip combination을 사용하면 입고 벗을 때 도움이 된다.

ⓖ 남성의 경우 매는 넥타이 대신 클립으로 고정하는 타이나 고무 끈으로 된 타이를 사용한다.

ⓗ 균형 감각의 문제를 줄이기 위하여 팔이 달린 의자, 의자차 또는 침대에 앉아서 옷을 입고 벗도록 한다.

㉡ **식사하기** : 협응 운동 실조인 경우에도 먹는 것은 중요하다. 먹는 동안의 협응 능력의 문제는 좌절감과 당혹함 그리고 사회적 거부감을 야기시킬 수 있다. 그러므로 먹는 것을 안전하게, 즐겁게, 그리고 가능하면 적절하게 하는 것이 중요하다. 이러한 목표를 위하여 다음과 같은 방법들을 사용할 수 있다.

ⓐ 미끄럼 방지 매트(nonskid mat), 흡입판(suction cup), 또는 젖은 수건을 사용하여 그릇이 움직이는 것을 방지한다.

ⓑ 접시 밖으로 음식이 밀려나가는 것을 방지하기 위하여 접시 방어대(plate guard) 또는 움푹파진 접시(scoop dish)를 사용한다.

ⓒ 안정성을 주기 위하여 무거운 숟가락을 사용하며, 입으로 음식물을 가져가는 동안 흘리는 것을 방지하기 위하여 회전 숟가락(swivel utensil)을 사용하며, 불수의 운동을 감소시키기 위하여 전박에 모래주머니를 달아준다.

ⓓ 입으로 컵을 가져가는 것을 피하기 위하여 바닥이 무거운 컵에 빨대 클립과 긴 프라스틱 빨대를 사용한다.

㉢ **몸치장과 씻기**

ⓐ 면도기, 립스틱, 칫솔과 같은 물건들을 자주 떨어뜨리는 것이 문제라면 줄에 부착시킨다.

ⓑ 보통 칫솔보다 전동 칫솔을 사용한다.

ⓒ 모래주머니(weight)를 손목에 다는 것은 화장, 면도, 머리를 빗을 때와 같은 섬세한 손동작을 요할 때 도움을 준다.

ⓓ 위치를 변경하여 고정시킬 수 있는 헤어드라이어는 도움을 준다.

ⓔ 일반 면도기보다는 전기 면도기가 안전성과 안정성을 제공할 수 있다.

ⓕ 세면기에 흡착 솔(suction brush)을 부착하여 손톱이나 의치를 닦을 수 있다.

ⓖ 샤워 또는 목욕하는 동안 비누는 쉽게 닿을 수 있도록 샤워기 또는 욕조 위에 걸어둔다.

ⓗ 비누를 넣을 수 있는 목욕 장갑은 여러번의 비누질에 대한 필요를 줄여준다.

ⓘ 욕조 안과 밖에 미끄럼 방지 매트를 깔고, 욕조 구석이나 욕조 벽에 손잡이(safety grab bar)를 부착하여 미끄러지는 것을 방지한다. 욕조용 또는 샤워용 의자는 욕조에서 이동하거나 샤워하는 동안 서 있는 것보다 더 안전성을 줄 수 있다.

㉣ **의사소통과 환경적 도구의 사용**

ⓐ 문 손잡이는 손잡이가 긴 것을 부착하거나 고무 또는 마찰 테이프를 씌워 보다 쉽게 사용할 수 있다.

ⓑ 불수의적인 움직임을 조절하기 위하여 책상 위 또는 몸을 사용하여 팔을 고정하거나 무게를 사용함으로써 전화의 다이얼을 돌리거나 버튼을 누르는 것을 촉진할 수 있다. 또한 receiver holder의 사용도 유용하다.

ⓒ 글씨를 쓸 때는 무겁고 큰 펜을 사용한다. 전동 타자기와 키보트 경계대(guard)는 의사소통을 돕기 위해 유용하다.

ⓓ 변형된 key holder를 사용한다.

㉤ **이동 기술** : 협응 운동에 문제를 가진 환자들은 협응 실조의 형태와 심한 정도에 따라 다르지만 다양한 이동 기구(ambulation aids)를 사용할 수 있다.

ⓐ 물건을 들어올리는 대신 바닥에서 물건을 밀도록 한다.

ⓑ 자신에게 알맞는 이동기구를 사용하도록 한다.

ⓒ 짐차(cart)를 사용하도록 한다.

ⓓ 문턱과 두꺼운 카페트를 없앤다.

ⓔ 계단의 양측면에 손잡이를 만든다.

ⓕ 가능하다면 계단대신 경사로를 설치한다.

② 관절가동범위의 제한

㉠ **옷입고 벗기**

ⓐ 앞이 터진 옷, 한 치수 큰 것, 옷감은 신축성이 있는 것을 사용하는 것이 좋다.

ⓑ 옷을 밀고 잡아당길 수 있도록 옷입는 막대(dressing stick)를 사용한다.

ⓒ 큰 단추 또는 잡아당기기 쉽게 고리가 달린 지퍼를 사용한다.

ⓓ 일반적인 단추, 후크 사용이 어려운 경우 접착 테이프 또는 지퍼로 대신한다.

ⓔ 신발끈을 맬 때 허리 굽히기가 어렵거나 섬세한 동작에서 손가락 관절 사용을 막기 위하여 탄력 고무의 구두끈 또는 변형된 도구를 사용하게 한다.

ⓕ 스타킹을 신기 위하여 스타킹 신는 보조도구(stocking aids)를 사용한다.

ⓖ 손가락의 관절 범위가 제한된 경우 button hooks을 사용한다.

ⓗ 양말, 구두, 옷 등을 집어올리거나, 걸려진 옷을 꺼내고, 바닥에 있는 물건들을 집어올릴 때 집게(reacher)를 사용한다.

㉡ **식사하기**

ⓐ 잡을 때 관절가동범위에 제한이 있을 경우 식사 도구의 손잡이를 두껍게(built-up handle) 한다.

ⓑ 굽은 순가락(curved spoon) 또는 포크, 회전 순가락(swivel spoon), 포크 순가락은 외전(supination)에 제한이 있을 경우 사용할 수 있다.

ⓒ 목, 팔꿉관절(주관절), 어깨관절(견관절)의 관절가동범위에 제한이 있거나 손을 입으로 가져가는 동작에 어려움이 있거나, 컵을 잡을 때 쥐기가 부적절 할 경우 긴 플라스틱 빨대와 빨대 클립을 유리컵 또는 컵에 사용한다.

ⓓ 쥐는데 많은 제한이 있거나 두꺼운 손잡이가 적당하지 않을 때 universal cuff 또는 utensile holder를 사용한다.

ⓔ 음식물이 밖으로 나가는 것을 방지하기 위하여 접시 방어대(plate guard) 또는 움푹파인 접시를 사용한다.

㉢ **몸치장과 씻기**

ⓐ 머리를 감거나 목욕을 할 때 유연한 호스가 달리고 손으로 조작할 수 있는 샤워기를 사용한다. 이것은 사용자가 샤워기의 방향을 조절할 수 있고 서서 샤워하는 것을 피할 수 있다. 경우에 따라서 쥐기에 제한이 있는 경우 손잡이를 두껍게 하거나 변형된 손잡이를 사용하게 한다.

ⓑ 다리, 발 등에 쉽게 닿을 수 있도록 손잡

이가 긴 목욕 솔 또는 스폰지를 사용한다.

ⓒ 위치가 조절되는 헤어 드라이어는 상지의 관절가동범위에 제한이 있거나 근력이 약한 경우, 협응 능력이 부족한 경우, 그리고 한 손을 사용하는 환자들에게 유용한 도구이다.

ⓓ 손과 손의 협응 능력이 부족하거나 손을 머리로 가져가는 동작에 제한이 있는 경우 손잡이가 긴 빗, 칫솔, 립스틱, 마스카라 솔, 전기면도기 등을 사용한다.

ⓔ 헤어 스프레이, 스프레이 향수를 사용한다.

ⓕ 전기 칫솔을 사용한다.

ⓖ 화장실에서 휴지를 사용할 경우 짧은 집게(short reach)를 사용한다.

ⓗ 욕조로 이동하는 것을 돕기 위하여 손잡이(side rails)를 설치하고, 욕조 안에서 미끄러지는 것을 방지하기 위하여 욕조바닥에 안전 매트(safety mats)를 깐다.

ⓘ 욕조 또는 샤워장에서 안전을 향상시키기 위해 욕조 의자, 샤워 의자 또는 일반 의자 등이 필요하다.

㉣ **의사소통과 환경적 도구의 사용** : 의사소통과 환경적 도구관리를 촉진할 수 있는 환경적인 적용의 예는 다음과 같다.

ⓐ 제한된 쥐기를 위하여 수도꼭지(faucets)를 길게 하거나 두껍게 하여 사용한다.

ⓑ 전화는 쉽게 닿을 수 있는 장소에 놓는다. 경우에 따라서는 clip-type receiver holderer, extended receiver holder 또는 speaker phone이 필요하다. 그리고 다이얼을 돌릴 때는 막대 또는 버튼을 누르는 전화기도 도움을 줄 수 있다.

ⓒ 손잡이가 두꺼운 펜과 연필은 제한된 쥐기와 잡기를 보상하기 위해 사용할 수 있다. 여러 가지 쓰기에 도움을 주는 도구들(writing aids)도 도움을 준다.

ⓓ 전동 타자기 또는 컴퓨터 그리고 책받침대는 관절이 제한되었거나 통증을 가진 환자들의 의사소통을 촉진시킬 수 있다.

ⓔ 지렛대 형태의 긴 손잡이, 자동차 문여는 기구 그리고 변형된 열쇠 손잡이 등은 손의 제한에 대하여 보상할 수 있다.

㉤ **이동 기술** : 근력의 약화가 없는 상태에서 제한된 관절가동범위를 가진 환자는 보조도구에 의해 도움을 받을 수 있다.

ⓐ Glider chair는 손과 팔의 움직임에 제한이 있을 때 이송(transportation)을 촉진하기 위해 발을 사용하여 조작할 수 있다.

ⓑ Platform crutches는 손과 손가락 관절에 가해지는 압박을 예방하고 제한된 잡기를 보상할 수 있다.

ⓒ Crutch 또는 의자에 손잡이를 두껍게 하여 사용하면 제한된 잡기를 보상할 수 있다.

ⓓ 높이를 올린 좌변기(raised toilet seat)는 엉덩관절(고관절)과 무릎관절(슬관절)의 움직임에 제한이 있을 때 사용할 수 있다.

ⓔ walker 또는 crutch의 가방은 물건을 옮기는데 도움을 준다.

③ 근력 약화

사지에 근력 약화의 문제를 가졌다면, 훈련기술과 자조 도구는 다양하다. 그러므로 보상하기 위한 방법과 많은 도구들을 제시할 수 있다. 근력 약화가 심하면 기본적인 일상생활동작 수행시 시중드는 사람이 필요하다. 그러나 다리(하지)의 근력이 약화되었으나 팔(상지)은 정상이라면, 많은 기술들과 도구들은 불필요하다.

근력 약화를 가진 사람들에게 일상생활활동 수행을 가르칠 때의 원리는 다음과 같다.

㉠ 가벼운 도구, 물건, 가정용 기구 등을 사용한다.
㉡ 중력이 도움을 줄 수 있도록 한다.
㉢ 쥐기와 같은 기능을 상실한 것에 대하여 변형된 도구와 방법들을 사용한다.
㉣ 전기를 이용한 도구와 가정용 기구들을 사용한다.
㉤ 지렛대, 힘의 적용, 마찰의 생체역학적인 원리(biomechanical principles)를 사용한다.
㉥ 양손을 사용한다.

④ 신체 한측의 상실

신체 한측의 사용을 상실한 경우의 대표적인 예로 편마비를 들 수 있다. 뇌졸중 환자는 기초적인 일상생활활동들을 독립적으로 할 수 있다. 그러나 인지-지각 능력의 손상은 독립성을 막을 수 있다. 특히 옷입기와 같은 자동적인 과제가 아닌 경우 더할 것이다. 방법과 도구들은 필요 하다면 한측 팔(상지)절단 환자에 의해 사용되어질 수 있는 것들이다. 그러나 팔(상지)절단 환자는 정상적인 지각과 인지 기능 뿐 아니라 정상적인 몸체와 다리(하지) 기능을 가지고 있기 때문에 변형의 필요가 적다.

신체 한측의 사용을 상실한 환자에게 일상생활동작을 가르치는 원리는 다음과 같다.

㉠ 환측으로 고정하거나 잡는 기능에 대한 대용을 준비한다.
㉡ 양측을 사용하여야 하는 활동들을 변형시켜 한손으로 사용하도록 한다.

식사할 때 사용할 수 있는 도구로는 rocker knife, 미끄럼 방지 매트, 한 손으로 빵에 잼을 바를 수 있도록 판의 가장자리를 막아놓은 spike board 등이 있다. 몸치장과 씻기에 사용할 수 있는 도구는 손톱과 의치를 깨끗이 하기 위하여 사용할 수 있는 흡착 솔(suction cup brush)과 안전성을 위한 전기면도기 등을 사용할 수 있다. 옷을 입고 벗을 때는 양측 발까지 손이 닿을 수 있어야 하며, 이 때 앉은 자세에서 균형을 유지할 수 있고, 10초 동안 잡지 않고 설수 있어야 성공적으로 옷을 입고 벗을 수 있는 가능성이 있다고 생각할 수 있다. 가장 어려운 과제로는 바지를 끌어올리는 것과 환측 발에 구두를 신는 것, 구두끈을 매는 것일 수 있다. 옷을 입고 벗을 때는 옷의 종류에 따라 그 방법에 차이가 있으나 일반적인 규칙은 옷을 입을 때 환측을 먼저 입고, 벗을 때 환측을 나중에 벗는 것이다. 신발 신기와 구두끈 매는 것을 돕기 위하여 접착테이프(velcro), shoe button 등을 사용한다.

참고문헌

Dutton R, Levy LL, Simon CJ. Frames of reference in occupational therapy. In Hopkins HL, Smith HD, eds. Willard and Spackman's occupational therapy, 8th ed., Philadelphia : J.B. Lippincott Co. pp.62~91. 1993.

Kielhofner G. Conceptual foundations of occupational therapy. F.A. Davis Co., 1992.

Klein RM, Bell BJ. Klein-Bell. Activities of daily living scale ; Manual. Seattle ; University of Washington, Division of Occupational Therapy, 1979.

Lamport NK, Coffey MS, Hersch G. Activity analysis handbook. 2nd ed., Slack, 1993.

Mahoney FI, Barthel DW. Functional evaluation ; The Barthel Index. Maryland State Medical Journal, 44 : 61~65, 1965.

Pedretti LW, Zoltan B. Occupational therapy : Practice skills for physical dysfunction, 3rd ed., St. Louis : C. V. Mosby, 1990.

Reed KL, Sanderson SR. Concepts of occupational therapy. 2nd ed., Baltimore : Williams & Wilkins, 1983.

Trombly CA. Occupational therapy for physical dysfunction. 4th Ed., Williams & Wilkins, 1995.

The world federation of occupational therapists. Recommended minimum standards for the education of occupational therapists. The council of the world federation of occupational therapists, 1985.

제2장

질환별 작업치료
(Occupational Therapies for Specific Disorders)

김 경 미

1 뇌졸중(cerebral vascular accident)

1) 개념

뇌졸중은 뇌에 공급되는 혈액의 감소에 의하여 야기되는 신경학적 증상으로 급성적 또는 점진적으로 나타난다. 상위 운동 뉴론(upper motor neuron)의 기능장애로 병변을 가진 뇌반구의 반대측에 편마비(hemilplegia) 또는 편부전마비(hemiparesis)를 보인다. 뇌졸중은 정도에 따라 허혈성 뇌일혈(TIAs, transient ischemic attacks)과 같이 경미한 것으로부터 증상이 완전히 없어지지 않는 중증 뇌졸중에 이르기까지 그 범위가 넓다.

2) 원인

뇌졸중의 원인은 혈전(thrombus), 색전(embolus) 또는 출혈(hemorrage)에 의하여 뇌에 공급되는 혈액순환에 문제가 생기는 데 있다. 뇌 산소결핍증(cerebral anoxia)과 동맥류(aneurysm)에 의해서도 편마비가 올 수 있으며 그 밖의 위험요인으로는 동맥염, 동맥경화증, 흡연, 당뇨, 높은 콜레스테롤, 가족력, 심장 질환, 고혈압 등이 있다.

3) 평가

(1) 일상생활활동

일상생활활동의 평가는 자신의 신변 처리(self-care) 능력, 즉 식사하기, 옷입기, 세수하기, 손씻기, 대소변 조절 그리고 이동 등을 일정한 지표를 사용하여 행한다. 이전부터 사용하고 있는 일상생활 보조도구의 유・무 및 그 이름을 기록하여야 한다. 일상생활활동을 평가하는 데 사용할 수 있는 지표는 다음과 같으며, 각 지표의 장・단점을 생각하여 환자에게 적합한 것을 선택한다.

① Functional Independence Measure
② Modified Barthel Index
③ Kenny Self-care Evaluation
④ Australian ADL Index

연하곤란(dysphasia)인 경우에는 혼자 식사하기가 어려우므로 구강 운동 기능에 관한 평가를 하여야 한다. 신경학적인 손상으로 나타날 수 있는 반사, 감각, 그리고 입과 얼굴의 움직임을 평가한다. 평가시 준비물로는 화장 솔(brush), 빨대, 진동기, 솜, 촛불, 설압자(tongue blade), 면봉, 수건, 레몬쥬스, 식초, 설탕, 향수, 약간의 음식물 등이 필요하다. 평가 내용에는 병력, 정신적 상태, 신체적 상태, 그리고 구강 기능이 포함된다. 병력 기록을 통해 현재 영양 상태와 영양 공급의 형태, 흡인성 폐렴(aspiration pneumonia)의 유・무 등에 관하여 알아보고, 연하곤란의 평가와 치료에 참여할 수 있는 능력을 보기 위하여 지시 따르기, 지남력, 혼동, 기억력, 판단력 등에 관한 인지 상태를 평가한다. 신체적 상태에서는 머리와 몸통 조절이 가능한지와 균형 감각, 앉아 있을 때의 지구력 등을 알아본다. 구강 운동 기능에서는 원시적 또는 정상적인 구강반사의 유・무와 혀의 움직임, 입술과 턱 조절 능력, 얼굴 표정, 감각 등을 평가한다. 흡인(aspiration)의 정도를 평가하는 방법으로는 video-floroscopy와 물 삼키기 검사(water swallow test)가 있다.

(2) 감각(sensory)

감각의 평가는 시야를 가린 상태에서 실시한다. 평가하기 이전에 검사에 대한 지시 사항과 반응 방법 등의 의사소통 과정을 거쳐야 한다. 결과는 손상되지 않음(intact), 손상(impaired), 결여(absent)로 기록한다.

① 촉각에 관한 평가 내용으로는 가벼운 접촉(light touch), 2점 구별 검사(two point discrimination test), 압박(pressure), 통감(pain), 온도감각(thermal sensation), 그리고 sharp-dull 검사가 있다.

② 촉각 지각에 관한 검사에는 입체인지 지각(stereognosis), 운동감각(kinesthesia), 서화감각(graphesthesia), 고유 수용성 감각(proprioceptive sense) 등이 있다.

③ 시각(visual)에 관한 정보는 시지각을 검사하기 전에 얻어야 한다. 시각 상태를 알아보기 위해서는 시력, 시각적 집중(visual attention), 시야 범위(visual fields), 눈의 추적(ocular pursuit), 순간적 눈 움직임(saccadic eye movement) 등에 관하여 평가하여야 한다.

(3) 지각(visual processing)

지각능력의 평가를 통해 대부분의 뇌졸중에서 볼 수 있는 제한된 손상에서부터 심한 뇌졸중 또는 뇌손상에서 볼 수 있는 심한 지각 손상 정도를 알 수 있다. 손상된 뇌반구에 따라 평가 영역에 차이를 두고 실시할 수 있다.

① 양측 반구(both hemisphere) 영역에는 신체 도식(body scheme), 오른쪽-왼쪽 구별(Rt.-Lt. discrimination) 그리고 환측 무시(unilateral inattention)가 포함되며, 이것은 우반구 또는 좌반구 손상시 평가하여야 하는 영역이다.

② 우측 반구(Rt. hemisphere) 영역에서는 사물과 사물 사이, 또는 사물과 자신과의 공간 관련성과 거리를 지각하는 공간 관계(spatial relations), 지시에 의해 자신의 마음에 그린 상이나 기억된 상을 그림화시키는 시각적 심상(visual imagery), 공간에서 자신의 방향을 찾는 지형적 지남력(topographical orientation), 전체의 의미를 추상화시키거나 재인식하는 시각적 통합(visual integration/synthesis) 등의 능력에 관하여 평가한다.

③ 좌측 반구(Lt. hemisphere) 기능의 평가에는 시각, 촉각, 청각의 감각 자극을 재인식하는 능력이 결여된 실인증(agnosia)과 운동 실행증(ideomotor apraxia), 개념적 실행증(ideational apraxia), 구조적 실행증(constructional apraxia), 발어 실행증(verbal apraxia), 착의 실행증(dressing apraxia) 등으로 분류되는 실행증(apraxia), 색깔인식, 모양인식 등이 포함된다.

(4) **인지(cognition)**

① 지남력(orientation)은 자신과 과거, 현재 환경에 대한 자신의 관계를 이해하는 능력이다. 평가는 자신, 사람, 장소 그리고 시간에 관하여 준비된 질문을 사용하여 면접한다. 자신에 관한 내용에는 나이, 생일, 주소, 직업, 좋아하는 것 등이 있으며, 다른 사람에 관한 평가에는 알아보고 구별하기, 이름, 관계, 역할 등에 관한 것이다. 장소에 관한 내용으로는 장소의 형태, 장소의 위치나 이름, 거리와 방향 등이며, 시간에 관한 내용으로는 현재 시점, 시간의 지속성, 시간과 관련된 사건, 즉 명절, 국경일 등이 포함된다.

② 통찰력(insight)은 주어진 상황을 보는 능력이다. 일반적 통찰력(general insight)은 육체적 손상 정도만을 인식하는 경우로 예를 들면 마비, 시야 문제, 삼키는 문제 또는 침을 흘리는 문제 등에 대한 인식이 있다. 특정적 통찰력(specific insight)은 인지(cognitive) 또는 지각(visual processing) 손상을 인식하는 것으로 자신의 강점 및 약점의 차이를 인식하는 것이다.

③ 분류력(categorization)은 사물이나 개념 등을 비슷하고 관련된 그룹으로 만드는 능력이다. 평가는 색깔, 모양, 크기 또는 관련성 유무 등에 따라 물건이나 그림 카드를 분류하도록 하는데 Toglia의 분류검사(Toglia catrgorization assessment)가 있다.

④ 순서 개념(sequencing)은 전·후에 관한 개념(과거, 현재, 미래)의 제시에서 한 단계 이상의 과제를 준비하기 위하여 생각을 조직화하는 능력이다. 평가는 일상생활에서 접할 수 있는 내용으로 3장에서 7장으로 만들어진 순서 카드, 시리즈 그림, 그래픽 등을 사용하여 의미 있는 줄거리 또는 순서를 만들게 한다.

⑤ 집중력(attention)의 종류는 반응(detect/react) 집중력, 선택적(select) 집중력, 지속적(sustain) 집중력, 변화적(shift) 집중력 그리고 분리(divided) 집중력의 다섯 가지로 분류하며, 그 평가방법이 다양하다.

⑥ 기억력(memory)은 나중에 상기시키기 위하여 경험적이고 지각적인 정보들을 저장하는 개인적인 두뇌 과정(mental process)으로 감각수용(sensory reception), 기호화 하는 것(encoding), 저장(storage), 회복(retrieval)의 네 단계로 이루어진다. 기억의 종류에는 단기기억(working memory), 15초 또는 20초 안에 주어진 정보를 다시 상기시키는 순간기억(immediate recall), 일시적인 형태에서 단기기억(working memory)을 통해 정보를 저장하고 유지하는 장기기억(long term memory)이 있다.

⑦ 문제 해결 능력(problem solving)은 독립된 기능이 아니라 전략 기획 능력과 같은 조직(organization), 계획(planning), 축약(abstraction)과 목적 있는 행동 등이다. 문제해결 능력은 Luria에 의하여 문제의 인식(recognition of the problem), 문제의 분석(analysis of the conditions), 계획(formation of a plan), 실행(execution), 확인(verification)의 다섯 단계로 나뉜다. Bransford는 이를 환경을 인식하고 집중하게 하여 원인과 결과를 이해하는 문제의 확인(identify the problem) 단계, 문제야기 상황을 분석하기 위하여 정밀하게 문제를 정의하는 문제 정의(define the problem precisely) 단계, 문제를 어떻게 해결할 것인지를 결정하기 위하여 계획을 세우고, 다양한 방법을 모색하는 기획 조사(explore possible strategies) 단계, 계획대로 수행하고 계획을 조정하는 수행(act) 단계, 그리고 문제가 야기된 상황과 문제 해결 후를 비교하는 확인(look at the effects) 단계의 다섯 단계로 나누었다. 평가시에도 여러 단계 중 어느 부분의 문제인지를 알아내도록 한다. 평가방법으로는 분류하기, 추론게임, 구조화되지 않은 문제 해결 과제, 전화사용과 예산 세우기 등의 기능적 문제 해결 과제 등이 있다.

(5) 신체적 기능

① 관절가동범위(range of motion)의 제한 정도를 알아보기 위하여 수동 관절가동범위(PROM)를 측정한다. 능동 관절가동범위(AROM)는 근력 정도 또는 팔(상지) 기능 정도를 알아보기 위하여 측정할 수 있다. 그러나 경련성(spasticity)이 있는 경우 근력 검사는 무의미하다. 관절가동범위를 측정하기 위하여는 측각기(goniometer)가 사용된다.

② 근 긴장도(muscle tone)의 평가는 수동적으로 관절을 움직였을 때 저항의 정도로 측정하며 측정 도구는 modified Ashworth scale(표 5-1)이 있다. 뇌졸중은 이완성 또는 경련성의 근 긴장도를 보인다.

③ 자세(positioning)의 평가는 일상생활활동 수행시 또는 치료시 팔(상지)과 몸통의 자세를 관찰한다.

④ 팔 기능(U/E function)은 Brunnstrom의 회복 단계(표 5-2, 표 5-3) 또는 Bobath의 운동기능 회복 정도(motor recovery stage)의 단계(표 5-4)로 평가한다.

⑤ 어깨관절 아탈구(shoulder subluxation)는 상완와관절(glenohumeral fossa)에서 위팔뼈머리(상완골두, humeral head)가 아래로 미끄러져 나온 것으로 그 정도는 봉우리빗장관절(견봉쇄골관절, acromioclavicular joint)과 위팔뼈머리(상완골두) 사이를 센티미터(cm)로 측정한다.

표 5-1. Modified Ashworth Scale

정도	평가 내용
0	근 긴장도 또는 저항의 증가가 없다.
1	관절가동범위의 끝 부분에서 약간의 저항을 느낀다.
1+	전체 관절가동범위의 반 이하에서 저항을 느낀다.
2	관절가동범위 대부분에서 저항을 느낀다.
3	수동적으로 움직이기 힘들 정도로 저항을 느낀다.
4	굽힘 또는 폄에서 강직(rigidity)을 보인다.

표 5-2. Brunnstrom의 팔의 회복단계

단계	팔의 기능
단계 1	이완성(flaccidity) : 움직일 수 없다.
단계 2	경련성이 시작되며, 팔의 synergy나 연합 반응(associated reation)과 관련된 특징을 보인다.
단계 3	경련성이 증가하고, synergy 형태나 이와 관련된 운동을 수의적으로 조절한다.
단계 4	경련성이 감소하며, synergy로 인해 어려웠던 복합적인 운동이 가능하다.
단계 5	경련성은 더 이상 운동에 영향을 주지 않으며, 복합적인 운동이 좀더 쉬워진다.
단계 6	빠른 운동을 시도하는 경우 외에는 경련성이 없으며, 독립적인 관절의 움직임이 쉽게 가능해진다.

표 5-3. Brunnstrom의 손의 회복단계

단계	손의 기능
단계 1	기능이 없다.
단계 2	손 전체로 잡기(gross grasp)가 시작되고 약간의 손가락 굽힘(굴곡, finger flexion)이 가능하다.
단계 3	손 전체로 잡기, hook grasp이 가능하지만 물건을 놓지 못한다.
단계 4	손 전체로 잡기가 있고, 외측 쥐기(lateral prehension)가 회복되며, 약간의 손가락 폄(신전, finger extension)이 가능하고 엄지손가락을 움직일 수 있다.
단계 5	손바닥 잡기(palmar prehension), 구형잡기(spherical grasp), 막대기둥 잡기(cylindrical grasp), 물건을 놓는 것이 가능하다.
단계 6	갖가지 형태로 쥘 수 있고 각 손가락의 운동, 모든 관절가동범위의 폄(신전)이 가능하다.

⑥ 부종(edema)의 평가는 부피 측정(volumeter)과 둘레 측정(circumferencial measurement)으로 할 수 있으며, 그 정도는 경함, 중간 정도, 심함으로 나타낼 수 있다.

표 5-4. Bobath의 회복단계

단계	손의 기능
단계 1	팔과 손에 기능이 없다.
단계 2a	팔에 약간의 기능은 있으나 손에는 기능이 없다.
단계 2b	손에는 잡는 기능이 있으나 팔에는 기능이 전혀 없거나 약간 있다.
단계 3	팔에 기능이 있고 손가락 전체에 굽힘(굴곡)이 보인다.
단계 4	소운동 기능과 길항반복운동(diadochokinesis)이 부족하다.

⑦ 악력(grip strength)은 근 긴장도의 증가를 보이면 측정하지 않으며, 측정 도구는 악력기(dynamometer)이다. 손가락의 힘을 측정할 때는 pinchmeter를 사용한다.

⑧ 협응 능력(coordination)의 평가방법에는 빠른 반복 운동(RAM, rapid alternating movement), 운동 조절 곤란(dysmetria), 근실조(dyssynergia), Box & Block Test, Purdue Pegboard Test, Grooved Pegboard Test 등이 있다.

4) 문제점 및 치료

발병 후 생명 유지에 필요한 징후(vital sign)가 안정되면 가능한 빨리 치료를 시작한다. 왜냐하면, 보행 능력과 독립적인 기능수행 능력이 향상되고, 입원기간이 짧아지며, 합병증과 상태의 악화(deconditioning)를 방지할 수 있기 때문이다.

치료에 사용되는 이론의 틀(frame of reference)로는 운동 조절(motor control)을 위한 Bobath의 신경 발달 치료(NDT, Neuro Developmental Treatment), Rood의 치료 모형, Brunnstrom

의 Movement therapy, 그리고 고유수용성 신경근 촉진법(Proprioceptive Neuromuscular Fascilitation, PNF) 등이 주로 사용되며, 지각 및 인지능력 향상을 위하여는 Toglia에 의한 인지-지각 모델(cognitive-perceptual model)과 Affolter 접근이 사용된다. 그밖에 Kielhofner의 human occupation 모델, group work 모델 등이 사용된다.

(1) 운동

병변을 가진 뇌반구의 반대쪽에 편마비(hemiplegia) 또는 편부전마비(hemiparesis)가 나타나는데, 뇌의 좌반구 병변인 경우 신체의 오른쪽에, 그리고 우반구 병변인 경우에는 신체의 왼쪽에 마비가 나타난다. 마비는 경우에 따라 얼굴과 구강에서도 발견된다.

상위 운동 뉴론 손상에 의하여 자세근 긴장도 또는 경련성(spasticity)이 증가된다. 그러나 초기에는 이완성(flaccidity)을 나타낸다. 또 정상적인 자세 반사 기전(normal postural reflex mechanism)이 차단되어 정위 반응(righting reaction), 평형 반응(equilibrium reaction), 보호신전 반응(protective extension reaction)이 환측에서 손실된다. 이로 인하여 환자가 움직이는데 필요한 정상적인 자세를 조정하거나 균형을 유지, 회복할 수 있는 능력에 영향을 받는다. 협응 능력의 문제는 경련성 또는 소뇌의 병변과 연합되어 나타나며 그 형태는 다양하다.

운동 보속증(motor perseveration)은 반복적이고 불수의적인 운동이나 언어(verbal) 반응이다. 식사시 음식을 씹어삼키기 전에 계속해서 음식을 입으로 가져가는 등의 행동을 일상생활 동작에서 관찰할 수 있다.

그 밖에 경련이 심한 경우 구축(contracture)이 올 수 있다.

치료방법으로는 적절한 자세와 신체구조(body alignment)를 갖게 한다. 아탈구가 있는 경우 팔걸이(arm sling)를 사용하고 관절낭에 압박을 제공한다. 촉진 방법을 사용하여 관절가동범위 운동을 시킨다. 손목 굽힘(굴곡)을 방지하기 위하여 손목관절을 약간 폄(신전)시키고, 편안한 자세를 유지하기 위하여 부목(splint)을 제공한다.

경련성이 있는 경우 팔(상지)의 굽힘근(굴곡근)들과 다리(하지)의 폄근(신전근)들에서 근 긴장도를 감소시키기 위하여 억제 방법(inhibition techniques)을 사용하며, 이완성이 있는 경우 근 긴장도를 향상시키기 위하여 촉진 방법(facilitation techniques)을 사용한다. 간대경련(clonus)이 있는 경우 발뒤꿈치에 압력을 주거나 선 자세에서 발뒤꿈치를 바닥에 닿게 한다.

어깨-손 증후근(shoulder-hand syndrome) 치료가 효과적이기 위해서는 가능한 초기에 접근하는 것이 좋다. 치료방법은 다양하나 초기의 부종과 통증을 감소시키기 위한 방법으로는 적절한 자세를 취하게 하며, 손목의 굽힘(굴곡)을 피하기 위해 cock-up splint를 사용하여 손목의 폄(신전)을 지속시켜주며, 1~2mm의 가느다란 끈을 사용하여 손가락의 원위부에서 근위부쪽으로 감아주는 compressive centripetal wrapping 방법을 사용하기도 하며, 잘게 부순 얼음과 물을 섞어(1/3의 물과 2/3의 얼음) 손을 그 곳에 몇 초 동안 담구었다 빼는 동작을 반복하게 한다. 수동적 움직임보다는 가능한 능동 운동을 수행하는 것이 펌프 작용(pumping action)을 위한 근 수축을 얻을 수 있다. 수동운동시에는 환자에게 통증을 유발시키지 않는 범위 내에서 행하며, 이때 아주 세심한 주의가 필요하다. 어깨 통증이 있는 경우에는 어깨관절 운동시 잘 조절되지 않는 벌림(외전, abduction)과 overhead sling, pulley 운동은 피해야 한다. 그리고 관절 운동 또는 skate-board 운동시에는 반드시 환자의 팔을 지지해 주어야 한다.

(2) 감각

환측에 주어지는 감각자극에 대하여 반응이 감소되거나 반응하지 않으며, 촉각 경험의 감소로 물체 인지지각 능력 손상(astereognosis)이 생긴다. 손가락 대신 손전체를 사용하여 일정한 압박을 가하여 촉각자극을 줄 수 있으며, 다양한 무게, 촉감, 그리고 크기의 물건들을 조작하거나 만질 수 있는 기회를 제공하여 그 차이를 인식하게 한다. 감각 손상의 각 증상에 대한 피부관리와 환측 화상의 예방을 위한 교육을 실시하며, 시각을 사용하여 자신의 자세를 검사하도록 교육한다.

시상 통증은 시상에 병변이 있는 경우 환자가 모든 감각을 통각으로 인지하게 되는 것으로 치료시 통증으로 인한 어려움이 많다. 그 밖에 통증감각자극을 받아들이는데 문제를 가지는 것으로는 어깨 통증, 어깨-손 증후근(shoulder-hand syndrome) 등이 있다.

시야 결손(visual field deficits)은 시각로가 차단되어 보는 것에 문제가 생기는 경우이다. 시야 결손의 한 형태인 반맹증(homonymous hemianopsia)은 시신경 교차점(optic chiasm) 뒤에 있는 시신경로의 병변에 의해 나타난다. 이는 시야 범위의 제한으로 오른쪽 또는 왼쪽에서 시각 손실의 증상을 보인다. 그러므로 시야 결손 쪽을 보상하기 위하여 치료적 작업이나 일상생활 수행시 머리를 움직여 무시하는 쪽을 보도록 지시하거나 암시한다. 그 밖의 시각적인 문제로 복시(diplopia)와 시력 감소 등이 있다. 시력 손상은 공간적 판단, 깊이지각, 사람 얼굴 알아보기 등 원거리 시력의 손상과, 읽기, 쓰기 등 기능적 활동이 어려운 근거리 시력의 손상으로 나뉜다. 감소된 시력은 안경 착용을 권장하며, 뇌졸중 전에 안경을 착용하였다면 환경을 밝게 해준다. 복시인 경우 안경의 한쪽 렌즈를 가리거나 한쪽 눈에 안대를 댄다. 시야 결손과 달리 지각 장애인 환측 무시(unilateral inattention)는 대부분 우반구 특히 하부 두정엽의 병변으로 나타나지만 시상과 기저핵(basal ganglia)의 피질하 병변일 경우 좌반구에서도 나타난다. 환측 무시는 시야 검사상에는 이상이 없으나 환자가 자신의 환측에서 오는 시각적, 촉각적, 청각적 자극을 무시하고 인식하지 않는 것이다. 치료시에는 환측에 다양한 촉각감각 자극을 제시하며, 좌・우 대칭인 작업들, 즉 색깔별로 막대(pegs) 꽂기, 퍼즐 맞추기 등을 치료에 사용하고, 일상생활에서의 기능적인 활동들, 즉 사전에서 단어 찾기, 자를 사용하여 일정한 길이의 줄 그리기, 길 찾아가기 등을 치료에 활용한다. 치료시에는 환자가 스스로 하게 하며, 수행에 어려움이 있을 경우 지시 또는 암시를 등급별로 사용한다. 환자 스스로가 자신의 문제를 이해하고 해결할 수 있도록 문제 해결 방법에 대한 전략 계획(strategies) 능력을 함께 증가시킨다.

신체 도식의 손상은 좌반구의 언어표현 역할과 우반구의 공간지각 과정을 담당하는 두정엽에서의 병변이다. 환자에게 직접적으로 집중을 요구하며 감각자극을 제공한다. 그리고 손상측을 신변 처리(self-cares)시 보조적으로 사용하도록 교육한다.

오른쪽-왼쪽 구별(Rt.-Lt. discrimination)의 손상은 후두-두정엽 연접부의 병변으로 오른쪽과 왼쪽의 개념을 사용하고 이해하는데 문제를 가져온다. 오른쪽-왼쪽 구별능력의 손상을 가진 경우 신체의 한쪽을 지적할 때나 공간에서 한 부분을 지적할 때에는 방향을 말하고 지적하도록 할 수 있다.

공간 관계 손상은 후두-두정엽 영역의 병변으로 우반구 또는 비우세측 뇌반구에 비대칭적으로 나타나며, 시각적 통합의 손상은 Brodmann의 18, 19 영역의 양측 손상으로 나타난다. 한 번에 한 가지 자극에 반응하기 때문에 과제의 전체를 보지 않고 한 부분에 과주시하게 된다. 이러한 현상은 Alzheimer 환자에서도 볼 수 있다. 그 밖에 전경 배경, 깊이 지각과 같은 시지각 문제를 가진다. 공간적 지각능력의 손상시에는 방해되는 자극을 감소시키거나 제거하며, 도구나 기구들은 환자가 잘 볼 수 있는 곳에 놓아둔다. 계속적인 반복연습으로 기술을 새로이 학습하도록 돕고, 잘 쓰지 않는 물건들은 한곳에 보관하고 환자에게 기억하도록 한다.

자발적인 움직임의 장애인 실행증(apraxia)은 전운동 피질 영역(premotor cortex)의 병변으로 충분한 근력과 감각, 협응 능력, 인지력이 있음에도 불구하고 계획된 활동이나 움직임을 시작할 수 없는 경우이다. 실행증(apraxia)의 종류에는 운동 실행증(ideomotor apraxia), 개념적 실행증(ideational apraxia), 구조적 실행증(constructional apraxia), 발어 실행증(verbal apraxia), 착의 실행증(dressing apraxia) 등이 있다. 실행증은 목적적인 활동을 수행하는 능력이 손실된 것이다. 정확하게 사물을 사용하는 것을 보여주고 잘못 사용할 경우 교정해 주며, 작업을 수행하는 동안 작업의 순서가 틀린 경우 알려주고 정확한 순서를 보여준다.

색깔 인식의 문제는 우세측 또는 좌측 두정엽의 병변으로 색깔의 이름을 말하는 데 어려움이 있는 것과, 양측 하부 측두-후두엽의 병변으로 색깔을 지각하는데 문제가 있는 것으로 구별된다. 두 가지 문제를 동시에 가지는 경우는 드물다.

(3) 인지

의식수준의 저하, 지남력의 부족은 뇌 손상의 일반적인 증상으로서 집중력과 기억력 장애를 동반한다. 통찰력은 판단능력의 부족과 안전에 대한 인식의 감소 등으로부터 올 수 있다. 새로운 정보에 관한 학습이 어렵고, 문제 해결 능력이 떨어진다.

시간, 장소, 사람에 대한 지남력의 손상시에는 달력, 시계, 가족사진을 준비하여 환자에게 설명하도록 하거나, 단서를 주어 생각하도록 한다. 또한 현재 환경에 관하여 환자에게 설명하거나 이야기한다. 치료과정에서 잘못된 정보는 항상 정확하게 교정한다.

기억력이 손상된 경우에는 잘못된 기억을 바로 잡아주며, 기억되지 않은 정보나 사건들을 준비해 준다. 기억력 향상을 위한 치료방법에는 내적 기억 전략 계획(internal memory strategies)과 외적 기억 도구(external memory aides)를 들 수 있다. 내적 기억 전략 계획에는 첫 번째 글자에 대한 암시와, 장소, 이야기 등의 연상, 얼굴과 이름의 관련성, 자문자답 등을 이용하며, 외적 기억 도구로는 점검표(checklist), 메모지, 달력, 계획서, 쇼핑 목록, 일지, 타이머(timer)나 알람시계 등이 있다.

집중력이 짧고 쉽게 방해받는 환자인 경우에는 주변 환경으로부터 방해받을 수 있는 자극들을 감소시키거나 제거하며, 치료적 작업들(activities)을 간단하게 그리고 적게 준비한다. 새로운 작업을 시작하기 전에는 휴식을 하도록 하며, 필요에 따라 작업 진행 과정에도 휴식을 줄 수 있다. 작업을 따라 하거나 끝마친 경우 칭찬을 해주고 동기를 유발시킨다.

판단능력이 떨어지는 경우에는 환자가 실제로 도달할 수 있는 목표를 설정한다. 특별한 방법으로 무엇을 하여야 할 경우에는 간단하게 설명을 해준다. 그리고 일정한 상황에서 생각이 전환되지 않는 경우에는 환자에게 기억하기를 기대하지 말고 지시를 반복하거나 암시를 준다.

계산능력이 없는 경우에는 기본적인 수학을 다시 보도록 하며 작은 계산기를 사용하도록 제시한다.

(4) 심인성 요소

우울함 또는 절망과 욕구 상실의 느낌을 갖게 되며, 좌절에 대한 인내력이 떨어지기 때문에 자신감이 없어지며 자아 존중이 부족하다. 감정조절이 적절하지 못하여 쉽게 적대감을 가지고 화를 내기도 하며, 쉽게 흥분하기도 하고, 상황에 맞지 않게 울거나 웃기도 한다.

불안정성(lability)이 있는 경우에는 환자에게 이것은 질병의 한 증상이며 시간이 지나면 상태가 좋아진다고 설명해 준다. 희망감을 상실한 경우에는 성공을 위한 기회를 제공해 주며, 긍정적인 변화에 대하여는 이전과 비교하여 좋아진 것을 느낄 수 있도록 한다. 그러기 위해서는 환자의 능력에 맞도록 작업을 선택한다. 압박감(stress)에 대한 인내가 떨어지는 경우에는 환자의 경험을 바탕으로 그 양을 조절하게 하며, 우울감을 보이면 환자가 즐기는 작업에 참여하도록 유도한다. 두려움, 무서움, 그리고 화를 잘 낼 경우에는 환자의 행동을 받아들이고 환자의 느낌을 말할 수 있도록 도와준다. 혼동을 가진 경우에는 환자의 잘못된 이해를 정확하게 해주며 그때마다 시간, 장소, 날짜를 정확하게 고쳐준다.

(5) 대인관계

운동성 또는 감각성 실어증으로 의사소통에 문제를 가지기 때문에 다른 사람들과 상호작용할 기회를 상실하게 된다. 뇌졸중으로 인하여 가족과 사회의 일원으로서 역할이 상실되고 역할이 변화하게 되어 계속적인 사회적 활동을 수행하기 어렵다.

운동성, 감각성 그리고 전실어증(global aphasia), 조음장애(dysarthria)로 인하여 의사소통에 문제가 있는 경우에는 언어치료사와 함께 일하여야 하며, 치료실에서는 의사소통을 위하여 의사소통 방법을 선택하여야 한다. 그 방법으로는 운동성 실어증인 경우는 자음, 모음판 또는 부호판(symbol board)을 사용하고, 감각성 실어증인 경우는 말을 짧고 명료하게 해주며 몸짓(gestures)을 사용하며, 전실어증인 경우는 이름을 사용하면서 물건들을 지적하거나 아주 간단한 문장만을 사용한다. 그리고 조음장애인 경우는 자음, 모음 또는 그림판 등의 다양한 의사소통 방법을 사용할 수 있다.

(6) 일상생활활동

일상생활활동을 수행하기 어렵다. 특히 식사하기, 옷입기, 신변처리, 대소변 조절 및 처리 등을 혼자 할 수 없는 경우로는 근력이 약하거나, 관절가동범위의 제한이 있는 경우, 협응 능력에 문제가 있는 경우 신경학적 변화로 인하여 지각, 인지기능이 감소된 경우, 그리고 시각 손상을 가진 경우 등이다.

옷 입을 때 문제가 있으면 환측을 먼저 끼고 건측을 끼도록 하고, 벗을 때는 반대로 하도록 가르친다. 옷 입을 때 사용할 수 있는 자조 기구로는 옷 입는 막대(dressing stick), 단추끼는 갈고리쇠(button hook), 집게(reacher), 운동화에 끼우는 단추(shoe button), 탄력 있는 구두끈 등이 있다. 식사시에는 그릇들이 움직이지 않도록 미끄러지지 않는 매트(non-slip mat)를 깔아주며, 음식이 밖으로 나가는 것을 막기 위한 접시 방어대(plate guard), 포크 숟가락, 포크 나이프 등을 사용한다. 시각에 문제가 있는 경우는 시계 방법(clock me-thod)을 사용하여 일정한 방향에 일정한 음식을 놓아준다. 환측 무시나 운동 보속증이 있는 경우에는 식사 훈련시 지시 또는 암시를 사용하여 문제에 대한 인식을 향상시켜야 한다.

이동(transfer)에 어려움이 있을 경우에는 환측 다리 아래에 건측 다리를 놓아 환측 다리를 들거나 움직이는 방법과, 환측 팔을 움직이기 위해서 건측 팔을 사용하는 방법을 가르친다. 그리고 운동성(mobility)을 위하여 의자차를 측정하고 그 사용방법을 교육한다.

가정관리(home management)를 위하여 선 자세에서의 균형 감각과 지구력, 운동성을 향상시키며, 안전과 사용할 수 있는 도구에 관한 교육을 실시한다. 가정관리에 사용할 수 있는 자조 기구로는 짐수레(cart), 부착된 병따개, 남비 지지대(pan holder), 한 손으로 자를 수 있도록 지지대가 붙은 도마 등이 있다.

연하곤란(dysphagia)이 발생한다. 연하곤란은 구강인두(oropharynx) 또는 식도 자체의 문제나 이와 관련된 근육계, 신경계의 문제로 인한 삼키는 기전(swallowing mechanism)의 장애이다. 음식을 씹고 삼키는 능력이 손실 되거나 손상된 경우이다. 잘 먹을 수 없는 이유는 빠는 능력(sucking)이 부족하고, 입 다물기가 어려우며, 씹기가 힘들거나 안되며, 삼키기가 어렵고, 그리고 비정상적인 반사 활동들이 존재하거나, 정상적인 반사들이 존재하지 않기 때문이다. 뇌졸중으로 나타날 수 있는 원시 구강 반사들(primitive oral reflexes)로는 설근 반사(rooting reflex), 물기 반사(bite re-flex), 빨기-삼키기 반사(suck-swallow reflex), 혀 내밀기(tongue thrust) 등이 있으며, 정상적인 구강반사인데 잘 나타나지 않는 것으로는 구토 반사(gag reflex), 구개 반사(palatal reflex), 기침 반사(cough reflex)가 있다.

연하곤란(dysphasia)을 치료하기 위해서는 정상적인 삼키는 과정(normal swallowing process)과 구강 운동 기능을 알아야 한다. 음식을 정상적으로 삼키는 과정은 수의적인 요소와 불수의적인 요소로 이루어진다. 이것은 다시 구강 준비 단계(oral preparatory phase), 구강 단계(oral phase), 인두 단계(pharyngeal phase), 식도 단계(eso-phagus phase)의 네 단계로 나누어진다. 치료의 목적은 음식을 먹는 동안 정확한 자세를 유지하고, 질적인 움직임을 촉진시키며, 근 긴장도를 정상화함으로써 삼키는 각 단계에서 운동 조절(motor control)을 향상시켜 필요한 영양을 공급하게 하며, 흡입(aspiration)을 예방하여 환자로 하여금 안전하게 입으로 먹을 수 있도록 하는 데에 있다. 치료방법으로는 정확한 자세를 취하게 하며, 비정상적인 근 긴장도를 정상화시키고, 먹는 것을 방해하는 원시 반사들을 억제한다. 이때 감각, 지각, 인지기능 향상을 위한 치료를 병행하여야 하며, 음식을 입으로 먹는 훈련을 실시한다. 입으로 먹는 것을 치료하는 과정에서는 환자의 시야 범위 내에 음식을 준비하며 음식은 가능한 환자가 원하는 것을 준비한다. 손을 입으로 가져가는 것이 어려우면 도움을 줄 수 있으며, 숟가락은 항상 정면에서 제공하며, 정상적인 환경에서 먹을 수 있도록 한다. 치료사는 계속적으로 환자의 자세, 팔(상지)의 움직임, 근 긴장도, 구강 조절, 삼키는 것을 관찰하고 평가한다. 삼킨 후 음식이 입 안에 남아 있는지를 살피고 먹은 양을 검사하며, 요구 열량의 75%를 섭취하지 못할 경우에는 다른 방법을 병행한다. 식사 후 30분 정도 똑바로 앉은 자세를 유지하게 하며, 흡입을 관찰한다.

2 류마토이드 관절염 (rheumatoid arthritis)

1) 개념

연부조직, 특히 관절이나 건의 활액막에 비세균성 만성 염증이 장기간 나타나면서 관절통이나 종창이 악화와 호전을 반복하는 만성적이고 전신적인 염증성 질환이다. 초기에는 활액의 양이 증가하여 관절의 부종과 통증을 동반하며, 방치된 상태로 장기간 진행되면 관절의 연골과 골, 관절 주위의 조직이 파괴되어 근육의 쇠약 및 위축으로 인한 불균형, 건의 구축 등을 일으켜 관절의 변형이나 아탈구 등이 나타나게 된다. 갑작스러운 통증과 부종을 동반하여 급성으로 진행되는가 하면, 몇 년에 걸쳐서 서서히 관절이 구축되고 변형되는 등 다양한 현상을 보인다. 주요 증상으로는 관절의 발열, 통증, 부종, 강직, 운동 제한과 기능의 소실 등이며, 빈혈, 골다공증을 수반하고, 폐, 심장, 비장, 눈, 입 등에 영향을 끼치기도 한다. 그러나 주로 손과 발의 작은 관절에 양측성으로 발생한다. 일반적으로 침범되는 관절은 손의 근위지절관절, 손허리손가락관절(중수지관절), 손목관절(수근관절), 팔꿉관절(주관절), 어깨관절(견관절), 족부의 목말밑관절(거골하관절), 무릎관절(슬관절), 엉덩관절(고관절), 발목관절(족근관절) 및 목뼈(경추)(C1~C2) 등이며, 턱관절(측두하악관절), 복장빗장관절(흉쇄관절)도 간혹 침범된다.

2) 원인

원인은 잘 알려져 있지 않으나 다양한 요소들에 의한 것으로 추측한다. 연쇄구균이나 바이러스 등에 의한 감염, 비타민 결핍증, 호르몬의 부조화 등을 들 수 있으나 과학적 근거가 불충분하다. 현재로는 자가면역질환의 하나라는 학설이 가장 강력하게 믿어지고 있다. 25세에서 50세 사이의 여성에게서 주로 발생한다.

3) 평가

관절가동범위의 제한이 있는 경우에는 측각기(goniometry)를 이용하여 제한된 각도를 측정하며, 근력의 정도는 도수 근력 검사(manual muscle test)를 사용하여 측정하나 검사과정에 주어지는 저항이 병소와 관절에 해를 줄 수 있으므로 조심하여야 한다. 쥐는 힘과 손가락의 집기 힘은 악력기(dynamometer)와 핀치미터(pinch meter)를 사용하여 평가한다.

손의 변형으로는 손가락의 척측 편위(ulnar deviation), 백조목 변형(swan neck deformity), 단추구멍 변형(Boutonniere deformity), 손목 또는 손허리손가락관절(중수지관절)의 아탈구(subluxation), 그리고 엄지손가락 변형(thum deformity) 등이 있다. 평가시 손의 변형을 관찰하여 기록한다.

손의 기능을 측정하기 위하여 쥐기 유형을 평가하고, 부종 및 부종에 의한 잠재적 신경 압박 여부를 관찰해야 한다.

감각이 상실되면 손 기능과 물체의 조작에 어려움이 있으므로 통증, 온도 및 위치 감각 등을 평가하여 어느 감각에 이상이 있는지를 살펴야 한다.

일상생활활동은 기능적 측면에서 수행 정도를 평가하며, 일상생활활동 수행시 동반될 수 있는 통증, 신체적 지구력, 기억력, 동기부여의 문제들 및 가정과 직장에서의 역할수행 과정에서 정신적, 신체적으로 과도한 스트레스가 있는지도 살펴본다. 환자에 대한 가족의 지지 정도나 대응 기술, 사회나 가정, 여가 활동에서의 역할 전환에 대해서도 알아본다. 장애로 인한 기능의 정도를 평가할 수 있는 도구로는 Stanford Health Assessment Questionnaire, Robinson Bashall Functional Assessment, 직업력(productivity history), 흥미(interests) 검사 그리고 여가 선호도(leisure interests) 등이 있다.

4) 문제점 및 치료

관절이나 조직의 손상을 방지하며, 장애의 상태를 최소화 하는 것이 치료의 목적이다. 또한 환자가 가능한 한 통증을 적게 느끼면서 일상생활에서 최대한 독립적이고 적극적으로 생활할 수 있도록 도와준다.

(1) 운동

손과 손목관절(수근관절)에서 특징적 소견이 많이 나타난다. 초기에는 관절 주위에 염증이 생겨 통증과 종창이 생기고, 진행되면서 관절을 파괴하여 수지관절, 손목관절, 팔꿉관절(주관절), 어깨관절 등의 가동범위에 제한을 받는다. 특히 아침 기상 후 관절에 강직(stiffness)이 나타나며 근력이 약화되고, 피로를 쉽게 느끼게 된다.

관절 변형으로는 근위지절관절의 젖힘(과신전, hyperextension) 및 원위지절관절의 굽힘(굴곡) 상태인 백조목 변형(swan neck deformity), 근위지절관절의 굽힘(굴곡) 및 원위지절관절이 폄(신전)된 단추구멍 변형(Boutonniere deformity), 손허리손가락관절(중수지관절)이 척측편위된 상태인 척측 편위(ulnar deviation), 또는 탄발 수지(trigger finger) 등이 나타날 수 있다.

팔꿉관절(주관절)에서는 굽힘(굴곡), 아래팔(전완부)에는 엎침(회내전, pronation), 어깨관절(견관절)에는 모음(내전) 및 안쪽회전(내회전, internal rotation) 변형이 생길 수 있다.

관절의 손상과 강직, 변형을 방지하기 위하여 관절 운동의 범위를 유지 또는 증가시키며, 근력을 증가시킨다. 즉 관절의 보호, 근력, 지구력을 고려하여 견딜 수 있는 통증의 범위 안에서 능동 보조 운동을 실시한다. 질병의 진행과정에 따라 치료 내용에도 차이가 있다.

급성기(acute stage)에는 계통적 증상 및 증후로 염증과 부종이 나타나게 되는데, 이 시기에는 휴식이 필요하다. 관절을 기능적인 자세에서 쉬게 하고, 관절의 변형을 예방하기 위하여 부목을 이용하여 적절한 자세를 취해야 한다. 하루에 1~2회 능동관절운동 또는 수동관절운동을 실시한다. 저항없는 등척성 운동으로 근긴장도를 유지하며, 하루에 한 번 능동 운동을 실시하되 운동 후 불편함이 한 시간 이상 지속될 경우는 운동량을 줄여야 한다. 이 시기에는 능동저항운동, 저항을 가한 등척성 운동, 신장운동을 해서는 안된다.

아급성기(subacute stage)에는 경한 계통적 증후가 나타나며 짧은 기간의 휴식과 부목이 필요하다. 수동적, 능동적 관절운동과 함께 관절 부담을 최소화할 수 있는 능동적 등장성 운동 및 신장운동을 실시한다. 단계적인 등척성 근력 강화 프로그램으로 근력과 근 지구력을 증가 또는 유지시킨다.

만성 활동기와 만성 비활동기(chronic-active and chronic-inactivity stage)에는 관절가동범위를 확대시키기 위해 신장운동, 능동관절운동, 등장성/등척성 저항운동을 실시한다.

관절의 변형을 막거나 예방하기 위하여 부목을 사용한다. 중수골 척골편위를 방지하기 위해서는 보호성 척골편위 부목(protective unlar drift splint)을, 백조목 변형일 때는 짧은 역동적 부목(short dynamic splint)을, 단추구멍 변형일 경우엔 역동적 신전부목(dynamic extention splint)을, 수근근 증후군일 때는 cock-up splint를 사용한다.

(2) 감각

관절의 통증과 통증의 민감함을 경험할 수 있다. 그러므로 통증에 대한 반응을 감소시키도록 한다.

(3) 인지

인지기능에는 문제가 없다. 그러므로 환자에게 활동시 안전성, 일 단순화, 에너지 보존방법들과 관절보호 원리를 사용하도록 교육한다. 일상생활에서 수행했던 활동들을 다른 방법으로 응용하고, 관절을 보호하며, 에너지를 보존하는 등의 개념을 이해시키고, 적용할 수 있도록 문제 해결 방법들을 개발한다.

(4) 심인성 요인

심인성 문제로 절망감과 무력감을 느끼게 되며, 자아 개념이 손상되고 불안을 자주 경험하게 된다.

환자들은 부정, 우울, 의존적 성향, 신체상의 변화, 자신에 대한 지각의 변화, 불확실한 예후에 대한 불만, 성기능 장애 등의 증상을 나타낸다. 따라서 치료사는 환자의 반응을 파악하고 치료과정에 적응시켜야 한다. 대응 기술을 사용하여 만성 장애로 인한 스트레스를 줄여준다.

(5) 대인관계

사람을 교묘하게 다루는 행동을 관찰할 수도 있다. 집단치료를 통해 상호 간의 도움을 주고 문제를 해결해 나가도록 도와주어야 하며, 자기 수용에 대한 자세를 발견하도록 지도한다.

(6) 일상생활활동

관절의 운동 제한과 통증 및 부종 때문에 여러 가지 일상생활활동 특히, 몸을 구부리거나, 물체에 다가서거나, 물건을 들고 옮기는데 어려움이 생기며, 나아가 직업이나 다양한 여가 활동에 제한이 따르게 된다.

일상생활에 도움을 줄 수 있는 보조도구를 준비해 주며, 그것의 사용방법을 교육한다.

일상생활활동 수행시 올바른 자세를 유지하고 향상시키며, 관절의 변형이나 외부의 힘에 의해 손상되는 것을 예방하는 관절보호 기술(joint protection techniques), 일 단순화(work simplication), 시간과 힘을 절약하는 에너지 보존(energy conservation) 등을 고려하는 방법을 교육하고 숙지시킨다.

(7) **관절보호 기술**(joint protection techniques)

관절의 기능을 고려한 관절보호의 방법은 다음과 같다.

① 근력과 관절운동 범위를 최대한으로 유지한다. 일상생활활동에서 각 관절과 근육을 최대한으로 유지할 수 있도록 한다. 예를 들면, 다리미질을 하거나 전기 청소기로 청소를 할 때 팔꿈치를 펴고 어깨관절(견관절)을 사용함으로써 가능한 최대 관절운동 범위로 움직인다. 어깨관절 운동을 위해 가벼운 물건은 높은 선반 위에 놓고 사용한다.

② 관절의 변형을 초래하는 자세를 피한다. 항상 사용하는 물건의 손잡이는 가능한 한 두껍게 만들며, 손을 닦을 때 손을 비틀거나 무리한 힘을 주지 않는다. 손등이나 손가락 측면으로 턱을 괴지 않는다. 손가락을 사용하여 병뚜껑을 돌려 열 때에는 항상 오른손을 사용하고(그림 5-1), 병뚜껑을 닫을 때는 왼손을 사용하여 척측편위를 예방한다. 행주나 수건을 짤 때는 두 손으로 꽉 쥐고 비틀지 말고 양 손바닥을 이용하여 눌러서 짜도록 하며, 수건 보다는 스폰지를 사용한다. 냄비를 들어올릴 때는 한 손보다는 두 손을 사용하여 작은 관절에 주어지는 압박을 피한다(그림 5-2). 수도꼭지에는 긴 손잡이를 부착하여 틀고 잠그기를 편하게 한다.

③ 각 관절은 가능한 한 기능적, 해부학적으로 안정된 자세를 취한다. 일어설 때 몸을 똑바로 하여 일어서며, 서랍을 열고 닫을 때 옆에서 비스듬히 서서 하지 말고 앞에서 똑바로 서서 여닫는다.

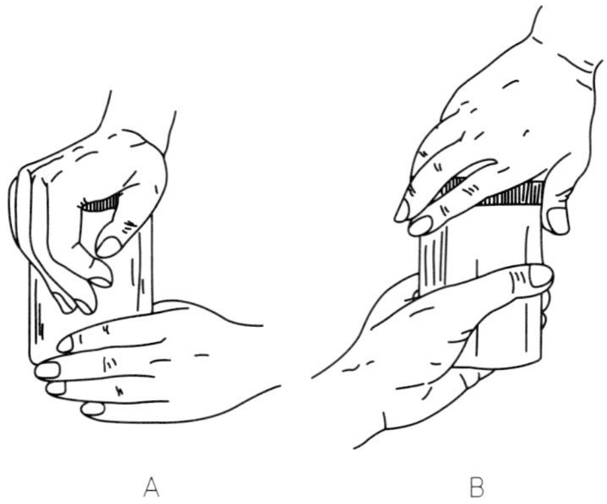

그림 5-1. 병뚜껑을 열 때
(A : 옳은 방법, B : 틀린 방법)

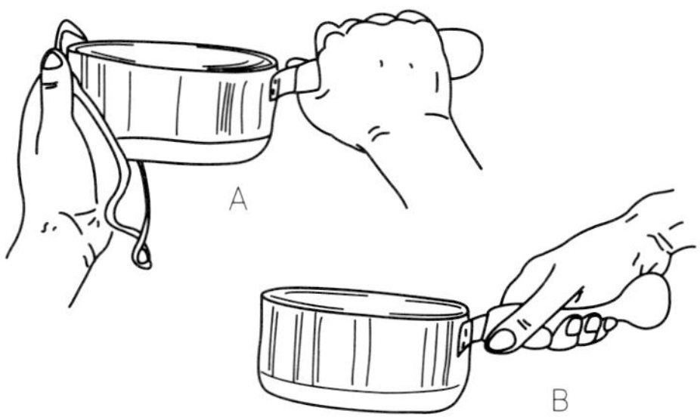

그림 5-2. 냄비를 들어올릴 때
(A : 옳은 방법, B : 틀린 방법)

④ 휴식시 안정된 자세를 취하며, 가능한 큰관절을 사용한다. 물건을 들 때 허리를 이용하지 말고 무릎과 엉덩관절(고관절)을 이용한다. 수레나 의자는 끌지 말고 뒤에서 밀며, 물건을 들 때는 손바닥을 이용해서 받쳐든다. 앉았다 일어날 때 양쪽 손바닥과 손목의 힘을 이용하며, 옷걸이에 무거운 옷을 걸거나 꺼낼 때 옷걸이를 손가락으로 잡지 말고 손바닥으로 든다. 손가방이나 코트를 들 때 팔이나 어깨에 걸친다.

⑤ 장시간 같은 자세를 취하거나 계속 힘 주는 것을 피한다. 되도록 앉아서 일하되 오래 서

서 일할 때는 몸을 벽이나 싱크대에 기대여, 엉덩관절(고관절), 무릎관절(슬관절)에 체중 부하를 줄인다.

(8) 에너지 보존법 (energy conservation techniques)

① 앉거나 설 때 축 늘어지지 않도록 하고, 책상이나 싱크대에 서서 일할 때는 한발을 작은 상자나 책상 모서리에 올려 놓는다. 이런 자세는 허리를 곧바로 펴게 하고 피로를 줄게 한다. 앉아 있을 때는 허리를 편안하게 하고 바닥에 발을 평평하게 놓는다. 서있거나 계단을 을라갈 때는 허리를 곧게 편다.

② 물건을 들어올릴 때는 엉덩관절을 구부리기 보다는 무릎을 구부리는 것이 효과적이다. 허리보다는 다리 근육들을 이용하도록 한다.

③ 물건을 밀 때는 한쪽발을 다른쪽발의 한보 반 정도 떨어지게 놓는다. 뒷쪽다리는 쭉 펴고 앞쪽다리는 무릎을 구부린다. 양쪽다리를 다 구부리거나 허리를 구부리지 않도록 한다.

④ 물건을 잡아당길 때는 양엉덩관절과 무릎을 구부리며 허리를 쭉 펴고, 두 손을 사용해서 물건을 잡아당기게 한다.

(9) 일 단순화(work simplification)

① 자주 사용하는 물건은 닿기 쉬운 곳에 두고 체계적으로 보관한다. 예를 들어 면도용품이나 화장품은 세면대나 거울 가까이에 두고, 청소도구는 여러 곳에 둔다. 자주 사용하지 않는 물건은 멀리 둔다.

② 일하는 장소를 조직화한다. 여러 가지 일을 할 때는 필요한 모든 도구를 특정한 장소에 보관한다. 예를 들어 다리미대 가까이에 옷걸이와 다릴 옷을 놓는다.

③ 일을 유연하게 하도록 한다. 일의 진행 중 갑자기 멈추는 경우가 생기지 않도록 리듬감 있게 일한다.

④ 물건을 옮길 땐 바퀴달린 수레를 이용한다. 무거운 물건을 들어서 옮기는 동작을 피하고 바퀴달린 운반차를 이용한다.

⑤ 작업대의 높이를 편안하게 한다. 작업대의 높이를 적어도 허리 높이까지 올림으로써 과도하게 구부리거나 웅크리고 손을 뻗쳐야 하는 것을 피한다. 예를 들면, 손잡이가 달린 청소도구를 이용하도록 한다.

⑥ 가능한 한 앉아서 일하는 것이 효과적이다. 피로감을 줄이기 위해 등받이가 있는 의자에 앉는다. 예를 들어 높이를 변형시킬 수 있는 다리미대를 이용해서 적당하게 앉은 자세에서 다림질할 수 있도록 하는 등 가능한 한 앉아서 일하도록 한다.

⑦ 휴식시간을 계획한다. 예를 들어 모든 활동에 20분 내지 30분 정도 휴식을 취하고 식사 후에는 과도한 일을 하지 않는다. 충분한 수면을 취하고 낮잠을 자도록 한다.

⑧ 일할 때 조명은 밝게 하고 주변 공기의 환기를 자주 시키며 느슨한 분위기에서 일하도록 한다. 피곤해지는 것은 피하고 음악을 들으면서 일한다. 즐거운 생각을 하면서 일하고 일하는 속도를 천천히 하게 한다.

⑨ 두 손과 팔을 이용해서 일을 효과적으로 한다. 걸레질을 할 때, 물건을 들거나 밀 때 두 손을 이용한다.

⑩ 일하는 동안 필요하지 않은 단계는 생략한다.

예를 들어 전화나 우편으로 물건을 살 수 있고, 다림질을 하지 않아도 되는 옷을 구입한다.

3 뇌성마비(cerebral palsy)

1) 개념

뇌성마비는 Little(1862)이 난산에 의해 신경학적 이상을 일으킨 63명의 아동을 보고하면서 거론되기 시작하여 1889년 William 등이 "뇌성마비"라고 보고한 후 뇌성마비라고 불리우게 되었다. 뇌성마비는 미성숙한 뇌의 비진행성 병변 혹은 결손에 의하여 운동이나 자세의 장애 등 다양한 임상 증상을 포함한 임상증상군이다. 발생 빈도는 전체 인구 중 0.15~0.2% 정도로서 500 : 1의 비율로 발생한다. 출생 초기부터 증상이 나타나기 시작하여 그 장애가 일생을 지속한다는 데에 있어 사회적인 문제가 되고 있으며, 뇌조직의 병변 부위에 따라 운동기능장애, 언어장애, 정신지체, 시지각 장애, 청각장애, 행동장애, 학습장애, 발작 등을 수반하기도 한다.

뇌성마비는 미국 뇌성마비학회(AACP, American Academy for Cerebral Palsy)에서 운동장애가 나타나는 신체 부위, 장애 정도, 운동장애의 특성에 따라 다음과 같이 분류하였다.

첫째, 신경 운동 손상 영역 분포에 따라 분류(topografic classification)하면 단지마비(monoplegia), 편마비(hemiplegia), 양하지마비(diplegia), 삼지마비(triplegia), 사지마비(quadriplegia)로 나뉜다. 단지마비는 사지 중 한 부위에만 해당되는 것으로 매우 드물며 주로 팔이 마비된다. 편마비는 동측의 팔, 다리에 손상을 보이며, 양하지마비는 사지에 손상을 보이나 다리가 심하게 나타난다. 삼지마비는 팔, 다리 중 세 부분에 손상이 나타나며, 사지마비(quadriplegia)는 사지 전체가 손상된다.

둘째, 장애의 정도에 따라 분류(degree of severity)하면 경도(mild), 중등도(moderate), 중증(severe)으로 나뉜다. 경도는 언어 문제가 없으며, 보조기구 없이 걸을 수 있게 되고 일상생활을 유지할 수 있는 경우이다. 중등도는 보조기구를 사용하면 어느 정도 독립적으로 걸을 수 있고, 독립적으로 또는 약간의 도움으로 일상생활을 유지할 수 있는 경우로 치료를 필요로 한다. 중증은 보조기구를 사용해도 독립적인 보행이나 일상생활을 유지할 수 없어 반드시 다른 사람의 도움이 필요한 경우로 지속적인 치료가 필요하다.

셋째, 운동장애의 특성에 따라 또는 뇌병변 부위에 따라 경직형(spasticity), 무정위형(athetosis), 강직형(rigidity), 실조형(ataxia), 저긴장형(hypotonia), 혼합형(mixed)으로 분류된다.

2) 원인

뇌의 성장과정에서 여러 요인에 의하여 발생하며, 작용하는 시기에 따라 산전 원인, 주산기 원인, 산후 원인으로 나누어 볼 수 있다.

산전 원인으로는 자궁 내 태아의 무산소증을 유발할 수 있는 조건, 예를 들면, 모체의 고혈압, 태반 부전, 모체의 심한 심폐기능 이상 등이며, 산모의 감염(rubella), 약물 복용, 독극물에의 노출, 대사성 질환 등도 작용할 수 있다.

주산기 원인으로는 분만 중에 일어나는 허혈성 뇌증, 전치태반, 분만지연, 급산, 제대압박, 협소한 산도, 둔위분만, 신생아 심폐 질환, 대사 질환, 자가 면역 용혈성 질환, 1,500mg 이하의 조산 등이 있다.

산후 원인으로는 뇌손상, 뇌혈관 질환, 뇌막염, 뇌염, 중독, 뇌의 무산소증, 허혈이나 출혈을 야기하는 기타 질환 등이다. 특히 미숙(premature)의 정도는 뇌성마비의 발생과 매우 밀접한 관련을 가진다. 이상의 요인들이 원인으로 추정되지만 때로는 그 원인을 명확히 알 수 없는 경우도 있다.

3) 평가

아동의 평가는 치료 의뢰부터 시작하여 치료, 퇴원까지 계속 이어지는 역동적 과정(dynamic process)이다. 평가는 수행 영역, 수행 요소, 수행 환경으로 나누어 평가하여야 한다. 총괄적인 평가를 위해서 작업치료사는 아동의 능력과 환경의 요구 사이의 관계를 이해하여야 한다.

(1) 근긴장도

정상적인 근긴장도는 자세 변화에 따라 효과적인 동작수행을 위해서 적정 수준으로 긴장(tone)이 유지되어야 한다. 뇌성마비는 자세의 변화에 따른 적절한 근긴장도가 유지되기 어렵고 과긴장(hypertonus), 저긴장(hypotonus), 동요성(fluctuation)긴장 등 비정상적인 근긴장도를 보인다.

평가도구로는 Modified Bathel Index(MBI), Assessment of Behavioral Components(ABC) 등이 있다.

(2) 반사

반사는 정상 발달 단계에서 적절한 시기에 나타나 일부는 통합되고, 일부는 평생 지속되어 운동발달에 기여하는 중요한 기능이다. 그러나 뇌성마비는 정상적으로 통합되어야 할 원시반사가 지속되며, 비정상적 반사가 나타나거나 꼭 필요한 반사가 나타나지 않고, 충분히 발달하지 못함으로써 정상 운동으로의 발달이 방해받게 된다.

반사 검사는 원시적(primitive), 이행기적(transitional), 성숙한(mature) 단계에서의 반사와 반응을 평가한다. 원시적 반사에는 모로, 굴곡도피(flexor withdrawal), 교차반사(crossed extension) 등을 포함하는 phasic reflex와 비대칭성 긴장성 경반사(asymmetrical tonic neck reflex), 대칭성 긴장성 경반사(symmetrical tonc neck reflex), 긴장성 미로반사(tonic labyrinthine reflex) 등의 긴장성 반사(tonic reflex)가 있다. 이행기적 반사로는 정위반응(righting reaction), 지지반응(supporting reaction), 방어반응(protective reaction)이 있으며, 성숙반사로는 정중안정반응(midline stability reaction)과 평형반응(equilibrium)이 포함된다.

평가도구는 Asymmtrical Tonic Neck Reflex Rating Scale, Assessment of Behavioral Components(ABC), Reflex test 등이 있다.

(3) 자세조절과 균형유지 능력

우세한 활동 패턴, 비대칭성, 신체 배열(alignment)과 자발적인 움직임의 여부를 평가하고, 자세조절 능력 및 발달 수준 등을 주의 깊게 평가한다. 예를 들면, 머리 조절은 정중선에서 유지 능력과 독립적인 좌우의 회전 등을 평가하며, 뒤집기(rolling)는 패턴과 방향을 평가한다. 배밀이(creeping), 네발기기(crawling), 앉기, 서기, 걷기 자세는 좌·우, 상·하지의 독립적인 움직임을 관찰하고, 균형유지 능력과 비대칭성 등을 평가한다.

비정상적인 근긴장도와 자세반사로 인한 특정한 부위의 구축과 변형의 형태, 관절가동범위를 평가하여야 한다.

평가도구는 DDST(Denver Developmental Screening Test), Hawaii Early Learning Profile, Munchener Funkionelle Entwicklungs-diagnostic, Movement Assessment Infants, Peabody Developmental Motor Scales 등이 있다.

(4) 손동작 기술과 협응력 평가

손 기능은 발달 순서에 따라 눈과 손의 협응, 우세수(dominant hand), 팔과 손을 움직이는 형태, 양손 사용 기술, 다른 손으로 물건 옮기기, 손가락의 독립적인 사용 능력, 아래팔(전완, forearm)의 엎침(회내전, pronation)·뒤침(회외전, supination) 등의 영역을 평가하여야 한다.

학령기 아동에게는 쓰는 능력(writing skills)에 대한 평가를 실시한다. 세부 사항으로는 선호하는 손과 연필을 쥐는 형태, 글씨 쓰기에 안정된 자세, 특별한 도구와 필요한 보조장구, 연필 조작 능력 등을 평가한다.

평가도구로는 EDPA(Erhardt Development Prehension Assessment)를 사용한다.

(5) 시각

시력 상실, 시야 장애, 사시, 약시, 안구진탕, 추시(eye pursuits) 등을 검사하여 문제의 여부를 기록한다. 평가도구로는 Developmental Vision Assessment가 있다.

(6) 감각인식 능력

고유 수용성 감각(proprioception), 입체 감각(stereognosis), 2점 구별 능력, 위치 및 진동 감각, 온도 감각 등 다양한 영역에 걸쳐 장애가 나타나므로 주의 깊게 평가하여야 한다. 감각인식은 다양한 협응 운동의 기초가 되며 일상생활에서는 손상으로 인한 불이익이 발생하므로 적절한 보상(compensation) 방법을 고려한다.

(7) 지각인지 능력

일상생활활동 수행 중에 아동의 공간지각 능력을 평가하고, 표준화된 검사를 통하여 아동의 지각인지 능력을 검사한다.

평가도구로는 MVPT(Motor free Visual Perception Test), Frostig Visual Perception Test, Miller Assessment for Preschoolers 등이 있다.

(8) 의사소통

청각장애, 발음·발성기관의 운동장애, 중추성 언어장애, 인지능력 결함에 의한 언어장애 및 읽기, 쓰기에 장애가 발생한다.

(9) 구강운동 기능

침 흘리기, 턱과 입술의 조절 능력, 혀의 움직임, 구강반사, 치아의 구조, 삼키기, 씹기, 마시기, 호흡하기, 구음장애 등을 평가한다. 평가도구에는 Behavioral Assessment Scale of Oral Function in Feeding 등이 있다.

(10) 인지통합과 사회심리적 기능

자연스러운 환경 안에서 일상의 일을 하는 동안

직접적 관찰을 통하여 평가한다. 놀이터에서 노는 동안 사회적 행동을 관찰하거나 집에서 새로운 과제를 제시하고 아동의 문제 해결 능력을 살필 수 있다. 아동의 대처능력을 평가하는 관찰적 도구로는 Early Coping Inventory, Coping Inventory 등이 있다.

(11) **일상생활활동**

옷 입는 자세, 가능한 동작, 수행방법, 도움이 필요한 부분, 자세에 따른 균형잡기 능력, 팔다리의 독립된 움직임, 신체 부위의 인식능력, 감각 인식능력, 순서, 필요한 도구 등을 평가한다. 먹기, 목욕하기, 대소변 처리 등의 신변처리 수행 정도, 도움을 필요로 하는 양, 필요한 도구 등을 평가한다.

평가도구로는 Preschool Play Scale, Klein-Bell Activities of Daily Living Scale, Wee FIM 등이 있다.

4) 문제점 및 치료

(1) **운동**

비정상적인 근긴장도는 뇌성마비의 형태 즉 경직형, 무정위형, 실조형, 저긴장형에 따라 차이가 있다.

경직은 생후 4개월 이후에 현저하게 나타나기 시작한다. 주동근과 길항근의 과도한 동시수축(co-contraction)으로 과긴장 상태가 되며 원시적 전체 공동 운동(primitive stereotyped total movement)을 보인다. 비정상적인 근 긴장은 자세조절에 필요한 정위 반응(righting reaction), 보호 신전 반응(protective extension reaction) 평형 반응(equilibrium reaction) 등의 감소를 초래하므로 적절한 자세조절 능력이 저하된다. 경직은 관절가동범위를 제한하며 구축(contracture)을 초래하기도 한다. 움직임이 느리고 많은 노력이 요구되므로 대·소동작 및 조작 능력의 발달이 지연되고 놀이와 신변처리 기술도 부족하게 된다.

무정위형(athetosis)에서는 비정상적인 동요성 근 긴장(fluctuating tone)으로 인하여 많은 불수의적 움직임이 나타나고 근위부 관절의 고정(insufficient cocontraction)이 부족하다. 자세 유지에 필요한 정위 반응(righting reaction)과 균형 반응(balance reaction)이 결여되어 자세가 안정적이지 못하다.

무정위형은 근 긴장의 정도에 따라 경직을 동반한 무정위형(athetosis with spasticity), 간헐적인 경련을 동반한 무정위형(athetosis with intermittant spasmdystonic), 무도형(choreo athetosis), 그리고 순수 무정위형(pure athetosis)으로 다양하게 분류한다. 경직을 동반한 무정위형은 정상과 과긴장 사이에서 근긴장도의 변화를 보인다. 정중선(midline)을 유지하거나 섬세하고 단계적인 동작을 하기 어렵고 경직형에서 보이는 근육 구축의 위험성도 가진다. 간헐적인 경련을 동반한 무정위형은 변화를 예측하기 어렵고 저긴장(hypotone)과 과긴장(hypertone) 사이에서 심한 변화를 보인다. 극단적인 전체 굽힘(굴곡)이나 폄(신전)을 보이며, 비대칭적인 긴장성 경반사(ATNR)에 의해 심한 신체적 비대칭이 나타난다. 신체적 비대칭은 척추측만, 관절탈구 등의 변형을 유발할 수 있다. 무도형과 순수 무정위형은 정상에서 낮은 수준으로 근긴장도가 변화하며, 아주 낮아지지는 않는다. 정위 반응과 균형 반응은 남아 있으나 협응력이 부족하다. 구축의 위험성은 적으나 관절운동범위가 과도하여 어깨, 아래턱뼈(하악, mandible), 손가락, 엉덩관절(고관절)의 아탈구(subluxation)가 발생하기도 한다.

실조형(Ataxia)은 몸통과 다리의 평형장애로 자세조절 능력에 결함이 많은 평형 장애증후(dysequilibrium)를 가진다. 근긴장도는 낮은 편이나 매우 심하지는 않고, 중력에 대항하는 약간의 운동성과 자세조절 능력이 있는 경우도 있다. 진전(tremor), 몸통의 흔들림(trunk sway), 머리의 흔들거림(titubation of head), 운동조절 곤란(dysmetria), 안구진탕(nystagmus) 등으로 인하여 섬세한 동작에 어려움이 있다. 특히 균형반응의 부족으로 인하여 자세변화에 적절하게 적응하기 어렵고, 두려움이 많아 매우 느리게 움직인다.

저긴장형(floppy/flaccid) 뇌성마비를 말초신경 장애와 혼동하지 않도록 주의해야 한다. 저긴장형으로 태어난 대부분의 아동은 일정한 시기가 경과하면 경직형, 무정위형, 실조형 혹은 혼합형 등으로 이행하게 된다. 근긴장도가 매우 낮아 대부분의 자극에 대한 역치가 높고, 물체에 대한 흥미가 적어 수동적인 움직임을 보인다. 특히 중력에 대해서 머리와 몸통 등의 자세를 유지하거나 움직임이 부족하다. 또한 근긴장도가 낮으므로 관절가동범위를 과도하게 움직이면 아래턱뼈(하악), 어깨, 엉덩관절(고관절) 등이 탈구될 위험성이 있다.

비정상적인 자세에서 보이는 근긴장도(postural muscle tone)의 정상화를 원칙으로 한다. 비정상적인 반사작용을 감소시키고 정상적인 자세 반응을 경험하게 하여 머리와 몸통의 정상적인 발달 순서를 익히게 한다.

경직형의 아동은 관절가동범위를 확대하여 구축의 위험성을 줄이고, 무정위형 아동은 근위부를 안정시켜 정중선(midline orientation) 유지, 대칭성, 자세유지 능력을 향상시킨다. 균형과 수의적인 움직임을 증진시켜 아동이 스스로 자세를 조절할 수 있게 한다.

독립적인 이동이 어려운 경우에는 적절한 전동의자차(powered mobility) 혹은 보조기구의 이용을 고려하며, 적절한 평가를 기초로 하여 치료와 부모 교육을 병행시킨다.

(2) 감각

뇌성마비의 42%는 한 가지 이상의 감각장애를 갖는다고 한다. 이는 감각으로부터 적절한 정보를 받아 들이고 해석하는 능력이 부족하기 때문이며, 촉각, 자세, 운동, 균형 등의 문제로 이어진다. 이들에게서 보이는 이상반응 중 과민반응(hypersensitivity)과 방어반응(tactile defensiveness)은 정상적인 자세유지나 감각에 제한을 주고, 과소반응(hyposensitivity)은 촉각, 온도, 통각 등의 감각자극에 대한 감소나 지연반응을 보인다. 그러므로 적절한 운동감각(vestibular, proprioceptive, kinesthetic sense)을 경험하도록 해 주고, 균형반응을 향상시키기 위해 적절한 전정자극(vestibular stimulation)을 준다. 또한 촉각 방어(tactile defensiveness), 구강운동, 손의 기능을 증진시키기 위해 적절한 촉각자극을 제공한다.

눈, 눈의 근육, 시신경, 시각 담당 피질 등 시각적 시스템의 어느 한 부분이 손상되어 시각정보 처리과정에 문제가 발생한다. 뇌성마비 아동은 눈의 명료도, 초점 맞추기, 눈의 운동, 시지각 등에 다양한 문제를 가진다.

시지각이란, 환경으로부터 정보를 받아들이는 과정이다. 분별, 기억, 시공간 지각, 도형의 항상성, 전후좌 구별, 시각적 완성 등이 포함되는데 뇌성마비 아동은 정상아보다 시지각 기술이 현저하게 뒤떨어진다.

뇌성마비의 5~8%는 청력장애를 갖는다고 한다. 언어발달이 지연되는 아이에게는 세심한 관찰과 평가가 필요하다. 청각 손상은 보통 두 가지 형태로 나타난다. 첫째는 내이(inner ear)와 청신경의 문제로 유전적 또는 선천적 손상이거나, 출생 후 뇌막염, 고열, 약물 복용 등에 의한 것이다. 둘째는 중이(middle ear)의 문제로 해부학적 구조상의 문제나 감염 등이 원인이 된다.

(3) 인지

뇌성마비의 30%는 지능장애를 동반하며, 정신지체 뇌성마비 아동의 40~50%는 매우 심한 장애를 보인다고 한다. 지능장애는 운동의 발달과 장애에 대한 적응을 더욱 늦추는 요인이 되고, 운동 능력과 무관하게 독립적 이동생활을 제한한다.

집중력과 학습향상을 위하여 보조도구를 이용하여 쉽게 학습에 참여하도록 한다. 예를 들어 의사소통과 놀이를 위하여 고안된 컴퓨터를 이용하여 아이의 수행능력을 향상시킨다.

(4) 심인성 요소

아동의 심리상태는 근긴장도, 운동형태와 밀접한 관련이 있다. 경직형은 두려움이 많고 변화에 적응하기 어려워 어머니에게 매우 의존적인 양상을 보인다. 또한 문제 해결 능력이 저하되고 쉽게 좌절하기도 한다. 무정위형은 심리상태가 불안정하고 미성숙하나 항상 즐거워 보인다. 그러나 아동의 근긴장도 특성처럼 급격한 정서적 변화를 보이기도 하여 감정을 유지하기 어렵다. 저긴장 아동은 항상 즐거워 보이며, 환경과의 관계 형성이 제한되어 있고 매우 수동적이다.

두려움 없이 운동과 일상생활을 경험할 수 있는 안전한 환경을 만들어 준다. 창의적인 작업을 하게 하여 자신감을 증진시킨다.

(5) 대인관계

언어사용의 명확도 또는 언어발달의 지연으로 친구를 사귀기 어렵고 사회성 발달에 어려움을 가질 수 있다. 몸 전체에 영향을 주는 근 긴장도의 문제는 구강운동 조절, 턱과 입술, 혀, 얼굴 등의 말하기에 필요한 기능에도 영향을 미친다. 호흡에 관계되는 몸통 근육이 부적절하게 움직이므로 발성에 필요한 호흡조절이 어렵게 된다. 언어는 식사 문제를 유발하는 인자들과 연관되어 있으며, 구강-운동계의 발달에 중요한 시기는 생후 3년간이다. 그러나 뇌성마비 아동은 턱을 조절하기 어렵고, 입술과 혀가 분리된 섬세한 동작이 부족하여 적절한 수준의 언어발달을 하지 못한다. 사회적 적응의 기회를 갖도록 집과 지역사회에서 예상되는 역할을 보조하여 준다. 기능적인 의사소통을 위한 보조도구를 사용하여 적절한 환경을 만들어 준다.

(6) 일상생활활동

뇌성마비 아동의 가장 큰 문제점의 하나가 식사에 관한 것이다. 다양한 음식을 씹고, 삼키고, 빠는 등의 구강운동 협응이 적절하게 이루어지지 않기 때문이다. 먹이찾기반사(설근반사, rooting reflex), 깨물기 반사(bite reflex), 비대칭성 긴장성 경반사(ATNR) 등의 원시적인 반사들이 통합되지 않아 적절한 수준의 먹기 발달이 저해된다. 구강운동기능은 입 주위 뿐 아니라 몸통의 감각통합, 근긴장도와 매우 밀접한 관련이 있다. 왜냐하면, 먹을 때 적절한 호흡기계를 사용하여야 하므로 몸통의 적절한 근 긴장도와 안정성이 요구되기 때문이다. 또한 위식도 역류반사(gastroesophageal reflex)로 인해 식사 후에 위액과 음식을 토하게 되고 통증, 구토, 폐로 음식물이 넘어가는 문제가 있으므로 안정된 식사가 더욱 어렵다.

신변처리는 보호자 교육이 가장 중요하다. 각 아동의 상태에 맞는 보조도구를 선택하여 쉽고 효율적으로 수행할 수 있는 이용 방법을 훈련시키고 보호자에게 교육한다.

안정성과 효과적인 기능을 위해서는 적절한 자세가 가장 중요하므로 이에 대한 지도 및 교육을 실시하고 다양한 자세를 가르친다. 일상생활활동의 증진을 위해 가능한 한 아동이 독립적으로 수행하도록 격려하고 기회를 제공한다. 적절한 보조기구를 선정하여 효과적으로 수행하도록 한다.

(7) 생산성

놀이 발달의 지연 또는 놀이에 대한 기회의 상실을 가진다.

놀이 발달의 기회를 향상시킨다. 응용된 장간감과 컴퓨터 프로그램 등을 아동의 놀이 환경에 제시한다. 아동과 함께 놀이하는 방법들을 보호자에게 교육하여 아동이 놀이에 참여할 수 있는 기회를 제공한다.

참고문헌

Arnadottir G. The Brain and behavior : Assessing cortical dysfunction through activities of daily living. The C.V. Mosby, 1990.

Asher IE. An annotated index of occupational therapy evaluation tools. The American Occupational Therapy Association. 1989.

Barnes LR. Rheumatic disease : occupational therapy and rehabilitation. 2nd ed., F.A. Davis, 1982.

Bax MCO. Terminology and classification of cerebral palsy. Developmental Medicine of Child Neurology 6 : 42~49, 1964.

Berman B, Vaughan CL, Peacock WJ. The effect of rhizotomy on movement in patient with cerebral palsy. American Journal of Occupational Therapy 44(6) : 511~516, 1990.

Bobath B, Adult hemiplegia : Evaluation and treatment. 3rd ed. Heinemann Medical Books, 1990.

Cailliet R. Hand pain and impairment, 3rd ed., Philadelphia : F.A. Davis, 1982.

Carrasco RC. Children with cerebral palsy. In : Pratt PN, Allen AS, eds. Occupational therapy in child, 2nd ed. St. Louis : C.V. Mosby, p.396~421, 1989.

Cosgrove JL, et al. Team treatment : Does a specialized unit improve team performance? American Journal of Physical Medicine and Rehabilitation 67(6) : 253~260, 1988.

Cruickshank DA, O'Neill DL. Upper extremity inhibitive casting in a boy with spastic quadriplegia. American Journal of Occupational Therapy 44(6) : 552~555, 1990.

Davies PM. Steps to follow : A guide to the treatment of adult hemiplegia. Springer-Verlag, 1985.

Dickey R, Shealey SH. Using technology to control the environment. American Journal of Occupational Therapy 41(11) : 717~721, 1987.

Eggers O. Occupational therapy in the treatment of adult hemiplegia. An Aspen Publication, 1984.

Feinberg J, Brandt KD. Use of resting splints by patients with rheumatoid arthritis. American Journal of Occupational Therapy : Practice skills for physical dysfunction, 3rd ed. St. Louis : C.V. Mosby, P.458~476, 1981.

Fust GP, et al. A program of improving energy conservation behavior in adults with rheumatoid arthritis. American Journal of Occupational Therapy 41(2) : 102~111, 1987.

Howison MV. Cerebral palsy. In Hopkins HL, Smith HD, eds. Willard and Spacman's occupational therapy, 8th ed. Philadelphia : J.B.Lippincott, pp.430~457, 1988.

Iammatteo PA, Trombly C, Luecke L. The effect of mouth closure on drooling and speech. American Journal of Occupational Therapy 44(8) : 686~691, 1990.

Kibele A. Occupational therapy's role in improving the quality of life for persons with cerebral palsy. American Journal of Occupational Therapy 43(6) : 371~377, 1989.

Kielhofner G. Conceptual foundations of occupational therapy, F.A. Davis Co., 1992.

Laidler P. Stroke rehabilitation : Structure and strategy. Chapman & Hall, 1994.

Lynch M, Grisogono V. Strokes and head injuries : A guide for patients, families, friends and careers. John Murray, 1991.

Melvin JL. Rheumatic disease : Occupational therapy and rehabilitation, 2nd ed., Philadelphia : F.A. Davis Co., pp.351~373, 1982.

Miller N. Dyspraxia and its management. An Aspen Publication, 1996.

Okkema K. Cognition and perception in the stroke patient : A guide to functional outcomes in occupational therapy. Rehabilitation Institute of Chicago. An Aspen Publication, 1993.

Pedretti LW, Hittle JM, Kasch MC. Rheumatoid arthritis. In L.W. Pedretti, B. Zoltan. Occupational therapy : practice skills for physical dysfunction, 3rd ed., St. Louis : C.V. Mosby, pp.458~476, 1990.

Pedretti LW, Zoltan B. Occupational therapy : Practice skills for physical dysfunction. 3rd ed., The C.V. Mosby, 1990.

Ray SA, Bundy AC, Nelson DL. Decreasing drooling through techniques to facilitate mouth closure. American Journal of Occupational Therapy 37(11) : 749~753, 1983.

Reed KL. Quick reference to occupational therapy. An Aspen Publication. Reed KL. Quick reference to occupational therapy. An Aspen Publication, 1991.

Reed KL. Quick reference to occupational therapy. An Aspen Publication, 1991.

Rothstein JM, Roy SH, Wolf SL. The rehabilitation specialist's handbook, 1st ed., F.A. Davis, 1987 ; 159~165.

Toglia J. Attention and memory in AOTA self-study series : Cognitive rehabilitation. The American Occupational Therapy Association, 1993.

Trombly CA. Arthritis. In C.A. Trombly, Occupational Therapy for physical dysfunction, 4th ed., Baltimore, MD : Williams & Wilkins, 374~384, 1995.

Turner A. Occupational therapy and physical dysfunction. 3rd ed., New york : Churchill Living stone, p.731~751, 1994.

Uniform Terminology for Occupational Therapy-third edition. American Journal of Occupational Therapy 48(11) : 1047~1054, 1994.

Weiss-Lambrou R, Tetreault S, Dudley J. The relationship between oral sensation and drooling in persons with cerebral palsy. American Journal of Occupational Therapy 41(11) : 733~738, 1989.

Zemke R. Task skills, problem solving, and social interaction. In AOTA self-study series : Cognitive rehabilitation. The American Occupational Therapy Association, 1993.

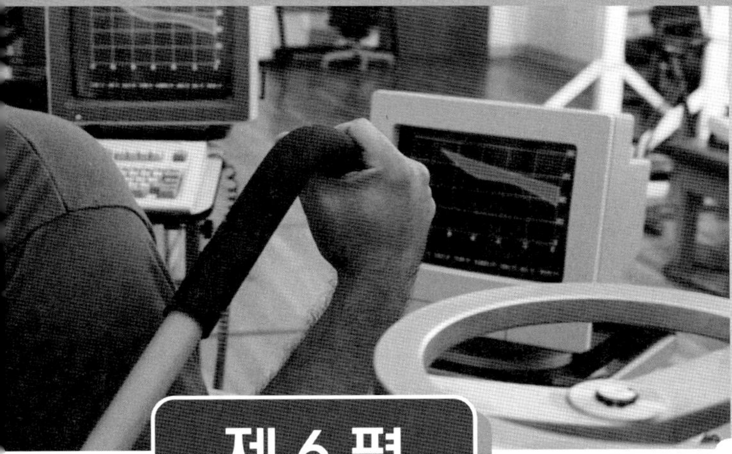
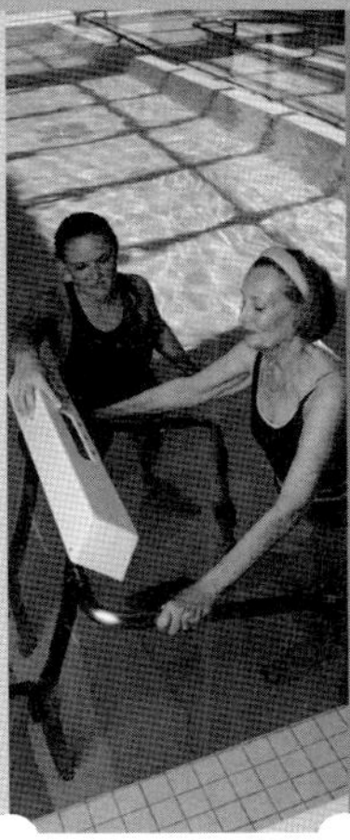
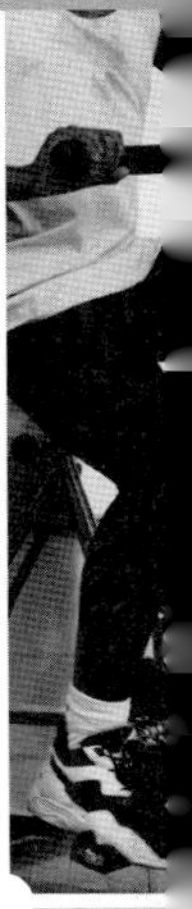

제 6 편

언 어 치 료

제1장 말-언어-의사소통과 언어치료

(Therapies for Speech-Language-Human Communication)

배 소 영

1 말, 언어, 의사소통과 언어장애

인간은 누구나 의사소통하면서 살아간다. 그런데 어느날 갑자기 말을 못하게 되었다고 가정해 보자. 또 아이의 언어발달이 무언가 느리다거나, 누군가가 사고를 당해 말-언어능력에 심각한 장애를 가지게 되었다고 생각해 보자. 어떻게 하면 장애나 발달 지체를 극복할 수 있는지 생각해 볼 것이다. 언어치료는 말-언어-의사소통 능력에 장애가 있는지 유무를 판단하거나, 장애가 있을 경우 말-언어-의사소통 능력 증진을 위해 노력하는 분야이다(심현섭 등, 2010). 물론 언어장애의 예방이나 상담도 함께한다.

한국에서는 언어장애 담당 언어치료사라는 용어가 보편적으로 쓰이고 있다. 그런데 언어장애는 말-언어-의사소통의 선상에서 조금 더 구체적으로 세분하여 이해할 필요가 있다. 말(speech)은 호흡, 발성, 공명, 조음기관을 통해 말소리를 산출하는 것과 관련이 깊다. 언어(language)는 의미, 문법처럼 말소리가 모여 이루어지는 활동과 관련이 있다.

의사소통이란 나와 남이 생각과 느낌을 적절하게 주고받는 측면을 강조한다. 의사소통에는 언어적인 것도 있고, 비언어적인 것도 있다. 배고플 때 "밥 주세요"라고 말했다면 말소리와 의미 그리고 문법을 사용하여 말하기 모드를 이용하여 언어적 의사소통을 한 것이다. 말을 하지 않고 "밥 주세요"라는 글을 써서 쪽지로 전했다면 여전히 언어적 의사소통인데 이 경우는 쓰기 모드를 사용한 것이다. 의사소통은 비언어적으로 할 수도 있다. 배고픔을 알리기 위해 '냉장고를 가리키거나', '밥먹는 시늉', '배고픈 표정'을 짓거나, '꼬르륵 소리' 등으로 알릴 수도 있다. 이것들은 비언어적인 의사소통에 속한다.

아이들의 언어발달 과정을 참고하면 비언어적 의사소통과 언어적 의사소통이 혼합되는 단계를 거쳐서 언어에 의존하는 단계로 나아가는 것을 살펴볼 수 있다. 언어적 능력이 떨어진 사람을 보면 비언어적 의사소통 방법으로 남과 의사소통하려는 노력을 하는 것을 볼 수도 있다. 이처럼 언어를 의사소통의 차원에서 이해하는 것은 언어치료에서 중요하다. 언어가 가지는 사회적 가치, 언어 사용면에서의 중요성이 언어치료에서 강조되는 것도 그 이유이다.

말(speech)-언어(language)-청각(hearing)의 연쇄관계에서 의사소통을 이해할 필요도 있다. 말이란 표현되어 나온 말소리들이 중심이 되는 것이다. 말소리가 산출되기까지에는 뇌의 명령 뿐 아니라 호흡, 발성, 공명, 조음기관이 관여한다. 언어란 의미체계가 중심이 되는 것으로 어떤 낱말을 어떤 구문구조로 쓰게 되는지 계획하고 실행하는 것과 관련된다. 청각이란, 자신의 말소리나 타인의 말소리를 듣고 이해하고 모니터하는 과정에 필수적인 부분이다.

말-언어-청각이 어떻게 이해될 수 있는지 예를 들어 살펴보자. 철수씨가 식당에서 물을 마시게 되는 상황을 가정하자. 우선 물을 마시고 싶다는 뜻을 웨이터에게 알려야 한다. "여보세요, 여기 물 좀 주세요"라는 말을 했다면, 철수씨는 머리 속에서 "여보세요, 여기, 물, 좀, 주세요"라는 낱말과, '부르기와 요구하기'에 해당하는 문장을 쓰기로 결정했었다는 것을 알 수 있다. 이 문장이 웨이터에게 전달되기 위해서는 웨이터가 철수씨를 보고 있거나 듣고 있었어야 하며, 철수씨는 자신이 말한 문장을 자신도 듣고 있었어야 한다. 만약 웨이터에게 잘 전달되지 않았다면 다른 문장으로 바꾸어 말하거나 손짓을 더하거나 더 크게 말하거나 하는 등으로 의사소통의 방법이 달라져야 할 것이다.

언어병리학에서는 다섯 가지의 주요 말-언어-의사소통장애 하위영역을 설정하고 있다. 말장애는 조음음운장애, 발성장애, 유창성장애와 밀접한 관련이 있다. 언어장애는 아동기 언어발달장애와 뇌손상으로 인한 신경언어장애와 밀접한 관련이 있다. 말 또는 언어장애는 인간의 의사소통을 원활하지 못하게 할 수 있다.

언어적 의사소통을 잘 하기 위해서는 말 측면에서 발음이 정확하고 이해가능해야 하며, 더듬지 않고 유창하게 말해야 하며, 듣는 이를 고려하여 음도와 크기가 적절한 발성을 할 수 있어야 한다. 언어 측면에서 어휘와 문법을 적절하게 사용해야 하고 상대방의 말을 잘 듣고 이해하면서 본인이 전하려는 의도를 적절하게 언어로 전달하면서 주제유지를 할 수 있어야 한다. 나아가 언어적 의사소통을 보완/보충하기 위해 손짓, 눈응시, 상대방과의 적절한 거리유지 등의 비언어적 의사소통방법을 사용할 수 있어야 한다. 의사소통이라는 측면에서 볼 때, 말-언어-청각은 별개의 독립적인 것이라기보다 총합적으로 작용한다고 볼 수 있다. 듣고 말하는 데에는 청각기관, 뇌, 조음기관 등이 잘 협응하여야 한다. 어떤 부분에서 장애가 일어나느냐에 따라 언어장애의 현상은 달라질 수 있다. 읽고 쓰는 데에는 말-언어-청각기관 이외에 시각, 운동 능력이 필요하다.

2 언어 하위영역의 이해

음운, 의미, 구문구조, 문법 형태소, 화용은 언어치료에서 기본적으로 알아야 할 다섯 가지의 언어 하위영역이다. 예를 들어 어떤 사람이 "물을 좀 줘요"라고 말했다는 것을 전제로 각 하위영역을 살펴보자. 우선 /ㅁ,ㅜ,ㄹ, ㅡ,ㄹ,ㅈ,ㅗ,ㅁ,ㅈ,ㅝ,ㅛ/의 말소리가 사용되었고, 다섯 개의 음절 "물, 을, 좀, 줘, 요"가 사용되었다. 여기에 "물, 좀, 주다"라는 세 가지 의미 있는 낱말이 사용되었고, 주어는 생략하고 목적어 부사어 서술어가 합해진 구문구조의 형태로 산출된 것이다. 또 "요"는 상대 존칭을 나타내는 문법형태소로 우리 말 특색을 드러낸다. 이 세상에는 존칭을 쓰지 않는 나라 말이 많기 때문이다. 화용적인 면에서는 요구하기의 기능으로 쓰였고, 이 사람이 "물을" 이라는 부분을 크게 말했다면 다른 것이 아닌 물을 요구한다는 목소리 크기와 격조사 사용으로 강조했다고 볼 수 있다.

1) 말소리

자음과 모음은 말소리 즉 발음의 기본이 되는 요소들이다. 모음은 성대진동을 통해 오랫동안 길게 발음할 수 있는 특징이 있는 반면, 자음은 마찰음을 제외하고는 오랫동안 지속적으로 소리내기 어려운 특징이 있다.

우리 말 자음에는 파열음이 기본음, 긴장음, 기식음으로 분화되어 있다. 파열과 마찰의 특징을 함께 보이는 파찰음에서도 이런 특징이 나타난다. 위치별로 볼 때 우리 말에서는 다섯 부분이 기본적으로 중요하다 : 두입술(ㅁ,ㅃ,ㅂ,ㅍ), 잇몸(ㄴ,ㄸ,ㄷ,ㅌ,ㅅ,ㅆ,ㄹ), 경구개(ㅉ,ㅈ,ㅊ), 연구개(ㄲ,ㄱ,ㅋ,ㅇ), 성문(ㅎ). 방법상으로 볼 때 파열, 마찰, 파찰, 비음, 유음 등으로 분화되어 있다. 음절 구조면에서 볼 때 끝소리(ㅁ,ㅂ,ㄴ,ㄷ,ㄹ,ㄱ,ㅇ)의 수가 일곱 가지로 영어에 비해 많지는 않으나 낱말중간과 낱말끝의 위치에서 자유로이 이용되고 음절 경계가 뚜렷이 분화되는 특징을 보인다. 자음과 모음은 분절적(segmental) 요소이다.

말소리들이 모여서 낱말을 이루고 문장을 이루게 된다. 낱말과 문장에는 운율과 어조라는 초분절적(suprasegmental) 특징이 생긴다. 분절적 요소와 초분절적 요소들은 언어치료사가 다양한 말-언어장애 아동 및 성인에게서 꼭 관찰해야 하는 부분이다.

2) 의미

우리는 언어로 의사소통하기 위해 사람이나 사물, 그리고 사건에 관련된 수많은 어휘를 사용한다. 우리 말에 독특한 낱말들이 있다(예 : 김치). 고유명사인 사람의 이름보다 사람과 관련된 낱말들이 대화상에서 많이 쓰인다(예 : 고모, 이모, 삼촌, 형, 누나). 동사의 경우 상태를 나타내는 것과 동작을 나타내는 것이 있다(예, 아프다, 뛰다). '길다/짧다'처럼 관계낱말도 있고, '하나, 둘, 세모, 뿔'처럼 수, 도형과 관련된 인지낱말도 있다.

3) 구문구조

우리 말은 비교적 자유로운 어순을 유지할 수 있다. 주어가 두개 이상 나타나는 현상도 특징적이다. 영어에서처럼 피동문, 의문문, 부정문 등을 만들기 위해 단어들의 위치가 바뀌어야 하거나 무의미한 단어가 첨가되어야 하는 특징을 보이지는 않는다. 비교급이니 최상급이니 하는 식의 규칙적 변화가 없으며 성이나 수의 일치와 같은 현상도 나타나지 않는다. 구의 측면에서 명사구, 동사구, 형용사구, 부사구 등이 두드러지고 낱말간 연결이 연결어미에 의해 이어진다. 절의 경우 관형절, 인용절, 서술절, 명사절, 부사절이 특징적으로 드러나며 이어진 문장과 안긴 문장이 사용된다. 이때 문법형태소의 역할도 매우 중요하다.

4) 문법형태소

우리 말에서 문법형태소는 언어장애와 관련하여 매우 중요하다. 우리 말의 대표적 특징은 문법형태소의 활약에서 찾을 수 있다. 조사나 어미의 다양한 변화를 통해 한국어로의 언어적 의사소통이 원활하게 이루어진다. 접사의 역할도 막중하다. 조사는 격조사와 보조조사, 그리고 접속조사가 있다. 어미는 종결어미와 연결어미가 있다. 어미는 명사형 어미, 관형사형 어미, 부사형 어미가 있다. 이 어미들은 때로는 낱말과 낱말을 연결해 주는 문법적 역할을 하고, 때로는 절과 절을 연결하는 문법적 역할을 한다.

5) 화용

말소리들이 모여 낱말을 이루고 낱말과 문법이 모여 문장 또는 발화(utterance)가 된다. 언어가 발화를 통해 의사소통에서 기능적으로 사용(use)되는 것에 초점을 두면 언어의 화용적 측면을 보고 있는 것이다. "물 주세요"라는 발화를 했다면 의사소통기능 측면에서 '요구하기'를 사용한 것이다. 발화들이 모이면 대화라는 하나의 담화장르가 형성된다. 나와 너가 하나의 주제를 놓고 여러 번 주고받기를 하면서 대화를 이어나가는 것은 우리의 일상생활에서 매우 빈번하게 일어나는 일이다. 이때 주제를 잘 유지하거나 주제를 적절하게 변화하는 능력 즉 주제운용력은 언어적 의사소통에서 매우 주요한 한 축을 형성한다.

언어사용은 한 언어문화권내에서 문화적 능력을 바탕으로 한다(Cheng, 2007). 한국어에는 존칭체계가 있고 말하는 이와 듣는 이의 관계가 언어자체에서 드러나는 특색을 지니고 있다. 누가 손위인지, 친숙한 사이인지 아닌지 존칭 사용 여부로 살필 수 있다. 영어에서는 "this/that"의 이분법의 직시체계가 중요하지만, 한국어에서는 "이, 그, 저"의 3차원 직시체계가 마련되어 말하는 이와 듣는 이가 시, 공간적 관계를 나타내기도 한다. 서술형의 말이 많은 것도 영어권의 언어와 차이가 나고 전통적으로 말을 많이 하는 것이 바람직하지 않은 것으로 간주되어 오기도 하였다. 문화적 적절성은 시간대에 따라 바뀌기도 한다. 밥 먹으면서 말을 하다가 할아버지한테 혼이 난 경험이 있는 분도 계실 것이다. 물론 현대에는 식사 시간이 가족간의 주요 대화장이 되는 것이 바람직하다는 입장이 강조되고 있다. 과거에는 좌측통행이 강조되었다면 요즘은 우측통행이 대세이다. 만약 좌측통행을 교육받았던 어떤 분이 언어장애를 겪게 되었고, 우측통행에 대한 질문을 받았는데 좌측통행을 자꾸 반복하신다면 어떻게 생각해야 할까? 그분의 뇌 속에 저장된 좌측통행에 대한 언어문화적 경험을 무시하지 않아야 적절한 평가나 중재가 이루어질 수 있을 것이다.

3 말-언어 관련 신체기관과 언어장애

1) 호흡, 발성, 공명, 조음기제

(1) 호흡기제

폐에서 나온 공기는 말소리 산출을 위한 기본 힘을 제공한다. 특히 날숨(exhalation)은 말소리의 산출에 매우 중요하다. 만일 숨을 들여쉬면서 말하려고 하면 말하기가 매우 힘든 경험을 하게 된다. 성인의 경우 1분에 약 12~18회 정도의 날숨이 있다. 5세 아동의 경우 1분에 약 25회, 신생아는 40~70회 정도의 날숨이 있다. 날숨시에 이산화탄소라는 불필요 요소를 제거하지만, 한편으로 의사소통의 기본이 되는 공기 공급을 담당한다는 점에서 호흡은 말과 매우 중요한 관계를 갖는다. 날숨 기간을 적절히 활용함으로써 듣기 편한 말소리를 산출할 수 있다. 한 번의 날숨에 너무 많은 말을 하려 한다면 듣기 편한 말소리가 될 수 없고 제대로 의사전달이 되기 어렵다. 뇌성마비 아동의 경우 이런 예를 관찰할 수 있다. 또 말더듬이의 경우 들숨시 말하려 한다거나, 발성장애의 경우 날숨을 제대로 조절하지 못하는 경우를 볼 수 있다.

(2) 발성기제

허파에서 올라온 공기가 성대를 통과하면서 이루어지는 과정을 일컫는다. 근탄성-공기역학이론(myoelastic-aerodynamic theory)에 의하면 성문이 닫혀 있을 경우 허파에서 올라온 공기에 의해 성문하 압력이 증가하여 성문을 열게 하고, 좁은 공간을 통과하는 공기에 의해 베르누이 효과가 생겨 공기는 재빨리 지나가고, 압력이 떨어져 다시 성문이 닫힌다. 사람의 목소리는 그 사람의 전체적 인상을 결정할 정도로 의사소통에 영향을 미친다. 이때 어떤 사람의 목소리는 발성기제인 성대(vocal folds)의 길이와 두께, 크기에 의해 영향을 받는다. 남성의 것이 여성, 아동의 것보다 길고 두껍고 크다. 이런 크기는 성문의 진동 회수와 관계된다. 길고 두꺼운 성문은 상대적으로 낮은 주파수에서 진동한다. 성인 남성의 경우 약 125 Hz에서, 여성의 경우 약 225 Hz에서, 그리고 아동의 경우 약 400 Hz에서 기본 주파수가 정해진다. 바리톤 음색을 내는 남성과 소프라노인 여성의 경우 성문의 해부학적 구조가 다르다는 것을 알 수 있다. 한편, 나이어린 남아의 경우 높은 소리나 여성같은 소리를 내다가 변성기를 거치면서 남성다운 목소리를 내게 된다. 성문을 늘이거나, 긴장시켜서 높은 소리를 낼 수 있다. 성문하 공기 압력을 높일 경우에는 더 큰 소리를 낼 수 있게 된다.

(3) 공명기제

비강, 인두강, 구강의 구조와 관련된다. 성문을 통과한 공기는 인두강, 비강, 구강의 공명 가능 기관을 적절히 움직이고 조음기관의 여러 구조들을 움직임으로써 최종적으로 말소리를 산출할 수 있게 한다. 비강과 구강의 구분은 말소리의 비음성을 결정하므로 매우 중요하다. /ㅁ,ㄴ,ㅇ/은 비강을 함께 활용하여 만들어지는 말소리들이다. 언어치료사는 종종 연인두 기능 부전(velopharyngeal imcompetency)으로 비강이 적절히 폐쇄되지 못하여 과비음을 내는 경우를 접하게 된다. 비음이 많이 섞인 구문구조(예, "엄마랑 나무랑 많이 많이 있네")와 그렇지 않은 구문구조(예, "기차가 칙칙 폭폭 하고 가")를 코를 막고 발음해 보면 비강 이용 정도가 말소리에 끼치는 영향을 느껴볼 수 있을 것이다.

(4) 조음기제

한국어에는 19가지 자음이 있다. 이중 음절초성의 위치에서는 18가지의 말소리가 조음될 수 있고, 음절종성의 위치에서는 7가지의 말소리가 가능하다. 모음은 혀의 높낮이와 상대적 전후방 위치와 입술의 원순성에 따라 다르게 발음가능하다.

혀, 턱, 이, 연구개 및 경구개, 입술, 뺨 등의 구조와 관계된다. 혀의 상대적 전후위치, 높낮이나 입술의 원순성은 모음의 구분에 매우 중요한 역할을 한다. 말소리가 입 속에서 혀와의 협응을 통해 파열, 파찰, 마찰되는 위치에 따라 자음이 구분된다. 파열음 중 /ㅂ,ㄷ,ㄱ/은 파열되는 위치에 따라 구분이 된다. /ㅂ/은 두 입술을 붙였다 떼는 방법으로, /ㄷ/은 치조에 혀를 붙였다 떼는 방법으로, /ㄱ/은 구개와 혀 뒤 부분을 붙였다 떼는 방법으로 만들어진다. 어떤 정상인에게 두 입술을 벌린 상태로 /ㅂ/을 말하라고 한다면 /ㅂ/소리를 제대로 내지 못하는 어떤 말장애인의 마음을 조금은 이해할 수 있을 것이다. /ㅅ/과 같은 마찰음은 치조와 혀끝 부분으로 좁은 마찰 공간을 만들어 공기를 마찰시킴으로써 만들 수 있다. /ㅊ/은 파열과 마찰의 방식을 모두 써야 하며, 치조-구개를 모두 관여시킨다. 한국어에서는 똑같은 위치라 할지라도 대기(aspiration), 긴장(tensification) 등의 방식에 따라 자음이 세분된다. 비강의 이용에 따라 비음의 유무가 결정된다.

2) 뇌와 청각기관

(1) 뇌

무엇보다도 뇌는 언어 생성에 있어 필수적인 부분이다(Perkins & Kent, 1986). 말소리를 지각하고 계획, 실행 명령하는 것, 어떤 낱말을 어떤 구문구조로 쓸지 계획하고, 실행 명령하는 것, 그리고 어떤 활용 기능을 강조할지 결정하는 것 등은 뇌기능과 관계되는 부분이다.

① 뇌간(brainstem) : 중뇌(midbrain), 간뇌(pons), 연수(medulla)를 포함한다. 연수는 숨쉬기 등의 주요 신체기능을 담당하므로 언어와 관계된다. 연수는 대뇌 각 부분의 명령을 각개 근육으로 전달하는 신경을 포함하므로 매우 중요하다. 추체로의 일부 근육들이 말 산출에 관여한다. 신체 오른 부분은 주로 뇌의 왼쪽 부분에 의해 조절되는데 이는 연수에서의 반전에 기인한다. 간뇌는 좌 우 소뇌를 연결한다. 중뇌는 뇌의 상부와 하부를 연결한다. 중뇌, 간뇌, 척수 윗 부분에는 주의(attention) 및 의식(consciousness)의 주요 기제가 있다. 주의 및 의식은 의사소통의 전제조건이다. 뇌간의 시상(thalamus)은 두뇌로 흘러들어오는 감각정보를 통합해서 대뇌피질의 각 영역들로 보내므로 언어와 관련된다. 기저핵(basal ganglia)은 피질하 추체외로계 구조들과 함께 운동피질과 협동하여 근육활동을 촉진 혹은 억제함으로써 수의운동이 원만히 이루어지도록 지원한다.

② 소뇌 : 중추신경계의 주요구조로 움직임과 관계되므로 언어에 영향을 미친다. 소뇌손상은 운동실조(ataxia) 현상을 일으키며 운동실조형 마비성 말장애(ataxic dysarthria)를 일으키기도 한다.

③ 대뇌 : 좌, 우반구로 나누어지는데 많은 연구들이 언어가 좌반구와 더 밀접한 연관을 가진다고 한다. 오른쪽 마비 환자들에게서 더 흔히 언어장애를 발견하게 되는 것은 좌반구-언어 간 관계를 입증하는 자료로 쓰인다. 대뇌의 엽은 특정 말-언어 기능과 관련된다. 이 엽은 이랑, 고랑 등에 의해 구분된다.

㉠ **전두엽** : 말 산출과 관련하여 중요한 부분이다. 이 엽은 주, 부운동 피질과 브로카

영역을 포함한다. 주 운동 피질은 추체로와 더불어 신체 움직임을 조절한다. 특히 입술, 턱, 혀, 후두를 관장하는 부분이 상대적으로 넓은데 이는 말의 중요성을 반영한다고 보겠다. 부운동 피질은 말의 운동계획(motor planning)에 관여한다. 불란서의 신경외과의이며 문화인류학자인 Broca는 한 실어증 환자 부검을 통해 전두영역의 손상이 표현언어 실어증과 관련됨을 밝혔다.

㉡ **두정엽** : 읽기, 쓰기, 낱말재인 등의 기능과 관련이 깊다.

㉢ **측두엽** : 주 청각 피질이 위치하여 언어이해와 관련이 깊다. 특히 베르니케는 좌반구 측두엽이 말의 이해와 관련이 깊은 것을 발견하였다.

㉣ **후두엽** : 머리 뒤쪽 소뇌 위에 위치하는데 시각과 관련이 깊고 다른 엽들에 비해 언어와 직접 관련도가 상대적으로 낮다. 운동표현에 관여하는 브로카(Broca)영역과 이해에 관련되는 두정, 후, 측두(POT) 영역에 관한 연구들이 이루어지고 있다.

(2) 말초신경계(peripheral nervous system)

말-언어-청각과 밀접한 관련이 있다.

① 두개신경(cranial nerves) : 두개신경 중 여러 신경이 의사소통과 관계된다. 5번 신경(trigeminal nerve)은 두개신경 중 가장 큰 것으로 운동과 감각 모두에 관여하며 이마, 눈, 코, 윗입술, 턱, 혀, 뺨의 움직임과 관련이 깊다. 7번 신경(facial nerve)은 여러가지 얼굴 움직임, 표정만들기와 관련된다. 8번(vestibular acoustic) 신경은 말소리 감각을 두뇌로 전달하는 역할을 맡는다. 9번(glossopharyngeal) 신경은 감각과 관련해서 혀, 그리고 운동과 관련해서는 인두와 관계한다. 인두근육의 움직임을 조정하는 운동 부분은 언어 산출과 밀접한 연관을 맺고 있다. 10번(vagus) 미주신경은 후두, 목, 외이와 관계되므로 언어와 관련이 깊다. 특히 미주신경의 한 가지인 반회신경(recurrent laryngeal nerve)은 말과 관련된다. 11번(accessory) 신경은 인두, 연구개의 일부를 조정하는 기능을 담당한다. 머리나 어깨 움직임도 담당한다. 12번(hypoglossal) 신경은 혀로의 운동신경으로 혀 움직임을 조절한다.

② **척수신경** : 숨쉬기와 같은 자율기능을 조절하므로 언어와 관련된다. 이밖에 교감신경계나 부교감신경계는 말-청각과 직접 관련이 되는 것은 아니나 정서적 각성이나 이완이 말 유창성, 속도, 음질 등에 영향을 미칠 수 있으므로 간접적으로 관련이 된다. 이완되었을 때 말소리가 더 부드럽고 느린 속도로 이루어지는 것이 그 예이다.

아무리 말하는 기관이 있고, 뇌에서 언어 프로그래밍을 잘 해도 들을 수 있는 귀가 없다면 의사소통이 제대로 이루어질 수 없다.

(3) 청각기관

청각기관은 외이, 중이, 내이의 세 부분으로 나눌 수 있다. 외이에는 감지된 말소리는 고막을 지나면서 중이로 나아간다. 이때 추골, 침골, 등골을 거쳐 증폭되면서 내이로 들어가는 말소리는 난원창과 와우를 통과하면서 내이의 액체들을 진동시킨다. 기저막에 있는 코르티 기관의 모세포들의 진동은 전기적 신호로 바뀌어지며 제8번 두개신경인 청각신경에 의해 뇌에 전달된다.

4 언어장애와 언어치료사

1) 언어치료사

2010년 현재 한국에는 약 6,000명의 언어치료사가 의료 및 교육/복지 세팅에서 활동하고 있다. 의료적 세팅의 경우 재활의학과, 소아정신과, 이비인후과, 신경과, 소아과 등에서 근무하는 경우가 많다. 미국의 경우, 신경계질환, 음성언어장애, (소아) 정신과적 장애분야에서 활동하고 있다(Johnson & Jacobson, 1998). 우리나라는 재활의학과가 언어치료 분야의 발전에 매우 큰 공헌을 해 왔다. 재활의학과의 경우 뇌졸중, TBI, 뇌성마비, 언어발달장애, 음운장애 환자 등을 대상으로 말-언어-의사소통 능력의 평가와 중재를 담당한다. 교육/복지 세팅의 경우 복지관, 학교, 사설기관 등에서 언어장애의 평가와 중재를 담당하고 있으며, 때로 언어장애 예방과 상담업무도 담당한다. 미국의 경우 음성언어치료사, 학교언어치료사, 유창성장애전문언어치료사 등으로 전문분야화되어 있으며, 다양한 말-언어-의사소통-삼킴의 하위장애를 담당하고 있다(Plante & Beeson, 2004).

언어치료사에 요구되는 주요한 자질 중의 하나는 훌륭한 팀 구성원이 되는 것일 것이다. 언어 임상가의 역할만이 요구되는 말-언어장애도 있지만 많은 경우 말-언어장애인은 말-언어 이외의 다른 문제를 동반한다. 예를 들어 뇌성마비 아동의 경우, 재활의학과 의사, 소아과의사, 정형외과의사, 물리치료사, 작업치료사, 이비인후과 의사, 청각사, 심리 진단가, 안과전문의, 사회사업가 등이 관계되는 팀에 언어치료사가 일원이 되어 활약해야 하는 경우이다. 이밖에 언어적 의사소통이 어려워서 겪게 되는 사회적 경험은 말-언어 사용동기를 감소시키기도 한다. 따라서 언어치료사는 말-언어장애인을 말-언어만의 문제가 아니라 전체적 인간으로 대해야 하는 경우가 많다.

2) 말-언어-의사소통 장애의 진단평가 및 중재

언어치료사의 가장 중요한 역할 중 하나는 언어장애인의 말-언어 능력을 진단 평가하고 치료 또는 중재하는 것이다. 어떤 언어장애인의 말-언어 능력을 평가하고 중재하는 데에는 앞에서 살핀 생물학, 언어학 및 전생애 주기를 통한 언어발달에 대한 지식이 기본이 된다. 특히 언어란 외국의 것을 그대로 번역해서 사용할 수 없는 것으로 한국어의 특성을 이해하고 한국어 발달에 대한 자료를 바탕으로 진단 및 중재를 해야 한다.

어떤 사람이 말-언어장애가 있어서, 본인 스스로가 의사소통의 어려움을 느끼거나 다른 사람이 말을 잘못 알아들어서 이상하고 불편하게 느낀다면 말-언어 장애가 있다고 진단할 수 있다. 말-언어 진단의 경우, 어떤 원인에 의해 말-언어장애를 가지는지 가능한 한 자세히 파악해 두어야 한다. 언어장애의 원인은 유전적, 선천적인 것에서부터 환경적 요인에 의한 것, 복합적 요인에 의한 것 등 다양하다. 각 개인이 가지고 있는 유전 및 심리 특성, 한국어, 언어 환경 이 세 가지는 의사소통 장애를 유발할 수 있는 요소들이다.

각 언어장애 영역에서 공통적으로 실시되는 것은 환자 및 보호자에 대한 인터뷰로 말-언어장애와 관련된 기본 내력에 관한 정보를 얻는다. 이때 언어발달에 대한 정보, 언어 손실 전의 상태, 병력, 교육력, 언어 환경, 언어치료 경력 등을 파악한다.

인터뷰 외에 청력 스크리닝이나 구강안면 구조 및 발성, 조음기관에 대한 스크리닝이 공통적으로 행해지는 경우가 대부분이다. 인터뷰 및 스크리닝 정보는 개별화된 심화검사 시의 주요 요소들을 결정하므로 중요하다. 말-언어 영역을 넘어서는 경우 타 전문가에게 의뢰하기도 한다. 예를 들어, 인지능력의 심화검사가 요구된다면 심리검사실로, 청각장애가 의심되면 이비인후과 청력검사실로, 구강구조의 이상이 의심되면 구강악안면 외과로 의뢰할 수 있겠다 말-언어 샘플링은 거의 모든 말-언어장애 영역에서 행해지는 루틴 중의 하나이다.

말-언어장애의 각 영역별 특성에 따라 개별 언어장애인에 적합한 진단이 이루어진다. 우선 표준화 검사를 통해 동일 연령 또는 동일 장애군의 사람에 비해 어느 정도로 어떤 말-언어 문제가 있는지 살피는 것이 기본적이다. 말-언어의 특정 하위영역들, 말소리, 문법형태소, 구문구조, 의미, 화용에 대한 강조점이 주어진 각각의 평가가 이루어지기도 한다. 이해-표현의 차원에서 평가가 이루어지기도 한다. 의사소통 장애의 각 영역에 독특한 진단방법에 의거하여 평가하는 일은 언어치료사의 세부 전공을 결정하게 할 만큼 다양하다.

80년대 이후에는 화용적 입장과 의사소통의 입장에서 말-언어 능력을 평가하는 것이 강조되고 있다. 이는 말-언어가 어떻게 사용되느냐와 남과 나와의 의사전달이라는 입장에서 말-언어가 평가되어야 하는 것을 말한다. 특히 정적(static) 검사에서 나아가 역동적(dynamic) 평가의 개념도 활발히 도입되고 있다.

언어치료에 관해서는 여러 입장이 있을 수 있으나 여기서는 언어치료사를 촉진자(facilitator)의 측면에서 강조하고자 한다. 예를 들어 언어 발달기에 있는 아동이 발달상의 지체를 보이거나, 뇌손상 등으로 발달 패턴에서 이탈된 언어현상을 보일 수 있다. 어느 쪽이건 아동의 언어발달이 원활이 이루어지도록 "촉진"해주는 일이 기본적이다. 장애를 보이는 말-언어 세부영역에 따라 약점을 보완하는 촉진을 해야 한다. 이때 아동의 강점이 보상적 의사소통 전략을 마련하는 바탕이 될 수도 있겠다. 아동의 경우에는 새로운 것을 배워가는 시기이므로 교육자의 역할이 어느 정도 가미되어야 한다. 아동의 경우 집안 이외에 놀이방, 유치원, 학교 등이 주요 생활의 장이 되므로 이들 장소와의 연관성을 고려해야 한다. 성인의 경우 손실한 말-언어 능력에 대한 보상기제를 찾아주는 촉진자 역할이 매우 중요하다. 언어치료에서 강조되는 또 하나는 조기치료이다. 어려서부터 중재를 시작하고, 성인의 경우에도 발병/사고 후 초기부터 언어치료를 병행하는 것이 중요하다.

예후는 각 영역에서의 심각도, 언어 이외의 기타 장애의 수반 여부 등에 따라 달라진다. 각 의사소통 장애영역의 심각도가 경할수록, 또 기능적 문제일수록, 기타 수반 장애가 없을수록 예후가 좋은 것이 일반적이다. 언어장애인의 동기나 자신감도 영향을 미칠 수 있다. 또한 언어장애인을 둘러싼 언어환경 즉 가족이나 교사, 보호자의 도움도 언어능력 진전에 중요한 역할을 한다.

제2장 말-언어장애 유형과 평가 및 치료

(Types of Speech-Language Disorder and its Evaluation and Treatment)

배 소 영

언어병리학에서는 신경 말-언어장애, 유창성장애, 발성장애, 조음장애, 언어발달장애를 주요 다섯가지 장애영역으로 다루고 있다. 각 영역에서는 여러 하위 분야가 있다. 예를 들어 신경 말-언어장애의 경우 신경언어장애에서는 실어증과 치매를 다루며, 신경말장애의 경우 마비성말장애와 말실행증을 다룬다. 언어발달장애의 경우, 다른 발달에는 문제가 없는 단순언어장애, 지적장애 및 자폐스펙트럼장애, 뇌성마비의 언어 및 의사소통, 청각장애의 언어 및 의사소통을 하위영역으로 나눈다. 아직 우리 나라에서 언어장애 인구에 관해 정확히 조사된 바는 없으나 외국의 예를 참고로 하면 전체 인구의 약 5~10%가 말-언어장애인일 가능성이 높다. 우리 나라 인구를 4,500만으로 하고 언어장애 출현율을 5~10%로 보았을 때 225~450만명의 말-언어장애인이 우리 나라에 존재한다는 결론에 이른다. 말-언어장애가 경한 사람이 심한 사람보다 많을 것이고, 연령에 따라 분포도가 달라질 것이다. 현재 언어치료기관의 경우를 보면 중, 심도의 언어장애인, 언어와 기타 문제를 동반한 중복 장애인이 언어치료의 대상이 되는 경우가 많다.

의사소통 장애는 크게 아동의 것과 성인의 것으로 나누어질 수 있다. 연령에 따라 의사소통의 장애를 분류하는 방법으로 아동의 경우에는 언어발달의 차원을, 성인의 경우에는 이미 획득한 한국어에 대한 이해/표현의 손실을 고려해야 한다는 점에서 접근법이 달라진다.

말-언어-청각의 차원에서 의사소통 장애를 분류하는 것도 흔히 이용되는 한 방법이다. 호흡-발성-공명-조음의 어떤 차원에서 기관적/기능적인 문제가 발생할 경우 말 장애를 가지게 된다. 이들 기관에 대한 감각정보를 탐지하고 운동실행을 명령하는 뇌 부분에 손상이 왔을 경우에도 말 장애를 가지게 된다. 뇌손상이 없고 조음기관에도 문제가 없는데 기능적 조음장애가 오는 경우가 있다. 특히 언어 발달기 아동들 중 일부는 기능적 조음장애를 보인다.

1 신경 말-언어장애

신경언어장애는 말-언어와 관련된 신경계손상, 뇌손상에 기인하여 발생한다. 언어와 관련한 문제를 주증상으로 하는 실어증(aphasia)이나 말과 관련한 문제를 주증상으로 보이는 말운동 장애(motor speech disorders)가 대표적이다. 실어증의 원인은 다양하다. 어느 반구, 어떤 부위에 어떤 정도의 손상이 왔느냐에 따라 실어 정도에서 차이를 보이기도 한다. 교통사고에서처럼 외부적으로 뇌손상을 당한 것이냐, 뇌혈관 장애로 인한 것이냐에 따라 실어증의 원인이 달라지기도 한다.

1) 실어증

언어기능은 뇌의 주요한 상위 기능 중 하나이다. 뇌의 어떤 부분이 손상되었을 경우, 특히 좌반구 특정영역이 손상되었을 경우 실어증(aphasia)을 유발한다. 브로카 영역의 손상은 운동/표현 실어증을 유발하며 베르니케 영역의 손상은 감각/이해 실어증을 유발한다. 성인의 경우 실어증은 뇌혈관장애(cerebrovascular accident)나 외상성 뇌손상(traumatic brain injury)에 의해 유발된다. 뇌졸중 환자의 실어현상이나 교통사고 환자의 실어현상이 그 예에 해당한다. 성인의 경우 이미 우리말을 획득했다가 잃어버린 환자들이므로 보상적 언어치료가 이루어지는 경우가 많다. 아동의 경우 실어증은 타고난 뇌장애에 의한 것, 사고/병 후유증에 의한 손상 등이 대표적인 것이다. 아동의 경우 언어발달의 어느 시점에서 실어현상이 발생했는 가도 중요하다. 성인에 비해 대뇌의 가소성(plasticity)에 의해 언어회복의 정도가 달라지는 것도 아동실어증의 한 특색이다.

(1) 하위유형과 특징

실어증에 대한 명쾌한 분류체계는 어려우나 말의 유창성, 청각적 언어이해력, 따라말하기, 이름대기 능력에 따라 나눌 수 있다. 대체로 유창성에 따라 유창한 실어증과 비유창한 실어증으로 나눌 수 있다. 비유창한 실어증은 브로카 실어증과 초피질운동실어증, 혼합초피질실어증, 전반실어증의 경우이다. 유창한 실어증의 경우 베르니케 실어증이나 초피질감각실어증, 전도성실어증, 명칭실어증이 그 예이다.

청각적 언어이해력에 따라 실어증을 분류하기도 한다. 비유창한 실어증 중 초피질운동실어증과 브로카실어증은 청각적 언어이해력이 좋은 경우이며, 혼합초피질실어증과 전반실어증은 청각적 언어이해력이 좋지 않은 경우이다. 유창한 실어증의 경우 전도실어증과 명칭실어증은 청각적 이해력이 좋은 경우이며, 베르니케실어증과 초피질감각실어증은 청각적 언어이해력이 좋지 않은 경우이다. 따라말하기에 따라 실어증을 분류할 수도 있다. 혼합초피질실어증, 초피질운동실어증, 초피질감각실어증, 명칭실어증은 따라 말하기 능력이 좋은 편이다. 반면 전반실어증, 브로카실어증, 베르니케실어증, 그리고 전도실어증의 경우 따라 말하기 능력이 좋지 않다.

전반실어증은 청각적 이해력, 유창성, 따라말하기, 이름대기 등 언어적 과제수행력이 가장 낮아 언어적 의사소통은 거의 힘든 경우이다. 베르니케실어증은 유창성 외에 다른 언어적 과제 수행력이 모두 낮으며, 브로카실어증의 경우 청각적 이해력 외에 다른 언어적 과제수행력이 모두 낮아 언어적 의사소통이 힘든 경우이다. "무슨 일로 병원에 오셨나요?"라는 질문에 대한 베르니케실어증 및 브로카실어증 환자의 반응(이승복, 이희란(역), 2010)을 예로 들면 이들이 겪는 언어적 어려움을 조금을 이해할 수 있을 것이다.

> ● 베르니케실어증
>
> 소년, 나는 땀을 흘려요, 나는 몹시 불안해요, 당신도 알다시피, 이따금 뒤쫓아 갔을 때, 나는 ―를 말할 수 없어요, 한달 저네, 아주 약간, 나는 아주 잘혔어요, 나는 대단히 하게 했어요, 하지만, 반면에, 내가 뭘 의미하는지 당신은 알지요, 나는 돌아다녀야만 해요, 그것을 조사하고, 그래야 마땅하죠.
>
> ● 브로카실어증
>
> 예…어…월요일…어…아버지…Peter Hogan, 그리고 아버지…어…병원…그리고 어…수요일… 수요일 9시 그리고 어…목요일…10시 어 의사들…둘…둘…한 의사들 그리고… 어…이빨…어 그리고 한 의사가 한 소녀…그리고 잇몸, 나.

전도실어증은 따라말하기가 좋지 않으며, 명칭실어증은 이름대기 능력이 좋지 않다. 전도실어증의 경우 말이 유창하고 청각적 이해력이 좋은 편이며, 이름대기 능력이 좋으나, 따라말하기에서 어려움을 보이는 경우이다. 한편 명칭실어증의 경우 대체로 말이 유창하고 청각적 이해력이 좋은 편이며, 따라말하기도 좋으나 이름대기능력이 좋지 않은 경우이다. 베르니케실어증 환자의 청각적 언어이해력이 좋아지면서 전도실어증과 같은 양상을 보일 수 있다. 브로카실어증의 유창성이 좋아지면서 명칭실어증과 같은 양상을 보일 수 있다.

실어증 환자는 청각적 이해력이 떨어지고, 비문법적인 문장을 사용하면, 이름대기에 실수를 보이는 경우가 많고 음소나 낱말 착어 현상도 보인다. 알지 못할 말을 웅얼거리는 경우도 있고 신조어를 만들어 쓰기도 한다. 또한 쓰기나 읽기에도 장애를 보이는 경우가 있으며 전반적인 인지능력이 저하되는 경우도 많다. 이밖에 감정문제를 가지게 되는 경우도 있다.

이처럼 실어증이란, 언어치료사의 입장에서 보면 언어를 잃어버린 것이겠지만 언어 이외의 두뇌가 담당하는 고기능들이 손상되는 경우를 많이 볼 수 있고 이는 언어진단이나 치료에서 참고가 되어야 한다.

(2) 진단

실어증 환자의 진단검사들에는 환자에게 이름대기를 시킨다거나 그림 지적하기, 문장 및 구절 따라하기, 자동적 대화나 일상 대화하기, 사물 묘사하기, 이야기 읽기나 요약하기, 글쓰기, 셈하기 등이 포함된다. 이런 방법을 통해 얻어진 자료는 일반적 언어수행력, 청각적 이해력, 구어표현, 읽기와 쓰기 능력, 잔존 의사 소통 능력, 대화기술, 언어 하위 영역 즉 음운, 의미, 구문구조, 형태소, 화용의 특정 영역에서의 환자의 수행력을 요약하여 진단을 내리는 데 쓰인다.

K-WAB(김향희, 나덕렬, 2001)은 실어증을 평가하기 위해 한국에서 가장 많이 사용하는 검사이다. K-BNT(김향희, 나덕렬, 1997)는 실어증 환자에게 사용하는 한국판 보스톤 이름대기 검사이다. 실어증 평가는 언어이해와 언어표현면으로 나누어지며, 표현의 경우 스스로 말하기, 따라말하기, 이름대기 능력을 살핀다. 이밖에 구강기관의 형태 및 운동능력과 호흡조절과 발성능력도 평가한다. 음성과 조음능력 그리고 청각능력도 관찰하며, 기타 심리 및 행동요인도 관찰 기술한다.

다음은 한 전반실어증(global aphasia)의 언어진단 결과 및 소견을 요약한 표이다(사례제공, 김정완 SLP). 이 분에게는 한국판 웨스턴 실어증 검사(「K-WAB」, 김향희, 나덕렬, 2001.), 조음교대운동속도(DDK) 과제, 비구어 평가, 모음연장발성(MPT), 조음평가가 시행되었다.

본 환자는 Rt. hemiplegia d/t Lt. BG infarction 상태로 AOS의 동반이 의심되는 moderate 수준의 Global Aphasia유형인 것으로 판단됩니다. 한국판 웨스턴 실어증 검사(K-WAB)결과 실어증 지수(AQ)는 18.2로 이해와 표현면 모두에 어려움이 있습니다. 환자 스스로 재활치료에 대한 의지가 강하고, 본인의 언어, 말문제에 대한 자기 인식 능력이 높아 향후 언어치료와 다양한 측면의 care가 병행될 때 더욱 향상이 있을 것으로 기대됩니다. 상대적으로 나은 능력인 따라말하기와 이름대기를 이용한 구어표현 향상을 중심으로 주 4회 언어치료를 권고합니다.

(3) 중재

실어증 환자는 어느 정도의 자연회복을 기대할 수 있다. 대개 스트로크 이후 수주일 내의 회복률이 더 빠르며 6개월 이후의 자연회복은 매우 더디거나 기대하기 어렵다. 심도의 장애를 보일수록 회복이 더디며 나이가 많을수록 회복이 더딘 경우가 많다. 실어증 환자의 언어치료는 손상된 언어 하위능력을 개선하는, 의사소통 능력을 촉진하는 데 중점이 두어져야 한다(Chapey, 2001). 이때 환자의 단점과 강점이 잘 어우러지도록 한다. 예를 들어 청각적 이해력에 문제를 보이는 베르니케 실어증의 경우 기다려서 짧게 대화하는 것에서부터 점차 길이를 늘여가고 우리 말 구조에 적절한 문장을 쓰도록 유도하는 것이 그 한 예이다. 기능이 좋다면 우반구의 능력을 이용하는 멜로디 어조방법을 이용할 수도 있다. 전반실어증의 경우 시각적 단서 및 제스추어를 적극 사용하는 방법이 이용되기도 한다. 실어증 환자들에게 쓰이는 그림 자료, 글자 자료, 청각 음절 단서 등은 점차로 줄여져서 보조자료나 단서 없이 대화가 가능하도록 한다. 실어증 치료에는 언어를 강조하는 언어 중심치료, 인지적인 접근을 강조하는 방법, 잔존 반구 능력을 이용하는 것, 시각적 제스추어를 이용하는 방법 등 여러 가지가 있다.

2) 마비말장애(dysarthria)

신경손상에 의한 말 관련 기관의 마비는 심각한 말장애를 초래한다. 말운동 장애(motor speech disorders)중 하나인 마비성 말장애(dysarthria)가 그예이다. 이 경우에는 호흡, 발성, 공명, 조음의 거의 전 영역에 손상이 오는 경우가 많다(Duffy, 1995).

뇌성마비는 말운동 장애의 입장에서 볼 때 호흡, 발성, 공명, 조음 등의 제 영역에 문제를 보이는 경우가 많다(윤병완, 1992). 뇌성마비 아동이 보이는 마비성 말장애를 성인의 것과 구별하여 발달성 마비성 말장애(developmental dysarthria)라 부르기도 한다. 마비성 말장애에 대한 치료 접근 방법은 뇌성마비 아동에게도 적용된다. 여기에 아동임을 감안한 방법이 동원된다.

다음은 파킨슨병을 진단받은 한 말운동장애 환자의 평가결과를 요약한 내용이다(자료제공, 김정완 SLP). 이 분에게는 인터뷰를 통한 기본정보 수집, 한국판 간이정신상태검사(K-MMSE), 실어증-신경언어장애 선별검사(STAND), 모음연장발성(MPT), 조음교대운동속도(DDK), 문단읽기('가을'), 말 명료도 평가(단어, 문장), 비구어평가가 시행되었다.

본 환자는 호흡의 경우 모음 연장 발성 시, 21초로 정상이고, 발성의 경우 hypophonia가 관찰되고, 말속도가 severe 수준으로 저하되어 있으며, monopitch, harsh, strained voice가 관찰되었습니다. 조음의 경우 문장수준의 말 명료도(70%)보다 단어수준의 말 명료도(62%)가 더 떨어지며, 약화와 자음 생략이 moderate 수준으로 나타납니다. 말·언어 진단명 : hypokinetic dysarthria로 보입니다.

hypophonia와 조음기관의 움직임 저하로 인해 말 명료도가 저하되어 있으며, 향후 진행성 질환으로 인한 계속적인 악화가 예상되므로 조음기관의 움직임과 발성 강도 증진을 목표로 한 언어치료가 권고됩니다.

3) 말실행증(apraxia of speech)

뇌신경 손상에 의한 기관마비는 없으나 말의 계획, 실행에 장애를 보이는 경우가 있다. 실행장애(apraxia)는 관련기관의 마비는 없으나 운동계획과 협응 등에 문제가 생기는 경우이다. 말실행증(apraxia of speech)의 경우 근육마비나 기능저하는 없으나 말 계획이나 실행 등에 장애를 보이는 것으로 조음이 왜곡되는 경우가 많다. 구강 움직임에 대한 지시는 잘 수행하지만 말소리를 잘 연결하여 실행하는 데에는 많은 실수를 보인다. 실행증 중 수의적인 구강 움직임에 장애가 있는 경우는 구강 실행증(oral apraxia)이라 불린다. 이 환자군은 구강을 움직여 보라는 지시에는 잘 따르지 못하지만, 아이스크림을 먹을 때에는 혀를 잘 올리고 입술을 핥는 등 근육 약화나 마비는 추적되지 않는 경우이다. 실행증의 경우에는 체계적인 조음훈련이 가장 중심이 된다. 아동의 경우에는 발달적 말실행증이 관련이 있다.

2 언어발달장애

언어발달기에 있는 아동이 언어발달이 지연될 경우 언어발달장애라 한다. 언어발달기는 우리 말의 기본이 완성되는 것을 놓고 본다면 태어나서 만 5세 정도까지로 볼 수 있고, 성인의 것에 흡사한 언어능력을 전제로 한다면 사춘기까지로도 확대할 수 있다. 복잡한 구문구조의 사용이나 완성은 학령기에 가서 이루어진다.

언어발달기에 있는 아동의 언어장애로 언어만의 문제가 되는 경우 즉 단순 언어 장애(specific language impairments)가 그 대표적인 것이다. 이는 기타 감각 운동 영역에서 문제가 없는데 언어발달상의 지연을 보이는 경우를 말한다. 언어발달장애는 언어 이외의 발달상 다른 주문제를 동반한 경우에도 언어발달기에 있다면 해당된다. 물론 이때에는 언어발달의 문제가 2차적인 경우가 되는 경우가 많다. 인지능력에 문제를 보이는 정신지체 아동, 사회적 의사소통에 있어 결함을 보이는 자폐스펙트럼장애(Autism Spectrum Disorder) 아동, 주의집중및과다행동장애(ADHD) 아동, 뇌성마비 아동, 사고에 의한 뇌손상으로 실어 증상을 보이는 아동 등은 주문제 이외에 언어발달기에 해당하므로 언어발달의 문제도 함께 보이는 경우가 대부분이다. 언어발달만의 문제라면 언어발달 촉진이 가장 우선적이겠으나 다른 문제가 동반된 경우라면 그 문제까지 함께 고려하는 일이 필수적이다.

1) 진단

언어발달장애의 진단은 또래에 비해 어느 정도

지연되었는가를 평가한다. 언어이해와 언어표현의 측면을 포함하고, 의미, 문법 형태소, 구문구조, 화용 영역을 포괄적으로 평가하여 언어발달장애 유무를 진단한다. 1~2년 이상의 지체가 있다면 언어치료의 대상이 된다. 물론 나이가 아주 어린 경우에는 1년 이하의 지체라도 주의해서 추적할 필요가 있는 경우가 많다. 언어발달에 관한 진단은 공식화된 표준화검사를 이용할 수 있다. PRES(김영태, 성태제, 이윤경, 2001)와 언어문제해결력검사(배소영, 임선숙, 이지희, 2000)는 학령전기 또는 학령기 아동에게 사용하는 표준화검사의 예이다. PRES는 표현언어와 수용언어를 모두 포함하고 있으며, 의미-문법-화용-조음의 다양한 언어 하위 영역을 포함하고 있다. 언어문제해결력검사는 특정 문제해결상황에서의 언어사용력을 측정한다. 표준화검사에서 문제가 있다고 판단되는 언어 영역에 관해서는 심화검사를 실시할 수 있다. 학령전기 아동의 경우 놀이감을 이용하여 자발적 언어 샘플링을 하거나 가정에서의 언어 샘플링 자료를 이용하기도 한다. 학령기의 경우 대화나 이야기분석을 통해 주제운용력 및 담화능력을 평가한다. 읽기와 쓰기에 대한 평가도 이루어진다.

서로 다른 내용낱말수(NDW), 형태소로 본 평균발화 길이(MLUm), T unit로 본 평균발화길이(MLTm), T unit당 종속절 수(MDCTU), 서로 다른 문법형태소 유형수(NDWgm), 주제유지력, 이야기 산출력, 이야기/단락 듣기 이해력, 낱말재인 읽기능력, 읽기유창성, 읽기이해력은 언어치료사가 평가하는 대표적 변수들이다. 이때 발화분석 소프트웨어(배소영, 2000)를 보조적으로 이용할 수도 있다.

다음은 만 3년 4개월 아동과 만 5년 9개월 두 아동의 언어평가 결과에 대한 요약내용을 정리한 것이다.

> 만 3년 4개월인 본 남아는 언어발달지체 아동으로 이해 면에 비해 표현 면에서의 지체가 더 두드러진 경우로 보입니다. 전반적 의사소통은 한 낱말표현과 제스추어에 의존하고 있습니다. 표현하는 낱말수는 59개이며(M-B CDI-K 참고), "네, 어"가 의사소통 상호작용에 매우 빈번히 쓰입니다. 표현낱말의 경우 명사가 두드러지고 동사나 서술어의 경우는 매우 제한되는 것으로 나타났습니다. 따라하기는 잘 하지 않습니다. 의사소통이 잘 안될 경우 미소짓기 전략을 사용하기도 합니다. 이해하고 있는 낱말이 많고, 부정적 정서의 표현이 없으므로 언어치료를 할 경우 언어발달이 기대되는 경우입니다. 다른 발달상 문제는 없는 것으로 보입니다.
>
> 대답하기와 거부하기, 서술하기 기능을 중심으로 어휘수를 증진시키고 평균발화길이를 증진하기를 권합니다. 언어발달 촉진 6개월 후 재평가를 권합니다.

> 언어치료를 6개월 시행한 후 재평가하였습니다. 이 아동은 현재 만 5년 9개월로 이해-표현 혼재형 언어장애(Mixed Receptive-Expressive Language Disorder)로 보입니다. PRES 결과, 언어이해 7%ile, 언어표현 3%ile에 위치하고 있습니다. 발화표현은 MLUm이 4.0이고, 대체로 단문수준으로 또래에 비해 복문의 사용이나 나이에 적절한 문법형태소 유형이 적습니다. 특히 이야기하기에서는 단순나열이야기의 경우에도 이야기의 흐름이 끊기고 주인공이 두 명 이상 등장하는 사건이야기의 경우 한낱말 행동표현으로 말하여 이야기능력이 지체되어 있습니다. 읽을 수 있는 낱말이 약 100개 정도이며, 낱말재인검사결과 자소일치되고 받침없는 글자들일 경우 개략적인 읽기가 가능한 정도입니다. 읽기에 대한 과다촉진으로 읽기를 싫어하는 경향이 있습니다. 한편 조음정확도는 100%이고, 발화시 이해가능도도 높아 조음능력은 양호한 편입니다. 기타 인지, 사회성, 운동성의 발달상 문제는 없는 것으로 보입니다.
>
> 의미, 문법, 이야기 면에서 다양한 활동을 통해 언어이해 및 언어표현력을 중재하기 권합니다. 곧 학교에 가야 할 나이이므로 언어수준에 근거한 읽기중재도 권합니다.

2) 중재

언어발달장애의 중재는 아동 중심이냐, 중재자 중심이냐, 절충법이냐에 따라 중재방법, 언어치료 상황을 구조화하는 정도가 달라질 수 있다(Paul, 2007). 언어발달을 촉진하기 위한 이론적 근거도 다양하다. 상호작용적 근거, 언어학적 근거, 인지론적 근거, 행동주의적 근거 등이 중재방법을 제공한다. 각 아동에 가장 적절한 중재방법을 선택하는 것이 매우 중요한데 여기에는 아동의 언어발달 수준, 언어이외의 발달 특성 등이 고려의 대상이 될 수 있다. 언어 중재는 각 아동의 언어발달 수준보다 약간 높은 수준의 보기를 보여주거나, 모방을 유도하거나, 목표 언어를 집중적으로 들려주거나, 바람직한 언어사용 및/혹은 의사소통 행동을 칭찬함으로써 언어발달을 촉진한다.

재활의학과에 찾아오는 뇌성마비 아동의 경우 말 뿐만 아니라 언어영역에서도 제한을 보이기 쉽다. 제한된 운동능력은 언어 경험의 폭을 좁힐 수도 있다. 보통 아이들이 태어나서 2년간 경험하는 감각, 촉각 운동적인 경험은 언어발달에도 큰 밑거름이 된다. "앉아, 가, 뛰어"라는 낱말은 유아들이 잘 쓰는 낱말 중의 하나이다. 이런 표현을 다리 움직임이 불편한 뇌성마비 아동이 배우게 되는 과정은 보통 아이들과는 차이가 있을 수 밖에 없다. 뇌성마비의 특성을 이해하고 각 뇌성마비 아동에 적합한 낱말, 문장을 선택해서 의사소통할 수 있도록 지도하는 것은 언어 임상가의 기본 자세이다. 말 운동에서의 제한된 능력은 언어발달의 지연으로 이어지고 특히 인지능력이 저하된 경우에는 말-언어장애가 복합되어 심한 의사소통상의 어려움을 보이게 된다. 구어로의 표현이 장기재활의 목표가 되지 못할 경우, 또는 구어로 나아가는 과정에서 보조적인 의사소통으로 보완대체 의사소통 방법이나 도구들을 활용할 수도 있다.

3 조음음운장애

1) 기능적 조음음운장애와 기관적 조음음운장애

기관적 또는 신경적 손상이 없음에도 말소리의 장애를 보이는 경우는 기능적 조음음운장애에 해당한다. 말-언어 발달기에 있는 아동이 말소리 발달이 원활히 이루어지지 않을 경우가 있다. 기질적, 기관적 문제가 없는데 어떤 초등학교에 다니는 아동이 /ㅅ/ 소리를 잘 내지 못한다거나, 유치원에 다니는 아동이 /ㅅ,ㅈ,ㄹ/ 등의 말소리를 정확히 발음하지 못하여 언어치료실을 찾는 경우를 볼 수 있다.

조음기관의 기관적 문제가 생기면 말 장애(speech disorders)를 유발한다. 구개파열이나 구순열처럼 입천장, 입술의 불완전성은 불완전한 말로 이어진다. 기관적 손상에 의한 경우 언어치료는 외과적 수술에 의해 기본적인 기관 복구가 이루어지는 것에 많이 의존한다. 구순열 수술은 두 입술 소리의 바른 산출에, 구개파열의 복구 수술은 과비음성의 소거에 결정적 영향을 미친다. 이밖에 치열 불량이나 턱의 개폐 기능 저하는 말소리의 명확도를 떨어뜨릴 수 있다.

2) 진단

음운장애의 진단에는 낱말 수준에서의 우리말

각 위치별 말소리 정확도 측정과 이해가능도/말명료도(intelligibility) 측정이 중요하다. 한낱말씩 발음을 유도하거나, 대화시 발음을 살펴본다. 언어임상가는 아동의 실수가 정상 발달 범위에 있는 것인지 아닌지를 파악해야 한다. 예를 들어 3살 아동이 /ㅅ/을 제대로 발음하지 못한다고 해서 금방 음운장애로 진단하지는 않는다. 5살난 아동이 /ㅅ/을 제대로 발음하지 못하는데 아동 스스로가 언어문제가 있다고 느껴 언어치료를 호소한다면 언어임상가는 언어치료를 고려해야 한다. 실수를 보이는 특정 말소리에는 심화검사를 한다. 이때 여러 자세한 음운 환경에서 실수음을 조사하여 대치 및 음운 변동 분석을 실시한다.

3) 중재

음운장애의 치료에는 말소리 변별지각, 개별 말소리의 산출, 낱말 및 문장에서의 산출, 일상 대화에서의 안정화 등의 방법이 적용된다. 말소리 변별지각 훈련의 예를 들면 /발・팔/이 서로 다른 두 음절이고 /발・발/이 서로 같은 소리임을 변별하는 것이다. /발/과 /팔/에서 /ㅂ/과 /ㅍ/은 의미의 차이를 분화시키는 주요한 요소이다. 말소리 산출을 위해서 음운위치법(phonetic placement)이나 촉각적 안내법(manual guidance)이 사용된다. 음운장애 아동에게 개별 말소리가 발음되는 위치를 그림 등의 시각적 단서를 통해 가르칠 수 있다. /ㅂ/이 입술 위치에서 두 입술이 붙어야 하는 소리라는 점을 그림으로 보여주는 것이 그 예이다. 촉각적 안내법은 해당 말소리가 나올 수 있도록 임상가가 촉각을 이용하여 말 운동 촉진을 하는 것이다. /ㅂ/소리를 내기 위해 임상가가 자신의 손가락으로 음운장애 아동의 두 입술을 직접 붙였다 떼주는 것이 그 예이다.

음운장애의 치료에서는 음절을 중시하는 방법, 열쇠 낱말을 찾아 그 낱말과 다른 낱말을 짝자극시키는 방법 등의 접근을 한다. 예를 들어 /ㅅ/의 경우 어떤 아동에게는 /시계/가 열쇠 낱말이 될 수 있다. 이때 /시계/와 /시장/, /신발/, /수박/ 등의 낱말을 짝으로 발음훈련을 할 수 있게 된다. 많은 수의 말소리가 잘못 발음될 경우에는 문제말소리를 하나씩 지도하기 보다 여러 말소리를 동시에 치료과정에 포함하기도 한다. 말소리가 음절이나 낱말에서 자연스럽게 산출되면 좀더 긴 단위인 구나 문장에서 훈련하고 궁극적으로 일상대화에서 말소리가 자연스럽게 산출되도록 한다. 예를 들어, /ㅅ/ 훈련을 위해 "시계가 없어서 시장에 갔어요"와 같은 문장을 반복 연습하도록 하고, 시장 놀이를 통해 /ㅅ/ 말소리가 실제 대화에서 산출될 수 있도록 할 수 있다. 무엇보다 각 개별 아동에 가장 적절한 목표와 방법을 선택하는 것이 언어 임상가의 역할이다.

4) 구개파열

태아의 입술과 구개는 임신 6~12주 사이에 형성되는데 이때 입술과 구개에 파열이 생긴 경우 구순구개열이 나타나고, 불완전한 연인두 기능은 불완전한 말소리 산출을 유발한다. 구순열의 경우 콧구멍까지 완전 파열되었느냐의 유무와 양쪽 입술에 생겼느냐에 따라 다르게 불리워진다. 구개파열은 치조, 경구개, 연구개의 위치가 어느 정도 파열이 되었느냐에 따라 다르게 불리워진다.

구개파열의 원인은 여러 가지로 추정한다. 흑인보

다 동양인이 더 발생 빈도가 높다는 유전적 설명이 있는가 하면, 약물 복용, 감염 등의 환경적 요인을 강조하기도 한다. 우리 나라의 경우 신생아 700명당 약 1명 정도의 구개파열 아동이 발생하는 것으로 추정한다. 이 아동은 빨기나 삼키기를 위한 입안 압력을 형성하지 못하여 먹는 것에도 장애를 보이고 중이의 문제나 청각장애를 동반하기도 한다. 비정상적인 치열의 문제로 치과를 방문하기도 하는 등 여러 전문가의 도움을 필요로 하는 경우도 있다.

언어치료사의 입장에서 구순구개열은 비정상적인 말의 산출에 기여한다. 많은 경우 이 아동들은 정상적인 또는 정상에 가까운 언어능력을 지닌 것으로 보인다. 그러나 제한된 조음능력으로 인해 제한된 낱말, 짧은 문장을 쓰는 경향이 있다. 특히 공명과 관련하여 과비음을 쓰거나, 비정상적인 자음산출로 다른 사람들이 자신의 말을 알아듣기 어렵게 되어 자신의 의사소통의도를 제대로 전달하기 어려운 경우가 생긴다. 비정상적인 조음기관으로 인해 이 아동들은 보상적 조음을 쓰기도 한다. 예를 들어 /ㄱ/대신에 강도의 성문 파열음을 사용하여 듣는 이의 귀를 불편하게 하는 경우가 있다. 구개파열 아동은 비정상적인 음질을 지니는 경우도 많다.

구개파열 아동의 진단과 치료에는 손상된 기관에 대한 외과적 수술이 필수적이다. 구순열의 경우 생후 10주나 4.5kg이 되었을 때 한다. 구개 수술의 경우에는 보통 12개월에서 18개월 사이에 제1차 수술을 실시한다. 구개파열 아동의 보상적 조음을 막기 위해 언어치료 입장에서 보면 이른 수술을 권하게 된다. 그러나 턱, 치아의 발달과 관련해 구개 수술이 유보되는 경우도 있다. 수술 후에도 불완전한 연구개로 인해 비강으로의 공기 누출이 계속될 경우 학령기 아동에게는 인두 성형 수술이 시행되기도 한다. 조음기관의 정상성 회복을 위해 보철 및 교정 치과와 연결되는 것도 중요하다.

구개파열 아동의 의사소통 진단에는 아동의 조음능력과 이해가능도를 측정하는 것이 매우 중요하다. 발성이나 공명의 문제가 있는지 또 있다면 어느 정도의 문제인지 파악해야 한다. 특히 연인두 기능의 측정이 중요하다. 한편 말 문제 이외에 언어문제가 있는 지 없는 지 파악하는 일도 중요하다. 구개파열 아동의 경우 느린 말-언어발달을 보이는 경우가 많다. 이때 언어가 어느 정도 영향을 끼치는 지 파악하는 것은 수술이나 의사소통 지도 방법에도 영향을 미친다. 이밖에 청각기관이나 청력에 대한 검사도 이루어져야 한다.

구개파열 아동의 언어치료에서 가장 강조되는 부분은 조음과 공명의 문제이다. 조음의 경우 음운장애에서의 기본적 방법이 동원될 수 있다. 단 기관적 손상으로 인해 특정 말소리나 공명 문제가 추가되므로 좀더 적극적인 방법이 동원된다. 최대의 청각, 시각을 동원하거나, 다감각을 이용하거나, 시각적으로 자신의 발음에 대한 즉각적 피드백을 줄 수 있는 방법이 동원된다.

구개파열에 대한 말-언어-청각 진단/치료는 이를수록 좋다. 수술 전과 후에 모두 실시되어야 한다. 수술 전 어린 유아의 경우 어머니가 아이에게 우유 먹이는 방법부터 옹알이를 유도하는 방법, 언어적 자극을 주고 응답하는 방법 등을 배워서 아이의 언어발달을 촉진할 수 있다. 수술 후에는 좀더 적극적인 조음 지도나 공명 문제에 대한 접근이 이루어진다. 수술이 잘된 경우라 할지라도 새로운 조음기관에 대한 적응훈련은 필수적이고 촉진적 언어지도가 이루어져야 한다. 이 기간은 아동에 따라 달라질 수 있다. 아무리 새로운 조음기관이 잘 만들어졌어도 이전에 쓰던 보상 조음을 쓴다면 이쁜 말소리를 낸다고 할 수 없다.

4 발성장애

후두는 호흡, 삼킴, 그리고 발성의 주요한 세 가지 기능과 관계된다. 발성장애란 후두 안 성대의 기질적 및/혹은 기능적 이상으로 발성에 문제가 있는 경우를 말한다. 발성장애는 음도, 강도, 음질의 세 가지 특성을 중심으로 기술할 수 있다. 어떤 사람이 성별, 연령에 맞지 않게 너무 높은 소리로 말한다면 음도장애가 될 수 있다. 너무 큰 소리 또는 작은 소리로 말한다면 강도의 장애로 볼 수 있다. 목쉰 소리, 거친 소리, 이중 음성, 억압된 목소리 등은 음질의 장애로 분류할 수 있다.

기능적 발성장애의 경우, 성대의 남용(abuse)이나 오용(misuse)에서 발생하는 수가 많다. 성대 남용 및 오용이 오래 지속될 경우 병리적 현상으로 성대 결절을 유발시키기도 한다. 특히 직업적으로 성대를 많이 쓰는 사람들에게서 나타나기 쉽다. 교사, 성악가, 가수, 세일즈맨 등이 그 예이다. 이밖에 후두와 관련하여서 만성 염증(chronic laryngitis), 성대구(sulcus vocalis), 후두용(vocal polyps), 낭종(cyst), 육아종(granuloma), 각화증(hyperkeratosis), 유두종(papilloma), 마비(paralysis) 등의 병리적 현상은 발성장애를 유발한다.

발성장애의 진단에서는 발성행위에 관한 종합적 평가가 이루어진다. 호흡 경로, 발성의 질, 음도와 강도, 공명, 근긴장도, 상황에 따른 가변성, 음성 남용의 유형과 빈도 등이 파악된다. Visi-pitch, Computerized Speech Lab과 같은 기계를 통해 발성행위에 대한 결과를 즉각적으로 시각화, 수량화하여 평가할 수도 있다. 발성이 다소 쉬운 때와 어려운 때를 기록하는 것도 평가에 도움이 될 수 있다.

발성장애의 치료에는 외과적 수술이 관여되는 경우가 종종 있다. 수술 전후의 발성행위의 기록이나 발성 치료/보호자 교육은 발성장애를 개선하는데 많은 도움을 준다. 발성장애에 대한 치료는 발성 과정과 발성 문제를 인식하는 데서 출발한다. 이때 그림, 도표 등을 이용할 수 있다. 최종적으로 자가 조절에 의해 바른 소리를 사용하는 것이 목표이다.

음성 남용은 병리적 현상을 유발하기 쉬우므로 음성 남용에 대한 교육은 매우 중요하다. 특히 교실이나 집안에 음성 안내문과 같은 글을 붙여 둠으로써 음성 남용을 치료 또는 예방할 수도 있겠다. 음성 안내문에는 크게 소리 내지 말 것, 너무 오래 이야기 말 것, 긴장을 풀 것, 조용히 운동할 것, 필요할 때에는 음성전문가와 상의할 것 등이 포함된다. 한편, 후두암, 사고 등으로 후두가 적출된 경우에는 발성의 기제가 없어진 것이므로 수술 전과 똑같은 목소리를 사용하는 일은 불가능하다. 이때 식도를 이용한 발성법을 배우거나 인공후두에 의존하기도 한다.

5 유창성장애

말의 유창성의 장애 즉 말의 리듬, 속도 등에 장애를 보이는 사람들도 있다. 말의 흐름이 제대로 되지 않고 어떤 말소리/음절을 반복하거나 막혔다가 소리를 내거나, 고통스런 표정을 하거나, 수반되는 행동들을 동반하는 등의 말더듬이 그 예이다. 말더듬의 경우 신경 생리적, 심인적 요인이 복합적으로 작용하는 경우가 많다.

말더듬은 유창성장애의 대표적 예이다. 말더듬이란, 말의 정상적 흐름이 막히는 회수와 길이가 비정상적으로 높은 경우를 말한다. 이때 막히는 종류는 말소리, 음절, 낱말이 반복되는 경우, 말소리를 길게 늘이는 경우, 발성 전에 공기 흐름 및/혹은 성대 울림이 막히는 경우가 있다. 예를 들어 어떤 사람이 "사람"을 제대로 발음하지 못하여 "사사사사사람"이라고 하거나 "ㅅ........ 아람"이라고 하거나 한참 참는 듯하고 얼굴을 찌푸린 후에 폭발적으로 "사람"이라고 말한 경우를 들 수 있다. 특히 말더듬에 부수 행동과 바람직하지 못한 행동이 나타나거나, 부정적인 감정이나 태도가 수반되는 경우가 많다. 말더듬는 낱말이 나올 때마다 자기 다리를 꼬집는다거나 한쪽 얼굴을 심하게 비튼다거나 하여 듣는이 보는이의 마음을 아프게 하는 경우가 그 예이다.

말더듬에서 보이는 "낱말 내의 비유창성"은 정상적 비유창성과 구별되는 현상이다. 정상적 비유창성은 언어발달기에 나타날 수 있다. 또 성인이 낱말이나 구절 전체를 반복하거나, 자가 수정해서 반복 말하는 것 등도 정상적 비유창성에 속한다. 말더듬의 원인에 대한 이론은 신경 생리적, 심리적, 환경 학습적인 것 등이 있다.

말더듬의 진단에는 상황별로 말더듬는 행동 유형과 부수 행동의 유형 및 각각의 빈도수를 측정한다. 이때 상황이란 자발적 대화, 기계적 발화, 따라말하기, 읽기, 그림 묘사하기, 시간적 압박이 주어지는 상황에서 말하기, 전화하기 등을 포함한다.

말더듬치료에는 말더듬 수정법과 유창성 완성법이 있다. 말더듬 수정법이란 유창하게 혹은 좀더 쉽게 말더듬기라 불리기도 하는 것으로 말더듬는 것 자체를 두려워하거나 피하지 않는다. 말더듬는 순간들을 찾아내어 인식하고, 둔감화 단계를 거쳐 말더듬 수정단계, 일반화 단계를 거친다. 유창성 완성법은 구절마다 말더듬 수정단계에서의 기술들을 적용하고 길고 천천히 부드럽게 말하는 방법을 말한다. 말더듬 수정단계 기술들이란 천천히 부드럽게 긴장을 풀고 쉽게 그리고 길게 끌어주며 말하는 방법을 말한다. 이 두 가지 방법을 통합하여 이용하기도 한다.

참고문헌

김영태, 성태제, 이윤경. 취학전 아동의 수용언어 및 표현언어 발달척도(PRES). 서울: 서울장애인종합복지관. 2001.

김향희, 나덕력. 한국판 보스턴 이름대기검사. 서울 : 학지사. 2007.

김향희, 나덕렬. 한국판 파라다이스 · 웨스턴 실어증검사. 서울 : 학지사. 2001.

배소영. 『한국어 발화분석 2.0 (Korean Computerized Language Analysis 2.0)』. 서울: 파라다이스복지재단. 2000.

배소영, 임선숙, 이지희. 『언어문제해결력검사』. 서울: 서울장애인종합복지관. 2000.

심현섭, 김영태, 김진숙, 김향희, 배소영, 신문자, 이승환, 이정학, 한재순, 윤혜련, 김정미, 권미전(공저). 의사소통장애의 이해 (2판). 서울 : 학지사. 2010.

이승복, 이희란 (공역). 신경언어학. 서울 : 시그마프레스. 2010.

Chapey, R. (ed.). Language intervention strategies in adult aphasia (4th ed.). Baltimore, MD: Lippincott, William & Wilkins. 2001.

Cheng,, L. L. Cultural Intelligence (CQ) : A quest for cultural competence. Communication Disorders Quaterly, 29(1), 36~42. 2007.

Duffy, J. R. Motor speech disorders: substrates, differential diagnosis, and management. St. Louis, MO: Mosby. 1995.

Johnson, A. F., & Jacobson, B. H. (eds.). Medical speech-language pathology : A practitioner's guide. New York, NY : Thieme Medical Publishers, Inc.. 1998.

Paul, R. Language disorders from infancy through adolescence (3rd ed). St. Louis, MO: Mosby. 2007.

Plante, E. & Beeson, P. M. Communication and communication disorders : A clinical introduction. Pearson Education, Inc. 2004.

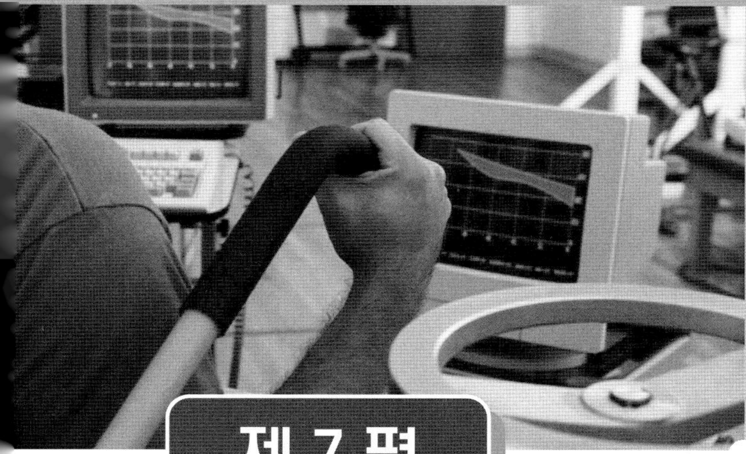
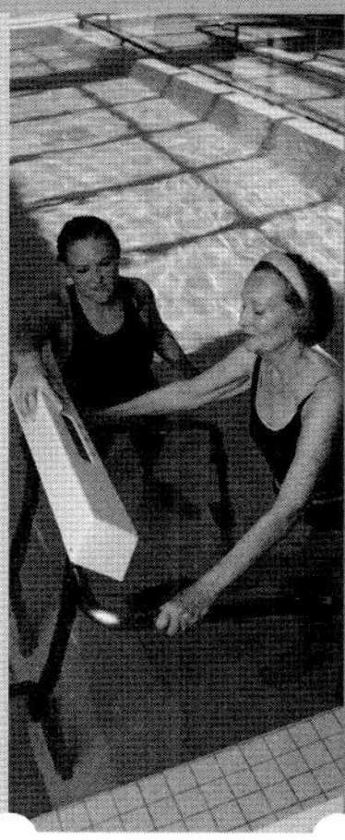
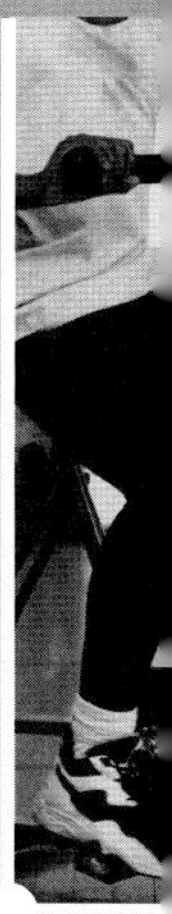

제 7 편

재활 심리치료

제7편 재활 심리치료

(Clinical Psychotherapy in Rehabilitation)

곽 은 희

질병이나 장애는 신체적인 변화 외에도 여러 가지 정신적 변화와 심리적 어려움들을 동반한다. 재활에서 치료의 통합적 요소로서 심리적 요인들을 다루어야 하는 이유는 심리적 문제가 환자에게 주관적인 고통을 줄 뿐 아니라 재활치료의 효율성과 결과에 큰 영향을 줄 수 있기 때문이다. 지나친 걱정이나 불안, 스트레스는 자율신경계의 활동과 호르몬 분비에 영향을 주고, 투병에 필요한 면역기능을 약화시키므로 병으로부터의 회복이 느려진다. 발병 후 신체적 과민성, 우울감, 분노, 주변사람들과의 갈등 같은 심리적 어려움을 보이는 환자들은 치료를 해도 효과적이지 못하고, 치료과정이 더디게 된다. 또한 연구에 의하면 질병이나 손상이 심한 정도가 기능적 장애(functional disability)의 정도와 직접 대응되지 않는다. 즉, 객관적으로 매우 유사한 손상, 병리적 조건임에도 불구하고 경험되는 증상이나 최종적인 장애의 수준은 개인의 병 전 지능, 성격, 사회적 대처기술 이라든지 가족, 사회, 경제적 여건 등에 따라 다양할 수 있다. 어떤 경우에는 심리적 장애 자체가 재활에 주요 목표가 되기도 한다. 특히 뇌장애 환자들의 경우 기억력 장애나 자각능력의 결여, 충동성 등이 개선되어야 할 주요 증상일 수 있다.

재활심리(rehabilitation psychology)란 포괄적인 재활치료의 한 팀으로 심리학적 지식을 이용하여 치료과정을 방해하는 심리적 문제들을 다루어줌으로써 재활치료의 효율성과 효과를 최대화하고, 부족한 심리적 자원들을 개발, 훈련시켜 장애에 대한 적응능력을 강화, 재활환자들의 삶의 질을 향상시키는 것을 목적으로 한다. 재활의 주체가 되는 개인의 전체적인 인성(personality)을 다루어 전인적인 재활이 되게 하고, 재활에 대한 준비와 참여도를 높여 성공적으로 재활치료를 완수해낼 수 있도록 심리학적 개입을 하는 분야이다.

재활심리의 영역은 평가, 치료, 자문으로 나누어 볼 수 있다. 심리평가는 다양한 심리적 기능에 대한 포괄적인 평가로 장애로 인해 손상된 기능, 남아있는 기능들은 어떤 것이고 어느 정도 손상되었으며, 재활에 대한 잠재력, 치료과정이나 앞으로의 사회적응에 문제가 될만한 측면 등은 무엇인지 파악하게 된다. 심리치료는 평가자료를 토대로 치료전략을 세우게 되는데, 환자의 심리적 문제에 대한 치료뿐만 아니라 장애의 출현으로 인한 가족의 혼란과 위기에 대한 상담, 환자관리에 대한 가족교육, 뇌 손상 환자에 대한 인지재활(cognitive rehabilitation) 등이 시행된다. 자문은 여러 재활팀이 환자의 상태를 보다 잘 이해하고, 일관성 있게 효과적으로 다룰 수 있도록 환자에 대한 정보제공이나 구체적 문제들에 대해 적절한 권고, 처방을 한다.

1 장애에 대한 심리적 반응 및 적응의 특성

1) 장애에 대한 심리적 적응과정

만성질환이나 영구적인 장애에 개인이 적응해가는 과정은 개인차가 있지만 일반적으로 다음과 같은 단계를 따른다고 가정된다. 첫째로는 장애 및 질환이 자신에게 닥쳤다는 충격적인 사실을 인정하지 못하고 부인하는 심리적인 부정기(denial)를 경험한다. 둘째로는 장애로 인한 상실과 자기의 손상에 대한 분노 및 우울감을 보이고, 증가된 의존성과 불확실한 미래에 대한 불안 등이 두드러진다. 그런 다음에는 장애의 현실과 자신의 현실적인 조건을 타협하고 통합하려는 심리적 유예기(moratorium)를 겪는다. 마지막으로 장애를 현실로서 경험하고 인정하는 완전한 수용기(acceptance)를 맞이하게 된다. 대략 이 기간은 1~2년 이상, 경우에 따라서는 상당히 오랜 기간이 소요된다.

하지만 이러한 단계이론은 초기에 지배적이었던 견해로 최근 연구들은 장애에 대한 정서반응의 본질, 순서, 대처기제에 있어 상당한 개인차를 시사하고 있다. 적응과정에 영향을 미치는 요인은 여러 가지이다. 우선 장애 및 질환의 특성 및 손상의 정도, 유병시기 등이 영향을 미치고 개인의 성격특성, 성별, 가정환경, 경제력, 사회문화적 배경 등에 따라 많은 개인차를 드러내게 된다. 또한 장애에 대한 완전한 수용이란 장애의 현실을 개인의 인지, 정서, 행동 안에 잘 통합시키는 과정인데 이는 지극히 개인적인 경험이며 상대적인 개념이므로 어떤 고정된 기준으로 볼게 아니라 개인적인 의미의 틀 안에서 이해해야 한다.

2) 재활에 문제가 되는 심리적 반응들

(1) 부인(denial)

재활 장면에서 특히 발병 초기에 환자와 가족이 병과 장애를 부정하는 것은 흔히 볼 수 있는 현상이다. 영구적인 장애를 가졌음에도 다 나을 수 있다는 생각에서 제대로 받아야 할 치료를 거부하거나, 다른 의료기관을 찾아 다니고, 기적적, 미신적인 방법을 구하기도 한다. 뇌 장애 환자의 경우에는 신경학적 정보처리의 결함(anosognosia)으로 올 수도 있지만 부인은 특히 급성기에는, 삶의 재난을 당하고 그 현실을 깨닫는 데서 오는 심리적 고통에서 자신을 보호하기 위한 일종의 방어기제이기도 하다.

만일 부인이 환자의 안전에 위협이 되거나 재활의 실패를 초래할 가능성이 있다면 민감하게 직면시켜야 한다. 하지만 그렇지 않는 경우라면 어느 정도의 긍정적인 평가와 희망은 심리적 안녕과 치료 동기의 유지에 기여하는 측면이 있다는 것도 이해해야 한다. 환자들이 그러한 말을 할 때는 절대 강화하지도 처벌하지도 말아야 하며, 현재 상태에 집중하도록 유도하면서 희망을 알맞게 조화시키는 반응이 환자에게 가장 덜 해롭다. 앞으로의 기능적 장애의 회복에 대한 자세한 설명을 통해 성취 가능한 목표에 집중하고, 비현실적인 대화는 줄이도록 도와야 한다.

(2) 우울(depression)

장애로 인해 자신의 삶이 전과 같지 않다는 것을 알게 되면 슬픔은 커진다. 심한 수치심과 무력감, 자아상의 손상, 가정과 사회에서의 역할 상실로 인한 자아 정체감의 혼란 등은 삶의 무의미감과 자기 비하에 빠지게 한다. 만일 환자가 고립되어 외롭게 지내거나 가족, 치료진이 부정적으로 대하면 우울증은 심해진다. 처음에는 신체적으로 무얼 하지 못해 우울하지만 나중에는 대인관계 갈등, 사회적 지지 부족, 돈 문제 같은 생활 스트레스가 우울의 원인이 된다.

재활과정에서 보여지는 우울은 상실(loss)에 대한 정상적인 인간의 정서 경험이므로 이를 과대평가하거나 무조건 부정적으로 볼일 만은 아니다. 가벼운 우울은 주변 사람들이나 가족들의 격려, 관심, 또는 장애를 극복한 사람과의 의견교환 및 정보습득으로 완화될 수 있으며, 재활 팀의 격려, 환자의 자발성과 통제감을 고려하여 치료 환경을 조성하는 배려 등으로 회복되기도 한다. 우울이 심각한 수준이면 약물치료, 심리치료 및 가족치료 등의 전문적인 심리적 개입이 필요하다.

(3) 불안(anxiety)과 신체화 반응(somatization)

불확실한 미래에 대한 두려움으로 불안감을 느끼면 사소한 자극에도 과민해지며, 심리적 어려움이 해소되지 않고 억압될 때 소화불량, 두통, 불면, 통증의 과대지각 등의 신체적 증상이 나타날 수 있다. 환자를 올바로 이해하고 치료하기 위해서는 먼저 정확한 진단이 필요하다. 특히 신체적 검사소견, 진단이 뚜렷하지 않을 때 환자의 호소에 의해 조종되어서는 안되지만, 섣불리 심인성(psychogenic)으로 간주하여 환자의 호소를 무시(neglect)하는 것은 문제를 더 악화시킨다. 환자가 꾀병(malingering)이 아닌 이상 주관적으로는 실제 고통을 느끼므로 먼저 이를 충분히 공감해준 다음, 신뢰로운 관계를 통해 심신의 관계에 대한 이해와 대처능력을 갖도록 도와야 할 것이다.

(4) 공격적 행동(aggressive behavior)과 투사(projection)

자신에 대한 연민과 보상심리로 매사에 불만과 요구가 많아지면 반항적이고 변덕스러운 행동, 자기 중심적인 행동을 하며 때론 공격적이 된다. 사소한 것에도 자존심 상해하고 자기문제를 남의 탓으로 돌려 비난하기 쉽다. 환자가 이런 행동을 보이면 가족들은 긴장감이 조성되고 좌절과 실망으로 심신이 고달프다는 호소를 하게 된다. 이런 행동들이 잘 다루어지지 않으면 재활은 미완성으로 끝날 것이다. 하지만 이러한 문제를 직접적인 직면이나 마찬가지로 적대적인 방식으로 다루는 것은 역효과를 내기 쉽다. 대신 환자를 자극하지 않도록 환경의 혐오적인 측면들을 살펴서 가능한 줄이고, 치료적 라포(rapport)의 형성, 체계적인 행동적 강화기법 등을 이용하는 것이 바람직하다.

2 심리평가(psychological assessment)

일반적으로 심리평가란 다양한 심리적 특성에 있어서의 개인차를 이해하기 위한 전문적인 과정이다. 재활 장면에서의 심리평가는 특히 심리적 기능(funtion)에 대한 포괄적, 종합적 평가를 목표로 한다. 다양한 심리적 기능의 수준과 재활 잠재력을 평가하게 되며 재활과정에서 야기되는 문제점이나 제한점을 검토한다.

심리평가는 병리생리학적(pathophysiological), 신경학적 손상(neurological impairment)의 직접효과 뿐 아니라 손상이 외부적으로 표현되는 반응과 적응상태 즉, 기능적 제한(functional limitation)과 무능(disability)에 중요한 영향을 주는 개인적 변인들, 사회적 제약(social limitation)의 측면들을 평가한다. 구체적인 평가의 내용은 지능, 뇌 장애와 관련된 인지기능의 패턴(지각, 주의, 기억, 언어, 시공간 능력 등), 성격(기본성격 특성과 기질적 성격변화), 장애에 대한 태도, 문제가 될만한 정서, 행동적 증상들(예, 우울, 치료거부), 환자의 욕구, 가족특성, 사회・환경적 특성(예, 경제력, 스트레스 상황) 등이 포함된다.

심리평가란 단순히 심리검사를 실시하여 점수를 보고하는 것이 아니다. 지능, 성격 등 심리평가가 대상으로 하는 것들은 물리적으로 직접 측정이 불가능한 가설적인 구성개념(construct)이며, 심리평가는 인간행동에 대한 이론에 근거한 가설을 불완전하지만 가능한 객관적으로 검증하려는 과정이라 하겠다. 이러한 심리평가는 심리검사 외에도 면담, 행동관찰, 의학적 기록으로부터 얻은 여러 정보를 평가자의 전문지식, 직관 임상경험에 따라 통합하는 과정이다. 따라서 평가자의 자질과 주관성, 임상경험에 따라 심리평가의 해석이 달라질 수 있으므로 평가자의 전문성을 요한다.

1) 임상적 면담(clinical interview)

환자 및 보호자와의 면담은 환자의 정신상태, 개인적 배경 등 중요한 심리, 사회적 정보를 얻을 수 있는 기본이 되는 수단이다. 심리학자가 최초의 면담에서 알아내고자 하는 자료는 현 질병과 관련된 특성과 병력, 기본적인 신상정보(교육, 직업, 병전 사회적응, 기본 성격특성 등), 발달력 및 성장배경, 가족의 특성(관계의 질, 자각능력, 안정성, 대처전략 등), 장애에 대한 환자의 관점, 정신적, 정서적, 행동적 상태 등이다. 면담시에는 개인의 언어적 보고와 외현행동 뿐 아니라 환자가 자신을 드러내는 방식, 대인관계를 맺는 방식, 방어성 정도 등이 탐색된다. 이 때 표현된 것 뿐만 아니라 무엇이 표현되지 않았는지 하는 점도 중요하다.

2) 행동 관찰(behavioral observations)

병실이나 치료 장면, 생활 장면에서의 환자의 행동을 관찰하여 적응에 대한 정보를 얻고, 부적절한 행동이라든지 실제 환경과의 상호작용을 검토한다. 특히 문제행동의 내용, 빈도, 선행조건이나 사건, 행동의 결과, 강화물(reinforcers) 등을 분석하는 것은 부적절한 행동을 유지시키는 기제를 파악하여 수정하는 치료계획을 세우는데 도움이 된다.

3) 심리검사(psychological tests)

표준화된 심리검사들은 인간의 행동에 대해 보다 객관적인 정보를 얻을 수 있게 한다. 국내에서 표준화된 심리검사만 해도 수백 여 가지에 이르지만 재활 환자들은 대부분 언어나, 손 기능, 감각 기능, 지능 등에 제한이 있는 경우가 많아 모든 검사를 실시할 수 있는 것이 아니다. 설령 실시한다고 해도 검사결과가 무의미하거나 타당하지 않을 수 있다. 다라서 심리학자는 최초의 면담과 의학적 기록을 검토한 후 검사 의뢰 목적, 환자 상태, 개인적 요구 등을 감안하여 적절한 검사를 검사자의 판단에 따라 선정하게 된다. 이 때는 가능한 표준화되고 신뢰도, 타당도가 높은 검사를 실시하되 비용 효과(cost effect)를 고려한다.

(1) 지능검사(intelligence tests)

지능이란 개인이 환경에 효과적으로 적응할 수 있는 잠재 능력, 일반적인 문제해결 능력의 지표로서 선천적인 능력 뿐 아니라 후천적인 학습, 경험에 의해 획득된 현재의 능력을 말한다. 지능검사의 결과는 진학, 학업적 성취와 관련된 문제나 직업적 계획, 장애 진단을 내리는데 유용한 근거를 제공하고, 뇌 손상을 입었거나 뇌 손상이 의심되는 환자들의 신경심리검사의 일부로 사용된다.

지능검사의 종류는 아동용으로 한국판 유아용 웩슬러 지능검사(K-WPPSI : Korean Wechsler Preschool and Primary Scale of Intelligence), 한국판 아동용 웩슬러 지능검사(KEDI-WISC : Korean Educational Developmental Institute Wechsler Intelligence Scale for Children), 아동용 카우프만 지능검사(K-ABC : Kaufman Assessment Battery for Children), 그림 지능검사(PTI : Pictorial Test of Intelligence), 인물화에 의한 간편 지능검사(DAM : Draw a Man Test), KIPA 특수아 지능검사(Columbia Mental Maturity Scale), 고대 비네 지능검사(K-Binet Intelligence Test) 등이 있고, 성인용으로는 한국판 성인용 웩슬러 지능검사(K-WAIS : Korean Wechsler Adult Intelligence Scale)가 있다.

세계적으로 가장 널리 사용되는 개인용 지능검사는 웩슬러 지능검사로서 소요시간은 약 1시간 20분 ~ 2시간이며, 언어성 검사 6개, 동작성 검사 5개로 구성되어 있다. 11개 소 검사가 측정하는 내용들은 표 7-1과 같다. 웩슬러 지능검사에서는 개인의 현재 지능지수(Intelligence Quotient)를 나타내는 3가지 지수 즉, 언어성 지능지수(VIQ : Verbal IQ), 동작성 지능지수(PIQ : Performance IQ), 전체 지능지수(FSIQ : Full Scale IQ)가 산출된다. 이 때의 지능지수는 평균 100, 표준편차 15를 기준으로, 개인이 해당하는 연령 집단 내에서 차지하는 상대적인 위치를 표준점수로 환산하여 나타낸 편차 지능지수(Deviation IQ)이다. 이 검사를 통해 병 전 지능을 추정하여 뇌 장애와 관련하여 저하된 지능의 정도를 파악할 수 있다. 언어성 지능과 동작성 지능을 비교하고, 각 소 검사들의 점수 분포, 반응 양상 등을 분석함으로써 기질적 뇌 장애의 유무, 손상의 패턴, 정도를 알 수 있으며, 개인의 지적 자원의 강점, 단점을 기초로 치료를 계획하고, 호전의 정도를 평가할 수 있다. IQ 70 미만은 정신지체에 해당하는데 정신지체의 심각도는 진단 체계들(ICD-10, DSM IV 등)의 분류방식에 따라 다소 차이가 있으며 사회적 적응행동의 결함(사회성숙도 검사 : SMS)을 감안하여 결정한다.

(2) 인지기능 선별검사(screening measures of cognitive status)

환자의 의식 수준과 인지력이 어느 정도 안정된 수준에 이르기 전까지는 체계적인 지능검사나 신

표 7-1. 한국판 성인용 웩슬러 지능검사(K-WAIS)의 소 검사별 측정내용

소 검사명	구성내용
언어성 척도	기본지식 : 개인이 소유한 기본지식의 정도 숫자외우기 : 청각적 단기기억과 주의력 어휘 : 일반지능을 나타내는 중요한 지표, 학습능력과 일반개념의 정도 산수 : 수 개념의 이해와 주의집중력 이해 : 일상경험의 응용능력이나 도덕적, 윤리적 판단능력 공통성 : 유사성의 관계 파악능력과 추상적 사고능력
동작성 척도	빠진곳찾기 : 사물의 본질적인 부분과 비 본질적인 부분을 구별하는 능력과 시각적 예민성 차례맞추기 : 전체 상황에 대한 이해력과 계획능력 토막짜기 : 지각구성능력과 공간적 표상능력, 시각-운동 협응능력 모양맞추기 : 지각능력과 재구성능력, 시각-운동 협응능력 바꿔쓰기 : 단기기억능력 및 민첩성, 시각-운동 협응능력

경심리검사의 결과가 일반적으로 신뢰롭지 못하다. 급성기에 의식이 명료하지 않거나 인지력이 부족한 재활 환자들의 정신 상태를 선별하기 위해 혹은 기질적인 뇌 결함이나 치매(Dementia)가 의심되는 환자들의 인지기능을 심층적으로 평가하기 전에 간단히 변별하려는 목적으로 실시하는 검사들이 있다. 여기에는 MMSE(Mini Mental State Examination), CCSE(Cognitive Capacity Screening Examination), STMS(Short Test of Mental Status) 등이 있다. 기억장애와 지남력 장애를 간단히 평가하는 검사로는 GOAT(Galveston Orientation and Amnesia Test)가 있으며, 뇌 손상 후 급성기 동안 각성의 정도 혹은 인지수준이 전반적인 행동에 미치는 역할을 유용하게 평가하는 척도들에는 GCS(Glasgow Coma Scale), RLAS(Rancho Los Amigos Scale of Cognitive Function) 등이 있다.

(3) 신경심리검사

신경 인지 결함의 본질과 유형을 명확히 밝히기 위해 실시된다. 신경심리검사들이 개발된 초기에는 신경학적 진단을 돕는 것 즉, 뇌 손상의 유무를 신뢰롭게 진단하고, 역기능을 보이는 뇌 영역들의 위치를 명확히 하는 것을 목적으로 하였다. 이러한 진단적 기능은 그 동안 어느 정도 성과가 있었고, 아직 신경심리검사들이 고안된 주요 배경이 되고 있지만, 첨단 뇌 영상 기법들의 향상으로 뇌 지형학(brain morphology), 신경전도와 경로에 대한 분석능력이 좋아지면서 뇌 - 행동의 관계에 다시 초점이 모아지고 있다.

전반적인 뇌의 기능을 알아보기 위해서는 신경심리검사 총집(Neuropsychological Battery)을 사용한다. 가장 대표적인 것으로는 HRNB(Halstead-Reitan Neuropsychological Battery), LNNB(Luria Nebraska Neuropsychological Battery), BNA(Benton neuropsychological Assessment)가 있고, 보다 간략한 검사 총집으로는 AIM(Assessment of Impairment measure), SNSB(Samsung Neuropsychological Screening Battery), K-DRS(Korean Dementia Rating Scale) 등

이 있다.

기억기능은 뇌 장애에 가장 민감한(sensitive) 인지기능 중 하나로 재활이 학습과정(learning process)임을 감안할 때 기억에 대한 평가와 개입은 재활에 매우 중요하다. 상당히 많은 기억검사들이 있지만 우리나라에서 많이 실시되고 있는 기억검사 총집들로는 WMS(Wechsler memory Scale), K-CVLT(Korean-California Verbal Learning Test), MAS(Memory Assessment Scale) 등이 있고, Rey-Kim 기억검사(Auditory Verbal Learning Test와 Complex Figure Test), RBMT(Rivermead Behavioral Memory Test) 등도 환자의 상태와 목적에 따라 유용하게 사용될 수 있다.

지각검사(Perception Test)는 지각-운동 통합능력의 발달상태, 뇌 손상으로 인한 지각-운동 기능의 손상여부 및 퇴행의 정도를 평가한다. 여기에는 BGT(Bender Gestalt Test), DTVT(Development Test of Visual Perception), PMDT(Perceptual Motor Developmental Test) 등이 있다. RPM(Raven's Progressive Matrices) : CPM(Colored Progressive Matrices, SPM(Standard Progressive Matrices)은 지각적 이해 및 추리능력, 비언어적 개념형성을 측정한다.

(4) 발달검사(developmental test)

영유아를 대상으로 기능적인 발달상태를 평가하는 검사이다. 정상적으로 발달해나가는 아이가 특정한 나이, 시기마다 성취해야 하는 주요 기능들에 대한 기준을 세워놓고 아이의 연령에 기대되는 수준과 실제 기능을 비교하여 어떤 영역에서 지체되고, 지체된 정도는 어느 정도 인지를 평가한다. 주요 평가영역으로는 대근육 운동, 소근육 운동, 지각, 언어, 사회성, 독립성이다. 임상적 진단에 따라 발달검사의 프로파일이 상이하며 치료가 필요한 주 영역을 알아낼 수 있다. 일반적인 발달검사로는 세계적으로 널리 쓰이고 있는 Bayley 발달검사(Bayley Scales of Infant Development) 외에도 MFED(Münchener Functionelle Entwicklungs Diagnostik), GDS(Gesell Developmental Schedule), DDST(Denver Developmental Screening Test) 등이 있다.

보다 특정한 목적으로 실시되는 발달진단검사로는 사회성숙도 검사(SMS : Social Maturity Scale), 아동기 자폐증 평정척도(CARS : Childhood Autism Rating Scale), 아동행동조사표(CBCL : Child Behavior Checklist), 교육진단검사(Psychoeducational Profile : PEP), MFFT(The Matching Familiar Figures Test), 코너스 평정척도(Cornner's Rating Scale) 등이 있다.

(5) 정서 및 성격검사

환자의 기본 성격특성, 현재의 정서상태, 대인관계, 동기, 태도 등에 대한 측정치를 말한다. 장애와 관련하여 현재의 적응수준을 알 수 있으며, 병리적인 정신적 문제를 감별해내고, 스트레스 대처전략 및 문제해결 능력의 개인적 특성을 파악한다. 반응의 내용이 일정하고 해석의 규준(norm)이 정해져 있는 표준화된 객관적 검사와 의식적인 방어를 피하기 위해 모호한 자극을 이용하며, 해석이 다양하고 심층적인 투사검사(projective test)로 나뉘어 진다.

객관적 검사에는 MMPI(Minnesota Multiphasic Personality Inventory), MBTI(Myers-Briggs type indicator), SCL-90-R(Symptom

Checklist 90-Revised), BDI(Beck Depression Inventory), Zung의 SDS(Self Rating Depression Scale), HRSD(Hamilton Rating Scale for Depression), GDS(Geriatric Depression Inventory), STAI(State-Trait Anxiety Inventory) 등이 있다. 투사검사로는 Rorschach Test, TAT(Thematic Apperception Test), SCT(Sentence Completion Test), HTP(House-Tree-Person test), KFD(Kinetic Family Drawing Test) 등이 포함된다.

성격검사는 수 백 여 가지에 이르지만 임상에서 가장 많이 사용되는 검사는 MMP(미네소타 다면적 인성검사)이다. MMPI는 566문항의 자기보고식 검사로, 16세 이상, 적어도 초등학교 6학년 이상의 학력(해당하는 독해력), 언어성 IQ 80 이상이어야 실시할 수 있다. 검사는 타당도 척도 4개, 임상척도 10개로 구성되어 있으며 각 소 척도가 측정하는 내용은 표 7-2와 같다. 이러한 MMPI는 형태분석과 내용분석을 통해 일반적인 적응수준, 주요 욕구체계, 환경에 대한 지각, 스트레스에 대한 대응전략 및 방어기제 정신성적 동일시. 정신적 통제력, 대인관계, 심리적 자원, 증상 등의 성격적, 행동적 특성을 알 수 있다. 임상적 진단을 내릴 수 있을 뿐만 아니라 정상인의 경우라면 주요한 역동을 감지해 낼 수 있고 심리치료를 위한 지침을 세울 수 있다.

표 7-2. MMPI의 척도별 측정내용

척도명	측정내용
타당도척도	
? (무응답)	응답하지 않은 문항 수, 문항의 모호함에 대한 불만이나 불편감
L scale(L)	자신을 사회적, 도덕적으로 바람직하게 보이려는 다소 세련되지 못한 시도
F scale(F)	대부분의 사람들에게는 드문 내용, 심리적 고통 및 비정상성의 정도, 나쁘게 보이려는 시도
K scale(K)	보다 은밀하고 세련된 방어, 경계적 태도, 지나치면 억압이 심하고 경직된 태도
임상척도	
Hypochondriasis (건강염려증)	신체기능에 대한 과도한 집착과 불안, 증상을 통해 다른 사람을 조정하려는 의도
Depression(우울증)	우울증상, 비관적임, 슬픔, 죄책감, 자기비하, 수동적이고 무기력한 태도
Hysteria(히스테리)	히스테리성 성격특성, 미성숙, 자기중심적, 피상적 대인관계, 부인(denial)
Psychopathic deviate (반사회성)	반사회적 성격특성, 권위나 환경에 대한 갈등, 분노, 비순응적 태도, 충동성
Masculinity-femininity (남성특성-여성특성)	전통적인 남성성, 여성성에 대한 성역할 동일시의 정도
Paranoia(편집증)	대인관계에서의 민감성, 의심, 집착, 피해의식, 자기정당성
Psychathenia(강박증)	만성적인 불안의 정도, 자신의 부적절감을 과도하게 반추, 긴장, 집착, 걱정
Schizophrenia(정신분열)	기이한 사고방식이나 행동양식, 정신적 혼란, 현실판단장애, 사회적 철수
Hypomania(경조증)	정신적 에너지의 수준, 정력적, 조증적, 사고의 비약, 불안정성, 흥분, 충동성
Social introversion (내향성)	사회적 내향성, 외향성, 사회적 상황에 대한 불편감, 회피, 감정 억제

3 심리치료(psychotherapeutic intervention)

심리치료란 개인의 변화를 목적으로 조력자(helper)와 내담자(client) 사이에 일어나는 역동적인 과정을 말한다. 이 때의 변화란 환자의 정서, 행동, 인지적 문제들의 해결을 의미하며 이를 위한 모든 심리학적 개입이 심리치료이다. 심리치료는 이론적인 지향과 치료적 변화의 주요양식에 따라 크게는 생각하는 방식을 변화시키는 인지치료계열, 외현적 행동을 수정하고자 하는 행동치료계열, 부정적인 정동을 충분히 표현하여 정화시키고, 통찰과 의식적 통제를 유도하고자 하는 정서치료 계열 등으로 구분된다. 현존하는 심리치료는 정신분석, 분석적 심리치료, 인지치료, 합리적-정서적 심리치료, 현실치료, 행동치료, 인지-행동 치료, 내담자중심 치료, 게스탈트 치료, 교류분석, 가족치료 등 다양한 접근들이 있으나 재활장면에서는 장애의 유형, 개인의 특성을 고려하여 기능적이고 문제해결 중심의 접근, 절충적 접근을 한다.

재활에서의 심리적 개입은 특히 두 가지 측면에 집중하는데 첫째는 재활과정을 저해하는 심리적 문제들을 해결함으로써 치료적 동기와 효율성을 높이는 것이며, 둘째는 환자가 심리, 사회적으로 성공적인 재활을 할 수 있도록 부족한 심리적 기술이나 기법들을 학습시키는 것이다.

급성기에 있는 재활환자들은 대체로 심리적 외상과 충격이 커서 자아기능이 상당히 약해져 있으므로 통찰지향적인 분석치료(insight oriented analytic therapy) 보다는 지지적 치료(supportive therapy)를 우선적으로 하여 심리적 안정을 되찾게 한다. 때론 환자가 자신의 장애상태나 불확실한 미래에 대한 혼란감으로 매우 불안해 할 수 있다. 이 때는 자신에게 어떤 일이 일어났는지, 자신이 무엇을 해야 하는 지를 이해할 수 있도록 적절하고 충분한 정보를 제공해 주어야 한다. 영구적인 장애를 가지게 된 환자들은 손상된 자아상(self-image)으로 자기비하적인 생각에 빠지기 쉽고, 삶에서의 목표나 가치체계가 변화되어 자신을 거부하게 된다. 따라서 자기효능감(self-efficacy), 자존감을 회복하는 데에 초점을 두고, 장애가 삶에서 갖는 의미를 다루어주어 변화된 자신과 장애, 삶에 대한 수용적인 태도를 기르도록 도와야 한다. 재활장면에서의 가족은 만성질환을 앓고 있는 환자의 성공적인 재활에 매우 중요한 역할을 한다. 따라서 장애의 수용, 적응과정의 어려움과 관련된 환자의 개인상담뿐 아니라 장애인의 출현으로 주위 가족이 겪는 혼란과 위기에 대한 상담(crisis intervention), 가족상담을 한다.

1) 지지적 심리치료 및 상담(supportive psychotherapy & counseling)

환자의 자아의 건강한 부분을 강화시키는 것이 주가 되며, 필요한 기술을 지원하거나 교육하고 적응에 방해가 되는 부정적인 요소들을 제거할 수 있도록 돕는 것이다. 환자가 당면한 증상이나 장애에 보다 잘 적응해 나가도록 지지하거나 돕는 것을 목표로 하며, 근본적인 문제로 보이는 것을 직면시키기 혹은 치료나 자기 평가에 대한 환자의 방어와 저항을 극복하려고 시도하기 보다는 환자의 방어와 대응기제를 강화하기 위해 그와 함께 긴밀히 협조하는 것이 목표이다. 환자가 부가적인 힘을 얻기 위해 치료자에게 의지하거나 기댈 수 있는 이런 유형의 도움을 받을 때 장애를 더 잘 극복하고 생활환경에 적응할 수 있을 것이라 기대된다. 지지적 과정은 환자의 자아 즉, 환자의 성격의 통합적 요소를 지지하거나 강화해주는 요소이다.

지지적 기법들은 흔히 환자의 증상이나 불편감에 대한 호소를 하고 현재의 주요 정서적 문제, 환경이나 재활치료와 관련된 사건에 중점을 둔다. 치료적 면담의 내용은 무의식적, 심층적으로 억압된 것보다는 주로 의식적인 측면에 중점을 두고 설득, 조언, 격려, 충고, 정보제공 등이 구체적 기법으로 사용된다. 지지적 치료에서 가장 중요한 것은 치료자가 환자의 감정에 대한 정확한 이입(empathy)과 수용능력을 갖는 것이다. 치료자가 형식적이 아닌 진실된 태도로 비판없이 환자를 공감, 수용해줄 때 환자는 방어 없이 자신의 억눌린 감정을 표현할 기회를 갖고, 자신에 대해서도 보다 수용적이 되며 객관적으로 바라볼 수 있는 힘을 얻게 된다.

2) 행동치료(behavior therapy)

행동치료는 부적절하거나 바람직하지 않은 행동을 소거시키기 위해 혹은 바람직한 행동을 새로 학습시키고자 할 때 사용된다. 재활장면에서 널리 이용되는 기법이며 주로 정신기능이 저하된 아동이나 뇌손상 환자들이 행동적 문제를 드러낼 때 효과적이다. 고전적 조건형성(classical conditioning) 및 조작적 조건형성(operational conditioning) 등의 행동주의 학습원리에 근거하여 프로그램을 짜서 적용한다.

행동치료의 주요 원리는 일명 A-B-C 원리인데 어떤 선행조건, 행동을 일으키게 하는 상황(A)에서 어떤 행동(B)을 했을 때 그 뒤에 따라오는 결과(C)가 내적 만족 혹은 외적 강화의 형태로 환자에게 유쾌한 방식으로 계속 주어질 때 그러한 환경에서는 같은 행동을 하는 경향이 강해진다는 것이다. 따라서 부적절한 행동을 교정하기 위해서는 A-B-C의 순환고리를 끊어 주어야 하는데 이를 탈학습(unlearning) 또는 소거라고 한다. 이러한 방법은 뇌손상 후 보여지는 공격적인 행동, 자해행동 등을 포함하여 다양한 행동들에 적용될 수 있다. 또한 바람직한 행동을 조형(shaping)하고자 할 때 예를 들면 아동의 밥 먹기 훈련, 대소변 가리기 훈련, 자기주장 훈련 등에도 응용할 수 있다.

3) 사회성 기술훈련 (social skill training)

사회적 편견이 일반인들로 하여금 장애인들을 솔직하게 대하지 못하게 하며 결과적으로 장애인들은 사회적 상황에 대한 이해와 대처능력이 떨어질 수 있다. 예를 들면 자신에 대한 칭찬은 과소평가하고 비판에 대해서는 지나치게 민감하게 반응하기도 한다. 뇌손상으로 인지력이 저하된 경우도 사회적 판단력과 대인관계 기술에 결함을 가지게 될 수 있다. 이러한 것들은 장애인들이 사회적 상호작용 상황에서 갈등과 어려움을 갖게 만든다. 사회성 기술훈련은 환자로 하여금 분노를 줄이고 대인관계에서 적절한 방식으로 자기 주장을 하거나 관계를 맺어가는 구체적인 방법에 대해 가르친다. 역할놀이(role playing) 등을 통해 미래에 사회에서 직면하게 될 수 있는 힘든 상황에서 어떻게 대처해 나갈지 연습하고 훈련받는다. 이러한 사회성 기술훈련은 그룹치료의 형태로 많이 행해지고 있다.

4) 인지재활훈련 (cognitive rehabilitation)

외상성 뇌손상 및 뇌졸중 등 뇌장애 재활 환자들은 손상된 인지기능으로 인해 재활과정에서 학습잠재력이 떨어지거나 그 자체의 결함 때문에 사회적 적응에 큰 제한을 갖게 된다. 인지재활은 주의, 언어, 기억, 지각, 시공간능력, 문제해결능력 등 다양한 인지영역에서의 정보처리 능력을 향상시키려는 시도를 말한다. 손상된 뇌는 스스로가 회복하고 재조직하려는 성향이 있는데 최적기에 외부적으로 적절한 정신적 자극(mental stimulation)을 주고 훈련을 해주면 뇌기능의 회복이 촉진된다.

치료전략은 손상의 정도와 양상에 따라 크게 손상된 기능을 직접적으로 재훈련(retraining, restoring)하는 방식과 대치, 보완(substitution, compensation)하는 방식으로 나눌 수 있다. 예를 들면 기억장애가 있는 환자를 훈련할 때 기억을 촉진할 수 있는 연상법, 심상법 등의 부호화 전략을 가르치거나 필요한 정보를 반복적으로 학습시킬 수 있고, 기억의 상실된 부분을 보상하기 위하여 메모장, 녹음기, 알람시계, 녹음기, 소형 컴퓨터 등 외부 보조도구(external aids)를 사용하여 일상생활을 효과적으로 관리하는데 초점을 둘 수 있다. 뇌장애 환자들은 같은 장애라 하더라도 매우 이질적인(heterogeneous) 특성을 보이므로 개별적으로 맞춤식의 과제로 진행하는 경향이 있고, 최근에는 컴퓨터 프로그램을 이용한 인지재활훈련에 많은 관심이 주어지고 있다.

5) 기타

심리적인 문제가 신체적 병을 일으킬 수 있고, 신체적 질병 역시 개인의 성격이나 정서 상태를 변화시킬 수 있다. 불안수준이 높거나 긴장이 많은 사람, 건강에 대한 예민성을 보이거나 심한 스트레스를 조절하지 못하는 사람들에게는 일차적으로 자율신경계를 안정시키고 정서적인 안정을 도모하는 방법을 적용한다. 예컨대 만성적인 요통환자 및 장애로 인한 불안이 심한 환자 등에게 적용할 수 있다.

여기에는 심신관계(mind-body relationship)에 대한 교육, 점진적 근육이완 요법(progressive muscle relaxation), biofeedback, 호흡법, 명상(meditation), 전환요법(심상법 : imagery therapy, 음악치료) 등이 있다.

있다. 환자와의 면담 시 관찰되는 이런 이상 여부로 환자의 영양상태를 추정할 수 있으며, 의무기록의 신체검사(physical examination) 역시 환자가 영양불량 상태에 있는지, 또는 추후 영양불량이 될 수 있는 위험이 있는지를 판정하는데 유익한 자료를 제공해 줄 수 있다.

2 질환별 영양적 고려사항

1) 뇌졸중

뇌졸중 환자는 활동의 제약으로 체구성이 변화하며, 급성기에는 영양불량 보다는 스트레스로 인해 혈액검사 결과가 변화할 수 있다. 보통 입원 당시에는 영양상태가 적절했어도 퇴원 시에는 영양불량 상태가 되는 경우가 많다.

식사 섭취상의 문제점으로는 식욕부진, 연하곤란, 저작곤란, 식사를 위한 동작이 불가능한 점 등이며, 안면근육의 약화나 마비 때문에 구강 섭취가 어려운 경우가 많다. 구역반사(gag reflex)가 감소하거나 없어져서 흡인과 이로 인한 폐렴의 위험이 높으며, 타액을 적절하게 처리하지 못해 호흡이 어려울 수 있다.

뇌졸중 환자의 40~50%에서 연하곤란이 나타나므로 식사를 처방하기 전에 반드시 삼키는 기능이 완전한지 평가해야 한다. 연하곤란은 다발성이나 양측성, 뇌간 혹은 광범위한 손상이 있는 뇌졸중환자에서 많이 나타나며, 구강과 볼 근육의 운동기능이 손실되거나 의식이 저하된 환자들도 연하작용이 어렵다. 연하곤란으로 인한 의학적인 합병증을 예방하기 위해 보호자에게 식품의 점도를 조정하는 방법과 연하작용을 도울 수 있는 기술들을 교육한다. 섭취량의 적정성과 체중을 정기적으로 평가해야 하며, 영양소 섭취량이 부족하거나 흡인의 위험이 높으면 연하기능이 회복될 때까지 소장으로 경장영양 공급을 고려할 수 있다.

뇌졸중 환자의 초기 평가 시에는 회복을 지연시킬 수 있는 영양불량의 증상에 대한 점검이 필요하다. 일반적으로 만성적인 질환이 있고 활동량이 극히 적은 노인은 20~25kcal/kg가 현실적인 권장량으로 생각된다. 장기간 아파서 쉬고 있는 환자는 1g/kg, 중정도의 활동을 하는 노인은 1.5g/kg의 단백질 섭취가 권장된다. 욕창이 있거나 움직임 없이 억제대로 고정되어 있는 환자, 휠체어나 침대에 누워있는 환자에서는 양의 질소 평형을 위해 추가의 단백질이 필요할 수 있다.

2) 외상성 뇌손상

뇌손상 환자는 젊고 영양상태가 좋은 남자 환자인 경우가 많지만 심한 뇌손상으로 인한 과대사, 과이화 반응 때문에 체중 감소가 심하고, 회복기간도 길어진다. 따라서, 영양적, 대사적인 치료의 목표는 근육량 감소를 최소화하며, 최대한 기능적 회복을 돕는 것이다.

뇌손상 환자의 단백질 요구량은 2.5g/kg까지 높게 보고되기도 했으나, 열량 요구량의 15~20% 혹은 1.5~2.0g/kg 정도로 시작해서 가능하다면 질소 평형 결과에 따라 조정하는 것이 합리적이다. 표준체중 백분율이 125% 이상인 비만 환자의 경우, 조정 체중을 사용한다.

심한 뇌손상 환자는 경장영양이나 정맥영양지원이 필요한 경우가 많다. 임상적으로 가능하다면 경

④ 연하곤란식 4단계

부드러운 질감의 음식은 씹을 수 있고 모든 액체를 마실 수 있는 환자를 위한 식사로 연식을 기본으로 구성한다. 구강 내 조작에 경미한 문제가 있는 환자에게 적합하며, 이 식사에서 일반 연식이나 상식으로 점차적으로 이행할 수 있다.

이 식사는

㉠ 부드러운 질감의 음식을 사용하되 다지거나 갈 필요가 없다.

㉡ 견과류, 생 것, 바삭거리는 음식, 튀김은 허용되지 않는다.

㉢ 모든 액상 약을 사용할 수 있다.

2) 경장영양(enteral nutrition, tube feeding)

외상성 뇌손상이나 척수손상 뇌졸중 등의 급성기에 의식 저하나 마비 등으로 경구 섭취가 어렵고 영양요구량이 증가되었거나 장기적으로 연하장애 등으로 요구량만큼 섭취하지 못해 영양 불량의 위험이 있을 때 경장영양을 고려할 수 있다.

경장영양이란 위장관을 이용한 모든 유형의 영양집중지원을 의미하는 용어로 의학적 치료를 목적으로 특정 영양액을 이용하여 입으로뿐 아니라 비위장, 비장관, 혹은 경피적 경로로의 적극적인 영양공급을 포함한다. 경장영양은 장점막을 사용함으로써 정상적인 장관기능의 유지가 가능하여 단백질 합성 촉진, 상처 회복 개선 및 패혈증 발생 감소 등 면역학적·생리적 장점을 얻을 수 있을 뿐 아니라 정맥영양에 비해 감염 합병증 발생이 적고 의료비 부담이 적다는 점에서 영양집중지원시 우선적으로 고려되어야 한다.

경장영양 공급 경로를 선택할 때는 얼마나 오랜 동안 경장영양을 해야 하는가를 생각해야 한다. 경장영양 공급이 3주 이하로 비교적 단기간 사용이 예상되는 경우에는 비수술적인 방법으로 비위장(nasogastric) 혹은 비공장(nasoduodenal)관을 사용한다. 4~8주 이상 장기간 경장영양 공급이 예상되는 경우에는 위루관(gastrostomy tube)이나 공장루관(jejunostomy tube)을 통한 공급이 권장된다.

환자의 경장영양 공급 경로, 영양액 주입에 따른 적응도, 흡수능력, 수분 및 영양소 요구량, 구강 섭취 정도와 경장영양액의 영양적, 물리적, 화학적 특성을 종합적으로 고려하여 경장영양액과 주입 방법을 결정한다. 경장영양을 시작할 때는 일반적으로 1kcal/cc의 표준 농도의 경장영양액으로 낮은 속도로 시작해서 서서히 증가시키는 것이 바람직하다. 경장영양 공급 시에는 위장관 적응도, 흡인, 급식관의 위치, 수화 상태 등 합병증 발생 여부와 영양상태의 유지 혹은 개선 여부의 평가를 위해 실제 경장영양 공급량, 체중, 생화학적 및 혈액학적 검사, 의학적인 상태 등에 대한 정기적인 감시가 중요하다.

참고문헌

ASPEN Board of Directors : Guidelines for the use of parenteral and enteral nutrition in adult and pediatric patients. J Parenteral enteral Nutr 2001 ; 26 : 18~19

Beyer PL, Palarino MY, Michalek D, et al.: Weight change and body composition in patients with Parkinson's disease. J Am Diet Assoc 1995 ; 95(9) : 979~983

Braunschweig CL, et al : Enteral compared with parenteral nutrition : a meta-analysis. Am J Clin Nutr 74 : 534~542, 2001.

Burk-Shull KA : protein distribution to improve quality of life for those with Parkinson's disease. Topics Clin Nutr 1994 ; 10(1) : 65~70

Cox SAR, Weiss SM, Posuniak EA, et al. : Energy expenditure after spinal cord injury : An evaluation of stable rehabilitating patients. J Trauma 1998 ; 25 : 419~423

ESPEN Board. Evidence supports nutritional support. Clin Nutrit 2006 ; 25 : 177~179

Gauwitz DF : How to protect the dysphagic stroke patient. Am J Nurs 1995 ; 95(8) : 34~38

Gottschlich et al. Nutrition Support Dietetics ; Core Curriculum 2nd ed. A.S.P.E.N., Silver Spring, 2007. pp.220~240

Harper RA, Magnuson B, Loan T : Nutrition support for traumatic brain injury. Support Line : A publication of Dietitians in Nutrition Support 1995 ; XXVIIVII(4) : 12~17

Kintzer T, Wood P : Dysphagia. Network 1993 ; 12(1) : 10~11

Matarese et al. Contemporary nutrition support practice; A clinical guide, Saunders, Philadelphia. 1998. pp.375~386

Olle MM, Pivarnik JM, Klish WJ, Morrow JR Jr : Body composition of sedentary and physically active spinal cord injured individuals estimated from total body electrical conductivity. Arch Phys Med Rehabil 1993 ; 74 : 706~710

Riley D, Lang AE : Practical application of a low protein diet for Parkinson's disease. Neurology 1988 ; 38 : 1026~1031

Rolandelli et al. Clinical nutrition ; Enteral and tube feeding, 4th ed., Elsevier, Philadelphia, 2005. pp.381~388

Tripp F, Cordero O : Dysphagia and nutrition in the acute care geriatric patient. Tpics Clin Nutr 1991 ; 6(2) : 60~69

Varella L : Barbiturate therapy and nutritional support in head-injured patients. Nutr Clin Pract 1991 ; 6 : 239~244

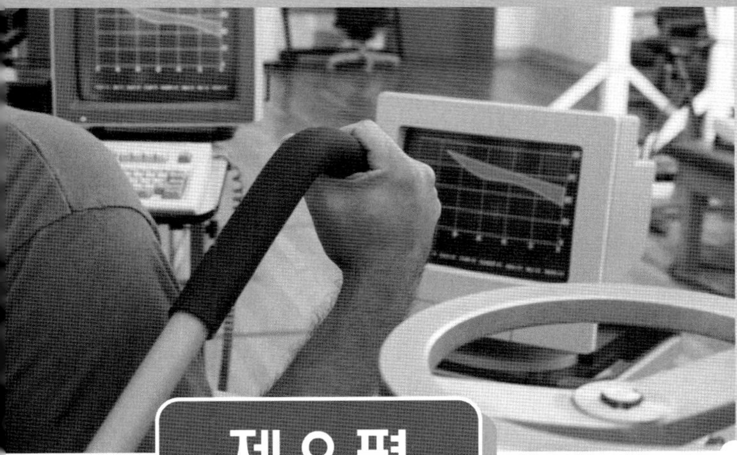
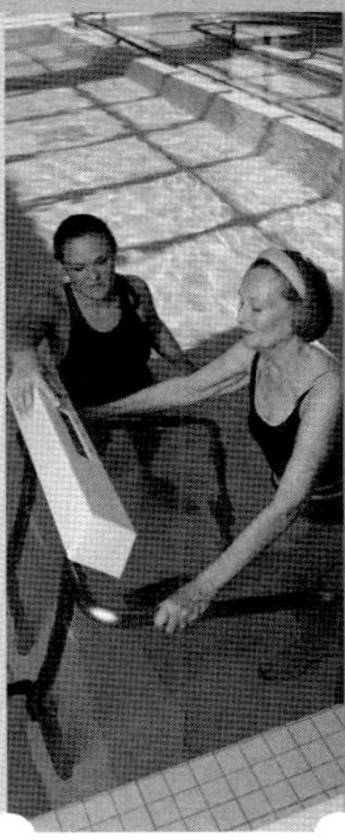
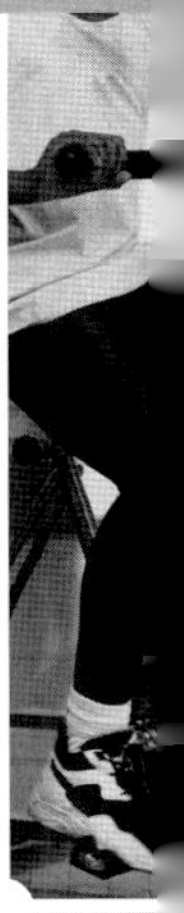

제 9 편

재활 보장구학

제9편 재활 보장구학
(Prosthetics and Orthotics in Rehabilitation)

김 장 환

1 절단과 의지(amputation and prosthesis)

1) 절단의 발생과 원인

(1) 절단 및 관련용어의 정의

절단(amputation)이란 질병이나 사고로 인하여 신체의 사지 즉 상지(팔)와 하지(다리)의 일부 또는 전부를 잘라내는 것을 포괄적으로 일컫는다. 이 중 뼈와 뼈가 이루는 관절에서 뼈를 서로 분리하는 것을 이단(disarticulation)이라고 하며, 뼈를 직접 잘라내는 것을 절단이라고 한다.

절단수술 후 절단되고 남은 사지를 절단단(stump 또는 residual limb)이라고 하며, 절단수술을 받은 사람을 절단장애인(amputee)이라고 한다.

(2) 절단의 원인

과거에는 주로 전쟁이나 사고로 인한 외상(trauma)으로 인한 절단이 가장 많았으나 현재에는 의료의 발달과 생활습관의 변화로 인해 혈관질환으로 인한 절단이 가장 많으며, 그 다음으로 교통사고나 산업재해 등의 외상으로 인해 절단이 발생한다. 그 밖에 감염, 골수암과 같은 종양, 그리고 선천성 기형에 의해서도 절단이 발생한다.

2) 절단 시 고려사항과 합병증

(1) 절단수술 시 고려사항

절단수술을 하기로 결정하였을 때에는 절단부위의 길이 및 절단 후 절단단의 모양, 성별, 현재의 활동수준, 앞으로의 의지착용, 일상생활 등 많은 조건들을 고려하여야 한다. 특히 상지절단에서는 기능과 외관 등을, 하지절단에서는 서 있기, 균형잡기, 걷기 등을 주로 고려해야 한다.

(2) 절단의 일반적인 합병증

절단수술을 받고 난 후에는 이로 인해 여러 가지 합병증이 발생할 수 있으며, 이런 합병증은 조기에 치료되어야 한다.

절단된 후 절단되고 없어진 신체부위에서 통증을 느끼는 환상통(phantom pain), 수술 후, 관절을 오랫동안 움직이지 않고 방치되어 그 관절에서 움직이는 범위가 감소되어 더 이상 움직이지 않고 고정되어버리는 관절구축(joint contracture)이 재활에 가장 문제가 된다.

이 밖에도 절단수술 부위에 궤양이 형성되거나(ulceration), 절단된 신경부가 부분적으로 커진 신경종(neuroma), 그리고 국소적인 통증 등도 발생한다.

3) 절단의 종류

절단의 종류는 손과 팔이 절단된 상지절단과 발과 다리가 절단된 하지절단으로 분류되며, 신체부위에 따라 더 자세히 분류된다. 또한 특수한 기능을 위한 절단수술도 있다.

(1) **상지절단**(upper limb amputation)

상지에서 절단은 손가락 부위에서의 수지절단과 손 부위가 절단된 수부절단(partial hand amputation), 손목 이하에서 절단인 수근관절이단 또는 완관절이단(wrist disarticulation), 손목관절에서 팔꿈치관절 사이에서 절단된 전완절단(transradial amputation), 팔꿈치관절에서 분리된 주관절이단(elbow disarticulation), 팔꿈치관절에서 어깨관절사이에서 절단된 상완절단(transhumeral amputation), 어깨관절에서 절단된 견관절이단(shoulder disarticulation), 그리고 쇄골과 견갑골을 포함하여 한쪽 팔이 모두 절단된 전사반부절단(forequarter amputation)이 있다(그림 9-1).

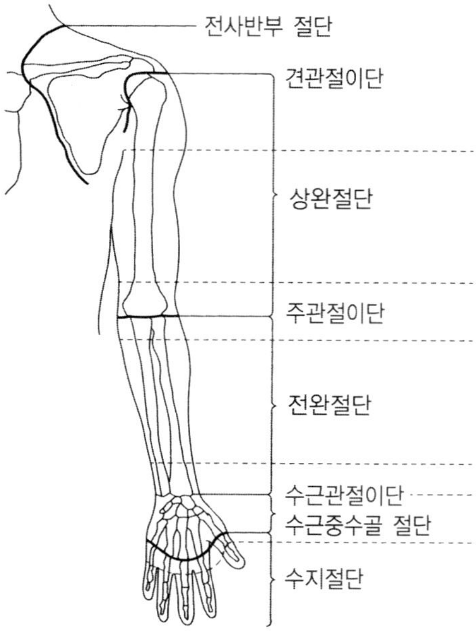

그림 9-1. 상지절단 부위

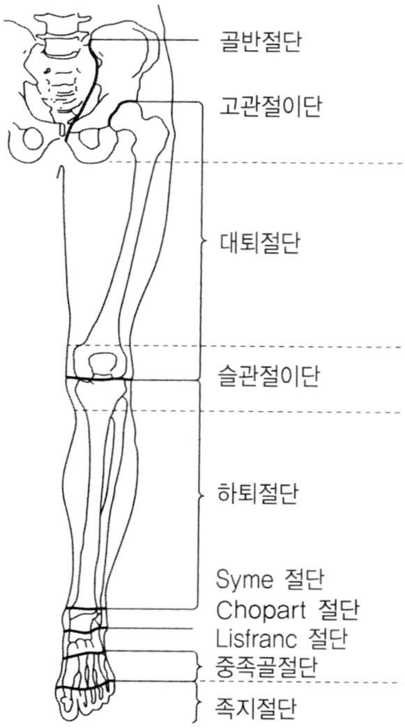

그림 9-2. 하지절단 부위

(2) 하지절단(lower limb amputation)

하지에서 절단은 발가락이 절단된 족지절단(toe-amputation), 발에서 절단된 중족골절단, 쇼파르절단, 리스후랑절단을 포함한 족부절단(partial foot amputation)이 있다. 발목관절에서 절단된 족관절이단(ankle disarticulation) 또는 사임(Syme)절단, 발목관절에서 무릎관절 사이에서 절단된 하퇴절단(transtibial amputation), 무릎에서 분리된 슬관절이단(knee disarticulation), 무릎관절에서 엉덩이관절사이에서 절단된 대퇴절단(trans-femoral amputation), 엉덩이관절에서 분리된 고관절이단(hip disarticualtion), 골반뼈의 반을 포함하여 한쪽 다리 전체가 절단된 골반절단(trans-pelvic amputation), 그리고 척추의 허리부분인 요추 이하에서 모두 절단된 하반신절단(translu-mbar amputation)이 있다(그림 9-2).

(3) 의지관련 용어

① 의지 (prosthesis)

의지는 이런 절단된 사람이 착용하여 외관적으로나 기능적으로 사용하는 인공팔다리를 말하는 것이다. 일반인들은 상지(팔)의지와 하지(다리) 의지를 의수와 의족 또는 함께 의수족이라는 용어를 사용하나 학술적으로는 의지라고 한다.

② 소켓 (socket)

절단단의 위치에 따라 모양은 다르지만, 소켓은 절단단이 수납되는 의지구성요소로서 의지와 신체부위를 연결하는 역할을 한다.

③ 의수(terminal device)

상지의지에 사용되는 의지 손을 말하며 학술적으로는 말단장치라고 한다.

④ 관절장치(joint, hinge, unit)

상지의지에서는 손목관절을 대신하는 손목장치(완관절장치), 팔꿈치관절을 대신하는 주관절장치, 어깨관절을 대신하는 견관절장치가 사용된다. 또한 힌지라는 용어로도 사용된다.

하지의지에서는 발목관절을 대신하는 족관절, 무릎관절을 대신하는 슬관절, 엉덩이관절을 대신하는 고관절이 사용된다.

⑤ 의지발(prosthetic feet)

하지의지에 사용되는 의지발을 말하며, 이전에 의족이라고도 하였다.

⑥ 현가장치(suspension)

현가장치란 상지나 하지의지에서 의지를 신체에 매달리게 해주는 기능을 하는 구성요소로써 띠 모양의 스트랩(strap)이나 벨트(belt) 형태로 보이는 것도 있으며, 소켓 내에 특별히 디자인 되거나 공기흡입(suction), 핀과 잠금장치(pin and lock)로 고정하는 방법 등 다양하게 적용된다.

4) 의지의 분류

의지는 절단된 신체부위, 용도, 작동방법, 소켓의 종류, 구조에 따라 분류할 수 있다.

(1) 절단된 신체부위에 따른 분류

의지는 절단부위에 따라 상지의지와 하지의지로 분류된다. 상지의지는 손과 팔에서 절단된 경우에 사용되며, 하지의지는 발과 다리가 절단된 경우에 사용된다. 예를 들어, 무릎아래에서 발목 위까지 절단된 하퇴절단장애인이 사용하게 될 의지는 하퇴의지가 될 것이다.

(2) 구조에 의한 분류

의지는 구성구조에 따라 외골격식과 내골격식 의지로 분류된다(그림 9-3).

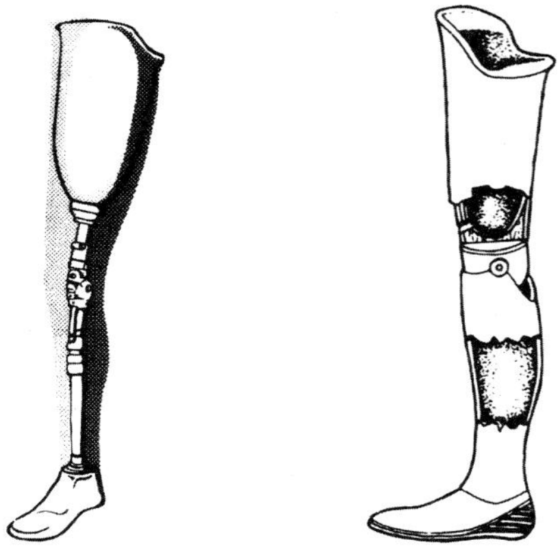

그림 9-3. 내골격식(좌) 및 외골격식 대퇴의지(우)

① 외골격식 의지(exoskeletal prosthesis)

외골격식 의지는 갑각류와 같이, 겉은 딱딱하고 내부는 비어 있기 때문에 외골격식이라고 부른다. 외골격식 의지는 내부구조가 비어 있기 때문에 비교적 무게가 가볍다는 장점이 있으나, 의지를 만들 때 정렬을 조절하기가 어렵다는 단점이 있다.

② 내골격식 의지(endoskeletal prosthesis)

내골격식 의지는 조립식 의지라고도 하며, 각종 의지부품들 끼리 조립이 가능하다. 이를 위해 내골격식 의지는 다양한 연결장치(connector)로 서로 연결된다. 내골격식 의지는 우리 인체의 뼈와 같이 내부에는 의지부품이 서로 연결되어 있으며, 그 부품을 우리의 피부와 같이 폼(foam)이나 스폰지로 감싸져 있는 형태가 특징이다.

(3) 작동방법에 의한 분류

의지는 작동방법에 따라 신체 작동식(body powered)과 외부 동력방식(external powerd)이 있다. 신체 작동식은 절단장애인이 자신의 나머지 신체를 움직여 의지를 사용하는 방식을 말한다. 만약 절단단이 짧거나 신체를 움직이기 힘든 경우와 같이 신체의 힘이 부족하거나 불충분할 경우 외부의 동력을 사용한 경우를 외부 동력식 의지라고 한다. 스프링, 공압, 유압 등의 동력에서부터 요즘에는 첨단전자 부품과 배터리를 사용한 전자의지까지 다양한 외부동력식 의지가 사용된다.

(4) 특징에 의한 분류

의지는 구성부품인 소켓, 현가방법, 디자인, 그리고 절단단 접촉면 여부 등 의지가 가진 특징에 따라 다양하게 분류될 수 있다. 예를 들어, 하퇴의지 중에서 슬개건에서 체중을 지지하는 소켓을 PTB형 소켓이라 하는데, 이 소켓의 명칭에 따라 PTB 하퇴의지라고도 한다. 이런 경우는 소켓의 명칭에 따라 분류되었다고 볼 수 있다. 또 다른 예로 대퇴의지 현가방법 중에서 소켓 내의 공기를 모두 배출시켜 절단단에 매달리게 하는 방법을 흡입식 현가장치라고 하는데 이를 사용한 대퇴의지를 흡입식 대퇴의지라고 한다.

(5) 기능 및 용도에 의한 분류

의지는 일상생활동작에 필요한 기능적 의지부품을 선택하여 기능을 강조한 기능성 의지와 기능보다는 외관을 강조한 미관용 의지로 분류될 수 있다.

2 상지의지(upper limb prosthesis)

상지의지는 손과 팔이 절단되었을 경우에 사용하는 의지로써, 일상생활동작을 비롯하여 여러 가지 전문직업 활동을 위한 기능적인 면뿐만 아니라 외관적인 면을 고려해야 한다.

1) 수지 및 수부의지(finger prosthesis and partial hand prosthesis)

수지의지는 손가락 의지를 말하는 것이며 수부의지는 손의 일부나 전체가 절단된 경우에 사용하는 의지를 말한다.

외관보다는 물건을 쥐거나 잡을 수 있도록 된 기능성(functional) 수지 및 수부의지와 미관을 우선으로 하는 미관용(cosmetic) 수지 및 수부의지가 있다. 미관용은 최대한 절단장애인의 손가락과 손의 길이, 크기, 피부색 등 최대한 유사하게 만들어진다. 주로 PVC나 실리콘 재질로 만들어 지며, 미관용 수부의지는 미관용 글러브라고도 한다(그림 9-4).

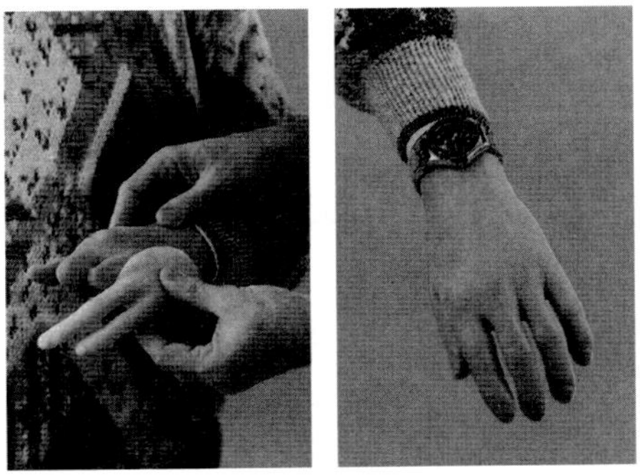

그림 9-4. 미관용 수지의지(좌)와 수부의지(우)

2) 완관절이단 의지(wrist disarticulation prosthesis)

완관절이단 의지는 전완의지와 구성내용은 거의 동일하며, 다만 절단단이 더 길다. 절단단의 원위 끝에서 뼈가 돌출되어 소켓을 착용하기 어려운 점이 있으나 전완부 회전이 그대로 보전되어 있다.

3) 전완의지(transradial prosthesis)

전완의지는 전완절단에 사용되며, 전완 절단단은 길이에 따라 전완이 회전하는 능력이 차이가 있기 때문에 이에 따라 기능과 구성내용이 약간 차이가 있을 수 있다. 일반적으로 의수, 손목장치, 소켓, 케이블, 주관절장치, 상완부 패드, 하니스로 구성된다(그림 9-5).

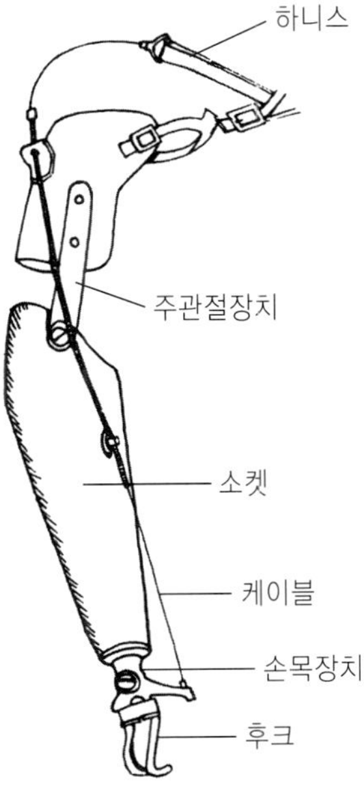

그림 9-5. 기능적 의수(후크)가 사용된 전완의지

(1) 의수(terminal device)

의수는 의지 손을 말하는 것으로 상지의지의 가장 끝에 위치하였다고 하여 말단장치라고도 한다. 의수는 미관용으로 사용되는 미관용 글러브(그림 9-6)와 기능용으로 사용되는 기능적 의수(그림 9-7)로 분류된다.

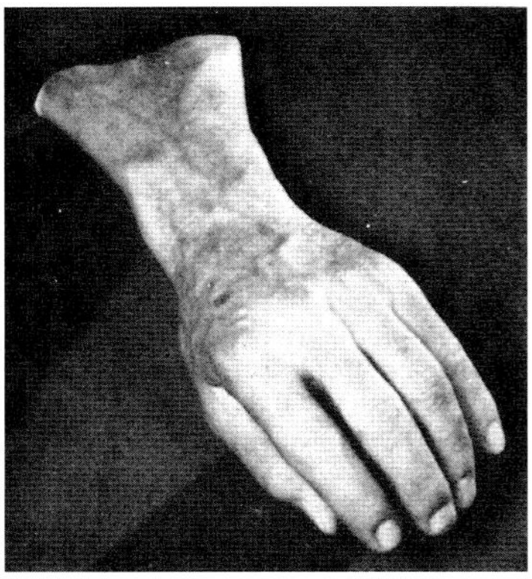

그림 9-6. 미관용 의수

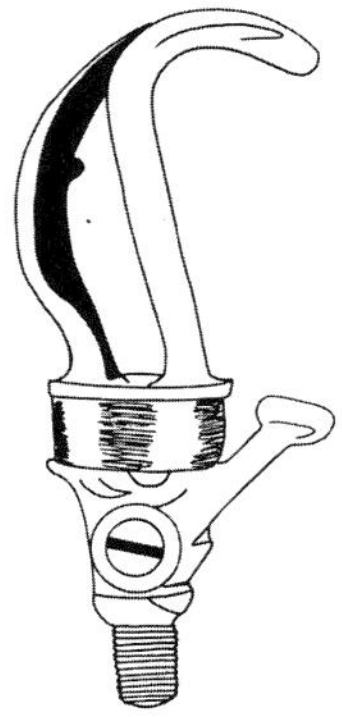

그림 9-7. 기능적 의수(후크)

(2) 손목장치(wrist unit)

손목장치는 소켓의 원위 끝부분에 포함되어 의수를 부착하는 기능과 의수를 돌려가면서 사용할 수 있게 하기 위해 사용된다(그림 9-8).

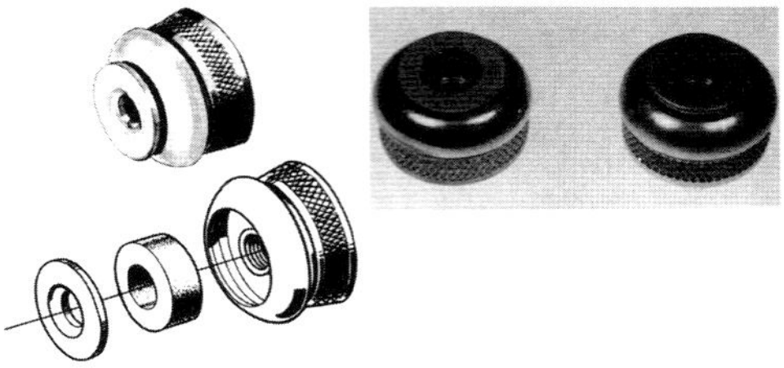

그림 9-8. 손목장치

(3) 조절 케이블(control cable)

조절 케이블은 의수와 하니스의 끝에 각각 연결되어 의수를 열고 닫게 해준다. 예를 들어 신체의 움직임을 통해 케이블이 당겨지면 후크의 엄지에 연결된 케이블의 끝이 당겨져 후크가 열리는 동작이 되는 것이다.

(4) 하니스(harness)

하니스는 절단장애인의 몸통 특히 어깨 주위로 감싸주는 끈으로 의지를 몸에 매달리게 하는 현가기능 이외에도 의지를 기능적으로 사용할 수 있도록 신체 움직임을 의지로 전달하는 역할을 한다(그림 9-9).

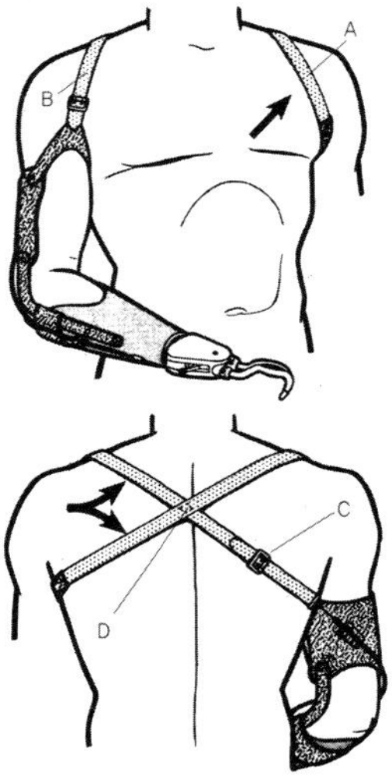

그림 9-9. 전완의지 표준형 하니스

(5) 주관절 장치(elbow unit)

전완의지에서 사용되는 주관절 장치는 힌지(hinge)라고도 하며, 팔꿈치 관절의 기능을 주로 하며 연결장치로 사용된다. 일반적으로 유연성과 경성으로 분류되며, 절단장애인의 신체상태와 소켓의 종류에 따라 다양하게 적용된다(그림 9-10).

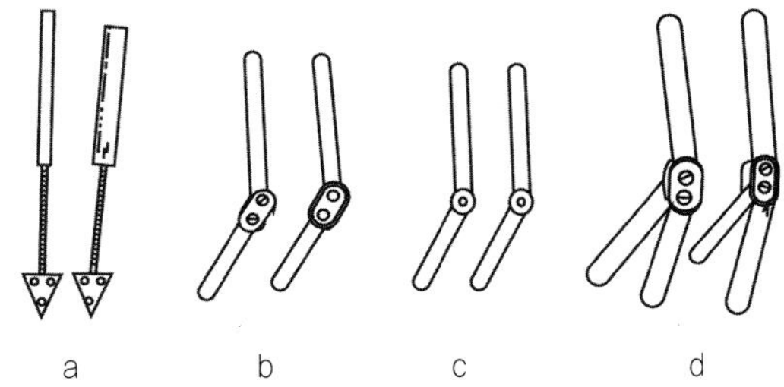

그림 9-10. 주관절장치
a. 유연성 힌지, b. 다축 경성힌지,
c. 단축 경성힌지, d. 스텝업힌지

4) 주관절이단 의지(elbow disarticulation prosthesis)

주관절이단 의지는 상완의지와 거의 동일하며, 일반적으르 주관절이단 의지는 의수, 손목장치, 전완부 소켓, 주관절장치, 상완소켓, 케이블, 그리고 하니스로 이루어진다.

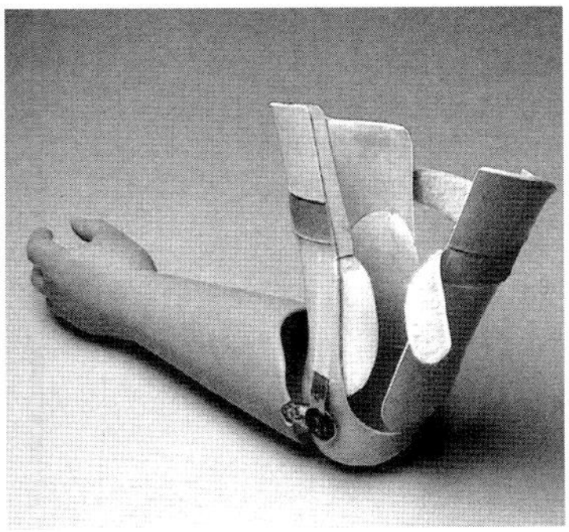

그림 9-11. 주관절이단 의지

주관절이단의 절단단이 가지는 특징 때문에 좀 더 쉽게 절단단을 소켓에 수납시키기 위해 여러 가지 방법이 고안되었다. 그 중에서 가장 많이 적용되는 소켓 디자인으로 소켓의 전면과 후면을 분리한 소켓이 주로 사용된다(그림 9-11).

5) 상완의지(transhumeral prosthesis)

상완의지는 팔꿈치 위에서 견관절 아래 사이의 상완골에서 절단된 경우 적용되는 의지이다. 일반적으로 상완의지의 구성은 의수, 손목장치, 전완부, 주관절장치, 소켓, 케이블, 그리고 하니스로 구성된다(그림 9-12).

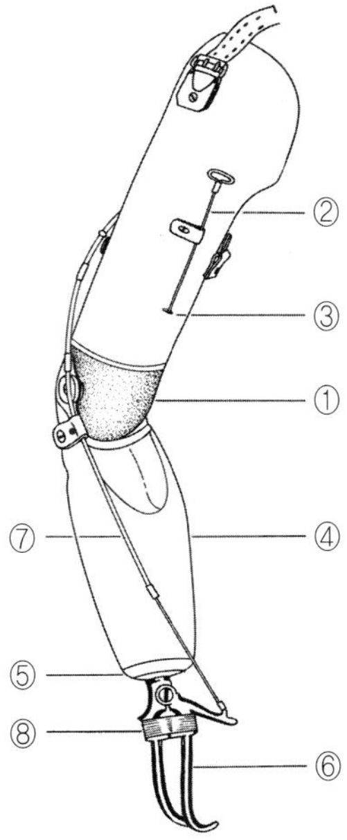

그림 9-12. 상완의지의 구성
① 의지 주관절, ② 주관절 조절 케이블, ③ 상완 소켓, ④ 전완부, ⑤ 손목장치, ⑥ 말단장치(후크), ⑦ 말단장치 조절 케이블, ⑧ 후크 조절 고무밴드

6) 견관절이단 및 전사반부 의지 (shoulder disarticuialation prosthesis and forequarter prosthesis)

견관절이단 의지와 전사반부 의지는 우선 상지의지와 비교할 때, 견관절 장치가 사용되는 것이 차이이며, 이밖에 편의를 위한 장치가 사용된다(그림 9-13).

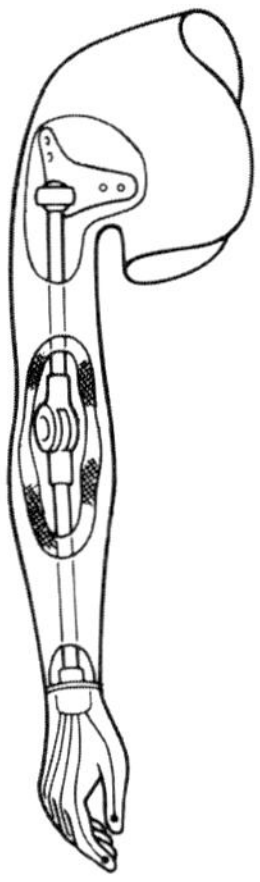

그림 9-13. 내골격식 견관절 이단의지

3 하지의지(lower limb prosthesis)

하지의지는 상지의지와 달리 주로 서 있거나 보행에 중점을 두어야 하므로 체중을 지지하는 것이 중요한 문제가 된다.

1) 족지 및 족부 의지

족지 의지(toe prosthesis)란 발가락이 절단된 경우에 사용하는 의지로써, 발바닥 전면에 지지되어야 걸을 때 도움이 되기 때문에 기능과 미관을 모두 갖추어야 한다.

부분 족부 의지(partial foot prosthesis)는 발의 일부가 절단된 경우에 사용하는 의지로써, 미관과 기능을 모두 갖추어야 한다. 주로 PVC, 우레탄, 실리콘 등이 사용된다(그림 9-14).

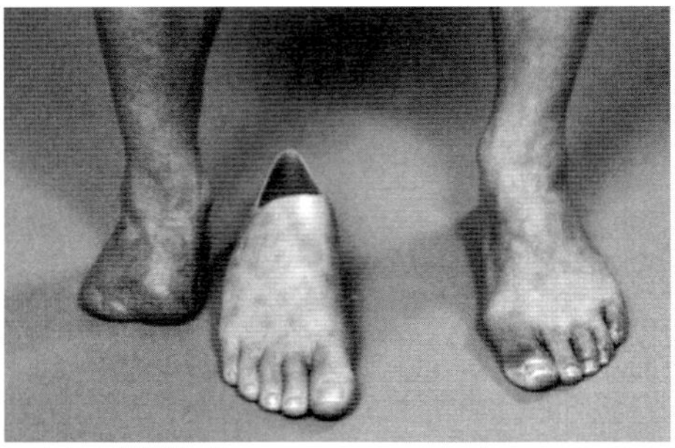

그림 9-14. 미관용 족부 의지

2) 족관절이단 의지(ankle disarticulation prosthesis)

족관절이단 의지는 발목에서 발목과 하퇴부를 이단한 경우에 사용되는 의지로써, 사임(Syme) 의지라고도 한다. 족관절이단은 절단단의 끝부분에서 체중을 지지할 수 있다는 장점과 자체적인 현가기능의 장점을 가진다.

그러나 상지에서 이단이 가지는 문제점과 마찬가지로 족관절이단의 경우에도 복숭아뼈가 돌출되므로 절단단의 끝부분이 그 윗부분 보다 더 둘레가 크고 둥글기 때문에 소켓에 넣기가 어려운 문제점을 가진다. 그래서 사임 의지는 이를 해결하기 위해 소켓의 일부분을 개방한 후 스트랩으로 조여주는 방식을 사용하여 왔다.

3) 하퇴의지(transtibial prosthesis)

하퇴의지는 의지발, 족관절, 소켓, 그리고 현가장치로 구성된다(그림 9-15).

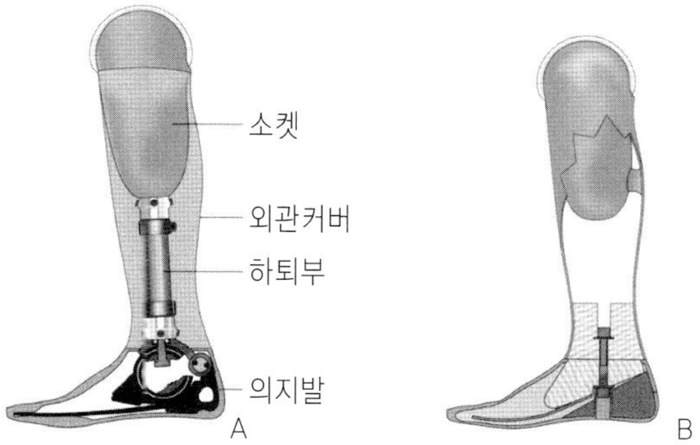

그림 9-15. 하퇴의지
A. 내골격식 하퇴의지, B. 외골격식 하퇴의지

(1) 소켓

하퇴의지 소켓으로 가장 많이 사용되는 것은 슬개건에서 체중을 지지하는 PTB(patellar tendon bearing) 소켓(그림 9-16)과 내부에 실리콘 재질의 라이너라는 삽입물을 함께 사용하여 절단단의 전체부위에서 체중을 지지하는 TSB(total surface bearing) 소켓이다.

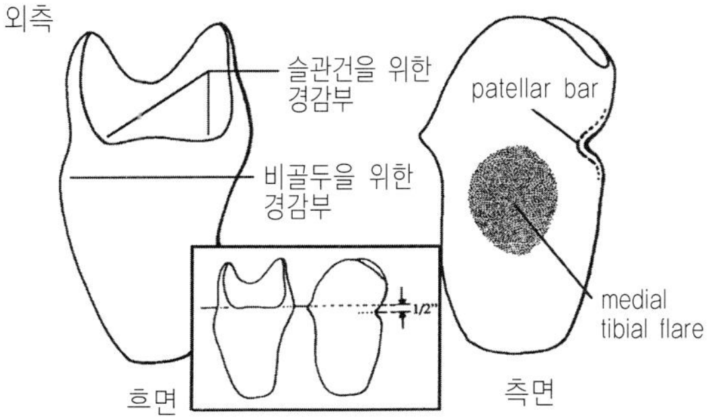

그림 9-16. PTB 소켓

(2) 현가장치(suspension)

현가장치로 가죽재질의 스트랩 형태의 커프(cuff) 현가장치가 주로 사용되어 왔으나(그림 9-17), 현재는 앞서 설명한 소프트 인서트형 실리콘 재질의 라이너와 라이너의 끝에 핀을 이용한 셔틀락 장치가 주로 사용된다(그림 9-18).

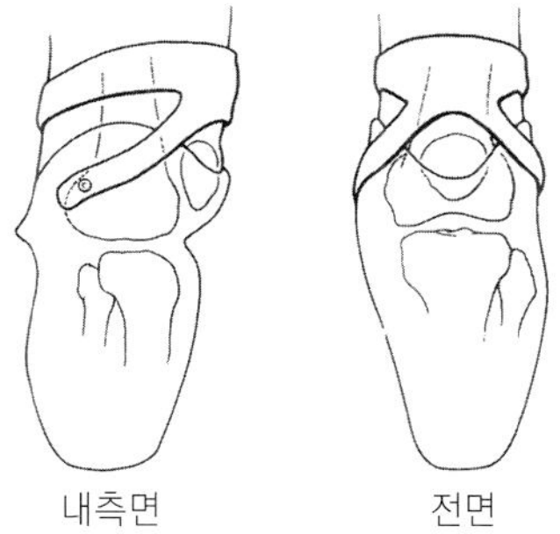

그림 9-17. 상과커프

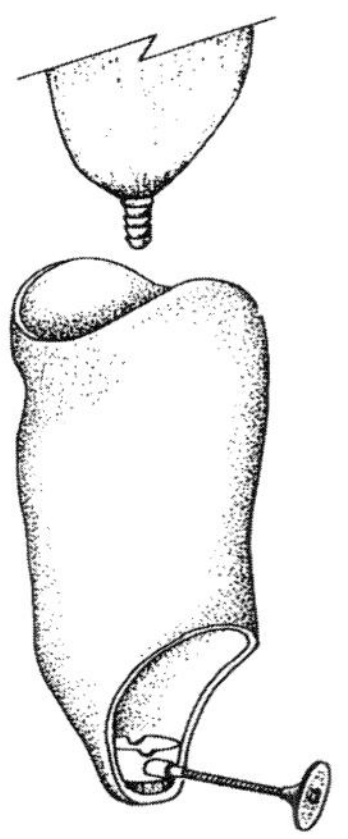

그림 9-18. 셔틀락 시스템

(3) 의지발

의지발은 인체의 정상 관절 기능을 보조하고, 충격을 흡수하며, 안정적인 체중지지를 위해 바닥부위를 제공하고, 외관도 좋아야 한다.

의지발은 발목관절 없는 형태로써 뒷꿈치의 쿠션 부분을 이용하여 충격흡수와 걷는 것을 돕는 SACH (solid ankle cushion heel) 발, 기계적 발목관절을 이용하여 발목의 위아래 움직임을 이용하고 범퍼로 충격흡수를 하는 단축식(single axis) 및 다축식(multiaxis) 의지발(그림 9-19), 그리고 내부에 탄성이 매우 높은 재질로 구성되어 걸을 때 받는 충격을 흡수하여 이를 다시 방출하는 에너지 저장형(energy storing) 발이 사용된다(그림 9-20).

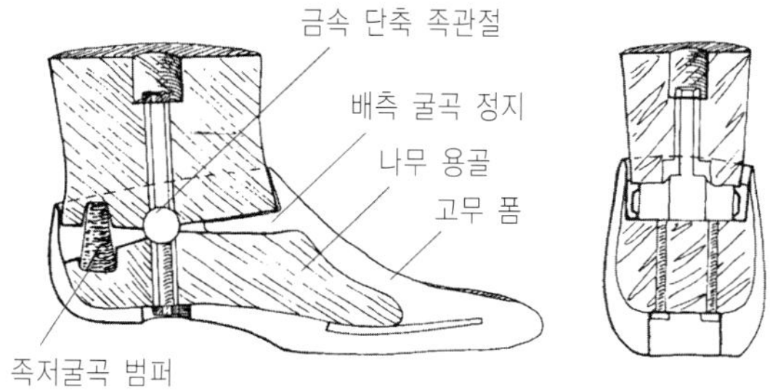

그림 9-19. 단축 의지발

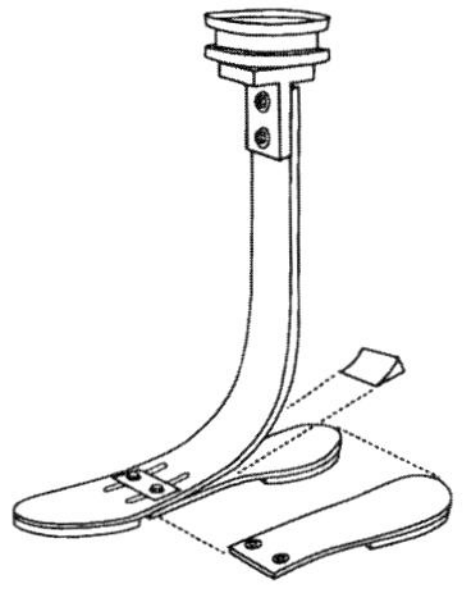

그림 9-20. 에너지저장발

4) 슬관절이단 의지(knee disarticulation prosthesis)

슬관절이단도 지금까지 설명된 바와 같이 이단이 가지는 특징을 보인다. 대퇴골 끝부분인 과가 양 옆으로 돌출되어 있으므로 절단단을 소켓에 삽입하기가 어려우며 절단되지 않은 쪽과의 무릎관절의 높이를 맞추어야 하는 문제점을 가진다. 그러나 체중지지와 자체적인 현가장치가 필요하지 않다는 장점도 있다.

슬관절이단 의지부터는 무릎관절이 없기 때문에 의지슬관절이 필수적으로 구성요소에 포함되어야 하며, 그 외에 소켓, 하퇴부, 의지발 등이 구성요소에 포함된다(그림 9-21).

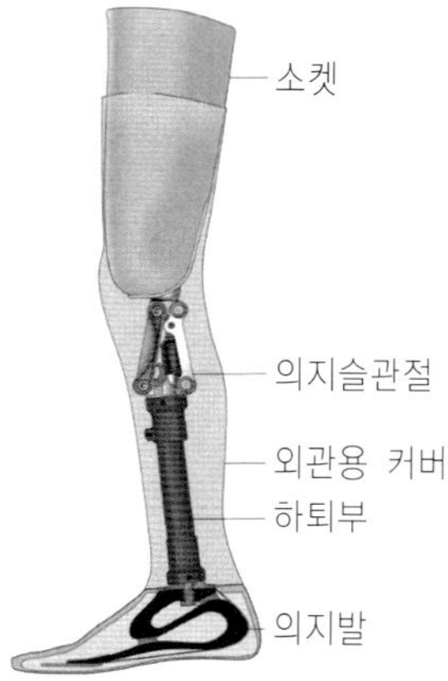

그림 9-21. 내골격식 슬관절이단 의지

5) 대퇴의지(transfemoral prosthesis)

대퇴의지는 무릎 상부 대퇴골에서 절단된 경우에 적용되는 의지이며, 의지발, 하퇴부, 슬관절, 소켓, 그리고 현가장치로 구성된다(그림 9-22).

(1) 소켓

대퇴절단에서는 체중지지점으로 골반의 좌골결절부위를 이용하며, 좌골결절은 우리가 바닥에 앉았을 때 닿는 부위라고 보면 되겠다.

대퇴의지에서는 위에서 보았을 때 사각형의 모

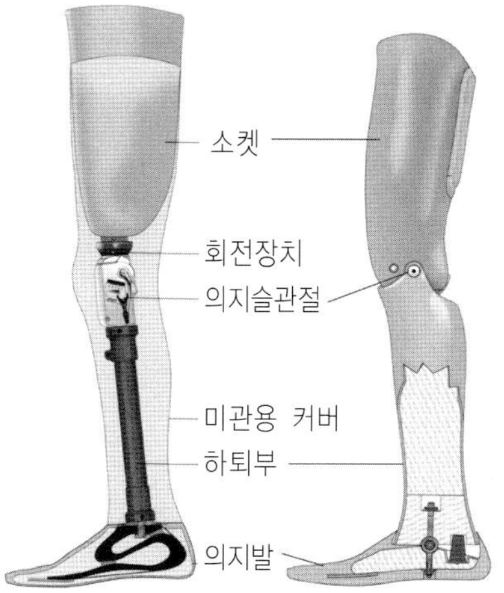

그림 9-22. 내골격식 및 외골격식 대퇴의지

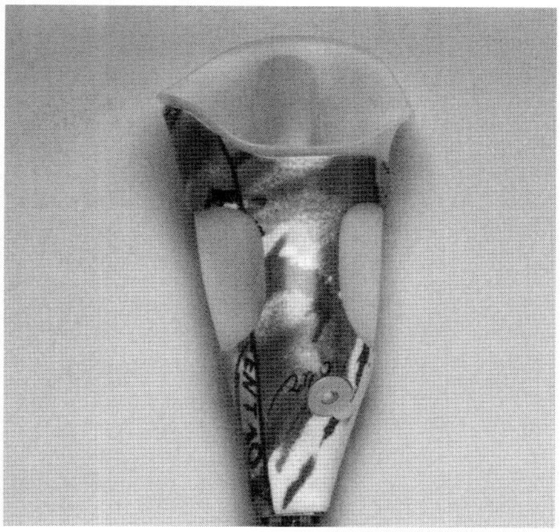

그림 9-24. 좌골수납형 소켓

양인 장사방형 소켓(quadrilateral socket)이 주로 사용되며, 뒤쪽 면에 위치한 편평한 부분에 좌골결절이 접촉되면서 체중이 지지된다(그림 9-23). 최근에는 좌골부위를 소켓내부에 삽입되도록 하여 안정성을 추가한 소켓이 디자인되었는데 이를 좌골수납형(ischial containment) 소켓이라고 한다(그림 9-24).

(2) **의지슬관절**(prosthetic knee joint)

의지슬관절은 움직이는 축에 따라 단축(single-axis)과 다중축(polycentric-axis knee joint)으로 분류된다. 단축 슬관절은 말 그대로 하나의 축에 의해 시계추와 같이 움직이는 관절이다. 반면 다중축 슬관절은 일정하게 정해진 축이 아니라 4개의 바(4 bar)가 이루는 순간적인 회전중심이 관절이 구부러질 때마다 달라진다(그림 9-25).

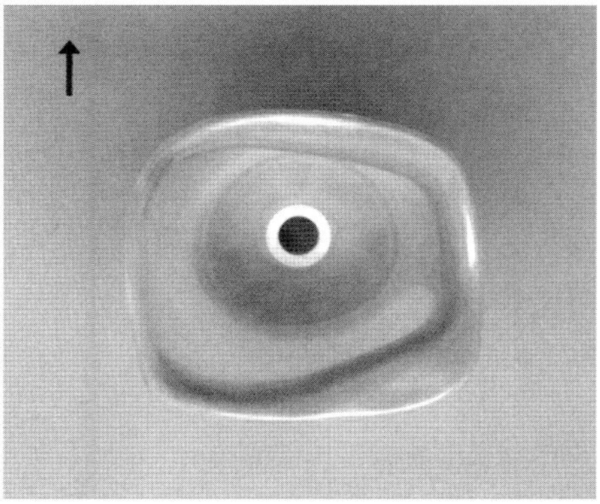

그림 9-23. 위에서 본 좌측 장사방형 소켓

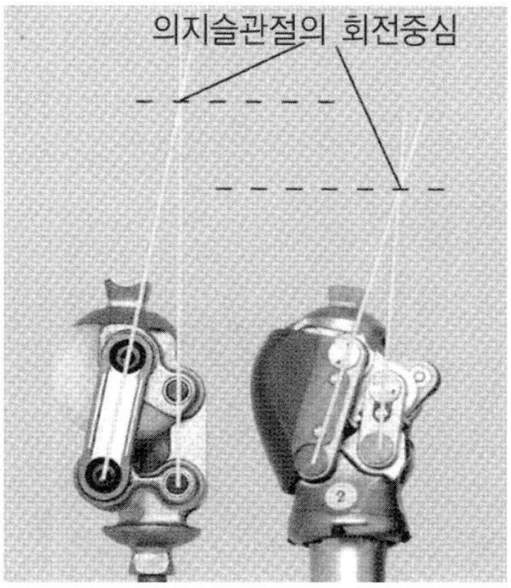

그림 9-25. 다중축 슬관절과 회전중심

또한 의지슬관절은 지면에 닿을 때 안정성을 주기 위한 입각기 조절형(stance phase control)과 지면에 떠서 그 다음 발을 내 디딜 때 움직임을 조절하는 유각기 조절(swing phase control)이 있다. 현재는 이 두 가지를 모두 조절하기 위해, 절단장애인의 여러 가지 걷는 유형을 메모리로 기억시키고 센서로 감지하여 조절하는 마이크로 프로세서형이 있다.

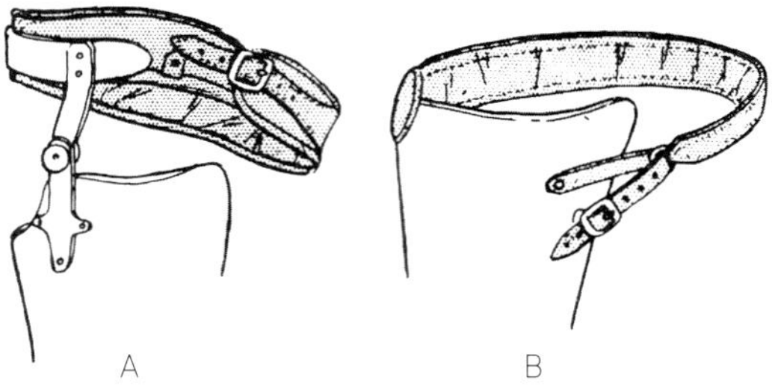

그림 9-27. A, 골반밴드 부착된 측면고관절과 벨트, B, 실레지안 벨트

(3) 현가장치

대퇴의지에 적용되는 현가장치는 절단단을 소켓에 밀착시켜 직접 삽입하고 배출밸브(expulsion valve)를 통해 내부 공기를 모두 배출함으로써 음압(negative pressure)을 이용하는 흡입식 현가장치(suction suspension)가 주로 사용된다(그림 9-26). 또한 벨트방식이 사용되어 왔는데, 측면 고관절을 부착한 골반밴드가 부착된 측면 고관절과 허리벨트(hip joint with pelvic band and belt)와 가죽 재질의 벨트로서 소켓의 외측에서 시작하여 허리를 감싼 후 소켓의 전방에서 버클로 조절하는 실레지안 벨트(silesian belt)가 있다(그림 9-27).

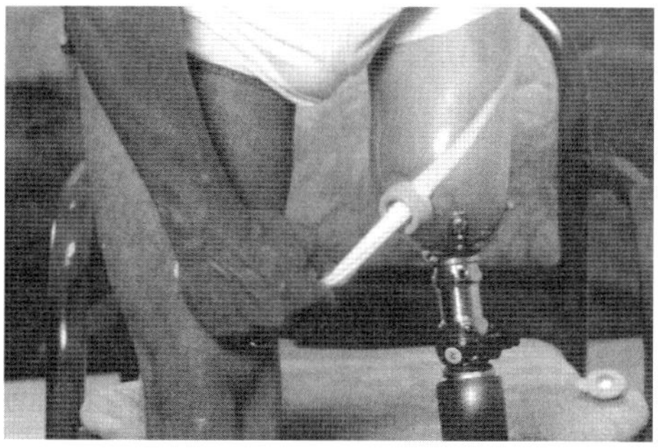
그림 9-26. 흡입식 현가장치

6) 고관절이단과 골반절단 의지 (hip disarticulation and transpelvic prosthesis)

고관절이단과 골반절단의 외관은 소켓의 윗부분 높이를 제외하고는 유사한 모양을 가진다. 두 종류 모두 고관절 움직임이 소실되었기 때문에 의지고관절이 필요하며, 의지발, 하퇴부, 슬관절, 대퇴부, 현가장치 등이 구성요소에 포함된다(그림 9-28).

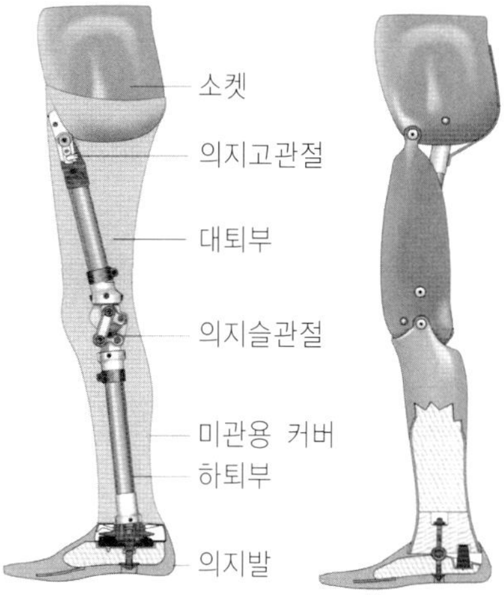

그림 9-28. 내골격식 및 외골격식 고관절이단 의지

7) 하반신 절단 의지(translumbar prosthesis)

하반신 절단 의지는 허리 즉 척추의 요추부분에서 절단한 경우에 적용된다. 이 경우에는 호흡이나 배뇨 등 여러 가지 생리학적 문제가 있으며, 특히 혼자서 양팔을 이용하지 않고서는 독립적으로 서 있는 것이 어렵게 되므로 생리학적인 문제의 해결과 독립적인 이동에 가장 중점을 둔다. 고관절, 대퇴부, 슬관절, 하퇴부, 의지발이 양쪽으로 모두 포함된 의지를 사용하기 보다는 좌식의지를 주로 사용한다.

4 보조기의 원리와 종류

보조기(orthosis)는 똑바로 해준다는 어원으로부터 파생되었으며, 신체부위에 발생한 기형을 지지, 정렬, 예방, 교정하고 신체의 움직이는 기능을 개선시키기 위한 기구이다.

1) 보조기의 원리

모든 보조기는 착용된 신체에 힘을 적용시킨다. 이런 힘의 치료적 장점은 움직임에 대하여 저항을 주거나 보조를 하고, 힘을 전달시키며, 신체부위를 보호하게 된다. 또한 이런 힘의 크기와 적용되는 신체의 면적은 편안한 보조기 착용에 영향을 미치는 요인이 된다.

(1) 삼점압 원리(three-point pressure principle)

삼점압 원리는 두 방향의 압력과 이와 반대 방향의 한 점의 압력을 통해 신체의 교정이나 지지가 가능하다는 원리이다.

(2) 사점압 원리(four-point pressure principle)

사점압 원리는 보조기의 지지력을 네 방향으로 적용시킬 경우이다. 삼점압에 또 하나의 압력을 추가하여 두 개의 삼점압이 적용되도록 하는 것이다.

(3) 압박(compression)**의 원리**

보조기가 신체 부위의 연부조직에 일정한 압박을 가함으로서 지지하는 경우를 말한다.

(4) 신연(distraction)**의 원리**

신연이란 관절의 가동범위를 늘리기 위해 서서히 당겨주는 것을 말한다. 예를 들어 골절 치료를 위해 오랫동안 같은 자세를 취했다면 관절이 굳기 쉬운데 이를 위해 적용한다.

(5) 전단력(shear force)**의 원리**

전단력이란 서로 반대 방향으로 마주하는 힘으로 가위가 그 예이다. 척추가 옆으로 휘는 측만증에 있어서 이런 힘이 적용되는 보조기를 착용한다.

2) 보조기의 분류

(1) 착용부위에 따른 분류

의지와 같이 팔에 적용되면 상지보조기, 다리에 적용되면 하지보조기, 몸통에 적용되면 척추보조기로 크게 분류된다.

또한 세부적인 명칭에 있어서 보조기에 포함되는 관절의 명칭을 모두 붙여 사용하며, 간단히 관절의 첫 글자와 보조기의 첫글자 O를 붙여 사용하며, 예는 다음과 같다. 예를 들어, 보조기가 발, 족관절, 무릎관절을 포함하면 슬관절-족관절-발 보조기(knee-ankle-foot orthosis, KAFO)라고 한다.

(2) 사용목적에 따른 분류

보조기는 의학적인 치료수단으로 사용되는 치료용 보조기, 치료가 끝난 후 변형이나 기능장애를 위해 사용되는 재활 보조기 등으로 목적에 따라 분류된다.

(3) 사용재질에 따른 분류

보조기를 만들 때 여러 가지 유용한 재료를 많이 사용한다. 예를 들어 하지보조기의 경우 금속을 이용한 경우는 금속 하지보조기라고 하며, 플라스틱을 재료로 한 경우에는 플라스틱 하지보조기라고 한다.

(4) 제작방식에 따른 분류

보조기를 제작할 때 사용자의 신체부위에 직접 본을 떠서 만드는 경우를 맞춤식(custom molded) 보조기라고 하며, 사용자에게 착용할 때 조절이나 수정할 수 있게 하여 판매되는 보조기를 성형된(preformed) 보조기라 하고, 크기나 좌우에 맞게 완전히 다 만들어져 판매되는 보조기를 기성품(prefabricated) 보조기로 분류한다.

(5) 동력원(source of power)에 따른 분류

보조기는 동력원에 따라 내부동력식과 외부동력식으로 분류된다. 내부동력식이란 사용자의 남아있는 근력 등을 이용하므로 의지에서와 같이 신체구동식(body powered)라고도 한다. 외부동력식은 스프링 와이어, 고무밴드, 배터리 등의 외부동력에 의해 구동되는 보조기를 말한다.

5 상지보조기 (upper limb orthosis)

1) 상지보조기의 착용목적 및 분류

상지보조기는 통증의 감소, 신체부위의 휴식 및 보호, 관절 움직임의 회복, 기형 교정, 소실된 기능의 회복 및 증대, 기형 및 외상의 누적손상 예방 등 다양하게 적용된다.

상지보조기는 움직이는 부품 없이 신체부위를 기능적인 자세로 유지시키기 위해 적용되는 정적(static) 보조기와 근력을 이용하여 관절의 움직임을 보조하고 유지시켜 주는 동적(dynamic) 보조기로 분류된다.

2) 수부 보조기(hand orthosis, HO)

수부 보조기에는 손가락을 위한 보조기, 손에 대한 보조기, 손가락과 손을 위한 보조기들이 모두 포함된다.

손가락 보조기의 예로, 관절염 등으로 인한 손가락 관절의 기형이 있을 때 기형의 반대로 손가락 관절을 유지해주고 움직임을 제공하는 손가락 관절 굴곡 보조기(finger bender orthosis)가 있다(그림 9-29).

수부 보조기의 예로, 손의 대립(opponens) 동작을 가능하게 해주는 단대립 보조기(short opponens orthosis)는 손바닥 바(palmar bar)로 손의 아치를 유지하고 대립 바(opponens bar)와 C 바는 엄지와 검지 및 중지를 서로 마주하게 해줌으로써 손의 기형을 예방하고 물건을 집을 수 있게 해준다(그림 9-30).

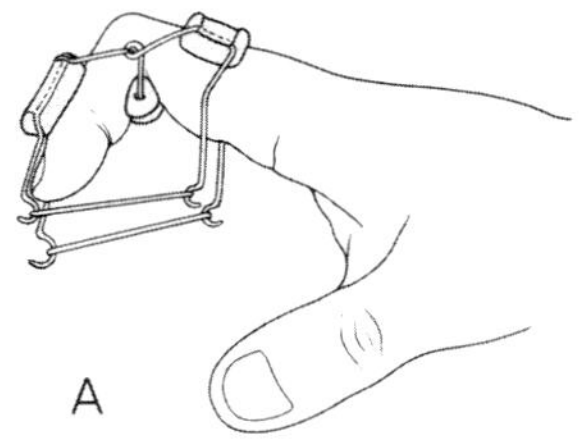

그림 9-29. 손가락 관절 굴곡 보조기

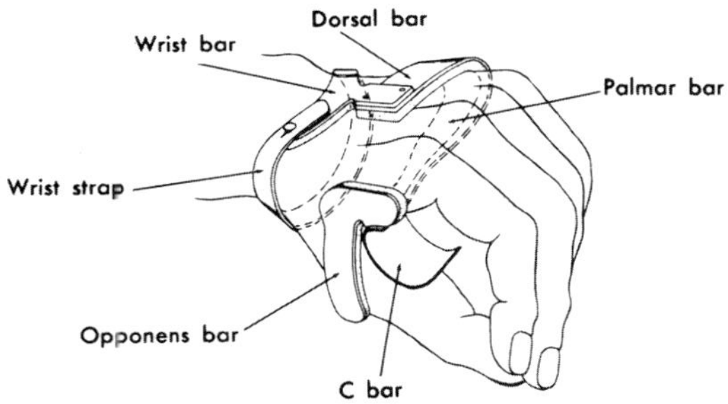

그림 9-30. 단대립 보조기

3) 완관절-수부 보조기(wrist and hand orthosis, WHO)

완관절 즉 손목관절은 상지에서 기능적인 자세를 유지하기 위해 재활분야에서 매우 중요한 관절이다. 완관절-수부 보조기의 주목적은 완관절을 기능적인 자세로 유지하며, 잡기와 같은 움직임도 포함한다.

완관절-수부 보조기에서 가장 많이 사용되는 것으로 콕업(cock-up) 보조기가 있다. 손바닥 쪽으로 적용되며 완관절을 기능적인 자세에 가깝게 유지해주며, 신경마비로 인해 손목이 떨어지는 현상(wrist drop)에 주로 적용된다(그림 9-31).

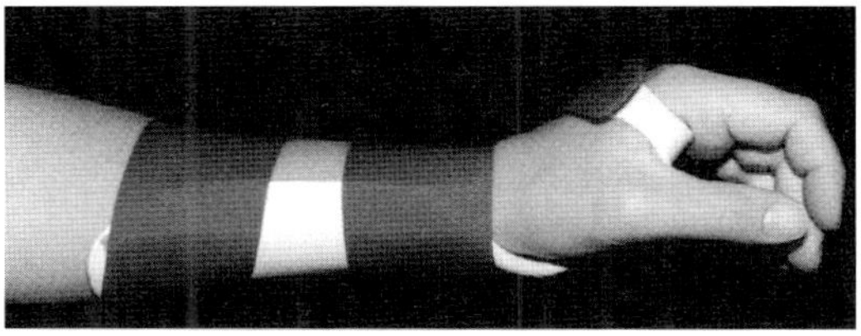

그림 9-31. 콕업 보조기

4) 주관절 보조기(elbow orthosis, EO)

주관절 즉 팔꿈치관절의 조절에 적용되는 보조기이다. 예를 들어, 관절가동범위 조절형 주관절 보조기(elbow orthosis with ROM control)가 있다. 이 보조기는 주관절을 구부릴 때와 펼 때에 치료에 적절한 각도를 설정할 수 있다는 특징이 있다. 가운데 있는 관절가동범위 조절장치를 이용하여 구부릴 때와 펼 때의 각도 범위를 조절하여 치료나 수술 후에 적용하며, 사용자의 상태가 좋아짐에 따라 범위를 조절할 수 있다(그림 9-32).

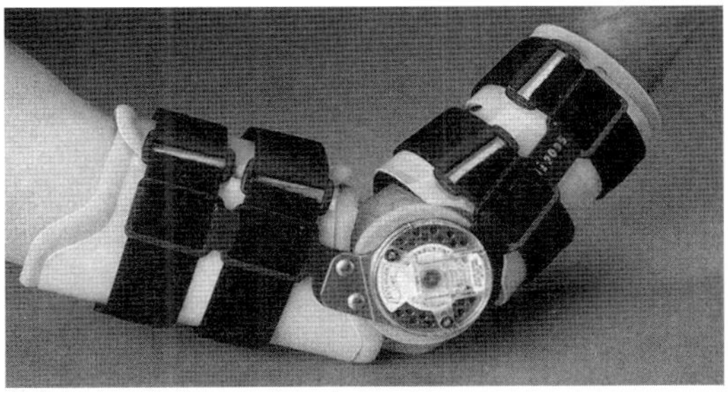

그림 9-32. 관절가동범위 조절형 주관절 보조기

5) 견갑부 보조기

견관절을 포함한 견갑부는 상지, 즉 팔의 기저부 역할을 하며 모든 팔의 움직임에 기본이 되는 안정성을 제공한다. 대표적인 견갑부 보조기로써, 뇌졸중 환자에서 견관절을 안정시키고 보호하며 탈구나 아탈구가 되는 것을 예방하는 팔걸이(sling)와 견관절을 외전된 상태로 유지하는 것이 주목적인 보조기로써 팔을 옆으로 벌린 형태의 에어플레인 보조기(airplane orthosis)가 있다(그림 9-33).

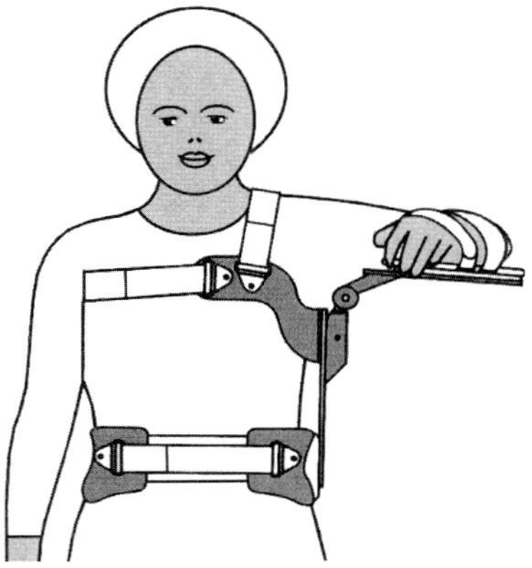

그림 9-33. 견관절 외전 보조기

6 하지보조기 (lower limb orthosis)

1) 하지보조기의 착용목적 및 분류

하지보조기는 체중지지 및 보행, 관절 움직임의 회복 및 기형교정, 정렬의 유지, 손상 및 소실된 기능의 회복 등을 목적으로 사용된다.

하지보조기는 신체부위에 따라 금속과 플라스틱 재질로 제작되며, 이에 따라 주로 재료와 신체부위에 따라 분류된다.

2) 족부 보조기(foot orthosis, FO)

족부 보조기는 발의 질환이나 기형이 있을 경우, 발을 고정 및 최적의 자세로 유지하고 기능을 증진시키며, 통증이 발생하는 동작을 제한하고 체중부하를 감소시키는 등으로부터 발과 발가락을 보호하기 위한 기구이다.

가장 대표적인 족부 보조기는 인솔(insole)과 구두(shoe)가 있으며, 특히 하지보조기에는 정형화(orthopaedic shoe)가 주로 적용된다. 구두는 자체로도 발을 보호하며, 사용자의 발의 특성에 맞게 족궁 지지대(arch support), 주상골 패드(navicular pad), 긴 월형(long conter), 정형 굽(orthopaedic heel), 웨지(wedge) 등 여러 가지 방법으로 수정되어 사용된다.

3) 족관절-발 보조기(ankle foot orthosis, AFO)

족관절-발 보조기는 일반적으로 단하지보조기로 더 잘 알려져 있으며, 족관절과 발의 기형을 교정하고 예방하기 위해 주로 사용된다.

(1) 금속 족관절-발 보조기(metal AFO)

금속재질의 족관절-발 보조기는 일반적으로 구두, 구두와 업라이트를 연결하는 강철재질의 스터럽(stirrup), 지주역할을 하는 알루미늄 재질의 업라이트(upright), 스터럽과 업라이트가 만나 이루는 보조기 족관절, 후방에서 압박을 제공하는 알루미늄 재질의 장딴지 밴드(calf band), 보조기를 착용하는데 도움이 되는 가죽재질의 커프(cuff)로 구성되며, 사용자의 신체적 상태에 따라 추가적인 스트랩(strap)이 적용되기도 한다(그림 9-34).

특히 보조기 족관절의 움직임을 조절하여 사용자의 발과 족관절의 기형을 예방하고 신체기능에 맞게 조절할 수 있다.

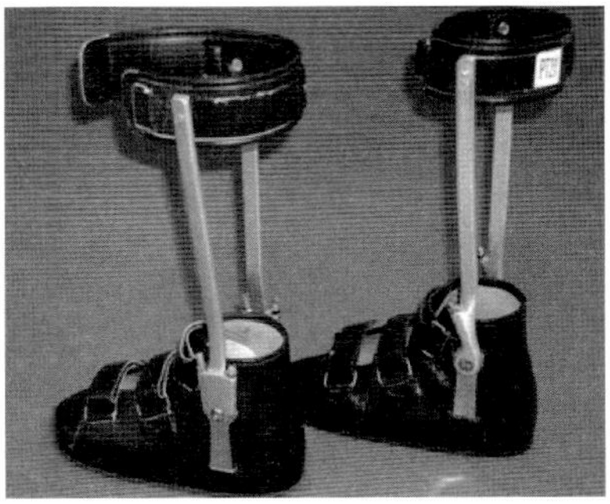

그림 9-34. 금속 족관절-발 보조기

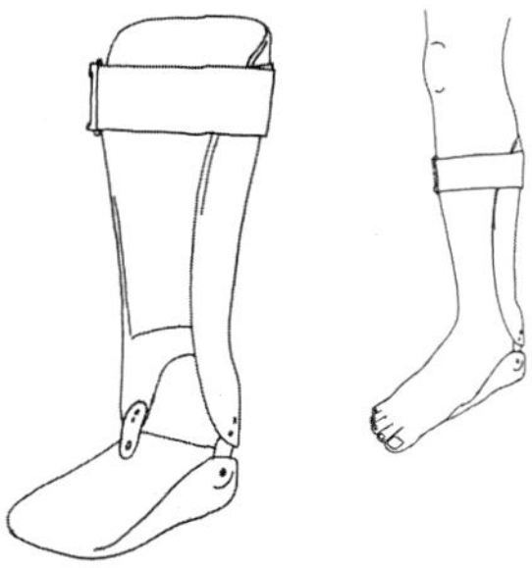

그림 9-35. 플라스틱 족관절-발 보조기(관절형)

(2) **플라스틱 족관절-발 보조기**(plastic AFO)

플라스틱 족관절-발 보조기는 현재 가장 많이 사용되는 보조기로서 금속 보조기에 비해 가볍고 유지가 용이하며, 재성형이 쉽고 피부에 밀착되어 사용되므로 미관이 뛰어나다. 또한 신발을 쉽게 바꾸어 신을 수 있으며, 실내외에서 자유로이 사용이 가능하다. 초기에는 관절없이 플라스틱 재질의 탄성으로 족관절 저굴을 예방하는데 사용되었으나, 점차적으로 관절이 있는 형태나 특수한 형태로 발전되고 있다(그림 9-35).

4) 슬-족관절-발 보조기(knee ankle foot orthosis, KAFO)

슬-족관절-발 보조기는 장하지보조기로 잘 알려져 있으며, 하지의 변형이나 마비가 더 넓고 단하지보조기로 대체할 수 없는 하지의 기능손실에 이용된다. 족관절과 발은 물론 특히 슬관절의 비정상적인 움직임과 기형을 예방하고 교정하며 체중을 지지하기 위해 사용된다.

금속형의 경우 슬-족관절-발 보조기는 족관절-발 보조기와 비교할 때 대퇴부까지 연장되며 이로 인해 두 개의 대퇴밴드, 보조기슬관절, 두 개의 커프가 추가되고, 업라이트가 대퇴부까지 감싸게 된다. 보조기슬관절은 사용자의 신체상태에 따라 잠금기능이 추가되기도 한다. 최근에는 플라스틱 재질의 밴드를 적용한 형태가 많이 사용되고 있다(그림 9-36).

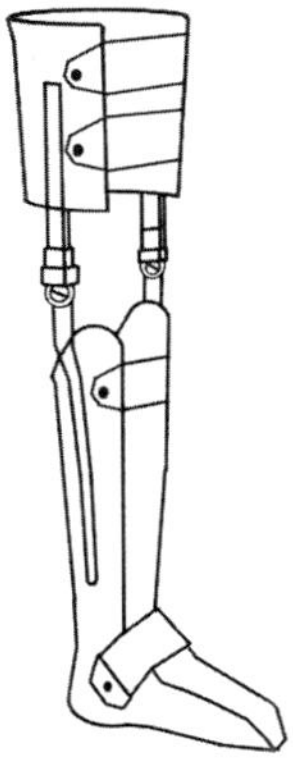

그림 9-36. 슬-족관절-발 보조기

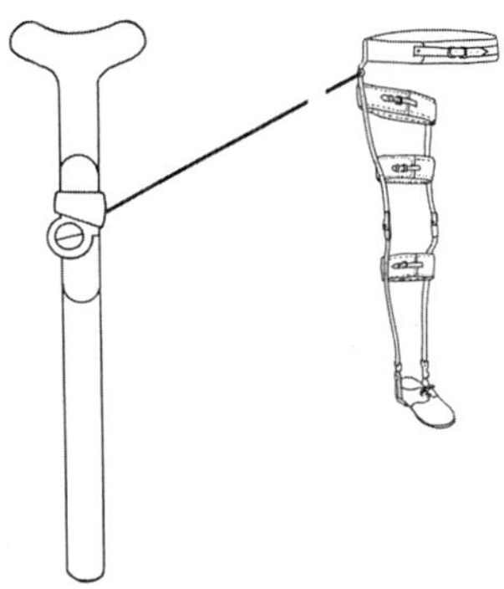

그림 9-37. 고-슬-족관절-발 보조기

5) 고-슬-족관절-발 보조기(hip knee ankle foot orthosis, HKAFO)

장하지보조기에 보조기고관절이 추가로 포함된 것으로 고관절의 기형과 변형을 교정하기 위해 적용된다. 또한 보조기고관절에 골반을 감싸는 가죽 재질의 벨트가 적용되어 현가기능을 보강해준다. 보조기고관절 역시 사용자의 신체상태에 따라 잠금기능이 추가되기도 한다(그림 9-37).

6) 슬관절 보조기(knee orthosis, KO)

슬관절 보조기는 오직 무릎관절의 기형과 변형에만 적용되는 보조기이다. 많은 종류가 사용되며 특히 스포츠 손상 및 예방에 많이 적용되고 있다.

7 척추보조기(spinal orthosis)

1) 척추보조기의 착용목적 및 분류

척추보조기는 손상된 척추부 근육 및 관절의 보호, 통증의 완화, 몸통의 지지, 척추 움직임의 조절, 척추의 정렬 및 교정, 누적외상의 예방 등을 위해 사용된다. 복부에 압박을 주어 몸통에 정렬을 유지하며, 과다한 움직임을 하지 못하도록 예방한다.

척추보조기는 사용되는 재질에 따라 유연성(flexible)과 경성(rigid) 척추보조기로 분류된다. 유연성 척추보조기는 보통 코르셋(corset)이라고도 하며, 천이나 망사로 만들어진다. 경성 척추보조기는 금속재질이 주를 이루며 앞부분만 천으로 이루어진다.

2) 연성 척추보조기(flexible spinal orthosis)

연성 척추보조기는 천추와 요추부를 지지하는 요천추 코르셋과 흉추부까지 연장된 흉요천추 코르셋이 사용된다(그림 9-38).

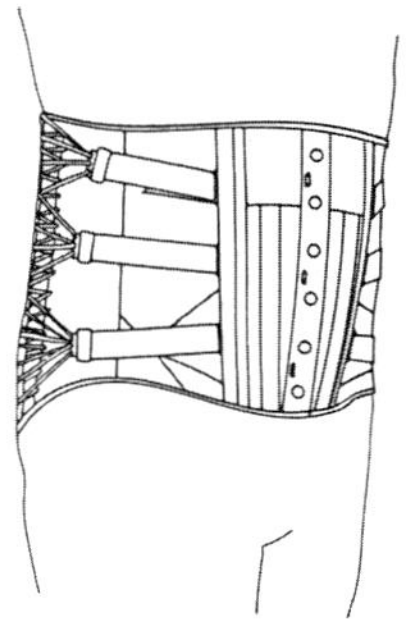

그림 9-38. 요천추 코르셋

3) 경성 척추보조기(rigid spinal orthosis)

경성 척추보조기는 몸통의 전면에는 연성 복부 지지대가 적용되지만, 측면과 후면에 알루미늄 재질의 지주가 적용되어 보다 강력한 몸통지지와 척추 움직임을 제한한다.

요추부를 조절하는 요천추보조기(LSO)의 경우, 굴곡과 신전을 조절하는 체어백(chairback) 보조기, 굴곡, 신전, 측방굴곡을 제한하는 나이트(knight) 보조기(그림 9-39), 신전과 측방굴곡을 제한하는 윌리엄(William) 보조기가 있다.

또한 요추 및 흉추부를 조절하는 흉요천추보조기(TLSO)의 경우, 굴곡과 신전을 제한하는 테일러(Taylor) 보조기, 굴곡, 신전, 측방굴곡을 제한하는 나이트 테일러(kinght Taylor) 보조기(그림

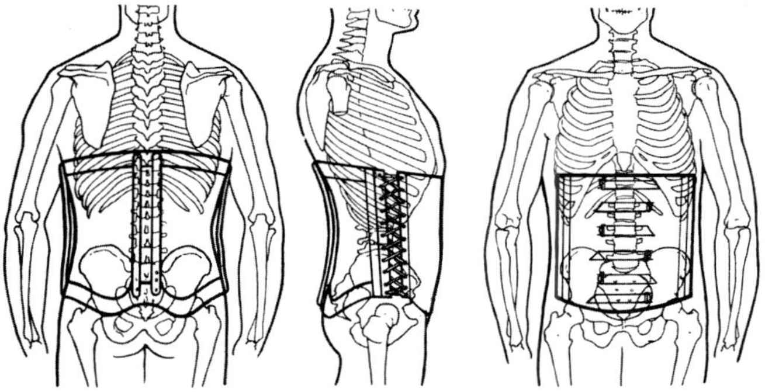

그림 9-39. 나이트 보조기

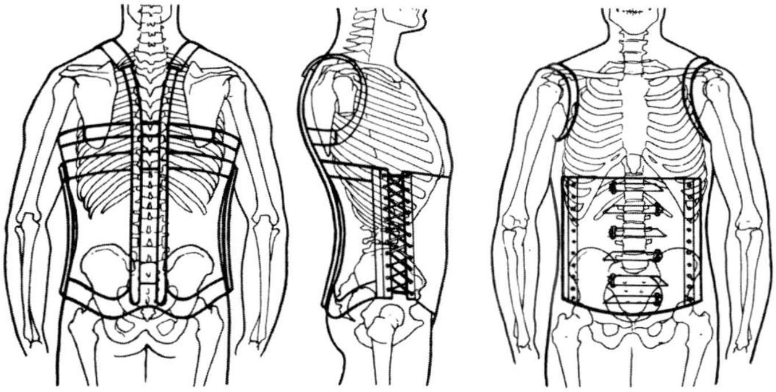

그림 9-40. 나이트 테일러 보조기

9-40), 굴곡을 조절하는 쥬엣(Jewett) 보조기, 모든 몸통의 움직임을 제한하는 바디 자켓(body jacket)보조기가 있다.

4) 척추측만증을 위한 보조기

측만증(scoliosis)은 등 뒤에서 보았을 때 척추가 옆으로 휘는 증상이며, 각도가 너무 심하지 않은 경우에는 보조기로 치료가 가능하다. 대표적으로 사용되는 것은 밀워키 보조기(Milwaukee orthosis)로써 골반대를 기준으로 후방의 두 개의 지주와 전방에 한 개의 지주가 있으며 다시 목 부위 링과 연결되는 경흉요천추 보조기(CTLSO)이다(그림 9-41).

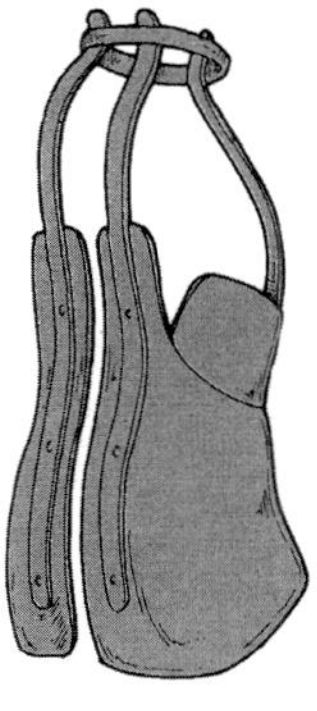

그림 9-41. 밀워키 보조기

5) 경추 보조기(cervical orthosis, CO)

경추 보조기는 경추에만 적용되는 보조기로써 부드러운 재질의 칼라(collar)(그림 9-42), 보다 강한 지지를 위해 흉부에 지주(post)를 적용한 지주형 경추보조기(CTO), 최대의 경추부 고정을 위해 머리와 흉부까지 고정한 보조기(HCTO)인 헤일로(halo) 보조기(그림 9-43) 등이 있다.

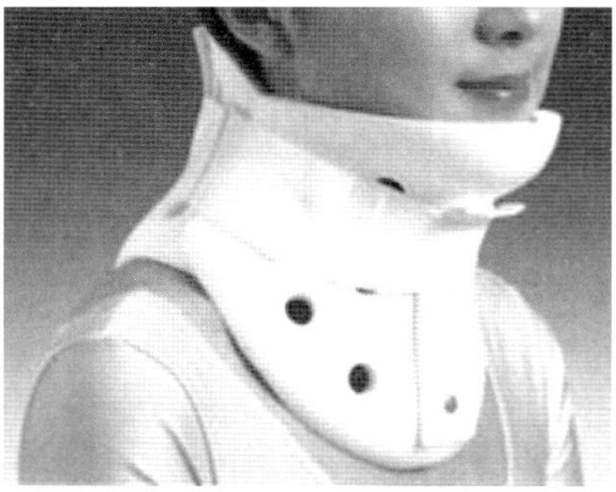

그림 9-42. 필라델피아 칼라

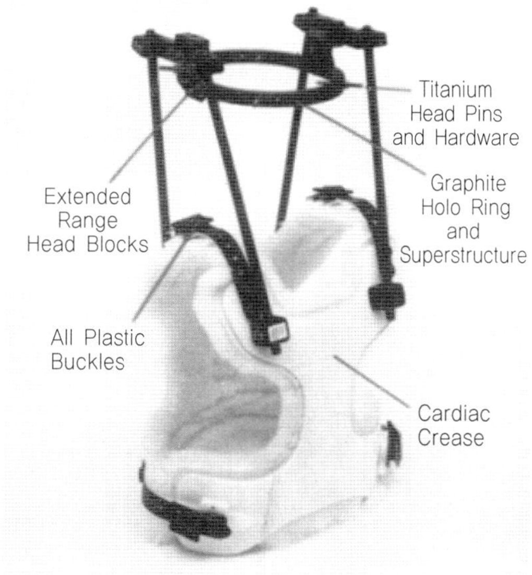

그림 9-43. 헤일로 보조기

8 보행 및 이동보조기구

1) 보행보조기구의 착용목적

보행보조기구는 보행에 있어서 더 넓은 기저면(base of support) 제공, 균형 및 안정성의 개선, 보행동안 추진력의 보조, 직립자세의 생리학적 장점 제공, 휠체어와 같은 이동보조기구가 접근하기 어려운 접근을 용이하게 해준다.

2) 보행보조기구의 종류

균형이 잘 유지되지 않는 환자에게 안정성을 제공하며 크러치를 사용하기에 적절하지 않은 사람에게 적용되는 보행기(walker) (그림 9-44), 목발로 잘 알려진 크러치(cructch), 그리고 지팡이(cane) 등이 있다.

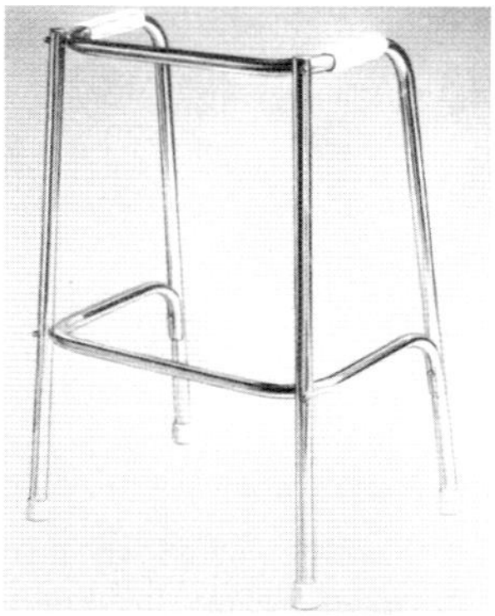

그림 9-44. 표준형 보행기

3) 이동보조기구의 착용목적 및 종류

이동보조기구는 효과적이며 독립적인 이동의 최

대화, 변형 및 손상을 예방, 독립적인 기능의 보장, 건강하고 활력적인 신체 이미지의 형성을 돕기 위해 적용된다. 이동보조기구에서 가장 많이 사용되는 것은 의자차(wheelchair)이며(그림 9-45), 이 밖에도 스쿠터(scooter)나 스트레처(stretcher)가 사용된다.

의자차는 사용장소에 따라 실외 및 실내용으로, 재질과 무게에 따라 표준형, 중량형, 경량형으로, 구동방식에 따라 수동(manually propelled)과 전동(powered)으로 구분된다. 또한 좌석, 등받침대, 팔받침대 등 구성품이 분리되거나 경사조절이 가능하며, 욕창방지 방석이나 랩 보드(lap board)와 같이 추가적인 선택부품은 사용자의 신체상태에 따라 선택적으로 사용할 수 있다.

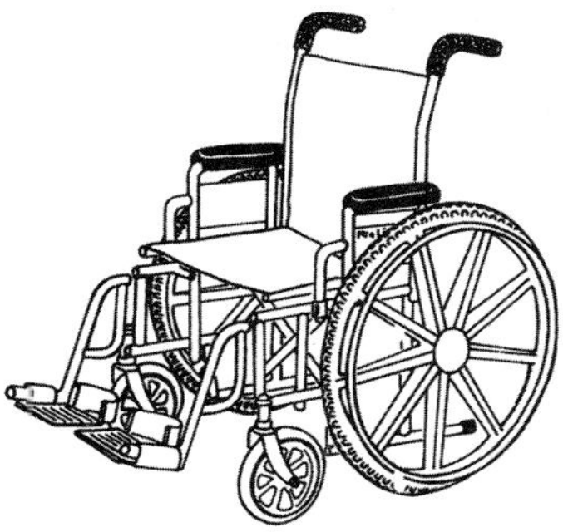

그림 9-45. 책상형 팔받침이 적용된 의자차

9 보조공학기기

1) 보조공학기기의 사용목적

보조공학기기는 매우 단순한 도구에서부터 첨단 장비까지 매우 다양하며, 장애인이 사회에서 독립적인 생활을 영위할 수 있도록 보조하는 장치로써 재활보조기기 또는 장애인보조기기라고도 한다.

보조공학기기는 다른 어떤 방법을 사용해도 성취되지 않는 기능을 보조, 일상생활과 필요한 능력을 향상, 정보습득을 위한 학습 및 직장에서 특별한 기능을 보조, 친구나 동료와의 사회적인 생활을 보조 등의 목적으로 사용된다.

2) 보조공학기기의 종류

(1) 시각장애인용 정보접근 보조공학기기

시각장애인에게 정보를 제공하기 위해 고안된 것이다. 정보를 위한 점자정보단말기, 일반문서를 점자로 출력하는 점자프린터, 컴퓨터 화면확대장치나 확대독서기, 대형모니터, 음성출력을 위한 소프트웨어, 문서인식을 위한 소프트웨어 등이 이에 해당한다(그림 9-46).

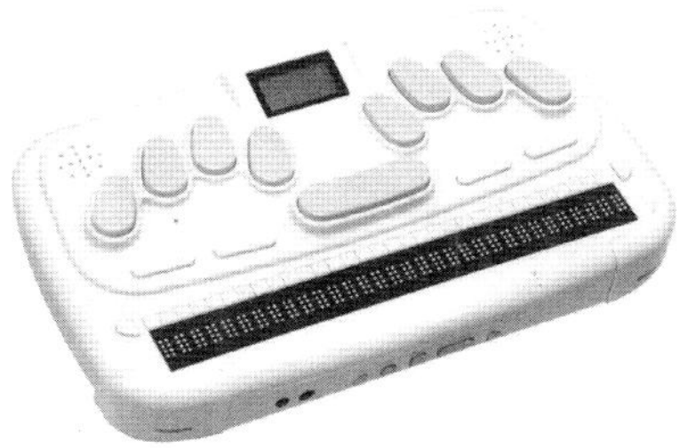

그림 9-46. 점자정보단말기

(2) 청각장애인용 의사소통 보조공학기기

청각장애인에게 의사소통을 위한 기기이다. 가장 널리 알려진 것은 보청기이며, 현재는 얼굴의 뼈를 통해 진동으로 소리를 전달해주는 골전도 장치도 많이 사용된다. 이 밖에도 얼굴 뼈를 통한 진동으로 소리를 전달해주거나 화상을 이용한 전화기, 불빛이나 진동을 통해 작업현장의 상황을 파악할 수 있게 해주는 신호장치 등이 사용된다.

(3) 작업기구용 보조공학기기

작업 또는 직업활동을 보조하기 위해, 컴퓨터 등을 사용할 때 필요한 타이핑 스틱, 마우스 스틱, 개조된 키보드 등의 입력보조장치(그림 9-47), 여러 가지 각도와 높이가 조절되는 작업용 의자와 테이블, 사무업무를 보조하는 전화수화기 홀더, 필기구 홀더 등이 포함된다.

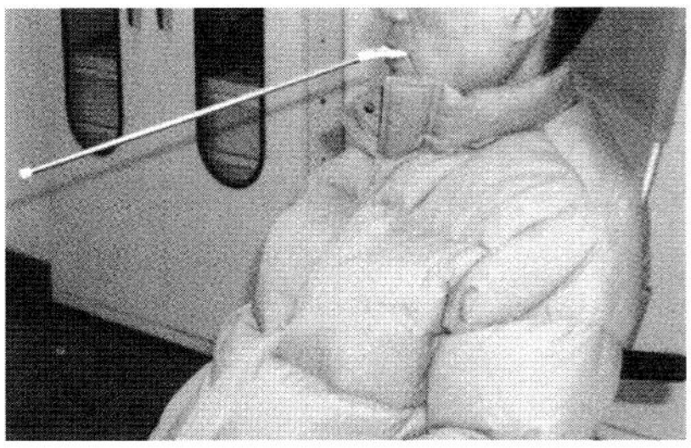

그림 9-47. 마우스 스틱

(4) 일상생활용 보조공학기기

가정에서 일상생활의 편의를 위해 사용되는 보조공학기기를 말하며, 물건을 집을 때 사용되는 집게, 책장 넘기는 도구 등 다양하다(그림 9-48).

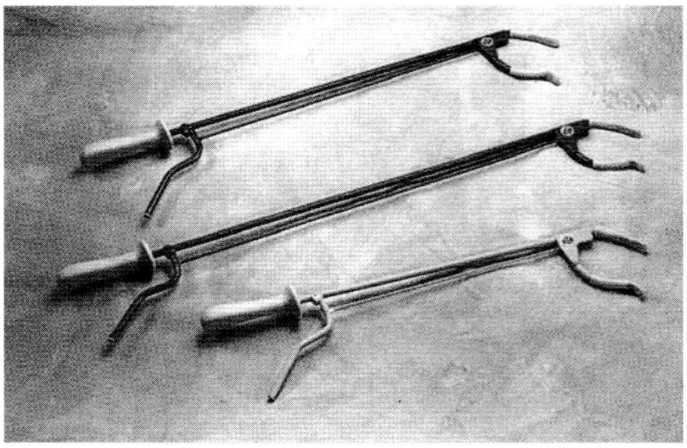

그림 9-48. 집게

참고문헌

김장환, 박윤서, 송준찬 등, 의지보조기학(제3판), 탑메디오피아, 2006.

Braddom RL. Physical medicine and rehabilitation, 3rd ed. Mosby Elsevier Inc. 2007.

Bowker, J. H. and Michael, J. W. Atlas of limb prosthetics, surgical, prosthetic, and rehabilitation principles, 2nd ed. Mosby-Year Book Inc. 1992.

Delisa JA, Gans BM, Walsh NE, et al. Physical medicine and rehabilitation, principles and practice, 4th ed. Lippincott Williams & Wilkins. 2005.

Edelstein, J. E. and Bruckner, J. Orthotics, a comprehensive clinical approach. Slack Inc. 2002.

Fess EE, Gettle KS, Phillips CA, et al. Hand and upper extremity splinting, principles and methods, 3rd ed. Elsevier Mosby. 2005.

Hsu JD, Michael JW, Fisk JR. AAOS atlas of orthoses and assistive devices, 4th ed. Mosby Elsevier Inc. 2008.

Lusardi MM, Nielsen CC. Orthotics and prosthetics in rehabilitation. Butterworth Heinemann. 2000.

Nader M. Ottobock prosthetic compendium, upper extremity prostheses. Schiele & Schon. 1990.

Nader M. Ottobock prosthetic compendium, lower extremity prostheses. Schiele & Schon. 2002.

Nawoczenski DA, Epler ME. Orthotics in functional rehabilitation of the lower limb. W. B. Saunders Co. 1997.

Seymour, R. Prosthetics and orthotics, lower limb and spinal. Lippincott Williams & Wilkins. 2002.

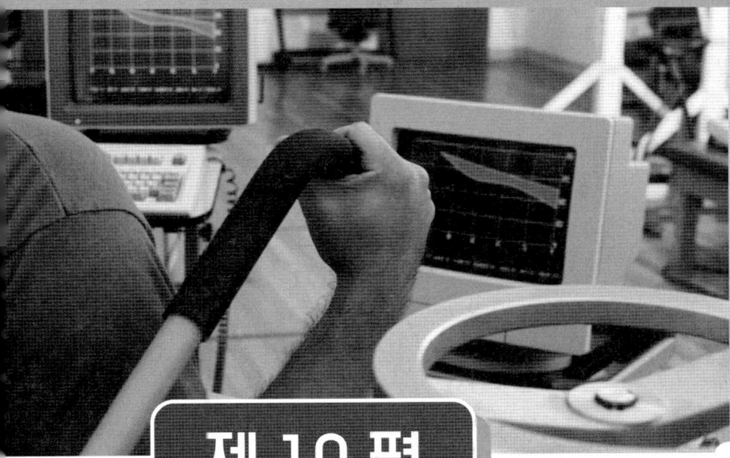
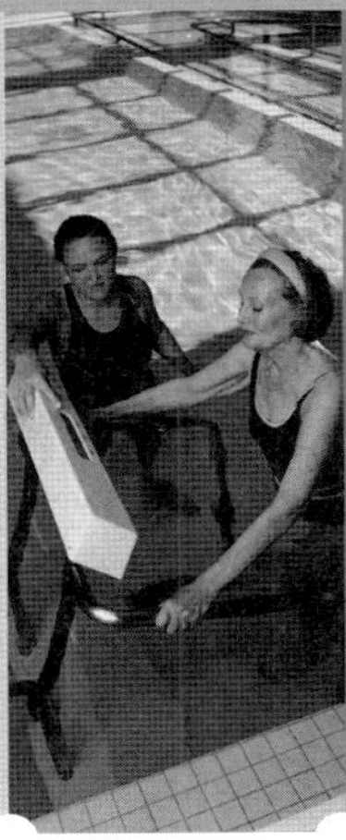
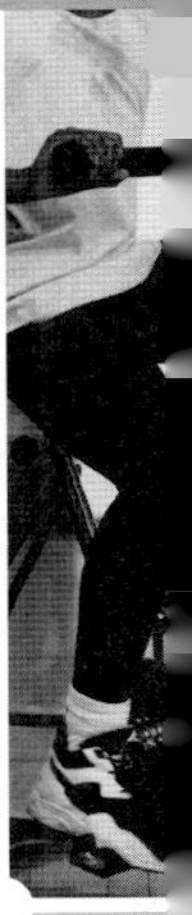

제 10 편

사회사업서비스와 재활치료

제10편 사회사업서비스와 재활치료

(Role of Clinical Social Service in Rehabilitation)

이숙자, 최경식

재활의료사회사업은 재활의료기관에서 환자의 의료적, 사회적, 교육적, 정서적, 직업적 장애로부터 그의 잠재능력을 최대한 발휘할 수 있도록 돕기 위하여 재활 팀의 일원으로 심리사회적 재활과 치료, 사회자원동원과 조정, 사회운동, 직업보도 등의 서비스를 하는 사회사업의 한 분야이다.

1 의료재활과 의료사회사업

1) 의료재활

의료재활은 재활과정의 첫 단계로서 장애를 완화하거나 장애발생을 예방하여 신체적인 기능을 최대한 증대시키는 것을 목적으로 ① 외상이나 질병의 치유 ② 일상생활과 직업생활을 할 수 있도록 남아있는 기능을 최대한 활용하기 위한 훈련, ③ 대체기능의 활용을 위한 훈련, ④ 보장구의 조치와 훈련 등과 같은 의료적 활동과 ⑤ 심리적·정신적 안정 ⑥ 일상생활의 불편 제거 등과 같은 사회적 활동을 포괄적으로 포함하고 있는 영역이다.

2) 의료사회사업

사회복지사전(The Social Work Dictionary)은 의료사회사업을 '건강을 증진하고, 질병을 예방하며, 신체적으로 아픈 환자와 그의 가족이 질병에 관련된 사회적 및 심리적 문제를 해결하도록 돕기 위하여 병원과 다른 건강보호시설에서 수행되는 사회복지실천이다.'라고 정의하고 있다.

2 재활의료사회사업

위에서 설명한 의료재활과 의료사회사업의 의미를 종합하면 결국 재활의료사회사업이란 '의료재활과정에서 환자의 건강을 증진하고, 질병을 예방하며, 환자와 그의 가족이 장애나 질병과 관련된 사회적 및 심리적 문제를 해결하도록 돕기 위하여 병원 또는 건강보호세팅에서 수행하는 사회복지실천이다'라고 정의할 수 있다.

1) 재활의료사회사업의 기능과 역할

(1) 요양급여행위로서의 재활의료사회사업

국민건강보험 요양급여의 기준에 관한 규칙은 재활사회사업(Rehabilitative Social Work)을 다음과 같이 정하고 재활의료사회사업사가 재활의학적 치료목적으로 실시한 경우에는 요양급여행위에 포함하는 것으로 하고 있다.

① 개인력 조사(Individual History Taking)
② 사회사업상담(Social Work Counselling)
③ 가정방문(Home Visiting)

(2) 심리사회적 측면으로서의 재활의료사회사업

① 재활의료사회사업의 기능

재활기관에서 제공하는 의료적, 사회적, 교육적, 정신적, 직업적 재활을 위한 서비스를 조정 또는 보강하여, 장애의 원인이 될 수 있고 치료와 재활의 효과를 방해할 수 있는 사회적, 정신적인 인간 내면의 문제들을 해결하도록 도우며, 또한 장애인이 그의 가정이나 지역사회에 복귀하여도 가장 적절하고 정상적인 자신의 사회적 기능을 발휘하도록 전문적 사회사업 방법을 활용함으로써 환자의 치료 및 재활을 돕도록 하는 것이다.

② 재활의료사회사업의 역할

다른 분야와 마찬가지로 의료사회사업의 역할 안에서 수행되는데, 재활 팀의 구성원으로서 장애인에 대하여 환자의 의료적 문제를 제외한 장애에 따른 다양한 심리적, 사회적, 경제적 제 요인과, 이에 관련된 제 자원을 사정, 개발하여 다른 팀원과 협력적인 활동으로서 사회사업적 개입을 수행하는 것이다.

2) 의료재활과정 환자의 사회적 특성

의료재활과정에 있는 환자는 예기치 않은 사고나 질병의 후유증 혹은 선천적 장애로 인하여 육체적인 손상과 기능의 장애를 갖고 있는 환자와 가족이다. 이들은 육체적인 손상과 기능의 장애라는 공통적인 특성에도 불구하고, 질병에 대한 적응단계와 양상에 있어서는 많은 차이를 보인다.

선천적인 장애 또는 영유아기에 장애를 갖게 되는 경우에는 낮은 지능으로 인해서 학습에 어려움이 있고, 신체적인 장애 등으로 인해서 학교나 직장에서 대인관계가 좋지 못해 사회구성원으로 발전하고 나아가는데 어려운 점이 있다.

그리고, 예기치 않은 교통사고나 산업재해 등으로 인하여 중요한 시기에 손상과 기능의 장애를 보이는 환자 가족의 경우에는 장애를 수용하고 인정하는데 많은 어려움이 있으며, 분노와 우울, 사회에 대한 적대적 감정과 사회적응상의 많은 어려움이 따르게 된다.

따라서 재활의료사회사업 서비스를 제공하기 위해서는 이러한 사회적 특성을 장애유형별로 이해하는 것이 필요하다.

(1) 뇌성마비

① 장애아동은 자신은 다른 사람과는 다르다는 느낌을 가지며, 새로운 것, 모르는 것, 어려운 것에 대한 공포나 당황, 열등감, 패배(좌절)감을 갖기 쉽다.
② 가정, 학교집단에서 지위상실감, 전이감, 원치않는 사람이라는 느낌을 갖는다.
③ 개인적인 관심, 부모의 사랑을 깨닫지 못하고

고독해 한다.

④ 자신을 부담과 걱정, 낭비, 실망의 원천이라고 느낀다.

⑤ 야망을 포기해야 한다는 데 실망감을 느낀다.

(2) 뇌졸중으로 인한 편마비

① 편마비 환자는 병소가 오른쪽이든, 왼쪽이든 관계없이 공통적인 심리상태를 보이는데, 이는 조절, 우울, 지남력 상실과 혼돈, 집중의 어려움, 기억력 저하, 인지결손, 특히 구체적 사고력 결손 등이다.

② 편마비 환자의 가장 빈번한 문제는 정서불안이다. 환자는 억제할 수 없는 울음에서부터 신경질적인 울음까지 감정의 기복을 나타내는데, 이는 부적절한 시기에 나타난다. 이것은 종종 환자와 가족에게는 정신착란의 징후로 여겨지고 있다. 하지만 환자와 가족은 상담을 통하여 이러한 증상이 뇌졸중 후에 오는 빈번한 합병증이며 시간이 지나면서 사라진다는 것을 깨닫게 되어 위안을 받게 된다.

(3) 척수손상

① 척수손상에 대한 행동반응은 기질적 요인과는 관련되지 않고 오히려 심리적 영향을 초래하는데 상실에 대한 영구적 부정이 자주 관찰된다.

② 성기능의 장애가 척수손상환자에게 자주 일어나는데 이때는 전문가의 성상담이 필요하다.

③ 만성통증도 척수손상환자의 또 다른 문제가 된다. 이 통증은 손상된 척수 수준 이하에서 일어나는데, 어떤 점에서는 환상통과 유사하다. 이러한 종류의 통증은 손상된 척수의 억제기능의 상실로부터 오는 것이다.

④ 척수손상환자는 일반적으로 다른 내과적 재활환자보다 젊기 때문에, 그들의 정신적 문제의 대부분은 주체성과 의존성을 포함한 갈등과 관련되어 있다.

(4) 뇌손상

① 뇌손상 환자는 지남력 상실, 혼돈, 기억력 상실, 기괴한 몸짓, 공격성 및 부적절한 언어적·사회적 행위와 같은 비정상행위를 보인다.

② 뇌손상 환자와 대화를 나눌 때는 가능한 한 단순하고 간단한 대화를 유지해야 한다.

3) 재활의료사회사업사의 개입활동

(1) 인지적·정서적 차원

환자와 가족에 대한 인지적·정서적 차원의 활동은 정서적 지지, 환기, 병식(insight) 강화, 동기부여, 대응능력의 강화, 역할 변화의 적응을 위해 상담하고 지원하는 서비스에 초점을 두고 개입한다.

(2) 사회적 서비스제공 차원

사회적지지망 재구축, 가족교육, 다른 기관으로의 의뢰, 자원봉사자 연결, 장애인 등록과 연결 등 필요한 사회적 서비스를 연결하는 데 초점을 두고 개입한다.

실제로 병원 내에서 수행하는 역할은 사회사업 개인력 조사, 장애의 수용, 재활동기의 강화, 우울증의 해소, 클라이언트 개인의 강점 지지와 같은 환자의 심리상담, 가족교육 및 상담, 산재보험, 교통사고 처리를 위한 법적 구제 상담을 비롯하여, 건강보험, 의료보호 상담, 퇴원계획 상담, 사회복귀 상담, 사회적응지도, 가정방문 및 주택개조지원, 장애인 사회활동 상담, 직업적 재활을 위한 기초 상담 등을 실시한다. 이외에도 재활의료사회사업사는 개입하는 활동에 따라 상담가, 조정자, 옹호자, 지역사회활동가, 사회교육가로서의 역할이 강조되고 있다.

4) 재활의료사회사업 문제사정 (Assessment)

(1) 의료적 측면

① 진단명
② 발병일시, 발병경위
③ 치료과정 및 내용
④ 현재의 증상(주 문제) 및 예후

(2) 심리사회적 측면

① 환자와 보호자의 장애에 대한 병식과 수용정도
② 환자와 보호자의 치료동기 정도 파악
③ 환자와 보호자의 장애(손상된 신체적 상태)에 대한 정서적인 반응
④ 환자에 대한 가족의 지지정도와 관심
⑤ 환자의 문제해결 능력과 태도(장점과 단점)
⑥ 환자 병전과 병후의 성격변화
⑦ 환자의 개인력 조사
⑧ 장애로 인한 대인관계의 변화
⑨ 일상적인 사회적 역할과 현재의 변화된 역할에 대하여 파악

(3) 경제적 측면

① 의료보장
② 사회보험의 종류 및 그와 관련된 법적 문제
③ 주 수입원 및 월수입(자산정도)
④ 집의 형태 및 소유 유무(자가, 월세, 전세, 시설 등) 파악
⑤ 진료비 및 부수적인 비용의 지불 능력평가
⑥ 환자의 노동력 상실에 따른 경제적인 문제
⑦ 친척이나 주변의 경제적인 원조정도

(4) 가족적 측면

① 가족력 및 가족관계 조사
② 가족 내 환자의 간병체계
③ 환자의 발병으로 인한 가족 내 역할조정은 어떻게 변화되었는가
④ 간병과 가족 내 역할조정에 따른 스트레스 여부

(5) 퇴원계획 측면

① 퇴원은 언제 어디로 할지에 대한 계획 여부
② 누구와 함께 거주하며 누가 환자를 보호할 것인지
③ 퇴원 후 재활은 어떻게 지속할 것인지

(6) 사회복귀 및 재활측면

① 환자의 병전 직업
② 사회적 편견에 대한 대응
③ 직업적 재활이 가능한지와 환자의 욕구를 파악
④ 사회복귀에 대한 환자의 욕구 파악

(7) 기타

① 교통사고, 산재 등의 법적 처리 문제
② 병원과의 관계

③ 의료진과의 관계

5) 재활의료사회사업 방법론

(1) 개별사회사업(case work) 접근

개별사회사업은 사회사업의 한 방법으로 Mary Richmond는 '개인과 그 사회환경 간의 개별적인 의식적인 조정을 통하여 사람의 인격발달을 도모하는 제반과정'이라고 하였다.

따라서 개별사회사업 접근을 하고자 하는 재활의료사회사업사는 의료재활과정에 있는 환자의 재활의지를 강화시키기 위해 훈련과정을 통해서 인내심과 스스로 문제를 해결하는 능력과 자신감을 길러주어야 한다. 그리고 다른 사람들과 자유롭게 도움을 주고받을 수 있도록 상호작용을 도와주며, 자신이 가치 있는 존재라는 것을 인식시켜 주어야 한다.

또한, 재활의료사회사업사는 환자 스스로 자신의 결함을 극복하고 자립적이고 능력 있는 인간으로 재활하도록 하기 위해 다음과 같은 이해가 있어야 한다.

① 장애가 자기 본인에게 어떠한 의미를 주고 있는가에 대한 이해

② 환자의 장애에 대해서 가족성원들의 반응이 환자에게 영향을 주므로 가족의 반응에 대한 이해

(2) 집단사회사업(group work) 접근

집단사회사업은 개인을 대상으로 하는 것이 아니라 집단을 대상으로 하는 사회사업 방법의 하나이다. 최근 우리 사회의 장애인을 위한 의료시설이나 재활시설 자체가 이미 집단생활의 장이 되고 있어서, 집단사회사업의 접근은 필연적이라 할 수 있다.

재활의료사회사업사가 의료재활과정에 있는 환자를 대상으로 집단사회사업을 실시할 때, 환자들이 상호작용과 상호지지를 통하여 원만한 성격형성과 보다 나은 기능수행을 할 수 있도록 사회적응과 재활기회를 갖게 하는 데 목적을 두어야 한다.

또한 재활의료사회사업사는 의료재활과정에 여러 전문요원이 참여하게 되므로, 환자의 포괄적이고도 전인적인 재활계획을 수립할 수 있도록 개인 및 가족 또는 학교, 직장 등과 관련된 과거 현재 등의 모든 정보를 재활 팀에 제공해 줌으로써 전문요원과의 협력조정 통합하는 역할을 담당하게 되는데 이 역할은 환자와 가족을 대상으로 프로그램을 계획하고 실천할 때 매우 유용하게 작용을 한다.

이 외에도 재활의료사회사업사가 주로 환자의 재활을 돕기 위해 집단사회사업 접근 방법론을 선택하는 이유는 다양하지만 몇 가지 대표적인 이유를 들자면 다음과 같다.

① 집단이 개인에게 미치는 영향이 매우 강하기 때문이다.

② 집단성원간의 공통성이 개인의 문제해결에 도움이 되기 때문이다.

③ 집단은 창조적이고 문제해결의 잠재능력을 지니고 있기 때문이다.

④ 필요한 서비스를 제공하기에는 집단이 가장 편리한 장소가 될 수 있기 때문이다

(3) 지역사회조직사업 접근

Murray G. Ross는 지역사회조직사업을 지역사회가 그의 요구나 목표를 발견하여, 이에 대해 순위를 정하며, 목표달성을 위한 확신과 의지를 발전시키고, 필요한 자원을 내외에서 발견하여 동원

함으로써, 지역사회 내에서 협력적이며 협동적인 태도와 실천력을 확대·발전시키는 과정이라고 하였다.

의료재활과정에서 지역사회조직사업은 중간집단을 통하여 욕구와 자원간의 효과적인 조정을 하는 데 있으며, 이 과정에서 환자의 재활을 위한 지역사회조직과 재활의료사회사업사의 역할은 다음과 같다.

① 환자의 생리적·심리적 그리고 사회적 욕구를 파악한다.
② 파악된 욕구를 해결하기 위해 지역사회 자원(물적 자원, 인적 자원)을 발굴하고 파악한다.
③ 환자의 욕구를 분석하고 동원 가능한 자원과의 조정을 개혁 추진한다.
④ 환자 자신들의 권익과 상호 자조할 수 있는 집단을 결성토록 지원한다.
⑤ 환자 부모와 관계인들의 욕구충족을 위한 각종 활동을 할 수 있는 조직체의 결성과 활동을 주선하는 일이다.

6) 재활의료사회사업사의 표준 직무

의료재활과정에서 재활의료사회사업사의 직무는 그가 속해 있는 의료기관에 따라 달라 질 수 있으나, 대표적인 직무는 다음과 같다고 할 수 있다.

(1) 심리-사회-정신적 문제해결 직무

① 개인력 조사 : 심리-사회적 문제의 원인 조사 및 사정
② 사회심리상담 : 치료계획에 의한 환자의 개별 상담
③ 가정방문 : 적절한 퇴원계획 수립과 지역사회 자원연결

(2) 경제적 문제해결 직무

① 병원내적 자원운용 : 병원 자체 예산으로 편성된 자선기금의 대상자 후원 평가
② 병원외적 자원연결 : 병원외적 자원의 동원을 위한 기금모금 및 후원자(단체) 연결

(3) 지역사회자원 연결 직무

① 지역사회의 새로운 자원개발, 정보망 조성
② 수집된 기존 지역사회의 자원체계에 대한 정보제공
③ 자원봉사자 모집 관리

(4) 사회복귀 및 재활문제 해결 직무

① 퇴원계획상담 : 주택개조, 이전에 따른 정보제공
② 사회보장 및 법적 제도에 대한 정보제공과 지원

3 생애주기(life span)별 재활복지프로그램

최근에 인간의 발달단계와 연령별로, 필요로 하는 서비스나, 제공되는 프로그램을 연결하려는 연구들이 활발하게 진행되고 있다. 재활복지부분도 예외는 아니어서 생애주기별로 필요한 재활복지서비스를 적용하려는 시도들이 학계나, 재활현장 등에서 나타나고 있다. 따라서 본 글에서도 인간의 발달단계를 다음과 같이 구별하고 각 단계별로 적용할 수 있는 재활복지프로그램을 정리해 보았다. 이 자료는 재활과

표 10-1. 주요 생애주기별 재활복지프로그램

생애주기	연 령	주요 장애인 복지
영유아기	0~5세	장애진단, 취학전 아동의 교육, 장애아동의 재활과 재활치료기관
아동기	6~18세	학령기 아동의 교육, 장애아동의 재활과 재활치료기관
청소년기	19~24세	청소년기 직업탐색, 성교육, 가족지원
청년기	25~44세	청년기 직업훈련, 결혼
장년기	45~64세	소득보장, 자영업지원, 각종 생활 서비스, 레저, 스포츠, 각종 여가활동
노년기	65세 이상	노년기 요양
전생애	-	장애예방과 치료, 재활보조기구, 의료재활, 이동권, 접근권

정에 있는 환자 뿐만 아니라 재활의료사회사업사의 역할 수행에도 도움이 되리라 생각한다.

1) 영유아기 단계

(1) 장애진단 프로그램

① 선천적 장애예방을 위한 임산부 및 부모교육
② 장애의 이해와 장애 분류
③ 후천적 장애발생의 원인과 예방

(2) 취학 전 아동교육 프로그램

① 조기교육의 필요성
② 조기교육기관 안내
③ 특수교육 대상자 정보제공
④ 장애아동 보육 정보제공

(3) 장애아동의 재활과 재활치료기관 교육 프로그램

① 재활치료의 이해
② 재활치료의 종류
③ 재활치료기관 정보제공

(4) 가족지원 프로그램

① 장애아동 부모모임 안내 및 지원
② 주간보호 프로그램
③ 가족지원 프로그램
④ 비장애 형제 프로그램

2) 아동기 단계

(1) 학령기 아동의 교육프로그램

① 학령기 아동의 특수교육 대상자 관련 정보제공
② 학령기 통합교육 프로그램
③ 순회교육 프로그램
④ 개별화 교육(IEP Individual Education Program) 프로그램
- 특수교육대상자의 능력 및 특성에 적합한 개별적인 교육방법

⑤ 취학편의 프로그램
- 기숙사설치, 통학버스 운행
- 기타 화장실, 경사로, 교구, 책상 및 의자 등

(2) 장애아동의 재활과 재활치료기관

① 치료 종류

- 자폐아치료, 언어치료, 물리치료, 작업치료, 음악치료, 미술치료, 레크레이션치료 등

② 재활치료기관

- 언어치료실, 음악치료연구소, 예술치료연구소, 미술치료학회 등

3) 청소년기 단계

(1) 직업 준비프로그램

① 고려사항 : 장애상태, 홍미와 적성, MBTI 검사, 자신감 등

② 진로탐색프로그램 : 특수학교의 직업보도실, 장애인고용촉진공단 직업능력평가센터, 장애우권익문제연구소 등에서 실시

(2) 성교육 프로그램

① 성교육 시기는 초등학교 때부터 실시하는 것이 적절한 것으로 보고되고 있음

② 성교육 자료는 일반적인 지체장애를 위한 자료와 정신지체장애를 위한 자료로 구별할 수 있다.

(3) 진학 프로그램

① 대학입학특별전형제도 교육 및 정보제공

② 진로상담 서비스 제공

4) 청년기 단계

(1) 직업훈련 프로그램

① 운전면허시험 관련 정보제공

② 공무원 시험정보제공

③ 자격증 안내

④ 직업훈련 및 취업알선

(2) 결혼준비 프로그램

① 고려사항 : 장애상태, 수입정도, 가족 및 주변의 support group 유무

② 결혼상담서비스 제공

③ 합동 및 무료결혼식 실시기관 안내

④ 의학적 정보

⑤ 피임방법 교육

5) 장년기 단계

(1) 소득보장 · 자영업 지원 프로그램

① 지원내용

- 장애인 수당, 장애인 자녀교육비 지원, 장애인 자립자금 대여, 장애인 공동주택 특별공급, 저소득 장애인가구 전세자금 지원, 산업재해장애인 생활정착금 대여, 산업재해 장애인 자녀학자금 지원, 장애인근로자 직업생활 안정자금 대여, 장애인근로자 차량구입자금 대여, 자영업 창업지원, 중증장애인 영업장소 지원, 교통사고후유 중증장애인 지원

② 기타 참고사항

- 국민생활기초보장제도
- 장애인복지카드
- 장애인복지 정부시책

③ 지원절차

- 대부분 거주지 읍・면・동사무소에 신청

(2) **생활서비스**

① 재활보조기구 교부사업

② 자동차 관련 지원서비스

③ 세금감면

- 등록세, 취득세, 자동차세, 특별소비세 감면

④ 통행료 및 주차비 할인

- 고속도로 통행료, 공영 주차장 50% 할인

⑤ 공공요금 할인

⑥ 교통요금 할인

⑦ 국공립공원 및 체육시설 이용료 할인

⑧ 통신요금 감면

- 이동통신, 전화요금, TV 수신료 등

(3) **레져, 스포츠, 각종 문화활동 프로그램**

① 스포츠 프로그램 실시기관

- 장애인 체육관
- 장애인 체력단련실
- 장애인스포츠동호회
- 장애인스포츠협회
- 장애인용 수영장
- 장애인체육단체

② 문화프로그램 실시기관

③ 장애인 전용 도서관

④ 장애인 할인공연장

6) 노년기 단계

(1) **주간보호프로그램**

60세 이상의 거동이 불편한 저소득층 노인

(2) **단기노인보호센터**

65세 이상의 치매노인, 장애노인

(3) **노인요양시설**

① 65세 이상의 저소득층 노인

② 급식 및 기타 일상생활의 편의시설 제공

(4) **실비양로시설**

① 65세 이상의 일상생활에 지장이 없는 노인

② 요양프로그램에 대한 규정은 없음

(5) **실비요양시설**

① 보건복지부장관이 규정한 일정소득 이하의 자로 노인성 질환 등으로 요양을 필요로 하는 65세 이상의 노인

② 급식, 요양, 기타 일상생활에 필요한 편의 제공

(6) **노인장기요양보험**

① 65세 이상의 노인 및 65세 미만으로 노인성 질병을 가진 자

② 고령이나 노인성질병 등으로 인하여 6개월 이상 동안 혼자서 일상생활을 수행하기 어려운 노인 등에게 신체활동 또는 가사지원 등의 장기요양급여를 사회적 연대원리에 의해 제공하는 사회보험제도

7) 전 생애

(1) **보장구 관련**

① 보장구 의료보험 및 관세감면

② 점역, 녹음 서비스

③ 재활용품보급사업

④ 보장구 대여

(2) 의료

① 장애등록 및 장애판정

② 장애인 의료비 지원

③ 의료급여제도

(3) 이동권 및 접근권

① 장애인전용주차공간

② 편의시설

③ 장애인무료셔틀버스

④ 이동차량봉사대

⑤ 무료운전면허교육

참고문헌

김규수. 의료사회사업론, 형설출판사. 1991

김종인 외 재활복지개론, 인간과 복지. 2004

나운환. 장애학, 나눔의 집. 2008

장애우권익문제연구소. 생애주기별로 엮은 장애우정보집. 2003

전세일. 재활치료학, 계축문화사. 1998

최경식. 노인요양보험제도의 요양관리사 전문성에 관한 연구. 포천중문의과대 석사학위논문. 2005

최성재. 고령화사회에서의 사회보장과 복지 서비스. 2003

홍영수. 의료사회복지론, 신정. 2009

Arther E. Fink. The Field of Social Work. Holt Rinehart Winson. 1968

Encyclopedia of Social Work Volume 1, NASW. 1987

J.A.Browne, Rehabilitation Services and Social Work Role. Williams & Wilkins.

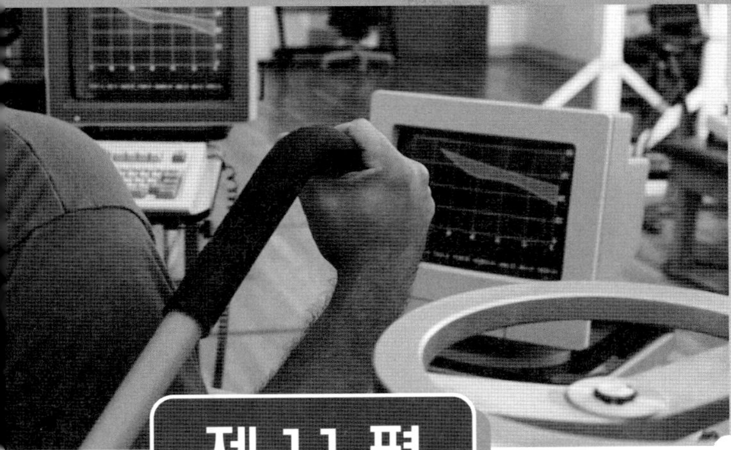
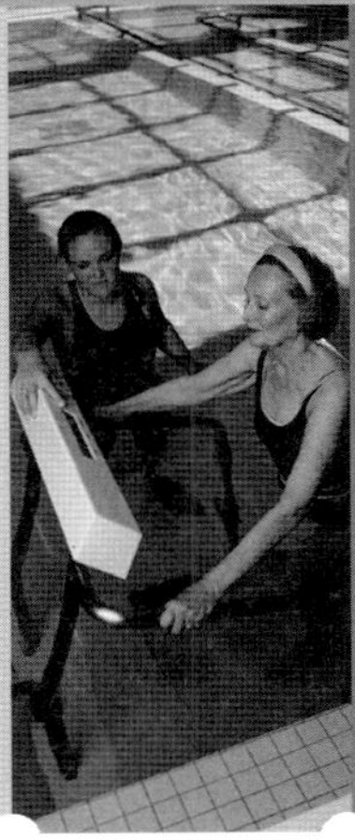
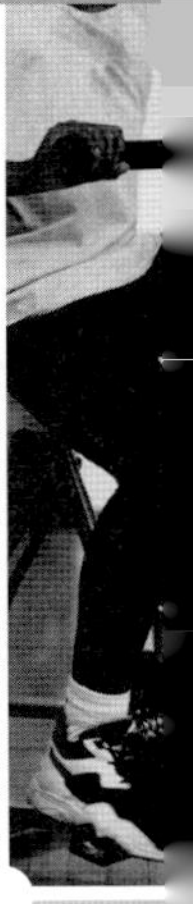

제 11 편

특수교육과 재활치료

제11편 특수교육과 재활치료

(Special Education and Rehabilitation Therapies)

유 호 경

1 들어가는 말

특수교육은 오랜 전통을 지니고 독자적으로 발전해 온 교육의 한 분야로 특수교육의 이념이나 교육목적은 일반교육의 목적과 다르다고 볼 수 없다. 「교육기본법」 제2조 '교육이념'에서는 '홍익인간의 이념 아래 모든 국민으로 하여금 인격을 도야하고 자주적 생활능력과 민주시민으로서 필요한 자질을 갖추게 함으로써 인간다운 삶을 영위하게 하고 민주국가의 발전과 인류공영의 이상을 실현하는 데 이바지하게 함'을 교육목적으로 규정하고 있다. 이 교육목적은 일반교육에서든 특수교육에서든 똑같이 달성해야 할 교육의 지향점이다. 그리고 이러한 교육목적을 달성하기 위해서 「교육기본법」 제4조 '교육의 기회균등'에서는 신체적 조건 등을 이유로 교육에서 차별을 받지 않도록 규정하고 있다.

하지만 교육의 목적과 달리 교육내용에서는 특수교육과 일반교육 간에 차이가 있을 수 있다. 특수아동의 독특한 교육적 요구에 적절히 부응하기 위해서는 교육목적 달성의 수단이라고 할 수 있는 교육내용, 교육방법, 교육환경 등이 달라질 수 있다. 「초·중등교육법」 제55조에서는 '특수학교는 신체적·정신적·지적 장애 등으로 인해 특수교육을 필요로 하는 자에게 초등학교·중학교 또는 고등학교에 준하는 교육과 실생활에 필요한 지식·기능 및 사회적응교육을 하는 것을 목적으로 한다.'고 규정하고 있다. 즉, 특수교육은 일반교육에 준하는 교육과 함께 별도의 실생활 및 사회적응과 관련된 교육을 함께 하도록 하고 있다. 따라서 특수교육의 내용은 특수교육 대상자의 심리적 특성을 감안하여 일반교육 내용을 조정하거나 부가적 혹은 대체교육과정을 개발하여 적용하지 않으면 안 된다(권요한 외, 2010).

이와 같이 특수교육이란 일반교육의 토대 위에서 특수아동의 특별한 교육적 요구를 충족시켜 주기 위해 교육내용, 교육방법, 교육환경 및 그와 관련된 서비스 등을 새롭게 설계하여 맞춤형 교육 프로그램으로서 제공하는 교육이라고 할 수 있다. 본 장을 통해 현재 특수교육에서 강조되고 있는 영역들을 전반적으로 살펴보고 특수아동에 대한 교육적인 측면의 이해와 더불어 앞으로 특수교육에서 해결해야 할 중점 과제들을 살펴보고자 한다.

2 특수교육의 변천과정

우리나라의 역사적 문헌에서 비교적 소외계층이었던 장애인과 관련된 서술은 많지 않으며 그나마 맹인과 관련된 기록이 대부분이다. 특수교육과 관련된 교육기관에 대한 구체적인 언급은 조선시대에 이르러 찾을 수 있는데, 특수교육의 성립시기와 시대 구분은 학자마다 약간씩 다르다. 여기에서는 변호걸(2005)이 제시한 시대 구분에 따라 살펴보기로 한다. 특수교육의 역사와 발전과정을 살펴보는 것은 장애인에 대한 우리 사회의 시대별 관점이나 교육체계의 변화과정을 이해하고 현재의 특수교육이 나아갈 방향을 찾는데 도움이 된다.

1) 고전적 특수교육기(1445~1876 개항)

『세종실록』(세종 27년 3월 무인조, 1445)에는 "영리한 소경 10명을 선발하여 훈도 4~5명으로 하여금 서운관에 모여 그 업을 익하게 하였다"는 기록이 나온다. 서운관은 이미 고려 때부터 설치되어 세조 12년(1466)에 관상감으로 개칭되어 명과학(운명, 길흉화복을 예언하는 잡학)을 가르쳤는데, 이곳을 우리나라 특수교육 성립의 기점으로 잡고 있다(김승국, 1995). 조선 중기 이후 명통사가 없어지자 맹인들 스스로 임진왜란 직후에 맹청을 설립하여 점복교육을 실시하였는데, 갑오경장(1894)으로 맹청이 없어질 때까지 조선의 맹인들은 중인의 대우를 받으며 점복업에 종사하였다(김동일 외, 2010). 조선시대 맹인이 '명과맹'(점치는 맹인에게 주는 잡직벼슬)이나 관습도감의 '관현맹'(현악기와 관악기를 다르던 맹인악사) 등으로 관직에 등용되었다는 점은 한국특수교육사적으로 그 의미가 크다고 할 수 있다.

2) 근대 특수교육 이식기(1876~1945)

우리나라의 근대식 특수교육의 성립은 구한말 개화기에 외국선교사들에 의한 문화적 이식 속에서 태동하였다(변호걸, 2005). 구한말의 개화사상은 개화의 보급과 그 실천을 교육을 통해 이루고자 하였다. 1881년에는 박정양 등 신사유람단이 일본의 각종 교육기관을 둘러보고 맹아원을 소개하였으며, 유길준은 『서유견문』(1889)을 통해 서구의 장애인 교육기관에 대해 비교적 자세히 소개함으로써 개화기에 장애인도 교육이 가능하다는 사실을 새롭게 인식시켰다.

우리나라에서 처음으로 서양식 특수교육을 시작한 사람은 미국감리교 의료선교사였던 Rosetta S. Hall 여사로 오복래(또는 오복녀)라는 맹여아를 대상으로 1894년에 처음으로 점자지도를 시작하였다. 1897년 뉴욕맹학교에서 점자와 맹교육에 관한 자료를 수집하고 돌아와 1900년에 평양여자맹학교를 개교하여 맹교육에 힘썼으며 우리나라 최초의 한글점자(4점형 점자)를 창안하였다.

Hall은 맹교육만이 아니라 농교육에도 관심을 가졌다. 우리나라 농교육의 성립 연도에 대해서는 이견이 있으나, 농교육을 시작한 해는 1910년인 것으로 추정된다(변호걸, 2005).

한일합병으로 일본이 조선을 강점하면서 지금까

지 선교사들이 실시하던 특수교육은 조선총독부가 통제하였으며, 1912년 제생원 관제 및 규칙을 제정·공포하였고, 1913년 제생원에 맹아부를 두고 맹학생 16명과 농아생 11명으로 교육을 시작하였다. 일본의 식민지 교육은 교육 연한을 짧게 하고 경비를 최대로 절약하며 일본 통치에 필요한 실용적인 교육내용으로 구성하여 질적으로 수준이 낮은 교육이 될 수밖에 없었다(권요한 외, 2010).

그러나 이러한 가운데서도 특수교육에 대한 자각과 반성이 일어나 박두성 선생의 『훈맹정음』 제정 및 반포(1926년 11월 4일)는 한국 특수교육사에 매우 중요한 역사적 사건이라 할 수 있다. 『훈맹정음』은 맹인들에게 역사적 복음인 동시에 우리 민족에게는 자주의식을 고취하여 특수교육에 대한 이해를 증진시키는 계기가 되었다. 이러한 자각으로 1935년 한국인으로서는 최초로 이창호 목사에 의해 평양 광명맹학교가 설립되었으며, 이후 1938년 제생원 졸업생 손용주의 원산맹학교 설립 등으로 이어지게 되었다(변호걸, 2005).

3) 특수학교 설립기(1945~1977)

해방 이후 특수교육은 별다른 발전을 하지 못하고 제생원이 국립맹아학교로 개편·설립(1945)되었으며, 첫 사립학교로 1946년 이영식 목사에 의한 대구맹아학교가 설립되었다. 그 후 대한민국 정부가 수립되고 1949년에 「교육법」이 제정되면서 특수교육은 제도적인 발전의 길로 들어섰다. 「교육법」 제81조의 모든 국민이 균등하게 교육 받기 위한 학교설치에 관한 명시와 6항의 특수학교 설치조항을 토대로 국립재활원의 모체인 중앙각심학원이 1949년에 설립되었다.

「교육법」의 제정으로 특수학교 설립을 위한 법적기반은 마련하였지만 「교육법」 제98조 "학령아동이 불구, 폐질, 병약, 교육 불안전 또는 기타 부득이한 사유로 취학하기 불능한 경우에는 대통령이 정하는 바에 의하여 그 의무를 면제 또는 유예할 수 있다"라는 유예조항의 삽입은 특수교육의 기본목적을 퇴색시키고 특수교육을 저해하는 원인을 제공하였다.

1977년 「특수교육진흥법」이 반포되기 전까지는 법적·제도적 정비가 미비하였으며 특수학교 설립 또한 미약하였다. 1950년에서 1970년까지 전국적으로 국·공립 특수학교가 7개, 사립특수학교가 25개 정도 밖에 설립되지 못하였다. 이런 가운데 1968년 정부가 특수교육 5개년계획을 수립하였으며 1967년에 최초로 국가수준의 교육과정인 맹학교 교육과정과 농학교 교육과정이 고시되었다. 1974년에는 정신지체 교육과정, 1983년에는 지체부자유 교육과정이 고시되었다. 그리고 1964년에 우리나라 최초로 연세대학교 세브란스병원 부속 지체부자유학교(현 연세대학교 재활학교)가 설립되었으며, 1969년에는 서울 월계국민학교에 약시 특수학급이, 1971년에는 대구 칠성국민학교에 정신지체 특수학급이 처음으로 설치되었다.

4) 특수교육 진흥기(1977~현재)

1977년 「특수교육진흥법」의 제정·반포로 한국 특수교육은 일대 전환기에 들어서 제도적, 질적인 변화를 맞이하게 되었다. 1970년대 후반에 이 법이 제정된 것은 특수교육에 대한 자각에서라기보다는 특수교육의 국제적 흐름과 권고의 영향이 컸다. 1971년 UN의 정신지체인 권리선언, 1976년 장애인 권리선언 및 UN총회(1976)에서의 '1981년 세계 장애인의 해' 지정 결의는 모든 나라에 장애인에 대한 교육 및 복지에 관한 정책수립을 권유하였다. 이러한 세계적인 흐름에 따라 경제성장 정책에만 급급하던 한국정부도 장애인 복지와 교육문제에 있어 질적인 발전을 가져온 「특수교육진흥법」을 제정하게 되었다.

이 법의 제정과 그 후 10여 차례에 걸친 개정안을 통해 특수교육대상자의 교육기회 확대, 사립특수학교 운영 보장, 특수교육기관의 신·증설, 통합교육과 개별화교육 실시, 특수교육운영위원회 도입 등 특수교육의 질 제고와 발전에 있어서는 큰 진전이 있었다. 「특수교육진흥법」 제정 당시에는 3개 대학에만 설치되었던 특수교사양성기관이 그 후 40여 개로 증가하였으며 1994년에는 특수학교 교과서 개발 및 교육과정 지원, 제반 특수교육관련 정책을 담당하는 국립특수교육원이 설립되었고, 교육부(현 교육과학기술부)에는 특수교육정책을 담당하는 전담부서가 설치되었다.

2007년 「장애인 등에 대한 특수교육법」이 새로 제정되면서 모든 장애학생의 실질적인 학습권 보장과 장애인 교육에 대한 국가의 책무성이 강화되었고, 정부 주도의 1차(1992~2002), 2차(2003~2007), 3차(2008~2012)에 걸친 특수교육 발전 종합계획을 통해 특수교육의 양적 확대와 질적인 성장은 해를 거듭하며 체계적인 발전방향을 찾아나가고 있다.

3 특수교육의 정의와 장애영역

특수교육은 일반교육과 공통의 기반 위에 있기는 하지만, 특수교육을 필요로 하는 아동을 대상으로 일반교육의 목표, 내용, 방법을 그들에게 맞게 조절하거나 수정하여 가르치는 교육을 의미한다. 즉, 각 아동의 장애 특성에 따라 일반교육에서 잘 사용하지는 않지만 아동에게 필요한 특별한 프로그램이나 학습 보조도구를 활용하여 각 아동을 위해 설정된 목표에 도달하도록 교육하는 것을 의미한다. 이는 2007년 5월에 제정된 「장애인 등에 대한 특수교육법」에서 규정하고 있는 정의, 즉 "특수교육이란 특수교육대상자의 교육적 요구를 충족시키기 위하여 특성에 적합한 교육과정 및 특수교육 관련서비스 제공(상담지원·가족지원·치료지원·보조인력지원·보조공학기기지원·학습보조기기지원·통학지원 및 정보접근지원 등)을 통하여 이루어지는 교육"과도 상통한다고 할 수 있다.

장애영역과 장애영역별 특수교육 대상자의 선정기준은, 「장애인 등에 대한 특수교육법 시행령」의 별표를 통해 아래와 같이 상세히 제시하고 있다.

4 특수교육의 현황 및 관련법규

1) 특수교육기관 및 특수교육대상자의 수

'특수교육기관'이라 함은 특수교육대상자에게 유치원·초등학교·중학교 또는 고등학교(전공과 포함)의 과정을 교육하는 특수학교 및 특수학급을 말한다(「장애인 등에 대한 특수교육법」 제2조 제11호). 이 중 특수학급은 특수교육대상자의 통합교육을 실시하기 위해 일반학교에 설치된 학급을 말한다(동법 제2조 제12호). 우리나라의 특수학교는 장애영역에 따라 시각장애학교, 청각장애학교, 정신지체

표 11-1. 특수교육대상자 선정 기준

순	장애영역	선정 기준
1	시각장애	시각계의 손상이 심하여 시각기능을 전혀 이용하지 못하거나 보조공학기기의 지원을 받아야 시각적 과제를 수행할 수 있는 사람으로서 시각에 의한 학습이 곤란하여 특정의 광학기구·학습매체 등을 통하여 학습하거나 촉각 또는 청각을 학습의 주요 수단으로 사용하는 사람
2	청각장애	청력 손실이 심하여 보청기를 착용해도 청각을 통한 의사소통이 불가능 또는 곤란한 상태이거나, 청력이 남아 있어도 보청기를 착용해야 청각을 통한 의사소통이 가능하여 청각에 의한 교육적 성취가 어려운 사람
3	정신장애	지적 기능과 적응행동상의 어려움이 함께 존재하여 교육적 성취에 어려움이 있는 사람
4	지체장애	기능·형태상 장애를 가지고 있거나 몸통을 지탱하거나 팔다리의 움직임 등에 어려움을 겪는 신체적 조건이나 상태로 인해 교육적 성취에 어려움이 있는 사람
5	정서·행동 장애	장기간에 걸쳐 다음 각 목의 어느 하나에 해당하여, 특별한 교육적 조치가 필요한 사람 가. 지적·감각적·건강상의 이유로 설명할 수 없는 학습상의 어려움을 지닌 사람 나. 또래나 교사와의 대인관계에 어려움이 있어 학습에 어려움을 겪는 사람 다. 일반적인 상황에서 부적절한 행동이나 감정을 나타내어 학습에 어려움이 있는 사람 라. 전반적인 불행감이나 우울증을 나타내어 학습에 어려움이 있는 사람 마. 학교나 개인 문제에 관련된 신체적인 통증이나 공포를 나타내어 학습에 어려움이 있는 사람
6	자폐성장애 (이와 관련된 장애를 포함)	사회적 상호작용과 의사소통에 결함이 있고, 제한적이고 반복적인 관심과 활동을 보임으로써 교육적 성취 및 일상생활 적응에 도움이 필요한 사람
7	의사소통 장애	다음 각 목의 어느 하나에 해당하여 특별한 교육적 조치가 필요한 사람 가. 언어의 수용 및 표현 능력이 인지능력에 비하여 현저하게 부족한 사람 나. 조음능력이 현저히 부족하여 의사소통이 어려운 사람 다. 말 유창성이 현저히 부족하여 의사소통이 어려운 사람 라. 기능적 음성장애가 있어 의사소통이 어려운 사람
8	학습장애	개인의 내적 요인으로 인하여 듣기, 말하기, 주의집중, 지각(知覺), 기억, 문제해결 등의 학습기능이나 읽기, 쓰기, 수학 등 학업성취 영역에서 현저하게 어려움이 있는 사람
9	건강장애	만성질환으로 인하여 3개월 이상의 장기입원 또는 통원치료 등 계속적인 의료적 지원이 필요하여 학교생활 및 학업수행에 어려움이 있는 사람
10	발달지체	신체, 인지, 의사소통, 사회·정서, 적응행동 중 하나 이상의 발달이 또래에 비하여 현저하게 지체되어 특별한 교육적 조치가 필요한 영아 및 9세 미만의 아동
11	그 밖에 대통령령으로 정하는 장애	그 밖에 대통령령으로 정하는 특수교육을 필요로 하는 자

*출처: 「장애인 등에 대한 특수교육법 시행령」

학교, 지체장애학교, 정서장애학교로 나뉘어 있으며 장애영역별 특수교육을 받고 있는 대상자 수로는 그림 11-1에서 보듯이 정신지체가 42,690명(53.6%)으로 가장 많고, 다음으로는 지체장애 10,367명(13.0%), 학습장애 6,320명(7.9%), 자폐성장애 5,463명(6.9%), 정서·행동장애 3,588명(4.5%), 청

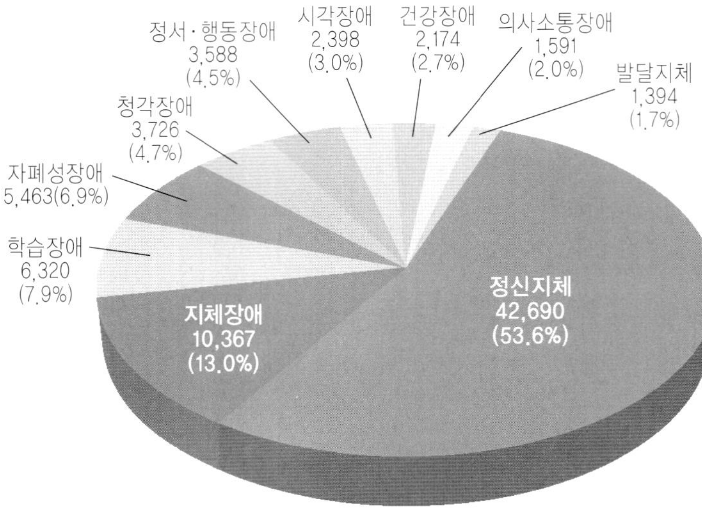

그림 11-1. 특수교육 대상학생 현황

*출처 : 교육과학기술부 특수교육지원과(2010), 특수교육연차보고서(정기국회보고자료)

각장애 3,726명(4.7%), 시각장애 2,398명(3.0%), 건강장애 2,174명(2.7%), 의사소통장애 1,591명(2.0%), 발달지체 1,394명(1.7%) 순이다.

교육환경별 특수교육대상자수는 그림 11-2에서 나타난 것처럼 특수학교 및 특수교육지원센터 23,944명(30.0%), 일반학교 특수학급 42,021명(52.7%), 일반학교 일반학급 13,746명(17.3%)으로 나타나 특수학교 및 특수교육지원센터(30.0%)보다는 일반학교(70.0%)에 보다 많이 분포되어 있으며 학교 과정별 특수교육대상학생 현황은 그림 11-3과 같다.

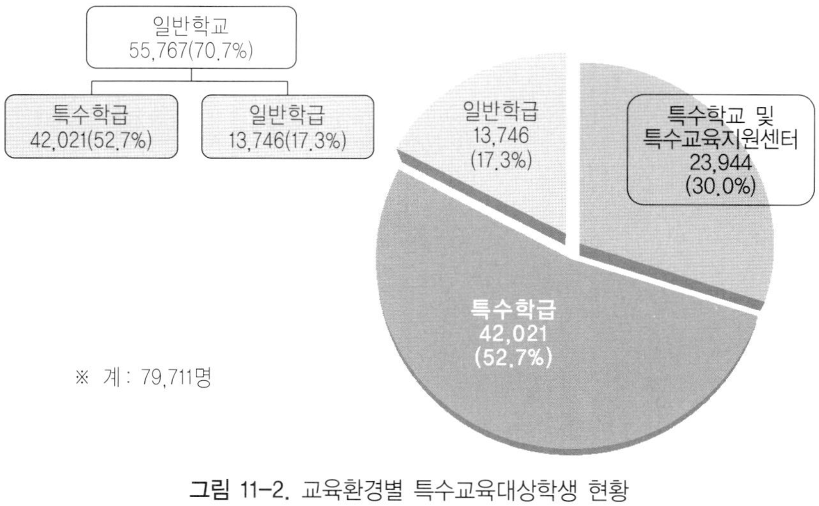

그림 11-2. 교육환경별 특수교육대상학생 현황

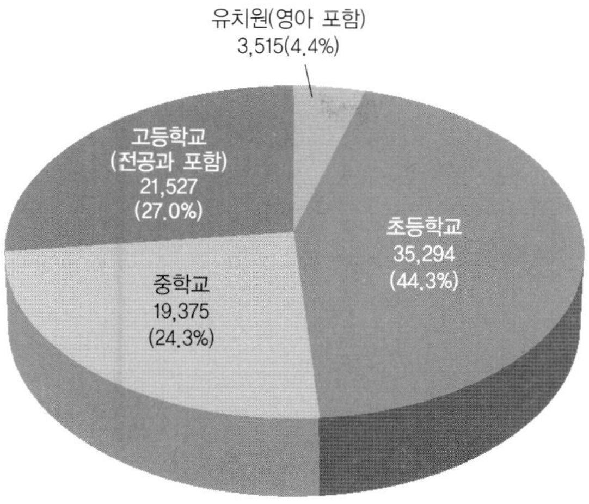

그림 11-3. 학교과정별 특수교육대상학생 현황

*출처 : 교육과학기술부 특수교육지원과(2010), 특수교육 연차보고서(정기국회보고자료)

(1) 특수학교 현황

특수학교는 신체적·정신적·지적 장애 등으로 인하여 특수교육을 필요로 하는 자에게 초등학교·중학교 또는 고등학교에 준하는 교육과 실생활에 필요한 지식·기능 및 사회적응 교육을 하는 것을 목적으로 한다.

2010년 4월 현재 전국 150개의 특수학교에서 23,776명의 특수교육대상학생이 특수교육을 받고 있으며, 특수학교에서 특수교육을 담당하고 있는 교원은 6,738명이다. 2009년도 특수학교 현황과 대비하면 학생수는 170명이 증가, 교원수는 126명이 증원되었다.

(2) 일반학교 특수학급 현황

'특수학급'이란 특수교육대상자의 통합교육을 실시하기 위하여 일반학교에 설치된 학급을 말한다. 2010년 4월 현재 전국 5,797개의 유·초·중·고등학교에 설치된 7,792개 특수학급에서 42,021명의 특수교육대상학생이 특수교육을 받고 있으며,

표 11-2. 특수학교 현황

설립별	학교 수	학급 수	학생 수	교원 수
국 립	5	171	948	326
공 립	55	1,740	10,842	3,004
사 립	90	1,866	11,986	3,408
계	150	3,777	23,776	6,738

*출처: 교육과학기술부 특수교육지원과(2010), 특수교육연차보고서(정기국회보고자료)

표 11-3. 일반학교의 특수학급 현황

과정별	학교 수	학급 수	학생 수	교사 수
유치원	207	274	815	267
초등학교	3,604	4,682	22,886	4,847
중학교	1,343	1,748	10,230	1,846
고등학교	642	1,087	8,085	1,298
전공과	1	1	5	1
재활복지, 치료교육교사				12
계	5,797	7,792	42,021	8,271

*출처 : 교육과학기술부 특수교육지원과(2010), 특수교육연차보고서(정기국회보고자료)

특수학급에서 특수교육을 담당하고 있는 교원은 8,271명이다. 2009년도 특수학급 현황과 대비하면 특수학급 설치교는 473개교 증가, 특수학급은 868개 학급 증설, 담당교사는 1,143명이 증원되었다.

(3) 일반학교 일반학급 현황

2010년 4월 현재 전국 6,775개 유·초·중·고등학교의 12,375개 일반학급에 13,746명의 특수교육 대상학생이 배치되어 통합교육을 받고 있다.

(4) 순회교육 현황

2010년도 4월 현재 가정·시설·병원·학교 등에 순회·파견 형태로 실시되는 순회교육은 특수학교 198학급의 847명, 특수학급 479학급의 2,346명, 특수교육 지원센터의 4,890명을 대상으로 실시하고 있으며 순회교육을 담당하고 있는 교사는 특수학교 203명, 특수학급 546명, 특수교육 지원센터 658명으로 총 1,407명이다.

(5) 병원학교 현황

병원학교 및 화상강의시스템은 건강장애학생들을 위해 병원 내에 학교를 설치하여 운영하거나 실시간 온라인으로 수업을 제공하고 출석인정을 해주는 제도이다. 그 대상은 만성질환으로 인하여 3개

표 11-4. 특수교육대상자의 일반학급 배치 현황

구 분	학교 수	학급 수	학생 수
유치원	1,091	1,459	1,616
초등학교	2,891	4,845	5,313
중학교	1,592	2,765	3,100
고등학교	1,201	3,306	3,717
계	6,775	12,375	13,746

*출처 : 교육과학기술부 특수교육지원과(2010). 특수교육연차보고서(정기국회보고자료)

표 11-5. 순회교육 현황

구 분	학 생 수										학급 수	교사 수
	기 관					학교과정						
	가정	시설	병원	일반학교	계	유치원(장애영아 포함)	초등학교	중학교	고등학교	계		
특수학교에서 순회, 파견	403	434	10		847	70	333	230	214	847	198	203
특수학급에서 순회, 파견, 겸임	534	1,137	50	625	2,346	44	1,320	599	383	2,346	479	546
특수교육 지원센터	295	157	4	4,434	4,890	537	2,398	985	970	4,890		658
계	1,232	1,728	64	5,059	8,083	651	4,051	1,814	1,567	8,083	677	1,407

*출처 : 교육과학기술부 특수교육지원과(2010). 특수교육연차보고서(정기국회보고자료)

표 11-6. 병원학교 현황

학교수	월평균 학생수	교사 및 담당자수	병 원 명	
			교육청 소속 병원학교(20개)	교육청과 병원 간 협약 및 병원자체 운영 병원학교(10개)
30	1,005	50	경상대병원, 부산대병원, 인제대부산백병원, 동아대의료원, 국립부곡병원, 국립암센터, 대구영남대의료원, 대동병원, 가천의대부속길병원, 인하대부속병원, 울산대병원, 충남대병원, 회순전남대병원, 단국대천안병원, 강릉아산병원, 강원대병원, 충북대병원, 전북대병원, 경북대병원, 양산부산대병원외	서울대병원, 세브란스병원, 한양대병원, 서울아산병원, 삼성서울병원, 국립서울병원, 서울시립어린이병원, 한국원자력병원, 서울성모병원, 경희대의료원

*출처 : 교육과학기술부 특수교육지원과(2010). 특수교육연차보고서(정기국회보고자료)

월 이상의 장기입원이나 통원치료 등 계속적인 의료적 지원이 필요해 학교생활과 학업수행이 어려운 사람으로, 이들을 '건강장애'를 지닌 특수교육대상자로 선정하고 있다.

2) 장애인 등에 대한 특수교육법

우리나라 특수교육 정책은 「헌법」과 「교육기본법」을 비롯하여 「유아교육법」, 「초·중등교육법」 등 여러 법령에 의해 이루어지고 있다. 하지만 그 중에서도 2000년대에 급변하는 사회 변화 속에 장애 아동의 교육적 요구를 충족시키고 장애인에 대한 복지증진과 권리보장 및 차별금지를 위해 제정된 「장애인복지법」, 「장애인차별금지 및 권리 구제 등에 관한 법률」, 「장애인 등에 대한 특수교육법」은 특수교육 발전에 큰 영향을 주었다.

특히 현재 우리나라 특수교육 발전의 기틀을 이루고 있는 「장애인 등에 대한 특수교육법」은 「교육기본법」 제18조에 따라 국가 및 지방자치단체로 하여금 장애인 및 특별한 교육적 요구가 있는 사람에게 통합된 교육환경을 제공하게 하고, 생애주기에 따라 장애유형·장애정도의 특성을 고려한 교육을 실시하여 장애인들의 자아실현과 사회통합에 큰 기여를 하고 있다. 「장애인 등에 대한 특수교육법」의 주요 내용은 아래와 같다.

주요 내용

① 특수교육대상자에 대한 의무교육 연한 확대
② 장애의 조기발견 체제 구축 및 장애영아의 무상교육
③ 특수교육지원센터 설치·운영 법적 근거 마련
④ 통합교육의 강화
⑤ 진로 및 직업교육의 강화
⑥ 학교급식 설치 및 교사 배치 기준의 상향 조정을 통한 교육 질 제고
⑦ 특수교육 관련 서비스 제공
⑧ 장애인에 대한 고등교육 강화
⑨ 장애인에 대한 평생교육 지원

5 특수교육 교육과정

1) 2010년 개정 특수교육 교육과정

(1) 교육과정의 개정 요구

최근 우리 사회의 패러다임의 변화와 교육을 보는 사고의 틀의 변화는 특수교육을 개인 결함의 관점에서 벗어나 각종 지원에 근거한 사회적 관점을 지향하도록 하여 특수교육대상자의 기능을 향상시킬 것을 요구하고 있다(정동영, 2010). 이러한 사회의 변화에 부응하기 위해 특수교육 교육과정의 개정이 요구되었으며, '2010년 개정 특수교육 교육과정'은 '특수교육대상자의 전반적인 기능 향상을 통한 사회일원으로서의 통합'을 가장 우선시하고 있다.

또 다른 특수학교 교육과정의 개정 요인은 '2009년 초·중등학교 교육과정'(총론)의 개정으로, 통합교육의 지원을 받고 있는 학생들에게도 이 교육과정이 적용될 수 있도록 특수교육의 교육과정도 함께 개정되어야 하는 것이다. 전 세계적으로 통합교육은 이미 특수교육의 중심축이 되었으며 우리나라의 특수교육 교육과정은 이미 제7차 교육과정 시기부터 초·중등학교 교육과정과 연관된 체제를 구축해왔다. 따라서 특수교육 교육과정은 특수교육의 특수성을 강화하고, 일반교육 교육과정과의 연계·조정 방식을 효율화하며, 특수교육 성과 제고를 위해 교육과정을 개정해야 하는 또 다른 특수교육 내부의 요구를 지니고 있는 것이다(정동영, 2010).

(2) 교육과정의 개정 방향 및 개정 중점

'2010년 개정 특수교육 교육과정' 총론을 근거로 교육과정의 개정 방향 및 개정 중점을 요약하면 아래와 같다(정동영, 2010).

① 일반교육 접근 강화를 통한 교육과정 통합 지원 확대(각 항목별 개정내용은 '2009년 개정 초·중등학교 교육과정'과 동일함)

㉠ '추구하는 인간상', '교육과정 구성방향', '학교과정별 교육목표'를 '2009년 개정. 초·중등학교 교육과정'과 동일한 내용으로 개정

㉡ 교육과정 형태를 유치원, 초등학교, 중학교 및 고등학교 과정별로 각각 분리해 편성

㉢ 구조를 초·중등 9년의 공통 교육과정과 고등학교 3년의 선택교육과정으로 개정

㉣ **편제를 특수교육학생의 요구에 적합한 교과군과 학년군으로 개정** : 학생들의 학습 부담 경감 및 단위학교 교육과정 편성·운영의 자율성 확대

㉤ **활동을 교과활동과 비교과 활동(창의적 체험활동)으로 개정** : 학생들의 창의성 개발과 공동체의식 함양 등 전인교육 추구

㉥ 수업시수 제시방식을 기준 수업 시수제로 개정

② 특수교육의 특수성 제고에 의한 특수교육 정체성 강화

최근에는 특수교육을 특수교육대상학생의 특별한 요구를 위해 고안된 교육적 중재와 지원으로 정의내리고 있으며, 특수교육의 특수성과 정체성 강화의 방향은 교수방법의 개선과 더불어 조정과 지원을 위한 자원의 제공을 중심으로 확립하였다.

㉠ 특수교육대상학생들의 장애유형의 다양화와 중도·중복화 추세로 인해 생겨나는 심

각한 개인차에 대응하기 위해 교과별 기본 교육과정 수준의 단계(현재 3단계)를 확대함

㉡ 기본 교육과정에 선택교과 도입

㉢ 비인지적 장애(시각장애, 청각장애, 지체장애)를 지닌 특수교육대상학생들의 특별한 특성과 요구를 반영해 일반교육 교육과정에 대한 보완자료(angumentative text)와 수정자료(modified text)의 개발 및 보급 확대

㉣ 진로・직업교육의 토대를 근본적으로 개정

③ 교육과정 운영 자율화를 통한 특수교육기관의 특성화 도모

㉠ 학교의 특성 및 학생・학부모・교사의 요구와 필요에 따라 교육과정 운영시수 증감허용

㉡ 교과집중 이수제 확대

㉢ 다양한 교과군에 선택과목 확대

④ 특수교육의 책무성 강화에 의한 교육성과 제고

세계 각국의 교육에서 추진하고 있는 표준중심의 교육개혁을 토대로 모든 학생의 교육성과를 제고하기 위해 특수교육대상학생에게도 일반학생과 동일한 평가를 요구하고 있으며 조정의 가능성을 열어두었다.

㉠ 모든 특수교육대상학생에 대해 학업성취도 평가를 요구하되, 필요한 경우 적절한 조정을 통해 평가하도록 개정

㉡ 대안평가의 타당도와 신뢰도를 제고하도록 개정

㉢ 교육과정의 질 관리를 위하여 국가수준에서 주기적으로 학업성취도 평가, 학교와 교육기관 평가 및 교육과정 편성・운영에 관한 평가 실시

(3) 교육과정 실행을 위한 과제

① 단위학교들이 자율적이고 특색 있는 교육과정을 편성・운영할 수 있도록 필요한 전문성과 경험을 제공하는 교육과정 관련 연수 확대

② 지금까지 특수교육 대상학생의 개인차를 반영하는 운영자료에 대한 지원이 미비하였으므로 특수교육대상학생의 특성과 요구에 필요한 다양한 교육과정 운영자료 개발 지원 확대

③ 현재의 열악한 특수교육기관의 시설・설비 개선 및 특수교육 교사 배치정원의 확대 필요 : 비인지적 장애를 지닌 특수교육대상학생들이 재학하고 있는 특수학교의 경우 학생 4명당 교사 1인이라는 교사배치 정원 규정으로는 정규교과도 내실 있게 운영하기 어려운 실정임

2) 개별화교육

(1) 개별화교육 프로그램(Individualized Education Program : IEP)의 개념

Abeson과 Weintraub(1977)는 개별화교육 프로그램을 설명할 때 '개별화(individualized)'는 한 학생의 교육적 요구를 의미하고 '교육(education)'은 특수교육 및 관련서비스를 의미하며 '프로그램(program)'은 학생에게 실제로 무엇을 제공할 것인가에 대한 진술을 의미하는 것으로 보았다. 즉 특수교육 대상자 개인의 장애특성을 고려해 교육목표와 교육방법, 교육내용 및 관련 서비스 등을

선정하여 교수·학습 계획을 수립함으로써, 학생 각자의 독특한 교육적 욕구를 충족시키고 특수교육 대상자의 교육권을 보장한다는 것이다.

개별화교육계획은 과거와 달리 법적인 문서의 성격이 있어 매 학기 시작일로부터 30일 이내에 반드시 작성되어야 하며, 특수교육 대상자의 인적사항과 특별한 교육지원이 필요한 영역의 현재 학습수행 수준, 교육목표, 교육내용, 교육방법, 평가계획 및 제공할 특수교육 관련 서비스의 내용과 방법 등이 포함되어야 한다. 해당 학생이 전학을 갈 경우에는 14일 이내에 전입 학교로 개별화교육계획을 송부하도록 함으로써 개별화교육의 지속성과 연관성을 강조하고 있다.

개별화교육계획서는 체계적으로 장애 학생에게 무엇을 가르칠 것인가에 대한 문서화된 정보일 뿐만 아니라, 개별화교육계획에 참여하는 장애학생 학부모가 학생교육에 있어 협력자의 역할을 담당함을 강조한 공식 문서이기도 하다.

(2) IEP(Individualized Education Program)의 구성요소

① 학생의 현재 교육적 성취수준
② 연간목표
③ 연간목표의 도달과정을 알아 볼 수 있는 단기목표
④ 학생에게 제공되는 특별한 특수교육과 관련된 서비스
⑤ 정규 교육프로그램에 참여할 수 있는 시간
⑥ 서비스를 시작하는 날짜와 예상되는 기간
⑦ 학생의 성취수준을 평가하는 방법과 절차

(3) IEP의 기능

① IEP는 부모, 교사, 행정가가 특정 학생에게 어떤 교육적 서비스와 관련서비스가 시행되고 있는지를 파악할 수 있게 하는 관리도구로서의 기능을 한다.
② 서비스 제공의 효율성 및 자원의 효과적인 사용을 평가하는데 도움을 줄 수 있는 점검도구로서의 기능을 한다.
③ IEP는 계획된 목표와 학생의 진보가 어느 정도 일치하고 있는가를 확인하기 위한 평가도구로서의 기능을 한다.
④ IEP의 모임은 부모와 학교 직원들 간의 의사소통 수단으로서의 기능을 하며, 의사결정을 할 때 이들에게 동등한 참여 기회를 부여한다.

3) 진로 · 직업교육

현재 우리나라 특수교육에서 사용하고 있는 직업교육과 관련된 용어에는 진로교육, 직업교육, 전환교육, 직업훈련 등이 있다. 그런데 일반적으로 특수교육계에서는 진로교육과 직업교육, 전환교육을 혼용하는 경우가 많다. 이들은 보는 관점이나 기준에 따라 서로 다른 측면들이 있다.

(1) 진로교육

개인이 진로를 선택하고 적응·발달하도록 하는 것에 초점을 둔 교육으로서 한 개인이 자기의 흥미, 소질, 능력 등에 적합한 일을 선택하고 수행하여 자아실현을 할 수 있도록 지도하는 것이다. 진로교육은 단순히 하나의 직업만을 준비하는 것이 아니라 개인이 자신의 진로를 현명하게 선택하고 선택한 진로를 계속적으로 발전시켜 자아실현을 하도록 하며, 생산적인 사회 구성원의 역할을 할 수 있도록 돕는 것이다.

(2) 직업교육

직업의 세계를 탐색하고, 자기의 적성, 흥미, 능력에 맞는 일을 택하여 그것에 필요한 지식이나 기능, 태도, 습관 등을 개발하며, 이런 능력을 계속적으로 개선해 나갈 수 있도록 지도하는 교육을 말한다. 직업교육은 장애학생이 사회의 한 구성원으로서 긍지와 자부심을 가지고 생활할 수 있도록 준비해 주는 과정이라 할 수 있다. 따라서 직업교육은 더욱 확장·강화되어야 하며, 장애학생의 요구나 능력에 따른 다양한 프로그램이 마련되어야 한다.

(3) 전환교육

장애학생 개개인의 요구와 능력, 장애 정도 등에 따라 마련된 학생 중심의 교육활동으로 장애학생들이 지역사회에서 생산적이고 자립적인 성인생활을 누리는 데 필요한 모든 교육 프로그램과 관련 서비스를 제공하는 교육과정이라 할 수 있다.

(4) 진로 및 직업교육과 전환교육의 관계

진로교육과 직업교육 그리고 전환교육은 각각 독립된 개념이라기보다 서로 관련된 요소를 포함한 협의의 개념과 포괄적 개념을 내포하고 있다. 전환교육은 장애학생을 위한 진로교육이라고 일컬어지듯이 전환교육과 진로교육은 유사한 면이 많다. 전환교육은 학교과정뿐만 아니라 학교 졸업 후 지역사회에서의 생활을 연결시키는 데 초점을 두는 결과중심의 지원활동을 의미한다. 전환교육은 교육, 직업훈련, 통합고용, 계속적인 성인교육, 성인서비스, 독립생활, 지역사회 참여 등을 포함하고 있어 직업교육과 진로교육의 개념을 모두 포괄하는 개념이라 하겠다.

4) 치료지원

「장애인 등에 대한 특수교육법」 시행에 따라 기존의 치료교육은 폐지되고 특수교육 관련 서비스의 하나로 치료지원이 신설되었다. 치료도 교육행위의 하나로 간주되어 실시되던 치료교육은 그 의미와 방법 및 결과의 모호성으로 인해 법률에서 폐지되면서 치료교육을 담당하던 치료교사의 명칭도 더 이상 사용할 수 없게 되었다. 치료교사가 담당하던 대부분의 치료교육 행위는 치료지원이라는 명칭으로 개정되어 해당 자격증 소지자들에 한하여 관련서비스를 지원할 수 있도록 하였다.

「장애인 등에 대한 특수교육법」 제28조에 따르면, 특수교육 대상자가 필요로 하는 경우에는 물리치료, 작업치료 등 치료지원을 제공하도록 하며, 동법 시행령 제24조의 "법 제28조 제2항에 따른 치료지원에 필요한 인력은 「의료기사 등에 관한 법률」 제4조에 따른 면허 또는 「자격기본법」 제19조 제1항에 따라 주무부장관이 공인한 민간자격을 소지한 사람으로 한다"고 명시되어 있다. 또한 교육감이나 특수학교의 장은 특수교육지원센터 또는 특수학교에 치료실을 설치·운영할 수 있도록 하였으며, "교육감은 「공공보건의료에 관한 법」 제2조에 따른 공공보건의료기관 및 「장애인복지법」 제58조에 따른 장애인복지시설 등과 연계하여 치료지원을 할 수 있다"라고 기술하고 있다(「장애인 등에 대한 특수교육법 시행령」 제24조 제3항).

법률상 치료지원의 종류는 물리치료와 작업치료

만 명시되어 있지만, 시행령에 따라 아동이 요구하는 다양한 치료지원이 단계적으로 이루어질 계획이다.

5) 특수교육공학과 보조공학

학교교육 현장에 공학을 활용할 필요성은 비단 장애학생뿐만 아니라 모든 학생들의 교육 효율성 증진을 위해서도 강조되어 왔다. 즉, 교육에서의 공학은 근본적으로 교육적 필요에 의해 채택되고 적용되어 왔으며, 현재는 교육의 효과 및 효율성을 증진시키는 주요 기술로 자리 잡고 있다.

교육에 공학을 접목시키는 교육공학은 교육효과의 증진을 위해 공학적 기술과 지식을 체계적으로 활용하는 학문이다. 이와 관련하여 특수교육공학은 특수교육에 공학을 접목시킨 개념이라고 볼 수 있다. 특수교육공학은 일반적인 교육공학의 의미에 장애로 인한 특수성을 가진 공학적 요소들을 포함시킴으로써 그 범위 면에서 교육공학과 차이가 있다.

특수교육공학은 교수·학습의 효과적인 수행을 위하여 활용되는 일반공학과 장애학생의 교수·학습, 일상생활, 여가, 직업영역 등에 활용되는 보조공학으로 나눌 수 있다. 이 중 보조공학은 장애학생들의 인지적·신체적 특성에 기인한 기능적 요구들을 지원하고 있으며, 학교·가정·지역사회에서 활동할 때의 접근성과 편리성, 효율성을 확대시키는 기초적이면서 필수적인 서비스로 인식되고 있다.

(1) 보조공학 활용의 필요성

보조공학을 활용함으로써 정신적, 육체적 장애를 가진 사람들이 가정과 학교, 지역사회에서 장애로 인해 발생하는 여러 제약 사항이나 한계를 조금이라도 줄여가며 자신의 기능적 능력을 향상시키고 사회구성원으로서 독립적이고 자신감 있게 생활할 수 있다. 또한 보조공학은 사회·정서적인 측면과 지적인 측면에서 장애로 인한 실패나 부적응과 관련된 부적절한 경험을 줄여주거나 경험하지 않도록 하는 예방적인 기능도 가지고 있다(Lesar, 1998).

(2) 보조공학의 영역과 활용

보조공학은 장애를 가진 사람들이 일상생활이나 학교에서 필요한 과제 수행 시 또는 여가생활과 관련해 편리하게 활용할 수 있는 여러 기기와 장치를 제공해준다. 그 종류는 손에 부착할 수 있는 숟가락 같은 아주 단순한 식사도구에서부터 ICT 활용을 위한 첨단장비에 이르기까지 매우 다양하다. 여기서는 보조공학의 영역을 편의상 다섯 가지 정도로 정리하였다.

① 일상생활 지원 보조공학

일상생활을 영위하기위해 필요한 모든 기본 기능을 지원하는 도구나 기기들을 포함한다. 식사하기, 용변보기, 세면과 목욕, 옷 입고 벗기와 같은 활동이나 앉기와 자세 유지 시 또는 수면 전·후에 활용할 수 있는 것들이 있다. 예를 들어 손잡이가 개조된 숟가락이나 포크, 빨대걸이, 좌석손잡이가 있는 용변기, 높낮이가 조절되는 유압식 세면대나 싱크대, 손쉽게 옷을 입고 벗을 수 있는 고무줄 바지나 지퍼풀 의류, 침상활동을 위한 이동용 그네 등 신변자립 활동을 돕는 장치들이 해당된다.

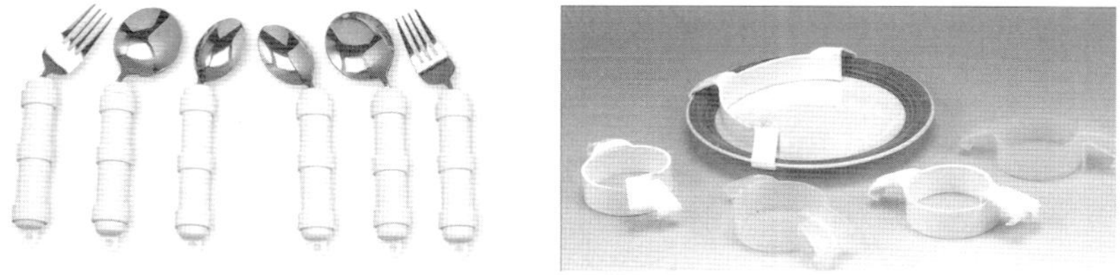

그림 11-4. 일상생활 지원 보조공학의 예: 손잡이조절 식사도구(좌), 음식흘림방지 보조대(우)

② 의사소통 지원

의사소통 지원 보조공학은 의사교환이 어려운 장애 학생들의 의사소통능력과 생활수준을 높이기 위해 중재의 논리적 근거와 테크닉을 바탕으로 구현한 하드웨어와 소프트웨어이다(Loncke, 2003). 의사소통판, 음성 인식장치, 언어합성기, 보청기, 음성 증폭장치 등의 보조공학 장치와 음성 출력지원 PC, PDA, 타블렛 PC 등과 같은 디지털 기기 등이 해당된다.

③ 교수·학습 지원을 위한 컴퓨터 관련 보조공학

교수·학습 지원을 위해 연구·생산되는 여러 컴퓨터 관련 보조 장치나 시스템 등을 제공하는 보조공학 분야이다. 신체 혹은 감각장애로 인해 키보드, 마우스, 모니터 등의 일반적인 입력기나 출력기를 사용할 수 없는 장애자들을 위한 대안적인 기기와 서비스를 제공해 주고 있다. 예를 들어 발이나 입으로 움직이는 마우스, 모니터에서 바로 입력할 수 있는 터치스크린(touchscreen), 입과 머리의 움직임으로 마우스를 조정할 수 있는 헤드마스터(headmaster), 조이스틱(joystick), 화면 키보드 프로그램(on screen keyboard program), 확대 모니터, 점자프린터 등이다.

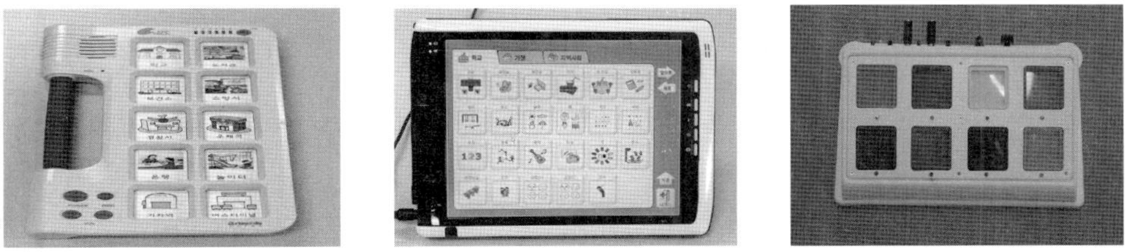

그림 11-5. 의사소통 지원 보조공학의 예: 오케이톡톡(좌), 키즈보이스(중), 칩 톡(우)

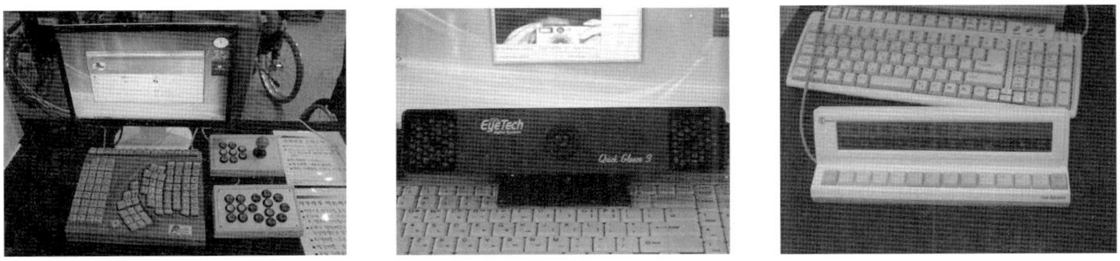

그림 11-6. 컴퓨터 관련 보조공학의 예: 인체공학 키보드(좌), 홍체 마우스(중), 음절예측 키보드(우)

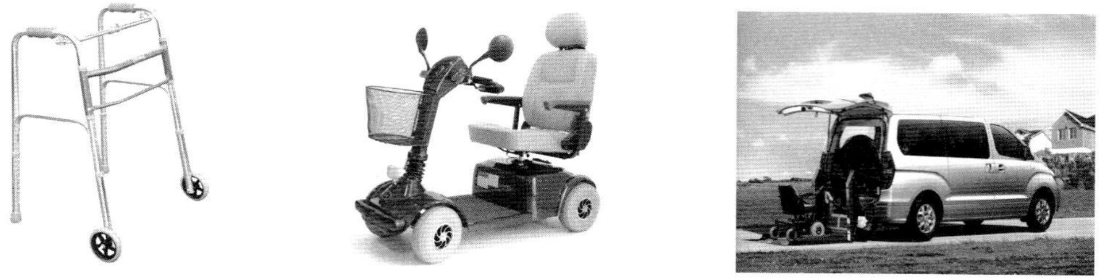

그림 11-7. 이동 지원 보조공학의 예 : 보행기(좌), 전동휠체어(중), 리프트 자동차(우)

④ 이동 지원 보조공학

대다수의 지체장애학생이나 시각장애를 가진 학생들은 장·단거리 이동시 보조 관련 기기나 장비를 필요로 한다. 이러한 기능을 지원하는 것에는 보행기(walker), 지팡이, 목발, 수동 및 전동 휠체어, 특수 승강기, 리프트가 장착된 특장차 등이 있다.

⑤ 여가생활 지원 보조공학

장애학생들은 일반학생과 비교해 레크레이션이나 여가 면에서 많이 소외될 수밖에 없다. 장애를 가진 사람들이 원하는 스포츠와 레저 활동을 할 수 있도록 장애로 인한 부족한 기능을 보완하고 지원해주는 보조공학으로 그 종류는 매우 다양하다. 시각장애인을 위한 소리 나는 공이나 점자카드, 장애인용 스키, 산악용 휠체어와 하지마비 장애인들이 손으로 움직일 수 있는 자전거인 핸드바이크(hand bike) 등이 있다.

6) 통합교육

장애학생의 통합교육의 역사는 비교적 최근에 시작해 반세기 정도의 짧은 기간이지만 철학적, 사회적, 법적 여러 요인들이 통합교육의 전개와 발전에 많은 영향을 미쳤다. 통합교육의 개념 이해에 도움이 될 대표적인 몇 가지 주요 흐름만 언급하면 다음과 같다.

1950년대 후반 스칸디나비아를 중심으로 장애인들에게 가능한 정상적인 생활방식에 따라 생활하게 해야 한다는 '정상화의 원리'가 발전되었으며 정상화원리의 확산 결과는 장애인을 분리된 시설에 수용하기보다는 지역사회 내의 일반인과 같이 거주할 수 있게 하자는 '탈수용시설화' 움직임으로 나타났다. 그 결과 많은 장애학생들이 가정에서 생

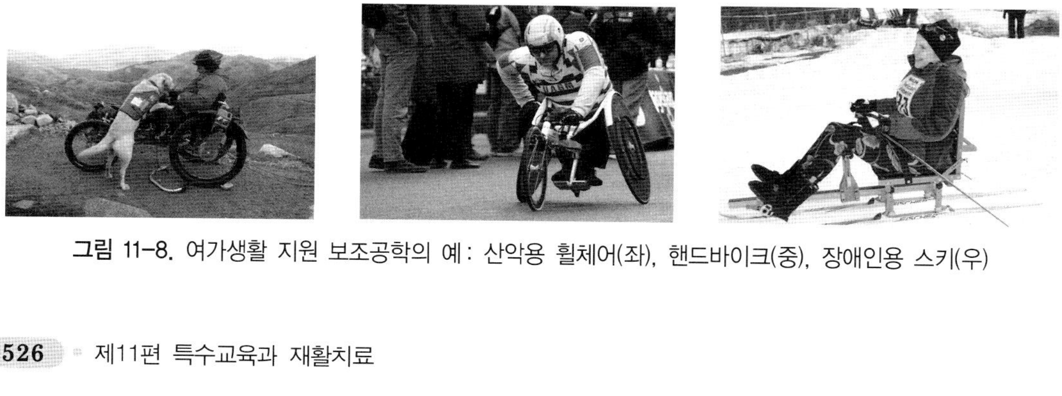

그림 11-8. 여가생활 지원 보조공학의 예 : 산악용 휠체어(좌), 핸드바이크(중), 장애인용 스키(우)

활하게 되고 지역사회 내 작은 시설들이 보편화되었으며(윤점룡 외, 2010). 1975년 미국 장애인교육법에 명시된 규정인 '최소제한환경' 개념은 장애학생을 최소로 제한된 환경에서 교육해야 한다는 것으로 장애학생 교육에 있어 또래의 학생들과 최대한 상호작용을 할 수 있는 환경과 다양한 교육서비스 전달체계의 필요성을 강조해왔다. 1986년 Will이 주창한 '일반교육 주도운동'은 일반교육과 특수교육의 이중교육 구조를 폐지하고 하나의 교육체제로의 통합을 주장하였으며, 오늘날의 통합교육의 흐름은 일반교육 환경에 장애아동을 배치하고 그들의 교육적 요구에 따라 필요한 부분만 특수교육을 지원하는 것이 가장 바람직하다는 '완전통합 개념'으로 진일보하였다.

우리나라의 경우 통합교육의 세계적인 추세에 따라 1971년 처음으로 초등학교에 특수학급이 개설되었으며, 1994년 개정된 「특수교육진흥법」에서는 특수학급을 통합교육의 수단으로 규정하게 되었다. 2010 특수교육연차보고서(정기국회보고자료)에 의하면 일반학교의 일반학급과 특수학급에 배치된 특수교육 대상학생은 전체 특수교육 대상인원의 70%를 차지해 특수학교나 특수교육지원센터에 배치된 인원(30%)보다 월등히 많았으며 매년 꾸준한 증가세를 보여 왔다.

통합교육에 대한 정의는 학자마다 차이는 있지만 일반교육과정에 장애유아를 포함시키는 것을 공통핵심으로 여기고 있다. 「장애인 등에 대한 특수교육법」에는 "통합교육이란 특수교육대상자가 일반학교에서 장애유형·장애정도에 따라 차별을 받지 아니하고 또래와 함께 개개인의 교육적 요구에 적합한 교육을 받는 것을 말한다."라고 명시하였다.

이처럼 통합교육이란 장애학생을 일반학교에서 분리하거나 배제하지 않고 일반학생들과 동일한 학급에 배치하여 그들의 특별한 욕구를 지원하는 교육으로서 Wood(2006)에 따르면 통합교육의 단계에는 다음의 네 가지가 있다. 첫째는 장애학생을 일반학생과 함께 일반학급이나 특수학급에 배치하는 '물리적 통합'이다. 둘째, 또래들과의 긍정적 상호작용의 형성이 이루어지는 '사회적 통합'과 셋째, 통합된 환경에서 일반학생들과 감정적으로 연결되고 또래들과 같이 규칙을 준수하며 또래들에게 적절한 행동을 할 수 있는 '정서적 및 행동적 통합'이 있다. 넷째로 장애학생이 일반학급에서 공부할 때 필요한 교수방법이나 교육내용의 수정을 뜻하는 교육과정적 통합이라고도 불리우는 '교육적 및 학업적 통합'이다(김동일 외, 2010).

따라서 진정한 통합교육은 이 네 단계 모두에서 충실한 교육적 통합 활동이 이루어질 때 가능할 것이며, 장애학생과 비장애학생 모두에게 유의미한 관계형성과 통합교육의 혜택을 줄 수 있을 것이다. 아직 우리의 통합교육의 현실은 첫째, 둘째 단계에 머무를 수 도 있지만 교육과정의 개정을 비롯하여 교육계 전반에서 시도되고 있는 완전통합을 위한 많은 노력들은 상당히 고무적이라고 볼 수 있다.

7) 부모교육

현대의 사회는 점차 다양화되고 전문화되어 가고 있다. 가정 안에서 가족 개개인이 일반주류사회에 성공적으로 진입하기 위해 필요한 경험을 모두 다 채운다는 것은 거의 불가능하다. 그 결과 가정은 도덕적 책임까지 학교에 의존하려 하고 가정과 학교는 서로 간에 책임을 떠넘기려 하고 있다. 특히 장애아동의 경우 교사나 부모에게 있어 교육에 대한 역할과 책임은 일반아동에 비해 훨씬 더 크게 다가온다. 따라서 장애학생들의 발달을 촉진시키고 교육의 효과를 극대화시키기 위해서는 학교와 가정 간의 유기적인 관계가 필수적인 요건이 되었다. 학부모들의 참여는 「장애인 등에 관한 특수교육법」에서도 강화되어, 장애학생의 부모는 자녀의 교육에 참여할 수 있는 법적 권리도 부여받은 상태이다.

이에 특수교사는 부모 참여에 관한 필요성과 이유를 충분히 이해하고 교육활동에 활용함으로써 특수교육의 효과를 극대화시킬 필요가 있다. 더구나 절망적인 죄의식과 과잉보호의 악순환으로 인해 딜레마에 빠진 장애학생의 부모들의 잘못된 육아 방법에 대해서는 장애에 대한 올바른 지식과 지도 방법을 안내하여, 가정에서 장애학생에 대한 조기 교육을 위해 협력하도록 하고 유사시 정신적 위안과 도움을 줄 수 있어야 한다.

6 특수교육의 과제

1) 의무교육 정착 및 생애주기별 교육지원 체계 구축

2007년 「장애인 등에 대한 특수교육법」의 제정으로 유치원 및 고등학교까지 의무교육이 확대되었으며, 전공과와 만3세 미만의 영아교육은 무상교육으로 실시하게 되었다. 이러한 규정이 제대로 실천되기 위해서는 특수교육기관의 신(증)설을 통해 특수교육대상학생에 대한 지역별·학교급별 균형적인 특수교육 기회 제공을 확대하려는 노력이 필요하다. 또한 특수교육대상 영·유아가 방치되지 않도록 취학 절차에 대한 적극적인 홍보와 더불어 교육 요건을 갖춘 보육시설 현황 및 영·유아 배치 현황 등에 대한 조사도 함께 이루어져야 할 것이다.

더불어 학습기회를 놓친 장애 성인들을 대상으로, 이들이 사회에 적절히 대처하고 적응하는데 필요한 다양한 지식을 습득할 수 있도록 성인교육 프로그램을 설치·운영하는 등 평생교육 지원체계의 구축을 위해 노력해야 할 것이다. 이를 위해서는 장애 성인 평생교육시설 운영실태 조사가 필요하며, 장애 성인 평생교육시설에 대한 운영비 지원도 확대되어야 할 것이다.

2) 통합교육의 내실화

특수교육의 패러다임이 통합교육임은 이제는 누구도 부인하지 않을 만큼 특수교육에서 통합교육은 절대적 지향점이 되고 있다. 「장애인 등에 대한 특수교육법」 제21조 제1항에는 "각급학교의 장은 교육에 관한 각종 시책을 시행함에 있어서 통합교육의 이념을 실현하기 위하여 노력하여야 한다."라고 하였고 일반학교의 장애인 편의시설 확충사항도 의무사항으로 규정하여 제3항에 "일반학교의 장은 — 통합교육을 실시하는 경우에는 — 특수학급을 설치·운영하고, 대통령령으로 정하는 시설·설비 및 교재·교구를 갖추어야 한다"라고 하고 있다. 따라서 통합교육을 실시하는 중·고등학교에는 장애인 편의시설 확보를 위한 예산이 지원되고 있지만, 장애학생의 교육기회 확대에 따라 대학에 진학하는 장애학생의 경우를 볼 때 고등교육기관마다 차이가 심해, 장애학생의 교육접근권이 제대로 보장되지 못하고 있다. 앞으로는 각 학교의 장애인 편의시설 설치가 규정대로 실천되고 있는지에 대한 점검도 더 강화해야 할 것이다.

하지만 통합교육의 성공여건으로는 단순히 물리적 차원의 통합여건을 갖추는 것 외에도 교수적 통합과 사회적, 정서적 통합이 있다. 교수적 통합을 위해서는 교육과정의 조정과 보안도 필요하지만 일반교사와 특수교사 또는 특수교육 전문인력 간에 제도적인 차원에서의 협력체제가 강화되어야 한다. 일반교원에 대한 특수교육 및 통합교육 관련 연수 확대, 통합학급의 학생정원 조정 및 통합학급을 담당하는 일반교원에 대한 우대책 등 실질적인 지원이 이루어져야 한다.

또한 장애학생이 교사나 또래로부터 사회적으로 수용될 수 있도록 특수교육과 장애에 대한 이해교육을 강화해야 한다. 일반학교 초・중・고등학교 교육활동 시간에 장애 이해관련 교육 내용을 의무적으로 포함시키고 통합교육의 효과가 장애학생 뿐만 아니라 일반학생들에게도 다양한 긍정적인 혜택을 주고 있다는 점을 꾸준히 홍보하여, 장애학생들이 학교생활을 통해 사회의 구성원으로 인정되고 수용되는 사회적 통합을 경험할 수 있게 해야 한다.

3) 특수학교(급) 교육과정 내실화

최근 '2008년 개정 특수학교 교육과정'이 이루어진지 2년 만에 다시 '2010년 개정 특수교육 교육과정'이 추진되는 등 사회의 급속한 변화에 따라 교육과정도 수시로 개정되고 있다. 이는 사회의 변화에 발맞추어 특수교육에도 변화를 준다는 점에서는 긍정적이라 할 수 있지만 교육과정의 수시 개정은 학교단위교육과정을 운영하는데 있어서 혼란을 줄 수 있다는 양면성을 가지고 있다. 특수교육의 질 제고를 위해 특수학교와 특수학급 교육과정은 독창적이고 창의적이며, 학생의 요구와 특성을 살릴 수 있도록 편성・운영되어야 한다. 이를 위해서는 교육의 주체인 교사가 교육과정을 편성・운영함에 있어 다양한 시도를 해 볼 수 있도록 자율권이 더욱 보장되어야 하며, 교육지원청 및 국립특수교육원 등의 교육활동 지원기관에서는 교사의 교육활동 계획 수립에 도움을 줄 수 있는 다양한 교수・학습프로그램을 개발하여 제공해 주어야 할 것이다.

뿐만 아니라 개인차가 심한 학생들의 개인별 요구에 적절한 교육활동을 하기 위한 개별화교육계획을 수립하고 적용하는데 있어, 교사 중심의 계획 수립보다는 보호자, 특수교육 교원, 일반교육 교원, 진로・직업교육 담당 교원, 특수교육 관련 서비스 담당 인력 등으로 이루어진 개별화교육지원팀이 구성되어 대상 학생의 교육활동을 입체적으로 지원해 주어야 할 것이다.

4) 특수교육 지원체제 강화

과거 '교육청'이란 명칭의 기관들이 '교육지원청'으로 기관명을 개칭한 데는 관리・감독 중심의 역할에서 교육활동의 지원기관으로서의 역할을 충실히 하겠다는 의미가 포함되어 있다. 하지만 각 지역지원청의 특수교육지원센터에는 특수교육 대상학생의 거주지역 중심 특수교육 서비스 제공, 장애영아지원을 위한 진단도구, 교재・교구 및 부모지원 등의 운영프로그램 마련, 진단・평가팀 구성 및 운영, 유치원과 고등학교 통합학급 지원을 위한 순회교사 배치 등 엄청난 업무량에 비해 현장을 지원할 만한 전문적인 인력을 충분히 확보하지 못하고 있는 실정이다. 각 교육지원청의 특수교육지원센터가 고유의 기능을 충실히 수행할 수 있기 위해서는 특수교육지원센터 시설 및 전문적인 인력의 확보가 시급하며, 이를 위해서는 과감한 예산 지원이 이루어져야 할 것이다.

5) 진로 · 직업교육 강화

특수교육의 목표가 특수교육 대상학생들이 일반 사회 속에서 일반인들과 자연스럽게 어우러져 살 수 있도록 지원하는 것이라면 그 교육의 결과에 가장 많은 영향을 미치는 영역은 아마도 진로 · 직업교육일 것이다. 이러한 특수교육 대상학생의 진로 · 직업교육의 내실화를 기하기 위해서는 장애정도 및 특성에 맞는 수준별 현장중심 직업교육 실시, 중등 특수교사 직업교육 관련 연수 실시 등 중학교와 고등학교 과정 특수학교(급)의 직업교육과정 운영을 강화해야 할 것이다. 또한 특수학교(급)와 지역사회 산업체 및 장애인 고용지원 관련기관과의 연계를 통해 직업교육과정을 운영해야 할 것이며, 지역사회 장애인 고용 및 훈련 지원 기관 간 정보 공유체제를 구축하고 실무자간 협의체를 구성하여 운영하는 것도 진로 · 직업교육의 강화 방안이 될 수 있을 것이다.

7 맺는 말

우리나라의 특수교육은 1977년 「특수교육진흥법」의 제정과 2007년 「장애인 등에 대한 특수교육법」의 제정 등으로 장애인에 대한 인식이 점차 개선되면서 양적 · 질적으로 발전되어 왔으나 앞으로 해결해야 할 과제가 많이 남아 있다.

앞으로 주요 변화를 전망할 수 있는 사항들로는 특수교육대상자에 대한 의무교육 연한 확대, 장애의 조기발견 체제 구축 및 장애영아의 무상교육 실시, 특수교육지원센터 설치 · 운영을 통한 지역사회 중심의 실질적인 특수교육 지원, 통합교육의 강화, 진로 및 직업교육의 강화, 학급 설치 및 교사배치 기준의 상향 조정을 통한 교육의 질제고, 특수교육관련서비스 제공, 장애인에 대한 고등교육 강화, 장애인에 대한 평생교육 지원 등일 것이며 국가 및 지방자치단체는 장애인 및 특별한 교육적 요구가 있는 사람에게 통합된 교육환경을 제공하고 생애주기에 따라 장애 유형 · 장애 정도의 특성을 고려한 교육을 실시하여 이들의 자아실현과 사회통합에 많은 기여를 해야 할 것이다.

이와 같은 시대적 변화를 대비한 장기적 대책과 더불어 현실적 요구를 충족시켜 줄 단기대책이 구체적으로 계획되고 실천되어야 할 것이다. 또한 파상적인 통합을 넘어서 진정한 통합교육이 실현되기 위한 교육 현장의 부단한 노력이 있어야 하며 이를 제도적으로 지원하는 「장애인 등에 대한 특수교육법」의 핵심 내용들에 대해서도 우리 사회의 구성원 모두가 관심과 지원을 아끼지 않아야 할 것이다. 특히 모든 사람들의 접근성을 보장하는 건축분야의 개념에서 파생된 '보편적 설계'에 입각한 교육환경 개선은 학교 현장에서 장애학생들의 물리적인 통합을 비롯하여 교육과정에의 실질적인 참여를 가능하게 할 것이다.

이에 못지않게 학교 안에서 장애학생이 만나게 되는 모든 사람들의 인식 개선이 필수적이다. 장애학생이 지닌 차이를 다양성의 측면에서 바라보고

수용할 수 있는 인식전환이 필요하다. 비장애 또래 학생, 일반교사 및 학부모 등의 태도는 성공적인 통합교육의 성패를 좌우하게 될 것이다. 이제는 장애학생을 둘러싸고 있는 모든 사람들도 장애인과의 통합적인 삶에 대한 체계적인 준비를 할 수 있도록 제도적 차원에서의 지원과 적절한 도움이 필요하다.

실제로 장애를 가진 아동이나 발달에 지체 현상을 보이는 아동들은 일반아동과 비교해 다른 점보다는 같은 점이 더 많다. 따라서 우리는 항상 장애를 먼저 보기보다 사람을 먼저 보아야 하며, 그들이 할 수 없는 것보다는 할 수 있는 것에 집중해야 한다. 특수교육은 이러한 관점에서 출발해야 하며 이 점을 간과할 때 특수교육 대상학생을 제대로 이해하거나 수용하지 못하고 나아가 그들에게 필요한 적절한 교육적 서비스를 제공하지 못하는 오류를 범할 수 있다.

참고문헌

교육과학기술부. 특수학교 교육과정 총론 해설. 교육과학기술부. 2009.

교육과학기술부. 세계 각국의 교육과정 및 운영사례. 교육과학기술부. 2009.

교육과학기술부 특수교육지원과. 특수교육 연차보고서. 2010.

구본권. 지체장애아동교육. 시그마프레스. 1992.

국립특수교육원. 특수교육 교육과정 국제 동향 분석. 국립특수교육원. 2005.

국립특수교육원 장애이해 사이트 http://eud.knise.kr

국립특수교육원 http://www.knise.kr

권요한, 김수진, 김요섭, 박중휘, 이상훈, 이순복, 정은희, 정진자, 정희섭. 특수교육학개론. 학지사. 2010.

권요한, 박종흡, 최성규, 홍종선. 장애학생 부모교육 프로그램. 국립특수교육원. 1998.

김남진, 김용욱. 특수교육공학. 학지사. 2010.

김동일, 손승현, 전병운, 한경근. 특수교육학개론. 학지사. 2010.

김승국. 특수교육학. 서울 : 양서원. 1995.

김영욱, 김원경, 박화문,석동일, 이해균,윤점룡, 정재권, 전정진, 조인수. 특수교육학. 교육과학사. 2009.

김원경, 신진숙, 박현옥, 김용욱, 김미숙, 윤광보, 김경화, 김정현, 강창욱, 박정식, 김정연, 곽승철, 한홍석, 박미혜, 변찬석, 홍종관. 최신 특수교육학 개론. 양서원. 2010.

백은희, 김삼섭, 구본권. 중복장애아동교육. 양서원. 1994.

변호걸. 특수교육의 역사적 이해. 교육과학사. 2005.

신현기, 변호걸, 김호연, 정인호. 특수교육의 이해. 교육과학사. 2009.
여광응, 박대용, 이점조, 추연구. 특수아동 부모교육의 이론과 실제. 양서원. 2003.
윤점룡, 김병식, 박용석, 박주완, 백순이, 서원욱, 심재중, 유종호, 이원희, 이한우, 임웅현, 차용찬, 최기상. 장애학생의 이해와 교육. 학지사. 2006.
이유훈, 정동영, 정희섭, 권영민. 특수학교 교육과정 적용평가 및 개선방안 연구. 2010.
이효자 외. 특수교육백서. 국립특수교육원. 2010.
전병운, 유재연. 특수교육과 교과교육. 교육과학사. 2009.
정동영. 장애학생의 교육성과 제고를 위한 평가전략, 정신지체연구, 9(4), 135-159. 2007.
정동영. 특수교육과 일반교육의 교육과정 통합 쟁점 고찰. 지적장애연구, 11(4), 227-254. 2009.
정동영. 2010년 개정 특수교육 교육과정(총론)의 이해. 2009.
최민숙. 장애아동을 위한 가족참여와 지원. 학지사. 2002.
한국교육과정평가원. 2009 개정 초·중등학교 교육과정(총론) 시안 개발 연구. 한국교육과정평가원. 2010.
Abeson, A., & Weintraub, F. Understanding the IEP. In S. Torres (Ed.), A primer of IEPs for handicapped children, Reston, VA : Foundation for Exceptional Children. 1977.
Afflerbach, P., Kapinus, B., & Winograd, P. Developing alternative assessments : Six problems worth solving. The Reading Teacher, 47(5), 420~423. 1994.
Bloom, L. A., Permutter, J., & Burrell, L. R. General educator : Applying constructivism to inclusive classrooms. Intervention in School and Clinic, 34, 132~136. 1999.
Browder, D. M., Wakeman, S. Y., & Flowers, C. Assessment of progress in the general curriculum for students with disabilities. Theory into Practice, 45(3), 249~259. 2005.
Conderman, G, J., & Katsiyannis, A. Instructional issues and practices in secondary special education. Remedial and Special Education, 23, 169~179. 2002.
Hunter, M. Mastery teaching. EI Segundo, CA : TIP Publications. 1982.
Lesar, S. Use of assistive technology with young children with disabilities : Current status and training needs. Journal of Early Intervention, 21(2), 146~159. 1998.
Loncke, F. Augmentative and alternative communication: Current trends in the world. http://www.kise.go.kr. 2003.
Pugach, M. C., & Warger, C. L. Curriculum matters : Raising expectations for students with disabilities. Remedial and Special Education, 22(4), 194~198. 2001.

Rieck, W. A., & Dugger-Wadsworth, D. E. Assessment Accommodations : Helping students with exceptional learning needs. Intervention in School and Clinic, 41(20), 105~109. 2005.

Shriner, J. G. Legel perspectives on school outcomes assessment for students with disabilities. The Journal of Special Education, 33(4), 232~239. 2000.

Thurlow, M. L., Elliott, J. L., & Ysseldyke, J. E. Testing students with disabilities : Practical strategies for complying with district and state requirements. Thousand Oaks, CA : Corwin Press. 1998.

Spooner, F., & Browder, D.M. Why teach the general curriculum?. In F. Spooner, & D.M. Browder, (Ed.) Teaching Language arts, Math, & Science to Students with Significant Cognitive Disabilities. Baltimore : Paul H. Brookes Publishing Co. 2004.

U.S. Department of Education. Title 1-Improving the Academic Achievement of the Disadvantaged ; Proposed Rule. 68 Fed. Reg. 13,797~13,798. 2003.

Wood, J. Adapting instruction to accommodate students in inclusive settings. Upper Saddle River, NJ : Merrill/Prentice Hall. 2006.

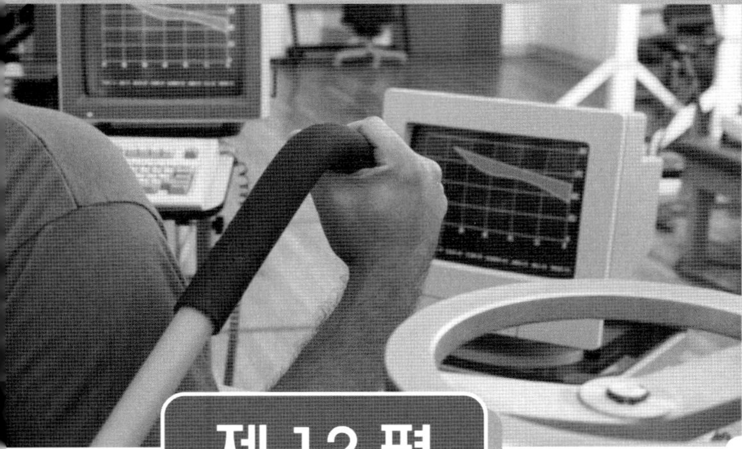

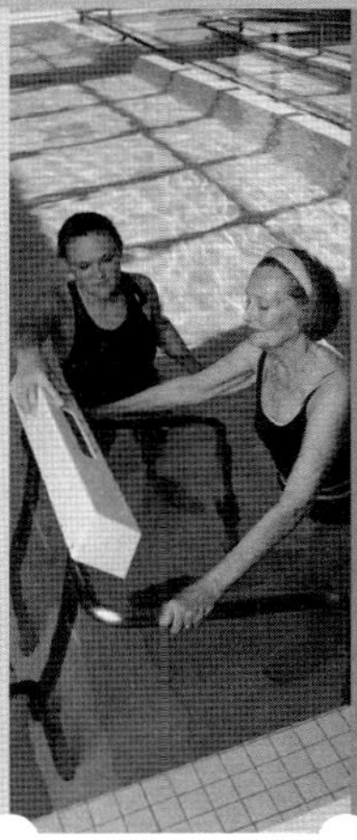

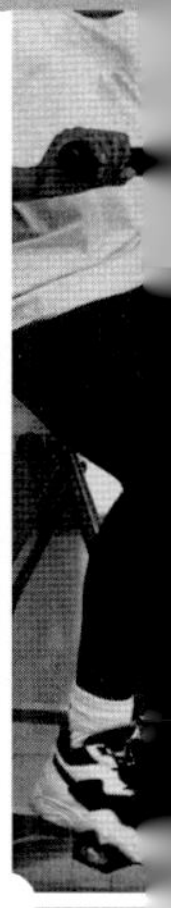

제 12 편

한의학과 재활치료

제12편 한의학과 재활치료
(Role of Oriental Traditional Medicine in Rehabilitation)

전 세 일

1 동양의학의 기본

1) 동양의학의 역사

몇 천 년 전에 생겼다고 하는 역사적 사건들은 대부분 애매할 뿐이다. 동양의학의 기원에 대해서도 애매한 전설적 이야기로 시작된다. 약 5000년 내지 6000년 전에 고대 중국을 통치했다고 하는 복희 씨, 신농 씨, 황제 등 3인의 전설적 인물을 동양의학의 창시자로 간주한다. 복희씨(伏羲氏)는 동양철학의 근간을 이룬다고 하는 역학(易學)을, 신농씨(神農氏)는 약초 사용법을, 그리고 황제(黃帝)는 침술을 각각 가르치고 전파 했다고 전해지고 있다.

고대 중국 주(周)나라에서 펴낸 황제내경(黃帝內徑)이 지금까지 알려진 것 중에 가장 오래된 의서(醫書)이다. 황제내경은 약 2700년 전에 일군의 학자들에 의해 씌어진 것으로 평가되고 있으며, 정확한 연대나 저자명은 알려지지 않고 있다. 이 원전(元典)은 소문(素問)과 영추(靈樞)의 두 권으로 되어 있고 각 책은 81권(卷, 지금의 章 chapter에 해당) 씩이 수록되어 있다. 이 황제내경은 오늘날까지도 한의학도들에게는 가장 많이 읽히고, 가장 많이 인용되며, 가장 많이 연구되며, 가장 중요한 교과서로 사용되고 있다.

우리나라에서도 약 5000여 년 전부터 침술을 사용한 증거가 있다고 주장하는 학자들이 있다. 1928년에 함경북도 웅기군(雄基郡 지금은 先鋒郡)에서 발굴된 골침(骨鍼)과 석침(石鍼)이 약 5000년 정도 이전의 유물이라는 고고학적인 증거가 있다는 점과, 황제내경 소문(素問) 제4권에 "폄석(砭石)을 사용한 침술이 동방에서 전래되었다"고 기록되어 있기 때문이다. 그러나 의서가 우리나라에 확실히 수입된 것은 서기 561년 (고구려 평원왕 3년)에 중국 오(吳)나라의 지청(知聽)이라는 사람이 의서 164권을 갖고 들어 온 것이다. 지청은 고구려로 들어와서 약 3년간 머물다가 일본으로 건너가서 일본에 귀화했음을 참고로 지적해 둔다.

동양의학이 수천 년 동안 공식적으로 부단히 이용되었음에도 불고하고 서양세계에는 전혀 보급되지 못하고 동양권에서만 국한되었었는데 반해, 서양의학은 전염병 퇴치(infection control)와 외과적 처치 법(surgical care)의 우수성 때문에 동양권에 깊이 정착되어 각 나라의 전통의학은 비주류로 밀리고 서양의학이 공식적 주류의학으로 정착하게 되었다. 중국에서는 청조(淸朝)말에 침술을 법적으로 금지시켰고, 장개석 국민당 정부에서는 한약마저 비과학적이란 이유로 사용금지를 선포하였으나, 모택동의 중국 인민공화국 정권이 동양의학의 사용을 공식적으로 장려하기 시작했다. 1958년에 처음으로 침술로서 마취를 하여 편도선 수술에 성공함으로써 본격적인 "침술 마취 시대"가 열리게 되었다. 이러한 사실들이 미국의 닉슨 대통령이 1972년에, 고립되었던 중국 본토의 문을 정치적으로 개방시키는 것을 계기로 서양세계에 극적으로 소개되었고 갑작스레 동양의학에 대한 관심이 전세계적으로 확산되기 시작했다. 오늘날에는 전 세계적으로 동양의학을 어떤 형태로든지 사용하지 않는 나라는 거의 없다.

우리나라에서는 동양의학의 사용이 법적으로 금지되었던 적은 없으며, 우리나라의 전통의학의 형태로 어느 나라에서 보다도 더 깊이 정착되어 있다. 2003년 현재 우리나라에는 전국에 11개의 한의과대학이 있으며 41개의 의과대학이 있다. 우리나라에서 인구 대비, 의과대학교 수와 의사 수 대비, 한의과대학과 한의사 수는 세계 제일이다. 중국보다 6배 정도가 더 많이 있는 셈이다.

2) 동양의학과 서양의학의 차이

동양의학이건 서양의학이건 간에 의사가 다루는 대상은 같은 사람이요, 같은 질병이다. 사람을 괴롭히는 질병을 퇴치하고 그들의 건강을 지킨다는 궁극적 목표는 같다. 단지 건강이라는 것은 어떤 상태를 말하며, 질병은 왜 생기며 어떻게 하면 건강을 되찾는지에 대한 이해 방법과, 진단과 치료를 위한 접근 방법과, 시술 방법에 다소 차이가 있을 뿐이다. 동양의학과 서양의학 사이에는 서로 중복되는 면이 많이 있고, 비록 서로 다른 면이 다소 있더라도 그 경계가 불분명한 경우가 많다. 동양의학에도 있고 서양의학에도 있는 개념이나 이론이라 하더라도 어떤 부분은 동양의학에서 더 강조하는가 하면 또 어떤 부분은 서양의학에서 더 강조하는 점도 따로 있기 때문에 이러한 점들을 차이점이라고 간주하여 열거해 보면 다음과 같다.

(1) 동 · 서 의학의 비교

① 지식체계의 바탕이 동양의학은 철학적이고 서양의학은 과학적이다.

동양의학은 형이상학적 사고로 이미 완성(?)된 지식의 체계라고 간주하기 때문에 그 원전(原典)에 대한 해석이나 쉽게 풀이해 논 것은 있어도 새로 고쳐 쓰는 개정판이나 증보판은 없는 것이다. 서양의학은 실험과 검증을 통하여 확인된 것만이 포함되는 지식의 체계이므로, 아직도 검증할 부분이 남아 있는 한 영원히 미완성(?)의 지식의 체계 상태로 남아 있을 것이라는 말로도 된다.

② 동양의학은 직감적(直感的)인 정보도 많이 있는데 비해, 서양의학은 주로 학습(學習)을 통한 정보가 많다.

동양의학은 그 지식의 체계 속에 "직감적으로 얻은 정보(intuitive information)"가 많이 삽입되어 있고, 서양의학의 지식의 체계 속에는 주로 "배워서 알게 된 정보(learned information)"만을 수용하는 경향이 있다.

어떤 사람을 한 번 힐끗 쳐다보고 "한 40대 중반쯤 되어 보인다"하는 것은 일종의 '직감적 앎'이다.

③ 동양의학은 주관적인 면을, 서양의학은 객관적인 면을 강조한다.

동양의학에서는 주로 주관적(主觀的, subjective)인 것을 강조하는 경향이 있다. 환자도 의사도 자기 자신의 잣대로만 재기 때문에 다른 사람의 잣대로는 얼마나 되는지 알 수가 없다. 그래서 동양의학에는 통계(統計, statistics)라는 개념이 발달되지 않았다.

서양의학에서는 객관적(客觀的, objective)인 것을 강조한다. 내가 사용하는 잣대나 그들이 사용하는 잣대나 다 같은 것이어야 된다. 따라서 서양의학에서는 객관성(objectivity)과 재현성(reproducibility)이 강조되며 통계적 연구가 발달되어 있다.

④ 동양의학은 총체적이고 서양의학은 분석적이다.

사물을 관찰할 때 모든 것을 하나 속에 묶어 놓고 생각하는 방법과, 단위별로 나눌 수 있는데 까지 자꾸 나누어서 생각해 보는 두 가지가 있다.

동양의학에서는 모든 것을 하나 속으로 끌어 모으는 생각이 구심적(求心的, concentric) 사고이고 총체적(總體的, holistic) 사고방식이다. 한의학의 틀 안에서 의학, 약학, 치과학, 간호학, 수의학 등이 분리되지 않고 계속 하나의 상태로 유지되어 오는 것은 이러한 구심적 사고방식 때문이기도 하다.

서양의학에서는 전체를 이루고 있는 낱개(個體, individual)가 건전하면 그 낱개가 모여서 이루어진 전체도 건전하다는 사고를 견지한다. 따라서 자꾸 작은 것으로 쪼개어 연구하고 평가하는 분석적(分析的, analytical) 사고가 발달하였다.

⑤ 동양의학은 방어적이고 서양의학은 공격적이다.

사람의 문제점을 보는 시각에는 두 가지가 있다. 과오(過誤)를 타(他, non-self)에서 찾는 태도와, 자(自, self)에서 찾는 태도이다. 한의학에서는 과오(질병의 원인)를 나(自)속에서 찾는 경향이 있기 때문에 나를 보(補)한다는 뜻에서 보약(補藥)을 강조한다. 다분히 소극적(消極的, passive)이고 방어적(防禦的, defensive)이라고 할 수 있다.

서양의학에서는 건강한 나(自, self)속으로 해로운 타(他, non-self)가 쳐들어온다는 생각이 강하다. 그래서 서양의학에서는 들어오는 타(他)를 막는 방법(block)과 이미 들어온 것을 죽이는 방법(anti__, 또는 __cide)과 잘라 내는 방법(__ectomy)이 발달되어 있다. 다분히 적극적(積極的, aggressive)이고 공격적(攻擊的, offensive)이라고 할 수 있다.

⑥ 동양의학은 경험(經驗, Experience)적이고 서양의학은 실험(實驗, Experiment)적이다.

동양의학에서는 동일한 이론을 바탕으로 시술한 임상의 경험이, 몇 천년동안에 축적된 경험과 나의 경험이 일치한다면 그 경험 자체가 유의하고 중요하다는 입장이다.

서양의학에서는 어떠한 가설이 설정되면 이것을 실험(實驗, experiment)과 검증(檢證, prove)을 통해 확인하고, 그 확인된 결과를 임상에 적용하여 임상결과를 평가하는 과정을 강조한다. 객관성(客

觀性, objectivity)과 재현성(再現性, reproducibility)이 비교적 잘 표현되는 이중맹 검사법(二重盲檢査法, Double Blind Study)을 가장 중요하고 기본적인 검사법으로 간주한다.

⑦ 동양의학은 인문주의적이고 서양의학은 기술의존적이다.

인문주의적(人文主義的, humanistic) 의술에서는 환자가 행위자(行爲者, doer)가 되고 의자(醫者)가 지도자(指導者, instructor)가 되는 관계를 유지하는 게 특징이다. 치유를 위한 많은 임무와 책임을 환자에게 부여한다. 마치 운동장에서 실제로 뛰는 것은 운동선수들이요, 옆에서 소리 지르며 지시하는 것은 코치인 것과 비슷한 관계이다.

기술의존적(技術依存的, technological) 의술에서는 환자는 수혜자(受惠者, recipient)이고, 의자(醫者)가 행위자(行爲者, doer)가 되는 관계이다. 환자에게 책임지고 해야 할 치료적 임무를 많이 부여하지 않는다. 치료과정의 여러 가지 결정을 기계적(mechanical)이고 기술적(technological)인 소견에 의존하는 경향이 짙다.

⑧ 동양의학은 적당성을 강조하고 서양의학은 정확성을 강조한다.

동양의학에서 말하는 적당이란 "아무렇게나"의 뜻이 아니고 "가장 알맞게"라는 뜻을 나타낸다(適當性, Adequacy). 약물의 성분 조합, 용량, 조제과정, 치료 횟수, 치료 기간 등이 적당히 조절되는 경향이 있다.

반면에 서양의학에서는 정확하고 분명하기를 원한다. 예를 들면 약 알맹이를 천만 개를 만들어도 전부가 정확하게 똑같은 양을 함유하고 있게 만든다는 말이다. 모든 사람들이 같이 쓰는 기준을 공동의 잣대로 사용한다(正確性, Accuracy).

⑨ 동양의학은 필연성을 강조하고 서양의학은 사실성을 강조한다.

동양의학은 "......은 이래야 한다(it ought to be ......)"는 식의 필연성(必然性)으로 지식의 체계를 세웠고, 서양의학은 "......은 이렇다(it is ......)"라는 식의 사실성(事實性)으로 지식의 체계를 세웠다. 동양의학에선 비록 형이상학적인 설명이긴 하지만 사물에 대한 "왜(why)"에 대해서 설명하고 있고, 서양의학에선 사물과 현상이 이렇게 저렇게 변한다는 "어떻게(how)"에 대해서 많은 연구가 되어 있다.

⑩ 동양의학은 기능 위주이고 서양의학은 해부학 위주이다.

장기(臟器, organ)의 개념이 동양의학과 서양의학이 서로 다르다. 예를 들면 서양의학에서 신(腎)이라 한다면 해부학적인 장기 신장(腎臟, Kidney)을 의미한다. 그러나 동양의학에서 말하는 신(腎)은 신장-신경락-신기(腎臟-腎經絡-腎氣)의 복합체(Kidney-Meridian-Qi Complex)의 총체적 성능(性能)을 신(腎)이라 하는 것이다.

⑪ 동양의학은 성(性) 중심이고 서양의학은 질(質) 중심이다.

우주에 존재하는 모든 것엔 성질(性質)이 있다. 시간이라든가 마음이라든가 하는 비물질적(非物質的, non-matter)의 성질이 성(性)이고, 물질(物質, matter)의 성질이 질(質)이다.

동양의학에선 음성(陰性), 양성(陽性), 악성(惡性), 양성(良性), 연성(軟性), 경성(硬性) 하는 식으로 성(性)을 주로 다룬다. 그리고 성의 조화(調和, harmony)를 강조한다. 영양실조(營養失調)라고 하는 말은 영양의 "조화가 깨졌다"는 뜻이다.

서양의학은 단백질(蛋白質), 지방질(脂肪質), 당질(糖質), 섬유질(纖維質), 광물질(鑛物質) 하는 식으로 질(質)을 주로 다룬다. 그리고 질의 균형(均衡, balance)을 강조한다. '균형식(均衡食, balanced diet)을 먹어라'하는 말은 균형(balance)을 강조하는 말이다.

⑫ 동양의학은 건강 중심이고 서양의학은 병 중심이다.

동양의학에서는 의자(醫者)가 상대하는 대상이 건강(健康)이며, 사람의 상태를 "건강"과 "불건강"으로 나눈다. 그래서 동양의학에서 대부분의 불건강 상태를 기술할 때는 증(證, 症, syndrome)으로 나타나고 병명은 별로 없다.

반면에 서양의학에서는 병(病)의 개념을 강조하며, 사람의 상태가 병적 상태와 무병의 상태로 구분된다. 병을 찾아내는 진단방법이 무척 발달하였고 또 병을 없애 버리는 치료방법도 수없이 개발되었다. 서양의학에는 병명(病名)이 엄청나게 많다.

동양의학과 서양의학의 건강관과 질병관은 그림 12-1과 같다.

3) 동양의학의 틀

원래 의학에는 동양의학이라던가 서양의학이라는 말이 따로 없었으나 동양문명과 서양문명이 서로 만나 의학의 차이점을 보고 느끼면서 상대적인 개념으로 동양의학(Oriental Medicine 또는 Eastern Medicine)과 서양의학(Occidental Medicine 또는 Western Medicine)이라 부르기 시작했다. 나라마다 각기 나름대로의 전통의학을 소유하고 있는데, 한국에서는 한의학(韓醫學), 북한에서는 고려의학(高麗醫學 또는 東醫)이라 부르고, 중국에서는 전통의학을 중의(中醫)로 서양의학을 서의(西醫)로 그리고 둘 다를 전공하는 것을 중서

건강과 질병의 3단계

Ⅰ단계	Ⅱ단계	Ⅲ단계
조화(調和) - 정상(正常) 건강(健康)	부조화(不調和) 불건강(不健康)	기질적손상(機質的損傷) 질병(疾病)

동양의학의 건강관(東洋醫學 健康觀)

건강(健康)	불건강(不健康)

• 불건강 속에 병적상태가 포함 됨.

서양의학의 질병관(西洋醫學 疾病觀)

무병(無病)	병(病)

• 무병 속에 불건강의 상태가 포함 됨.

그림 12-1.

의(中西醫)라고 부르며, 일본에서는 한방(漢方)이라 부르고, 월남에서는 월의(越醫)로 몽골에서는 몽골의학이라 하고, 인도의 전통의학은 아유르베다 의학(Ayurveda Medicine)이라고 부른다.

동양의학이던 서양의학이던 같은 사람을 다루고 같은 질병을 다루며 인류의 건강을 지킨다는 면에서는 서로 다를 바가 없다. 단지 질병을 예방하고 치료하는 접근법에 있어 다소 상이한 틀을 각기 지니고 있을 뿐이다.

서양의학에서 치료의 틀은 광범위한 의미에서의 화학적 치료(Chemical Treatment), 물리적(Physical Treatment), 외과적 치료(Surgical Treatment), 심리적 치료(Psychological Treatment)로 대별된다.

이와 대비해서 동양의학에서의 치료의 틀은 다음과 같이 분류할 수 있다.

① 생약요법(生藥療法, Herbal Therapy)
② 훈련요법(訓練療法, Therapeutic Discipline)
③ 자극요법(刺戟療法, Stimulation Therapy)
  ㉠ 침술(鍼術, Acupuncture)
  ㉡ 뜸(灸, Moxibustion)
  ㉢ 지압술(指壓術, Finger Pressure Therapy)
  ㉣ 부항(附缸, Buhang, or Cupping Therapy)

생약요법이라 함은 화학적으로 가공한 약품을 쓰지 않고, 천연물(天然物 — 대부분의 식물과, 약간의 광물질과, 일부분의 동물 조직을 포함한다)을 사용하여 치료하는 것을 말한다.

훈련요법(訓練療法)은 무엇이 옳은 것이고 어떻게 하는 것이 제대로 하는 것인지를 가르치고 배우는 것(訓, instruction)과, 이것을 행동으로 단련하는 것(練, practice)을 말한다.

대부분의 이러한 단련 즉 운동은 민간요법으로 사용되고 있으나 최근에는 일부 병원에서도 이런 식의 운동치료법을 사용하고 있다. 예를 들면 태극권(太極拳, Tai Chi Chuan)운동이나 기공(氣功, Chi Kung)치료가 여기에 속한다.

신체표면에는 자극에 예민하게 반응하는 점들이 있는데 이러한 반응 점(反應点, Reaction Point)에 여러 가지 형태의 자극을 가함으로써 치료효과를 이끌어내는 것이 자극요법이다. 이러한 반응 점에 바늘로 자극을 하면 침술이라 부르고, 작은 쑥덩어리에 불을 붙여 열로 자극을 가하면 뜸이라 부르고, 손가락으로 꾹 누르는 자극을 가하면 지압술이라 부르고, 빨아내는 음압(陰壓, Negative Pressure)을 가하면 부항(附缸)이라 부른다.

옛날부터 지금까지 전통적으로는 침, 뜸, 지압, 부항의 4가지 자극법만을 사용해 왔으나, 과학의 발달과 함께 그 외에 많은 에너지의 형태가 발명되었기 때문에 최근에는 초음파, 전기, 자기, 광선, 레이저 등의 새로운 에너지로 자극하는 방법도 개발 사용되고 있다.

4) 동양의학의 장점

① 동양의학은 지식체계의 바탕이 자연철학(自然哲學, natural philosophy oriented) 의 존적이다.
동양의학 자체가 철학은 아니다. 철학은 도구일 뿐이다. 의(醫)는 인술(仁術)이기 때문에 인술의 본질은 그대로이지만, 이 인술을 이해하고 계발하고 향상시키기 위해서 의인(醫人)

들이 이용하는 도구가 철학이란 뜻이다. 과학 중심적 세계에서는 무엇이든 과학적으로 검증된 후에라야 실생활에 응용할 수가 있다. 그러나 순수 과학적인 방법으로 검증은 안 되었어도 우리에게 주어진 머리로 이해할 수 있는 범위에서 타당성을 인정하고 경험을 통해서 확인하면 이를 실생활에 응용했던 것이 동양의학이다. 만일 어떤 치료법을 서양에서는 이제야 겨우 과학적으로 확인해서 쓰기 시작하였는데, 동양에서는 이미 수 천년동안 사용하고 있었다면 서양 사람들은 그 기간동안 만큼 손해를 본 셈이 된다.

② 동양의학은 직관적(直觀的, intuitive)이고 주관적(subjective)인 정보도 광범위하게 수용하고 인정한다. 어쩌면 더 중요시한다고 할 수도 있다. 지식의 폭이 넓고, 오랜 시간동안의 쌓인 경륜이 있고, 심도 있게 심신이 수련된 의인(醫人)의 직관적 정보는 높이 평가할 만하다.

객관적인 수치가 없는 경우에도 환자의 주관적인 느낌을 있는 그대로 인정해 주고 중요시하는 것도 동양의학의 장점 중의 하나이다. 임상검사에서 특별한 병적 소견이 나타나지 않았더라도 환자가 '아프다'면 '아프다'고 알아주고 '많이 아프다'면 많이 아픈 것으로 인정해 준다는 뜻이다. 자칫 통계에서 많은 수치 속에 묻혀버릴 수도 있는 소수의 소외를 챙겨줄 수 있는 것이 '주관적인 표현'일 수 있기 때문이다.

③ 동양의학은 총체적(holistic)인 관찰을 강조한다. 음(陰)은 구심적(求心的, concentric)이고 양(陽)은 원심적(遠心的, eccentric)인데, 동양은 음(陰)의 문화권이기 때문에 구심적인 사고체계가 강하다. 구심적인 사고는 모든 것을 하나로 귀결시키는 사고이다. 어떤 대상을 관찰하든 통째로 다룬다는 말이다. 우주를 보는 시각도 우주를 하나로 통째로 보는 것이다. 사람을 볼 때로 사람 전체를 하나로 관찰한다. 환자를 평가할 때 포괄적(comprehensive)이고 전인적으로 접근(全人的接近)하는 것이 장점이다.

④ 동양의학은 치료의 접근법이 방어적(defensive)이다.

내가 강해야 나를 지킬 수도 있고 침략자도 막아 낼 수 있다는 사고이다. 나를 튼튼히 하겠다는 섭생법(攝生法)이나 수련법(手練法)이 발달한 것도 이 때문이다. 나를 건강하게 하기 위하여, 식이요법이나 보약 사용처럼 몸을 튼튼하게 하는 방법뿐단 아니라, 기공이나 명상이나 단전호흡 같은 정신수양법을 아울러 강조한다. 특히 이러한 수련은 환자만을 위한 방법이 아니라, 의사 자신들이 더 열심히 더 많이 더 깊이 해야 한다고 옛 전통적 스승들이 가르친 점이 높이 평가할 만하다.

⑤ 의사와 환자 사이의 치료를 위한 대인관계에 있어서, 동양의학은 사람 대 사람(man to man)의 인문주의적(人文主義的, humanistic)인 치료접근 방법에 치중하고 있다.

의사와 환자 사이에 기계가 끼어 있지 않다는 뜻이다. 서로 많은 시간을 갖게 되고 많은 대화를 나누게 되고 의사가 환자를 많이 만져주게 된다. 진맥을 보느라고 만지고 침을 놓느라고 만지게 된다.

⑥ 동양의학은 조화(調和, harmony)를 이루는

I	II	III
기(氣)의 조화(調和) 건강(健康) Harmony(Health)	기(氣)의 부조화(不調和) 불건강(不健康) Disharmony(Un-health)	기질적손상(機質的損傷) 질병(疾病) Disorder(Disease)

그림 12-2.

적당성(適當性, adequacy)을 강조한다.

조화는 균형(均衡, balance)과는 다르다. 균형은 비슷해야 이루어지지만, 조화는 비슷하지 않아도 이루어진다. 우리 몸속의 자연치유력이 정상적이면 모든 것이 이 몸속에서는 적당하게 조화를 이룬다. 한약의 조제와 섭취의 과정은 적당과 조화이다.

⑦ 동양의학은 성능(性能) 위주이다.

보이는 질(質)뿐만 아니라 보이지 않는 성(性)도 파악하는 지혜가 숨어있다. 간이 부었거나 곪았거나 하는 것이 보이지 않더라도 간이 "실(實)"한지 아니면 "허(虛)"한지 또는 음성(陰性)인지 아니면 양성(陽性)인지 하는 성(性, natural characteristics)을 가려내는 지혜를 임상에 사용한다는 뜻이다.

⑧ 동양의학은 건강 중심(health oriented)이다.

동양의학에선 사람의 상태를 "건강을 가지고 있나?" 아니면 "건강을 상실 했나?"로 구분하기 때문에, 건강을 지키는 섭생법(攝生法)과 "불건강한 상태를 건강한 상태로 되돌리는 증치법(證治法)"이 발달되어 있다. 불건강의 증상(證)을 다스리는 요법이 발달되었다는 뜻이다.

5) 동양의학의 병리

인체 내의 12개의 장기-경락-기 복합체가 각각 자체 내의 균형과 조화를 이루고 있고, 또 상호간에도 균형과 조화를 이루고 있으면 정상(正常, Normal)이고 건강(健康, Healthy)이며, 균형과 조화가 깨졌으나 아직 세포나 조직의 손상이 안 생겼으면 비정상(非正常, Abnormal)이고 불건강(不健康, Unhealthy)이며, 세포와 조직에 기질적 손상(機質的 損傷, Mechanical or Structural Damage)이 생겼으면 이는 질병(疾病, Disease)이 되는 것이다.

동양의학에서는 인체의 상태를 건강(健康)과 불건강(不健康)으로 구분하고, 불건강의 극단적인 상태가 질병임으로 질병도 불건강의 일부로 간주 된다고 해석할 수 있다. 따라서 동양의학에는 서양의학적 관점에서 보는 병은 없고 다만 불건강의 증(證 또는 症)이 있을 뿐이다.

서양의학에서는 인체의 상태를 병(病)과 무병(無病)으로 구분되고, 무병의 극단적으로 좋은 상태가 건강으로 간주된다고 해석할 수 있다. 따라서 서양의학에는 동양의학의 관점에서 보는 증(證)이 아니라 서양의학만의 기준에 의한 구체적인 병(病)이 있을 뿐이다.

동양의학에는 엄격한 의미에서 서양의학적 병이 없고, 서양의학에는 엄격한 의미에서 동양의학의 증이 없다.

동양의학에서 불건강(不健康)이나 질병(疾病)의 원인을(原因)을 다음과 같이 분류하고 있다.

(1) **외인**(外因, **External Factors**)

① 육음(六淫, 6 Cosmopathogen) - 6가지 해로운 요인

㉠ 풍사(風邪, Wind) : 지나친 압력

㉡ 한사(寒邪, Cold) : 지나친 추위

㉢ 서사(暑邪, Hot) : 지나친 더위

㉣ 습사(濕邪, Humidity) : 지나친 습기

㉤ 조사(燥邪, Dryness) : 지나친 건조

㉥ 화사(火邪, Fire) : 지나친 열기나 광선

② 여기(癘氣, Infectiousness) - 전염성

(2) **내인**(內因, **Internal Factors**)

① 7정(七情, Seven Psychological Factors)

㉠ 희(喜, Over Joy) : 지나친 즐김

㉡ 노(怒, Anger) : 지나친 노여움

㉢ 우(憂, Depression) : 지나친 우울함

㉣ 사(思, Obsession) : 지나친 스트레스

㉤ 비(悲, Sadness) : 지나친 슬픔

㉥ 공(恐, Fear) : 지나친 두려움

㉦ 경(驚, Fright) : 지나친 놀람

* 심리적(心理的, psychological), 정서적(情緒的, emotional), 정신적(精神的, psychiatric), 그리고 스트레스 관련(Stress Related) 질환 들은 다 7정의 비정상과 관계가 있다.

(3) **불내외인**(不內外因, **Non-internal Non-external Factors**)

① 음식(飮食, Diet)

② 피로(疲勞, Fatigue)

③ 방사 과다(房事 過多, Excessive Coitus)

④ 상해(傷害, Injury)

⑤ 중독(中毒, Intoxication)

⑥ 유전(遺傳, Heredity)

* 유전적인 질환(Hereditary Diseases)과 외상(外傷, Trauma)과, 생활습관 병(生活習慣病, Life Style Related Diseases)은 다 불내외인(不內外因)과 관계가 있다.

6) 동양의학의 진단 원칙

동양의학에서는 환자가 어떤 증(證, 症)을 가지고 있나를 알아내는 것이 진단인데,

우선 12장부 중 어떤 장(臟) 또는 어떤 부(腑)에 문제가 있나를 찾아내야 하고,

둘째로는 그 잘못된 장부의 기능이 정상보다 '지나친 가' 또는 '부족 한가'를 확인 하는 것이다.

'지나침'과 '부족함'에는 음(陰) · 양(陽) · 표(表) · 리(裏) · 한(寒) · 열(熱) · 허(虛) · 실(實)의 8가지가 있는데 이것을 팔강(八綱)이라 한다. 강(綱)은 "벼리"라는 뜻인데, "벼리"라는 것은 그물의 위 쪽 코를 꿰어 줄을 오므렸다 폈다 하는 것을 의미함으로 '넓어졌다 좁아졌다'한다 던가 '너무 많아졌거나 너무 적어졌다' 던가 하는 비교성 또는 상대성의 뜻을 지닌다.

팔강(八綱, Eight Excess and Deficit)	
음(陰, Yin)	양(陽, Yang)
표(表, Superficial, 겉)	리(裏, Deep, 속)
한(寒, Cold Nature, 찬 성질)	열(熱, Hot Nature, 더운 성질)
허(虛, Deficient, 부족)	실(實, Excessive, 과잉)

한마디로 말해서 동양의학의 진단은 12장부(臟腑)의 8강(綱)을 찾아내는 것이다.

이 12장부의 8강을 찾아내기 위해서 사용하는

진단방법에는 망진(望診), 청진(聽診), 문진(問診), 절진(切診)의 4가지가 있는데 이 4가지 진단방법을 4진(四診)이라 한다.

(1) **망진**(望診, inspection)

서양의학에서는 '들여다보는 것(see)'이고, 동양의학에서는 '바라보는 것(look)'이다.

① 신색(神色)의 망진 : 얼굴 표정과 몸의 상태를 봄

② 형태의 망진 : 환자의 자세를 봄

③ 색택(色澤)의 망진 : 안색(顔色)을 살펴 봄

④ 설진(舌診) : 혀의 관찰을 통한 진찰

⑤ 눈의 망진 : 눈의 흰자위를 보고 진찰함

⑥ 분비물·배설물의 망진

(2) **청진**(聽診, auscultation)

서양의학에선 청진기를 통해서 들어(聽, listen) 보는 방법에 거의 국한되어 있지마는, 동양의학에선 '자연히 들리는 소리를 듣는 것(聞, hear)'을 의미한다.

① 몸을 움직이는 소리, 걸음걸이 소리

② 목소리, 울음소리, 신음소리

③ 숨소리, 한숨소리, 기침소리

④ 배에서 나는 소리, 방귀소리, 꼬르륵 소리

(3) **문진**(問診, questioning)

서양의학에선 환자의 병력(病歷)을 물어 보는(history taking) 형식을 취하고, 동양의학에선 위에서 말한 8강(八綱)에 초점을 맞추어 이를 확인하기 위한 질문(ask to confirm)을 한다.

① 한열(寒熱, 차고 더운 것을 느끼는 것)에 대하여

② 땀이 나는 상태에 대하여

③ 두통(의 위치와 상태)에 대하여

④ 소변·대변에 대하여

⑤ 음식의 기호에 대하여

⑥ 가슴과 배의통증에 대하여

⑦ 수면에 대하여

(4) **절진**(切診)

① 촉진(觸診, palpation)

인체의 여러 부분을 손으로 만져보는 이 방법은 서양의학과 동양의학에서 비슷하다고 할 수 있다. 체온의 차고 더움, 피부의 상태, 아픈 부위, 응어리지고 뭉친 곳을 만져 본다.

② 맥진(脈診, pulse diagnosis)

서양의학에는 없는데 동양의학에서는 매우 중요시하는 진찰방법이다. 목의 경동맥(頸動脈, carotid artery)이나 손목의 요골동맥(撓骨動脈, radial artery)에서 만져지는 맥박을 이용하는데 대부분의 임상가들은 요골맥박(radial pulse)을 가장 많이 진단에 사용한다.

맥박을 감지하는데 있어서 동맥을 살짝 누를 때 만져지는 표면맥박(表脈, superficial pulse)과 꽉 눌렀을 때 만져지는 깊은 맥박(裏脈, deep pulse)이 구별된다.

바른쪽 손목의 요골맥(撓骨脈, radial pulse)의 표맥(superficial)에서는 대장, 위, 삼초에 관련된 맥박의 특징을 느낄 수 있고, 이맥(deep)에서는 폐, 비장, 심포의 정보를 감지할 수 있다.

왼쪽 손목의 요골맥에서는 표맥(superficial)에서 소장, 담, 방광에 대한, 그리고 이맥(deep)에서 심장, 간, 신장에 대한 정보를 얻을 수 있다.

㉠ **바른쪽 요골맥**(right radial pulse)

ⓐ 표맥(表脈, superficial) : 대장, 위, 삼초

ⓑ 이맥 (裏脈, deep) : 폐, 비장, 심포

㉡ **왼쪽 요골맥**(left radial pulse)

ⓐ 표맥(表脈, superficial) : 소장, 담, 방광

ⓑ 이맥(裏脈, deep) : 심장, 간, 신장

7) 동양의학의 치료 원칙

동양의학 안에서의 치료는 건강의 상태를 유지하는 섭생법(攝生法)과, 질병을 미리 방지하는 예방법과, 불건강(不健康)의 상태 즉 증(證, 症)을 다스리는 치료법으로 구분된다.

(1) 섭생법(攝生法)

건강을 유지하는 전통적 가르침을 간추리면 다음과 같다.

① 제대로 먹는다(正食)

② 제대로 잔다(正眠)

③ 제대로 움직인다(正動)

④ 제대로 숨쉰다(正息)

⑤ 제대로 마음을 다스린다(正心)

(2) 예방법

① 섭생법을 생활화시켜 시행한다.

② 외인(外因)을 피한다.

풍(風)·한(寒)·서(署)·습(濕)·조(燥)·화(火)에 지나치게 노출되는 것을 피한다. 여기(癘氣, 전염성, infectiousness)의 기회를 피한다.

③ 내인(內因)인 칠정(七情)을 잘 다스린다.

喜(즐김)·怒(노함)·憂(우울함)·思(속상함)·悲(슬픔)·恐(두려움)·驚(놀람)이 지나치지 않게 구사돼야 한다.

④ 불내외인(不內外因)을 절제해야 한다.

음식, 피로, 방사(房事, sexual intercourse)를 절제하고, 상해와 중독을 피하며, 유전적 문제를 잘 관리하여야 한다.

(3) 치료법

① 8강(八綱)의 성질에 따라 치료한다.

㉠ 음·양(陰·陽), 한·열(寒·熱), 표·리(表·裏), 허·실(虛·實)을 가려내어서

㉡ 지나친 것은 억제(瀉, inhibtion) 시키고

㉢ 부족한 것은 촉진(補, facilitation) 시킨다.

② 전통적 치료의 법칙(八法)에서 선택하여 사용한다.

㉠ **한법**(汗法) : 표열(表熱)을 발산시키기 위해 땀을 나게 함

㉡ **토법**(吐法) : 담과 식(痰 食)이 막혔을 시 토하게 함

㉢ **하법**(下法) : 이열(裏熱), 장(腸)내의 숙변(宿便)을 제거하기 위해 설사를 시킴

㉣ **화법**(和法) : 반표반리(半表半裏)의 열사(熱邪)를 밖으로 몰아내 조화를 이루게 함

㉤ **청법**(淸法) : 온열병증(溫熱病症)에 시원하게 해 줌

㉥ **온법**(溫法) : 한성(寒性)의 질병에 따뜻하게 해 줌

㉦ **소법**(消法) : 비와 위(脾胃)가 체(滯)한 것을 뚫어 줌

㉧ **보법**(補法) : 체력이 부족한 것을 보충해 줌

③ 구체적 치료의 테크닉

㉠ 생약요법

㉡ 훈련요법

㉢ 자극요법(침, 뜸, 지압, 부항)

2 침술(Acupuncture)

1) 침술의 실기

(1) 침(鍼, Acupuncture Needle)의 종류

본래 돌로 만든 침(石鍼, stone needle)과 뼈로 만든 침(骨鍼, bone needle)을 사용한 적이 있었다는 기록도 있고 고고학적인 증거도 있으나, 금속을 사용하기 시작하면서부터는 침도 쇠붙이로 만든 것을 쓰기 시작하였다. 현대에 이르러서는 금, 은, 강철로 만든 바늘을 사용하지만 금과 은으로 만든 바늘은 단단하지 못하기 때문에 다루기가 불편하고 비싸다는 단점이 있고, 또 금과 은이기 때문에 임상효과가 더 좋다는 근거도 없음으로 별로 많이 사용하지 않는다. 단 금침이라고 해서 특히 우리나라 사람들이 사용하는 경우가 많은데 이것은 금철사 일부를 끊어서 살 속에 주입하는 것인데 이로 인한 부작용도 꽤 많이 보고되고 있으며 또 객관적으로 긍정적인 효능도 입증되지 않은 상태이다. 대부분의 침술시술자들에 의해 가장 많이 사용되고 있는 침은 스텐리스(Stainless Steel)로 만든 것이다. 이것은 매우 단단하여 사용하기도 편하고 가격도 저렴하기 때문이다.

옛날에는 침의 모양과 용도가 따로 있어서 참침(鑱鍼), 원침(圓鍼), 제침(金是 鍼), 봉침(鋒鍼), 피침(鈹鍼), 원리침(圓利鍼), 호침(毫鍼), 장침(長鍼), 대침(大鍼)의 9가지가 사용되고 있었다.

요사이 사용하는 침술치료법에는 다음과 같은 몇 가지가 있다.

① 호침법(毫鍼法)

호침은 손잡이(handle)와 바늘대(needle stalk)로 구성된 단순한 모양의 바늘이다. 현대에는 거의 대부분의 임상가들에 의해 호침(毫鍼)이 주로 사용되고 있다.

② 삼릉침법(三稜鍼法)

삼각형으로 마치 창끝과 같이 생겼으며 끝이 날카로운 침이다. 국부에 울혈(鬱血, congested blood)된 피를 빼는데 흔히 사용한다.

③ 온침법(溫鍼法)

침을 꽂은 후 침의 손잡이 끝에 뜸 봉을 태워서 덥히는 방법이다. 이것은 “침이면서 뜸이 아니고, 뜸이면서 침은 아니다(鍼而不灸 灸而不鍼)”이란 방법이다.

④ 피부침법(皮膚鍼法)

구조는 망치나 담배 파이프처럼 생겼는데 망치머리에 가느다란 작은 바늘이 6~8개 정도 붙어 있다. 바늘의 길이가 2~3mm 밖에 안 되기 때문에 마치 망치로 못을 박듯 피부를 탁 치면 이 작은 바늘들이 일단 꽂혔다가 빠져 나온다. 침을 무서워하는 어린이들에게 주로 많이 사용하기 때문에 일명 소아침이라고도 부른다.

⑤ 경혈 약침법(經穴藥鍼法)

경혈에 특수한 약물을 주입하여 자극효과를 노리는 방법이다.

⑥ 봉독침법(蜂毒鍼法)

경혈에 벌을 쏘게 하던가, 미리 추출해서 준비해 두었던 봉독을 주사해서 자극효과와 봉독의 화학적 효능을 얻는 치료법이다.

(2) **침의 크기**(size of acupuncture needle)

대부분의 임상 가들이 쓰는 호침(毫鍼)의 특징은 다음과 같다.

① 길이(length) : 1~2mm 정도 길이의 압핀(押 pin)처럼 아주 작은 것도 있고, 이침(耳鍼)이나 수지침(手指鍼)에는 1cm 정도의 길이로 만든 것도 있으며, 경락을 따라 길게 삽입하기 위해 30cm 정도로 아주 길게 만든 바늘도 있다. 약 5cm 정도 길이의 바늘을 가장 많이 사용하고 있다.

② 굵기(thickness) : 약 25게이지(gauge)에서 35게이지까지의 굵기를 쓴다.
30게이지 정도의 굵기를 가장 많이 사용한다. 너무 가늘면 다루기가 어렵고 너무 굵으면 아프기 때문이다.

(3) **침자법**(鍼刺法, Insertion technique)

① 시술자가 두 손가락으로 환자의 피부를 팽팽하게 늘려서 그 부위에 침을 꽂는 방법

② 시술자의 두 손가락 사이에 환자의 피부를 쥐어짜는 것처럼 집고 그 손가락 사이에 낀 피부에 침을 꽂는 방법

③ 침관(鍼管, needle tube)을 사용하는 방법
침의 길이 보다 조금 짧은 관을 경혈부위에 꽉 누르고 그 관 안으로 침을 집어넣고 침의 손잡이 끝을 손가락으로 탁 치는 식으로 침을 꽂는 방법이다.
침을 꽂을 때 환자가 전혀 불편한 느낌을 갖지 않는 게 장점이다.

(4) **침자**(鍼刺)**의 깊이**(Depth of Insertion)

① 귀, 손바닥, 발바닥 등의 부위에는 흔히 1~2mm 정도의 깊이로 찌른다.

② 얼굴, 손등, 발등 등의 부위에는 보통 2~5mm 정도의 깊이로 찌른다.

③ 팔이나 다리에는 보통 5~10mm 정도의 깊이로 찌른다.

④ 지방층이 두터운 엉덩이 부위에는 2~5cm 정도의 깊이로 찌른다.

⑤ 시술자의 선호방법에 따라 다양하게 침의 깊이를 조절하게 된다. 어떤 시술자는 피하로 경락을 따라 깊게가 아니라 길게 침을 넣기도 하며, 의례히 모든 침을 다 깊이 꽂는 경우도 있고, 반대로 피부만 겨우 뚫을 정도로 아주 얇게 살짝살짝 꽂는 경우도 있다.
그러나 대부분의 시술자들은 바늘의 끝이 근육에 삽입되는 정도만큼 자입(刺入, insert)하는 것을 원칙으로 삼는다.

(5) **유침**(留鍼, Retention of Needle)

① 소아용 피부침법은 경혈을 탁 치기만 하면 될 정도로 빠른 침자법이다. 침이 꽂혀 있는 상태로 머물러 있지 않다는 뜻이다.

② 침을 하나 가지고 한 경혈에 꽂은 다음 수기자극(手技刺戟, Manual Stimulation)을 하고, 그 바늘을 빼고는 같은 바늘로 다른 경혈에 자극을 하고, 또 다음 경혈로 가고 하는 식으로 한 바늘로 여러 점을 자극하는 법(One Needle Technique)도 있다.

③ 대부분의 통증치료 시에는 침을 꽂고 약 20~30분 정도를 유침시키는 게 보통이다. 침으로 자극을 시작하면 체내에서 엔도르핀(Endorphin)의 분비가 촉진되는데 그 분비량이 점점 증가되다가 침자후 20분경에 최고도

(peak)에 도달한다는 사실과, 침술마취(acupuncture analgesia) 시에 침으로 자극을 시작한 지 적어도 20분이 경과되어야 마취상태가 나타난다는 사실로 미루어 보아, 20분 정도의 유침 기간이 타당성이 있다고 인정된다.

(6) 치료 횟수(治療回數)

① "완치될 때 까지 치료" 하는 게 원칙이나 환자의 반응에 맞추어야 한다.

② 급성(acute)의 질환일 때는 매일 치료를 해야 하고, 만성(chronic)일 경우에는 1주일에 2~3회 시술하는 임상가가 많다.

③ 만성 통증이 있는 환자의 경우 약 4회 정도의 치료 후에도 별 효과가 없으면 그 후에 호전되는 예는 비교적 드물다는 보고에 따라 많은 침술 시술자들은 이 4회의 치료를 "시범치료 기간(Trial Period)"으로 삼고 있다.
4번 쯤 치료해서 별 효과가 안 나타나면 다른 치료법을 시도한다는 뜻이다.

④ 그러나 4회 치료 후에 효과가 안 나타났던 환자들의 일부에서는 그 후에 호전된 경우도 역시 있기 때문에, "8회 치료 → 1~4주 휴식 → 다시 8회 치료"의 프로그램을 택하는 임상가도 많이 있다.

2) 침술의 적응증 (Indication of Acupuncture)

(1) 일반적 적응증(general indication)

모든 증(症, 證)에 두루 사용할 수 있다. 한의학의 특징이며 장점이 "쯩"(症)을 다스리는 것이다. 한의학은 병 중심의 서양의학과는 달리 증 중심의 의학이기 때문에 '증'의 치료가 발달되어 있다. 서양의학적 현대 의료 시설이 있지 않은 상황에서는 거의 모든 질병과 증상의 치료에 침술을 사용해 볼 여지와 가치가 있는 것이다.

서양의학적 치료법과 1대1의 비교를 하면 서양의학적 요법이 침술의 효과에 비해 임상적 효능이 훨씬 빠르고 강하게 나타나는 것이 무수히 많이 있다. 그러나 서양의학의 틀에서는 거의 대부분의 경우에, 다양한 그리고 다량의 약품과 치료 기기를 필요로 한다. 그런데 침술의학의 경우에는 그냥 침만 몇 십 개 지니고 다니면 된다. 장기간 여행하는 비행기 속에서나, 소위 무의촌 오지에서 진료를 해야 할 경우나, 외국의 저개발 지역에서 의료봉사를 해야 할 경우를 생각해 보면 쉽게 침술 요법이 얼마나 간편하고 유용한지를 짐작할 수 있을 것이다.

"다른 치료는 하지 말고 침술치료만 해야 된다"라는 식의 절대 적응증(absolute indication)은 없다. 그러나 침술을 보완적(補完的, complimentary)으로 사용하였을 때 침을 사용하지 않은 경우 보다 임상효과가 더 좋았다는 임상관찰은 얼마든지 있다. 또 특수한 여건 하에서는 침술의 사용범위가 서양의학적 치료법 보다 훨씬 우수하다는 측면도 없지 않다.

(2) 통증(痛症, pain)

침술의 임상적 효과 중 통증치료 효과가 가장 높이 평가 받고 있다. 미국을 비롯한 서구 여러 나라에서도 의학계가 제일 먼저 공식적으로 인정해 준 분야가 통증치료이다. 1997년에 미국식품의약관리국(FDA, Food and Drug Administration)에서 침술을 공식적으로 인정하고 보험수가체계에 포함시킨 것도 그 좋은 예이다.

골절이나 외상(外傷)이 있다던가, 또는 추간판 탈출(disc herniation)로 신경이 눌렸다든가, 혹은 암(癌) 같은 종양이 있다든가 해서 이미 기질적 변화(機質的變化, mechanical change)가 있을 때는 진통효과가 비교적 좋지 못하다. 그러나 그러한 기질적 변화 없이 그냥 기능적 통증(functional pain)이 있을 경우에는 비교적 치료효과가 좋다.

목이나 허리 부위의 근경련(筋痙攣, muscle spasm), 염좌(捻挫, sprain), 근막통증 증후군(筋膜痛症 症候群, Myofascial Pain Syndrome)의 경우에는 침술치료 효과가 매우 좋은 편이다. 한마디로 말해서 "생리적으로 되돌릴 수 있는 상태(physiologically reversible condition)"의 경우에는 일관적으로 침술치료 효과가 좋다고 할 수 있다.

퇴행성 변화(degenerative change)에 의한 통증은 단기간의 통증관리효과가 있을 수 있음으로 침술치료를 시도해볼 만하다. 그러나 상당히 진행된 류마치성 관절염의 경우에는 침술에 의한 진통효과가 거의 없다는 게 대부분의 임상 의학자들의 견해이다. 침술을 하나의 보완적인 요법으로 사용할 경우에는 거의 모든 통증에 사용해볼 만한 가치가 있는 치료법으로 평가되고 있다.

(3) 침술마취(鍼術痲醉, Acupuncture Anesthesia)

모든 감각 이 다 소실되는 것이 마취(痲醉, anesthesia)인데, 침술로서 수술시 통각을 잠시 없애는 것은 엄격한 의미에서는 마취가 아니다. 왜냐하면 침술로서 마취를 시도할 때는 통각(痛覺, pain sensation)만 없어지지 다른 감각들은 그대로 남아 있기 때문이다. 그래서 정확한 표현은 침술무통술(鍼術無痛術, Acupuncture Analgesia)이라고 해야 될 것이다. 그러나 이미 모두에게 침술마취로 알려져 있기 때문에 그렇게 사용하는 것이 편하다는 사람도 많다.

침술마취 시에는 통증은 없어지는데 근육의 이완(muscle relaxation)이 잘 안 되기 때문에 복부수술(abdominal surgery)에는 많이 사용할 수가 없고, 대개 머리, 얼굴, 목, 팔, 다리 수술에 많이 사용하고 있다. 복부에 수술을 행할 경우에도 대부분 근육이완을 많이 필요로 하지 않는 충양돌기 절제술(appendectomy), 헤르니아 수술(herniorrhaphy), 담낭 수술(cholecystectomy) 등에 제한적으로 사용하고 있다.

침술마취에는 여러 가지 번거러운 조작과정이 필요하고, 100% 환자에게 모두 다 성공적으로 되는 것도 아니고, 침을 꽂은 부위 때문에 절개하는 수술부위에 거추장스러운 방해가 되기도 하고, 수술 도중에 침술마취효과가 없어져서 일반마취로 갑자기 바꾸어야 되는 경우도 있는 등의 제한 점이 있다. 침술 마취는 중국과 베트남에서 많이 사용하고 있는데 현대 의학적 마취시설이 도입되면서 침술마취의 사용빈도는 상대적으로 줄어들고 있는 추세에 있다.

그러나 수술은 받아야 될 환자가 일반마취약에 부작용이 있어서 필요한 수술을 받을 수 없는 지경에 있을 때는 침술마취가 매우 좋은 대체 마취수단이 될 수 있기 때문에, 이에 대한 보급과 연구는 앞으로도 지속될 전망이다.

(4) 소화기 및 심폐질환 (gastro-intestinal and cardio-pulmonary diseases)

생리적으로 되돌릴 수 있는 상태(Physiologically

Reversible Condition)에 있는 대부분의 경우에는 침술효과를 기대할 수 있다. 소화기 계통에서 소화불량, 위경련, 위산과다증, 기능성 설사나 변비 등에서 비교적 좋은 침술효과가 나타나는 것은 그 때문이다.

심혈관 계통질환의 예를 든다면 협심증(狹心症, Angina Pectoris)이 있을 때 진통효과가 있었다는 객관적 임상보고가 있으나, 나이트로 글리세린(Nitroglyserine)의 효과에는 훨씬 못 미치는 효과이다.

폐질환의 예를 들면, 폐기종(肺氣腫, emphysema)과 같이 기질적 변화가 이미 있는 상태에서는 침술치료효과가 별로 없으나, 아직 기질적 변화는 없고 그냥 기관지의 기능적 경련(functional spasm)만 있을 경우는 일시적 치료효과가 있다.

그 외에도 소화기 및 심폐질환으로 인한 여러 가지 증상의 호전을 위해 침술을 광범위하게 이용하고 있다.

(5) 정신질환

심한 정신질환은 침술로 만족할 만한 치료효과가 흔하지 않다. 그러나 가벼운 심리적 불안상태, 스트레스와 관련된 각종 증상들, 우울증 등에 다소 효과가 있고 일부 신경분열증 환자에게서 환각증상이 호전되었다는 임상보고는 있다.

대부분의 경우 침술을 이용한 정신질환의 치료는 집중적인 입원치료(intensive inpatient care)를 요한다.

(6) 마비질환(paralytic conditions)

중풍(中風, Stroke)에 의한 편마비(片痲痺, hemiplegia), 척수손상(脊髓損傷, Spinal Cord Injury)에 의한 하지마비(下枝마비, paraplegia), 제7뇌신경(7th cranial nerve) 손상에 의한 안면신경마비(Facial Palsy) 등의 마비증상은 침술치료에 의해 호전되었다는 객관적 연구발표는 별로 없는 실정이다.

마비증상이 있는 환자의 상태가 시간이 지나면 발병 초기보다 호전되는 것은 엄연한 사실이고 이에 대한 이견(異見)의 여지가 없으나, 이러한 호전효과가 침술치료에 의한 것이라는 점을 분명히 제시하는 소위 이중맹 검사법(二重盲 檢査法, Double Blind Study)이나, 혹은 이중맹 검사가 기술적으로 어려움이 있을 경우는 단일맹 검사법(單一盲 檢査法, Single Blind Study)으로라도 확인된 임상연구결과가 없다는 것이다.

중풍 환자의 경우 침술치료를 받은 환자나 침술치료를 받지 않은 환자를 비교해서 침술치료를 받은 환자가 더 회복이 더 빠르고 정도가 더 높다는 증거를 확실하게 제시하지 못 했다는 지적이다. 안면신경마비(Bell's Palsy)의 경우 아무런 치료를 하지 않고 그냥 놔두어도 환자의 65%에 있어서 약 3주 안에 완전히 회복되며, 20~25%는 발병 6개월 무렵에 완쾌되며, 나머지 10~15%의 경우에는 어느 정도의 마비 흔적이 영구히 남게 된다는 것이 그 동안에 축적된 연구결과이다. 아무런 치료를 하지 않아도 80~90%의 환자에게서 완쾌되는 것이 안면신경마비이기 때문에 침술효과를 확인하기 위해서는 반드시 이중맹 검사법 또는 이에 상응하는 검사법을 사용하지 않으면 안 된다는 것이 일부 연구가들의 지적이다.

마비증상이 침술치료로 호전되었다는 일화성 보고(逸話性報告, anecdotal report)는 무수히 많이 있으나, 마비(paralysis) 자체를 회복시켰다는 확실한 과학적 증거는 아직 미미한 실정이다. 그러나 이러한 마비증상에 수반된 문제점들, 예를 들면 통증이라든가 근경련(muscle spasm) 등에는 상당한 효과가 있음을 계속 보여주고 있다.

3) 침술치료의 부작용 (Side Effects of Acupuncture)

침술치료의 부작용은 있기는 있으나 자주 있는 것도 아니고 심각한 것들도 아니다.

물론 의학적 지식이 없는 사람이 함부로 찌르는 가상의 경우 침자에 의한 기질적 손상(mechanical damage)이 생길 가능성은 항상 있다. 다른 나라에서 생긴 일이기는 하지만 머리 뒷부분에 위치한 풍부(風府)혈을 너무 깊숙이 자입(刺入)하여 침의 환자가 사망했다는 보고도 있다.

지금까지 알려진 부작용을 열거하면 다음과 같다.

(1) 출혈(出血, Hemorrhage)

침을 놓을 때 동맥을 찌르게 되면 그 국소에 작은 출혈이 진행되어 나중에는 시퍼렇게 멍(ecchymosis)이 들게 된다. 특히 눈언저리나 귀의 앞부분(preauricular area)에는 작은동맥이 자나가기 때문에 각별히 이부분에 침자할 때 조심하여야 한다. 치료가 끝나고 침을 뺄 때 피가 나는 것이 보이면 아주 미미한 출혈이라도 빨리 마른 스펀지(솜)로 그 부분을 약 1 분간 꼭 눌러 주어야 조직(tissue)내의 더 큰 출혈을 예방할 수 있다.

출혈성 질환이 있는 환자나 항응혈제(anticoagulants)를 쓰고 있는 환자들에게는 특별히 주의하여야 한다. 체내에서 서서히 출혈되어 국소적으로 뭉쳐있는 피의 덩어리(mass)가 말초신경을 누르게 되면 마비증상이 생길 수도 있다. 호침과 같은 가는 침으로 신경을 직접 찔러서 마비가 생기는 일은 없지만, 출혈 때문에 신경이 눌려서 생기는 마비는 생길 수 있다.

(2) 감염성 염증(Infection)

감염성 염증은 제대로 소독하지 않은 불결한 바늘에 기인한다.

① 국소 염증(局所炎症, Localized Infection)

바늘이 자입(刺入) 되었던(찔렸던) 자리에 작은 염증이 생기는 것이다.

② 골수염과 척추염(骨髓炎·脊髓炎, Osteomyelitis and Spinal Abscess)

바늘을 깊이 꽂을수록 치료효과가 더 좋을 것이라고 생각하는 일부 시술자들이 바늘을 뼈에 닿도록 찌르면서 스스로 골침법(骨鍼法, Osteopuncture Technique)이라고 주장한 적이 있었는데 이들에 의한 부작용 중에 골수염과 척수염이 보고 된 적이 있다.

③ 간염(肝炎, Hepatitis)

엄밀한 추적검사 결과 B형 간염이 침 바늘에 의해 전염된 것이 여러 번 공식적으로 발표된 적이 있다. 미국 질병관리국(C. D. C., Center for Disease Control)에서 발표한 바에 의하면 한 침술치료사가 간염환자를 간염환자인 줄 모르고 치료를 해 주었고, 그 사람을 치료해 준 바늘을 알코올 용액 속에 담가 두었다가 그 바늘로 다른 환자들을 치료했는데 이들 중에서 간염이 새로 발생했음을 확인했다는 것이다.

바늘을 알코올에 그냥 담가 놔둔다든가 알코올 스펀지로 닦아주는 정도로는 완전한 소독이 되지를 않는다. 바늘은 반드시 고압증기 소독기(autoclave)로 소독하던가 일회용 바늘을 쓰는 것이 가장 안전한 방법이다.

④ 에이즈(自家免疫缺乏症, AIDS, Auto Immune Deficiency Syndrome)

간염의 감염과 마찬가지로 침 바늘에 의해 에이즈도 감염된 예가 보고되어 있다.

(3) 기절(氣絶, Syncope)

침을 꽂은 직후 환자가 갑자기 의식을 잃는 상태(意識消失, unconsciousness)가 발생되기도 한다. 혈압이 급강하하여 수축기혈압이 90mmHg 이하로 되고 맥박도 60 이하로 떨어지며, 피부가 차고 창백해진다. 전형적 쇼크(Shock)상태로 된다.

이 현상은 미주신경 반사반응(Vasovagal Reflex Syndrome)이라고 생각된다.

침술에 의한 기절은 보통 침을 꽂은 후 2~3분 이내에 생기며, 연령과 성별에 관계없이 생기며, 침 치료를 받은 횟수와도 관계없이 생긴다. 그러나 전신건강상태가 허약한 사람, 지나치게 긴장한 사람, 처음 침을 맞는 사람 등에서 더 자주 생기는 경향이 있다.

이와 같이 환자가 쇼크 상태에 빠졌을 때는 빨리 모든 침 바늘을 빼고 환자를 편안한 자세로 눕혀야 한다. 환자를 이리저리 옮기려고 하지 말고, 침대 위이건, 방바닥이건, 마루바닥이건, 있는 그 자리에 편히 눕히는 것이 우선이다. 그렇게 하면 대부분의 경우 환자는 1분 이내에 쇼크에서 깨어난다.

이런 경우 가장 조심해야 할 것은, 환자가 침대 위에 걸터앉아서 치료를 받다가 의식을 잃으면서 침대 밑으로 떨어지는 순간 머리를 부딪치는 수가 있으므로, 이를 피하기 위해 가급적 치료를 처음부터 침대위에서 환자가 편안히 누운 자세로 시작하는 것이 좋다.

드물게는 서맥(徐脈, bradycardia)이 상당히 오래 지속될 수도 있는데 이런 경우에는 아트로핀(Atropine) 등을 사용하여 교정해 주어야 한다.

(4) 기타

흉부에 바늘을 깊이 꽂으면서 폐의 기포(氣泡, bleb)를 터뜨려 기흉(氣胸, pneumothorax)이 생기기도 하고, 말초신경의 손상이 생기기도 하며, 침 바늘이 부러지는 경우도 생긴다.

4) 경혈(Acupuncture Points)의 해부학적 위치

(1) 폐경〔수태음폐경(手太陰肺經), Lung Meridian〕

	경혈명(經穴名)				경혈의 위치
	한글	한문	영문표기	중국어발음	
1.	중부	中府	Lu-1	Zhongfu	흉부 정중선에서 6촌 외측(lateral)에 있으며 제1늑골과 제2늑골 사이에 위치한다. 오훼돌기(烏喙突起, Coracoid process)가 위치한 부위와 비슷한 곳이다.
2.	운문	雲門	Lu-2	Yunmen	쇄골(鎖骨, clavicle)의 견봉단(肩峰端, acromial extre-

				mity) 밑의 함몰 부위(depression)에 있는데, 흉부 정중선(midline of chest)에서 6촌 외측(lateral)에 위치한다.
3. 천부	天府	Lu-3	Tianfu	상지(上肢)의 내측면에 있는데, 전방(anterior) 겨드랑이 주름(腋窩橫紋, axillary fold)아래 3촌 부위이고, 이두박근(二頭膊筋, biceps brachii)의 요골쪽(撓骨側, radial side)에 있으며, 척택(尺澤, Lu-5)혈에서 6촌 상부(上部, proximal)에 위치한다.
4. 협백	峽白	Lu-4	Xiabai	상지의 내측면에 있는데, 상완골(上腕骨, humerus)의 전외측(前外側, anterio-lateral)이고 이두박근(二頭膊筋, biceps brachii)의 요골쪽(撓骨側, radial side)에, 있으며, 천부(天府, Lu-3)혈에서 1촌 아래(distal)에 위치한다.
5. 척택	尺澤	Lu-5	Chize	팔을 약간 구부렸을 때 생기는 팔꿈치 주름살(肘窩橫紋, elbow crease) 위에 있는데, 이두박근의 건(二頭膊筋腱, tendon of biceps brachii)의 외측(lateral) 즉 요골쪽(撓骨側, radial side)에 위치한다.
6. 공최	孔最	Lu-6	Kongzui	전박(前膊, forearm)의 외측 즉 요골쪽(radial side)에 있는데, 손목금(wrist crease)에서 7촌 상부(proximal)에 위치한다. 또는 가장밑의 손목금(most distal skin crease of wrist)과 요골동맥의 외연(撓骨動脈外緣, lateral border of radial artery)과 만나는 지점에 태연(太淵, Lu-9)이라고 하는 경혈이 있는데, 바로 이 태연혈에서부터 7촌 상부(superior)에 위치하는 혈이 공최혈이다.
7. 열결	列缺	Lu-7	Lieque	요골(撓骨, radius)의 경상돌기(莖狀突起, styloid process)의 상부(proximal)에 있는 점인데, 손목 금(wrist crease)에서 1.5촌 윗부분에 위치한다. 즉, 양손의 엄지손가락과 둘째손가락을 서로 끼었을 때 둘째손가락 끝에 만져지는 함몰 부위(depression)에 위치한다고 보면 된다.
8. 경거	經渠	Lu-8	Jingqu	손목금(wrist crease)에서 1촌 상부(proximal)에 있으며, 요골(撓骨, radius)의 경상돌기(莖狀突起, styloid process)의 내측(ulnar side)에 위치한다.
9. 태연	太淵	Lu-9	Taiyuan	손바닥 쪽의 손목금(palmar surface of wrist crease)의 끝 부위인데 요골동맥(撓骨動脈, radial artery)의

				바깥쪽(radial side)에 만져지는 함몰부위(depression)에 위치한다.
10. 어제	魚際	Lu-10	Yuji	손바닥 쪽에, 엄지손가락의 중수골(中手骨, metacarpal bone)의 한 가운데 점이다. 피부 색깔이 손바닥 쪽과 손등 쪽이 서로 다른데, 바로 그 색깔이 다른 부위가 만나는 경계지점(赤白肉際, borderline of red and white skin)에 위치한다.
11. 소상	少商	Lu-11	Shaoshang	엄지손가락의 요골쪽(撓骨側, radial side)에 있는데, 손톱 끝 모퉁이(指甲角, corner of nail)에서 0.1촌(1푼) 정도 후면(posterior)에 위치한다.

(2) **대장경〔수양명 대장경**(手陽明 大腸經), **Large Intestine Meridian〕**

경혈명(經穴名)				경혈의 위치
한글	한문	영문표기	중국어발음	
1. 상양	商陽	LI-1	Shangyang	둘째손가락(index finger)의 외측(radial side)에 있는데, 손톱 모퉁이(指甲角, corner of nail)에서 약 0.1촌(1푼) 정도 후면(posterior)에 위치한다.
2. 이간	二間	LI-2	Erjian	둘째손가락(index finger)의 중수수지관절(中手 手指 關節, metacarpo-phalangeal joint)의 원위(遠位, distal)에 있는데, 요골쪽(撓骨側, radial side) 면에 살짝 움푹 패인 곳(depression)에 위치한다.
3. 삼간	三間	LI-3	Sanjian	둘째손가락(index finger)의 중수골(中手骨, metacarpal bone)의 머리(head)에서 조금 근위부(近位部, proximal)에 손끝으로 눌러보면 움푹 들어가는 느낌이 드는 함몰부위(depression)가 있는데, 바로 이 점이 삼간혈이다.
4. 합곡	合谷	LI-4	Hegu	일반적으로 가장 많이 사용되는 경혈로써, 두 번째 중수골(中手骨, metacarpal bone)의 요골측(撓骨側, radial side)의 한 가운데에 위치한다. 엄지손가락과 둘째손가락을 바짝 붙였을 때 그 사이에 근육이 불룩 튀어나오는데 그 근육의 가장 높은 지점에 해당한다. 또 다른 방법으로는 엄지손가락과 둘째손가락을 벌려 쭉 펴고, 제1 중수골(中手骨, metacarpal bone)과 제2 중수골의 만나는 점과 두 손가락 사이 피부가 만드는 갈퀴(web)의 가장자리(border)를 연결한 선의 중간 지점이라고 생각해도 된

					다. 혹은, 엄지손가락을 둘째손가락에 붙였을 때, 이 두 손가락 사이에 생기는 주름살(crease) 끝에서 약 0.5촌(5푼) 정도 상부(proximal)의 부위이며 제1 후방 골간근(後骨間筋, 1st dorsal interosseus muscle)에 위치한 점을 찾아도 된다.
5.	양계	陽谿	LI-5	Yangxi	손목의 등(dorsal aspect of wrist)의 외측(radial side)에 위치한다. 엄지손가락을 쭉 펴고 위로 저치면 소무지신근(小拇指伸筋, extensor pollicis brevis)과 장무지신근(長拇指伸筋, extensor pollicis longus)의 두 근육의 건(tendon)사이에 움푹 팬 곳이 보이는데 그 작은 웅덩이의 한 가운데 점이 양계혈이다.
6.	편력	偏歷	LI-6	Pianli	양계(陽谿, LI-5)혈에서 3촌 상부(above)에 위치한다.
7.	온류	溫溜	LI-7	Wenliu	양계(陽谿, SL-5)혈과 곡지(曲池, LI-11)혈을 연결하는 선상에 놓여있는 점인데, 양계혈에서부터 5촌 상부(rpo-ximal)에 위치한다.
8.	하렴	下廉	LI-8	Xialian	곡지(曲池, LI-11)혈에서부터 4촌 하부(below or distal)에 위치한다.
9.	상렴	上廉	LI-9	Shanglian	곡지(曲池, LI-11)혈에서 3촌 하부(below or distal)에 위치한다.
10.	수삼리	手三里	LI-10	Shousanli	양계(陽谿, LI-5)혈과 곡지(曲池, LI-11)혈을 연결한 선상에서 곡지혈의 2촌 바로 밑(below)지점에 위치한다.
11.	곡지	曲池	LI-11	Quchi	팔꿈치 주름(肘窩橫紋, elbow crease)의 외측 끝(lateral end)의 함몰부위(depresssion)에 위치한다. 팔꿈치를 반쯤 꾸부렸을 때, 상완골(上腕骨, humerus)의 상과(上顆, epicondyle)와 척택(尺澤, Lu-5)혈을 연결한 선의 중간 지점에 해당한다.
12.	주료	肘髎	LI-12	Zhuoliao	상완골(上腕骨, humerus)의 외측(radial side)에 있는데, 곡지(曲池, LI-11)혈에서 1촌 상부(superior)에 위치한다.
13.	오리	五里	LI-13	Wuli	상완골의 전외연(上腕骨前外緣, antero-lateral border of humerus)에 있는데, 팔꿈치 주름살(elbow crease)에서 3촌 위에 있다. 곡지(曲池, LI-11)혈의 3촌 위에 있다.
14.	비노	臂臑	LI-14	Binao	상완골(上腕骨, humerus)의 외측에 삼각근의 부착(in-sertion of deltoid)부위에 해당하는데, 곡지(曲池, LI-11)혈에서 7촌 상부(superior)에 위치한다.

15. 견우	肩髃	LI-15	Jianyu	견봉(肩峰, acromion)의 전하방(前下方, anterio-inferior)에 위치하고, 팔을 옆으로 쭉 뻗어 올렸을 때 어깨 관절 바로 위에 움푹 팬 곳이 바로 견우혈이다.
16. 거골	巨骨	LI-16	Jugu	쇄골견봉단(鎖骨肩峰端, clavico-acromial end)과 견갑극(肩胛棘, spine of scapula) 사이에 만져지는 함몰 부위(depression)에 위치한다.
17. 천정	天鼎	LI-17	Tianding	흉쇄유돌근(胸鎖乳突筋, sternocleidomastoid)의 후연(後緣, posterior margin)에 있는 상쇄골와(上鎖骨窩, supraclavicular fossa)의 중심점에서부터 1촌 상부(superior) 지점에 위치하는데, 부돌(扶突, LI-18)혈과 결분(缺盆, St-12)혈 사이에 있다. 또는, 환자가 똑바로 앉은 자세에서 머리를 뒤로 제끼고 있을 때 흉쇄유돌근의 후연(posterior border of sternocleidomastoideus)상에서 부돌혈의 1촌 하부(below)에 있는 점이기도 하다.
18. 부돌	扶突	LI-18	Futu	후두돌기(喉頭突起, laryngeal prominence)의 중심점(midpoint)에서 3촌쯤 옆(lateral)에 있는데, 흉쇄유돌근(胸鎖乳突筋, sternocleidomastoideus)의 두 머리(two heads 즉 sternal head 와 clavicular head)사이에 위치한다.
19. 화료	禾髎	LI-19	Heliao	코와 윗입술 중간 지점에 인중(人中, GV-26)혈이 있는데, 바로 이 인중혈에서 옆으로(lateral) 0.5촌(5푼) 떨어진 자리에 화료혈이 있다.
20. 영향	迎香	LI-20	Yingxiang	코와 뺨 사이에 입 가장자리로 내리 뻗은 주름살(naso-labial crease)이 있고 영향혈은 바로 이 주름살 위에 위치하며 대강 코구멍에서 옆으로 0.5촌(5푼) 거리에 있다.

(3) 위경〔족양명 위경(足陽明 胃經), Stomach Meridian〕

경혈명(經穴名)				경혈의 위치
한글	한문	영문표기	중국어발음	
1. 승읍	承泣	St-1	Chengqi	똑바로 보게 하고 동공에서 직선으로 내려와 안와하연(眼窩下緣, infra-orbital ridge)의 변두리의 한가운데 뼈 부근에서 취할 수 있는 혈이다. 사용하기에 매우 위험한 경혈로 간주되고 있다.
2. 사백	四白	St-2	Sibai	눈 바로 밑에 있는 안와하공(眼窩下孔, infraorbital fo-

				ramen)과 일치하는 함몰부위(depression)에 위치하는데 승읍(承泣, St-1)혈에서 0.7촌(7푼) 하부(inferior)에 위치한다.
3. 거료	巨髎	St-3	Juliao	콧구멍에서 옆(lateral)으로 0.8촌(8푼)에 위치하는데 동공에서 직선으로 내려그은 선상에 있다.
4. 지창	地倉	St-4	Dicang	입가(corner of mouth)에서 0.4촌(4푼) 옆(lateral)에 위치한다.
5. 대영	大迎	St-5	Daying	하악각(下顎角, angle of mandible)에서 1.3촌 앞 부위에 있다. 교근(咬筋, masseter)의 하연(下緣, lower border)에 위치하며, 입을 불룩하게 하면 하악골 변에 움푹 패는 곳(depression)이 생기고 만져보면 안면동맥(顔面動脈, facial artery)이 촉지되는 곳이기도 하다. 정확히 말하면 대영혈은 이 안면동맥 바로 뒷부분에 있다.
6. 협거	頰車	St-6	Jiache	교근(咬筋, masseter)의 상부(superior)와 하악각(下顎角, mandibular angle)의 앞부분(anterior)에 위치한다. 하악각 앞에서 손가락으로 누르면 입을 벌릴 때는 움푹 들어가고 입을 꼭 다물면 불룩 튀어나오는 부위이기도 하다.
7. 하관	下關	St-7	Xiaguan	측두하악관절(側頭下顎關節, temporo-mandibular joint)의 함몰부위(depression)에 위치한다. 귀 앞 약 0.8촌(8푼)되는 곳에 있는데 이 자리를 손가락으로 누르면 입을 다물 때 함몰(depression)이 만져 지고 입을 열면 오히려 툭 튀어나오는 지점이기도 하다.
8. 두유	頭維	St-8	Touwei	이마의 모서리(corner of forehead)에서 0.5촌(5푼) 안(머리털이 난 곳)에 위치한다.
9. 인영	人迎	St-9	Renying	후두결절(喉頭結節, laryngeal prominence)의 바깥쪽으로 1.5촌 되는 곳이며, 흉쇄유돌근(胸鎖乳突筋, sternocleidomastoideus)의 전연(前緣, anterior border)이며, 총경동맥(總頸動脈, common carotid artery)의 뒤(posterior)에 위치한다.
10. 수돌	水突	St-10	Shuitu	흉쇄유돌근(胸鎖乳突筋, sternocleidomastoideus)의 전연(前緣, anterior border)에 있으며, 인영(人迎, St-9)혈과 기사(氣舍, St-11)혈 중간 위치에 있는 점이다.
11. 기사	氣舍	St-11	Qishe	쇄골(鎖骨, clavicle) 상연(上緣, superior border)에 인영혈 바로 밑에 위치한다. 천돌(天突, CV-22)혈에서 옆(lateral)으로 1.5촌 되는 곳이기도 하다.

12.	결분	缺盆	St-12	Quepen	쇄골 상와(鎖骨上窩, supraclavicular fossa)의 중앙에 위치한다. 천돌(天突, CV-22)혈에서 옆으로 4촌 나가 젖꼭지(乳頭, nipple)에서 직선으로 올려 근 선과 만나는 점이기도 하다.
13.	기호	氣戶	St-13	Qihu	쇄골(鎖骨, clavicle)의 하연(下緣, inferior border)의 가운데 점과 제1늑골 사이에 위치한다. 쇄골의 중심부와 젖꼭지(乳頭, nipple)를 연결한 선상이며, 유부(兪府, Ki-27)혈에서 옆으로(lateral) 2촌 떨어진 지점에 놓여 있다.
14.	고방	庫房	St-14	Kufang	쇄골(鎖骨, clavicle)의 중앙부와 젖꼭지(乳頭, nipple)를 연결한 선상에 있는데, 제1늑골 바로 밑에 위치하며, 기호(氣戶, St-13)혈에서 아래로(below) 1.6촌 떨어져 있는 지점이기도 하다.
15.	옥예	屋翳	St-15	Wuyi	젖꼭지(乳頭, nipple)를 지나는 수직선(mammary line) 상에 있는데 제2늑골 바로 밑에 위치한다.
16.	응창	膺窓	St-16	Yingchuang	유두선(乳頭線, mammary line) 상에 있으며, 제3늑골(肋骨, rib) 바로 밑에 위치한다.
17.	유중	乳中	St-17	Ruzhong	젖꼭지(乳頭, nipple)의 중앙에 위치한다.
18.	유근	乳根	St-18	Rugen	젖꼭지(乳頭, nipple) 바로 밑에 제5늑골간(肋骨間, intercostal space)에 위치한다.
19.	불용	不容	St-19	Burong	배꼽에서 6촌 상부(above)로 올라가면 거궐(巨闕, CV-14)혈인데 이 혈에서 옆으로(lateral) 2촌을 가면 거기가 불용혈이다.
20.	승만	承滿	St-20	Chengmen	배꼽에서 5촌 위(above)에 위치한다.
21.	양문	梁門	St-21	Liangmen	배꼽에서 위로 4촌 올라가면 중완(中脘, CV-12)혈인데 여기서 옆으로(lateral) 2촌을 가면 양문혈이 된다.
22.	관문	關門	St-22	Guanmen	배꼽에서 위로 3촌 올라가면 건리(建里, CV-11)혈인데 여기서 옆(lateral)으로 2촌을 가면 관문혈이다.
23.	태을	太乙	St-23	Taiyi	배꼽에서 2촌을 위로 올라가면 하완(下脘, CV-10)혈이고 거기에서 옆으로 2촌을 가면 태을혈이 된다.
24.	활육문	滑肉門	St-24	Huaroumen	배꼽에서 1촌 위로 올라가면 수분(水分, CV-9)혈이고 여기서 옆(lateral)으로 2촌을 가면 활육문 혈이 된다.
25.	천추	天樞	St-25	Tianshu	배꼽에서 2촌 바깥쪽(lateral)에 위치한다.
26.	외릉	外陵	St-26	Wailing	배꼽에서 1촌을 밑으로(below) 내려가면 음교(陰交, CV-7)혈인데 여기서 옆(lateral)으로 2촌 정도 가면 외릉

				혈이 된다. 천추(天樞, St-25)혈에서 2촌 바로 밑의 지점이기도 하다.
27. 대거	大巨	St-27	Daju	배꼽에서 2촌 아래로(below)가면 석문(石門, CV-5)혈인데 여기서 2촌 옆으로(lateral)가면 대거혈이 된다.
28. 수도	水道	St-28	Shuidao	배꼽에서 3촌 아래 부위에 관원(關元, CV-4)혈이 있고 여기서 옆으로 2촌 정도 가면 수도혈이다.
29. 귀래	歸來	St-29	Guilai	배꼽에서 2촌 옆(lateral)으로 가면 천추(天樞, St-25)혈인데 여기서 4촌 아래에 귀래혈이 있다.
30. 기충	氣衝	St-30	Qichong	배꼽에서 5촌 아래로 내려오면 곡골(曲骨, CV-2)혈이 있는데 여기서 다시 옆으로 2촌을 가면 기충혈이 된다. 이 점은 천추(天樞, St-25)혈에서 5촌 아래 서혜부(鼠蹊部, inguinal region)에 위치한다.
31. 비관	髀關	St-31	Biguan	전상 장골 극(前上 腸骨棘, anterior superior iliac spine)의 바로 밑 부위이며, 치골결합 (恥骨結合, pubic symphysis)의 하연(下緣, lower border)과 같은 수준(level)에 있고, 다리를 구부렸을 때 봉공근(縫工筋, sartorius muscle)의 외측면(lateral aspect)에서 만져지는 함몰부(depression)에 위치한다.
32. 복토	伏兎	St-32	Futu	슬개골(膝蓋骨, patella)의 외연(外緣, lateral margin)과 전상장골극(前上腸骨棘, anterior superior iliac spine)과를 연결하는 선상에 위치하는데, 슬개골 상연(上緣, upper margin)에서 6촌 상부(superior)에 있는 점이다.
33. 음시	陰市	St-33	Yinshi	슬개골(膝蓋骨, patella)의 상외연(上外緣, superior lateral border)에서 3촌 위(above)에 위치한다.
34. 양구	梁丘	St-34	Liangqiu	슬개골(膝蓋骨, patella)의 상외연(上外緣, superior lateral border)에서 2촌 위로(above) 올라가서 만져지는 함몰부(depression)에 위치한다.
35. 독비	犢鼻	St-35	Dubi	무릎을 구부렸을 때 슬개골(膝蓋骨, patella) 바로 밑 수준에서, 슬개인대 (patellar ligament)의 외측(lateral)에 움푹 팬 곳(depression)에 위치한다.
36. 족삼리	足三里	St-36	Zusanli	경골결절(脛骨結節, Tibial tubercle)에서 3촌 아래쪽(Inferior)으로, 그리고 거기서 1촌 바깥쪽(Lateral)에 위치한다.
37. 상거허	上巨虛	St-37	Shangjuxu	족삼리(足三里, St-36)혈에서 3촌 아래(below)에 위치한다.

38. 조구	條口	St-38	Tiaokou	슬개(膝蓋, patella)에서 8촌 정도 하부(below)에 있는데 상거허(上巨虛, St-37)혈에서 2촌 하부(below)에 위치한다.
39. 하거허	下巨虛	St-39	Xiajuxu	상거허(上巨虛, St-37)혈에서 바로 3촌 아래(directly below)에 위치한다.
40. 풍융	豊隆	St-40	Fenglong	슬개(膝蓋, patella)의 8촌 아래(below) 수준에 위치하는데, 조구(條口, St-38)혈에서 한 손가락의 폭(one finger breadth) 만큼 옆(lateral)에 있다. 또 바깥쪽 복사뼈(外踝, lateral malleolus)의 앞부분(anterior portion)에서부터 8촌 상부(superior)에 위치한다고 볼 수도 있다.
41. 해계	解谿	St-41	Jiexi	둘째 발가락에서 곧장 올라가 발목 앞 횡문(橫紋, crease)의 중앙에 움푹한 곳(depression)에 있다. 해부학 적으로 하신근지대(下伸筋支帶, inferior extensor retinaculum)의 중앙이며, 장무지신근(長拇趾伸筋, extensor hallucis longus)과 장지신근(長趾伸筋, extensor digitorum longus)의 건(腱, tendon) 사이에 위치한다.
42. 충양	衝陽	St-42	Chongyang	발등에서 제일 높은 부위에 있고, 해계(解谿, St-41)혈에서 1.5촌 하부(distal)에 위치한다. 발등 동맥(足背動脈, dorsal pedis artery)이 촉지되는 지점에서 약간 근위부(近位部, proximal)에 위치한다.
43. 함곡	陷谷	St-43	Xiangu	2번째와 3번째 중족골(中足骨, Metatarsal bones)의 접합부(junction)에서 조금 원위(遠位, distal)에 있는 함몰부(depression)에 위치한다. 내정(內庭, St-44)혈에서부터 2촌 뒤쪽(여기서는 proximal)에 있다.
44. 내정	內庭	St-44	Neiting	둘째 발가락과 셋째 발가락이 이루는 물갈퀴의 가장자리(web margin)에서 0.5촌(5푼) 근위(近位, proximal)에 위치한다.
45. 여태	厲兌	St-45	Lidui	둘째 발가락의 발톱의 외후측(外後側, lateral posterior)으로 0.1촌(1푼) 떨어진 곳에 위치한다.

(4) 비경〔족태음 비경(足太陰 脾經), Spleen Meridian〕

경혈명(經穴名)				경혈의 위치
한글	한문	영문표기	중국어발음	
1. 은백	隱白	Sp-1	Yinbai	엄지발가락의 내측의 발톱 모퉁이(medial side corner

				of nail)에서 뒤로(posterior) 0.1촌(1푼) 떨어져 있는 지점에 위치한다.
2. 대도	大都	Sp-2	Dadu	엄지발가락의 내측(medial side)에 있는 점인데, 중족지절관절(中足趾節關, metatarso-phalangeal joint)의 전하방(前下方, anterior inferior)이며 발등의 피부와 발바닥의 피부와의 경계선에 위치한다.
3. 태백	太白	Sp-3	Taibai	발의 내측(medial aspect)에 있는데, 제1중족골(中足骨, metatarsus)의 머리(head or distal end)의 후하방(後下方, posterior inferior)에 위치하며 발등 피부와 발바닥 피부의 경계선(赤白肉際, red and white skin)에 위치한다.
4. 공손	公孫	Sp-4	Gongsun	발의 내측(medial aspect)에 위치하는데, 제1중족골(matatarsal bone)의 전하연(前下緣, anterior and inferior border)에 함몰 된 부위(depression)이며 발등 피부와 발바닥 피부의 경계선에 놓여 있다.
5. 상구	商丘	Sp-5	Shangqiu	안쪽 복사뼈(medial malleolus)의 전연(前緣, anterior border)에서 직선을 긋고, 또 하연(下緣, inferior border)에서 직선을 그을 때, 그 두 선의 교차점이 바로 상구혈이다. 중봉(中封, Lv-4)혈과 조해(照海, Ki-6)혈의 중간 지점이기도 하다.
6. 삼음교	三陰交	Sp-6	Sanyinjiao	발목(ankle)의 안쪽 복사뼈(內踝, medial malleolus)에서 3촌 정도 윗쪽(superior)이며 경골 후연(脛骨後緣, posterior border of tibia)의 함몰 부위(depression)에 위치한다.
7. 누곡	漏谷	Sp-7	Lougu	삼음교(三陰交, Sp-6)혈에서 3촌 위(superior)이며 경골후연(脛骨後緣, posterior border of tibia)에 함몰부위(depression)에 위치한다.
8. 지기	地機	Sp-8	Diji	음릉천(陰陵泉, Sp-9)혈에서 3촌 정도 하부(inferior)에 위치한다.
9. 음릉천	陰陵泉	Sp-9	Yinlingquan	무릎의 안쪽(medial aspect)에 있는 점인데, 경골(脛骨, tibia)의 medial condyle(內髁)의 하부(inferior)에 함몰된 부위(depression)에 위치하며 경골 결절(脛骨結節, tibial tubercle)과 같은 수준(same level) 위에 있다.
10. 혈해	血海	Sp-10	Xuehai	슬개골(膝蓋骨, patella)의 내측상연(內側上緣, medial and superior border)에서 2촌 위에 위치하는데 내광

					근(內廣筋, vatus medialis)의 불룩한 부분에 있다.
11.	기문	箕門	Sp-11	Jimen	대퇴 내측(大腿 內側, inner thigh) 중앙부, 슬개골 내측 상연(內側上緣, medial and superior border)에서 위로 8촌 되는 곳에 위치한다. 혈해(血海, Sp-10)혈에서 6촌 위(above)이고 봉공근(縫工筋, sartorius)의 내측(medial)에 있다.
12.	충문	衝門	Sp-12	Chongmen	치골결합(恥骨結合, symphysis pubis)의 상연(上緣, superior border)의 중앙부(midpoint)가 임맥의 곡골(曲骨, CV-2)혈인데 이 점에서 3.5촌 바깥 쪽(lateral)에 위치한다. 서혜부(鼠蹊部, inguinal region)의 중앙부이며, 손가락으로 누르면 만져지는 대퇴동맥(大腿動脈, femoral artery)의 바깥 쪽(lateral)에 있다.
13.	부사	府舍	Sp-13	Fushe	충문(衝門, Sp-12)혈에서 0.7촌(7푼) 상부(abpve)에 위치하는데, 복부의 중앙선(abdominal midline)에서 4촌 바깥쪽(lateral)에 있다.
14.	복결	復結	Sp-14	Fujie	대횡(大橫, Sp-15)혈에서 1.3촌 아래(below), 복부 중앙선(abdominal midline)에서 4촌 바깥쪽(lateral)에 위치한다.
15.	대횡	大橫	Sp-15	Daheng	배꼽에서 4촌 바깥쪽(lateral)에 위치하며 젖꼭지(乳頭, nipple)에서 직선으로 내려그은 선 상에 있다.
16.	복애	復哀	Sp-16	Fuai	겨드랑이 선의 앞끝(腋窩 橫紋 前端, anterior tip of axillary crease)에서 수직으로 내리 근 선과 왼쪽의 마지막 늑골(left rib cage) 하연(下緣, inferior border)과 만나는 곳에 위치한다. 대횡(大橫, Sp-15)혈에서 위로 3촌, 건리(建里, CV-11)혈에서 4촌 바깥쪽(lateral)되는 지점에 해당한다.
17.	식두	食竇	Sp-17	Shidou	제5늑골간(肋骨間, intercostal space)에 있는데, 복부중앙선(腹部中央線, abdominal midline)에서 6촌 바깥쪽(lateral)에 위치한다.
18.	천계	天谿	Sp-18	Tianxi	제4늑골간(肋骨間, intercostal space)에 있는데, 복부중앙선(abdominal midline)에서 6촌 바깥쪽(lateral)에 위치한다.
19.	흉향	胸鄕	Sp-19	Xiongxiang	제3늑골간(肋骨間, intercostal space)에 있는데, 복부중앙선(abdominal midline)에서 6촌 바깥쪽(lateral)에 위치한다.

20. 주영	周榮	Sp-20	Zhourong	제2늑골간(肋骨間, intercostal space)에 있는데, 복부 중앙선(abdominal midline)에서 6촌 바깥쪽(lateral)에 위치한다.
21. 대포	大包	Sp-21	Dabao	제6늑골간(肋骨間, intercostal space)에 있는데, 액와 중앙선(腋窩中央線, midaxillary line) 상에 위치한다.

(5) 심경〔수소음 심경(手少陰 心經), Heart Meridian〕

경혈명(經穴名)				경혈의 위치
한글	한문	영문표기	중국어발음	
1. 극천	極泉	Ht-1	Jiquan	겨드랑이(腋窩, axilla) 한 복판에 위치한다. 팔을 들고 손바닥을 머리 뒤통수에 댄 자세에서는 겨드랑이가 잘 노출되는데 이때 두 힘줄 사이의 지점이며 이 부위에서 만져지는 액와동맥(腋窩動脈, axillary artery)의 내측(medial side)에 있다.
2. 청령	靑靈	Ht-2	Qingling	팔꿈치(肘, elbow)에서 3촌 상부(above)에 있으며, 이두박근(二頭膊筋, biceps brachii)의 내측(medial)에 있는 고랑(溝, groove)에 위치한다.
3. 소해	少海	Ht-3	Shaohai	팔을 반쯤 구부린 자세에서 팔꿈치 가로무늬(肘窩橫紋, transverse cubital crease)와 내측 상과(內側上顆, medial epicondyle of humerus) 사이에 위치한다.
4. 영도	靈道	Ht-4	Lingdao	손목 내측, 횡문(橫紋, transverse crease) 끝, 움푹 팬 곳(depression)이 신문(神門, Ht-7)혈인데, 이 점에서 1.5촌 위(above or proximal)로 가면 영도혈이 위치한다.
5. 통리	通里	Ht-5	Tongli	손목의 척골측(尺骨側, ulnar side)에 있는데 신문(神門, Ht-7)혈에서 1촌 위(above or proximal)에 위치한다.
6. 음극	陰郄	Ht-6	Yinxi	손목의 척골측(尺骨側, ulnar side)에 있으며, 신문(神門, Ht-7)혈에서 0.5촌(5푼) 쯤 위(above or proximal)에 위치한다.
7. 신문	神門	Ht-7	Shenmen	손목 내측(內側, medical side of wrist), 횡문 끝(橫紋端, end of transverse crease) 부위에 움푹 팬 곳 즉 함몰부(depression)에 위치한다.
8. 소부	少府	Ht-8	Shaofu	제4, 제5중수골(中手骨, metacarpal bones)사이에 있으며, 주먹을 쥐었을 때 새끼손가락 끝이 닿는 점에 위치한다.

9. 소충	少衝	Ht-9	Shaochong	새끼손가락의 손톱의 요골측 모퉁이(撓骨側 指甲角, radial side corner of nail)에서부터 0.1촌(1푼)쯤 상부(上部, proximal)에 위치한다.

(6) 소장경〔수태양 소장경(手太陽 小腸經), Small Intestine Meridian〕

경혈명(經穴名)				경혈의 위치
한글	한문	영문표기	중국어발음	
1. 소택	少澤	SI-1	Shaoze	새끼손가락 손톱의 척골측 모퉁이(尺骨側 指甲角, ulnar side corner of nail)에서 0.1촌(1푼)정도 상부(上部, proximal) 지점에 위치한다.
2. 전곡	前谷	SI-2	Qiangu	제5중수지관절(中手指關節, Metacarpo-phalnageal joint)의 척골측(尺骨側, ulnar side) 전방(anterior)의 함몰부(depression)에 위치한다. 주먹을 쥐었을 때 새끼손가락 첫마디와 손바닥 사이에 생기는 가로무늬(橫紋)의 끝 지점이기도 하다.
3. 후계	後谿	SI-3	Houxi	주먹을 쥐었을 때 손바닥 가운데 부분에는 옆으로 쭉 가로지르는 깊은 손금(橫紋, transverse crease)이 생기는데, 이 손금의 새끼손가락 쪽 끝(ulnar side)에 위치한다. 좀 더 정확히 말하자면, 색깔이 다른 피부가 만나는 적백육제(赤白肉際, borderline of red and white skin) 지점에 위치한다고 할 수 있다.
4. 완골	腕骨	SI-4	Wangu	손바닥의 척골측 가장자리(ulnar side of border of palm)에 있는데, 제5중수골(中手骨)의 기저부(基底部, base)와 유구골(有鉤骨, hamate bone) 사이의 함몰부(depression)에 위치한다.
5. 양곡	陽谷	SI-5	Yanggu	손목의 척골측(ulnar side)에 있는데, 척골의 경상돌기(莖狀突起, styloid process)와 두상골(豆狀骨, pisiform bone) 사이의 함몰부(depression)에 위치한다.
6. 양로	養老	SI-6	Yanglao	새끼손가락 쪽 손목 위에 있는데, 척골 경상돌기(尺骨 莖狀突起, styloid process of ulna)의 약간 위(proximal)에 손끝으로 누르면 쑥 들어가는 틈바구니(bony cleft)에 위치한다.
7. 지정	支正	SI-7	Zhizheng	척골(尺骨, ulna)의 주행을 따라 양곡(陽谷, SI-5)혈에서 약 5촌 상부(proximal)에 위치한다.

8. 소해	小海	SI-8	Xiaohai	팔꿈치 관절의 후면(肘關節 後面, posterior aspect of elbow joint)에 있으며, 척골의 주두(肘頭, olecranon of ulna)와 상완골의 내상과(上腕骨 內上顆, medial epicondyle of humerus) 사이에 만져지는 함몰부(depression)에 위치한다.
9. 견정	肩貞	SI-9	Jianzhen	팔을 옆구리에 부쳤을 때 겨드랑이 금의 뒷 끝이 보이는데, 이 후액 횡문단(後腋 橫紋端, posterior axillary fold)에서 1.0촌 위(superior)에 위치한 점이 견정이다.
10. 노유	臑兪	SI-10	Naoshu	팔을 옆구리에 부친 자세에서 후액횡문단(後腋橫紋端, posterior axillary fold)의 직상부(直上部, directly above)이며 견갑극 하연(肩胛棘 下緣, lower border of scapular spine)에 함몰된 부위(depression)에 위치한다.
11. 천종	天宗	SI-11	Tianzong	견갑극 하와(肩胛棘下窩, infrascapular fossa)의 정중앙에 위치한다. 제4흉추 극상돌기(第4胸椎棘狀突起, spinous process of 4th thoracic vertebra)와 같은 수준에 놓여 있다. 노유(臑兪, SI-10)혈과 견정(肩貞, SI-9)혈과 함께 등변 삼각형(等邊三角形, bilateral triangle)을 이루고 있다.
12. 병풍	秉風	SI-12	Bingfeng	견갑극 상와(肩胛棘上窩, suprascapular fossa)의 정중앙에 위치한다. 천종(天宗, SI-11)혈의 직상부(直上部, directly above)에 있는데 팔을 들었을 때 움푹 패는 곳(depression)이다.
13. 곡원	曲垣	SI-13	Quyuan	견갑극상와(肩胛棘上窩, suprascapular fossa)의 안 쪽 끝(內側端, medical end)에 위치한다. 노유(臑兪, SI-10)혈과 제2흉추 극상돌기(棘狀突起, spinous process of T2 vertebra)의 한 중간 지점에 해당한다.
14. 견외유	肩外兪	SI-14	Jianwaishu	제1흉추 극상돌기(棘狀突起, spinous process) 하연(下緣, lower border)에서 3촌 외측(lateral)에 위치한다.
15. 견중유	肩中兪	SI-15	Jianzhongshu	제7흉추 극상돌기(棘狀突起, spinous process) 하연(下緣, lower border)에서 2촌 외측(lateral)에 위치한다.
16. 천창	天窓	SI-16	Tianchuang	흉쇄유돌근(胸鎖乳突筋, sternocleidomastoideus)의 후연(後緣, posterior border)에 있는 점으로서, 부돌(扶突, LI-18)혈에서 0.5촌(5푼) 뒤(posterior)에 위치한다.
17. 천용	天容	SI-17	Tianrong	하악각(下顎角, angle of mandible)의 후연(後緣, posterior border)이며 흉쇄유돌근(胸鎖乳突筋, Sterno-

				cleidomastoid)의 전연(前緣, anterior border)의 함몰부위(depression)에 위치한다.
18. 권료	顴髎	SI-18	Quanliao	권골(顴骨, zygomatic bone)의 하연(下緣, inferior border)선상에 있으면서 외안각(外眼角, external canthus)의 바로 아랫부분(directly inferior)에 위치한다.
19. 청궁	聽宮	SI-19	Tinggong	귀 앞부분에 있는데, 이주(耳珠, 귀구슬, tragus)의 정중앙(正中央) 부위와 하악관절(下顎關節, mandibular joint) 사이에 위치한다. 입을 벌렸을 때 움푹 들어간 함몰부위(depression)에 있다.

(7) 방광경〔족태양 방광경(足太陽 膀胱經), Bladder Meridian〕

경혈명(經穴名)				경혈의 위치
한글	한문	영문표기	중국어발음	
1. 청명	晴明	Bl-1	Jingming	내안와연(內眼窩緣, medial orbital border) 가까이 있는 점인데, 내안각(內眼角, inner canthus)에서 상외측(上外側, lateral and superior)으로 0.1촌(1푼)쯤 떨어진 부위에 위치한다.
2. 찬죽	攢竹	Bl-2	Zanzhu	눈섭의 안쪽 끝(medial end of eyebrow)에 위치한다.
3. 미충	眉冲	Bl-3	Meichong	찬죽(攢竹, Bl-2)혈의 직상(直上, directly above)에 있는데, 전발제(前髮際, anterior hairline)에서 0.5촌(5푼)정도 머리털 쪽 안으로 놓여 있다. 머리의 정중선에 있는 독맥의 신정(神庭, GV-24)혈과 곡차(曲差, Bl-4)혈의 중간 점이기도 하다.
4. 곡차	曲差	Bl-4	Quchai	앞이마 발제(髮際, hairline)에서 0.5촌(5푼) 올라가 신정(GV-24)혈에서 옆으로 1.5촌 되는 곳에 위치한다.
5. 오처	五處	Bl-5	Wuchu	곡차(曲差, Bl-4)혈에서 0.5촌(5푼) 위(above)에 있는 점이다.
6. 승광	承光	Bl-6	Chengguang	오처(五處, Bl-5)혈에서 1.5촌 뒤(posterior)에 위치한다.
7. 통천	通天	Bl-7	Tongtian	승광(承光, Bl-6)혈에서 1.5촌 뒤(posterior)에 위치한다.
8. 낙극	絡郄	Bl-8	Luoque	통천(通天, Bl-7)혈에서 1.5촌 뒤(posterior)에 위치한다.
9. 옥침	玉枕	Bl-9	Yuzhen	후두골 융기(喉頭骨 隆起, occipital protuberance)의 상연(上緣, superior border)의 외측(lateral side)에 있는데, 뇌호(腦戶, GV-17)혈에서 외측(lateral) 1.3촌

				에 있다.
10. 천주	天柱	Bl-10	Tianzhu	승모근(僧帽筋, trapezius)의 외측(lateral side)에 있는데, 아문(啞門, GV-15)혈에서 1.3촌 바깥 쪽(lateral)에 위치한다. 참고로 아문(GV-15)혈은 목뒤 정중선(midline)과 후발제(後髮際, posterior hairline)가 만나는 점에서 0.5촌 위(superior)에 있는 혈이다.
11. 대저	大杼	Bl-11	Dashu	제1흉추의 극상돌기(spinous process of T1 vertebra)의 하연(下緣, lower border)에서 1.5촌 바깥 쪽(lateral)에 위치한다.
12. 풍문	風門	Bl-12	Fengmen	제2흉추 극상돌기(spinous process of T2 vertebra)의 하연(下緣, lower border)에서 1.5촌 바깥 쪽(lateral)에 위치한다.
13. 폐유	肺兪	Bl-13	Feishu	제3흉추(T3 vertebra)의 극상돌기(棘狀突起, spinous process)의 하단(下端, inferior end)에서 1.5촌 외측(lateral)에 위치한다.
14. 궐음유	厥陰兪	Bl-14	Jueyinshu	제4흉추(T4 vertebra)의 극상돌기(棘狀突起, Spinous process)의 하단(下端, inferior end)에서 1.5촌 외측(lateral)에 위치한다.
15. 심유	心兪	Bl-15	Xinshu	제5흉추(T5 vertebra)의 극상돌기(棘狀突起, spinous process)의 하단(下端, inferior end)에서부터 1.5촌 바깥 쪽(lateral)에 위치한다.
16. 독유	督兪	Bl-16	Dushu	제6흉추(T6 vertebra)의 극상돌기(棘狀突起, spinous process)의 하단(下端, lower border)에서 1.5촌 바깥 쪽(lateral)에 위치한다.
17. 격유	膈兪	Bl-17	Geshu	제7흉추(T7 vertebra)의 극상돌기(棘狀突起, spinous process)의 하단(下端, inferior end)에서 1.5촌 정도 바깥 쪽(lateral)에 위치한다.
18. 간유	肝兪	Bl-18	Ganshu	제9흉추(T9 vertebra)의 극상돌기(棘狀突起, spinous process)의 하단(下端, inferior end)에서 1.5촌 외측에 위치한다.
19. 담유	膽兪	Bl-1	Danshu	제10흉추(T10 vertebra)의 극상돌기(棘狀突起, spinous process)의 하단(下端, inferior end)에서 1.5촌 바깥 쪽(lateral)에 위치한다.
20. 비유	脾兪	Bl-20	Pishu	제11번 흉추(T11 vertebra)의 극상돌기(棘狀突起,, spinous process)의 하단(下端, inferior border)에서 1.5촌

					바깥 쪽(lateral)에 위치한다.
21.	위유	胃兪	Bl-21	Weishu	제12흉추(T12 vertebra)의 극상돌기(棘狀突起, spinous process)의 하단(下端, inferior end)에서 1.5 촌 바깥쪽(lateral)에 위치한다.
22.	삼초유	三焦兪	Bl-22	Sanjiaoshu	제1요추(L1 vertebra)의 극상돌기(棘狀突起, spinous process)의 하단(下端, inferior end)에서 1.5촌 바깥쪽(lateral)에 위치한다.
23.	신유	腎兪	Bl-23	Shenshu	제2요추(L2 vertebra)의 극상돌기(棘狀突起, spinous process)의 하단(下端, inferior end)에서 1.5촌 바깥쪽(lateral)에 위치한다.
24.	기해유	氣海兪	Bl-24	Qihaishu	제3요추(L3 vertebra)의 극상돌기(棘狀突起, spinous process)의 하단(下端, lower border)에서 1.5촌 바깥쪽(lateral)에 위치한다.
25.	대장유	大腸兪	Bl-25	Dachangshu	제4요추(L4 vertebra)의 극상돌기(棘狀突起, spinous process)의 하단(下端, Inferior end)에서 1.5촌 바깥쪽(lateral)에 위치한다.
26.	관원유	關元兪	Bl-26	Guanyuanshu	제5요추(L5 vertebra)의 극상돌기(棘狀突起, spinous process)의 하단(下端, lower vorder)에서 1.5촌 바깥쪽(lateral)에 위치한다.
27.	소장유	小腸兪	Bl-27	Xiaochangshu	제1천추(제1薦椎, first sacral vertebra)의 바깥쪽(lateral)에 있으며, 천장골관절(薦腸骨關節, sacroiliac joint)의 상부(proximal)에 위치한다.
28.	방광유	膀胱兪	Bl-28	Bangguangshu	제2천골(薦骨, 2nd sacral vertebra)의 옆(lateral)이면서, 천장골 관절(薦腸骨 關節, sacroiliac joint)의 위(superior)에 위치한다. 즉, 제2후천골공(後薦骨孔, 2nd posterior sacral foramen)과 같은 수준에 있으며, 후상장골극(後上 腸骨棘, posterior superior iliac spine)의 중하연(中下緣, lower medial border)과 천골(薦骨, sacrum) 사이에 만져지는 함몰부(depression)에 위치한다.
29.	중려유	中膂兪	Bl-29	Zhonglushu	제3후천골공(後薦骨孔, posterior sacral foramen)과 같은 수준에 위치하는데, 뒤 중앙선(back midline)으로부터 1.5촌 바깥쪽(lateral)에 있다.
30.	백환유	白環兪	Bl-30	Baihuanshu	제4후천골공(後薦骨孔, posterior sacral foramen)과 같은 수준에 위치하며, 뒤 중앙선(back midline)에서

				1.5촌 바깥쪽(lateral)에 있다.
31. 상료	上髎	Bl-31	Shangliao	제1후천골공(後薦骨孔, posterior sacral foramen)이 있는 지점인데, 후상장골극(後上腸骨棘, posterior superior iliac spine)과 독맥(督脈, Governing Vessel)의 중간 부위에 위치한다.
32. 차료	次髎	Bl-32	Ciliao	제2후천골공(後薦骨孔, posterio sacral foramen)이 있는 지점인데, 후상 장골극(後上腸骨棘, posterior superior iliac spine)의 하측(下側, inferior aspect)과 독맥(督脈, Governing Vessel)의 중간에 위치한다.
33. 중료	中髎	Bl-33	Zhongliao	제3후천골공(後薦骨孔, posterior sacral foramen)이 있는 지점인데, 중여유(中膂兪, Bl-29)혈과 독맥(督脈, Governing Vessel)의 중간에 위치한다.
34. 하료	下髎	Bl-34	Xialiao	제4후천골공(後薦骨孔, posterior sacral foramen)이 있는 지점이며, 백환유(白環兪, Bl-30)혈과 독맥(督脈, Governing Vessel) 중간에 위치한다.
35. 회양	會陽	Bl-35	Huiyang	미골(尾骨, coccyx)의 하단(下端, lower end)에 위치하는데 정중선(midline)에서 0.5촌(5푼) 바깥쪽(lateral)에 있다.
36. 승부	承扶	Bl-36	Chengfu	둔부 아래 횡문(臀部 橫紋, gluteal fold)의 한 가운데(midpoint) 지점에 위치한다.
37. 은문	殷門	Bl-37	Yinmen	둔부의 횡문(臀部橫紋, gluteal transverse crease)의 중간점과 슬와횡문(膝窩橫紋, popliteal transverse crease)의 중간 지점을 잇는 선 상에 위치하는데, 둔부횡문에서 6촌 하부(下部, below)에 있다.
38. 부극	浮郄	Bl-38	Fuxi	위양(委陽, Bl-39)혈에서 1촌 위(above)에 위치한다.
39. 위양	委陽	Bl-39	Weiyang	슬와횡문(膝窩橫紋, popliteal crease)의 외측단(外側端, lateral end)에 위치하며, 대퇴이두근의 건(大腿二頭筋腱, tendon of biceps femoris)의 내측(medial side)에 있다.
40. 위중	委中	Bl-40	Weizhong	무릎관절 뒤의 슬와(膝窩, popliteal fossa)의 한 복판 지점에 위치한다. 슬와횡문(膝窩橫紋, popliteal transverse crease)의 중간 지점이라고도 할 수 있다.
41. 부분	附分	Bl-41	Fufen	제2흉추(T2 vertebra)의 극상돌기(棘狀突起, spinous process)의 하연(下緣, lower border)에서 3촌 옆(lateral)에 위치한다.

42. 백호	魄戶	Bl-42	Pohu	제3흉추(T3 vertebra)의 극상돌기(棘狀突起, spinous process)의 하연(下緣, lower border)에서 3촌 옆(lateral)에 위치한다.
43. 고황	膏肓	Bl-43	Gaohuang	제4흉추(T4 vertebra)의 극상돌기(棘狀突起, spinous process)의 하연(lower border)에서 3촌 옆(lateral)에 위치한다.
44. 신당	神堂	Bl-44	Shentang	제5흉추(T5 vertebra)의 극상돌기(棘狀突起, spinous process)의 하연(lower border)에서 3촌 옆(lateral)에 위치한다.
45. 의희	譩譆	Bl-45	Yixi	제6흉추(T6 vertebra)의 극상돌기(棘狀突起, spinous process)의 하연(lower border)에서 3촌 옆(lateral)에 위치한다.
46. 격관	膈關	Bl-46	Geguan	제7흉추(T7 vertebra)의 극상돌기(棘狀突起, spinous process)의 하연(lower border)에서 3촌 옆(lateral)에 위치한다.
47. 혼문	魂門	Bl-47	Hunmen	제9흉추(T9 vertebra)의 극상돌기(棘狀突起, spinous process)의 하연(lower border)에서 3촌 옆(lateral)에 위치한다.
48. 양강	陽綱	Bl-48	Yanggang	제10흉추(T10 vertebra)의 극상돌기(棘狀突起, spinous process)의 하연(lower border)에서 3촌 옆(lateral)에 위치한다.
49. 의사	意舍	Bl-49	Yishe	제11흉추(T11 vertebra)의 극상돌기(棘狀突起, spinous process)의 하연(lower border)에서 3촌 옆(lateral)에 위치한다.
50. 위창	胃倉	Bl-50	Weicang	제12흉추(T12 vertebra)의 극상돌기(棘狀突起, spinous process)의 하연(lower border)에서 3촌 옆(lateral)에 위치한다.
51. 황문	肓門	Bl-51	Huangmen	제1요추(L1 vertebra)의 극상돌기(棘狀突起, spinous process)의 하연(lower border)에서 3촌 옆(lateral)에 위치한다.
52. 지실	志室	Bl-52	Zhishi	제2요추(L2 vertebra)의 극상돌기(棘狀突起, spinous process)의 하연(lower border)에서 3촌 옆(lateral)에 위치한다.
53. 포황	胞肓	Bl-53	Baohuang	제2후천골공(後薦骨孔, 2nd posterior sacral foramen)의 수준에 놓여 있는데, 독맥(督脈, Governing Vessel)

				에서 3촌 옆(lateral)에 위치한다.
54. 질변	秩邊	Bl-54	Zhibian	제4후천골공(4th posterior sacral foramen)의 수준에 있는데 독맥(督脈, Governing Vessel)에서 3촌 옆(lateral)에 위치한다.
55. 합양	合陽	Bl-55	Heyang	슬와(膝窩, popliteal fossa)의 정중앙에 있는 점이 위중(委中, Bl-40)혈인데, 이 점에서 2촌 직하(直下, directly below)에 위치한 점이 합양혈이다.
56. 승근	承筋	Bl-56	Chengjin	비복근(腓復筋, gastrocnemius)의 팽대부(膨大部, belly of muscle)에 있는 경혈인데, 합양(Bl-55)혈과 승산(承山, Bl-57)혈의 중간 지점에 위치한다.
57. 승산	承山	Bl-57	Chengshan	장딴지 아래 두 근육(2 bellies of gastrocnemius muscle)이 갈라진 사이에 위치한다. 슬와(膝窩, popliteal fossa)의 중앙 지점과 복사뼈(malleolus)수준의 발뒤꿈치 점을 연결하는 선을 긋고 그 선의 중간 지점이기도 하며, 위중(委中, Bl-40)혈에서 8촌 아래(below)에 위치한 점이기도 하다.
58. 비양	飛陽	Bl-58	Feiyang	하퇴(下腿)의 하부외측(下部外側)에 있는 점인데, 곤륜(崑崙, Bl-60)혈에서부터 7촌 직상부(直上部, directly above)에 위치한다. 참고로 곤륜(Bl-60)혈은 바깥쪽 복사뼈(lateral malleolus)와 아킬레스 건 중간에 위치한 점이다.
59. 부양	跗陽	Bl-59	Fuyang	바깥쪽 복사뼈(外踝, lateral malleolus)의 바로 뒤 함몰부(depression)에 있는 곤륜(崑崙, Bl-60)혈에서 3촌 직상부(直上部, directly above)에 위치한다.
60. 곤륜	崑崙	Bl-60	Kunlun	바깥쪽 복사뼈(外踝, lateral malleolus)와 아킬레스 건(Achilles tendon)사이에 움푹 들어간 부위(depression)의 한 복판에 위치한다.
61. 복참	僕參	Bl-61	Pushen	곤륜(崑崙, Bl-60)혈의 직하부(直下部, directly below)이고, 바깥쪽 복사뼈(外踝, lateral malleolus)에서 1.5촌 아래 수준이고, 종골(踵骨, calcaneus)의 후방(posterior)이고, 적백육제(赤白肉際, junction of red and white skin) 상에 위치한다.
62. 신맥	申脈	Bl-62	Shenmai	바깥쪽 복사뼈(外踝, lateral malleolus)의 하연(下緣, lower border)에서 0.4촌(4푼)내려가 움푹 팬 곳(depression)에 위치한다.

63. 금문	金門	Bl-63	Chinmen	신맥(申脈, Bl-62)혈의 전하부(前下部, anterior and inferior)에 있는데, 제5중족골 조면(中足骨 粗面, tuberosity of metatarsal bone)의 후방에서 만져지는 함몰부(depression)에 위치한다.
64. 경골	京骨	Bl-64	Jinggu	제5중족골 조면(中足骨粗面, tuberosity of 5th metatarsal bone) 아래의 적백육제(赤白肉際, junction of red and white skin) 상에 위치한다.
65. 속골	束骨	Bl-65	Shugu	제5중족골의 두부(中足骨頭部, head of 5th metatarsal bone)의 후하방(posterior and inferior)에 있다. 이 점은 새끼발가락 외측 밑 마디 뒤, 적백육제(赤白肉際, junction of red and white skin) 상에 위치한다.
66. 통곡	通谷	Bl-66	Tonggu	새끼발가락의 바깥쪽 밑 마디의 앞에 있는데, 제5중족지골 관절(中足趾骨關節, 5th metatarso-phalangeal joint)의 전하부(前下部, anterior and inferior)에서 만져지는 함몰부(depression)에 위치한다.
67. 지음	至陰	Bl-67	Zhiyin	새끼발가락의 외측(lateral), 발톱 모퉁이(趾甲角, corner of nail)에서 0.1촌(1푼) 쯤 뒤(posterior)에 위치한다.

(8) 신경〔족소음 신경(足少陰 腎經), Kidney Meridian〕

경혈명(經穴名)				경혈의 위치
한글	한문	영문표기	중국어발음	
1. 용천	湧泉	Ki-1	Yongquan	발바닥을 전후로 3등분 할 때 앞에서 1/3부위 복판에 있다. 제2, 제3 중족지골 관절(中足趾骨關節, metatarso-phalangeal joint) 사이에 만져지는 함몰부(depression)에 해당되는데, 발가락을 오므렸을 때 발바닥에 "ㅅ"자 처럼 생긴 두 주름이 만나는 정점에 위치한다.
2. 연곡	然谷	Ki-2	Rangu	안쪽 복사뼈(內踝, medial malleolus)의 전하부(前下部, anterior and inferior)에 있는데, 주상골(舟狀骨, navicular bone)의 전하연(前下緣)연에서 만져지는 함몰부(depression)에 위치한다.
3. 태계	太谿	Ki-3	Taixi	안쪽 복사뼈(內踝, medial malleolus)와 아킬레스 건(Achilles tendon) 사이의 움푹 들어간 곳(depression) 중앙에 위치한다.
4. 대종	大鐘	Ki-4	Dazhong	안쪽 복사뼈(內踝, medial malleolus)의 하후방(inferior

				and posterior)에 있는데, 종골 건의 부착부(踵骨腱 附着部, attachment of calcaneus tendon)의 내측(medial)에서 만져지는 함몰부(depression)에 해당하며, 태계(太谿, Ki-3)혈에서 0.5촌(5푼)정도 후하방(posterior and inferior)에 위치한다.
5. 수천	水泉	Ki-5	Shuiquan	태계(太谿, Ki-3)혈에서 1촌 하부(inferior)에 있는데, 종골 조면 내측(踵骨粗面內側, medial side of tubercle of calcaneus)의 전상부(前上部, anterior and superior)에서 만져지는 함몰부(depression)에 위치한다.
6. 조해	照海	Ki-6	Zhaohai	안쪽 복사뼈(內踝, medial malleolus)의 하연(下緣, inferior border)에서 1촌 밑으로 내려와 만져지는 함몰부위(depression)에 위치한다.
7. 부류	復溜	Ki-7	Fuliu	태계(太谿, Ki-3)혈에서 2촌 위(above) 수준이고, 종골건(踵骨腱, calcaneus tendon)의 전연(前緣, anterior border)에 위치한다.
8. 교신	交信	Ki-8	Jiaoxin	태계(太谿, Ki-3)혈에서 2촌 위(above) 수준에 있고, 부류(復溜, Ki-7)혈에서 0.5촌(5푼) 전방(anterior)이며, 경골 내연(脛骨內緣, medial border of tibia)의 후방(posterior)에 위치한다.
9. 축빈	築賓	Ki-9	Zhubin	태계(太谿, Ki-3)혈에서 5촌 위(above), 경골 내연(脛骨內緣, medial border of tibia)에서 1촌 뒤(posterior)에 위치한다.
10. 음곡	陰谷	Ki-10	Yingu	슬와 횡문 내측단(膝窩橫紋內側端, medial end of popliteal transverse crease)에 있는데, 반건양근(半腱樣筋, semitendinosus)과 반막양근(半膜樣筋, semimembranosus)의 두 건(腱, tendon) 사이에 위치한다.
11. 횡골	橫骨	Ki-11	Henggu	하복부에 있는 점인데, 치골접합부 상연(恥骨接合部 上緣, superior border of pubic symphysis)이며 곡골(曲骨, CV-2)에서 0.5촌(5푼) 옆(lateral)에 위치한다.
12. 대혁	大赫	Ki-12	Dahe	횡골(橫骨, Ki-11)혈에서 1촌 위, 중극(中極, CV-3)혈에서 0.5촌(5푼) 바깥쪽(lateral)에 위치한다.
13. 기혈	氣穴	Ki-13	Qixue	배꼽(臍中, umbilicus)의 직하(directly below) 3촌에 관원(關元, CV-4)혈이 있는데, 이 점에서 옆(lateral)으로 0.5촌(5푼)에 기혈이 위치한다. 기혈(Ki-13)혈은 횡골(橫骨, Ki-11)에서 2촌 위에 있는 점이기도 하다.

14.	사만	四滿	Ki-14	Siman	배꼽의 직하 2촌에는 석문(石門, CV-5)혈이 있는데, 이 점에서 옆(lateral)으로 0.5촌(5푼) 떨어진 지점에 사만혈이 위치한다. 횡골(橫骨, Ki-11)혈에서 3촌 위(above)이기도 하다.
15.	중주	中注	Ki-15	Zhongzhu	배꼽에서 1촌 아래에는 음교(陰交, CV-7)혈이 있고, 이 점에서 옆(lateral)으로 0.5촌(5푼) 가면 중주혈이 위치한다.
16.	황유	肓兪	Ki-16	Huangshu	배꼽에서 옆(lateral)으로 0.5촌(5푼) 떨어진 곳에 위치한다.
17.	상곡	商曲	Ki-17	Shangqu	배꼽에서 2촌 위로 가면 하완(下脘, CV-10)혈이 있는데, 이 점에서 0.5촌(5푼)옆(lateral)으로 가면 상곡(Ki-17)혈이 위치한다. 황유(肓兪, Ki-16)혈의 2촌 위(above)이기도 하다.
18.	석관	石關	Ki-18	Shiguan	배꼽에서 3촌 위로 가면 건리(建里, CV-11)혈이 있는데, 이 점에서 옆(lateral)으로 0.5촌(5푼) 가면 석관(Ki-18)혈이 위치한다. 황유(黃兪, Ki-16)혈에서 3촌 위(above)이기도 하다.
19.	음도	陰都	Ki-19	Yindu	배꼽에서 4촌 위로 올라가면 중완(中脘, CV-12)혈이 있는데, 이 점에서 옆(lateral)으로 0.5촌(5푼)가면 음도혈이 위치한다. 황유(黃兪, Ki-16)혈의 4촌 상부(above)이기도 하다.
20.	통곡	通谷	Ki-20	Tonggu	배꼽에서 5촌 위로 올라가면 상완(上脘, CV-13)혈이 되는데, 이 점에서 옆(lateral)으로 0.5촌(5푼) 가면 통곡혈이 위치한다. 황유(黃兪, Ki-16)혈에서 위로 5촌 떨어져 있는 점이기도 하다.
21.	유문	幽門	Ki-21	Youmen	배꼽에서 위로 6촌 올라가면 거궐(巨闕, CV-14)혈이 되는데, 유문혈은 바로 이 거궐혈에서 옆(lateral)으로 0.5촌(5푼) 떨어진 지점에 위치한다. 황유(黃兪, Ki-16)혈에서 6촌 상부(qbove)에 해당하는 점이기도 하다.
22.	보랑	步廊	Ki-22	Bulang	제5늑간(肋間, intercostal space)에 있는데, 임맥(任脈, Conception Vessel)이 흐르는 정중선에서 옆(lateral)으로 2촌의 거리에 위치한다.
23.	신봉	神封	Ki-23	Shenfeng	제4늑간(肋間, intercostal spcace)에 있으며, 정중선(midline) 즉 단중(CV-17)혈이 있는 지점에서 옆(lateral)으로 2촌 떨어진 곳에 위치한다.
24.	영허	靈墟	Ki-24	Lingxu	제3늑간(肋間, intercostal space)에 있으며, 정중선(midline)에서 옆(lateral)으로 2촌 거리에 위치한다.

25. 신장	神藏	Ki-25	Shencang	제2늑간(肋間, intercostal space)에 있으며, 임맥(任脈, Conception Vessel)이 흐르는 정중선(midline)에서 옆(lateral)으로 2촌 거리에 위치한다.
26. 욱중	彧中	Ki-26	Yuzhong	제1늑간(肋間, intercostal space)에 있으며, 임맥(任脈, Conception Vessel)이 흐르는 정중선(midline)에서 옆(lateral)으로 2촌 거리에 위치한다.
27. 유부	兪府	Ki-27	Shufu	제1늑골(肋骨, rib)과 쇄골의 하연(鎖骨下緣, lower border of clavicle) 사이에 위치하는데, 임맥(任脈, Conception Vessel)이 흐르는 정중선(midline)에서 옆(lateral)으로 2촌 떨어진 지점에 움푹 들어간 곳(depression)에 있다.

(9) 심포경〔수궐음 심포경(手厥陰 心包經), Pericardium Meridian〕

경혈명(經穴名)				경혈의 위치
한글	한문	영문표기	중국어발음	
1. 천지	天池	Pe-1	Tianchi	젖꼭지(乳頭, nipple)에서 옆(lateral)으로 1촌 떨어진 지점이며, 제4늑간(肋間, intercostal space)에 위치한다.
2. 천천	天泉	Pe-2	Tianquan	액와횡문의 전단(腋窩橫紋前端, anterior end of axillary fold)에서 2촌 아래(below)에 위치한다.
3. 곡택	曲澤	Pe-3	Quze	팔꿈치 횡문(肘關節橫紋, elbow crease)의 중간점에 있는데, 이두박근(二頭膊筋, biceps brachii)의 건(腱, tendon)의 내측(medical aspect)에 위치한다.
4. 극문	郄門	Pe-4	Ximen	손목의 횡문(橫紋, transverse crease of wrist) 정중(正中, midpoint)에서 직상(直上, directly above) 5촌에 위치하며, 장장근(長掌筋,palmaris longus)과 요측수근굴근(撓側手根屈筋, flexor carpi radialis)의 두 건(腱, tendon) 사이에 있다.
5. 간사	間使	Pe-5	Jianshi	손목의 횡문(橫紋, transverse crease of wrist) 정중(正中, midpoint)에서 직상(直上, directly above) 3촌에 위치하며, 장장근(長掌筋,palmaris longus)과 요측수근굴근(撓側手根屈筋, flexor carpi radialis)의 두 건(腱, tendon) 사이에 있다.
6. 내관	內關	Pe-6	Neiguan	손바닥 쪽의 손목 횡문(橫紋, wrist crease on palmar side)의 한 가운데 점(midpoint)에서 위(proximal)쪽으

한글	한문	영문표기	중국어발음	경혈의 위치
				로 2촌 부위에 위치하며, 장장근(長掌筋, palmaris longus)과 요측수근굴근(撓側手根屈筋, flexor carpi radialis)의 두 건(腱, tendon) 사이에 있다. 간사(間使, Pe-5) 혈에서 2촌 아래 점이기도 하다.
7. 대릉	大陵	Pe-7	Daling	손바닥 쪽의 손목 횡문(橫紋, wrist crease on palmar side)의 한 가운데 점(midpoint)에 위치하며, 장장근(長掌筋, palmaris longus)과 요측수근굴근(撓側手根屈筋, flexor carpi radialis)의 두 건(腱, tendon) 사이에 있다.
8. 노궁	勞宮	Pe-8	Laogong	손바닥 가운데 있는 점인데, 셋째와 넷째 손가락 사이이며, 제3중수골(中手骨, metacarpal bone) 가까이 위치한다. 주먹을 쥐었을 때, 가운데 손가락과 약손가락 끝이 손바닥에 닿을 때, 두 손가락이 닿는 중간 지점이기도 하다.
9. 중충	中衝	Pe-9	Zhongchong	가운데 손가락의 손톱의 요측 모퉁이(橈側指甲角, radial side corner of finger nail)에서 0.1촌(1푼) 떨어진 지점에 위치한다.

(10) 삼초경〔수소양 삼초경(手少陽 三焦經), Triple Burner Meridian〕

경혈명(經穴名)				경혈의 위치
한글	한문	영문표기	중국어발음	
1. 관충	關衝	TB-1	Guanchong	가운데 손가락의 손톱의 척측 모퉁이(尺側指甲角, ulnar side corner of finger nail)에서 0.1촌(1푼) 후방(posterior)에 위치한다.
2. 액문	液門	TB-2	Yemen	주먹을 쥐면 넷째 손가락과 새끼손가락 사이에 생기는 금(무늬)의 끝(紋端, margin of web)에서 0.5촌(5푼) 위쪽(proximal)에 위치한다.
3. 중저	中渚	TB-3	Zhongzhu	손등에 있는 점인데, 제4번과 5번 중수골(metacarpals) 사이에 위치하며, 손가락 사이에 생기는 물갈퀴 금(margin of web)에서 약 1촌 정도 상부(proximal)에 만지면 움푹 들어가는 함몰부(depression)에 있다.
4. 양지	陽池	TB-4	Yangchi	손등 쪽 손목 금 위에 있는 점이다. 손가락 끝으로 제3중수골과 제4 중수골(中手骨, metacarpal bone) 사이의 움푹 파인 골을 따라 올라오면 손목 금 위에 만져지는 움푹 팬 함몰부(depression)가 양지 혈이다. 이 혈은 총

				지신근(總指伸筋, extensor digitorum communis)과 소지신근(小指伸筋, extensor digiti quinti)의 두 건(腱, tendon)의 사이에 있는 점이기도 하다.
5. 외관	外關	TB-5	Waiguan	손등 쪽의 손목 금(skin crease on dorsum of hand)에서 2촌 상부(上部, Superior)에 위치하는데 요골(撓骨, Radius)과 척골(尺骨, ulna) 사이에 있다.
6. 지구	支溝	TB-6	Zhigou	외관(外關, TB-5)혈에서 1촌 상부(above)에 위치하며, 요골(撓骨, radius)과 척골(尺骨, ulna) 사이에 있다.
7. 회종	會宗	TB-7	Huizong	지구(支溝, TB-6)혈에서 척골 쪽(尺骨側, ulnar side)으로 1촌 떨어진 점에 위치한다.
8. 삼양락	三陽絡	TB-8	Sanyangluo	지구(支溝, TB-6)혈에서 1촌 위(above)에 위치하는데 요골(撓骨, radius)과 척골(尺骨, ulna) 사이에 있다.
9. 사독	四瀆	TB-9	Sidu	팔꿈치 머리(肘頭, olecranon)에서 5촌 아래(below)에 위치하는데 요골(撓骨, radius)과 척골(尺骨, ulna) 사이에 있다.
10. 천정	天井	TB-10	Tianjing	팔을 구부렸을 때, 팔꿈치 머리(肘頭, olecranon)로부터 1촌 후상부(後上部, posterior and superior)에서 만져 지는 움푹 팬 곳(depression)에 위치한다.
11. 청랭연	淸冷淵	TB-11	Qinglengyuan	천장(天井, TB-10)혈에서 1촌 위(above)에 위치한다.
12. 소락	消濼	TB-12	Xiaolo	팔꿈치에서 위로 2촌 올라가면 있는 점인데, 청랭연(淸冷淵, TB-11)혈과 노회(臑會, TB-13)혈의 중간 지점에 해당한다.
13. 노회	臑會	TB-13	Naohui	견료(肩髎, TB-14)혈에서 3촌 아래(below)에 위치하는데, 삼각근(三角筋, deltoid)의 후연(後緣, posterior border)에 있다.
14. 견료	肩髎	TB-14	Jianliao	팔꿈치를 구부리고 팔을 어깨 높이로 들면, 견관절(shoulder joint)위에 툭 튀어나온 견봉(肩峰, acromion)이 보이거나 만져 지는데, 견봉돌기의 앞과 뒤에 움푹 팬 함몰부(depression)가 하나씩 있고 앞쪽(anterior)에 있는 것이 견우(肩髃, LI-15)혈이고 뒤쪽 바로 밑(posterior and inferior)에 있는 함몰부(depression)가 견료(肩髎)혈이다.
15. 천료	天髎	TB-15	Tianliao	젖꼭지(乳頭, nipple) 똑바로 위(directly above) 어깨의 제일 높은 곳이 견정(肩井, GB-21)혈인데 이 점에서 1촌 뒤(後下部, posterior and inferior)에 위치한 점

				이 천료 혈이다.
16. 천유	天牖	TB-16	Tianyou	유양돌기(乳様突起, mastoid process)의 후하방(後下方, posterior and inferior)이며, 흉쇄유돌근(胸鎖乳突筋, sternocleidomastoid)의 후연(後緣, posterior border)에 하악각(下顎角, angle of mandible)의 수준(level)에 위치한다.
17. 예풍	翳風	TB-17	Yifeng	이수(耳垂, ear lobe)의 뒷부분(posterior)에 있으며, 유양돌기(乳様突起, mastoid process)와 하악골(下顎骨, mandible)사이에 움푹 팬 함몰부위(depression)에 위치한다.
18. 계맥	瘈脈	TB-18	Qimai	유양돌기(乳様突起, mastoid process)의 전연(前緣, anterior border) 중앙 부위에 있는데, 예풍(翳風, TB-17) 혈에서 1촌 위(above)에 위치한다.
19. 노식	顱息	TB-19	Luxi	계맥(瘈脈, TB-18)혈에서 1촌 위(above)에 위치한다.
20. 각손	角孫	TB-20	Jiaosun	귓바퀴를 머리에 붙일 때 귀 꼭대기 끝(耳첨尖, upper tip of ear)이 닿는 곳의 상방(superior) 발제부(髮際部, hairline)에 위치한다.
21. 이문	耳門	TB-21	Ermen	입을 벌리면 이주(耳珠, tragus) 앞(anterior)에 움푹 팬 함몰부(depression)가 생기는데, 이 함몰부의 제일 윗쪽 이주(tragus)가 끝나는 곳의 전방(anterior)이 이문혈이다.
22. 화료	和髎	TB-22	Heliao	이문(耳門혈, TB-21)혈에서 눈섭 바깥쪽 끝에 있는 사죽공(絲竹空, TB-23)혈을 향하여 약 5푼 되는 곳에 위치한다. 이 화료혈 바로 앞에서는 표재 측두 동맥(表在側頭動脈, superficial temporal artery)의 맥박이 만져지기도 한다.
23. 사죽공	絲竹空	TB-23	Sizhukong	안와(眼窩, orbit)의 외연(外緣, lateral border)에 있는데 눈섭의 바깥쪽 끝(lateral tip)에 위치한다.

(11) 담경〔족소양 담경(足少陽 膽經), Gall Bladder Meridian〕

경혈명(經穴名)				경혈의 위치
한글	한문	영문표기	중국어발음	
1. 동자료	瞳子髎	GB-1	Tongziliao	외안각(外眼角, outer canthus)에서 0.5촌(5푼) 바깥쪽(lateral)에 위치한다.

2. 청회	聽會	GB-2	Tinghui	이주(耳珠, tragus)의 전하방(前下方, anterior and inferior)에 움푹 팬 함몰부(depression)에 위치하는데, 하악골의 과상돌기(顆狀突起, condyloid process of mandible)의 후연(後緣, posterior margin)상에 있다. 입을 크게 벌리면 함몰부는 더 움푹 팬다.
3. 상관	上關	GB-3	Shangguan	측두하악관절(側頭下顎關節, temporomandibular joint)에 있는 하관(下關, St-7)혈에서 직상(直上, directly above) 권골궁(顴骨弓, zygomatic arch)의 상연(上緣, upper border)에 위치한다.
4. 함염	頷厭	GB-4	Hanyan	액발각(額髮角, hairline of temporal region)에 있는 두유(頭維, St-8)혈과 이첨전방(耳尖前方, anterior to ear tip)의 발제부(髮際部, hairline)에 있는 곡빈(曲鬢, GB-7)혈을 잇는 선상에 있는데 두유혈에서 1/4 되는 지점(약 1촌 後下方)에 위치한다.
5. 현로	懸顱	GB-5	Xuanlu	두유(頭維, St-8)혈과 곡빈(曲鬢, GB-7)혈을 잇는 선상의 중간 지점에 위치한다.
6. 현리	懸厘	GB-6	Xuanli	두유(頭維, St-8)혈과 곡빈(曲鬢, GB-7)혈을 잇는 선상의 하 1/4 지점에 위치한다.
7. 곡빈	曲鬢	GB-7	Qubin	측두부(側頭部, temporal region) 귀끝 전방(anterior to upper tip of ear)에 있는 발제(髮際, hairline) 상에 위치한다.
8. 솔곡	率谷	GB-8	Shuaigu	귀의 바로 위(auricular apex)의 발제(髮際, hairline)에서 1.5촌 올라가 있다.
9. 천충	天衝	GB-9	Tianchong	솔곡(率谷, GB-8)혈에서 0.5촌(5푼) 후방(後方, posterior) 유양돌기(乳樣突起, mastoid process)의 상방(上方, superior)에 위치한다.
10. 부백	浮白	GB-10	Fubai	귀의 후방(後方, posterior) 발제(髮際, hairline)에서 1촌 들어가 있다. 천충(天衝, GB-9)혈에서 후하방(後下方, psoterior inferior)으로 1촌 들어간 지점에 위치한다.
11. 규음	竅陰	GB-11	Qiaoyin	부백(浮白, GB-10)혈과 완골(完骨, GB-12)혈의 중간 지점에 위치한다.
12. 완골	完骨	GB-12	Wangu	유양돌기(乳樣突起, mastoid process)의 후하방(後下方, posterior and inferior)에 움푹 팬 함몰부(depression)에 위치하는데, 귀의 뒷머리 털 난 경계(髮際, hairline)에서 0.4촌(4푼) 들어가 있다.

13. 본신	本神	GB-13	Benshen	이마에 머리털 난 경계(髮際, hairline)의 정중앙(midpoint) 점이 신정(神庭, GV-24)혈인데, 이 신정혈에서 바깥쪽(lateral)으로 3촌 나가있는 점이 본신혈이다. 눈의 외각(眼外角, outer canthus)에서 곧장 위(directly above)로 그은 선상에 발제(髮際, hairline) 안 0.5촌(5푼) 지점이기도 하다.
14. 양백	陽白	GB-14	Yangbai	눈섭의 중앙(midpoint of eyebrow)에서 1촌 위에 있다.
15. 임읍	臨泣	GB-15	Linqi	환자가 정면을 똑 바로 보고 있는 자세에서, 눈동자에서 곧장 위로(directly above) 올라가 발제(髮際, hairline) 안으로 0.5촌(5푼) 들어간 지점에 위치한다.
16. 목창	目窗	GB-16	Muchuang	임읍(臨泣, GB-15)혈 위로 1촌 떨어진 점에 위치한다.
17. 정영	正營	GB-17	Zhengying	목창(目窗, GB-16)혈에서 1촌 후방(posterior)에 위치한다.
18. 승령	承靈	Bl-18	Chengling	정영(正營, GB-17)혈에서 1촌 후방(posterior)에 위치한다.
19. 뇌공	腦空	GB-19	Naokong	풍지(風池, GB-20)혈에서 1.5촌 위(above)이고, 후두골융기(後頭骨隆起, occipital protuberance)의 측면(lateral side)에 위치한다.
20. 풍지	風池	GB-20	Fengchi	흉쇄유돌근(胸鎖乳突筋, sternocleidomastoideus)과 승모근(僧帽筋, trapezius)의 상부(上部, upper portion) 사이의 움푹 팬 함몰부(depression)에 위치한다. 후두골융기(後頭骨隆起, occipital protuberance) 바로 밑 함몰부와 유양돌기(乳樣突起, mastoid process)의 중간 지점이기도 하다.
21. 견정	肩井	GB-21	Jianjing	어깨의 제일 높은 지점(highest point of shoulder)에 있는데, 대추(大椎, GV-14)혈과 견봉(肩峰, acromion)의 중간 지점에 위치한다.
22. 연액	淵液	GB-22	Yuanye	겨드랑이 전연(腋窩前緣, anterior axillary bline)에서 3촌 하부(below)로 내려와서 제4늑간(肋間, intercostal space)에 위치한다.
23. 첩근	輒筋	GB-23	Zhejin	제4늑간(肋間, intercostal space)에 있으며 연액(淵液, GB-22)혈에서 전방(前方, anterior) 1촌 지점에 위치한다.
24. 일월	日月	GB-24	Riyue	젖꼭지(乳頭, nipple)에서 곧장 아래(directly below)로 2늑골(肋骨, rib)을 내려가면 기문(期門, Lv-14)혈

					이 있는데, 이 기문혈의 아래 0.5촌(5푼)되는 곳에 일월혈이 있다. 제9늑골(肋骨, rib)의 최전단부(最前端部, Anterior extreme) 즉 제9늑연골 부착부(肋軟骨附着部, costochondral junction)의 바로 밑에 위치한다.
25.	경문	京門	GB-25	Jingmen	복부의 측면(lateral side of abdomen)에 있는데, 제12늑골의 제일 앞부분(anterior extreme)의 전하위부(前下位部, anteroinferior aspect)에 위치한다.
26.	대맥	帶脈	GB-26	Daimai	제11늑골 끝과 12늑골 끝의 중간 지점(Midway between free ends of 11th and 12th ribs)에 있는데, 배꼽과 같은 수준(level)에 위치한다.
27.	오추	五樞	GB-27	Wushu	대맥(帶脈, GB-26)혈에서 3촌 전하위부(前下位部, anterior and inferior)에 있는데, 장골의 전상극(腸骨前上棘, anterior superior iliac spine)의 앞에 있다. 배꼽의 3촌 직하부(直下部, directly below)에 있는 관원(關元, CV-4)혈과 같은 수준(level)에 위치한다.
28.	유도	維道	GB-28	Weidao	장골 전상극(腸骨前上棘, anterior superior iliac spine)의 전하위부(前下位部, anterior and inferior)이며, 오추(五樞, GB-27)혈에서 0.5촌(5푼) 전하위부(前下位部, anterior and inferior)에 위치한다.
29.	거료	居髎	GB-29	Juliao	장골 전상극(腸骨前上棘, antterior superior iliac spine)과 대퇴골의 대전자(大腿骨 大轉子, greater trochanter of femur)의 중간 지점(midway)에 위치한다.
30.	환도	環跳	GB-30	Huantiao	엉덩이에 있는 점인데 모로 누어 위쪽 다리는 구부리고 밑의 다리는 편 자세에서 고관절(股關節, hip joint) 상단(上端, upper end) 뒤 우묵한 곳(depression)에 위치한다. 대퇴골 대전자(大腿骨 大轉子, greater trochanter of femur)의 제일 높은 지점(highest point)과 엉치뼈틈(薦骨裂孔, hiatus of sacrum)을 잇는 선을 긋고 그 거리의 외측 3분의 1(lateral third) 되는 지점에 있다.
31.	풍시	風市	GB-31	Fengshi	곧추 서서 손을 내릴 때, 가운데 손가락 끝이 대퇴(大腿, thigh) 정중에 닿는 곳에 있다. 슬와 횡문(膝窩橫紋, popliteal crease)에서 7촌 상부(上部, above)에 있는데 외측 광근(外側廣筋, vastus lateralis)과 대퇴 이두근(大腿二頭筋, biceps femoris) 사이에 위치한다.
32.	중독	中瀆	GB-32	Zhongdu	대퇴의 측면(大腿側面, lateral aspect of thigh)에 있

					는데 풍시(風市, GB-31)혈에서 2촌 밑에 위치한다.
33.	(슬)양관	(膝)陽關	GB-33	(Xi) Yangguan	대퇴의 상과(大腿上顆, epicondyle of fem)의 외측(lateral)에 움푹 팬 곳(depression)에 있으며, 양릉천(陽陵泉, GB-34)혈 위(above) 3촌 부위에 위치한다.
34.	양릉천	陽陵泉	GB-34	Yanglingquan	비골 소두(腓骨 小頭, capitulum of fibula)의 전하부위(前下部位, antero-inferior aspect)에 위치하는데 무릎 관절에서 2촌 정도 아래(Inferior)에 있다.
35.	양교	陽交	GB-35	Yangjiao	바깥쪽 복사뼈(外踝尖, tip of external malleolus)에서 7촌 위(above), 비골(腓骨, fibula)의 전연(前緣, anterior border), 복사뼈와 양릉천(陽陵泉, GB-34)혈을 연결하는 선상에 위치한다.
36.	외구	外丘	GB-36	Waiqiu	비골연(腓骨緣, border of fibula)의 후방(後方, posterior)에 있는데 양교(陽交, GB-35)혈에서 수평(level)으로 1촌 후방(posterior)에 위치한다.
37.	광명	光明	GB-37	Guangming	바깥쪽 복사뼈(外踝尖, tip of external malleolus)의 5촌 위(above)에 위치하는데, 비골의 전연(腓骨前緣, anterior border of fibula)에 가까이 있다.
38.	양보	陽輔	GB-38	Yangfu	바깥쪽 복사뼈(外踝尖, tip of external malleolus)의 4촌 위(above)에 위치하는데, 비골의 전연(腓骨前緣, anterior border of fibula)에 있다.
39.	현종	懸鍾	GB-39	Xuanzhong	바깥쪽 복사뼈(外踝, external malleolus)의 3촌 위(above)에 위치하는데, 비골의 후연(腓骨後緣, posterior border of fibula)과 비골근건(腓骨筋腱, tendon of peroneus muscle)의 사이에 있다.
40.	구허	丘墟	GB-40	Qiuxu	바깥쪽 복사뼈(外踝, lateral malleolus)의 전하부(antero-inferior aspect)이며 장지신근건(長趾伸筋腱, tendon of extensor digitorum longus)의 측면(側面, lateral side)에 움푹 팬 곳(depression)에 위치한다.
41.	(족)임읍	(足)臨泣	GB-41	(Tsu) Linqi	제4번과 제5번의 중족골(中足骨, metatarsal bones) 사이에 위치하는데, 4번째 발가락과 새끼발가락의 피부가 만나는 점(web between fourth and little toe)에서 1.5촌 쯤 후방(Posterior)에 있다
42.	지오회	地五會	GB-42	Diwuhui	발등 외측 전방에 있는 점인데, 장지신근건(長趾伸筋腱, tendon of extensor digitorum longus) 앞에 있고, 협계(俠谿, GB-43)혈에서는 1촌 뒤(proximal), 임읍(臨

				泣, GB-41)혈에서는 0.5촌(5푼) 앞(distal)에 위치한다.
43. 협계	俠谿	GB-43	Xiaxi	4번째와 5번째 발가락 사이의 물갈퀴(web)에 있는데, 정확히는 이 물갈퀴 가장자리(web margin)에서 0.5촌(5푼) 뒤(proximal)에 위치한다.
44. (족)규음	(足)竅陰	GB-44	(Tsu) Qiaoyin	4번째 발가락 끝 바깥쪽에 있는 점인데, 발톱 모퉁이(趾甲角, lateral corner of nail)에서 약 0.1촌(1푼) 뒤(proximal)에 위치한다.

(12) **간경〔족궐음 간경(足厥陰 肝經), Liver Meridian〕**

경혈명(經穴名)				경혈의 위치
한글	한문	영문표기	중국어발음	
1. 대돈	大敦	Lv-1	Dadun	엄지발가락 바깥쪽에 있는 점인데, 발톱 모퉁이(趾甲角, lateral corner of nail)에서 약 0.1촌(1푼) 쯤 뒤(proximal)에 위치한다.
2. 행간	行間	Lv-2	Xingjian	엄지발가락과 둘째 발가락 사이에 생기는 물갈퀴 가장자리(margin of web)에서 0.5촌 (5푼)정도 뒤(proximal)에 위치한다.
3. 태충	太衝	Lv-3	Taichong	발의 첫 번째와 두 번째 중족골(中足骨, metatarsal bones)사이에 있는 점으로서, 엄지발가락과 둘째 발가락이 갈라지는 피부의 경계점 즉 물갈퀴의 가장자리(margin of web)에서 2촌 정도 뒤(proximal)에 위치한다.
4. 중봉	中封	Lv-4	Zhongfeng	안쪽 복사뼈(內踝, medial malleolus)에서 1촌 전방(前方, anterior)에 있는 점으로서, 전경골근건(前脛骨筋腱, tendon of tibialis anterior) 내측(內側, medial)에 움푹 팬 부위(depression)에 위치한다.
5. 여구	蠡溝	Lv-5	Ligou	발목의 안쪽 복사뼈(內踝, medial malleolus)에서 5촌 위(proximal)에 위치한다.
6. 중도	中都	Lv-6	Zhongdu	발목의 안쪽 복사뼈(內踝, medial malleolus)에서 7촌 위(proximal)에 위치한다.
7. 슬관	膝關	Lv-7	Xiguan	내경골과(內脛骨顆, medial condyle of tibia)의 후하방(後下方, posterior and inferior)에 있는 점으로서, 슬안혈(膝眼穴)에서 2촌 아래이며 음릉천(陰陵泉, Sp-9)혈에서 1촌 뒤(psoterior)에 해당하는 점에 위치한다.

				의 바로 밑(directly below)에 있는 점으로서, 목덜미 발제(髮際, hairline)에서 1촌 올라(above)가서 움푹 팬 곳(depression)에 위치한다.
17. 뇌호	腦戶	GV-17	Naohu	후두골 융기(後頭骨隆起, occipital protuberance)의 위(superior)에 있는 점인데, 풍부(風府, GV-16)혈에서 1.5촌 상부(above)에 위치한다.
18. 강간	强間	GV-18	Qinagjian	후두부(後頭部) 정중선(正中線) 상에 있는 점인데, 뇌호(腦戶, GV-17)혈에서 1.5촌 위치하며, 풍부(風府, GV-16)혈과 백회(百會, GV-20)혈의 중간점이기도 하다.
19. 후정	後頂	GV-19	Houding	강간(强間, GV-18)혈의 1.5촌 전방(前方, anterior)에 위치하며, 백회(百會, GV-20)혈에서 1.5촌 뒤(posterior)이기도 하다.
20. 백회	百會	GV-20	Baihui	후방 발제(後方髮際, posterior hairline)에서 7촌 위(above)에 있는 점으로서, 두 귀의 꼭대기 점(耳尖, apex of both ears)을 잇는 선의 중앙점(中央点, midway)에 위치한다.
21. 전정	前頂	GV-21	Qianding	백회(百會, GV-20)혈에서 1.5촌 전방(anterior)에 위치한다.
22. 신회	顖會	GV-22	Xinhui	백회(百會, GV-20)혈에서 3촌 전방(anterior)에 위치한다.
23. 상성	上星	GV-23	Shangxing	전방 발제(前方 髮際, anterior hairline)의 중간 지점에서 1촌 위(above)에 있고, 백회(百會, GV-20)혈에서는 4촌 전방(anterior)에 위치한다.
24. 신정	神庭	GV-24	Shenting	전방 발제(前方 髮際, anterior hairline)에서 0.5촌(5푼) 위(above)에 위치한다.
25. 소료	素髎	GV-25	Suliao	코 끝(tip of nose)에 위치한다.
26. 인중	人中	GV-26	Renzhong	코 아래 인중, 즉 구순(口脣, philtrum)의 정중앙 부분에서 바로 위(just wuperior)에 위치한다.
27. 태단	兌端	GV-27	Daiduan	윗입술 한 가운데 끝, 즉 상순의 중앙 첨단(上脣 中央尖端, median tubercle of upper lip)에 위치한다.
28. 은교	齦交	GV-28	Yinjiao	윗입술의 내면 윗잇몸의 봉합부(縫合部)에 있다. 윗입술을 치켜 올리면 입술 안쪽 중앙에 달린 엷은 막(上脣繫帶, labial frenulum)이 있는데 이것과 잇몸의 연접처(連接處)가 바로 은교혈이다.

(14) **임맥**(姙脈, Conception Vessel)

	경혈명(經穴名)				경혈의 위치
	한글	한문	영문표기	중국어발음	
1.	회음	會陰	CV-1	Huiyin	회음부(會陰部, perineum)의 중앙에 있는 점으로서, 남자에 있어서는 항문(肛門, anus)과 음낭(陰囊, scrotum)의 중앙에 위치하고, 여자에 있어서는 항문과 음순 후연합처(陰唇 後聯合處, posterior labial commissure)에 위치한다.
2.	곡골	曲骨	CV-2	Qugu	치골 접합(恥骨接合, pubic symphysis)의 상연(上緣, superior border)에 있는 점인데, 배꼽(臍, umbilicus)에서 5촌 아래(inferior)에 위치한다.
3.	중극	中極	CV-3	Zhongji	배꼽(臍, umbilicus)에서 4촌 아래(inferior)에 위치한다.
4.	관원	關元	CV-4	Guanyuan	배꼽(臍, umbilicus)에서 3촌 아래(inferior)에 위치한다.
5.	석문	石門	CV-5	Shimen	배꼽(臍, umbilicus)에서 2촌 아래(inferior)에 위치한다.
6.	기해	氣海	CV-6	Qihai	배꼽(臍, umbilicus)에서 1.5촌 아래(inferior)에 위치한다.
7.	음교	陰交	CV-7	Yinjiao	배꼽(臍, umbilicus)에서 1촌 아래(inferior)에 위치한다.
8.	신궐	神闕	CV-8	Shenjue	배꼽(臍窩, umbilicus)의 정중앙에 위치한다.
9.	수분	水分	CV-9	Shuifen	배꼽(臍, umbilicus)에서 1촌 위(superior)에 위치한다.
10.	하완	下脘	CV-10	Xiawan	배꼽(臍, umbilicus)에서 2촌 위(superior)에 위치한다.
11.	건리	建里	CV-11	Jianli	배꼽(臍, umbilicus)에서 3촌 위(superior)에 위치한다.
12.	중완	中脘	CV-12	Zhongwan	배꼽(臍, umbilicus)에서 4촌 위(superior)에 있는 점으로서, 검상돌기(劍狀突起, xyphoid process)와 배꼽(umbilicus)의 바로 중간 지점에 위치한다.
13.	상완	上脘	CV-13	Shangwan	배꼽(臍, umbilicus)에서 5촌 위(superior)에 위치한다.
14.	거궐	巨闕	CV-14	Jujue	배꼽(臍, umbilicus)에서 6촌 위(superior)이고 검상돌기(劍狀突起, xyphoid process)에서 1촌 아래(inferior) 지점에 위치한다.
15.	구미	鳩尾	CV-15	Jiuwei	배꼽(臍, umbilicus)에서 7촌 위(superior)에 위치한다.
16.	중정	中庭	CV-16	Zhongting	흉골(胸骨, sternum)의 정중앙 선(midline) 상에 있는 점으로서, 제5늑골간(肋骨間, intercostal space)의 수준(level)에 해당되며 단중(CV-17)혈에서 1.6촌 아래

				(inferior)에 위치한다.
17. 단중	月亶 中	CV-17	Shanzhong	제4늑골간(肋骨間, intercostal space) 수준에 해당되며, 두 젖꼭지(乳頭, nipple)를 이은 선의 정중앙 지점(midpoint)에 위치한다.
18. 옥당	玉堂	CV-18	Yutang	흉골(胸骨, sternum)의 정중앙 수직 선 상에 있는데, 제3늑간(肋間, intercostal space)의 수준(level)에 해당되고 단중(CV-17)혈에서 1.6촌 위(above)에 위치한다.
19. 자궁	紫宮	CV-19	Zigong	흉골(胸骨, sternum)의 정중앙 수직 선 상에 있는데, 제2늑간(肋間, intercostal space)의 수준(level)에 해당되고 단중(CV-17)혈에서 3.2촌 위(above)에 위치한다.
20. 화개	華蓋	CV-20	Huagai	흉골(胸骨, sternum)의 정중앙 수직 선 상에 있는데, 제1늑간(肋間, intercostal space)의 수준(level)에 해당되고 단중(CV-17)혈에서 4.8촌 위(above)에 위치한다. 흉골체(胸骨體, sternal body)와 흉골병(胸骨柄, sternal manubrium)의 접합부(接合部, junction)이기도 하다.
21. 선기	琁璣	CV-21	Xuanji	흉골병(胸骨柄, sternal manubrium)위에 있는데 흉골상 절흔(胸骨上切痕, supra-sternal notch)에서 1촌 아래(inferior)부분에 위치한다.
22. 천돌	天突	CV-22	Tiantu	흉골상절흔(胸骨上切痕, supra-sternal notch) 위의 움푹 팬 함몰부(depression) 정중앙에 위치한다. 더욱 정확하게는 흉골절흔 상연(胸骨切痕上緣, upper border of sternal notch)에서 0.5촌(5푼) 위(above)에 있는 점이다. 이 점에서는 침을 흉골(胸骨, sternum)과 기관(氣管, trachea) 사이로 찌르되, 보통 아랫 방향(downward)으로 삽입하며, 너무 깊이 찌르지 않도록 조심해야 한다.
23. 염천	廉泉	CV-23	Lianquan	후두융기(喉頭隆起, laryngeal prominence) 위의 설골체의 상연(舌骨體上緣, superior border of body of hyoid bone)의 정중앙 점(midpoint)에 위치한다.
24. 승장	承漿	CV-24	Chengjiang	아랫입술 밑과 턱 사이에 생기는 도랑 즉 이순구(頤脣溝, mental labial sulcus)의 정중앙 지점에 위치한다.

5) 경외기혈(經外奇穴, Extra-Meridian points)

경락 선 상에 위치하지 않는 침 자리를 경외기혈(經外寄穴, EM, Extra Meridian Point)이라 한다. 부위별로 정리해 보면 다음과 같다.

(1) **머리, 얼굴, 목 부위**(頭面頸部, head-face-neck)

	경혈명(經穴名)				경혈의 위치
	한글	한문	영문표기	중국어발음	
1.	사신총	四神聰,	EM-head	Sishencong	두정부(頭頂部, vertex)에 있는 백회(百會, GV-20)혈에서 전후좌우에서 각각 1촌 나가 위치한다.
2.	인당	印堂	EM-face	Yintang	코허리 직상(直上)에 두 눈썹 정 중앙에 위치한다.
3.	금진-옥액	金津玉液	EM-face	Jinjin Yuye	양측 설저부(舌底部) 붉은 힘줄의 위에서 혀를 구부리고 취하는 혈인데, 옆에는 금진(金津)혈이고 위 측은 옥액(玉液)혈이 위치한다.
4.	어요	魚腰	EM-face	Yuyao	양 쪽 눈썹에 하나 씩 있는데, 각 눈썹의 정 중앙에 위치한다.
5.	태양	太陽	EM-face	Taiyang	눈썹 끝과 바깥 눈 꼬리 사이에서 뒤로 1촌 떨어진 곳인데 손끝으로 누르면 움푹 팬 것이 만져지는 함몰부(depression)에 위치한다.
6.	구후	球後	EM-face	Qiuhou	안와 하연(眼窩 下緣, inferior border of orbital fossa)의 외측(lateral) 3/4 정도의 지점에 위치한다.
7.	비통	鼻通	EM-face	Pitung	비순횡문(非脣橫紋, naso-labial fold)의 상단(上端, upper end)에 비골(鼻骨, nasal bone) 밑(inferior)에 움푹 팬 함몰 부(depression)에 위치한다.
8.	예명	翳明	EM-head	Yiming	유양돌기(乳樣突起, mastoid process)의 하연(下緣, inferior border)이며 예풍 (翳風, TB-17)혈의 1촌 뒤(posterior)에 위치한다.
9.	협승장	頰承漿	EM-head	Jiachengjiang	승장(承漿, CV-24) 혈에서 1촌 옆(lateral)에 위치한다.
10.	편도	扁桃	EM-face	Pientao	하악각(下顎角, mandibular angle)의 하연(下緣, lower margin)에 경동맥(頸動脈, carotid artery)의 앞(anterior)에 위치한다.
11.	안면	安眠	EM-face	Anmian	안면혈은 2개가 있다. 안면혈 1은 예풍(翳風, TB-17)과 예명(翳明, EM-head) 혈 중간 지점에 위치한다. 안면혈 2는 풍지(風池, GB-20)혈과 예명(翳明, EM-head) 혈 중간 지점에 위치한다.
12.	홍음	洪音	EM-neck	Zengyin	갑상연골(甲狀軟骨, thyroid cartilage)의 양측(bilateral)에 위치한다.

13. 상염천	上廉泉	EM-neck	Shanglianquan	하악골(下顎骨, mandible)의 정중앙 점에서 1촌 아래(inferior)에 위치한다.

(2) **가슴과 배 부위**(胸腹部, chest and abdomen)

경혈명(經穴名)				경혈의 위치
한글	한문	영문표기	중국어발음	
1. 제중사변	臍中四邊	EM-abdomen		배꼽에서 상하좌우에 각각 1촌 떨어진 곳에 위치한다.
2. 삼각구법	三角灸法	EM-abdomen		환자의 양 구각(口角, angle of mouth)의 길이를 재서 이 길이의 3배를 하고 세 절로 삼각형으로 만든 다음 그 한 쪽은 배꼽 중심에 놓고 양각(兩角)은 배꼽 하방(下方)의 양측에 닿는 곳이다.
3. 포문	胞門	EM-abdomen		배꼽에서 3촌 아래 관원(關元, CV-4)혈에서 옆으로 2촌 나가 있다. 일명 좌측은 포문혈이고 우측은 자호혈이라고도 한다.
4. 자궁	子宮	EM-abdomen	Zigong	중극(中極, CV-3)혈에서 옆으로 3촌 되는 곳에 위치한다.
5. 담천	痰喘	EM-chest		노끈으로 액와 횡문(腋窩橫紋, axillary fold)의 극천(極泉, Ht-1)혈에서 유중(乳中, St-17)혈까지 재서 절반을 끊은 다음 한 끈을 극천혈에서 단중(月亶 中, CV-17)혈로 비스듬히 재서 노끈이 닿는 늑간(肋間, intercostal space)에 위치한다.
6. 위상	胃上	EM-abdomen	Weishang	배꼽(umbilicus)에서 2촌 위(superior) 수준(level)인데 정중선(midline)에서 4촌 바깥쪽(lateral)에 위치한다.
7. 유포	維胞	EM-abdomen	Weibao	서혜부(鼠蹊部, inguinal groove)에 있는 점인데, 복부 정중선에서 6촌 떨어져 있으며 관원(關元, CV-4)혈과 같은 수준(level)에 위치한다.

(3) **등과 허리 부분**(背腰部, upper and lower back)

경혈명(經穴名)				경혈의 위치
한글	한문	영문표기	중국어발음	
1. 신설	新設	EM-neck		풍지(風池, GB-20)혈에서 곧장 아래로 머리털 난 부위(髮際, hairline)에서 1.5촌을 내려가 만져지는 움푹 팬 함몰부(depression)에 위치한다.

2. 백로	百勞	EM-neck		대추(大推, GV-14)혈에서 2촌 올라가서 다시 옆으로 1촌 나간(lateral) 부위에 위치한다.
3. 천식	喘息	-neck		제7경추(頸椎, C7 vertebra)의 하연(下緣, lower margin)에서 옆(lateral)으로 1촌 나가 있다.
4. 숭골	崇骨	EM-neck		대추(大推, GV-14)혈의 위이며 바로 제6경추의 극상돌기(頸椎棘狀突起, spoinous process of C6 vertebra) 아래에 위치한다.
5. 환문	患門	EM-back		제5흉추 극상돌기(胸椎棘狀突起, spinous process of T5 vertebra)에서 옆(lateral)으로 1촌 나가 있다[대강 심수(心腧, Bl-15)혈과 비슷한 위치에 있다].
6. 기천	氣喘	EM-back		제7흉추 극상돌기(胸椎棘狀突起, spinous process of T7 vertebra) 아래에서 옆(lateral)으로 2촌 나가 있다.
7. 사화	四花	EM-back		제7흉추 극상돌기(spinous process of T7 vertebra)의 아래와 제10흉추 극상돌기의 아래에서 옆(lateral)으로 1.5촌 나가 있다. 각기 격수(膈腧, Bl-17)혈과 담수(膽腧, Bl-19)혈에 해당한다.
8. 비근	痞根	EM-back		제1요추 극상돌기(spinous process of L1 vertebra)의 아래에서 3.5촌 옆(lateral)에 위치한다.
9. 정궁 지실	精宮 志實	EM-back		제2요추(腰椎, L2 vertebra)의 아래에서 3촌 옆(lateral)에 위치한다.
10. 십칠추혈	十七椎穴	EM-back	Shiqizhui	제5요추(L5 vertebra)의 극상돌기(棘狀突起, spinous process)의 밑(inferior)에 움푹 팬 함몰부(depression)에 위치한다.
11. 요안	腰眼	EM-back		엎드린 자세에서 제4요추(L4 vertebra)와 제5요추(L5 vertebra)의 사이의 양 옆(bilaterally) 움푹 팬 함몰부(depression) 가운데 해당된다. 선 자세에서는 장골 후상극부(腸骨後上棘, posterior superior iliac spine)에서 대둔근(大臀筋, gluteus maximus)과 천극근(薦棘筋, sacrospinous muscle)의 긴장으로 오는 움푹 팬 함몰부(depression)에 위치한다.
12. 요기	腰奇	EM-coccyx	Yaoqi	미골(尾骨, coccyx) 끝에서 곧장 2촌 위에 위치한다.
13. 정천	定喘	EM-back	Dingchuan	제7경추(C7 vertebra)의 극상돌기(棘狀突起, spinous process)에서 옆(lateral)으로 0.5촌(5푼) 나가 위치한다.
14. 무명	無名	EM-back	Wuming	제2흉추(T2 vertebra)의 극상돌기(棘狀突起, spinous

				process) 밑(inferior)에 움푹 팬 함몰부(depression)에 위치한다.
15. 신척	腎脊	EM-back	Shenchi	제2요추(腰椎, L2 vertebra)의 극상돌기(棘狀突起, spinous process)에서 옆(lateral)으로 0.8촌(8푼) 떨어진 지점에 위치한다.

(4) **팔 부위**(上肢部, upper extremity)

경혈명(經穴名)				경혈의 위치
한글	한문	영문표기	중국어발음	
1. 주첨	肘尖	EM-arm		팔을 굽힌 자세에서 오훼돌기(烏喙突起, coracoid process) 끝에 위치한다.
2. 중천	中泉	EM-arm		팔목의 외측 양지(陽池, TB-4)혈과 양계(陽谿, LI-5)혈의 중간 움푹 팬 함몰부(depression)에 위치한다.
3. 외로궁	外勞宮	EM-hand		손등 중앙에 위치한다.
4. 사봉	四縫	EM-hand	Sifeng	엄지손가락을 제외한 네 손가락의 내측(insdie)의 처음 금과 두 번째 금의 정중에서 각각 한 혈씩 취한다.
5. 오호	五虎	EM-hand		주먹을 쥐고 집게손가락(index finger)과 약지손가락(4th finger)의 첫 마디(proximal phalanx)와 둘째 마디(middle phalanx)의 끝에서 각각 한 혈씩 취한다.
6. 대골공	大骨空	EM-hand		엄지손가락의 뒤쪽(dorsal) 가운데 마디 관절(interpha langeal joint) 중앙에 있다.
7. 소골공	小骨空	EM-hand		새끼손가락의 배측(dorsal) 가운데 마디(proximal interphalangeal joint)에 위치한다.
8. 권첨	拳尖	EM-hand		주먹을 쥐고 가운데손가락(middle finger) 밑마디(proximal phalanx)와 둘째 마디(middle phalanx) 관절 중앙에 위치한다.
9. 팔사	八邪	EM-hand	Baxie	다섯 손가락의 사이사이 금 끝(ends of inter-digital web)에 있는, 좌우 합하여 8혈을 말한다.
10. 호구	虎口	EM-hand		엄지손가락과 집게손가락 사이 합곡(合谷, LI-4)혈 앞 정중선 움푹 팬 함몰부(depression)이며 두 피부색의 경계선(赤白肉際, borderline between red and white skin)에 위치한다.
11. 중괴	中魁	EM-hand		가운뎃손가락을 굽히고 가운데 마디와 끝마디 관절(dis-

					경혈의 위치
					tal interphalangeal joint) 중앙에 위치한다.
12.	십선	十宣	EM-hand	Shixuan	열 손가락 손톱 끝에서 0.1촌(1푼) 떨어져 있다.
13.	이백	二白	EM-arm	Erbai	손목 관절(腕關節) 내측에 있는 대릉(大陵, Pe-7)혈에서 곧장 4촌 올라가 한 혈은 두 힘줄의 요골측(撓骨側, radial side)에 있고 한 혈은 두 힘줄 사이에 위치한다.
14.	봉안	鳳眼	EM-hand		엄지손가락을 굽히고 밑마디(proximal phalanx)와 끝마디(distal phalanx) 사이 내측 횡문 끝(medial end of interphalangeal crease)에 위치한다.
15.	견중	肩中	EM-arm	Zianzhong	삼각근(三角筋, deltoid muscle)의 중앙에 있는데, 견우(肩髃, LI-15)혈과 비노(臂臑, LI-14)혈의 중간 지점에 위치한다.
16.	비중	臂中	EM-arm	Bizhong	팔의 내측(medial aspect)에 있는 점인데, 손목의 횡문(橫紋, wrist transverse crease)과 팔꿈치의 횡문(cubital transverse crease)을 연결한 선의 중간 지점이며 요골(撓骨, radius)과 척골(尺骨, ulna) 사이에 위치한다.
17.	낙침	落枕	EM-hand	Luozhen	손등에 있는 점인데, 제2 제3 중수골(中手骨, metacarpal bones) 사이에 있으며 중수수지 관절(中手手指關節, metacarpo-phalangeal joint)에서 0.5촌 위(proximal)에 위치한다.
18.	아통	牙痛	EM-hand	Yatong	손바닥에 있는 점인데, 제3 제4 중수 수지 관절(中手 手指 關節, metacarpo-phalangeal joint)의 두부(頭部, head) 사이에 위치한다.

(5) **다리 부위**(下肢部, lower extremity)

	경혈명(經穴名)				경혈의 위치
	한글	한문	영문표기	중국어발음	
1.	환중	環中	EM-leg		환도(環跳, GB-30)혈과 요유(腰兪, GV-2)혈의 중간에 위치한다.
2.	신건	新建	EM-leg		대전자(greater trochanter of femur)와 장골 전상극(前上棘, anterior superior iliac spine)의 중간에 위치한다.
3.	백충와	百虫窩	EM-leg		무릎의 내측에서 3촌을 올라가 움푹 팬 함몰부(depression)에 위치한다.

4.	관골	月寬 骨	EM-leg		슬개골(膝蓋骨, patella)의 위쪽 양구(梁丘, St-34)혈에서 외측(lateral)으로 1촌 나가 있다.
5.	학정	鶴頂	EM-leg	Heding	슬개골(膝蓋骨, patella)의 바로 중앙에 위치한다.
6.	슬상	膝上	EM-leg		다리를 편 자세에서 슬개골(patella)의 위쪽에서 외측 움푹 팬 함몰부(depresssion)에 위치한다.
7.	슬안	膝眼	EM-leg	Xiyan	슬개골(patella)의 아래 양측 움푹 팬 함몰부(depression)에 위치한다.
8.	난미	蘭尾	EM-leg	Lanwei	외 슬안혈(外膝眼穴)의 외측 아래(lateral inferior) 5촌 되는 곳에 위치한다. 족삼리(足三里, St-36)혈에서 2촌 아래(below)에 위치한 혈이기도 하다.
9.	담낭	膽囊	EM-leg	Dannang	양릉천(陽陵泉, GB-34)혈에서 1촌 아래(below)에 위치한다.
10.	능후	陵後	EM-leg	Linghou	비골의 두부(髀骨 頭部, head of fibula)의 후하부(後下部, posterior and inferior)에 위치한다.
11.	여세	呂細	EM-foot		안쪽 복사뼈(medial malleolus) 끝 정중에 위치한다.
12.	외세	外細	EM-foot		바깥 쪽 복사뼈(lateral malleolus) 정중에 위치한다.
13.	여슬	女膝	EM-foot		발뒤축 족근골(足根骨, talus bone)부 적백육제(赤白肉際, borderline between red and white skin) 경계에 위치한다.
14.	팔풍	八風	EM-foot	Bafeng	양쪽 발의 다섯 발가락 사잇 금 끝(end of interdigital web)에 위치하는 8혈을 일컫는다.
15.	기천	氣喘	EM-foot		열 발가락 끝에 위치한다.
16.	독음	獨陰	EM-foot		둘째발가락 내측 제2절 횡문(橫紋, transverse crease)의 중앙에 위치한다.
17.	이내정	裏內庭	EM-foot		발바닥 쪽, 엄지발가락과 둘째 발가락의 중족지골관절(中足趾骨關節, metatarso phalangeal joint)의 기저부(基底部, base)에서 둘째 발가락 쪽이다.

(6) 기타 특별 처방 혈

① 아시혈(阿是穴)(天應, 神應, 痛應, 不定穴)

어디든지 눌러서 "아야!"하는 점을 말한다. "아야"의 표현을 중국어로 "아시(阿是)", 영어로 "ouch!"라고 한다.

② 사관(四關)

두 합곡(合谷, LI-4)혈과 두 태충(太衝, Lv-3)혈 4점을 통틀어 사관혈이라 한다.

③ 십이정혈(十二井穴)

손톱 끝에 있는 혈, 즉 소상(少商, Lu-11), 상양(商陽, LI-1), 중충(中衝, Pe-9), 관충(關衝, TB-1), 소충(少衝, Ht-9), 소택(少澤, SI-1)을 양쪽에서 취하면 십이정혈이 된다.

④ 전간(癲癎)

제1흉추(T1 vertebra)에서 미골(尾骨, coccyx) 끝까지 재서 절반 꺾은 다음 다시 대추(大推, GV-14)혈에서 아래로 내리 재서 닿는 곳이다. 제9흉추(T9 vertebra)에 해당한다.

⑤ 기죽마혈(騎竹馬穴)

제9흉추(胸椎, T9 vertebra)의 양측 1촌 되는 부위에 위치한다. 주로 뜸을 뜨는데 사용되는 혈이다.

⑥ 신문불합(顖門不合)

배꼽의 위쪽과 배꼽의 아래 각각 0.5촌(5푼)되는 곳에 위치한다.

⑦ 족소지첨(足小趾尖)

새끼발가락 끝에 위치한다.

⑧ 화타협척(華佗俠脊) Huatuojiaji

제1흉추(胸椎, T1 vertebra)에서 제5요추(腰椎, L5 vertebra)의 아래까지 척추마다 배부(背部) 정중선에서 0.5촌(5푼) 옆(lateral)에 위치하는데, 한 쪽에 17혈 씩 도합 34혈이 있는 셈이다.

⑨ 육지구(六之灸)

격수(膈腧, Bl-17), 간수(肝腧, Bl-18), 비수(脾腧, Bl-20)를 합한 좌우 6수혈(腧穴)을 말한다.

⑩ 각기팔처구(脚氣八處灸)

풍시(風市, GB-31), 외슬안(外膝眼, EM-leg), 현종(懸鍾, GB-39), 복토(伏兎, St-32), 독비(犢鼻, St-35), 상거허(上巨虛, St-37), 족삼리(足三里, St-36), 하거허(下巨虛, St-39) 등 8혈을 일컫는 말이다.

⑪ 십삼귀혈(十三鬼穴)

인중(人中, GV-26), 소상(少商, Lu-11), 은백(隱白, Sp-1), 대릉(大陵, Pe-7), 신맥(申脈, Bl-62), 풍부(風府, GV-16), 협거(頰車, St-6), 승장(承漿, CV-24), 노궁(勞宮, Pe-8), 상성(上星, GV-23), 곡지(曲池, LI-11), 중봉(中封, Lv-4), 회음(會陰, CV-1)

⑫ 중풍칠혈(中風七穴)

중풍을 치료하는데 사용되는 7개의 처방혈인데 2가지가 소개되어 있다.

㉠ 백회(百會, GV-20), 곡빈(曲鬢, GB-7), 견정(肩井, GB-21), 풍시(風市, GB-31), 족삼리(足三里, St-36), 양보(陽輔, GB-38), 곡지(曲池, LI-11)

㉡ 백회(百會, GV-20), 풍지(風池, GB-20), 대추(大推, GV-14), 견정(肩井, GB-21), 간사(間使, Pe-5), 곡지(曲池, LI-11), 족삼리(足三里, St-36)

6) 흔한 증상의 치료 혈

(1) 일반 증상

증상(Symptoms)	치료 혈(Acupuncture Points)	
열(熱, Fever)	대추(大推, GV-14) 합곡(合谷, LI-4)	곡지(曲池, LI-11)
혼수상태(昏睡, Coma)	인중(人中, GV-26)	십선(十宣)
쇼크(Shock)	백회(百會, GV-20) 관원(關元, CV-4)	신궐(神闕, CV-8) 족삼리(足三里, St-36)
다한증(多汗症, Hyperhidrosis)	합곡(合谷, LI-4)	부류(復溜, Ki-7)
야한증(夜汗症, Night sweat)	후계(後谿, SI-3)	
불면증(不眠症, Insomnia)	신문(神門, Ht-7) 태계(太谿, Ki-3)	삼음교(三陰交, Sp-6)
다몽증(多夢症, 〈Excessive Dreaming〉 꿈을 많이 꿀 때)	심유(心兪, Bl-15) 태충(太衝, Lv-3)	신문(神門, Ht-7)
악몽을 많이 꿀 때	여태(厲兌, St-45)	은백(隱白, Sp-1)
목쉰 것(嗄聲, Hoarseness)	부돌(扶突, LI-18) 간사(間使, Pe-5)	합곡(合谷, LI-4)

개구장애(開口障碍, 〈Trismus〉 입이 잘 안 벌어지는 증상)

	하관(下關, St-7)	협거(頰車, St-6)
	합곡(合谷, LI-4)	

혀의 마비(舌痲痺, Paralysis of tongue)

	아문(啞門, GV-15)	염천(廉泉, CV-23)
	합곡(合谷, LI-4)	

압착공기증(壓搾空氣症, 〈Choking〉 숨이 막히는 것 같은 증상)

	천돌(天突, CV-22)	복토(伏兎, St-32)
	합곡(合谷, LI-4)	

타액분비 과다증(唾液分泌過多症, Excessive salivation, 침 많이 흘림)

	인중(人中, GV-26)	협거(頰車, St-6)
	합곡(合谷, LI-4)	
심계항진(心悸亢進, Palpitation)	내관(內關, Pe-6)	극문(郄門, Pe-4)
흉통(胸痛, Precordial pain)	단중(膻中, CV-17)	내관(內關, Pe-6)
기침(cough)	천돌(天突, CV-22)	열결(列缺, Lu-7)
연하곤란(嚥下困難, Dysphagia)	천돌(天突, CV-22)	내관(內關, Pe-6)
흉부압박감(Tightness in chest)	중완(中脘, CV-12)	내관(內關, Pe-6)

메스꺼움(惡心嘔吐, Nausea and Vomiting)

	내관(內關, Pe-6)	족삼리(足三里, St-36)
딸꾹질(Hiccough)	격유(膈兪, Bl-17)	내관(內關, Pe-6)
	노궁(勞宮, Pe-8)	

복부팽만(腹部膨滿, abdominal distension)

	천추(天樞, St-25)	기해 (氣海, CV-6)
	내관(內關, Pe-6)	족삼리(足三里, St-36)
늑막통(肋膜痛, pleuritis chest pain)	지구(支溝, TB-6)	
소화불량(消化不良, dyspepsia)	족삼리(足三里, St-36)	공손(公孫, Sp-4)
변비증(constipation)	천추(天樞, St-25)	지구(支溝, TB-6)
장딴지 쥐(gastrocnemius cramp)	승산(承山, Bl-57)	
가려움증(瘙痒症, pruritus)	곡지(曲池, LI-11)	혈해(血海, Sp-10)
	삼음교(三陰交, Sp-6)	
여윈 것(emaciation)	관원(關元, CV-4)	족삼리(足三里, St-36)
만성피로(chronic fatigue)	관원(關元, CV-4)	족삼리(足三里, St-36)
사경(斜頸, torticollis)	풍지(風池, GB-20)	후계(後谿, SI-3)

자한 · 도한(自汗 · 盜汗 Perspiration : 잠이 들면 땀이 나다가 깨면 멎는 것을 도한이라고, 운동 또는 힘든 노동 등을 하지 않아도 저절로 땀이 나는 것을 자한이라고 한다.)

	합곡(合谷, LI-4)	부류(復溜, Ki-7)
	풍지(風池, GB-20)	풍부(風府, GV-16)
바람만 쏘이면 눈물 날 때(迎風淚流)	풍지(風池, GB-20)	두유(頭維, St-8)
	족임읍(足臨泣, GB-41)	간유(肝兪, Bl-18)
	족삼리(足三里, St-36)	
야맹증(夜盲症, Night Blindness)	정명(睛明, Bl-1)	합곡(合谷, LI-4)
	광명(光明, GB-37)	간유(肝兪, Bl-18)
구취(口臭, Foul Breath)	승장(承漿, CV-24)	합곡(合谷, LI-4)
	노궁(勞宮, Pe-8)	충양(衝陽, St-42)
멀미(Motion Sickness)	내관(內關, Pe-6)	풍지(風池, GB-20)
	족삼리(足三里, St-36)	
가슴이 답답할 때	건리(建里, CV-11)	내관(內關, Pe-6)
가슴이 두근거릴 때(Palpitation)	내관(內關 Pe-6)	극문(郄門, Pe-4)
혈압이 올라 갈 때(elevated blood pressure)		
	곡지(曲池, LI-11)	족삼리(足三里, St-36)
	혈해(血海, Sp-10)	소해(少海, Ht-3)
혈압이 내려 갈 때(low blood pressure)		
	인영(人迎, St-9)	내관(內關, Pe-6)
	인중(人中, GV-26)	태충(太衝, Lv-3)
연하곤란(Swallowing Difficulty, 삼키기 어려울 때)		
	천돌(天突, CV-22)	내관(內關, Pe-6)
	염천(廉泉, CV-23)	
변비(便秘, Constipation)	지구(支溝, TB-6)	천추(天樞, St-25)
	대장유(大腸兪, Bl-25)	

(2) 마비 증상

편마비(片痲痺, Hemiplegia)

상지(上肢, Upper Extremity)	견우(肩髃, LI-15)	외관(外關, TB-5)
	곡지(曲池, LI-11)	비노(臂臑, LI-14)
	耳鍼의 brain(뇌) 혈	
하지(下肢, Lower Extremity)	신유(腎兪, Bl-23)	대장유(大腸兪, Bl-25)
	은문(殷門, Bl-37)	환도(環跳, GB-30)

	풍시(風市, GB-31)	양릉천(陽陵泉, GB-34)
	현종(懸鍾, GB-39)	해계(解谿, St-41)
실어증(失語症, Aphasia)	염천(廉泉, CV-23)	아문(啞門, GV-15)
	통리(通里, Ht-5)	
안면마비(Facial Paralysis)	하관(下關, St-7)	협거(頰車, St-6)
	CV-24	
하반신마비(下半身痲痺, Paraplegia)		
	양릉천(陽陵泉, GB-34)	족삼리(足三里, St-36)
	삼음교(三陰交, Sp-6)	화타협척(華佗俠脊, EM)
신경인성 방광(Neurogenic Bladder) 있으면 다음 경혈을 추가 사용		
	관원(關元, CV-4)	차료(次髎, Bl-32)
	질변(秩邊, Bl-54)	

(3) 통증

① 부위별 통증의 치료 혈

통증의 부위(pain area)	치료 혈(治療穴, acupuncture points)	
머리(headache)	합곡(合谷, LI-4)	풍지(風池, GB-20)
	외관(外關, TB-5)	인당(印堂, EM-face)
	태양(太陽, EM-face)	
얼굴(facial pain)	사백(四白, St-2)	지창(地倉, St-4)
	하관(下關, St-7)	합곡(合谷, LI-4)
	양백(陽白, GB-14)	
이(toothache)	합곡(合谷, LI-4)	협거(頰車, St-6)
	하관(下關, St-7)	
목(neck pain)	천주(天柱, Bl-10)	후계(後谿, SI-3)
	풍지(風池, GB-20)	풍문(風門, Bl-12)
	고황(膏肓, Bl-43)	
어깨(sculder pain)	견우(肩髃, LI-15)	거골(巨骨, LI-16)
	견료(肩髎, TB-14)	양릉천(陽陵泉, GB-34)
	운문(雲門, Lu-2)	
팔꿈치(elbow)	곡지(曲池, LI-11)	주료(肘髎, LI-12)
	천정(天井, TB-10)	양릉천(陽陵泉, GB-34)

손목(wrist pain)	외관(外關, TB-5)	양계(陽谿, LI-5)
	양곡(陽谷, SI-5)	
손(hand pain)	팔사(八邪, EM-hand)	
허리(low back pain)	요양관(腰陽關, GV-3)	명문(命門, GV-4)
	인중(人中, GV-26)	신유(腎兪, Bl-23)
	관원유(關元兪, Bl-26)	태계(太谿, Ki-3)
엉덩이(hip pain)	환도(環跳, GB-30)	양릉천(陽陵泉, GB-34)
무릎(knee pain)	양구(梁丘, St-34)	독비(犢鼻, St-35)
	양릉천(陽陵泉, GB-34)	음릉천(陰陵泉, Sp-9)
	슬안(膝眼, EM-leg)	
발목(ankle pain)	태계(太谿, Ki-3)	곤륜(崑崙, Bl-60)
	삼음교(三陰交, Sp-6)	
발(foot pain)	팔풍(八風, EM-foot)	

② 증상 별 통증치료 혈

늑간 신경통(肋間神經痛, Intercostal Neuralgia)		
	화타협척(華佗俠脊)	양릉천(陽陵泉, GB-34)
	비노(臂臑, LI-14)	삼간(三間, LI-3)
	방광경 위의 통증있는 점	
말초 신경통(末梢神經痛, Peripheral Neuritis)		
	족삼리(足三里, St-36)	삼음교(三陰交, Sp-6)
	팔풍(八風, EM-food)	곡지(曲池, LI-11)
	외관(外關, TB-5)	팔사(八邪, EM-hand)
작열통(灼熱痛, Causalgia)	화타협척(華佗俠脊, EM 21)	
	경혈에 관계없이 아픈 부위의 여러 점	
담 통증(膽 痛症, biliary colic)	내관(內關, Pe-6)	담낭(膽囊, EM-leg)
위통(胃痛, 급성 위염과 위경련이 포함)		
	내관(內關, Pe-6)	족삼리(足三里, St-36)
	중완(中脘, CV-12)	공손(公孫, Sp-4)
	내정(內庭, St-44)	
간헐적 파행(間歇的 跛行痛I, ntermittent Claudication, 걸을 땐 아프고, 좀 쉬면 괜찮고)		
	승산(承山, Bl-57)	현종(懸鍾, GB-39)
	양릉천(陽陵泉, GB-34)	

윗배 아픔(上腹痛, Upper abdominal pain)		
	위유(胃兪, Bl-21)	중완(中脘, CV-12)
	내관(內關, Pe-6)	공손(公孫, Sp-4)
신장 부우 통증(renal colic)	신유(腎兪, Bl-23)	삼음교(三陰交, Sp-6)
	지실(志室, Bl-52)	
두통(頭痛, headache)		
전체 두통(generalized headache)	아문(啞門, GV-15)	합곡(合谷, LI-4)
	외관(外關, TB-5)	인당(印堂, EM-face)
두정부 두통(vertical headache)	백회(百會, GV-20)	곤륜(崑崙, Bl-60)
	행간(行間, Lv-2)	
앞머리 두통(frontal headache)	양백(陽白, GB-14)	합곡(合谷, LI-4)
	인당(印堂, EM-face)	
옆머리 두통(temporaal headache)	풍지(風池, GB-20)	외관(外關, TB-5)
	태양(太陽, EM-face)	
뒷머리 두통(occipital headache)	아문(啞門, GV-15)	천주(天柱, Bl-10)
	곤륜(崑崙, Bl-60)	
삼차 신경통(三叉神經痛, trigeminal neuralgia)		
제1지 분포(1st branch distribution)	양백(陽白, GB-14)	찬죽(攢竹, Bl-2)
	외관(外關, TB-5)	태양(太陽, EM-face)
제2지 분포(2nd brach distribution)	사백(四白, St-2)	거료(巨髎, St-3)
	인중(人中, GV-26)	합곡(合谷, LI-4)
제3지 분포(3rd branch distribution)	하관(下關, St-7)	협거(頰車, St-6)
	승장(承漿, CV-24)	내정(內庭, St-44)
늑골간 신경통(肋骨間 神經痛, intercostal neuralgia)		
일반 처방 혈	양릉천(陽陵泉, GB-34)	태충(太衝, Lv-3)
	화타협척(華佗俠脊, EM 21)	
좌골 신경통(挫骨神經痛, Sciatica)		
일반 처방 혈	질변(秩邊, Bl-54)	대장유(大腸兪, Bl-25)
	환도(環跳, GB-30)	은문(殷門, Bl-37)
	양릉천(陽陵泉, GB-34)	현종(懸鍾, GB-39)
	승산(承山, Bl-57)	
	화타협척(華佗俠脊, EM 21)	
통경(痛經, Painful Menstruation)	중완(中脘, CV-12)	기해(氣海, CV-6)

	행간(行間, Lv-2)	기문(箕門, Sp-11)
	합곡(合谷, LI-4),	삼음교(三陰交, Sp-6)

산후통증(産後 痛症, Post-partal Pain)

처방 Ⅰ(虛한 통증)	신궐(神闕, CV-8)	관원(關元, CV-4)
처방 Ⅱ(實한 통증)	양곡(陽谷, SI-5)	해계(解谿, St-41)
	족임읍(足臨泣, GB-41)	함곡(陷谷, St-43)

요통(腰椎痛症, Lumbar pain)

일반 처방 혈	신유(腎兪, Bl-23)	위중(委中, Bl-40)
	양로(養老, SI-6)	화타협척(華佗俠脊)
증상 별 추가 혈		
척추의 통증(pain in vertebral column)		인중(人中, GV-26)
삐었을 때(sprain)	후계(後谿, SI-3)	

어깨 통증(肩關節 痛症, Shoulder pain)

일반 처방 혈(Ⅰ)	조구(條口, St-38)	승산(承山, Bl-57)
일반 처방 혈(Ⅱ)	견우(肩髃, LI-15)	곡지(曲池, LI-11)
	노유(臑兪, SI-10)	양릉천(陽陵泉, GB-34)
증상 별 추가 혈		
주변병소감염(周邊病巢感染, perifocal inflammation)		천종(天宗, SI-11)
상견갑건초염(上s肩胛腱鞘炎, upraspinatus tendinits)		거골(巨骨, LI-16)
하견봉활액낭염(下肩峰滑液囊炎, infra-acromial bursitis)		견료(肩髎, TB-14)

주관절 통증(肘關節 痛症, Elbow Joint Pain)

일반 처방 혈	곡지(曲池, LI-11)	주료(肘髎, LI-12)
	양릉천(陽陵泉, GB-34)	
증상별 추가 혈	주위의 압통점(阿是穴, tender points)	

염좌(捻挫, Sprain)

수완관절(wrist)	양지(陽池, TB-4)	합곡(合谷, LI-4)
	외관(外關, TB-5)	
주관절(elbow)	곡지(曲池, LI-11)	소해(小海, SI-8)
	곡택(曲澤, Pe-3)	천정(天井, TB-10)
견갑관절(shoulder)	견우(肩髃, LI-15)	곡원(曲垣, SI-13)
	거골(巨骨, LI-16)	
요부 처방 Ⅰ	신유(腎兪, Bl-23)	요양관(腰陽關, GV-3)
	위중(委中, Bl-40)	

	처방 II	명문(命門, GV-4) 지음(至陰, Bl-67)	위중(委中, Bl-40)
고관절(股關節, hip joint)		환도(環跳, GB-30)	
슬관절(knee)	처방 I	슬안(膝眼, EM-leg) 슬양관(膝陽關, GB-33)	양구(梁丘, St-34)
	처방 II	독비(犢鼻, St-35) 중봉(中封, Lv-4)	양릉천(陽陵泉, GB-34)
족관절(foot)	처방 I	태충(太衝, Lv-3)	중봉(中封, Lv-4)
	처방 II	해계(解谿, St-41) 태계(太谿, Ki-3)	곤륜(崑崙, Bl-60) 현종(懸鍾, GB-39)
증상별 추가 혈		주위의 압통점(阿是穴, tender points)	
협심증(狹心症, Angina Pectoris)		내관(內關, Pe-6) 통리(通里, Ht-5)	족삼리(足三里, St-36) 외관(外關, TB-5)

참고문헌

賀志光 著(金鐘石 譯). 新中國 漢醫學, 裕盛出版社, 1995.

高木健太郎 著(민병일, 김덕곤 譯). 동양의학의 과학적 접근과 임상, 서원당, 1993.

김종열, 김우중, 동서의학 비교연구, 계축문화사, 1994.

김정제, 동양의학 진료요람, 동양의학연구원, 1974.

대한의학협회. 북한의 의료제도, 대한의학협회지 제38권 제3호, pp.261~280, 1995.

兵頭正義. 동양의학의 재평가, ssp 요법 2장, 현문사, 1991.

山田光胤, 代田文彦 著(吳淡 譯). 圖說 東洋醫學, 도서출판 논장, 1992.

이병국. 경혈도, 도서출판 현형대침구원, 1992.

이종찬. 동서의학 질병관의 접점, 대한의사협회지 제40권 제3호, p.283~287, 1997.

이창빈. 도해 경혈학, 행림서원, 1973.

임준규. 동서의학 협진과 임상실제, 한성사, 1995.

전세일, 보완대체의학의 임상응용과 실제, 한국의학사, 2009.

전세일. 동서의학의 차이점과 공통점, 대한의사협회지 제40권 제3호, p.276~282, 1997.

전세일. 동양의학과 서양의학 "정말 서로 다른 두 의학인가", 제3회 생명과학 심포지엄, 원광대학교 한의과대학, pp.11~31, 1993.

전세일. 동양의학과 서양의학의 자극요법, 한방성인병학회지 제2권 제1호, p.16~17, 1996.

전세일. 동양의학과 서양의학의 접목, 보건주보 제974호, 보건사회부, 1994.

전세일. 동양의학의 과학적 접근, 원광의학 제4권, p.1~7, 원광대학교, 1994.

전세일. 보완대체의학, 계축문화사, 2004.

전세일. 침술의학, 계축문화사, 2005.

전세일. 한의학 이론의 과학적 해석, 한중 국제 공동 세미나 발표논문집 p.1~10, (서울대학교 천연물과학연구소, 과학기술정책관리연구소, 국제과학기술협력센터 주관), 1995.

정태호. 동서의학 교육의 접점, 대한의사협회지 제40권 제3호, p.291~297, 1997.

지제근, 동서의학 연구의 접점, 대한의사협회지 제40권 제3호, p.288~290, 1997.

채우석, 한의학 개론, 대성문화사, 1997.

최승훈. 내경병리학, 통나무, 1993.

최영길. 동서의학 임상의 접점, 대한의사협회지 제40권 제3호, p.298~303, 1997.

한상모. 동의학개론, 여강출판사, 1991.

홍원식. 황제내경(소문, 영추)해석, 고문사, 1977.

Academy of Traditional Chinese Medicine ; An Outline of Chinese Acupuncture, 1975.
Chu LSW, Yeh SDJ, Wood DD. acupuncture Manual, A Western approach, Marcel Dekker, 1979.
Chun SI, Heather AJ. Auriculotherapy : Microcrrent Application on the External Ear - Clinical analysis of a Pilot Study on 57 Chronic Pain Syndromes, Amer. J. Chin. Med., 2(4) ; 399~405, 1974.
Chun SI. Acupuncture in Modern Medicine, International Journal of Acupuncture, 1 (1) ; 2~5, 1979.
Chun, SI. Steps of Acupuncture Research, International Journal of Acupuncture, 1 (2) ; 1~2, 1979.
Chun SI. Acupuncture for Cardiovascular Disorders, Chapter 42, Quick Reference to Cardiovascular Disease(edited by Chung EK) 2nd edition, J.B. Lippincott, pp.605~619, 1982.
Chun, SI. Modern Application of Traditional Theories in Medicine, International Symposium On East-West Medicine, WHO Collaborating Center for Traditional Medicine, Kyung Hee University, 1994.
Chun, SI. The Role of Oriental Medicine in Rehabilitation Medicine, Proceedings of The 8th World Congress of the International Medicine Association, Kyoto, Japan, 1997.
Huang KC. Pharmacology of Chinese Herbs, CRC Press, Boca Raten, 1993.
Huard P., Wong M..(허정 譯). 東洋醫學史, 대한교과서 주식회사, 1985.
Kaptchuk TJ. The Web That Has No Weaver, Congdon and Weed, Inc. 1983.
Lee MHM, Liao SJ. Acupuncture in Physiatry(Chapter 16) pp.402~432, in Krusen's Handbook of Physical Medicine and Rehabilitation(edited by Kottde, Lehmann), W. B. Saunders, 1990.
Mann F. The Meridians of Acupuncture, William Heinmann Medical Books, Ltd, 1964.
Nogier PFM. Treatise of Auriculotherapy, Maisonneuve, 1972.
Tan LT, Tan MYC, Veith I., Acupuncture Therapy, Temple Univ. Press, 1973.
U.S. Department of Health Education and Welfare, Acupuncture Anesthesia, 1975.

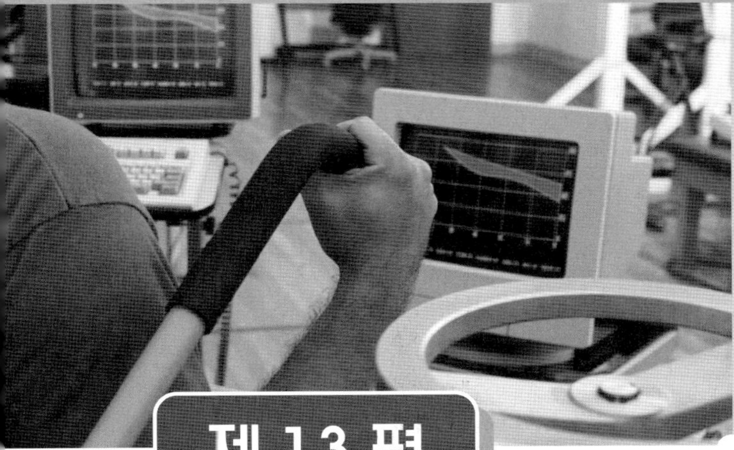
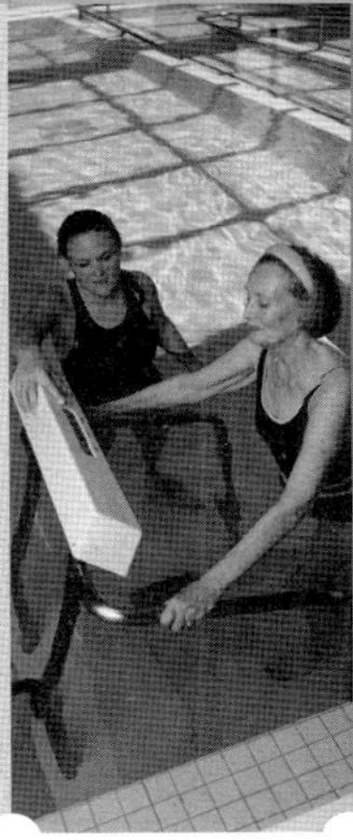
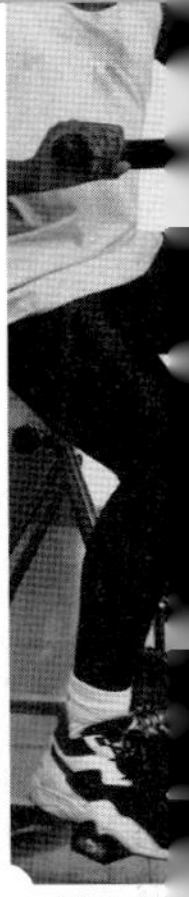

제 13 편

보완대체의학과 재활치료

제13편 보완대체의학과 재활치료

(Role of Complementary Alternative Medicine in Rehabilitation)

전 세 일

1 보완대체의학이란

서양의학 이외의 모든 전통의학과 민간요법을 통틀어 연구대상으로 삼는 의학을 대체의학이라고 한다. 구미 의료 선진국에서 자신들의 서양의학을 정통적(正統的, orthodox 혹은 conventional)인 의학이라고 간주하고, 제도적으로 이 공식적(official)인 의학의 틀 안에 들지 않는 기타의 의학, 의술, 전통요법, 민간요법 등을 다 보충적이고 대체적이라고 생각한 것이다. 최근에는 전 세계적으로 보완의학(補完醫學, Complementary Medicine)이니 대체의학(代替醫學, Alternative Medicine)이니, 또는 보완대체의학이니 하는 말을 흔히 쓰고 있다.

대체의학이란 말이 일반인들에게까지 보편화되어 쓰이는 데에는, 동양의학의 서양에의 유입이 직접적인 역할을 하였다. 서양 사람들에게 낯 설은 의학이 동양에서 왔으니 "동양의학(oriental medicine)"이라 부르기 시작했고 자신들의 의학을 상대적으로 "서양의학(western medicine)"이라 부르게 되었다. 물론 그 이전에도 한의학이나 동양의학이란 말이 없었든 것은 아니나 동양의학이란 말이 전 세계적으로 특히 일반인들에게까지 보편화되어 쓰이는 것이 이와 때를 같이 한다는 뜻이다. 엄격한 의미에서는 동양에도 전통의학과 현대의학이 있고 서양에도 전통의학과 현대의학이 있다. 그러나 일반적으로 서양의학을 현대의학, 동양의학을 전통의학으로 간주하고 있다.

1970년대 초반에 미국에서 동양의학의 일부인 침술(鍼術, acupuncture)이 의학계와 일반인들에게 특별한 관심을 불러일으키면서 미국적 붐을 일으켰고 이것이 세계적 붐을 자극하였다. 이러한 추세에 때를 같이 해서 다른 의학들(other medicines)이 속속 소개되기 시작하였다. 이러한 낯선 의학들은 동양에도 많이 있었고 서양에도 많이 있었다. 이 크고 작은 의학들의 혼잡을 정리하기 위해 "서양의학 외의 모든 의학적 지식과 기술"들을 담는 용어를 새로 만들어서 이를 대체의학이라 부르기 시작한 것이다. 구미 각국에서는 우리의 전통의학인 한의학도 대체의학에 포함시킨다. 그러나 우리나라에서는 한의학이 대체의학에 들어가지 않는다. 왜냐하면 우리나라에서는 의료제도가 이원화(二元化)되어 있음으로 한의학도 제도권 안의 공식의학에 속하기 때문이다. 서양의학, 동양의학, 대체의학이 동시에 광범위하게 사용되고 있는 오늘날, 이들 의학 속에는 상호보완적인 측면이 많이 있다는 증거를 속속 제시하고 있다.

최근에 전 세계적으로 대체의학에 대한 관심이나 연구열이 점점 고조되고 있다. 제도권 안의 의료계에서 널리 받아들이고 인정한다는 뜻이 아니고 적어도 관찰과 연구의 길을 점진적으로 활짝 열어 가고 있는 추세라는 뜻이다. 질병이나 부상이 없는 경우의 가상적 수명을 자연수명(自然壽命)이라 하며, 오늘날 인간의 자연수명이 120세 가량된다는 것이 많은 학자들의 견해이다. 평균수명이 자연수명에 미치지 못하는 이유는, 부여받은 생명을 인간이 제대로 잘 관리하지 못함으로 인해, 주어진 120년에서 여러 해를 빼앗기기 때문이라고 해석할 수 있다. 건강이란 어떤 상태이며 질병이란 무엇인가 하는 건강관과 질병관은 장소에 따라 시대에 따라 변해 왔다. 세계보건기구(WHO)에서는 "건강이란 신체적으로 정신적으로 사회적으로 그리고 영적(spiritual)으로 정상(well-being)인 상태"라고 하는 새로운 건강의 정의를 제안하고 있다. 이러한 극적인 변화 추세는, 근래 세계 도처에서 일고 있는 신과학운동(新科學運動, new science movement)이라던가 대체의학에 대한 관심의 고조 등과 결코 무관하지 않음을 알 수 있다. 대체의학의 이론이나 시술법 가운데 현재 비교적 많이 알려져 있고 또 비교적 많이 응용되고 있는 것들 중에는, 신체적 혹은 정신적 또는 사회적인 측면에서는 간단하게 설명도 안 되고 이해도 쉽게 되지 않는 부분이 상당히 있다. 따라서 영적인 측면에서까지 그 해답을 구해 보려는 시도가 고조되고 있는 것이다. 그런데 대체요법으로 질병을 치료하고 건강을 증진시킬 수 있다고 주장하는 의학자들도 많이 있고, 환자들을 나름대로의 그런 기술로 치료한 경험이 있다는 시술자들도 많이 있고, 또 그러한 치료를 받고 나았다고 믿고 있는 환자들도 많이 있으나, 대체의학 또는 보완의학이라고 간주되는 많은 이론과 방법들이 그 타당성을 객관적으로 인정받은 것도 일부 있기는 하지만, 반면에 과학적인 방법으로 검증되지 않은 부분이 상당히 많이 있다는 사실도 아울러 인식해야 한다.

2011년 현재 미국에서는 100여개 이상의 의과대학에서 대체의학을 교과과정으로 택하고 학생들에게 강의한다. 또 1992년에는 국립보건원 산하에 대체의학국(Office of Alternative Medicine, OAM)을 설립하였고 후에 미국 국립 보완대체의학 센터(National Center of Complementary Alternative Medicine, NCCAM)로 승격하여 해마다 1억불 이상의 연구비를 투자하고 있다. 이러한 사실이 미국사회나 의학계가 대체의학을 정식으로 인정하고 받아들인 증거라고 해석하는 것은 시기상조이다. "과학적으로 검증하고 확인된 정보만을 정식 의학의 일부로 인정한다"는 철학을 중심사상으로 견지하고 있는 의학계에서는 대학에서의 대체의학 교과과정 설립이나 국립보건원에의 대체의학센터 설립이 "대체의학을 과학적으로 연구할 수 있는 토대를 만들어 주고, 연구의 기회를 제공해 주고, 연구자들의 의욕을 고취시킨다"는 것이 공식입장이지 대체의학의 존재를 있는 그대로 받아들이고 있다는 뜻은 결코 아니라는 점을 분명히 알아야 한다.

대체의학을 연구하는 일부 학자들이 염려하고 경

고하는 사항은 다음과 같다.

첫째, '대체의학이 서양의학과 동양의학의 한계점을 뛰어넘어 해결사 역할을 하는 우수한 의학은 아니다'라는 점이다. 대체의학이란 주류(主流)의학에 속하지 못한 비주류의술과 민간요법 등을 총망라하여 지칭하는 말일뿐이며 대부분의 경우 아직 그 효능성에 대한 객관적 평가가 이루어지지 않은 채로 있다 둘째, 대체의학이 만병통치의 요법이라고 착각하는 시술자가 있다. 난치병이 나았다고 하는 극히 소수의 환자들의 일화성 보고(anecdotal report)에 따라 그릇된 확신을 가진 나머지 만병통치요법이라는 착각에 빠질 수 있다는 뜻이다. 셋째, 환자에게 제도권의 정통의학(conventional medicine)을 경시하는 마음을 조장시킬 수 있다. '최첨단 치료법에도 효험이 없던 질병을 대체의학 요법으로 극복할 수 있었다'라고 하는 일화성 보고에 접한 환자들이 기존의 정통의학을 불신하거나 부정하는 형태를 보인다는 것이다. 양호한 치료효과가 기대되는 기회마저 놓쳐 버리는 우를 범할 수 있다. 넷째, 대체의학이 비윤리적 상술에 악용될 수 있다. 정통의학도, 대체의학도, 민간요법도 아닌 것이 무슨 '비법'으로 둔갑하여 무지한 소비자들에게 피해를 입힐 수 있다는 것이다. 다섯째, 수혜자에게 임상적 피해를 입힐 수 있다. 적정한 자격과 경험을 갖지 못한 치료사(요법사)에 의한 시술이 소비자(환자)들에게 해를 끼칠 수 있다는 점이다. 일부분의 대체의학이 그 치료결과를 지나치게 과장함으로써 신뢰감을 주지 못하는 점과, 전문 의료인이 아닌 비 의료인들이 대체의학을 표방하고 무책임한 비과학적 비의학적 시술을 행하고 있다는 점과, 사회 분위기가 그것을 옹호하거나 눈감아주는 점 등을 지적하고 있다.

뉴 잉글랜드 저널(1998) 사설에서는 "의학에는 오직 적절히 검증된 의학과 검증되지 않은 의학이 있을 뿐이다. 주장, 추측, 증언 같은 것이 증거로 인정되어서는 안 된다. 대체의학도 정통적(conventional) 치료법과 똑같이 과학적 검증을 거쳐야 한다"고 주장하고 있다. 미국의학협회지(1998)에서도 "대체의학도 과학적 검증이 가능함을 보여주고, 모든 치료법의 효능, 안전성, 임상 적용, 의미 있는 결과에 대한 근원적인 의문에 과학적 방법을 통해 대답하는 것이야말로 환자, 의사, 대체의료 시술자 모두에게 도움이 될 것이다"라고 주장하고 있다. 동양의학, 서양의학, 대체의학 모두에게 나름대로의 장점이 있고 동시에 각각의 제한점을 지니고 있다. 이론적 바탕과 시술의 접근법이 서로 다른 각 의학마다 서로 보완하는 장점을 지니고 있다는 과학적 증거가 계속 제시되고 있다. 어떠한 형태의 의학이던 과학과 기술(science and technology)을 도구로 삼아 연구하고 개발할 때에만 진정한 세계의학의 일부로 정착할 수 있을 것이다.

대체의학이라 하는 것은 이론과 시술이 체계화된 하나의 의학이 아니라, 동양의학과 서양의학의 주류에 아직 속하지 못한 일부의 비주류의학의 단편적 지식과 시술 법 그리고 산재해 있는 민간요법들을 통 털어 한 데 묶어 부르는 명칭이라 할 수 있다. 이렇듯 한 주머니 속에 집어넣은 의학지식이나 기술을 끄집어내어 과학적이고 객관적인 방법으로 검증한 후 유효한 것은 정통의학 범주 내에 귀속시키고, 무효하다고 확인된 것은 버리는 과정을 통하여 궁극적으로 하나의 의학으로 정리하게 될 것이다. 따라서 이렇게 연구를 통하여 하나 씩 하나씩 밝혀지면, 대체의학의 어떤 일부는 서양의학의 범주에 속하게 되고 다른 일부는 동양의학의 범주에 속하게 될 것이다. 왜냐하면 전 세계를 통털어 나름대로 잘 체계화되어 있고, 지난 수 천년 동안 동양과 서양 문화권에서 각각 주류를 이루고 있는 의학으로서는 서양의학과 동양의학의 두 줄기로 대별될 수 있기 때문이다. 이와 같이 양대 산맥으로 다시 새롭게 정리된 의학은 "서양의학의 대체의학이 동양의학이요 동양의학의 대체의학이 서양의학"이라는 사고방식을 견지하게 될 것이다. 그리고 수십 년이 될지 아니면 수백 년이 될지는 모를 일이나, 모든 의학이 하나로 융합이 되는 먼 훗날, 이런 의학 저런 의학이 아니라 의학을 그저 의학이라고 부르게 될 때에는, 서양의학과 동양의학과 대체의학이 한데 합쳐져서 '통합의학(Integrative Medicine)' 또는 '전일의학(全一醫學, Wholistic Medicine)'이라고 불리게 될 것이다. 현재 대체의학의 범주에 포함시킬 수 있는 항목이 200여 가지나 되지만, 비교적 잘 알려져 있는 요법의 종류는 50개 내외에 이른다.

대체의학은 의학자들에겐 연구의 대상으로 각광을 받고 있고, 정통적 의학에 한계를 느낀 환자들에겐 "확실한 실패보다는 불확실한 희망에 의존해 보려는 마음" 때문에 각광을 받고 있다. 의료인들과 일반인들의 대체의학에 대한 관심은 서양의학과 동양의학의 접목을 통한 새로운 의학 창출에 하나의 돌파구를 제시해 줄 것이다.

2 대체의학의 종류

대체의학은 나라마다 문화권마다 산재해 있는 다소 다른 전통적 의술과 이론을 하나의 범주 안에 넣어 놓았을 뿐, 횡적으로 연결시켜 하나의 의학으로 체계화 된 것도 아니요, 기존의 의학보다 앞선 것도 아니요, 더 우수한 의학이라는 증거가 있는 것도 아니며, 반드시 새로운 의학도 아닌 것이다. 대부분의 경우 "묵은 의술의 새로운 관심"이던가 "생소한 요법에 대한 진지한 관심"이라고 할 수 있을 것이다. 대체의학의 범주에 포함시킬 수 있는 수 백 가지 항목 중에는 "내 손이 약 손이야 하는 할머니 손"도 있고, 현대 과학이 미처 받아들일 수 없을 정도로 너무나 앞선 이론을 바탕으로 하고 있는 요법들도 있다. 현재 사회적으로 정책적으로 제도적으로 당면한 문제점으로는 그렇게 다양한 대체요법들을 어떤 자격을 가진 사람이 해야 되는가, 어떤 교육을 필요로 하는가, 그리고 그런 교육을 누가 시키는가 하는 점이다. 따라서 의료서비스 소비자들의 권익과 안전을 위해서는 교육과 연구와 진료와 제도가 병행하여 조절되면서 단계적으로 정착되어야 할 것이다.

1) 대체의학의 직능별 분류

앞으로 연구와 진료경험 축적을 통해서 제도화 될 전문인력의 부류를 전망해 보면 다음과 같다. 즉 이러이러한 요법은 어떠어떠한 전문가들이 해야 한다 하는 분류를 말한다.

(1) 의사

면허와 자격증이 있는 "의사(양방의사, 한의사, 치과의사)"가 할 수 있는 요법.

마취 하에 시행할 정도로 수술에 가까운 요법(예 : 심층근육 자극요법 IMS), 또는 응급처치를 할 수 있는 전문가가 직접 시술해야 되는 요법(예 : 킬레이션 요법, 세포 치료) 등이 여기에 속한다.

(2) 치료사

의사 이외의 면허·자격증이 있는 "치료사, 간호사, 약사" 등이 할 수 있는 요법.

초음파, 초단파, 레이저, 그 외 특수 기기 등을 다룰 수 있는 치료사(예 : 물리치료사, 작업치료사, 언어치료사, 심리치료사)라던가, 근육 주사나 정맥 주사를 할 수 있는 전문가(예 : 간호사)라던가, 관련된 의약품의 약리학적 기전을 이해하는 전문가(예 : 약사) 등만이 안전하게 취급할 수 있는 모든 요법들이 여기에 속한다.

(3) 일반 전문가

그 분야에 대한 충분한 교육과 경험을 축적한 "일반 전문가"가 할 수 있는 요법.

의사, 간호사, 치료사, 약사 등의 면허 소지자가 아니더라도, 요가, 기공, 최면처럼 특정한 분야에 상당한 기간의 훈련과 경험의 축적을 필요로 하는 전문가들이 시술해야 하는 요법이 여기에 속한다.

(4) 일반인

별로 위험 부담이 없고 누구나 쉽게 사용할 수 있어서 영원히 "민간요법"으로 남아 있어야 될 요법을 말한다. 몸을 쓰다듬어 준다던가, 기도를 해 준다던가 하는 요법이 여기에 속한다.

2) 대체의학의 시술별 분류

수백 가지나 되는 대체요법들을 이론의 바탕이 비슷하거나, 기능적으로 공통점을 지니고 있거나, 시술법이 유사한 것들을 그룹별로 크게 분류를 하면 다음의 7가지로 나뉘어 진다.

(1) 전통의학(傳統醫學, Traditional Medicine)

우리나라의 한의학(韓醫學), 중국의 중의학(中醫學), 월남의 월의(越醫), 인도의 아유르베다 의학, 티베트 의학 등이 여기에 속한다.

(2) 자연의학(自然醫學, Natural Medicine)

인체에 내재한 항상성과 자연치유력에 의존하면서 햇빛, 물, 공기, 자연적인 식·약물(食藥物)을 이용하는 의학을 말한다.

(3) 심신의학(心身醫學, mind-body medicine)

명상, 요가, 기공, 선무 등 몸과 마음의 상관관계를 이용한 요법을 통틀어 일컫는다.

(4) 생약요법(生藥療法, herbal medicine)

인공적으로 합성·조제한 약품을 사용하는 것이 아니고, 식물의 뿌리, 열매, 잎사귀, 광물질, 동물의 조직(예 : 뿔, 뼈, 쓸개) 등을 사용하는 요법을 말한다.

(5) 수기요법(手技療法, manipulative medicine)

카이로프락틱, 정골요법, 응용 운동학, 두개천골요법, 반사요법처럼 손으로 압력을 가하거나, 마사지를 하거나, 자세를 교정해 주는 등의 손 기술을 이용한 요법을 총칭한다.

(6) 영양식이요법(榮養食餌療法, nutritional and diet therapy)

영양식품(營養食品), 기능식품(機能食品), 비타민, 광물질을 개개인에게 알맞게 사용하거나, 금식(단식, 절식)처럼 적절히 굶는 과정을 통해서 치료효과를 노리는 모든 요법이 여기에 속한다.

(7) **에너지요법**(energy therapy)

전기, 자기, 광선, 음향, 레이저, 열 등 다양한 에너지원을 치료에 응용하는 요법을 포괄한다.

3) 어떤 의학에 뿌리를 둔 대체의학인가에 따른 분류

보완대체의학에는 360여 가지가 있지만 비교적 잘 알려진 약 50여 가지의 대체요법을 서양의학 이론에 바탕을 둔 것과 동양의학에 바탕을 둔 것과, 동·서 의학의 공통 지혜에 바탕을 둔 것을 기준으로 분류해 보면 다음과 같다.

(1) 서양의학에 밀접한 대체의학

① 척주교정의학(脊柱矯正醫學, Chiropractic Medicine)
② 족부의학(足部醫學, Podiatric Medicine)
③ 중금속제거요법(重金屬除去療法, chelation therapy)
④ 최면요법(催眠療法, hypnotherapy)
⑤ 엔자임 요법(enzyme therapy)
⑥ 응용운동학(應用運動學, Applied Kinesiology)
⑦ 두개천골자극요법(頭蓋薦骨療法, Cranio-Sacral Therapy)
⑧ 홍채진료법(虹彩診療法, iridology)
⑨ 신경언어학적 프로그램 요법(Neuro-Linguistic Programming)
⑩ 재건요법(再建療法, reconstructive therapy)
⑪ 세포치료법(細胞治療法, cell therapy)
⑫ 생체되먹이요법(biofeedback therapy)
⑬ 심신의학(心身醫學, body-mind therapy)
⑭ 자장요법(磁場療法, magnetic field therapy)
⑮ 산소요법(酸素療法, oxygen therapy)
⑯ 영양요법(營養療法, nutritional supplement)
⑰ 정골의학(整骨醫學, Osteopathic Medicine)
⑱ 해독요법(解毒療法, detoxification therapy)
⑲ 에너지 의학(energy medicine)
⑳ 분자정형의학(分子正形醫學, orthomolecular medicine)
㉑ 환경의학(environmental medicine)
㉒ 바디워 요법(bodywork)
㉓ 롤핑 요법(Rolfing)
㉔ 꿈 치료법(dream therapy)
㉕ 오락치료(娛樂治療, recreation therapy)
㉖ 마술요법(魔術療法, magic therapy)
㉗ 신경치료(神經治療, neural therapy)
㉘ 자발요법(自發療法, autogenic therapy)
㉙ 라이히안 요법(Reichian therapy)
㉚ 도인상상요법(導引想像療法, Guided Imagery)
㉛ 무도요법(舞蹈療法, dance therapy)
㉜ 생물학적 치과치료법(生物學的 齒科治療法, biological dentistry)

(2) 동양의학에 밀접한 대체의학

① 아유르베다 의학(Ayurvedic Medicine)
② 기공치료(氣功治療, qigong therapy)
③ 자연의학(自然醫學, Naturopathic Medicine)
④ 향기요법(香氣療法, aromatherapy)
⑤ 명상요법(冥想療法, Transcendental Meditation Therapy)
⑥ 반사요법(反射療法, reflexolgy)
⑦ 접촉요법(接觸療法, touching therapy)
⑧ 봉침요법(蜂針療法, bee venom therapy)

⑨ 요가(Yoga)
⑩ 꽃요법(flower remedies)
⑪ 소리요법(sound therapy)
⑫ 원예요법(園藝療法, horticulture therapy)
⑬ 심령치료법(心靈治療法, psychic healing)

(3) **동서의학 접목형의 대체의학**

① 생약요법(生藥療法, herbal therapy)
② 식이요법(食餌療法, diet therapy)
③ 절식요법(絶食療法, fasting)
④ 동종요법(同種療法, Homeopathic Medicine)
⑤ 미술치료(美術治療, clinical art therapy)
⑥ 수치료(水治療, hydrotherapy)
⑦ 오감요법(五感療法, sense therapy)
⑧ 장요법(腸療法, colon therapy)
⑨ 심층근육 자극요법(深層筋肉刺戟療法, Intra-Muscular Stimulation)
⑩ 고열요법(高熱療法, hyperthermia)
⑪ 양자의학(陽子醫學, quantum medicine)
⑫ 쥬스 요법(juice therapy)
⑬ 뇨요법(尿療法, urine therapy)
⑭ 테이핑 요법(taping therapy)
⑮ 광선요법(光線療法, light therapy)

3 대체의학의 내용

1) 서양의학에 밀접한 대체의학

(1) 카이로프락틱 요법(chiropractics)

카이로프락틱 요법이란 한 마디로 "삐뚤어진 척추를 똑바로 교정해 줌으로써 통증을 비롯한 여러 가지 증상을 완화시키거나 또는 전신 건강을 증진시키는 수기요법이다"라고 정의할 수 있다. 어떤 환자의 말이 "카이로프락틱"이 이집트의 전통 의학인 줄 알았다고 한다. 이집트의 수도가 "카이로"이니까. 우리나라 말로는 알맞는 번역이 없다. 그냥 카이로프락틱(chiropractics)이라고 부르기도 하고 억지로 번역해서 척추 교정 의학이라고도 부른다. 잘못된 척추를 수기(手技, manipulation)로 교정해 줌으로써 많은 질병을 고칠 수 있다는 이론을 바탕으로 하고 있기 때문이다. 미국에서 가장 많이 사용하고 있는 의술이며 미국 사람들의 선호도는 한국 사람들의 침술 선호도만큼이나 대단하다.

미국에는 면허증을 가진 카이로프락틱 전문 요법사 가 5만 명 정도 있으며, 매년 수 백 만 명의 환자들을 치료하고 있다. 이들은 현재 의사, 치과의사, 간호사에 이어 4번째로 큰 의료 전문가 집단을 이루고 있다. 미국에서 그렇게 많은 환자들이 애용하는 의술이었는데도 불과 10여 년 전까지도 제도권의 의료계에서 이를 인정해 주지 않았었다. 그러나 요사이는 사정이 많이 달라졌다. 대부분의 의료 보험회사에서도 치료비가 지급되고 있으며 의사들 중에서도 이 기술을 배우는 사람들이 점차 늘어나고 있는 추세이다.

카이로프락틱 요법은 1895년에 다니엘 팔머(Daniel David Palmer)에 의해서 창시되었다. 캐나다 출신의 팔머는 미국으로 이사를 온 후 정골(整骨)요법과 자기(磁氣)요법에 관심을 갖게 되었다. 환자의 몸을 쓰다듬어 줌으로써 '자기의 흐름'을 증가시키는 이 '자기요법(magnetic therapy)'은 당시 많은 자연요법사와 일부 의사들 사이에서 시술되고 있었다. 팔머도 이 기법을 배워 1880년대에 아이오와 주에 진료실을 개설했다. 1895년 어느 날, 팔머는 그를 찾아온 그 건물의 관리인이 17년 전 허리를 삔 이후로 청각을 잃게 되었다는 말을 듣게 되었다. 그의 척추를 진찰해 본 결과 척추 뼈 하나가 삐져나와 있음을 발견하고 팔머는 그 사람의 척추를 손으로 만져서 정상 위치로 돌려놓을 수 있었다. 그랬더니 갑자기 그 관리인의 청각이 돌아왔고, 이것이 카이로프락틱 요법 탄생의 계기가 된 것이다. 그의 새로운 이론은 이러하였다. 인간은 완전한 건강을 유지할 수 있는 충분한 '치유 잠재력'을 지니고 있다. 각자의 완전한 건강은 신경계통의 정상적 기능과 직접적 관계가 있다. 척추는 신경계통의 생명선이기 때문에 건강 유지를 위해서는 최선을 다해 척추를 다스려야 한다. 그래서 카이로프락틱 요법은 인체의 불균형을 치료하는데 매우 효율적이라는 것이다.

팔머는 척추의 정렬이 잘 못 되면 척추에서 나와 신체 모든 기관으로 가는 척수 신경을 압박하게 되는데, 이것이 정상적인 신경의 흐름에 손상을 입힐 경우, 정상적인 근육 기능, 호흡, 맥박, 소화, 면역 기능에 영향을 끼칠 것이라고 판단했다. 따라서 척추의 정렬(alignment)을 교정하면 신경 압박이 제거되어 건강을 회복할 수 있을 것으로 믿었다. 팔머는 척추가 뇌에서 내려오는 신경을 보호하기 위한 단순한 딱딱한 구조물이 아니라 33개의 뼈마디로 이루어져 있으며, 이 관절들 모두가 항상 제 위치를 유지하고 또 유연성을 지녀야 하는 특수 구조물임을 강조했다. 그는 신체의 모든 질환은 결국 이 척추 뼈의 삐져나온 상태(팔머는 이를 '써브룩세이션〈亞脫臼, subluxation〉'이라 불렀음)에 기인한다고 믿었다. 그의 견해에 따르면 신체의 각종 질환을 치료하기 위해서는 이 아탈구를 교정하는 것이 가장 중요하다는 것이다. 즉 이 삐져나온 관절을 마사지하거나 누르거나 비트는 수기 요법(twisting manipulation)으로 제자리로 돌아오도록 교정해 주면 이와 관련된 질환이 치료가 된다. 팔머는 1897년 자신이 설립한 팔머 카이로프락틱 연구소에서 이 같은 이론들을 가르쳤고, 5년 후에는 최초의 졸업생인 15명의 카이로프락틱사들이 배출되었다. 이들 중 한명은 팔머의 아들 조슈아(Joshua)로서 그는 아버지의 뒤를 이어 그후 50년간 카이로프락틱을 크게 발전시켰다.

카이로프락틱 요법을 이용한 치료 면에 있어서는, 대부분의 질병이 다 치료 대상이기는 하지만 그중에서도 통증, 두통, 근육의 긴장, 소화기 질환(십이지장 궤양), 어린이들의 야뇨증, 요통과 관련된 이상 자궁출혈, 안면신경마비 환자의 안면근육, 유아의 어브(Erb) 마비(상지 신경이 눌려 팔을 못 쓰는 마비증세), 발의 근육 및 관절 이상과 관련이 있는 당뇨병성 신경장애, 어깨 통증, 수근관 증후군(Carpal Tunnel Syndrome), 경추 디스크, 전기쇼크에 의한 근육 및 신경계 손상, 목뼈의 정렬 이상으로 인한 두통, 임신(요통) 등에 많이 적용되고 있다.

카이로프락틱 의사를 찾아가는 환자 중에는 요통환자가 가장 많다. 영국 의학연구원(Britain's Medical Research Council)에서 2년간 연구를 하여 1990년에 발표한 연구에 의하면, 요통(low back pain)의 치료효과가 일반 병원에서 통원치료(out-patient care)를 받은 환자 군에서 보다 카이로프락틱 치료를 받은 환자가 더 좋았다고 한다.

미국 시카고에 있는 체스터 윌크(Chester Wilk, D.C.)는 카이로프락틱 치료가 호흡기 질환, 소화기 질환, 부비강염(para-nasal sinusitis), 기관지 천식, 심장 질환, 고혈압 등에 효험이 있고, 심지어 감기에도 잘 듣는다고 보고하였다.

블레치(Dr. Blaich)는 성교 후 심한 통증(extreme pain after ejaculation) 때문에 여러 해 고통을 받고 있는 환자를 치료한 예를 보고하였다. 이 환자는 자기가 전에 받은 정관수술(vasectomy)이 그 통증의 원인이라고 나름대로 생각하고 있었다고 한다. 그러나 진찰과 검사를 통해 이 환자는 요추(low back)에 아탈구(subluxation)가 있었고, 이러한 척추의 정렬장해(misalignment)가 전립선(prcstate)에 영향을 끼친 것이지 정관수술과는 아무런 상관이 없을 확인하게 되었다. 카이로프락틱 의사 블레치에게 약 네 번 정도의 치료를 받은 후 이 환자의 성교 후 통증은 완전히 사라졌다.

의학잡지 '수기 및 생리적 요법 지(Journal of manipulative and Physiological Therapeutics)'에는 성대의 긴장성 수축(spastic constriction of vocal chords) 때문에 언어 장애를 호소하는 한 환자의 예를 보고하고 있다. 이 환자는 상부 척추(upper spine)에 아탈구가 있음이 확인되었다. 두 번의 치료에 증상이 호전되기 시작하였고 다섯 번 치료 후에는 언어장애가 완전히 치유되었다.

어떤 카이로프락틱 전문가는 축적된 임상경험을 통해 손, 무릎, 팔꿈치, 고관절, 어깨 등 말초 관절(peripheral joints)의 외상에 효험이 있고, 염좌(捻挫, sprains), 관절염, 활액낭염(bursitis), 월경불순(menstrual difficulties)에도 효험이 있으며, 경미한 우울증으로부터 정신분열증에 이르는 광범위한 정서적 심리적 증상도 호전시킬 수 있음을 제시했다.

그리고 카이로프락틱 전문가들은 서로 다른 수기요법을 사용하기도 한다.

한 부류는 순수 수기파이다. 이들은 관절을 "딱"하는 소리가 날 정도로 늘려(stretching) 주는 수기(manipulation)를 적용하기도 하고, "딱"하는 소리가 나지 않도록 "살살 만져 주는(gentle touch) 정도의 수기"를 적용하기도 한다.

또 다른 부류의 전문가들은 순으로 직접 만져주는 수기분만 아니라 거의 대부분의 경우에 치료도구를 동시에 사용한다. 이들이 흔히 사용하는 치료도구(therapeutic modalities)에는 열(heat), 냉(cold), 초음파(ultrasound), 전기자극(electrical stimulation), 마사지, 운동, 영양요법(nutrition) 등이 포함된다.

모든 치료법에서 생길 수 있지만 카이로프락틱 치료에서도 부작용이 생긴다. 예를 들면 퇴행성 변화(degenerative changes)가 있는 조직에 손상을 주어 통증이 악화된다던가, 추간판 팽융(bulging)이 탈출증(ruptured herniation)으로 악화되는 수도 있다. 어떤 보고에 의하면 카이로프락틱을 받는 중에 뇌로 가는 주요 동맥이 파열되어, 치명적인 결과를 초래한 경우도 있었다는 것이다. 따라서 혈관에 문제가 있는 환자는 카이로프락틱 치료를 받기 전, 담당의사와 상의하는 것이 필수적이다. 아래쪽 척추 수기는 자칫 방광 기능 장애, 하지 근위축, 직장 및 생식 기능 장애 같은 합병증을 초래할 수도 있다. 물론 이러한 부작용은 비전문가나 숙련되지 않은 치료사에 의해 주로 생긴다. 의과대학과 마찬가지로 카이로프락틱 대학을 졸업하면 D.C.(Doctor of Chiropractics)라는 학위를 받게 된다. 이 요법은 의사들의 처방에 의해서가 아니고 환자 자신들이 찾아가서 치료를 받을 정도로 인기가 있으며 전 세계적으로 점점 확산 보급되고 있는 추세에 있다. 우리나라에서도 카이로프락틱 요법의 이용 인구가 나날이 늘어나고 있다.

카이로프락틱사와 의사들 사이에는 지금도 학문적인 이론의 일치를 보지 못하고 있는 상태이다. 대다수 정형외과 전문의 및 정골 요법사들은 이른바 '아탈구(subluxation)'란 것을 믿지 않는다. 척추의 정렬(spinal alignment)에 이상이 생길 수는 있지만, 카이로프락틱사들이 주장하는 것처럼 보편적인 것은 아니라고 생각하는 것이다. 현재로서는 제도권 안의 의료계가 완전히 인정하고 받아들이는 입장은 아니지만, 꾸준한 연구가 뒤받침 된다면 유용한 의술로 인정될 잠재력을 충분히 지니고 있다.

(2) 족부의학(足部醫學, Podiatry)

사람을 사람이게 만든 것이 발이다. 인간이 문명을 창조하고 또 파괴하는 것이 손을 통해서 이루어지는데, 이 손을 자유로이 쓸 수 있게 만든 것이 바로 발의 덕택이기 때문이다. 사람과 가장 가까운 동물이 원숭이 인데 구조상 가장 차이가 나는 부분이 있다면 발이라 할 수 있다. 원숭이는 손도 발 같고 발도 손 같다. 손으로는 기어 다닐 수 있는가 하면 발로는 나무 가지를 잡을 수 있다. 얼핏 보기에는 사람보다 더 유리한 기능을 가진 것 같지만, 원숭이는 두 발로 오래 서서 양손을 쓸 수가 없다. 그래서 원숭이는 숲 속에서 나와 살수는 없게 되어 있다. 사람이 고도의 지성을 갖춘 요인으로 직립보행에 의해서 양손이 자유롭게 되었기 때문이라는 주장은 바로 여기에 근거를 둔 것이다. 사실 사람의 발에는 여러 가지 특징을 지니고 있다. 우선 사람의 발은 아주 오랜 시간 안정적으로 서 있을 수 있다는 점이다. 발의 뼈와 근육의 구조와 배열이 전후좌우를 축으로 하여 아취(arch, 弓形)를 이루고 있기 때문에 단 두 개의 다리로도 몸의 균형을 잡고 장시간 서 있을 수 있고, 오랜 시간 계속해서 이동할 수도 있고, 여러 시간 뛸 수도 있다. 또 발의 아취 형태 때문에 사람은 평평하고 비탈진 바위 위를 걸을 수도 있고, 울퉁불퉁한 모래밭을 거닐 수도 있고, 빠른 속도로 달리다가도 갑자기 홱 방향을 바꿀 수도 있다. 발이 빨리 달리는 데 사용되기 위해 옛날 사람들의 발은 몸의 무게 중심이 발의 앞부분에 위치 해 있었는데, 문화가 발달하고 걷고 달리는 시간이 줄어 든 현대인들에게는 그 무게 중심점이 점점 뒤쪽으로 밀려나오는 경향이 있다. 예를 들면 1960년에 조사한 결과에 의하면 두발을 모으고 설 때 중심의 위치는 발뒤꿈치로부터 47% 정도 앞부분에 있었는데, 20년이 지난 1980년에는 40%의 위치로 후퇴하였고, 또 2000년에는 33%의 위치까지 이동한 것으로 나타났다.

건강의 주춧돌이며 행복의 주춧돌인 발의 중요성에 대해서는 아무리 강조를 해도 지나침이 없다. 이렇듯 중요한 몸의 부분인데도 사람들은 발의 고마움에 대해 잊고 살고 있다. 잊고 있다기보다는 오히려 무시하고, 더럽게 여기는 경향이 있다고 보아야 할 것이다. "고린내 나는 발 저리 치워!"하는 말투에는 그런 감정이 잘 스며들어 있다. 그런데 발이 불편하고 아플 때 우리는 어디를 가서 도움을 구하는가. 물론 뼈가 부러지거나 살이 곪아서 수술이 필요할 때는 정형외과에 가서 치료를 받아야 할 것이다. 발의 기형이나 통증이 있을 때 재활의학적 치료를 받을 수도 있다. 발의 관절염으로 고생하는 사람들은 약물치료를 받을 수도 있겠다. 그러나, 예를 들어서, 특별한 병이 아닌데 발이 자주 아픈 사람의 경우나, 발톱이 살 속을 파고 들어가는 경우나, 발바닥에 티눈이나 못이 박혀서 불편을 겪는 사람들의 경우에는 어디로 갈 것인가. 가벼운 증상에도 불고하고 자꾸 병원엘 가야 할 것인가. 이런 것이 우리 주위 사람들이 흔히 경험하는 문제점이다. 그런데 미국과 호주를 비롯한 몇몇 나라에서는 "발 닥타"의 제도가 있다. 의과대학 과정인데 주로 발에 대한 것을 가르치고 발에 대한 전문의 자격을 주는 "발 의학(podiatry)"이 따로 있다는 말이다. 우리나라에는 없는 분야이기 때문에 적절한 번역어도 없다. 치아 분야의 전문과와 전문의를 "치과의학" "치과의사"라고 부르니, 발에 대한 분야에도 "족과의학" "족부의학"이라고 부르는 것도 괜찮을 것 같다. 그냥 "발 닥타"라고 부르는 것은 어떨까. 이 "발 닥타"는 4년제 대학을 졸업한 학사들이 족부의과대학에 들어가 다시 4년 동안을 발에 대해 전공한 의사들이다. 학위도 의사는 M.D.(Medical Doctor)이고 치과의사는 D.D.S.(Doctor of Dental Science)이고 발 닥타는 D.P.M.(Doctor of Podiatry Medicine)이다. 이들은 발에 관한 한 광범위한 진단법과 치료법과 수술요법을 지니고 있다. 명실공히 "발 박사"들이다.

이 "발 전문의"들이 주로 도와주는 질환에는 여러 가지 통증이 포함된다. 우선 발바닥에 생기는 사마귀, 티눈, 못 등은 많은 사람들을 괴롭힌다. 발을 디딜 때마다 그 부분이 아프고 또 원하는 신발을 마음대로 신을 수 없는 것도 괴로움 중의 하나이다. 이런 경우에 티눈을 약물로 녹여준다던가 간단한 수술로 뽑아준다던가 신발을 특별히 교정하여 아주 편안하게 만들어 준다. 또 족부의사를 아마 가장 많이 찾는 질환의 하나가 "무지 외번증"일 것이다. 이것은 엄지발가락 관절 바깥 부분이 벌겋게 부어오르고 안쪽으로 휘어들어 마치 둘째 발가락과 포개진 것 같이 되어 심한 통증을 일으킨다. 중·노년층의 여성들에게 흔한 것인데 특히 뾰족 구두를 신을 때 몹시 불편해진다. 그 외에도 여기저기 발바닥이 아픈 족저 근막염(발바닥을 덮고 있는 근육 막에 생긴 염증)이라던가, 몰톤 신경종(말초 신경에 작은 혹이 생겨서 셋째 넷째 발가락 사이가 깜짝깜짝 놀랄 정도로 아픈 병), 골극(노쇠화 현상으로 뼈의 일부가 가시처럼 삐져나온 것), 류마치성 관절염, 통풍(혈액 내 요산이 높을 때 생기는 발가락의 염증), 그리고 발목이나 발가락에 외상을 입었을 때 족부의학이 아주 편안한 치료를 제공해 준다. 그리고 이 "발 의학"도 오늘날 대체의학의 범주에 속한 채로 꾸준히 발전 보급되고 있으며, 최근에는 우리나라에서도 일부 전문가들에 의해 보급 확산되고 있다.

(3) 킬레이트 요법(血中重金屬除去 療法, chelation therapy)

킬레이트라 함은 혈액에서 독성 물질과 신진대사 노폐물을 제거하는 것을 말한다. 원래 킬레(chele)라는 단어는 그리스어의 "집게발(게의 큰 발)"에서 나왔다. 킬레이트 작용은 EDTA(Ethylene-Diamine-Tetraacetic Acid)라는 아미노산 복합체가 납, 철, 구리, 칼슘, 마그네슘, 아연, 플루토늄, 망간 같은 양전자(陽電子)를 띤 물질과 접촉하게 되면 이를 집게발로 집듯 잡아들여 콩팥에서 걸러져 몸 밖으로 내보낸다. EDTA가 1930년에 처음 합성된 이후 수많은 어린이의 생명을 위협하는 납중독을 비롯한 기타 중금속 중독 치료에 효과적으로 이용되고 있다. 약 40년 전에 배관공들이 파이프나 보일러에 낀 칼슘을 제거하는데 EDTA를 사용하였다. 이를 목격한 일부 의학자들이 같은 방법을 사용하면 경화된 동맥을 치료할 수 있지 않을까 하는 생각을 하게 되었다. 혈액의 흐름을 저해하는 플라크는 콜레스테롤이나 칼슘을 많이 함유하고 있으니 이를 EDTA로 녹여 보려 시도한 것이다. 실험용 토끼에 고지방 고 콜레스테롤 음식을 장기간 먹여 동맥 경화를 일으키게 한 후에 EDTA 주사를 했더니 과연 플라크들이 녹아 버리더라는 것이다.

그 이후로 혈액 순환과 관계가 있는 여러 질환의 치료에 긍정적 효과가 있다는 많은 임상 경험과 연구 보고가 축적되었다. 객관적이고 과학적인 연구방법의 기준으로 삼고 있는 이중맹 검사법(double blind study)으로 연구하고 1989년에 발표한 한 보고에 의하면, 실험대상의 88%에서 약 10회의 킬레이트 치료 후에 뇌혈관과 말초 혈관의 혈액량이 향상된 것으로 나타났다. 그 이외에도 킬레이트 요법으로 심장의 부정맥이 50%에서 호전되었고, 건망증 환자에게서 기억력 향상을 보였고, 혈관 질환과 연계된 시력감퇴에 호전을 가져오고, 말초 혈관 경색으로 통증 때문에 보행을 못하던 환자가 잘 걸을 수 있게 되고, 암 환자의 사망률을 낮추고, 철 중독증에 예방효과를 보이며, 뱀이나 거미의 독을 제거해 줄 수 있다는 보고도 있다. 매 해 100만 명 정도가 심장병으로 사망하는 미국에서는 킬레이트 요법을 통해 심장혈관 수술의 필요성을 대폭 줄일 수 있다는 것이다. 체내 산소 대사과정의 최종 산물인 “산소 유리기(free radical)”는 구리 등 금속과 결합하면서 몸에 해를 끼치는 작용을 하는데 킬레이트 요법은 이들 금속을 제거해 주니까 산소 유리기와 관계가 있는 암, 만성 성인병, 만성 피로 증후군, 노화 퇴행성 변화 등의 예방과 증상 호전에 도움이 된다는 주장이다.

그러나 천여 명의 전문 의사들에 의해 킬레이트 요법이 가장 활발히 이용되고 있는 미국에서도 납과 중금속 중독증 외에는 식약청(FDA)의 인정을 아직 받지 못하고 있는 실정이다. 또 미국 국립보건원(NIH)이나 미국 의사협회(AMA)에서도 킬레이트 요법의 많은 부분이 입증되지 않았고 효과도 애매모호하며 일부 위험성도 내포하고 있고 비용도 많이 든다는 이유로 공식적인 수용을 주저하고 있는 게 현실이다.

(4) 최면요법(催眠療法, hypnotic therapy)

① 최면술의 역사적 배경

최면은 극도의 의식 집중 상태로 유도되면서 평소의 의지로는 전혀 조절이 불가능한 생리적 변화를 이끌어 내는 것이다. 예를 들면 최면을 통해 맥박이나 체온도 변화시킬 수 있다는 말이다. 실제로 최면 치료로 담배를 끊었다든가 체중을 줄였다는 사람들이 우리 주위에는 꽤 많이 있다. 최면은 고대 이집트, 그리스, 페르시아, 인도 등지에서 승려의(僧侶醫)들에 의해 치유 행위로 이용된 기록이 있는가 하면 아메리칸 인디언도 최면으로 통증을 치료하던 흔적이 있다. 그러나 근대 의학에서 최면술이 본격적으로 소개된 것은 1700년대 말 독일 의사 프란츠 메스머(Franz Anton Mesmer)에 의해서였다.

메스머는 최면술을 이용해 다양한 신경 장애를 고칠 수 있다고 주장했다. 그는 자신의 신체로부터 환자의 신체로 자력을 옮길 수 있다고 믿었다. 그러나 당시에는 그를 돌팔이로 생각하는 사람들이 많았고 의학적 목적으로는 보편화되지 못하였다. 처음에는 창시자인 메스머의 이름을 따서 ‘메스머리즘(mesmerism)’이라고 부르던 이 시술법을 뒤에 영국의 안과 의사인 제임스 브레이드(James Braid)가 희랍어로 ‘잠’이라는 뜻을 지닌 ‘히프노스(hypnos)'를 따서 '히프노시스(hypnosis)'라 명명하였다. 그러던 중 마취 기술이 소개되기 바로 직전, 일부 의사들이 최면술을 이용하면 수술하는 동안 환자를 붙들어 매거나 술을 먹이지 않고도 환자의 통증을 덜어 줄 수 있다는 사실을 발견했다. 에테르 마취가 도입될 때까지 수년 동안 최면술은 마취 목적으로 이용되었다. 1800년도 중반에 인도에 살고 있던 영국인 외과의사 제임스 에스데일(James Esdaile)은 최면 마취를 이용하여 다양한 수술을 하였다. 그가 행한 수술 중에는 종양의 제거(removal of tumors)와 팔, 유방, 음경의 절단(amputation of arm, breast, and penis) 등이 포함되어 있다. 그 후 일부 정신과 의사나 심리학자들이 사용하기에 이르렀다. 프로이드(Sigmund Freud)도 처음에는 최면술을 많이 사용하였으나 1890년대에 들어서서 자신의 심리 분석 이론에 치중하면서 멀리하기 시작하였다. 오늘날 최면술은 나름대로의 위상을 가진 하나의 전문 분야로 발전하고 있다.

영국에서는 1955년에 최면술을 정식 의료 행위로 공식적으로 인정하였다. 미국에서는 1957년에 겨우 20명 정도밖에 안 되던 최면술사가 1990년도 중반 무렵에는 약 4,300명 정도로 늘어났다. 최근에는 약 15만 명 정도의 의사들이 최면 요법을 여러 가지 용도로 이용하고 있는 실정이다. 정통의학(서양의학)의 틀 안에서 사용하던 최면술은 주로 정신 이완, 통증 이완, 그리고 일부 마취에 국한되었었으나, 그 사용 범위나 적응증의 범위가 기존의 제도권의 틀 바깥으로까지 확대 될 때 이를 대체의학적 요법으로 간주하는 것이다.

② 최면의 실제

최면(催眠, hypnosis)을 거는 장면을 보면 대개 이렇다. 편안하게 의자에 앉아 있는 피술자 앞에서 최면 전문가가, 듣기만 해도 졸릴 정도로 낮으막하고 부드러운 목소리로 "몸이 점점 무거워 집니다..... 깊은 잠에 빠져듭니다..... 이제는 눈을 뜨려고 해도 떠지지 않습니다....." 하는 식으로 최면을 유도한다. 그러면 피술자는 마치 깊은 잠에 빠진 모습이 되어 가지고는 최면술사의 지시에 따라 모든 행동을 한다. 가만히 앉아 있어도 땀이 뻘뻘 나는 삼복 더위인데도, 최면술사가 "지금은 눈이 펄펄 날리는 엄동설한입니다..... 지금 당신은 바람 부는 들에 나와 서 있습니다..." 하면 피술자는 옷깃을 여미고 몸과 입술을 덜덜 떨면서 "아이 추워! 아이 추워!" 한다. 또 최면술사가 피술자의 손바닥에 찬 돌멩이 하나를 올려놓으면서 "이것은 뻘겋게 달아오른 뜨거운 숯 덩어리입니다"라고 하면 피술자는 "아이 뜨거워..." 하면서 그 돌을 바닥에 내동댕이친다. 어떤 최면 전문가에 의하면 "당신은 여기에 화상을 입었습니다"하면 그 부위에 실제로 물집이 생겨나는 경우도 있다고 한다.

성공적인 최면 상태로 유도하는 데는 피술자의 민감성이 매우 중요한 요인으로 작용한다. 어떤 사람들이 최면에 잘 걸릴까 하는 것을 알아내는 검사 방법이 여러 가지가 있는데 그 중에 하나가 눈의 흰자위를 이용하는 법이다. 피술자에게 눈의 흰자위를 되도록 많이 나오도록 하라고 지시했을 때 눈이 온통 흰자위로 덮일 정도로 검은자위가 눈 뒤로 사라져 버리면 그는 민감성이 아주 높은 사람으로 간주되고 또 실제로 그런 사람들은 아주 쉽게 최면에 걸린다. 반대로 아무리 애를 써도 눈에 검은자위가 많이 남아 있으면 최면 상태에 잘 안 빠지게 마련이다. 최면은 전문가에 의해 비교적 쉽게 유도되는데, 자신이 원하면, 그리고 최면술사를 신뢰하면, 사람들의 90%는 최면에 빠질 수 있다.

다시 말해서 성공적인 최면효과를 얻기 위해서는 다음의 조건이 갖추어져야 한다.

㉠ 최면술사와 피술자(최면을 받는 삶) 사이의 신뢰관계(good rapport formation)

㉡ 주의를 산만 시키지 않는 편안한 환경(comfortable environment, free of distraction)

㉢ 최면에 걸리고 싶다고 하는 피술자의 의지(최면술이 마음의 '조정 당함 surrender of control'이 아니라 그냥 단순한 '이완의 극치 advanced form of relaxation'라고 하는 이해가 필요하다)

③ 최면술의 임상적 응용

최면술이 어떤 기전으로 작용하는지는 아직 정확히 모른다. 뇌의 신경 경로를 활성화 시켜 엔도르핀과 같은 천연 아편을 분비시키고, 이것이 면역계를 통해 우리의 행동, 통증에 대한 감각, 기타 다양한 주관적 증상들을 변화시키는 것으로 추론하고 있을 뿐이다.

그러나 몇 가지 객관적으로 확실하게 관찰되는 현상도 있다. 우선 최면을 받는 대상자의 호흡 조절과 이완반응을 유도할 수 있다. 둘째, 환자 또는 피술자에게 "긍정적인 사고와 행태"를 유발시킬 수 있고 '건강함의 질(sense of well being)'을 높여 줄 수 있다. 셋째, 손 발의 체온이나 맥박 수 같은 자율신경의 활동을 수의적(intentionally)으로 다소 조절할 수 있다. 넷째, 스트레스에 대한 감수성이나 예민성을 어느 정도 낮추어 줄 수 있다. 한 실험에서, 얼음주머니를 30초 만 손으로 들고 있어도 너무 괴로워 더 이상 들고 있을 수 없고 코티솔(cortisol) 수치도 상당히 높아지던 한 소녀가 최면요법을 받은 후부터는 같은 얼음주머니를 30분 이상이나 들고 있어도 그 전처럼 괴롭지도 않고 코티솔 수치도 올라가지 않는다는 사실을 관찰하였다.

최근에는 최면술을 연마하는 의료인들의 수도 부쩍 늘고 있으며, 최면 치료를 받으려는 환자의 수도 전 세계적으로 상당히 불어나고 있다.

현재 최면술 전문가들이 치료 대상으로 삼고 있는 증상과 질병은 다음과 같다.

㉠ 통증(두통, 안면 신경통, 좌골 신경통, 관절염, 경부 염좌, 월경통, 테니스 엘보우)

㉡ 마취[자궁 절제술(hysterectomy), 헤르니아(hernia), 유방 생검(breast biopsy), 치질, 제왕 절개, 2°~3°화상, 갑상선 제거술(thyroidectomy), 충수염 제거술(appendectomy), 완관절 터널 절개술(carpal tunnel release), 페이스메이커 삽입술(pace maker insertion), 절단술(amputations of extremities), 발치(extraction of tooth)]

㉢ 스트레스의 감소, 그리고 스트레스와 관련된 증후군의 호전[불면증, 천식, 과민성 대장 증후군(irritable colon), 알레르기 반응, 공포증, 불안증, 강박증, 히스테리, 오심 구토(nausea and vomiting)]

㉣ **전생 요법**

최면 하에서 기억을 퇴행/역행(regression) 시키면 평소에 표면 의식(意識)에 나타나 있지 않던 잠재의식 속의 기억을 더듬어 낼 수 있다. 미국의 정신과 의사 브라이언 와이스(Brian L. Weiss)는 환자의 기억을 점점 어린 나이로 되돌아 가다가 태어나기 이전가지로 거슬러 올라가면 또 다른 차원의 기억들이 나타나는 현상을 관찰하였고 그는 이를 “전생의 기억”이라고 하였다. 이렇게 환자의 전생의 기억에서 얻은 건강 정보(medical information)를 이용하여 이생(현재)의 병을 치료하는 것을 전생 요법이라 한다. 이 전생 요법은 최근 제도권 의료계에서 찬반의 격론의 쟁점이 되기도 한다.

㉤ 그 외 입덧, 분만, 비만, 야뇨증, 사마귀, 마비 환자 등에도 최면요법이 이용되고 있다.

최면에도 부작용이 있을 수 있다. 최면에 걸렸을 때 받은 암시가 최면에서 깨어난 후에도 계속되는 소위 “최면후 효과”가 생길 수 있다. 건망증(催眠後健忘症, posthypnotic amnesia)이 최면 후에 저절로 생기기도 하고 때로는 시술자의 암시에 의해 나타나기도 하는데, 반대로 일상적인 능력을 뛰어 넘는 기억 증진 현상이 나타나기도 한다. 그렇기 때문에, 긍정적 효과는 치료에 도움이 되지만 부정적 효과는 심신에 해가 될 수도 있다는 사실에 유의해야 할 것이다. 최면도 제대로 해야 하고, 제대로 받아야 한다.

(5) 엔자임 요법(enzyme therapy)

“사람들은 비타민과 미네랄을 먹기만 하면 건강하게 될 줄 알고 있다. 그러나 효소 작용의 개입이 없이는 비타민과 미네랄을 몇 병씩 먹어도 아무런 소용이 없다는 사실을 그들은 모르고 있다”. 이것은 엔자임 요법 전문가인 미국 오레곤주의 리타 리(Lita Lee)박사의 말이다. 리타 리 박사의 증례보고에 의하면 한 만성 소화기 질환 환자의 성공적 치료를 제시하고 있다. 57세의 남자 환자가 심한 장 질환(intestinal problems)을 가지고 거의 평생 동안 고생하고 있었다. 여러 내과 전문의들이 장 경련(spastic colon), 게실염(憩室炎, diverticulitis), 효모 불내성(酵母不耐症, yeast imbalance), 유당 불내성(乳糖不耐症, lactose intolerence) 등의 진단을 내렸으나 아무도 그런 증상의 정확한 원인을 발견하지 못했다. 그 환자는 수차례 식사습관을 바꿔 보았으나 아무런 효험이 없었고 결국 지속되는 설사를 치료하기 위해 로모틸(lomotil)을 사용하였다. 식사 후에는 거의 매번 복통(painful cramps), 설사, 두통, 전신 무기력감(overall sense of weakness)을 경험하였고, 마지막에는 주치의로부터 “할 것은 다 해 봤다”는 통고를 받기까지 하였다. 이 시점에 리타 리 박사는 그 환자에게 일련의 혈액 검사와 24시간 뇨검사를 통해 리파제 결핍증(lipase enzyme deficiency)과 섬유 불내성(fiber intolerence)이 있음을 확진하게 되었다. 따라서 이로부터 4개월간 효소요법(enzyme therapy)을 시행한 결과 그 환자는 완쾌되었고 그후 재발은 없었다.

엔자임(enzyme, 酵素)이란 체내 생물학적, 화학적 반응에서 촉매작용을 하는 특정 단백질을 말하는데, 음식물의 소화과정에서 가장 중요한 역할을 담당한다. 효소는 반응을 일으키는 게 아니라, 반응 속도를 빠르게 해 준다. 효소들이 그런 기능을 수행하기 위해서는 보조역할을 하는 효소가 필요한데 이런 보효소(補酵素, co-enzyme)에는 비타민, 광물질(minerals), 단백질 같은 영양소가 포함된다. 효소가 일단 소화과정 같은 어떤 반응에 참여하게 되면 그것은 즉시 보충되어야만 한다. 신체의 각 세포는 약 십여만 개의 효소들을 가지고 있으며, 대부분 음식물로부터 충족되고 있다. 단백질, 지방, 탄수화물 등 우리가 먹는 음식물을 분해시키는 역할을 하는 효소는 신체의 여러 곳에서 만들어지지만, 가장 중요한 효소들은 대개 췌장(pancreas)에서 만들어진다. 만약 췌장이 외상이나 염증 등으로 손상되면, 이 중요한 역할을 하는 효소들이 충분히 생성되지 못할 것이다. 그러면 우리가 섭취한 지방, 단백질, 탄수화물은 소화되지 않은 상태로 장을 통해 몸 밖으로 내보내진다. 이 경우 영양소의 흡수가 불가능해지고 영양 상태는 매우 나빠질 수밖에 없다. 의사들이 효소 보조제를 처방하는 것은 바로 이 같은 흡수장애를 해결하기 위함이다. 효소는 광물질, 비타민, 호르몬의 도움 없이는 제 기능을 발휘할 수 없으며, 반대로 광물질, 비타민, 호르몬도 효소 없이는 아무 일도 못한다. 엔자임 요법에는 췌장 효소(pancreatic enzyme)와 식물성 효소(plant enzyme) 두 가지를 사용한다. 식물성 효소는 소화기 계통의 기능을, 췌장 효소는 소화기 기능과 면역 기능 둘 다를 강화하는데 사용한다.

단백질, 지방, 탄수화물 등 우리가 먹는 음식물을 분해시키는 역할을 하는 효소는 신체의 여러 곳에서 약 22가지가 만들어지지만, 가장 중요한 효소들은 대개 췌장에서 만들어진다. 만약 췌장에서 효소들이 충분히 생성되지 못하면 영양소의 흡수가 불가능해짐으로 이런 경우에는 외부로부터의 효소를 추가로 사용할 수밖에 없다. 효소가 부족할 때 이를 보충해야 한다는 데는 아무런 이견이 없다. 이미 오래 전부터 제도권 안의 정통 의학(conventional medicine)에서도 췌장 질환이나 유당불내증(lactic acid intolerence, 유당을 소화시키지 못함) 등으로 소화 기능에 장애가 있는 경우에 효소를 보충해 주는 치료법을 사용하고 있었다. 이처럼 일반 의사들은 효소가 부족한 경우에만 이를 처방하는데 비해, 대체요법 전문가들은 효소가 부족하지 않은데도 다양한 질병에 효소 요법을 처방하고 있다는 점이 서로 다르다.

1902년에 영국의 태생학자 존 비어드(John Beard)가 췌장 추출물을 주사하여 암 환자를 치료하였다는 기록을 필두로, 후에 독일의 막스 월프(Max Wolf, M.D.)와 칼 란스버거(Karl Ransberger, Ph.D.)가 다발성 경화증(multiple sclerosis), 암, 바이러스 감염을 엔자임으로 치료하였다는 보고가 있다. 역사적으로 식물 효소 보다 췌장 효소를 먼저 이용하기 시작했다. 효소요법 전문가들은 효소가 암 세포의 표면을 용해시켜, 백혈구와 기타 면역계 세포들은 물론 심지어는 항암제까지도 암세포에 침투하여 이를 파괴시킬 수 있다는 것이다. 또 효소가 에이즈(AIDS)바이러스를 포함한 여러 종류의 바이러스도 죽일 수 있다고 주장한다. 바이러스의 표면 단백질을 소화함으로써 체내 자연적인 방어기제가 이들을 쉽게 처리할 수 있도록 돕는다는 이론이다. 멕시코의 과다라하라 대학의 대체의학 교수인 쏠라자노 델리오(Hector Solazano del Rio, M.D.)는 그의 클리닉에서 류마치성 질환, 연부조직 외상(soft tissue trauma), 관절염, 다발성 경화증, 암, 자가 면역 질환(autoimmune diseases), 에이즈 등을 치료하는데 엔자임 요법을 사용하고 있다.

다른 효소들은 더 아래로 내려가 장에서 만들어지며, 췌장에서 분비되는 효소들과는 다른 곳에서 작용한다. 예를 들어 유당(우유와 유제품에 함유된 당)을 분해하는 락타제(lactase)가 부족하면, 우리가 먹는 유당은 흡수되지 못하고 그대로 장을 통과하여 복부 팽만, 복통, 설사 등의 증상을 일으킨다. 정도는 다르지만, 지구상의 많은 사람들이 이

락타제 결핍증을 갖고 있다. 환자가 아닌 건강한 사람들에게도 효소가 이롭다는 이론 하에, 프로테아제(protease), 아밀라제(amylase), 락타제(lactase) 등 인체 내에서 만들어지는 효소와 유사한 첨가제들을 이용한다. 또 효소를 많이 먹으면 췌장의 일 부담을 덜어주어, 췌장이 그만큼 더 건강하고 더 효율적으로 유지될 수 있음도 강조되고 있다.

식물성 효소(plant enzyme)들은 다른 기전으로 췌장을 돕는다. 소화는 위(胃)에서 시작되는데, 거기서는 염산과 소화 효소인 가스트린(gastrin)이 우리가 섭취한 음식물에 작용한다. 췌장 소화효소는 위장에 있는 것이 아니기 때문에 이 과정에는 참여하지 않는다. 그러나 과일이나 야채, 견과류, 씨 등에 들어 있는 식물성 효소는 식물이 아직 위장에 있는 동안에도 작용하여 그것이 잘 소화될 수 있도록 돕는다. 이런 소화 전(前) 단계(pre-digestive stage)의 작용으로 인해 음식이 십이지장으로 내려갈 때면 이미 췌장 효소가 쉽게 소화시킬 수 있게끔 준비해 놓는다는 얘기다. 이런 이유로 일량(work load)이 적은 췌장은 더 많은 휴식을 취할 수 있고, 따라서 더 건강할 수 있다는 것이다.

뿐만 아니라, 섬유질을 분해하는 식물 특유의 소화효소 셀루라제(cellulase)도 사용하고 있다. 섬유질을 분해하는 소화효소 셀루라제는 인체 내에서는 생산이 안 되므로 채식을 통해서만 섭취가 가능하다. 만약 익힌 음식만 먹고 식물성 효소 보조제를 복용하지 않는다면, 위장에서 전소화(前消化, pre-digesting) 혜택을 입을 수 없다. 저온 살균, 통조림, 전자레인지 사용, 섭씨 50도 이상의 요리들은 식물성 효소의 기능을 감소시킨다. 식물 효소로는 소화기 질환, 인두통, 계절성 알레르기, 궤양, 칸디다증 등의 치료에 사용됨은 물론, 건강한 사람의 건강증진에도 이용된다.

앞으로 엔자임 요법이 세계적으로 특히 만성 성인병에 더 광범위하게 사용될 전망이지만, 이에 대한 모든 의학자들의 의견이 일치되기까지는 더 많은 연구가 뒷받침되어야 할 것이다.

(6) 응용 운동학(應用運動學, Applied Kinesiology)

응용 운동요법(Applied Kinesiology)의 창시자는 미국 디트로이트에 있는 죠지 굿하트(George Goodheart. D.C.)라는 카이로프락틱 의사이다. 그는 1964년에 골격계 이상은 없으면서도 비정상적인 자세를 취하는 사람은 때때로 근육에 기능성 장애가 있다는 사실을 발견하였다. 한 배달 소년이 어느 날 자기 사무실에 찾아왔을 때, 등 뒤 "날개뼈(winged scapulae)"가 튀어 나와 있는 것을 보고, 이 뼈를 덮고 있는 근육의 부착 부위에 지압을 가했더니 반사 반응이 즉각 일어났고 그 소년의 날개 뼈는 정상 위치로 되돌아가는 현상을 관찰하게 되었다. 다른 데는 이상이 없고 근육에만 이상이 있는 환자에게 여러 가지 신경 반사를 자극해 주거나, 심층 마사지나 골격 교정 같은 수기술(手技術, manipulation)을 행함으로써 근육 장해를 복원할 수 있음을 확인했던 것이다.

응용 운동요법의 이론은 "신체의 비정상적 자세가 많은 병의 근원이라고 보며, 호르몬, 혈액, 신경, 림프액 등이 공동으로 근육을 내장과 연계시켜, 근육 기능이 신체적 정서적 건강을 반영함과 동시에 그것을 결정짓는다"는 것이다. 응용 운동학(AK)은 특정한 근육의 허약(weakness)을 확인함으로써, 우리 몸의 장기나 내분비선(內分泌腺, glands)의 불균형(health imbalance) 상태를 찾아 낼 수 있다는 것이다. 즉 "근육(筋肉)-선(腺)-장기(臟器) 고리(Muscle-Gland-Organ Link)"가 질병의 진단과 치료에 매우 중요하다는 뜻이다.

미국 로스앤젤레스에 있는 응용 운동학 전문가인 로버트 블레치(Robert Blaich, D.C.)는 기관지 천식(bronchial asthma) 환자를 치료함에 있어서, 응용 운동학과 서양의학의 정통적 치료 방법과의 사이에 어떤 대조를 이루는지 보여주고 있다. 정통의학(서양의학)에서는 천식을 부신(副腎) 호르몬인 아드레날린(adrenaline)이나 그 파생 물질(derivatives)들을 가지고 치료하지만, 그래도 역시 폐(lung)와 관계된 질환이라고 생각함에는 틀림이 없다. 그러나 응용 운동학적 접근 방법은 이와 좀 다르다. 즉 응용 운동학에서는 허리나 다리의 특정한 근육(specific low back or leg muscles)에 허약함(weakness)이 있는 지를 살피는 것이다. 물론 요통과 하지통(下肢痛)이 그 부위의 근육과 직접적인 상관관계가 있는 것도 사실이지만, 동시에 부신(副腎, adrenal gland)과도 관계가 있다는 사실에 착안을 한 것이다. 그래서 응용 운동학 전문가들은 이런 환자들의 허리와 다리 근육을 강화시키는 것은 물론이려니와, 이런 근육의 강화는 동시에 부신이 스스로 자체 내의 아드레날린(adrenaline, 폐 안의 기관지를 이완 확장시키거나 공기 통로를 열어 주는 호르몬)의 분비가 활성화되도록 도와준다는 것이다.

근육 검사(muscle testing)가 임상적 검사의 핵심이라고 할 수 있는데, 특히 기능적으로 서로 상반되는 근육을 검사하는 것이 매우 중요하다. 예를 들면 팔꿈치를 구부릴 때 팔의 앞 부분에 있는 이두박근(biceps)은 수축해야 하지만 팔 뒤부분에 있는 삼두박근(triceps)은 이완되어야 하는 것이다. 따라서 팔꿈치의 운동이 원활하지 않을 경우에는 경직(硬直, spasm)이나 허약(虛弱, weakness) 때문에, 수축해야 할 근육이 제대로 수축이 안 되는지 혹은 이완되어야 할 근육이 제대로 이완되지 않는지를 찾아내야 한다는 말이다.

다른 예를 들면, 우리가 걸어갈 때 왼 발이 앞으로 나가면 바른쪽 팔도 앞으로 나가게 된다. 이것은 왼발이 앞으로 나갈 때 바른 팔의 뒤쪽 근육은 이완되기 때문이다. 다시 말해서 왼발이 앞으로 나갈 때에 발생하는 신경의 메시지를 바른 팔이 받아서 이에 반응을 하기 때문이라는 설명이다. 따라서 임상적으로 바른 팔의 어깨에 문제가 있는 환자에게는 왼 발의 관절에 문제가 있을 수 있다는 이론인 것이다.

이처럼 응용 운동요법은 근육과 장기의 상관관계를 강조하는데, "한 특정 근육은 한 특정 장기의 기능과 밀접하게 얽혀 있다"는 이론을 전제로 한다. 어깨의 삼각근은 폐와 반사 작용을 공유하고, 따라서 약한 어깨를 가진 환자가 있다면 그 환자의 폐를 주의 깊게 관찰해야 하며, 근육과 폐를 둘 다 치료해 주어야 한다. 또 간의 기능과 가슴의 흉근(胸筋, pectoralis)과 상관관계가 있고, 부신 호르몬 분비는 허리나 다리 근육과 상관관계가 있다고 보는 것 등이다.

또 응용 운동학(AK)의 임상적 이용에 관련이 있는 현상으로 특기할 만한 것은, 특정한 비타민이나 영양소가 환자의 상태를 점검하는데 매우 도움을 주기도 한다는 사실이다.

예를 들면 삼각근(deltoid muscle)이 약한 환자에게 어떤 성분이 도움이 될까를 알아내는 방법으로, 환자의 혀에 이런 성분 저런 성분을 대 보면 즉석에서 그 삼각근이 강해지는 것을 관찰할 수 있다는 것이다. 특정한 성분이 혀에 닿게 되면, 이 성분이 뇌의 특정 부위를 자극하게 되고, 이 뇌의 자극이 근육의 긴장도를 변화시킬 수 있다는 것이 전문가들의 설명이다. 그래서 응용 운동요법사들은 어떤 근육이 약한 반응을 보일 때 그 원인은 근육 자체가 아니라 그 뒤에 숨어 있는 다른 이상 때문이며, 이 근육의 강약 반응을 관찰함으로써 여러 형태의 알레르기, 결핍증, 중독 상태, 음식에 대한 민감성 등도 진단할 수 있다.

검사 방법을 구체적으로 설명하면, 환자의 한 쪽 팔을 앞으로 뻗고 손바닥은 아래쪽을 향하게 한 다음 이 환자의 팔목을 휙 아래로 밀어 보는데 이때 치료사가 느끼는 저항의 정도가 환자의 기본 값이 된다. 다음 단계로 환자에게 어떤 음식 입에 넣고 씹게 하면서 다시 환자의 팔을 휙 아래로 밀어 내린다. 만일 환자가 그 음식물에 민감하다면 팔 근육의 저항력이 떨어진다는 것이다.

블레치(Blaich) 박사는 그의 환자 한 사람이 흉근(pectoralis)이 약해져 있는 증상이 있었는데 이를 "보리 음식을 먹지 말라"는 간단한 처방으로 완치 시켰다고 보고하고 있다. 그 환자는 여러 성분을 혀에 대는 검사로 보리에 함유한 글루텐(gluten)에 알레르기가 있는 것을 발견했기 때문이었다.

특별한 이상이 없는데도 수축해야 할 때 제대로 수축하지 않고 이완해야 될 때 제대로 이완되지 않는 근육이 있다면, 이를 찾아내어 심층 마사지(deep massage)나 재정렬 수기(再整列수기(手技), realignment) 등을 통해 교정하여 준다면 여러 가지 질환이나 증상을 치료할 수 있다.

응용 운동학이 시도하는 치료 목적은 다음과 같다.

① 환자의 건강 상태(health status)를 찾아내어 이를 정통적 검사 소견(standard diagnostic procedure)과 비교 확인한다.
② 자세 균형(postural balance)을 복원(restore)하고, 보행 장애(gait impairment)를 교정하고, 관절의 가동범위(range of motion)를 호전시켜 준다.
③ 신경의 기능을 정상화시켜 준다.
④ 내분비계, 면역계, 소화기계 또는 그 외 다른 장기의 기능을 정상화시킨다.
⑤ 퇴행성 변화 과정(degenerative process)을 예방하거나 그 속도를 지연시켜주는 역할을 한다.

최근의 한 연구결과에 의하면, 응용 운동학적 검사에 나타나는 '강한 근육(strong muscle)'과 '허약한 근육(weak muscle)' 사이에는 신경학적 차이를 보인다는 것이다. 근육을 수기(manual)로 검사할 때 실지로는 약한 근육이지만 검사하는 순간에는 정상적인 근육의 힘을 나타낼 수도 있는데, 이런 경우 근육의 전기학적 검사를 행하면 전기활동(electrical activity)의 반응 시점(reaction timing)에 차이가 나타난다. 즉 '약한 근육(weak muscle)'에서는 '자극에 대한 반응(reaction to stimulus)'에 지연(delay)이 나타난다는 점이다.

이러한 관점에서 근육의 허약(muscle weakness)을 야기시킬 수 있는 조건에는 어떤 것이 있는지 알아야 하며, 그 원인을 열거해 보면 다음과 같다.

① 부동 상태(immobility), 운동 부족, 나쁜 자세
② 신경 분포의 기능 저하(dysfunction of nerve supply)
③ 임파액 순환의 장애(impairment of lymphatic drainage)

④ 혈액 순환의 장애
⑤ 뇌척수액의 비정상적 압력(abnormal pressure in CSF)으로 신경-근육 관계(nerve to muscle relationship)에 영향을 끼칠 때
⑥ 경락(acupuncture meridian)에 막힘(blockage)이 있을 때
⑦ 혈액 내 전해질의 불균형(chemical imbalance)이 있을 때
⑧ 내분비 선(腺, endocrine)이나 장기(臟器)의 기능 저하(dysfunction), 또는 외상(trauma)이 있을 때

응용 운동요법은 고도로 전문화된 분야이고, 또 복잡한 검사의 결과를 제대로 해석할 수 있어야 치료도 올바른 방향으로 제공할 수 있기 때문에, 반드시 자격증도 있고 아주 숙련된 전문가에게 받아야 한다. 응용 운동요법의 효능에 대한 전문가들의 열의와 주장에도 불고하고, 현재 그리 널리 이용되지 못하고 있는 이유는 아직 정확성과 재현성이 불충분하기 때문이라는 지적이다.

(7) 두개천골 자극요법(頭蓋薦骨刺戟療法, Cranio-Sacral Therapy)

병의 치료를 위해서는 약물치료(chemical therapy), 수술치료(surgical therapy), 심리치료(psychological therapy), 그리고 물리적 치료(physical therapy)가 동원된다. 넓은 의미에서의 물리적 치료에는 손으로 만지거나 누르거나 비틀어 주는 등의 수기요법(手技療法, manipulation therapy)이 포함된다. 이 수기요법 중에 특별히 머리뼈(頭蓋骨, cranial bone)와 엉치뼈(薦骨, sacral bone)를 마사지 해 줌으로써 병증을 호전시키는 치료법을 두개천골요법(頭蓋薦骨療法, Cranio-Sacral Therapy)이라 한다. 두개골은 머리뼈요 천골은 엉치뼈이니 '머리엉치 요법'이라 해도 될 것이나 일반적으로는 '두개천골요법'으로 알려져 있다. 뇌를 덮고 있는 머리덮개뼈는 8개가 있고 엉치뼈는 5개가 있는데 갓난아기 때는 이들 뼈의 접합부가 견고히 붙지 않아서 손으로 만지면 움직여지지만 나이가 들면서 거의 완전히 붙어버린다. '거의 완전히 붙었다'는 것은 '약간의 움직임은 있을 수 있다'는 뜻으로도 해석된다. 두개천골요법 전문가들은 이 약간의 움직임을 감지할 수 있으며, 또 이를 이용하여 뇌척수액(cerebrospinal fluid)의 압력변화에 따른 반응도 감지할 수 있다는 것을 그 이론의 바탕으로 삼고 있다.

심장에는 규칙적으로 뛰는 심장 리듬(cardiac rhythm)이 있고, 폐에는 폐대로 규칙적인 폐 리듬(respiratory rhythm)이 있다는 사실은 거의 누구나 아는 상식에 속한다. 그러나 이와 비슷한 제3의 리듬이 있다는 것은 대부분 잘 모른다. 이것이 뇌척수액의 리듬(craniosacral rhythm)이다. 뇌와 척수를 에워싸고 흐르는 뇌척수액은 보통 120~150cc 정도가 있는데 하루에 평균 500cc 정도가 혈관에서 새어 나오고 또 같은 양이 다시 혈관으로 흡수되어 들어가곤 한다. 혈관으로부터 뇌척수액이 스며 나올 때는 뇌척수 압이 올라가고 반대로 혈관 안으로 재 흡수될 때는 뇌척수 압이 내려간다. 이 척수 액의 분비와 재흡수의 리듬이 1분에 6~10회(6~10 cycles per minutes) 정도 되풀이 된다. 숙련된 두개천골요법 전문가들은 바로 이 리듬을 감지할 수 있다. 머리뼈나 엉치뼈 관절의 움직임이 어느 특정 부위에서 유별나게 제한되어 있다면, 그 관절운동 제한과 어떤 질병과는 상관관

계가 있다는 것이다. 따라서 이러한 관절제한을 풀어줌으로써 이와 연관된 증상의 호전을 가져올 수 있다는 이론이다.

두개천골요법도 접근방법에 따라 3가지로 세분된다.

① 두개골 봉합부 자극 방법(Sutural Approach)

이 방법은, 정골 의사(osteopathic doctor)인 사더랜드(William Sutherland)가 20세기 초반에 창시한 관절 봉합부(sutures of the skull) 이완 방법인데, 이것은 특별히 굳어져 있는 봉합부를 수기로 풀어주는 접근법이다. 두개골의 뼈와 뼈 사이의 상관관계를 정상화시켜주는 것이다.

② 뇌막 자극 방법(Meningeal Approach)

1970년대 후반에 역시 정골 의사인 어풀레져(John Upledger)가 동료 해부학자, 생리학자, 생명 물리학자(biophysicist), 생명 공학자(bioengineers) 등과 공동으로 연구 개발한 치료법인데, 이 방법은 관절의 움직임 뿐 아니라 그 안의 뇌척수막을 움직여 자극하는 접근법을 강조한다.

숙련된 두개천골 요법사는 뇌척수막이 너무 팽팽하게 긴장되어 머리뼈와 엉치뼈가 잘 움직이지 않는 부분을 찾아 낼 수 있으며, 이 긴장된 뇌척수막을 조심스럽게 부드럽게 잡아 다니고 늘려서 이완시켜 준다.

③ 반사 반응 이용방법(Reflex Approach)

카이로프락틱 전문가 데야르네트(Major DeJarnette)가 1920년대에 사용하기 시작한 방법으로, 두피(scalp)나 관절봉합부(cranial sutures)에 위치한 반사 반응점을 자극하여 스트레스 신호를 억제해 주는 치료접근법이다.

특히 천골(薦骨, sacral)자극, 뇌수막(腦髓膜, meningeal)자극, 반사(反射, reflex)자극 접근법을 다 동원한 두개천골요법을 "S.O.T.(Sacro-Occipital Technique)요법"이라 부른다.

응용운동요법(Applied Kinesiology)의 창시자인 죠지 굿하트(George Goodheart)나 그의 추종자들도 이 반사 반응 자극법을 이용하기도 한다.

두개천골요법으로 증상의 호전을 보이는 질환은 다음과 같다.

① 각종 만성 통증(various chronic pain)
② 두통(headaches)
③ 악관절통(TMJ syndrome)
④ 불안증(anxiety)
⑤ 스트레스 연관 증상(stress related symptoms)
⑥ 중풍 합병증(complications of CVA)
⑦ 간질(epilepsy)
⑧ 뇌성마비(cerebral palsy)
⑨ 이명증(tinnitus)
⑩ 고혈압, 저혈압(hypertension, hypotension)
⑪ 근육질환(muscle diseases)
⑫ 축농증(sinusitis)
⑬ 발기부전(impotence)
⑭ 천식(asthma)
⑮ 구토(vomiting)
⑯ 변비(constipation)
⑰ 난청(hearing difficulty)

두개천골요법 전문가들이 보고한 임상 예를 몇 개 들어보면 다음과 같다.

(임상 예 1). 마르크 픽(Marc Pick, D.C.)은 25년 동안 한 쪽 귀가 완전히 안 들리는(complete deafness) 한 70대 후반의 여인을 치료하였다.

옆머리에 있는 측두골(temporal bone)이 잘 안 움직이는 제한점(restricted motion)을 발견하고 이 뼈를 움직여 이완시켰더니 그 여인의 청각이 즉석에서 되살아났다는 것이다.

(임상 예 2.) 로버트 노렛(Robert Norett, D.C.)은 두개골(cranium)과 척추(spine)를 드나드는 작은 신경이나 혈관이 눌려서(entrapment and compression) 여러 가지 증상을 나타내는 경우를, 만져주는 수기(manipulation)로 눌린 것을 풀어줌으로써 증상을 없애주고 있다. 그는 미끄러져 넘어지면서 스토브에 뒷머리를 부디쳐 외상을 입은 후 냄새 맡는 기능을 상실한 한 식당 주인에게 두개천골요법으로 다섯 번 치료를 해 주었더니 냄새 맡는 기능이 다시 극적으로 회복되었다고 보고하고 있다.

(임상 예 3.) 어프레져(John Upledger, D.O.)는 잘 치료가 되지 않는 심한 두통환자들을 두개천골요법을 사용하였더니 약 80~85%의 환자에게서 만족스런 치료효과가 나타났으며, 치료 후 없어진 두통이 다시 재발하는 경우가 드물었다고 보고하고 있다.

그는 또 군대에서 대포를 많이 쏜 후로 두통과 이명증(tinnitus)으로 25년이나 고생하던 환자를 세 번 정도의 치료로 완쾌시켰다고 보고했다.

뇌신경과 천골신경이 부교감신경과 밀접한 관계가 있으므로 이 부위의 자극이 신체생리조절에 영향을 줄 수 있다는 가능성과 축적되는 임상적 효험 때문에 두개천골요법이 전 세계적으로 계속 확산 보급되고 있는 게 현실이다. 그러나 많은 의학자들이 '완전히 굳어버린 두개골 봉합선을 통해서도 뇌척수 압의 변화를 감지한다'는 두개천골요법 전문가들의 주장을 일축하고 있으며, 신빙성 있는 객관적 연구결과도 많지 않다는 이유로 이 요법의 임상적 응용을 아직 꺼려하고 있거나 별 관심을 표명하지 않는 임상가들도 상당수 있다.

(8) 홍채진단요법(虹彩診斷療法, iridology)

동양에서는 맥을 짚어 보고 병을 알아내는 지혜가 전해 내려오고 있다. 그런데 서양에서는 눈만 들여다보고도 온갖 병을 다 찾아낸다는 신기한 진단법이 성행하고 있다. 홍채진단법이 바로 그것이다. 우리 눈에는 흰자위와 검은자위가 있는데, 이 검은자위가 홍채이다. 홍채(虹彩)는 서양말로 아이리스(iris)인데 희랍 신화의 "무지개의 여신"을 뜻한다. 한문으로도 역시 무지개 홍(虹)자를 쓴다. 하늘과 땅을 연결하는 것이 무지개이니, 눈도 바깥세상의 햇빛과 내속의 영혼의 빛을 연결하는 매개체라는 뜻에서 동서양이 다 같이 무지개 자를 쓰고 있다. 홍채진단요법은 약 100년쯤 된 의술인데, 홍채를 관찰하여 진단도 하고, 치료도 한다. 이미 서양의학에서도 눈을 관찰함으로써 고혈압, 당뇨병, 뇌졸중, 폐결핵, 세균성 심장 내막염 등을 진단하는데 널리 이용하고 있다. 그러나 1800년대 후반에 헝가리 의사인 폰 펙슬리(Ignatz von Peczeley)에 의해 창시된 홍채진단법은 그 진단 범위가 훨씬 더 광범위하다. 홍채를 들여다보면 마치 텔레비전 화면을 들여다보듯이 온갖 병이 다 환하게 보인다는 것이다. 폰 펙슬리는 12살 되던 해, 울창한 숲 속을 거닐고 있던 중 갑자기 두 개의 커다란 노랑 눈이 자신을 노려보고 있다는 사실을 깨닫고 소스라치게 놀랐다. 그런데 갑자기, 커다란 올빼미 한 마리가 자신의 팔을 움켜쥐고 공격해 오는 것이었다. 그는 자신의 팔을 자유롭게 움직일 수 없었고, 결국 그 올빼미의 다리를 부러뜨림으로써 벗어날 수 있었다. 그런 와중에도 그는 올빼미의 눈에 검은 선이 있다는 사실을 목격했다. 그는 올빼미를 집으로 데려와 잘 보살폈고, 덕분에 그 올빼미는 다시 건강을 되찾을 수 있었다. 그런데 이 때 다시 보니 올빼미의 눈의 검은 선은 흰색으로 변해 있는 것이었다. 폰 펙슬리는 이 올빼미 눈의 변화를 오랫동안 기억했다. 의사가 되고 난 후에도 그는 환자들의 눈에서 종종 비슷한 변화를 목격했다. 그리고 눈의 홍채는 신체의 내장 기관을 반영하고 있다고 확신하기에 이르렀다. 그는 이 상관관계를 복잡한 차트를 만들어 결국 1881년에 새로운 진단법으로 정립하여 책으로 펴내어 남겼는데, 이 챠트(chart)는 전해 내려오면서 일부 수정되기도 했지만 오늘날 홍채진단법에서 아직 사용되고 있다 따라서 홍채요법의 창시자는 12세 어린이인 셈이다.

오늘날 가장 유명한 홍채 전문가는 버나드 젠센(Bernard Jensen)이라는 의사인데, 그는 신체 내부와 눈의 상관관계를 설명한 홍채 챠트를 개정한 인물이다. 홍채 챠트를 보면 홍채의 어떤 부분이 어떤 장기에 해당하는 지를 명료하게 알 수 있다. 한 장기의 병은 홍채의 그 해당 부위에 "미세염증" 변화가 일어나게 되고, 이런 변화는 홍채 조직의 모양과 색상의 변화로 나타나게 되는 것이다. 홍채 색소는 이상하게도 신경 말초를 지니고 있고, 특히 교감신경과 밀접한 관계를 갖고 있기 때문에 스트레스와 염증에 비교적 잘 반응한다. 홍채에 잘 나타나는 병과 증세에는 신체 구조의 결함, 화학적 불균형, 중독증, 선천성 허약증, 심신의 긴장 상태, 내분비 질환 등이 포함된다. 왼쪽 홍채는 몸의 왼쪽을 나타내고, 바른 쪽 홍채는 몸의 바른 쪽을 나타낸다. 홍채의 12시 부위는 머리, 6시 부위는 다리, 2시 부위는 갑상선, 8시 부위는 간장 하는 식이다. 만일 간에 문제가 있다면 8시 부위에 홍채의 색깔이 변한다. 급성일 경우는 색깔이 연하게 변하고 만성일 경우는 진하게 변한다.

만일 어떤 장기에 염증이 생겼다면 그 장기에 해당되는 홍채부위에 흰색의 줄이나 눈송이 같은 점이 나타난다. 염증이 만성으로 변해 가면 색깔도 점점 검은 색 쪽으로 변해 가는 경향이 있다. 따라서 비정상적으로 나타난 줄이나 점의 색깔이 검게 될수록 병은 잘 낫지 않는다는 것을 의미한다고도 할 수 있다. 눈자위가 대부분 검은 색을 띄고 있는 동양 사람들에게서는 잘 관찰되지 않지만 눈이 새파란 서양 사람들에게서 관찰된 연구에 의하면, 염증이 급성일 때는 흰색이 우선 나타나지만, 병이 진행될수록 노란 색깔로 변하고 이것이 계속해서 회색으로 변했다가 만성이 되면 결국 검은 색으로 변한다. 그리고 병이 회복이 될 때에는 거꾸로 검은 색이 회색으로 그리고 노랑 색으로 되었다가 흰색으로 변해 가는 것이다.

병이 낫기 시작하는 징조로는 검게 변했던 홍채부위에 아주 가느다란 흰줄들이 벌집처럼 엉켜 나타나기 시작하는 것을 볼 수 있다. 만일 환자에게 빈혈이 생겼다면, 검은자위의 가장자리가 분명하고 또렷하게 보이지 않고 좀 뿌옇고 흐릿하게 보인다.

홍채 진단학의 장점은, 전신의 상태를 동시에 볼 수 있고, 비침습적(바늘로 찌르거나 칼로 째는 방법을 사용하지 않음)이고, 쉽게 배울 수 있고, 병이 생기기 전에 몸의 상태를 미리 예측해서 예방할 수 있으며, 많은 수의 사람을 짧은 시간 안에 검사할 수 있으므로 공중 보건에 응용할 수 있는 것이다. 현재 홍채진단 전문가는 유럽에서 약 10,000명이, 미국에선 1,000명 정도가 활약하고 있으며 우리나라에는 불과 몇 명에 의해서 보급되기 시작하고 있다.

(9) 신경언어학적 프로그램 요법(Neuro-Linguistic Programming Therapy)

신경언어프로그램 요법의 근본적인 목표란 한 마디로 '치유에 대한 자신의 신념을 다시 프로그램해서 자신의 현재의 불건강한 상태를 자신이 원하는 건강의 상태로 바꿔놓는 것'이라 할 수 있다. 엔엘피(NLP)는 Neuro-Linguistic Programming의 약자인데, 정신요법과 영상법을 복합시킨 일종의 심신 기법이라고 볼 수 있다. 이것은 무슨 약이나 기계를 사용하는 치료법이 아니다. 생각과 행태와 프로그램이라고 하는 세 가지 개념이 다 동원된 치료법이다. N(Neuro-)은 신경이란 뜻이지만 광범위하게는 뇌, 생각, 사고방식 등을 다 포함하는 것이며, L(Linguistic-)은 언어적 표현 또는 비언어적 영상을 다 포괄한다. 따라서 생각은 행동에 영향을 끼치고 행동은 생각에 영향을 끼친다는 상관관계를 이용하여, 생각과 언행을 프로그램 또는 재 프로그램 함으로써 심신을 원하는 방향으로 이끌어 가는 치료법이 곧 신경-언어-프로그램(NLP) 요법인 셈이다. 우리나라의 "말이 씨가 된다는 속담에 담긴 뜻과 그 맥을 같이한다. 어떤 말을 자꾸 되풀이하면 그 내용이 뇌 속에 깊이 입력이 되어 궁극적으로 우리 몸이 그 방향으로 변하는 소위 '자기 성취적 예언'일 수 있다는 뜻이다. 말은 무의식 즉 내면세계가 우리의 문제를 어떻게 인식하느냐를 반영하는 것이다.

미국 플로리다에 있는 코네팔 박사는 사람들이 자신의 건강을 다루는 데 있어서 가장 중요한 요소는 '자신의 정체에 대한 인식'이라고 지적하고 있다. 특히 만성 질환을 갖고 있는 사람들일 수록 더욱 그렇다. 예를 들면 "나는 당뇨병인데 . . . "라던가 "나는 고혈압이다"라던가 또는 "나는 에이즈인데 . . . " 하는 식으로 마치 자기 자신이 당뇨병이고 고혈압이고 에이즈인 것처럼 자기 자신의 정체를 그들 병과 동일시하는 것이 문제라는 것이다. NLP 전문가들은 "자기 자신이 바로 그 병 자체"라고 생각하고 있는 환자 즉 병으로 둔갑되어 있는 환자를 우선 환자와 병을 분리시켜 줌으로써 "자기 자신을 다시 되찾게 해 주는 역할"을 하는 일이다. 다시 말해서 자기가 병을 갖고 있는 게 아니라 아예 자기 자신이 병 자체인 줄 알고 있는 환자에게 "당신이 바로 그 병이 아니고, 당신의 진짜 정체는 바로 이것이요"하고 자신의 정체를 되찾아주는 역할을 한다는 뜻이다.

NLP 전문가는 "환자에게서 일어나는 어떠한 변화도 다 좋은 징조"라고 하는 생각으로 훈련되어 있어서, 환자의 가족이나, 사회생활이나, 직장에서의 대인관계 등을 챙길 뿐만 아니라 환자의 내면의 문제점들 예를 들면 사고방식, 기획 능력, 행태, 능력, 가치관, 신념 등을 살펴 주어야 한다. 다음 단계는 NLP 요법사는 환자에게 자신의 건강한 모습을 상상해 보도록 유도하는 것이다. 그러면 뇌의 자연스러운 반응은 자기의 좋아지는 모습을 상상함으로써 생기는 영상이나 믿음을 강화시키는 것이다. 그렇게 되면 뇌는, 몸이 건강한 쪽으로 변하도록 필요한 면역학적 반응을 활성화시킨다.

만성 질환을 앓고 있는 많은 사람들은 "나는 이제 틀렸어", "별 뾰족한 수가 없어", "그건 하나마나지 뭐" 하는 식으로 자신의 병의 회복에 대해 부정적인 시각을 갖고 있다. 그러한 인식 혹은 표현 방법이 정확치 못하면 그리고 계속 그런 잘못된 표현을 사용하면 환자의 문제는 계속 그런 식으로 지속될 수밖에 없다. 잘 못된 인식은 몸속에 내재한 자연치유력의 활성화를 저해하기 때문이다. 신경언어학 프로그램의 목적은 환자의 정서적 혹은 신체적 문제를 바라보는 환자 자신의 시각을 바꾸는 데 있다. 신경언어학 치료자는 증상을 설명하는 환자의 단어 하나 구절 하나를 일일이 분석함은 물론이고 그 말을 할 때의 환자의 표정, 몸짓, 피부색의 변화, 심지어 입술이나 눈의 습기 등을 엄밀히 분석한다. 치료자들은 그것을 통해 환자의 사고나 심적 연상을 새롭게 디자인하고, 언어사용, 행동 교정, 영상법 등을 이용해 부정적 인식을 긍정적 인식으로 바꾸어 놓는다. 환자를 훈련하는 한 가지 예를 든다면, 원치 않는 증상을 그림으로 상상하면서 처음에는 크고 선명하던 것이 점점 흐려지고 그 크기도 점점 작아지다가 나중에는 아주 사라지는 연상을 하며, 반대로 원하는 그림은 작은 것이 점점 커지고 흐릿하던 것이 점점 커지는 상상을 하는 것이다.

신경언어 프로그램 요법은 1970년대 초반에 미국 캘리포니아 대학의 언어학 교수인 존 그라인더(John Grinder)와 당시 심리학과 학생이었던 리챠드 밴들러(Richard Bandler)가 함께 창시하였다. 그들은 여러 분야에서 이미 성공하였다고 인정받을 뿐만 아니라 업적과 공헌도에 있어서 예외적으로 우수하다고 평가받는 몇 명의 저명한 인사들에 대하여 집중적으로 연구 조사하였다. 게스탈트 요법(Gestalt therapy)의 아버지로 불리는 프릿츠 펄스(Fritz Perls), 가족심리치료사 버지니아 싸티르(Virginia Satir), 최면요법사이며 의사인 밀톤 에릭슨(Milton Erickson), 인류학자이며 대화이론의 저자인 그레고리 베잇슨(Gregory Bateson) 등의 사고 과정(thinking process), 언어 양식(language pattern), 그리고 행태 양식(behavioral pattern)에 대해 심도 있게 연구 분석하였다. 결과적으로 그라인더와 밴들러는 이들 유명 인사들을 성공으로 이끌은 중요한 행태적 심리적 요인은 다분히 무의식적이고 직관적이라는 사실을 발견하였고, 또 이들 유명 인사들 자신은 어떻게 자기들이 그렇게 성공하게 됐는지에 대해 알지 못하더라는 사실도 발견하게 되었다. 이들 유명 인사들의 말하는 태도, 목소리의 음조, 구사하는 단어의 선택, 말 할 때의 자세, 제스처(몸 짓), 시선과 눈의 움직임을 분석한 결과 그들의 신체 언어(body language)와 말하는 언어 양식 사이에는 아주 밀접한 관계가 있음을 알아냈다. 이러한 정보를 토대로 그라인더와 밴들러는 정서 심리 장해가 있는 사람들을 직접 도와주기 시작하면서 스스로의 경험을 축적해 나갔다. 환자들에게 무엇이 문제인지를 물으면서 그들이 답변하는 과정에서 보여주는 갖가지 행태(눈의 움직임, 몸의 자세, 목소리의 음조, 호흡의 양상이 그 개인의 정서적 상태에 영향을 끼치는 무의식적 요인이다)를 면밀히 관찰하고 이 소견을 진단과 치료에 응용하였다. 이렇게 해서 일단 환자의 무의식적 문제 양상을 파악하고 나면, 그 때는 그 환자에게 도움이 될 새로운 양상(패턴)에 적응하도록 유도해 준다. 그래서 그라인더와 밴들러는 한 개인의 언어, 생각, 행태를 체계적으로 분석하는 구체적인 방법을 고안 제작 보급한 것이다.

최근에는 전세계적으로 그것도 빠른 속도로 보급 확산되고 있다. 현재 이 방법을 이용하여 증상의 호전이나 삶의 질의 향상을 보여 준 질환은 알레르기, 관절염, 편두통, 공포증, 파킨슨씨병, 암, 에이즈 등이다. 침술, 한약, 동종요법, 식이요법을 병행하면 더 좋은 임상효과가 나타날 수 있다. 일부 전문가들은 신경언어 프로그램 요법이 미래의학에서 상당히 각광을 받는 분야가 될 것이라고 예측하고 있으나, 그러기 위해서는 앞으로 많은 연구가 뒷받침되어야 할 것이다.

(10) 재건요법(再建療法, reconstructive therapy)

재건요법(reconstructive therapy)은 손상되었거나 약해진 인대 또는 힘줄을 강화시킬 목적으로, 결합조직(connective tissue)의 성장을 자극하는 특수 물질을 그 국소에 주사해 주는 치료법이다. 관절, 힘줄(tendon), 인대(ligament), 연골 등에 생기는 질환은 임상적으로 비교적 흔하게 접하게 되는 문제이다. 이들을 치료하기 위해 정통의학에서는 보통 안정휴식(rest), 약물치료, 견인요법(traction), 운동, 부신피질 호르몬 주사, 물리치료, 수술요법을 동원한다. 그러나 이러한 치료법으로 장기적인 치료 효과가 나타나지 않는 경우도 상당히 많다. 이런 경우에 해결사의 역할을 자처하고 나선 치료법이 바로 재건요법이다. 인대, 힘줄, 연골, 뼈 등의 생리적 공통점은 이들 조직이 모두 불충분한 혈액순환을 갖고 있다는 점이다. 따라서 이런 조직이 손상을 받으면 치유 과정이 상대적으로 느려지게 마련이다. 예를 들면 인대가 늘어나서 관절이 안정을 잃게 되고, 그러면 이것을 보완시키기 위해서 우리 몸은 골극(骨棘, spur, 뼈의 일부가 가시처럼 돋아나는 것)을 형성시키고, 또 이것 때문에 관절의 마찰은 더 심해지며 통증이 악화되고 관절의 움직임도 줄어들게 된다. 이러한 연쇄 반응의 초기 문제점을 봉쇄하기 위해서는 손상된 조직이 빨리 안정성을 되찾아야 하는데, 조직의 경화(sclerosis, 딱딱하게 만드는 것)나 증식(proliferate)이 바로 이 역할을 담당하는 것이다. 이런 이유로 재건요법을 일명 경화요법(sclerotherapy) 또는 증식요법(prolotherapy)이라고도 부른다.

1950년대에 미국의 외과의사 죠지 해켓(George Hackett)이 약 1,600명의 요추부 염좌(捻挫, sprain) 환자에게 재건요법 주사를 시술하였더니 82%의 환자에게서 심한 통증이 다 없어졌고 재발하지도 않더라는 임상경험을 발표하였다. 1987년에는 미국 캘리포니아의 관절염 전문의 로버트 클라인(Robert Klein)과 내과의 토마스 도어만(Thomas Dorman)이, 10년 이상의 장기적 요통으로 고생하고 있는 81명의 환자를 재건요법으로 치료하였더니 88%에서 현저한 치료효과가 나타났다고 보고하였다. 재건요법에 사용하는 주사약은 소디움 모레이트(sodium morrhuate, 대구 간유에서 추출한 물질), 포도당, 글리세린, 페놀(phenol), 미네랄(광물질) 등이다. 이들 특수 물질은 결합조직의 증식을 자극하여 조직을 단단하게(딱딱하게) 만드는 성질을 갖고 있다. 이 증식 자극 약물을 주사하면 일반적으로 약 6회 정도의 치료로 극적인 치료 효과가 나타나지만 대부분의 경우 10회 내지 15회 정도의 치료를 필요로 한다. 재건요법 전문가들은 요통(특히 기능성 요통)의 치료 성공률이 92%에 달한다고 주장하고 있다. 동시에 부작용도 없다는 사실을 강조하고 있다. 재건요법의 치료의 대상이 되는 질환에는 퇴행성 관절염, 허리와 목의 통증, 인대와 연골의 손상, 퇴행성 디스크 질환, 편두통, 활액낭(滑液囊, bursa, 근육 사이의 미끄럼 주머니)의 염증, 손목관절 증후군(손 저림증),

아킬레스 건 손상, 테니스 팔꿈치(tennis elbow), 어깨 주위 근육 손상, 무지 외번증(bunion, 엄지 발가락이 볕겋게 튀어나옴), 그 외 근골격계 질환이 포함된다. 재건요법은 앞으로 특히 스포츠 의학에 이용되면서 전세계적으로 빠른 속도로 확산될 전망이다.

(11) **세포요법**(細胞療法, cell therapy)

세포요법(cell therapy)이란, 광범위한 의미에서는 제도권 안의 정통의학에서 사용하는 수혈이나 골수 이식을 포함하지만, 대체의학 범주에서 다루는 새로운 접근법으로는 체내의 치유 과정을 활성화하고, 노쇠화 과정을 억제하고, 퇴행성 질환을 치료할 목적으로 장기, 태아, 동물의 배아 등에서 추출한 생(生)세포를 주사해 주는 요법을 의미한다.

세포요법을 처음 시작한 사람은 스위스의 의사 폴 니이한스(Paul Niehans)이다. 1931년 니이한스는 어떤 여자 환자의 갑상선 수술을 하고 있었는데, 실수로 갑상선에 아주 가까이 붙어 있는 부갑상선에 손상을 입히는 일이 발행했다. 부 갑상선은 혈 중 칼슘 수치를 조절하는 호르몬을 만들어 내는데, 칼슘 수치가 많이 떨어지면 몸에 경련이 발생하게 마련이어서, 환자는 갑자기 몸을 떨기 시작했다. 니이한스는 송아지의 부갑상선을 이식할 계획이었지만 다급해 진 그는 서둘러 부갑상선 조직을 갈아서 식염수에 섞어 그것을 바로 환자에게 주사로 놓았다. 그랬더니 경련은 멈추었고, 그 후로도 그녀의 부갑상선 기능은 계속 정상을 유지했다. 니이한스는 자신의 이 극적 경험을 통해, 장기나 조직 전체를 이식하기보다는 건강한 동물의 세포만을 이식해도 손상된 장기가 치유 될 수 있다는 귀중한 사실을 발견한 것이다. 그 이후로 니이한스는 수천 명에게 세포요법을 시술하였다. 그 중에는 윈스턴 처칠, 교황 비오 12세, 일본 천황 히로히토, 아이젠하워 대통령, 드골 대통령, 선박왕 오나시스, 영국 왕실을 포함한 유럽의 왕족들, 기타 돈 많은 유명 인사들이 포함되어 있었다.

혈구 수혈이나 골수 이식은 인간 대 인간의 이식이지 다른 종 사이의 이식은 아닌 데 반해, 세포요법에서는 인간의 장기나 태아 세포뿐만 아니라 동물의 배아 세포도 널리 사용한다는 차이점이 있다. 가장 많이 이용되는 세포는 양(羊)세포이지만, 인간 세포와 유사한 점이 많다고 알려진 돼지 세포도 점점 인기가 상승하고 있다. 감염의 우려와 신체의 거부 반응을 최소화시키기 위해, 신선한 세포들을 냉동 건조하여 살균 작업을 하고, 세포 표면에 붙어서 거부 반응을 일으킬지 모르는 단백질을 제거하기 위하여 초여과기법(ultra-filtration)을 이용하고 있다. 현재 세포요법에서 사용하는 동물 조직 세포에는 성선(性腺, sex glands), 부갑상선, 부신, 간, 뇌하수체 등이 포함된다. 매우 흥미로운 것은 주입되는 세포는 수용 기관이 특정되어 있다는 사실이다. 즉 부신 세포를 주사하면 부신으로, 콩팥 세포는 콩팥으로, 성선 세포는 성선으로, 간세포는 간으로 간다는 뜻이다. 세포 요법은 노화 방지, 항암 투병력 증강, 강력한 면역 시스템, 왕성한 성생활, 관절염의 종식, 심장병의 감소, 갱년기의 증상, 생리통, 불임, 헤르페스, 만성 기관지염, 조로, 간질, 정신박약, 동맥경화, 다운증후군, 파킨슨 병, 간염, 피부 질환 등에 이용되고 있다. 세포요법은 유럽에서는 인기리에 사용되고 있지만, 미국에서는 과학적 근거가 다소 부족하다는 이유로 아직 공식적으로 일반화시키기를 주저하고 있는 입장이다.

(12) **생체 되먹이 요법**(biofeedback therapy)

우리 몸에는 내 의지대로 움직일 수 있느냐 없느냐에 따라서 신경을 두 가지로 나눈다. 하나는 손으로 물건을 집듯이 마음대로 팔 다리를 움직이는 체신경(somato-sensory nerve, 감각-운동신경 포함)이고, 또 하나는 맥박이나 체온처럼 내 뜻과는 상관없이 스스로 움직이는 자율신경(autonomic nerve, 교감-부교감 신경 포함)이다. 1938년에 호바트 모우러(Hobart Mowrer) 박사가 오줌싸개 어린이가 오줌을 싸면 벨 소리가 요란하게 나는 기기를 만들어 야뇨증을 치료했다는 기록이 있다. 물론 동양권에서는 고도의 의식 집중 수련을 통해 수도자들 간에 자신의 체온이나 맥박을 조절할 수 있다는 사실이 몇 천 년 동안 전해 내려오고 있었다. 그러나 심장 박동, 소화기 운동, 혈압, 뇌파, 근육의 긴장도 등을 자의로 조절할 수 있다고 믿는 의학자들은 거의 없었다. 그런데 1960년대 후반에 미국의 브라운(Barbara Brown)과 그린(Elmer Green) 박사 등이 명상의 스승 요기가 뇌파를 자의로 조절하는 것을 관찰하고 이를 계기로 바이오피드백(bio-feedback)의 개념이 본격적으로 확산되기 시작하였다. 생체에서 나오는 신호를 다시 생체에 입력한다는 뜻으로 바이오(bio-)피드백(feedback)인데 우리말로는 "생체 되먹임"으로 번역하고 있다.

긴장된 근육을 이완하고 싶을 때, 자기 근육이 얼마나 긴장되어 있는지를 직접 관찰할 수 있다면 스스로 그 근육을 이완시키는 훈련을 하는데 도움이 될 것이다. 실제로 작은 전극을 피부에 부착하면 그 부위 근육 긴장의 강도에 따라 소리의 강약이 들리고 불빛의 강약이 보이고 바늘의 수치가 오르내리는 기기가 만들어져 있다. 예를 들어서 근육이 완전히 이완된 상태라면 소리도 안 들리고 불도 다 꺼지고 바늘도 0으로 내려오게 된다는 뜻이다.

이처럼 근육의 전기 신호를 이용한 것을 근전도 바이오피드백(EMG biofeedback)이라 하며, 그 외에도 피부 저항을 이용하여 땀의 분비량을 관찰하고, 온도를 이용하여 수족냉증 정도를 관찰할 수 있으며, 손가락 맥박 바이오피드백으로는 불안감과 심혈관 상태를 추적 관찰할 수 있다.

임상적으로 치료에 바이오피드백을 이용하는 질환으로는 만성 통증, 긴장성 두통, 편두통, 악관절통, 스트레스, 불면증, 불안증, 위산과다증, 소화기 궤양, 신경성 장 증후군, 연하 곤란, 이명증, 눈꺼풀 떨림, 피로 증후군, 뇌성 마비, 간질, 천식, 레이노씨 병(Raynnaud's disease), 심장 질환, 고혈압, 실금증(incontinence), 집중력 저하증(distraction), 활동 항진증(hyperactivity), 근육 재훈련(muscle reeducation), 자세 교정, 척추 만곡증(kyphosis) 등이 포함된다. 물론 이상의 모든 질환이 완치되는 것이 아니다. 단지 증상의 완화나 호전이 가능하다는 뜻이다. 바이오피드백 요법은 제도권 의학 안에서도 이미 부분적으로 사용한 지는 꽤 오래 되었다. 단지 그 응용 범위가 정통의학의 테두리 보다 훨씬 광범위하기 때문에 대체의학 범주에서 취급하는 것일 뿐이다. 바이오피드백 요법의 궁극적인 목표는 환자 자신이 배워서 기계의 도움 없이 혼자서 어디서나 언제나 스스로 할 수 있도록 만들어 주는 것이다. 이 요법은 1주일에 1회 정도가 적당하며 어떤 사람은 3~4회 정도로 다 배우는 경우도 있지만 대부분의 사람들은 약 12~20회 정도의 훈련을 필요로 한다.

(13) **심신의학**(心身醫學, body-mind therapy)

심신의학은 정신과 육체의 심오한 상관관계를 인식시키고, 인체의 본래의 타고난 치료 능력과 치료 과정에서 자기 책임을 지게 함으로써 치료 효과를 노리는 방법이다. 생체역학(生體力學), 심상요법(心象療法), 최면요법, 명상요법, 요가 등을 포함한 광범위한 형태의 치료 방법을 동원하여 쓴다.

"나(我)"는 물질적(物質的)인 "나"와 비물질적(非物質的)인 "나"로 구성되어 있다. 물질적인 "나"의 핵심은 물질의 세계속에 계속 이어지는 본체(本體)이고, 이 본체는 현대과학의 개념으로는 "유전자(遺傳子, gene)"로 표현될 수 있을 것이다. 물질적 "나"의 본체인 유전자는 "나"의 설계도이고 "나"를 구성하는 재료의 공장이다.

본체(體, 設計, 遺傳子)에 따라서 이루어진 구조물(構造物)이 몸(身)이다. 몸(身)은 체(體)의 표현이다. 신체(身體)는 정(精)이라고 하는 에너지장(場)에 잠겨 있다. 이렇게 형성된 물질적인 몸의 덩어리는 환경(環境)이라고 하는 큰 통에 담겨있고, 환경(environment)은 대자연(大自然, great nature)이라고 하는 더 큰 통에 담겨 있고, 대자연은 무한 공간(無限空間)속에 담겨 있다. 없어지지 않고 계속 이어지는 비물질적(非物質的)인 "나"는 영(靈, soul)이다. 영(靈)의 표현이 "마음(心)"이다. 심령(心靈)은 신(神)이라고 하는 에너지(?)장(場)에 잠겨 있다. 이렇게 이루어진 비물질적 "나(自我)"는 "너"라고 하는 "다른 나(他我)"와 관계를 맺으며 인간사회(人間社會)라는 큰 통속에 담겨 있다. 인간사회는 인류역사(人類歷史)라는 더 큰 통 속에 담겨있고, 인류역사는 영원한 시간(永遠時間)속에 담겨 있다.

우리가 일반적으로 육체라던가 몸이라고 부르는 "물질적 나(魄, soma)"가 건강하기 위해서는 체·신·정(體·身·精)이 조화(調和, harmony)를 이룬 상태로 있어야 하며, 이들은 이들을 둘러싸고 있는 환경과 조화를 이루어야 하며, 환경은 대자연과 조화를 이루고, 더 나아가서 대자연은 무한공간과의 조화를 이루어야 한다. 여기서 균형(均衡, balance)은 "낱개 대(對) 낱개의 어울림"을 뜻하며, 조화(調和)는 "전체(全體)속에서의 어울림"을 뜻한다.

"비물질적 나(魂, spirit)"가 건강하기 위해서는 영·심·신(靈·心·神)이 조화를 이룬 상태로 있어야 하며, 이들을 둘러싸고 있는 인간(人間) 사회(社會)와 조화를 이루어야 하고, 인간사회는 과거와 미래를 포괄하는 인류(人類) 역사(歷史)와 조화를 이루고, 더 나아가 영원한 시간과 조화를 이루어야 한다. 영원한 시간 그리고 무한한 공간과 조화를 이룬다는 것은 절대자(絶對者, 絶對神)의 섭리(攝理, 原理, 眞理)에 따른다는 뜻과 같다. 심·령(心·靈)을 품고 있는 신(神)이 "나(我)"외의 타(他)에 반응할 때 이를 의식(意識, consciousness)이라 한다. 비물질적 "나"가 건강하려면, 이러한 개인(個人)의 의식(意識)이 이를 둘러싸고 있는 인간사회 의식과 조화를 이루어야 하고 또 인간사회 의식은 인류역사 의식과 조화를 이루어야 하며, 더 나아가 영원 시간의 의식(絶對意識, absolute consciousness)과 조화를 이루어야 한다.

따라서 영적건강(靈的健康)이라고 하는 것은, 심·령(心·靈)이 신(神)의 작용으로 인간·사회의 의식(意識)과 조화를 이루고, 또 이것이 인류·역사의 의식과 조화를 이룬 상태라고 할 수 있다. 자기(自己)의 의식을 자아의식(自我意識)이라 하고, 인간사회 의식과 인류역사 의식을 통틀어 우주의식(宇宙意識, cosmic consciousness)이라고 할 때에, 이 자아의식과 우주의식이 조화를 이룬 상태를 영적건강의 상태라고 말할 수 있다는 뜻이다. 현실적으로 마음(心)이 영(靈)을 재발견하고, 이 심·령(心·靈)이 우주의식과 동조(同調, atunement)를 할 때 즉 절대신(絶對神)의 섭리에 동조하여 따르는 상태가 곧 영적건강이란 말로도 된다.

조화(調和, harmony)가 건강이오, 실조(失調, dis-harmony)가 불건강(不健康)이다.

몸(身)은 영(榮, nourish) 위(衛, protect)의 안정(安定)을 추구하며, 몸이 정상일 때는 안정을 경험하게 되며, 영위(榮衛)가 지나치게 되면 불안정(不安定)을 경험하게 된다. 마음(心)은 편안(便安)을 추구하며, 마음이 정상일 때는 편안을 경험하게 되며, 마음이 지나치면 불안(不安)을 경험하게 된다. 사회는 화평(和平)을 추구하며, 사회가 정상이면 화평을 경험하게 되고, 사회가 비정상이면 불화(不和)와 불평(不平)을 경험하게 된다. 영(靈)은 행복(幸福)을 추구하며, 영(靈)이 정상적이면 행복을 경험하게 되고, 영(靈)이 비정상이면 불행(不幸)을 경험하게 된다.

사람은 몸(身)도 건강하고, 마음(心)도 건강하고, 사회(社會)적으로도 건강하고, 영적(靈的)으로도 건강해야 비로소 건강한 사람이라고 할 수 있다는 것이 새로운 건강의 정의이다.

몸(身)은 먹고(食) 자고(眠) 숨쉬고(息) 움직이는 것(動)을 제대로 할 때에 건강을 유지할 수 있고, 또 건강해야 이들 기본생활동작을 제대로 할 수 있다. 마음(心)은 기뻐함(喜), 화 냄(怒), 슬퍼함(悲), 근심함(憂), 속상함(思), 놀램(驚), 두려워 함(恐) 등이 조화를 이루고 있을 때 건강을 유지할 수 있으며, 또 건강해야 이들 감정의 조화를 이룰 수 있다. 사회는 화평을 유지해야 건강한 것이며, 건강해야 화평을 유지할 수 있는 것이다. 영(靈)은 행복을 유지해야 건강할 수 있고, 또 건강해야 행복을 유지할 수 있다.

"나(我)" 안에는 "나"가 잘 못 되었을 때 "비정상적인 나"를 "정상적인 나"로 되돌려 놓는 자연치유기전(自然治癒機轉, self-healing mechanism)이 존재한다. "나"가 신체적으로, 심리적으로, 사회적으로, 영적으로 건강할 때 "자연치유 기능"이 최고도로 활성화되는 것이며, 역으로 "자연치유 기능"이 가장 활성화되었을 때 "나"가 최고도로 건강할 수 있는 것이다. 신·체·정(身·體·精)이 환경과 자연과 조화를 이루고, 심·령·신(心·靈·神)이 사회와 역사와 조화를 이루게 될 때 "자연치유기전"이 최고도로 활성화 될 수 있다. 이러한 자연치유기능을 약화시키는 것이 "지나침"이다. 지나치게 많거나 지나치게 적은 것이다. 좀 더 구체적으로 욕구(慾求)의 과소(過少)가 전인치유(全人治癒)와 전인건강(全人健康)에 영향을 끼친다.

(14) 자장요법(磁場療法, magnetic field therapy)

옛날부터 자장을 의학에 사용했던 흔적은 많이 있다. 전설에 의하면 옛날에 "마그네스(Magnes)"라고 하는 한 목동이 양을 치고 있었는데 자기가 사용하고 있던 쇠 지팡이가 어떤 바위로 끌리는 놀라운 경험을 한 것이 계기가 되어, 쇠를 끌어 다니는 바위를 "마그넷(magnet)"이라 하고, 그 보이지 않는 끄는 힘을 "마그네티즘(磁場, magnetism)"이라 부르게 되었다 한다. 기원 전 200년경에 희랍의 유명한 의학자 갈렌(Gallen)이 치료에 자석을 이용하였다는 기록이 가장 오래 된 것으로 전문가들은 보고 있다. 19세기 프랑스의 화학자 루이 파스퇴르(Louis Pasteur)가 포도주나 다른 발효 용액을 자석 옆에 놓아두었더니 더 빠른 속도로 발효되는 것을 관찰하였다는 기록도 있다. 이렇듯 자석이 물질이나 생물체나 환경에 여러 가지 영향을 미치더라는 보고가 상당히 많이 있다. 그러나 이에 대한 반론도 만만치 않았고 신뢰성에 대한 도전도 많았던 것이 사실이다.

자석과 자력과 자장에 대한 연구는 꾸준히 이어져 왔고, 특히 지난 30여 년간엔 매우 활발한 연구가 진행되었다. 매우 흥미로운 관찰과 연구는 미국의 과학자 앨버트 로이 데이비스(Albert Roy Davis)에 의해 발표되었다. 그는 낚시질을 하던 어느 날 우연히 낚시 지렁이의 행태를 보고 자력에 대한 연구를 본격적으로 시작하게 됐다. 지렁이를 두꺼운 종이로 만든 두 개의 통 속에 나누어 넣어 두었었는데, 한참 있다 보니 한 통에 있는 지렁이들은 얌전히 엉켜 있는데 반해 다른 통에 들어 있던 지렁이들은 상당히 활발하게 움직일 뿐만 아니라 여러 마리의 지렁이가 종이 통을 뚫고 밖으로 나와 있었다. 더 자세히 관찰 해 보니 우연히 지렁이 통 옆에 놓여 있던 커다란 자석이 N극은 얌전한 지렁이 쪽에, S극은 요동을 치는 지렁이 쪽에 있었다는 것이다.

그는 병아리를 가지고 또 다른 실험을 해 봤다. 계란을 강도가 높은 자장에 노출시킨 뒤에 부화시켰다. S극에 노출되었던 계란이 더 빨리 부화되었고 여기서 나온 병아리는 더 빨리 크게 자라고 매우 호전적이고 일찍 죽는데 반해, N극의 병아리는 늦게 부화되고 덩치가 작으며 비교적 얌전하고 더 오래 살더라는 것이다.

이러한 관찰을 통해 오늘날 과학자들은 S극이 생체에 증식과 항진 작용을 하고, N극이 위축과 진정 작용을 하는 것은 아닐까 하는 방향으로 연구를 진행하고 있다. 제한적이긴 하지만 이미 의료 선진국을 비롯한 세계 각국에서 자장을 진단과 치료에 광범위하게 응용하고 있다. MRI 진단법이나 근전도 검사에도 자장을 이용하며, 통증 치료를 비롯하여, 관절염, 염증성 질환, 두통, 불면증, 순환기 질환, 스트레스 치료에도 많이 사용하고, 심지어 골절된 뼈의 유합(癒合) 촉진에도 사용하고 있다. 앞으로 자장의 이용이 질병치료에 더욱 활발해질 전망이다. 그러나 자장이 인체에 영향을 끼치는 것은 확실한 만큼, 무분별한 사용이 심각한 부작용을 초래할 가능성도 있다는 사실에 유념해야 할 것이다.

(15) 산소요법(酸素療法, oxygen therapy)

생명은 영・위(榮・衛)하는 존재이다. 스스로 영양하고 방위할 수 있는 능력이 있는 존재라는 뜻이다. 우리 몸은 60조 개나 되는 많은 세포로 이루어져 있고, 하나하나의 세포는 우리 몸의 기본 생명 단위체이다. 따라서 세포도 나름대로의 영・위를 열심히 하고 있다. 바로 이 영・위를 하는 데 가장 중요한 요소가 산소와 당이다. 장기에 따라서 산소와 당의 과소에 예민하게 반응한다. 특히 뇌 세포는 가장 예민해서 뇌로 가는 혈당량이나 산소량이 너무 낮아도 사람은 기절하고 너무 높아도 기절한다. 뇌 세포는 약 4분 동안만 산소 공급이 안 되면 죽어 버린다. 더욱 큰 문제는 뇌세포는 한 번 죽으면 다시 재생이 안 된다. 우리 몸의 다른 장기들은 일부 세포가 죽으면 새로운 세포들이 다시 생겨나는 데 뇌세포는 그렇지 않다는 말이다. 그냥 졸도한 사람은 그래도 스스로 숨은 쉬니까 인공호흡을 할 필요가 없지만, 심장마비 환자처럼 심장도 멈추고 호흡도 끊어진 상태에서는 인공적으로 호흡도 시켜 주고 심장도 뛰게 하는 소위 "응급 인공 심폐 소생술"을 4분 이내에 해 주지 않으면 그 사람은 아주 죽게 된다. 산소를 들이 쉬고 내 쉬고 하는 것이 "숨"이고, 이 "숨"이 목을 통해서 들락날락 하니까 "목숨"이라고 하는 것이다. 그래서 "숨을 거두었다"라던가 "목숨을 잃었다"다는 것은 이 산소가 들락날락하는 것이 중단되었다는 뜻을 품고 있다.

그런데 '생명의 모순 같은 신비로움'은 생명을 유지시키는 것도 산소이지만 또한 생명을 해치는 것도 산소라는 점이다. 그리고 산소에는 다양한 종류가 있어서 어떤 산소를 어떻게 마시느냐에 따라서 건강에 도움이 되기도 하고 건강을 해치기도 한다. 정상적인 호흡에는 1차적 호흡과 2차적 호흡이 있다. 1차적 호흡은 폐에서 산소가 교환되는 과정이고, 2차적 호흡은 세포에서 산소가 교환되는 과정이다. 어린이에게 많이 생기는 천식이나, 노인에게 많이 생기는 폐기종은 1차적 호흡이 잘 안 되는 경우이다. 스트레스나 긴장이나 불안증 때문에, 모세혈관을 통한 말초 순환이 잘 안 되어 결과적으로 2차적 호흡이 잘 안 되는 경우이다. 좀 더 구체적으로 말하면 혈액이나 조직에 산소가 붙는 과정을 "산소 포화 작용(酸素飽和, oxygenation)"이라 하고, 산소 원자에 전자가 떨어져 나가거나 붙거나하는 과정을 "산화(酸化, oxidation)"라 한다. 그러니까 '포화과정'이 1차 호흡이고 '산화과정'이 2차 호흡인 셈이다. 그런데 우리 몸 안에서는 신진대사 과정에서 유해산소가 발생하여 이것이 몸을 늙게도 만들고 병들게도 만든다. 유해산소의 과잉생산은 노화과정, 동맥경화증, 심장병, 백내장, 치매, 암 등의 많은 질환을 유발시킨다. 다행이도 우리 몸에서는 이러한 해로운 산소가 계속 생기지만 동시에 이것을 없애버리는 효소도 계속 생기기 때문에 실제로 몸에 해가 생기지 않는 게 정상이다. 몸에서 스스로 에스・오・디(SOD)와 카탈라제(Catalase)라고 하는 효소가 분비되어 유해산소를 없애 주는 역할을 한다. 젊었을 때는 이 효소들이 충분히 분비되어 유해산소를 적절히 제거 해 주는데 비해, 나이가 40세 이상 접어들면서부터는 그런 효소의 분비량도 줄어드니까 상대적으로 유해산소가 체내에 쉽게 축적되는 결과를 초래하는 것이다.

따라서 건강을 증진시키려면 좋은 산소는 적절히 받아들이고 유해산소는 적절히 없애주는 방법을 동원하여야 할 것이다. 여기에 그 방법을 요약해 본다면 다음과 같다.

첫 번째, 담배를 피우지 말아야 한다. 무엇보다도 유해산소를 많이 만들어 내니까.

두 번째, 호흡운동을 한다. 근육도, 관절도, 혈액 순환도 운동을 하면 건강해 지듯이 호흡도 운동을 하면 호흡기관도 건강해 지고 좋은 산소공급이 효율적으로 향상될 수 있다. 호흡운동에도 여러 가지 방법이 있지만 비교적 쉽게 접할 기회도 있고 쉽게 배울 수도 있는 운동은 '복부호흡 또는 단전호흡'이라 할 수 있다. 호흡할 때 공기는 폐 속 밖에는 안 들어가지만 마치 배 속으로 들어가는 것처럼 배를 불룩 내밀며 숨을 들이쉬고 휘파람 불듯 입술을 오므리고 천천히 내 쉰다. 한 5분씩만 해도 좋은데 아무데서나 언제나 할 수 있다는 장점을 지니고 있다. 이런 호흡법이 2차적 호흡에 좋다는 증거는 많이 있다.

셋째로, 적절한 운동을 해야 한다. 운동부족도 성인병을 유발하지만 많은 에너지를 필요로 하는 과격한 운동도 유해산소를 많이 만들어 내기 때문에 해로울 수 있다.

네 번째는, 소식하는 것이다. 음식을 많이 섭취하게 되면 이를 소화시키고 에너지로 바꾸기 위해 더 많은 산소를 필요로 하게 되고, 따라서 유해산소가 많이 발생하게 된다. 한 실험에서 정상 동물보다 30~60%의 절식을 시킨 동물은 수명이 30~40% 가량 늘어나는 것을 관찰할 수 있었다.

다섯 번째는, 유해산소를 없애주는 항산화 식품을 적절히 섭취하는 일이다. 항산화제 성분으로는 녹차나 홍차에 함유된 폴리페놀, 인삼의 사포닌 등 100여 종이나 된다. 항산화 식품이나 영양제 또는 광물질에는 토마토, 자두, 포도, 귤, 오렌지, 딸기, 살구, 복숭아, 레몬, 수박, 멜론, 브로콜리, 아스파라거스, 양배추, 풋고추, 상추, 고추 잎, 시금치, 당근, 호박, 흰콩, 고구마, 땅콩, 아몬드, 해바라기씨, 콩기름, 옥수수기름, 비타민 C, E, 베타카로틴, 셀레늄, 멜라토닌 등이 포함된다.

여섯 번째는, 항상 긍정적인 사고방식을 유지하는 일이다. 우리 몸은 마음먹는 대로 변해 가는 속성이 있다. 긍정적으로 마음을 먹으면 긍정적으로 변하고 부정적으로 먹으면 부정적으로 변한다. 가짜 약 먹고도 진짜 약 효과가 나는 일은 마음을 긍정적으로 먹는 사람에게만 나타나기 때문이다. 낙천적인 성격의 소유자는 스트레스에 긍정적으로 반응하기 때문에 스트레스 자체가 큰 해가 되지 않는다. 스트레스에 잘 적응하지 못해 부정적인 반응이 지속되면 몸에서 많은 양의 유해산소가 만들어져 축적된다.

일곱 번째는, 경우에 따라서는 산소요법 전문가를 찾아가서 특별한 "산소 치료(oxygen therapy)"를 받을 수 있다. 질병을 치료하는 목적으로 사용하는 산소요법에는 고압산소요법(hyperbaric oxygen therapy), 과산화수소요법(hydrogen peroxide therapy), 오존요법(ozone therapy) 등이 있다.

과학계에서 산소를 발견하고 이를 이용한 것은 200년이 넘는다. 산소는 1771년에 영국인 조세프 프리스틀리(Joseph Priestly)가 발견하였다. 과산화수소(hydrogen peroxide)는 프랑스 화학자 루이 테나르드(Louis Jacques Thenard)가 1818년에 발견하였고, 오존(ozone)은 크리스챤 숀바인(Christian Friedreich Schonbein)이 1840년에 발견하였다. 그리고 첫 번째 고압 산소 방(hyperbaric operating room)은 프랑스 의사 제이 폰테인(J. A. Fontaine)에 의해 만들어졌다.

산소를 이용하여 질병을 치료하기 시작한 것은 100여 년 전부터이었다. 19세기 후반에 닐스 핀센(Niels Finsen)에 의하여 처음으로 피부질환 치료에 자외선 광선(ultraviolet light)을 사용하였는데, 자외선은 혈액 내에 흡수되면 산화작용(oxidation)을 활성화시킨다. 과산화수소에 대한 연구보고는 1884 무렵부터 문헌에 나타나기 시작한다. 미국 죠지아 주에서 코르텔류(A. L. Cortelyou)는 과산화수소를 비강내 분무(nasal spray)로 디프테리아를 성공적으로 치료한 예를 1884년에 보고하고 있다. 1919년 무렵 독감이 유행했을 때 올리버(T. H. Oliver)박사와 머피(D. U. Murphy)박사는 과산화수소를 정맥 주사해 줌으로서 사망률을 많이 줄일 수 있었다고 보고하고 있다. 프레데릭 코흐(Frederick Koch)박사는 1924년에 과산화수소의 경구적 투여로 암 환자를 치료했다는 기록이 있다.

오존(ozone)은 제1차 대전 때 전쟁터에서 전염

병을 퇴치하는데 사용되었다.

① 고압산소요법(高壓酸素療法, hyperbaric oxygen therapy)

고압산소요법은 20세기 초반에 등장 하였지만, 본격적으로 이용하기 시작한 것은 1960년대 중반부터 이었다. 고압산소요법은 길이가 약 2m 20cm 정도이고 직경이 약 80cm 정도 되는 마크릴 통(Acrylic Tube)안에서 시술된다. 환자는 들것에 누어서 이 통 안에 들어가게 되고, 통의 입구를 봉한 다음 통 속의 압력을 2.5기압 정도로 올리고, 순수 산소(pure oxygen)를 30분 내지 120분 동안 마시게 된다. 이러한 높은 압력의 산소는 그 어떤 방법보다도 더 효율적으로 산소를 체내에 흡수하도록 만든다. 치료 후에는 천천히 압력을 정상 수준으로 낮춘다. 원래는 한 방에 한명씩 들어가도록 만들어져 있었으나, 최근에는 한 방에 여러 명이 들어가 마스크를 통해 각각에게 맞는 수준의 산소를 마시는 방법도 이용되고 있다. 고압산소요법은 다음과 같은 질환의 치료에 이용된다.

㉠ **외상** : 충돌사고(crash injuries), 화상, 상처(wounds), 괴사(gangrene)
㉡ 일산화탄소 중독증(Carbon Monoxide Poisoning)
㉢ 욕창(decubitus ulcers)
㉣ 부종(stagnation of normal flow of fluids)
㉤ 방사선 치료에 의한 조직 괴사(necrosis due to radiation)
㉥ 피부이식(skin graft)
㉦ 수술 후 회복
㉧ 뇌졸중(stroke)
㉨ 말초혈관 질환
㉩ 약물 및 알코올 중독
㉪ 다발성 경화증(multiple sclerosis)
㉫ **폐질환** : 저혈량 빈혈(low volume anemia), 청색증(cyanosis)

② 과산화수소요법 (hydrogen peroxide therapy)

과산화수소는 수소원자 2개와 산소원자 2개가 합친 액체인데, 수소원자가 2개이고 산소원자가 1개인 물 분자 보다 산소원자가 1개 더 많은 형태이기 때문에 덜 안정적이고, 따라서 쉽게 산화작용을 일으키게 된다. 인체 내에서 과산화수소가 산화작용에 참여하는 현상을 처음 보고한 것은 1984년에 파르(Dr. C. H. Farr)에 의해서 이었다.

과산화수소에 의한 산화작용은 조직의 치유, 세포 호흡, 성장과정, 면역기능, 내분비계통, 싸이토카인(cytokines)의 생산과정 등에 참여하고 있다. 또 박테리아, 바이러스, 곰팡이, 기생충 등을 직접 죽이는 기능도 갖고 있다.

과산화수소요법을 이용하여 임상적 효험을 도모하고 있는 질병이나 증상은 에이즈(AIDS), 관절염, 암, 캔디다증(candidiasis), 만성피로증후군, 우울증, 루푸스(Lupus Erythematosus), 폐기종(emphysema), 다발성 경화증(multiple sclerosis), 정맥류(varicose veins), 골절(fractures) 등을 비롯하여 동맥경화증, 두통, 감염질환(infections), 괴사(gangrene), 중풍, 알레르기, 천식, 폐렴, 당뇨병, 단순성 헤르페스, 대상포진, 외상 감염 예방 등이 포함된다.

③ 오존요법(ozone therapy)

오존요법에는 산화(oxidation)과 산소포화(oxigenation)의 두 과정이 다 참여하고 있다. 우리가 호흡하고 있는 공기는 대부분 산소원자가 2개인 산소분자이다. 그러나 오존은 산소원자가 3개이기 때문에 매우 불안정적이고 다른 화학물질을 쉽게 산화시킨다. 오존이 지니고 있는 3개의 산소원자 중에 한 개가 떨어져 나가고 두 개는 정상적인 산소분자가 되어 혈중 산소량을 높이는 결과가 된다. 이것이 산화와 포화 작용이 동시에 일어나는 이유이다.

오존은 병변 국소에 사나소 공급을 증가시키고, 상처의 치유를 활성화시키며, 바이러스와 박테리아의 증식을 억제하고, 국소 조직의 온도를 높이며, 국소 신진대사를 항진시킨다.

오존은 정맥 주사로도 투여할 수 있고, 동맥 내 주사, 근육 내 주사, 관절 내 주사, 그리고 피하 주사로도 투여할 수 있다. 오존은 환부에 바르는 형태로도 사용하며, 경구적으로도 항문 내 또는 질강 내 투여법도 사용된다.

오존의 사용으로 임상적 효험을 나타내는 질병과 증상에는 만성 감염질환(chronic infections), 간염, 다발성 경화증(multiple sclerosis), 에이즈, 헤르페스 등이 포함되며, 면역력 증강을 위해서도 사용한다.

오존 사용에는 부작용도 따른다. 정맥염(phlebitis), 혈액순환장해(circulatory depression), 흉통(chest pain), 숨 참, 어지럼 증, 기침, 얼굴 홍조(flushing), 부정맥, 기포(air bubble) 등이 포함된다.

산소요법은 현재 러시아와 독일에서 많이 사용하고 있으나, 미국과 우리나라를 비롯하여 그 외 많은 나라에서 임상과 연구가 진행되고 있다.

(16) 영양요법(營養療法, nutritional supplement)

영양요법의 이론적 배경은, "영양실조가 자주 일어나는 현대인들의 식생활 습관을 볼 때, 식이요법만으로는 신체 전반에 걸친 영양 물질을 충분히 공급할 수가 없다는 견지에서, 비타민이나 광물질 등을 함유한 영양 공급을 해야 여러 가지 질병, 외상, 수명 연장 등에 영향을 줄 수가 있고, 육체적 정신적 건강을 유지하고, 또 만성질환 예방에도 기여한다"는 것이다.

(17) 정골의학(整骨醫學, Osteopathic Medicine)

정골의학은 정상적인 신체기구와 구조상의 결함을 발견하고 교정하는 조작법의 중요성을 특별히 강조한다. 1874년에 Andrew T. Still(1828~1917)에 의해서 창시된 치료 체계로서, "신체가 정상 구조적 관계에 있으며 호적한 환경 조건과 적당한 영양을 취한다면 신체는 질환 및 다른 중독 상태에 대해서 스스로 치유될 수 있다"는 이론에 기초를 두고 있다. 주로 척추 및 관절 질환, 관절염, 소화기 장애, 만성 통증 치료에 많이 사용된다. 치료에 사용하는 기술로는 정골 의학적 수기법(Osteopathic Manipulation)을 강조한다.

(18) 해독요법(解毒療法, detoxification therapy)

우리의 건강을 위태롭게 하는 유해 성분 또는 독소를 없애 주는 즉 몸 밖으로 내 보내는 치료법을 제독(除毒) 또는 해독(解毒) 요법이라고 한다.

인간들은 대기권, 물, 음식, 토양 등으로부터 수

많은 오염 물질이나 화학적 독소들에 노출되어 있다. 이로 인해 면역기능 저하, 신경 질환, 호르몬 기능 저하, 정신 질환, 암 등이 발생할 수 있다. 이러한 경우 절식요법, 식이요법, 장요법(腸療法), 비타민 C 요법, 발열요법(發熱療法) 등을 사용하여 체내의 독소를 제거하는 방법을 해독요법이라 말한다.

(19) 에너지 의학(energy medicine)

에너지 의학은 인체에 전자기파를 주입하여 에너지 균형을 맞춤으로써 정상 또는 건강한 상태로 되돌아오도록 하는 치료법이다. 에너지 의학은 현재 일어나고 있는 질병의 원인이나, 앞으로 일어날 수 있는 질병들을 알아내기 위해 인체 내에 흐르는 여러 가지 전자기들을 측정하는 진단 기기를 사용한다.

(20) 분자정형의학(分子正形醫學, orthomolecular medicine)

분자정형의학이란 최적의 영양 상태를 만들어 주는 비타민, 광물질, 아미노산 등을 사용하여 신체의 균형(몸의 분자 성분)을 유지시켜 주는 방법을 말한다. 고혈압, 암, 감정 저하, 정신분열증, 그 외 정신 질환 등의 치료에 도움이 된다고 주장한다.

(21) 환경의학(環境醫學, environemental medicine)

환경의학은 건강과 질병이 식생활 규칙과 어떤 연관성이 있나를 연구하고, 먼지, 곰팡이, 화학물질, 여러 식품 등이 무슨 알레르기의 원인이 되는지 등을 탐구하여, 생물학 및 신체와 환경과의 상호작용을 철저히 이해함으로써 환자들의 육체적 정신적 건강에 도움을 주는 의학이다.

(22) 바디웍 요법(bodywork)

바디웍 요법은 국소나 전신 마사지, 심부 조직 수기법(Deep Tissue Manipulation), 의식적인 운동(Conscious Exercise), 에너지 균형 조절(Energy Balancing) 등을 통하여, 긴장을 완화하고 이완을 증진시켜 통증을 감소시키며 손상된 근육을 회복시켜 주고, 혈액순환을 자극시켜 줌으로써, 궁극적으로 인체의 구조나 기능을 향상시켜 주고 전신 건강을 증진시킨다는 이론의 치료법이라고 할 수 있다.

(23) 롤핑 요법(Rolfing)

롤핑 요법은 창시자인 롤프(Ida P. Rolf) 박사의 이름을 그대로 따서 치료법을 명명했는데, 치료 방법이나 기술이 획기적이거나 기발한 것은 아니다. 인간은 직립 동물이기 때문에 "수직적 중력(垂直的 重力, Vertical Gravity)"을 잘 다스려야 건강을 유지할 수 있다는 이론이다. 중력을 이용해서 인체를 수직 축으로 늘려(stretch)주고 근 골격을 좌우 대칭적으로 균형을 잡아 줌으로써, 근 골격 계통과 전신의 건강을 증진시킨다는 치료법이다.

(24) 꿈 치료법(dream therapy)

꿈 치료법이란, "꿈은 자기 인식(自己認識, Self Realization)의 한 형태"이기 때문에 이 꿈의 내용을 잘 기억하고, 이것을 깨어 있는 의식 세계와 연결시켜 행동하고 훈련함으로써 건강증진에 연결시킨다"는 치료법이다.

(25) **오락치료**(娛樂治療, recreation therapy)

오락치료는 오락성을 띤 동작이나 운동이나 행위를 통하여 치료 효과를 도모하는 요법인데 그 일부 기술은 재활의학 분야에서 이미 많이 사용하고 있다. '억지로'라던가 '마지못해서'라는 기분이 아니라 '즐겁고 스스로 하고 싶은' 마음으로 치료 행위에 동참하도록 하는 요법이다. 각 환자의 소질이나 취미를 따라서 미술, 서예, 도예, 음악, 무용, 운동, 꽃꽂이, 마술, 원예 등의 방법을 이용할 수 있다.

(26) **마술요법**(魔術療法, magic therapy)

마술요법이란, 마술을 이용하여 치료 효과를 얻는 방법이다. 마술 자체가 치료 효과를 발휘하는 것이 아니라, 치료적 운동(Therapeutic Exercise)이 필요한 환자가 재미있고 신기한 마술을 배움으로써, 자발적으로 즐거운 마음으로 마술을 배울 때는 배우노라고 또 일단 배운 다음에는 그 기술을 다른 사람들에게 보이고 싶어서 치료에 도움이 되는 특정한 동작을 자꾸 되풀이하는 결과로 자연스럽게 소정의 치료 효과가 생길 수 있다는 것이다.

(27) **신경치료**(神經治療, neural therapy)

신경치료는 마취제의 주입을 통하여 인체의 에너지의 흐름을 자유롭게 하고 세포의 기능을 정상화시킨다는 이론을 바탕으로 한 요법이다. 신체의 구조상 완전한 상태에서도 외상 등을 통하여 에너지의 흐름이 차단될 수가 있는데 이때 자율 신경계의 신경 부분, 혈위(穴位, Acpuncture Locus), 상처 부위, 다른 조직(Tissue) 등에 마취제를 주입하여 이 에너지 흐름을 통하게 해 준다는 게 그 설명이다.

(28) **자발요법**(自發療法, autogenic therapy)

자발요법은 독일의 의사 슐츠(Johannes Schultz)가 1930년대에 창시한 치료법으로, 이것은 환자 자신의 마음의 창의력에 의식을 집중시켜 스스로의 이완과 자각(自覺, Awareness) 상태를 강화시킴으로써 전반적 건강증진 효과를 얻으려는 일종의 심리적인 요법이다. 자발요법의 구체적인 예를 들어보면, 환자로 하여금 "나의 왼 팔이 무겁다"라는 자기암시를 주면 환자의 팔이 이완될 수 있고, "나의 왼 팔이 더워진다"라는 자기암시를 주면 이번에는 왼팔의 혈액순환이 향상된다는 것이다.

(29) **라이히안 요법**(reichian therapy)

라이히안 요법은 1897년에 오스트리아에서 태어나 1939년부터는 미국에서 활약한 정신분석학자인 라이히(Wilhelm Reich)박사가 창시한 이 방법은, 주로 성기능 장애의 치료에 많이 사용되었다. 이 치료법은 정신분석이나 심리적인 측면에 치중하는 경향을 피하고 오히려 직접적으로 신체적인 면과 성격적인 면을 다루면서 비정상적으로 억제되었던 성적 정서적 에너지를 효율적으로 분출시킴으로서 치료 효과를 도모하였다.

(30) **도인상상요법**(導引想像療法, guided imagery)

도인상상요법은, 마음의 힘을 빌어 마치 질병이 몸에서 빠져나가는 것을 상상함으로서 실제로 병이 없어지는 것을 노리는 치료 방법이다. 구체적인 예를 들면, 과거의 즐거웠던 일의 기억들을 사용하여 마치 그 일이 현재에 일어나고 있는 것처럼 상상하게 하여 기분을 좋게 하여 신체 건강을 증진시킨다던가, 몸속에 자리 잡고 있는 통증이나 궤양이 나 어떤 질병이 몸 바깥으로 빠져나가는 것을 상상함으로서 실제로 병이 없어지는 효과가 생길 수 있다는 것이다.

(31) **무도요법**(舞蹈療法, dance therapy)

무도요법은 육체적 심리적 변화를 유도하기 위하여 몸의 율동에 초점을 맞추어 효과를 얻는 치료법이다. 신체장애에도 사용하지만 정신장애를 위해 더 많이 사용하는 편이다. 춤은 흥미를 유발하는 동작이기 때문에 비교적 가벼운 심폐기능 운동으로도 사용되고 있다.

(32) **생물학적 치과요법**(生物學的 齒科治療法, biological dentistry)

생물학적 치과치료법이란, 치아 건강은 몸 전체의 건강에 큰 영향을 미치고, 만성적인 퇴행성 질환들은 직접 간접적으로 치아의 문제와 관련이 있다는 관찰을 토대로 하여, 치아 주위를 마취시키거나, 근육의 저항 검사를 시행하거나, 경락을 이용하거나 하는 방법을 써서 충치, 감염, 중독 물질, 알레르기 유발 물질 등을 제거하고, 치근 관이나 치아나 턱의 비정열(Malalignment)을 교정해 줌으로서 전신의 질병을 치료하고 예방해 준다는 치료 방법이다.

2) 동양의학에 밀접한 대체요법

(1) **아유르베다 의학**(Ayurveda Medicine)

아유르베다는 과학임과 동시에 종교이며 철학이기도 하다. 우리는 '종교'라는 말을, "삶의 다양한 국면에서의 존재 양상들을 이해하기 위한 원리", 또는 "믿음"이라는 의미로 사용하는데 아유르베다에서는 "삶에서 부딪치는 모든 것들"을 다 신성하게 여긴다. '철학'이라는 단어는 "진리에 대한 사랑"을 의미하는데 아유르베다에서의 진리란 "순수한 실존" 또는 "모든 생명의 근원"을 가리킨다. 결국 아유르베다란 삶에서 구현되는 진리의 과학이다. 아유르베다는 우주와 인간을 상호 연관 지어서 고찰하는 의학 체계이며, 인도에서 시작되고 인도에서 폭넓게 응용되고 있다. 아유르베다(Ayurveda)란 말은 생활의 과학이라는 뜻의 산스크리트어이다. 아유(Ayu)는 '삶' 또는 '일상생활'을 의미하며, 베다(veda)는 '앎'이라는 뜻이다. 아유르베다는 현존하는 가장 오래된 기록으로 알려진 베다(veda)에 맨 처음 기록되었으며, 이 의학 체계는 인도에서 오천년 이상 동안 일상생활에서 활용되어져 왔다.

아유르베다에서는 다음과 같이 가르친다. "모든 인간은 네 가지의 생물적 또는 영적인 본능을 가지는데 그것은 종교적 본능, 경제적 본능, 생식적 본능, 그리고 자유를 향한 본능이다. 이러한 본능들을 충족시키기 위해서는 기본적으로 균형 있는 건강이 필요하다. 아유르베다는 건강한 사람은 건강을 계속 유지하도록 도와주며 병든 사람은 건강을 회복할 수 있도록 도와준다. 아유르베다는 의학적이면서도 형이상학적인 일상과학이며 모든 치료 요법의 모체이기도 하다. 또한 아유르베다의 구체적인 지침들은 인간의 행복과 건강과 창조적인 성장을 위해서 고안된 것들이다. 아유르베다의 가르침을 연구함으로써 어느 누구나 스스로 자신을 치유할 수 있는 실질적인 지식을 얻게 될 것이며, 체내의 모든 에너지간의 균형을 유지함으로써 육체적인 쇠약이나 질병에 대해 효과적으로 대처할 수 있을 것이다. 모든 인간은 스스로 자신의 질병을 치유할 수 있는 능력을 갖고 있다는 사실은 아유르베다에 있어서 가장 기본적인 전제이다."

한 마디로 말해서 아유르베다는 인도의 전통의학이다. 인도의 전통적 삶의 지침에는 요가, 탄트라, 아유르베다가 있다. 요가는 신성 즉 진리와의 결합을 가르치며, 탄트라는 에너지 조절에 대한 가장 직접적인 방법을 제시하고, 아유르베다는 생활의 과학이라 말할 수 있다. 아유르베다 의학과 우리나라 한의학이 지니는 공통점은 '인간은 소우주이다'라는 점과 '질서는 건강이고 무질서는 병이다'라는 점이다. 차이점도 많다. 한의학의 오행에는 목, 화, 트, 금, 수가 있는데, 아유르베다에는 에테르(공허), 공기, 불, 물, 흙의 다섯 가지 요소가 이론의 바탕을 이루고 있다. 병의 원인을 신체적, 심리적, 영적인 면에서 찾는 것도 이 의학의 특징 중의 하나이다. 세계보건기구(WHO)에서 2년 전에 내린 건강의 새로운 정의에는 '영적인 면'을 추가하였으나, 인도에서의 '건강과 영의 상관관계'에 대한 개념은 몇 천 년 동안 내려 온 사상이다. 한의학에서는 사람의 체질을 태양인, 태음인, 소양인, 소음인으로 분류하는데, 아유르베다에서는 바타(공기와 허공), 피타(불과 물), 카파(물과 흙)의 세 체질로 구분한다.

아유르베다에서 분류하는 체질의 특징은 다음과 같다.

바타(Vata)	피타(Pitta)	카파(Kapha)
몸이 호리호리하다	몸이 여위지도 뚱뚱하지도 않다	몸이 뚱뚱하다
관절이 두드러져 보인다	머리숱이 적다	머리숱이 많다
피부가 차고 건조하다	덥고 땀 많은 피부	기름끼 있고 찬 피부
활동적이다	꼼꼼하다	느리고 너그럽다
감성적이다	긴장성이다	느긋하다
생기가 팔팔하다	신경질적이다	화를 안 낸다
늘 자고 먹는다	식사를 제때 꼬박 챙겨 먹는다	천천히 먹는다
상상력이 풍부하다	지적(知的)이다	정열적이다
신경계통 질환	위궤양	비만
변비	치질	알레르기
긍정적인 사고	따뜻하고 사랑을 베품	인내심과 용서심
직관력(直觀力)	언변(言辯)이 좋음	자비(慈悲)로움
경련(痙攣, cramp)	좌창(痤瘡, 여드름, acne)	콜레스테롤 높음
불안증(Anxiety)	완벽주의(完壁主義)	꾸물 구물 댐

어떤 의학이던 "이래야 건강하다"하는 건강 수칙이 있게 마련인데, 아유르베다에서는 '육체의 세 성분인 바타-피타-카파가 평형상태를 유지해야 하며, 소변, 대변, 땀의 세 가지 배설물이 정상적으로 배설되어야 하며, 감각 기관이 정상적으로 기능해야 하며, 육체와 마음과 의식이 조화로운 통일체로서 작용해야 한다'고 주장하고 있다. 진단법도 매우 독특한데 '질서와 무질서의 매 순간의 상호관계를 살피고, 질병의 과정은 세 가지 성분과 조직 간의 반응이라고 보며, 질병의 증상은 세 가지 성분의 부조화와 관련이 있다고 보고, 이들 증상이 나타날 수 있는 맥박, 혀, 얼굴, 눈, 손톱, 입술 등을 매일 관찰한다.

치료 원칙의 하나는 몸속의 독소를 제거하는 것이고 또 하나는 독소를 중화시키는 것이다. 대부분의 경우 약물 치료, 침술, 척주 지압, 마사지, 구토법, 하제, 관장제, 코 안의 약물 투여, 방혈, 음식 조절, 맛의 조절(인도에는 6가지 맛이 있다), 생활 방식과 규칙성, 요가, 호흡과 명상, 만트라(암송), 등을 병용하고 있다.

미국 워싱턴주에 있는 아유르베다 의과대학의 쏘디(Sodhi) 교수는 한 중증 심장질환 환자의 성공적 치료 사례를 이렇게 보고하고 있다. 55세의 남자 환자가 다른 병원에서 심장의 좌측 관상동맥이 거의 90%나 막혀 있어서, 약 10보 정도만 걸어도 숨이 차서 그 자리에 주저앉을 정도였고, 심장혈관 수술(coronary bypass surgery)을 받으라는 권고까지 받았다. 쏘디 교수는 아유르베다 식 진찰을 한 결과 그 환자가 피타-카파 형(Pitta-Kapha Type)이라는 것을 찾아냈다. 이 환자에게 알맞은 정화요법(Cleansing Program, 식이요법과 생약요법을 이용함)을 시작하였고, 운동요법(Treadmill Exercise)을 병행하였다. 3개월간의 치료로 증상이 극적인 호전을 보이기 시작했고, 2년이 지난 후에 이 환자는 언덕 위를 뛰어 오르내리는데 아무런 문제가 없다(jogs up and down hills with no symptoms).

아유르베다는 '라이프스타일(life style)을 통해 건강을 조절한다'는 철학이기 때문에 정말로 생활의 과학인 것이다. 여기서 가르치는 섭생법의 일부를 소개하면 다음과 같다.

해 뜨기 전에 일어난다. 태양 광선을 바라본다. 눈을 뜬 뒤 방광과 창자를 비운다. 식사는 천천히 한다. 육체에 신선한 감각을 주기 위해서 매일 목욕을 한다. 아침 또는 저녁에 12가지 호흡훈련을 하면 몸과 마음이 신선해 진다. 8시 이전에 아침을 먹는다. 식사 전후에 손을 씻는다. 식사 뒤 15분간은 가벼운 산보를 한다. 음식에 대해 느껴 가면서 식사를 하고, 식사 중에는 말을 하지 않는다. 매일 손가락에 참기름을 묻혀 잇몸을 마사지한다. 체내의 독소를 감소시키는 방법으로 일주일에 하루는 단식을 한다. 밤 10시 이전에 잔다.

(2) 기공요법(氣功療法, qigong therapy)

기공이란 말에는 기(氣)에 공(功)을 들인다는 뜻이 담겨 있다. 한국을 비롯한 동양의 여러 나라에서는 신선술(神仙術), 도인법(導引法), 토납법(吐納法), 내단술(內丹術) 등 전통적 양생법(養生法)이 수 천 년 동안 전래되어 왔다. 현재 알려진 가장 오래 된 문헌으로는 중국 전국시대 초기의 행기옥패명(行氣玉佩銘, 약 BC 380)을 들고 있다. 우리나라에는 일부 양생법이 고구려 이후에 중국으로부터 전해 진 것으로 되어 있으나, 고구려 초기나 그 이전에는 중국이 우리나라로부터 신선술과 의술의 일부를 전수 받았다는 기록도 있다. 어쨌든 기공이라는 용어가 현재 보편화된 의미로 사용하게 된 것은 1950년대 중국에서부터이다. 기공은 몸의 움직임과 호흡의 조절과 정신수양을 겸한 양생법이다. 구체적으로 전신체조와 호흡운동과 초월명상(超越瞑想, Transcendental Meditation)을 종합한 것이라 할 수 있다.

기공에는 보건의료를 목적으로 하는 건강기공과 무술 강신(强身)을 목적으로 하는 무술기공의 두 가지가 있다. 건강기공은 비교적 유연한 수련 방식을 택하므로 연기공(軟氣功)이라 하고 무술기공은 높은 단련 방식을 취하므로 경기공(硬氣功)이라 한다. 일반 사람들이 보통 기공이라고 말할 때는 건강기공을 가리키는 경우가 대부분이다. 건강기공은 다시 건강증진을 위한 보건기공과 질병 치료를 위한 치료기공으로 나눈다. 또 기공치료에는 기공치료사가 환자의 몸에는 손을 대지 않고 자신의 기를 환자에게 발방(發放)하여 치료하는 외기요법과, 환자의 몸에 손을 대고 직접적 자극을 주는 수기요법이 있다. 건강기공과 동일한 수련 방식인 연기공에 포함되는 것으로 인간의 잠재 능력 또는 초능력의 개발을 목적으로 하는 경우를 특이능력기공 또는 지능기공이라 부른다.

기공의 종류

① 연기공(軟氣功)
- ㉠ **건강기공**(健康氣功)
  - ⓐ 보건(保健)기공
  - ⓑ 치료(治療)기공
    - · 외기(外氣)요법
    - · 수기(手技)요법
- ㉡ **지능**(知能)**기공**
  - ⓐ 특이능력(特異能力)기공
  - ⓑ 개지공(開智功)
  - ⓒ 육신통(六神通)
  - ⓓ 기타

② 경기공(硬氣功)
- ㉠ **무술**(武術)**기공**
  - ⓐ 강공(剛功)
  - ⓑ 유공(柔功)
  - ⓒ 경공(輕功)
  - ⓓ 표연공(表演功)
  - ⓔ 기타

기공을 수련하는 구체적 방법을 공법(功法)이라고 하는데, 과거 3,000년 동안 만들어져서 오늘날까지 전해 내려온 공법은 무려 3,000~4,000가지나 된다. 눈알을 좌우상하로 굴리는 목공(目功), 혀를 휘휘 놀리는 설공(舌功), 항문을 죄어 올리는 제항공(提肛功), 잠자리에서 하는 상상공(床上功) 등이 그 예이다.

기공이 인체에 미치는 영향으로는 교감신경 기능을 감소시키는 이완반응, 면역기능을 조절하는 신경화학 반응을 비롯해서, 독성 노폐물을 체외로 배출해 질병에 대한 저항력을 키워 주고, 신진대사의 효율성을 높여 조직재생력을 강화시키며, 뇌의 좌우 반구의 편측성을 조정하여 정신적 안정을 도모해 주고, 시상하부, 뇌하수체, 송과선, 뇌척수액의 기능 조절로 통증 완화와 감정 안정을 돕는 것 등을 들 수 있다. 오늘날 치료기공은 흔히 소화기질환, 천식, 관절염, 불면증, 통증, 우울증, 불안증에 사용되고 있으며, 심장질환, 암, 에이즈 등의 난치병의 투병력 증진에도 시도되고 있다.

기공에 의해서 생리적 기능(physiological mechanism)이 향상된다는 연구보고가 많이 있는데, 그 일부를 소개하면 다음과 같다.

① 교감신경 반응과 이완반응(relaxation response)을 유도하여 심박수(heart rate)와 혈압을 낮추고, 모세혈관을 확장시키며, 산소의 조직(tissue)으로의 공급을 향상시킨다.

② 신경화학물질(neurochemistry)의 변화를 유도하여 통증을 완화시키고, 우울증을 호전시키며, 약물중독의 금단증상을 감소시키고, 면역력을 향상시킨다.

③ 유해한 노폐물(toxic metabolite)을 조직, 장기, 내분비선(glands)으로부터 효율적으로 제거해 줌으로써 질병에 대한 저항력이 투병력을 향상시킨다.

④ 뇌, 장기, 조직으로 산소와 영양소를 보다 효율적으로 보냄으로써 세포의 신진대사와 조직재생(tissue regeneration)을 향상시킨다.

⑤ 좌・우 뇌 반구의 협응(coordination)을 유도함으로써 깊은 숙면(deeper sleep)을 하게하고, 불안감(anxiety)을 완화시키며, 정신을 맑게(mental clarity) 한다.

⑥ 뇌의 알파 파(alpha wave) 때로는 쎄타 파(theta wave)를 유도함으로써 심장박동수 저하, 혈압 강하, 이완 반응, 정신 집중 등의 효과를 얻는다.

⑦ 시상하부, 뇌하수체, 송과선, 뇌척수액의 기능(function of hypothalamus, pituitary gland, pineal gland, and cerebrospinal fluid)을 적정화(optomize)시켜줌으로써 통증의 완화, 감정 정서의 안정, 면역기능 강화 등의 효과를 제공한다.

중국에서는 저음파 기공 에너지(infra-tonic QGM) 요법이 보급되고 있다. 여기서 저음파라고 하는 것은 "소리는 소리인데 우리 귀에 들리지 않는 소리"를 말한다. 소리의 음파가 아주 높아서 우리 귀에 안 들리는 것이 '초음파(ultra-sound)'이고 너무 낮아서 안 들리는 소리가 저음파인 것이다. 기공사의 손에서는 고도의 저음파 즉 이차음(high level of low frequency acoustal waves - 二次音 secondary sound)이 많이 나오는데 바로 이 저음파 에너지가 치료효과를 발휘한다는 것이다. 누구에게서나 이러한 저음파 에너지가 발산되지만, 잘 훈련된 기공사의 손에서는 일반 사람들 보다는 100배나 그리고 환자들 보다는 거의 1,000배나 더 강하게 발산된다는 것이다. 중국 베이징의 국립 전기음향 연구소(National Electro Acoustics Laboratory)의 팽(Lu Yan Fang)박사는 1980년대 초반에 이 QGM과 비슷한 에너지(8-14Hz, 70 decibel)를 발산하는 기기(electro-acoustical technology)를 개발하여 치료에 응용하고 있는데, 통증 치료 특히 편두통에 좋은 효험을 보이며, 혈액 순환의 향상, 근육 이완, 우울증 치료에 많이 사용한다고 보고하고 있다.

기공을 하는데 있어서 몇 가지 유의해야 할 점이 있다.

① 기공이 간단한 방법처럼 보이더라도, 할 때는 열심히 해야 한다.

② 치료 효과는 천천히 오는 것이니까, 너무 지나치게 무리하지 말 것이며 또 너무 많은 것을 너무 일찍 기대하지도 말 것이다.

③ 제대로만 한다면 자신이 하고 싶은 만큼 자주 해도 무방하다.

④ 자기 자신의 취향에 맞는 동작 스타일을 따라

자유자재로 해도 좋다

⑤ 항상 '근육 이완'과 '마음 비움'을 목표로 삼고 기공을 해야 한다.

⑥ 호흡을 조절함에 있어서는 숨을 들이쉬고 내쉬는 것을 천천히 그리고 깊게 할 것이다. 그러나 급하게 하거나 무리하게 크게 할 필요는 없다.

여기에 실제로 간단하게 기공하는 법을 소개한다.

① 경락을 따라서 기를 돌린다. 마치 기가 경락의 주행을 따라 흐르는 모습을 상상하는 것이다. 이 방법은 물론 경락이 어디로 흐르는지를 아는 사람들만이 할 수 있을 것이다.

② 기를 특정한 장기(위, 간, 콩팥, 대장, 방광 등)로 몰아 보내는 흐름을 머리 속에 그린다.

③ 보통 침놓는 점(경혈)은 자극에 예민한 법인데, 이런 경혈을 마사지 해 준다.

④ 기가 호흡과 함께 몸속에 점점 축적되는 것을 상상한다. 기를 꺾지 말고 살리는 것이다.

⑤ 온 몸의 근육을 호흡을 따라 들이 쉬면서 수축하고 내쉬면서 이완한다.

⑥ 허리를 천천히 좌우로 비비 꼰다. 역시 명상의 상태로 천천히 호흡을 조절하면서 한다.

⑦ 자연스러운 몸동작을 한다. 팔 다리와 몸을 특별한 형식을 따르는 것이 아니고 마음대로(제멋대로) 춤추듯 움직이는 것이다.

⑧ 기공 명상을 한다. 사실 숨쉴 때 공기는 가슴속의 폐 밖에는 안 들어가지만, 마치 기가 뱃속까지 들어가서 이것을 전신으로 돌렸다가 서서히 다시 몸 밖으로 내 보내는 것을 상상하는 방법이다. 물론 머리를 텅 비우고 아무런 잡생각을 하지 않는 상태에서 해야 되는 것이다.

최근에는 동양 전통의 양생법인 기공은 서서도 할 수 있고, 걸으면서도, 앉아서도, 누어서도 심지어 침대에 눕거나 의자차(wheelchair)에 앉아서도 할 수 있기 때문에 건강한 사람을 위한 건강증진과 예방뿐만 아니라, 중환자를 포함한 갖가지 질병치료에도 도움이 되며 정신수양까지 겸한다는 장점 때문에 미국과 유럽을 비롯한 전 세계에 놀라운 속도로 보급 확산되고 있다.

(3) 자연의학(自然醫學, Naturopathic medicine)

우리가 접촉하는 사물은 크게 두 가지로 분류된다. 인공적인 사물과 자연적인 사물이 바로 그것이다. 까치집을 만드는데 있어서 까치가 직접 지은 것은 아무리 정교하게 만들었어도 자연적인 것이고, 그것보다 훨씬 어설프게 만들었어도 사람이 만들었으면 인공적이고 가공적인 것이다. 개울물에 고기나 새가 똥을 싸면 자연적이라 하는데, 거기에 사람이 대변을 보거나, 같은 새똥이라 하더라도 사람이 버렸으면 이를 오염됐다고 한다. 병을 치료하는데 있어서도 사람이 가공한 인공적인 자료나 기기를 사용하는 방법이 있고, 자연적인 자료를 가공하지 않고 있는 그대로 사용하는 방법이 있다. 자연요법이라고 하는 것은 문자 그대로 자연적인 자료를 치료에 사용하는 것을 말하는데, 보통 자연적 에너지를 사용하는 모든 민간요법이나 전통의술을 통틀어 말하는 광범위한 자연요법과, 전문가들에 의해서만 사용될 수 있는 좀 더 구체적이고 좁은 의미에서의 자연요법 - 이 두 가지가 있다. 여기서는 구체적이고 전문적인 좁은 의미의 자연요법에 대해 설명하고자 한다. 자연요법사들이 지니고 있는 사고의 틀은 항상 인간이 최초에 형성될 때의 원시 자연적 여건을 늘 마음에 두고 있다는 것이다.

자연요법(Naturopathy) 또는 자연의학(Naturopathic Medicine)이란 용어는 19세기에 와서야 보편화 되었지만, 그 철학적 이론의 뿌리는 수천 년을 거슬러 올라갈 수 있다. 고대의 다양한 문화권의 인술의 지혜 즉 인도의 아유르베다 의학(Ayurveda), 중국의 전통 한의학(Traditional Chinese Medicine), 미국 토속의학(American Native Medicine), 희랍의학(Hippocratic Medicine) 등에서 추출한 가르침을 포괄한다.

자연의학에서는 다음과 같은 6가지 원칙(six principles)을 강조한다.

① 자연의 치유력(healing power of nature) : 우리의 몸은 스스로 치유하는 강한 치유력을 지니고 있다. 자연요법사의 역할은 자연적이고 무해한 요법을 동원하여 이 자연치유력을 활성화 시켜주는데 있다.

② 결과가 아니라 원인을 치료한다 : 자연요법사는 단순한 대증요법을 제공하는 것이 아니고, 병의 원인을 찾아 그 원인을 제거하는데 치중한다. 모든 증상이라는 것은 육체적, 정신적, 심리적, 그리고 영적 차원에서의 자연적 치유노력의 표현(expression of body's natural attempt)이라고 보는 것이다.

③ 무해(無害, no harm)를 우선으로 삼는다 : 자연요법사들은 안전하고 효험 있는 자연치료를 시술함으로서 환자에게는 아주 작은 해로움도 유발시키지 않는 것을 원칙으로 삼는다.

④ 전인요법(全人療法, treat the whole person)을 택한다 : 환자를 부분적으로 다루는 것이 아니고 신체적, 정신적, 심리적, 정서적, 사회적, 영적 등 모든 측면을 포괄적이고 종합적으로 평가하고 치료한다.

⑤ 자연요법사는 스승이다 : 환자를 위해서 모든 것을 직접 해 주는 것이 아니라, 환자에게 격려해 주고, 설명해 주고, 의욕을 불러 일으켜 주고, 무엇을 어떻게 하는 것이 제대로 하는 것인지를 가르쳐 주는 스승의 역할을 한다.

⑥ 예방이 최선의 치료법이다 : 자연요법사는 환자에게 교육과 생활습관의 개선을 통해서 질병의 예방을 도모하는 것을 최우선으로 삼는다.

하나의 임상 예를 여기에 소개한다. 미국 오레곤주의 자연요법의사 쟈레드 제프 박사는 가려움증과 반점을 수반하는 피부질환으로 고생하는 한 여환의 치료결과를 발표하였다. 그 여환은 색소성 망막염(retinitis pigmentosa)으로 부분실명도 호소하고 있었다. 제프 박사는 그 환자가 소화불량으로 발생한 독소를 피부로 배설시키는 과정에서 피부질환이 생긴 것으로 평가하였다. 그리고 소화불량을 호전시키는 특수 식이요법을 시행함과 동시에 일련의 수치료(hydrotherapy), 생약 소화강장제(botanical digestive tonic), 동종요법(homeopathy) 등을 함께 투여하였다. 결과적으로 그 여환은 피부질환만 호전된 것이 아니고 더 나아가 시력도 상당히 호전된 것으로 보고하였다.

자연요법에서는 사람의 질병에 영향을 끼치는 요소로 두 가지를 강조하고 있다. 하나는 병인(병을 일으키는 요인)의 독성이 얼마나 강하냐 이고, 또 하나는 우리 몸의 병에 대한 저항력이 얼마나 강하냐의 정도이다. 방어력이 튼튼하면 할수록 우리 몸의 조화를 깨뜨리려고 침투하는 병인을 막아내는 힘이 강해질 것이다. 따라서 건강을 유지하고 증진한다는 것은 곧 "침투자의 독성은 약화시키고,

몸의 저항력은 높여 주는 것"을 의미한다. 자연요법이 보는 질병에 대한 관점은 "모든 병은 근본적으로 그 개체의 생명력(생기)이 약하기 때문이라는 공통점을 지니고 있다"는 사실이다. 따라서 건강을 되찾기 위해서는 두 가지 근본적인 방법이 동원되어야 한다. 부족한 부분은 채워 주고, 독성이 있는 것은 체외로 빼 내 준다는 것이다. 즉 첫째는 몸의 부족한 부분을 순수한 음식, 물, 생각, 운동(동작), 마음의 평화 등으로 채워 주는 일이고 둘째는 내부 청소작업으로서 독으로 꽉 찬 몸을 정화시키는 일이다.

환자들이 병에 걸리고 회복되는 과정을 관찰해 보면 소위 "치유의 법칙(law of cure)"을 따르게 되어있다는 것이 자연의학 전문가들의 주장이다. 이 치유의 법칙을 다시 말하면 "몸이 영양상태가 호전되고 내부가 정결해 지기 시작함에 따라, 옛 질병의 증상이 다시 나타나는데, 최근 것이 가장 먼저 나타나고 제일 먼저 있었던 질병의 증상이 제일 늦게 나타나는 식으로, 발생과정의 반대 순서로 나타난다는 것이다."

가령 45세쯤 되는 환자 한 사람이 최근에 관절염을 앓고 있다면 그리고 좌골 신경통, 편두통, 습진, 소화불량 등을 앓은 경력이 과거에 있었다면, 그는 현재의 질환이 치유되는 과정에서 이 과거의 질환의 증상을 차례로 경험할 수도 있다는 점이다.

환자와 요법사는 재교육 프로그램을 같이 해야만 한다. 이 재교육에는 식사 습관의 개선, 매일 매일 하는 운동법의 개발과 이의 생활화, 몸속의 독소를 제거하는 일, 그리고 명상이나 호흡운동이나 기도나 이완법 등으로 영적 조화를 향상시켜야 할 것이다. 성공적인 자연요법을 위해서는 환자의 적극적인 참여를 필요로 한다. 즉 환자의 참을성, 꾸준한 노력, 강한 의지 등을 필요로 한다는 뜻이다.

자연요법을 시행함에 있어서 기억해야 할 사항은, 그렇게 다양하고 많은 치료방법이 다 모든 환자에게 균일하게 적용되는 것은 아니라는 사실이다. 예를 들면 어떤 환자는 보층과 수리를 필요로 하는데 이러한 환자에게 정화법을 사용한다면 그에게는 불필요한 스트레스가 추가되는 결과를 가져오기 때문이다. 영양 상태나 전신 건강상태가 비교적 양호한 환자는 그렇지 않은 환자에 비해 치유의 진행과정이 더 효율적일 수 있으며, 독소의 체외 배출도 더 효율적일 수 있다. 여기서 사용하는 영양이라고 하는 것은 가공적이 아닌 진짜로 자연적인 것이어야 된다는 것이다. 그리고 영양도 항상 심리적인 것과 영적인 것과 관계가 있는 것을 고려해야 한다. 다시 말해서 육체적인 면, 심리적인 면, 영적인 면을 다 함께 다루어야 하기 때문에 식이요법, 영양요법, 동종요법, 한약, 침, 운동치료, 수치료, 수기요법, 전기치료, 광선치료, 그 외 여러 형태의 물리치료 등을 두루 활용하여야 한다.

자연요법은 인류에게 가장 오래된 형태의 요법이며, 인간은 앞으로도 가장 친숙한 요법으로 영원히 사용하게 될 것이다. 그러나 이미 알려진 효율성은 더 높이고, 생길지도 모르는 부작용을 최소화하기 위해서는 객관적이고 과학적인 연구가 꾸준히 이어져야 할 것이다.

(4) 향기요법(香氣療法, aromatherapy)

① 향기요법이란

남녀가 서로 마주하고 있을 때 그 상대가 매력적이라고 느끼는 것은 다분히 냄새 때문이라는 이론이 있다. "이 여자한테서 이러한 냄새가 나는구나" 하는 식으로 코로 맡을 수 있는 그런 냄새가 아니다. 내 코가 맡을 수는 없는데 뇌가 감지할 수 있는 그런 냄새를 말한다. 햇빛도 우리 눈으로 볼 수 있는 가시광선이 있고 자외선이나 적외선처럼 우리 눈으로 볼 수 없는 파장대의 광선도 있다. 소리도 우리 귀로 들리는 소리가 있는가 하면 주파수가 높은 초음파나 주파수가 너무 낮은 저주파는 우리 귀에 안 들리는 파장대의 소리이다. 이처럼 냄새는 냄새인데 우리 코로 맡을 수 없는 냄새도 있다는 뜻이다. 냄새는 우리 삶에 있어서 없어서는 안 될 매우 중요한 부분이다. 사람은 누구나 자기가 좋아하는 향기가 있게 마련이며, 그 종류도 다양하여 향수나 로션 같은 화장품, 또는 꽃바구니나 마사지 오일 등에도 사용하고 있다. 정신분석학자 프로이트(Sigmund Freud)는 도시 생활을 한다는 것은 우리에게서 땅에서 스며 나오는 온갖 향기를 맡을 기회를 빼앗는 것이며, 현대인의 노이로제가 증가하는 것도 이와 무관하지 않다고 하였다.

최근에는 전 세계적으로 오감의 자극을 통한 치료 방법을 다양하게 개발하고 있다. 냄새를 맡고 그 자극으로 치료 효과를 노리는 것도 그 중에 하나이다. 향기요법이 본격적으로 치료의 한 분야로 두각을 나타내기 시작한 것은 정말 뜻하지 않은데서 비롯되었다. 1920년대에 향수 산업에 종사하던 프랑스의 한 화학자 가트포스(Gattefosse)박사가 자신의 손에 심한 화상을 입고 얼떨결에 옆에 있던 라벤더 오일 통에 손을 담근 사건이 그 계기가 되었다. 놀랍게도 불에 덴 자리와 통증이 급속히 사라져 버렸기 때문에, 그는 라벤더 오일에 치료 및 소독 효과가 들어 있는 것으로 확신하게 된 것이다. 그 후 그는 다른 오일로도 실험을 해 보았고 그것들 역시 다양한 피부 질환에 효능이 있다고 믿게 되었다.

아로마테라피는 다양한 식물의 정유(essential oil)에서 나온 약물성분(medicinal properties)을 이용하는 생약요법의 한 분야이다. 이들 정유(향유)는 다양한 꽃, 뿌리, 잎, 나무껍질, 과일 껍질에서, 증류(steam distillation)나 냉각압축(cold pressing)의 과정을 통해서 추출해 낸 향내가 강하고 휘발성, 인화성이 강한 물질이다. '태평양 향기요법 센터' 소장인 커트 슈나우벨트(Dr. Kurt Schnaubelt)는 "향기요법이 단순한 냄새효과로 잘 못 인식하는 경향이 있는데, 사실은 정유(essential oils)가 독특한 약리학적 성질(pharmacological properties)을 갖고 있고 또 그 성분의 분자가 아주 작기(small molecular size) 때문에 인체 조직 속으로 쉽게 침투할 수 있어서 치유효과를 높이는 것이다"라고 설명하고 있다.

② 향기요법의 작용기전

㉠ 향유가 지니는 약리학적 성질

ⓐ 항생제 역할(antibiotic)
ⓑ 항바이러스 성(antiviral)
ⓒ 항 경련성(antispasmodic)
ⓓ 이뇨작용(diuretics)
ⓔ 혈관확장(vasodilators)
ⓕ 혈관수축(vasoconstrictors)

㉡ 향유의 기능적 성질

ⓐ 부신(adrenals), 난소, 갑상선에 작용하여 생기를 활성화(energize)
ⓑ 해독작용(detoxify)
ⓒ 소화과정을 도와줌(facilitate the digestive process)
ⓓ 염증을 치료(treating infection)
ⓔ 신경의 여러 부분을 상호 반응케 함(in-

teracting with various branches of nervous system)

ⓕ 면역반응을 조절(modifying immune response)

ⓖ 정서와 감정(moods and emotion)을 조화시킴

③ 아로마테라피의 사용방법

㉠ 살포기(撒布器, diffusor)를 사용하는 법

㉡ 피부에 바르는 방법(External application)

㉢ 먹는 방법(Internal Application)

④ 아로마테라피의 적응증

㉠ 박테리아와 바이러스 성 염증(Bacterial and Viral Infection)

㉡ 단순 헤르페스(Herpes Simplex)

㉢ 대상포진(Shingles, Herpes Zoster Infection)

㉣ 피부질환(Skin conditions)

㉤ 근육질환(Muscular disorders)

㉥ 관절염(Arthritis)

㉦ 심·신의 안정·진정 효과(calming and sedative effect of mind-body)

(5) 명상요법(冥想療法, Transcendental Meditation Therapy)

명상요법은, 명상을 통하여 육체적, 정신적, 감정적 상태의 균형을 맞추어 줌으로써 치료 효과를 노리는 방법이다.

미국의 메닝거 재단(Menninger Foundation) 소속 정신생리 클리닉의 소장인 패트리샤 노리스(Patricia Norris) 박사는 암, 에이즈, 자가면역 질환 환자들의 면역기능을 높이는데 명상요법을 이용하고 있다고 보고하였으며, 명상을 신경 피드백(neuro-feedback technique)과 병행하여 사용함으로써 뇌파(brain rhythm)를 정상화시키고 알코올 중독자나 기타 약물 중독 환자들을 성공적으로 치료해 주고 있다. 노리스 박사는 또한 불안증(anxiety)이나 고혈압 치료에 그리고 스트레스 관리에도 명상요법을 거의 모든 환자에게 적용하고 있다고 말한다. 명상에 대한 연구 논문 발표가 날이 갈수록 늘어날 뿐만 아니라 명상을 임상에 응용하는 의사나 심리치료사나 전문 의료인들의 수도 빠른 속도로 늘어나는 추세에 있다. 미국 아이오와 주에 있는 마하리시(Maharishi) 국제대학의 오메존슨(Orme-Johnson) 학장은 '미국 내에서 6,000명 이상의 의사들이 명상요법을 자신들의 환자 치료에 이용하기 시작했다'고 주장하고 있다.

명상(瞑想, meditation)이란 원래 '생각이 무엇에 완전히 빠져 있다'는 뜻인데, 육체적, 정신적, 정서적 균형을 잡아주는 안전하고 간단한 방법이다. 쉽게 배울 수 있을 뿐만 아니라 스트레스나 통증을 관리하는데 사용되어 왔다. 그 외에도 고혈압이라던가 심장질환을 포함한 다양한 질환의 치료에도 응용되어 왔다. 명상은 인류 역사상 수천 년 동안 행하여진 수련법이지만 그것이 건강에 미치는 영향에 대하여 과학적으로 연구가 본격적으로 시작된 것은 고작 지난 30여년에 불과하다. 일부 연구가들에 의하여 자율신경 활동이 어느 정도 자의적으로 조절될 수 있는 가능성이 제시됨으로써, 명상에 대한 과학적 연구열이 부쩍 고조된 것이다. 심신의학 분야에 선구자로 알려진 죠앤 보리센코(Joan Borysenko) 박사는 "명상이란 나의 의식

을 지금 이 순간에 집중시키는 행위이다"라고 정의하고 있다. 마음을 안정시키고 의식을 "지금 여기(Here Now)"에 고도로 집중시키면, 우리는 과거의 기억에도 반응하지 않게 되고 미래의 염려에도 집착하지 않게 된다는 것이다.

명상에는 두 가지 부류가 있다. 하나는 집중명상(concentrative meditation)이고 또 하나는 확산명상(mindful meditation)이다. 집중명상은 우리의 의식을 호흡이나 어떤 영상이나 어떤 소리에 집중함으로써 마음을 가라앉히고 머리를 맑게 하고 깨달음의 폭을 넓힐 수 있다고 보는 것이다. 이것은 마치 현미경이나 카메라의 줌(zoom) 렌즈처럼 아주 좁은 분야를 집중적으로 보는 것과 흡사한 현상이다. 만일 어떤 사람이 불안에 빠지고, 공포에 떨고, 흥분하게 되면 그는 호흡이 얕고, 빠르고, 불규칙하게 될 것이며, 반대로 마음이 편안하게 안정되고 의식이 한 군데 집중된다면 그의 호흡은 느리고, 깊고, 규칙적으로 될 것이다. 그래서 우리가 의식을 호흡에 집중시키면 우리 마음은 호흡의 리듬에 흡수되어 버리는 것이다. 확대명상(mindful meditation)은 의식을 한 좁은 구석에 집중시키는 것이 아니라 오히려 의식을 활짝 열고 무한대로 확대시켜 모든 감각, 느낌, 영상, 생각, 소리, 냄새 등등이 자연스럽게 있는 그대로 나타나는 대로 흐르도록 놔두는 것이다. 다시 말해 이 모든 것들이 마음에 꽉 차도록 내버려 둔다는 뜻이다. 마치 망원경이나 카메라의 와이드 앵글(wide angle) 렌즈로 보는 것과 흡사하다고 할 수 있다.

명상의 뿌리는 동양에 있다고 할 수 있다. 원래 전통적 명상은 나의 개체 의식(個體意識, individual consciousness)을 절대의식(絶對意識, absolute consciousness)에 주파수를 맞추는 것이었다. 이해하기 쉬운 예를 들어 보자. 우리 주위에 온 세계의 모든 텔레비전과 라디오 방송국에서 날아오는 전파가 꽉 차 있어도 바로 내 옆에 있는 라디오나 텔레비전은 이 주파수 중에 어떤 것과 싸이클이 맞추어지기 전에는 아무런 소리나 그림이 나타나지 않는다. 멀리서 날아온 전파와 옆에 있는 라디오와 같은 주파수로 싸이클이 맞으면 그때서야 분명하고 깨끗한 소리가 나오게 되어 있다. 나의 의식도 우리 주위에 꽉 차 있는 우주 의식과 싸이클이 맞으면 나의 의식은 우주의 에너지와 정보와 교류가 가능하게 된다. 이러한 우주 의식과 싸이클을 맞추는 행위가 바로 명상인 것이다. 점점 작아져서 극한으로 작아지면 결국 아무것도 없고 아무것도 아닌 무(無)가 되며, 반대로 점점 커져서 무한대로 커지면 역시 아무것도 없고 아무것도 아닌 무(無)가 된다. 따라서 명상이라고 하는 것은 바로 이 무(無)에 주파수를 맞추는 것이라 할 수 있다. 마음을 극한 소(小)인 무(無)로 만들거나 무한 대(大)의 무(無)로 만든다는 뜻이다. 이처럼 극한 소의 영상이나 무한대의 영상에 초점을 맞출 수도 있지만, 소리를 의식 집중의 도구로 사용할 수도 있다. 너무 작아서 들리지 않는 소리에 귀를 기울이거나 너무 커서 들리지 않는 소리에 귀를 기울이는 방법이다.

이상에서 지적한 대로 원래 명상이란 '생각이 무엇에 완전히 빠져 있다'는 뜻인데, 최근에는 스트레스 해소를 비롯한 여러 가지 증상을 완화시키는 임상적 치료법으로 각광을 받고 있으며, 마음의 안정과 정신 집중을 목적으로 하며 마음을 완전히 비우려고 하는 동양 종교에서 유래한 점이 많다. 인도의 요가 전문가 마하리시 요기(Maharishi Maheshi Yogi)가 서양 사람들 취향에 더 적합하고 배우기 훨씬 쉬운 명상법을 보급시키면서 생겨난 용어가 소위 초월명상(Transcendental Meditation)이다. 특히 최근에는 인도 태생의 미국 의사 디팩 쵸프라(Dipak Chopra) 박사가 미국 샌디에고에 명상 센터를 설립하고 명상과 양자의학(Quantum Medicine)을 접목시켜 치료 명상법을 전 세계로 보급하는 중심 역할을 하고 있다. 좌선에서 받은 인상 때문인지, 서양 사람들은 명상을 아주 개인적이고, 조용하며, 정적인 것으로 받아들이고 있으나, 실제로 동양에서는 여럿이 그룹으로 참여한다거나, 태극권, 합기도, 무술, 선보행(禪步行) 등 동적인 요소도 많이 포함시켜 행하고 있다. 심신의학으로 사용되는 기공, 요가, 바이오피드백(Biofeedback), 유도 상상요법(誘導想像療法, Guided Imagery) 등에는 다 명상의 요소가 포함되어 있는 것이다.

명상에 대해서는 과학적으로 활발한 연구가 진행되고 있다. 특히 미국 하버드 대학교의 허버트 벤슨(Herbert Benson) 교수는 지난 30년간 초월명상(TM)에 대한 신뢰할 만한 연구결과들을 많이 발표하였다. 미국 국립보건원 대체의학센터(NCCAM, National Center of Complementary Alternative Medicine)에서는 초월명상법을 통하여 삶의 질이 향상되고, 환자의 입원기간이 단축되고, 일반인들의 건강관리 비용이 절감되고, 평균수명이 연장되었다는 연구 보고를 제시한 바가 있다. 구체적인 의학적 연구에도 초월명상요법은 스트레스 호르몬(Cortisol) 감소, 불안감 감소, 만성통증 완화, 혈압과 맥박을 낮추는 효과, 콜레스테롤 치 감소, 약물 중독 감소 등의 치료효과가 있음을 발표하고 있다. 그뿐만 아니라 초월명상에 의한 부작용도 아울러 보고되고 있다. 명상을 한 후에 기분이 더 나빠지거나, 혼란스러워진 경우도 있었고, 정신분열증 환자가 증상이 악화된 경우 등이 그 예이다.

참고로 명상 센터에서 일반인들에게 가르치는, 집에서 스스로 할 수 있는 간단한 명상법을 하나 여기에 소개한다. 매일 두 차례 가능하면 식사 전에 15~20분씩 조용한 장소를 택해서 한다. 우선 가부좌(跏趺坐) 혹은 발바닥을 땅바닥에 댄 편안한 자세를 취하는데, 들어 눕는 것은 좋지 않다. 그리고 약 1분간 눈을 감고, 편안하고 자연스럽게 숨을 쉰다. 이제는 만트라(mantra) 시간이다. 만트라란 특정한 단어나 어구를 반복해서 읊는 것을 말한다. 즉 잡생각을 버리고 정신을 집중시키기 위해서 "오- - -ㅁ- -"과 같은 특별한 의미가 없는 소리를 반복해서 읊는다. 이때 마치 마음이 호흡을 따라 몸속을 들어갔다 나왔다 하는 듯 호흡에 정신을 집중하면 명상효과가 더 높아진다. 만일 머리에 어떤 생각이 떠오른다면 그것을 억제하려고 애쓰지 말고 그대로 받아들인다. 그러면 저절로 만트라 상태로 다시 돌아오게 되어 있다. 이렇게 15~20분간 만트라 만을 생각하며 가볍게 호흡을 계속한다. 이것이 끝나면 천천히 일어나 일상생활로 돌아가면 된다.

(6) 반사요법(反射療法, reflexology)

반사요법은 두피, 손바닥, 발바닥, 귀 등의 특정 부위를 손가락 끝으로 누르는 것과 같은 압력을 가하면, 그 압력 점(pressure point)과 연계된 특정 기관이나 내분비선이 자극되어 그 기능이 향상된다는 이론을 바탕으로 한 것이다. 침술의 경락을 통하여 작용한다고 생각하는 동북아시아 권에서는 약 5,000년 전부터 사용하였는가 하면, 4,300여 년대로 추정되는 이집트의 프레스코 벽화에는 이

반사요법이 그림으로 묘사되어 있고, 고대 인도에서도 유사한 기법이 사용되었으며, 아메리칸 인디언이 역시 비슷한 기법을 사용하였다는 기록이 있다. 근래에 국소요법(zone therapy) 또는 반사요법(reflexology)으로 재조명되기 시작한 것은 1913년에 미국 코네티컷 주에 이비인후과 의사인 윌리암 피츠제랄드(William Fitzerald)에 의해서였다. 그는 수술을 하기 직전에 손바닥이나 발바닥을 압력을 가해 눌러 주면 환자들이 한결 통증을 덜 느낀다는 사실을 발견하였다. 오랜 관찰을 통해 그는 손과 발의 특정 부위는 신체의 다른 기관들과 기능적으로 연계되었을 것이라는 이론을 제시하였다. 최근에는 신체 부위 중 발바닥을 자극하는 "발 반사요법"이 전 세계적으로 가장 널리 보급되어 있다. 예를 들면 엄지발가락 부위는 뇌에 연계되어 있고, 발바닥 한가운데 부위는 복부 명치에 연계되어 있고, 발뒤꿈치와 발등은 항문과 직장에 연계되어 있다는 식이다.

이처럼 반사요법이 다시 태어나도록 개척한 사람은 피츠제랄드이지만, 그 후에 이를 본격적으로 보급 전파시킨 공은 물리치료사이면서 마사지 사였던 유니스 잉함(Eunice Ingham)에게 있다. 잉함은 반사요법이 통증을 줄이는 효과에 국한된 것이 아니고 여러 가지 신체 증상에도 효험이 있다고 주장하였다. 반사요법은 동양의학의 침술이 서양에 소개 보급되는 것과 때를 같이하여 급속도로 활성화되었다. 현재 반사 요법사들은 소화기 질환(설사, 변비, 소화불량), 스트레스 관련 질환(천식, 편두통, 피로 증후군), 만성 통증(관절염, 신경통), 알레르기 질환, 피부 질환, 다발성 경화증 등을 포함한 100여 가지 이상의 증상과 질병에 사용하고 있다. 반사요법 전문가들은 주로 증상을 관리해 주는 차원에서 일하며, 병의 원인을 직접 치료하는 것은 아니기 때문에 환자가 반사요법을 원할 때는 미리 의사로부터 정확한 진단을 받는 것이 안전하다.

반사요법을 받는 데는 대개 45분 정도 걸린다. 발 반사요법의 경우는 발을 더운물에 담근다던가, 마사지를 한다던가, 손가락이나 특별히 제작된 도구로 특정 부위를 자극해 준다.

반사요법은 일반적으로 안전하지만 상처, 종기, 골절, 정맥 혈전, 정맥염(phlebitis), 궤양, 특히 당뇨병이나 동맥경화에 의한 동맥 폐색증(arterial occlusion)의 경우에는 심각한 부작용이 생길 수 있음으로 각별한 주의가 필요하다. 반사요법에 있어서 열 효과와 마사지 효과에 의해 국소적 혈액 순환이 향상되고, 근육긴장이 이완되고, 통증이 완화된다는 데에는 이론의 여지가 없지만, 이 점은 이 장기와, 그리고 저 점은 저 장기와 연계되었다는 식의 주장은 아직 연구대상으로 남아 있을 뿐이다.

이 발반사 요법은 동양의학에서도 그리고 서양의학에서도 그 뿌리를 찾아 볼 수 있다. 따라서 동서의학 접목의 한 형태라고도 할 수 있다는 이야기이다. 발반사 요법이 아직은 민간요법의 영역에 머물러 있지만 앞으로 좀 더 많은 과학적 연구가 뒷받침 된다면 훌륭한 대체의학으로 발전할 가능성을 다분히 안고 있다.

(7) **접촉요법**(接觸療法, touching therapy)

접촉이란 구체적으로 피부를 쓰다듬어 주는 물리적 자극, 볼을 비벼 대는 행위, 안아 주고 업어 주는 것, 엄마 젖꼭지를 물려주는 것, 또 성인들의 경우에는 마사지, 입 맞춤, 그 외 육체적 애정 표시 등을 말한다. 최근에는 접촉(touching)을 하나의 치료법으로 사용하기 시작했고 전 세계적으로 확산되고 있다. 동양의학에서 사용하는 경락 마사지 요법도 일종의 접촉요법이라고 할 수 있다. 우리 몸 특히 피부에는 물리적 자극에 예민한 소위 생리적 '반응점(reaction point)'이 있는데 이것이 경혈점이고, 이러한 관계있는 반응점들을 연결한 '반응선(reaction line)'을 경락이라고 한다. 이러한 경혈이나 경락을 만져 주거나 마사지 해 주면 우리 몸속에 내재 해 있는 '자연 치유력'을 활성화시키기 때문에 질병의 예방과 치료에 도움이 된다는 것이 동양의학의 이론이다. 병원에서 미숙아에게 자주 마사지를 해 주면 마사지를 안 받은 아기보다 50%나 더 빨리 자라난다는 보고가 있다. 이차 대전 때 발생했던 고아들의 이유 없는 죽음이 접촉 결핍증과 관계가 있었다. 원숭이 실험에서 접촉 결핍이 다른 감각의 결핍보다 뇌에 더 큰 손상을 주었다. 많이 안아주고 포옹하는 문화권에서 그렇지 않은 사회보다 폭력이 비교적 적다. 약 50여 년 전 구소련에서는 키를리안(Kirlian) 부부 박사에 의해 몸에서 발산되는 모종의 에너지를 사진으로 찍어 내는 기술을 개발했다. 이것을 요사이는 '키를리안 사진술'이라고 부른다. 손가락 끝에서 나오는 에너지의 모습이 제일 많이 관찰되었다. 이런 사진을 보면 마치 손가락 끝에서 무슨 광채가 나오는 것처럼 보인다. 이런 광채가 강하게 나오는 사람의 손을 광채가 약한 사람에게 접촉을 하면, 이 약한 사람의 광채가 더 강해진 것처럼 나타나는 것을 관찰할 수 있다는 것이다. 접촉요법의 효과를 뒷받침하는 증거라고도 할 수 있다. 그러나 이에 대한 연구결과는 좀 더 축적이 되어야 받아들일 수 있다는 게 제도권 의학계의 입장이다.

갓난아기가 혼자 떨어져 잔다던가, 고무젖꼭지만 혼자 빨며 자란다던가, 자동차 뒷좌석에 혼자 묶여 앉아 있다던가 하는 것은, 어린이의 발달 성장 과정에 나쁜 영향을 주고, 정서 발달에도 지장을 초래하며 학교에서도 잘 적응하지 못하게 되는 접촉 결핍증으로 이어질 가능성을 높여 주는 행위이다. 성인의 경우에도 사회 적응 능력이 떨어지고, 사람들과 잘 어울리지 못하며, 우울증과 불감증에 시달리기 쉽고, 비정상적인 성행위에도 빠지기 쉽다.

접촉 결핍증을 예방하기 위해서 자주 서로 만져 주고, 비벼 주고, 포옹해 주자.

(8) 봉침요법(蜂針療法, bee venom therapy)

봉침요법은 문자 그대로 벌에게 쏘임으로서 치료 효과를 얻는 치료법이다. 많은 경우에 경혈의 자리를 택하지마는 반드시 그런 것은 아니고 몇 군데 피부 부위를 선택하여 인위적으로 벌침을 꽂아 줌으로서 통증의 감소, 관절염의 호전, 전신 건강의 증진 효과를 얻는 치료법이다.

(9) 요가(Yoga)

요가는 인도에서 수십 세기 동안 시행되어 온 삶의 지침 중에는 아유르베다, 탄트라, 요가가 있는데 요가는 신성(神性), 즉 진리와의 결합을 가르치는 것이다. 요가(Yoga)라는 단어의 의미는 결합(union)이라는 뜻으로 육체적, 정신적, 심리적 에너지의 복합체를 의미한다. 전 세계적으로 가장 오래 전부터 알려져 있는 건강체계라 할 수 있는 이 요가요법은 자세와 호흡 그리고 명상을 통하여 스트레스 및 혈압 강하 효과, 심장 박동을 고르게 하는 효과, 노쇠를 막는 효과가 있다고 알려져 있다.

(10) **꽃요법**(flower remedies)

꽃요법은 꽃을 이용하여 치료 효과를 얻으려는 방법인데, 직접적으로 신체 및 정신의 양면으로 감정의 상태를 호전시키려는 것이다. 감정은 신체 건강에 많은 역할을 하는데, 부정적인 감정이나 스트레스의 균형을 바로 잡아서 효과적으로 건강을 회복시키려는 시도이다. 꽃 치료 시술자들이 사용하는 구체적인 방법은, 꽃들을 아침 일찍 이슬이 있는 채로 따서 샘물을 담아 놓은 항아리에 넣고 3시간가량 태양에 노출시킨 후 다시 꽃과 잔가지를 제거하고 이 액체와 브랜디를 1 : 1로 섞어서 원액을 만들어 사용한다.

(11) **소리요법**(sound therapy)

소리요법에는 소리 치료와 음악 치료를 포함한다. 소리와 음악은 인간의 건강에 매우 강한 영향을 미친다. 소리요법은 스트레스를 감소시키기 위한 효과적인 치료로서 정신과학적 치료 과정, 저혈압이나 지속적 통증의 치료, 학습능력 저하의 치료 과정에 사용되며, 운동감각과 균형 감각 그리고 인내력 등을 향상시키는데 사용된다.

(12) **원예요법**(園藝療法, horticulture therapy)

원예요법은 꽃을 피우고 채소를 가꾸고 식물을 키우는 원예 행위(園藝行爲)를 통하여 환자에게 자신감(自信感, confidence)과 자존심(自尊心, self-esteem)을 길러 줄 수 있으며, 정신박약자나 정서가 불안정한 사람이나 정신적 장해가 있는 사람에게 적용을 하면 양호한 치료 효과가 있을 수 있다.

(13) **심령요법**(心靈治療法, psychic healing)

심령치료법은 환자 자신이 스스로 무엇을 하는 것이 아니고, 보통 사람들 이상의 능력을 가졌다는 소위 초능력자가 특수한 심령적 시술을 환자에게 행해 줌으로서 질병이 치료된다는 방법이다.

3) 동·서 의학 모두에 뿌리를 둔 대체요법

(1) **생약요법**(herbal therapy or phytotherapy)

잎사귀, 꽃, 줄기, 씨, 열매, 껍질 등 식물의 일부분을 약물로 사용하는 것을 생약(herb)요법이라 한다. 유럽에서는 주로 phytotherapy라고 부르는 경향이 있다.

생약은 인류가 사용한 가장 오래된 형태의 요법으로 모든 문화권에서 나름대로의 특유한 생약을 사용해 왔다. 원래 영어로 약이라는 뜻의 drug은 네덜란드의 고어 drogge에서 유래되었는데 이 단어는 '말린다(dry)'의 뜻을 지니고 있다. 나무나 풀을 말려서 약으로 쓰던 습관에서 나온 용어인 것이다. 오늘날 서양의학에서 처방하고 있는 약의 약 25%는 아직도 나무나 풀에서부터 만들어진 것들이다. 심장약 디지털리스(digitalis), 혈압 강하제 리저핀(reserpine), 통풍 치료제 콜치친(colchicine), 진통제 모르핀(morphine) 등이 그 예이다.

지구상에는 250,000 내지 500,000가지의 식물이 살고 있는데 이 중에서 약 5,000가지 정도가 약물로 사용되고 있다. 생약은 우리 몸에서 다양한 생리적 반응을 일으키는 자연적 화학물질을 함유하고 있는 셈이다. 어떤 것은 음식으로 먹을 정도로 순하지만, 또 어떤 것은 독약처럼 강한 성질을 지니고 있기도 하다.

① 생약의 약리기능

㉠ **적응능력 향상**(adaptogenic)

주위 환경에서 오는 스트레스나 다른 문제점에 대한 저항력과 적응력을 향상시키는 작용이 있다. 부신(adrenal gland)의 기능을 활성화시킨다.

㉡ **체질 변화성**(alterative)

건강상태와 생기를 향상시킴으로써 체질을 정상상태로 서서히 회복시키는 작용을 한다.

㉢ 구충작용(驅蟲作用, anthelmintic)

㉣ 소염작용(消炎作用, anti-inflammatory)

㉤ 항균성(抗菌性, anti-microbial)

㉥ 항경련 작용(抗痙攣 作用, anti-spasmodic)

㉦ **수렴성**(收斂性, astringent)

국소 투여 후에 국소에 수축을 일으키는 작용을 한다.

㉧ **고미제**(苦味劑), bitter)

쓴맛을 갖는 의약품으로 쓰인다. 또 변질제, 강장제, 또는 식욕 촉진제로도 쓰인다.

㉨ **구풍성**(驅風性, carminative)

뱃속에 가스가 차는 고장(鼓腸, flatulence)을 경감시켜 통증을 제거하는 작용을 한다.

㉩ **완화성**(緩和性, demulcent)

염증이나 찰상이 있는 표면에 자극을 완화시켜 주는 작용을 한다.

㉪ 이뇨작용(利尿作用, diuretic)

㉫ **통경작용**(通經作用, emmenagogue)

월경을 일으키도록 촉진하는 역할을 한다.

㉬ **객담작용**(喀痰作用, expectorant)

가래를 뱉어 내는 기능을 촉진한다.

㉭ **간 강장제**(肝腸强壯劑, hepatics)

간 기능을 향상시키는 성질을 가진다.

㉮ 혈압 강하 작용(血壓 降下 作用, hypotensive)

㉯ **설사작용**(泄瀉劑), laxative)

변비를 없애는 역할을 한다.

㉰ 신경 진정 작용(神經鎭定作用, nervine)

㉱ 자극제(刺戟劑, stimulating)의 작용

㉲ 강장제(强壯劑, tonic)의 작용

② 생약의 형태

㉠ 약초를 통째로 사용(whole herb)

㉡ 차(茶)의 형태로 사용(teas)

㉢ 캡슐과 정제(錠劑) 형태로 사용(capsules and tablets)

㉣ 추출액(抽出液) 형태로 사용(extracts and tinctures)

㉤ 향유(香油) 상태로 사용(essential oils)

㉥ 연고(軟膏) 형태로 사용(salves, balms, and ointments)

③ 생약의 효험

㉠ 가벼운 대증요법으로 사용한다.

소화불량, 감기, 독감, 가벼운 통증, 변비, 설가, 기침, 두통, 월경통, 피부 반점, 비듬, 불면증 등의 증상을 완화시켜 준다.

㉡ 각종 질환의 치료제로서 사용한다.

소화성 궤양(peptic ulcers), 대장염(colitis), 신경성 장 증후군(irritable bowel syndrome)과 같은 소화기 질환, 습진(ecxema)이나 건선(psoriasis) 같은 만성 피부 질환, 월경 불순이나 전월경 증후군(premenstrual syndrome) 같은 부인과 질환, 불안증 같은 스트레스 성 질환, 그 외 호흡기 질환, 고혈압, 알레르기, 관절염 등의 치료에 사용된다.

④ 한약과 생약의 다른 점

㉠ 한약(韓藥)의 처방은 동양의학의 이론을 바탕으로 하여 약을 처방한다. 12장부의 8강(八綱)을 찾아내어 이에 따라 처방한다는 뜻이다. 팔강(八綱)이란 음·양(陰·陽), 표·리(表·裏), 한·열(寒·熱), 허·실(虛·實)을 말한다. 성·질(性·質)에 있어서 성(性)을 위주로 처방한다.

㉡ 생약(生藥)의 처방은 약초(藥草)의 성분을 파악하고 그 성분의 기능과 작용에 따라 처방하는 것이다. 변비의 치료는 설사를 일으키는 작용이 있는 약초를 처방하는 식이다.

성·질(性·質)에 있어서 질(質)을 위주로 처방하는 것이다.

(2) 임상미술치료

미술치료(art therapy)란 미술과 의술이 접목된 비교적 새로운 형태의 치료법으로서 "미술 활동을 통하여 환자의 심신(mind-body) 상태를 평가(진단)하기도 하고 질병의 치료나 증상의 호전을 도모하기도 하는 치료법"이다.

광범위한 의미에서 예술치료라고 하면 미술만이 아니고 음악, 연극, 시, 소설, 춤, 레크레이션, 놀이, 작업 등 자기표현을 매개로 한 것을 모두 포함한 개념이지만, 좁은 의미에서 미술치료라고 할 경우에는 그림, 조소(彫塑, sculpture and clay carving), 디자인, 서예, 공예 등의 미술 영역을 말하는 것이다.

미술치료에 관한 가장 흔한 질문은 "미술 행위가 어떻게 질병을 치료하는 효과를 낼 수 있느냐"는 것이다. 미술치료에 있어서는 아스피린 두 알을 먹으면 열(fever)이 떨어지고, 항생제 주사 한 대를 맞으면 염증이 없어지는 것과 같은 일차적이고 직접적인 치료효과를 노리는 것은 아니다. 광범위한 심신의학의 차원에서 몸의 질환(illness)이 맘에 영향을 끼치고, 맘의 비정상(disorder)이 몸에 영향을 끼친다는 심신 상관관계(psycho-somatic inter-relation)의 틀 속에서 임상효과를 기대하고 있는 것이다.

완전한 참 건강(true well-being)은 신체적(physical)인 건강, 정신적(mental)인 건강, 정서적(emotional)인 건강, 사회적(social)인 건강, 영적(靈的, spiritual)인 건강이 두루 이뤄진 상태를 일컫는데, 미술 활동(Art Activity)이야말로 신체적인 요소, 정신적인 요소, 정서적인 요소, 사회적인 요소, 그리고 심지어 영적인 요소까지도 다 한 데 아울러 포괄적(comprehensive)으로 다뤄 주는 총체적이고 종합적인 활동(integrative Activity)이기 때문에, 미술치료는 맘의 자극을 통해 몸의 병을 다스리고 몸의 자극을 통해 맘을 다스리는 이차적이고 간접적인 요법이라고도 할 수 있고 동시에 쌍방향으로 작용하는 전일적(全一的)이며 총체적인 요법(wholistic therapy)이라고도 할 수 있다.

미술치료는 고객(피상담자)을 위한 상담 역할을 넘어서서 환자를 치료하는 역할로 그 응용범위가 넓어지고 있다. 상담(counseling)의 대상이 고객(client) 차원을 넘어서 환자(patient)로 서비스

범위가 전 세계적으로 확산 일로에 있다. 미술활동이 단순한 오락활동(recreational activity)이나 기분전환 활동(diversional activity)이나 고객 상담 등의 비교적 소극적인 서비스 활동에서부터 병이 있는 환자의 증상을 호전키거나 치료할 목적으로 제공하는 비교적 적극적인 서비스 활동으로 확대 발전하는 추세에 있다는 뜻이다.

현재 미술치료는 전 세계적으로 점점 더 서양의학, 동양의학, 대체의학 모든 분야에 정규 교과 과정에 도입되어 지기 시작하고 있고 임상에 활발하게 응용되어지고 있으며 과학적인 방법으로 적극적으로 연구되어 지고 있다.

재활의학 분야에서는 중풍(stroke), 뇌손상(brain injury), 척수손상(spinal cord injury), 뇌성마비(cerebral palsy) 환자의 치료에 많이 응용되고 있다.

정신과에서는 각종 정신분열증을 비롯한 정신질환, 우울증, 치매 환자 등에 이용하고 있으며, 소아과에서는 주의력 결핍증, 과잉행동장애, 학습장애 아동 등에 흔히 사용한다.

그 외 일반내과나 가정의학과에서도 환자 진료에 미술치료를 자주 이용하고 있다.

그리고 다양한 특수 클리닉에서 질환별로 암 환자의 심신의 관리, 만성통증 환자의 관리, 중·경증 스트레스 환자의 관리 등에도 적극적으로 도입 활용되고 있다.

(3) 식이요법

질병의 유지와 건강증진을 위하여 가장 중요한 것은 음식이다.

다리에서 혈관을 떼다가 심장에 부쳐주는 것 같은 희한한 치료법은 정통의술이고 우리가 늘 먹는 음식이 대체요법으로 취급되는 것이 좀 이상하다고 지적하는 사람도 있다. 그것은 "서양의학이 아닌 것은 다 대체요법으로 간주한다"는 보편화된 정의 때문에 "서양의학에서 일반적으로 처방하는 음식"이 아닌 "기타의 음식 먹는 법"을 다 보완대체요법으로 다루게 되기 때문이다. 역사적으로 축적된 임상 경험은 "다양한 과일과 채소를 많이 먹으면 암이나 심혈관 질환 같은 성인병의 발병 위험도를 현격히 줄인다"는 점을 충분히 제시하고 있다.

전 세계적으로 수많은 식이요법이 알려져 있으나 여기에 중요한 몇 가지를 소개한다.

① 애킨스 식이요법(Atkins Diet)

1970년대부터 유행하기 시작했는데 애킨스 박사의 "새로운 음식 혁명"이란 책이 베스트 셀러가 되면서부터였다. 이 식이요법의 특징은 음식 중의 당질(탄수화물)의 함량을 대폭 줄이는 데 있다. 일반적으로 우리가 먹는 음식에는 약 50~60%의 탄수화물이 포함되어 있는데 그것의 1/3~1/2로 줄이라는 것이 애킨스 박사의 추천이다. 그러나 지방질이나 단백질 섭취는 마음대로 한다. 우리가 활동하는 데 필요한 에너지원은 주로 탄수화물인데 탄수화물의 섭취량이 적으니까 몸에 축적되어 있던 지방질을 대신 소모하기 때문에 체중 조절과 건강증진에 도움이 된다. 애킨스 식이요법으로 하루에 140 unit의 인슐린을 사용하던 환자가 더 이상 인슐린을 쓸 필요가 없게 되었다는 보고도 있다. 고혈압, 심장질환, 당뇨병, 고지혈증, 골관절염 등이 체중감소로 호전된다는 의학적 증거는 충분히 있음으로, 그리고 애킨스 식이요법은 체중감소에 효험이 있다는 증거는 충분히 있음으로, 이 식이요법이 이상의 질환의 치료에 도움이 된다는 간접적인 증거이다. 그러나 일부 전문가들은 고단백질 고지방질 음식을 장기적으로 먹는 것은 성인병 유발에 요인이 될 수 있으므로 주의를 요한다고 경고하고 있다.

② 오니쉬 식이요법(Ornish Diet)

딘 오니쉬(Dr. Dean Ornish)박사는 신장 질환의 위험 요인을 줄이는 특별한 식이 방법을 고안했다. 이 식이요법에서는 지방질의 섭취를 극도로 낮게 하라는 것이다. 지방질 섭취는 전체 섭취 칼로리 량의 10% 수준으로 낮춰야 한다. 오니쉬 식이요법 프로그램에서는 심신의학 요법(mind-body technique), 이완요법(relaxation), 요가, 운동요법(exercise), 심리요법(dealing with emotional and relational dysfunction) 등을 병행해야 한다. 오니쉬 박사는 심장의 관상동맥의 협착(coronary artery stenosis)이 정상으로 회복된 것을 혈관 조형술(angiography)로 증명한 예를 보고하고 있다.

③ 대쉬 식이요법(DASH, Dietary Approaches to Stopping Hypertension)

여기서 '대쉬'라고 하는 것은 사람의 이름이 아니다. '고혈압 치료를 위한 식이요법'이라고 하는 영어 단어들의 첫머리를 딴 약어의 발음일 뿐이다.

대쉬 식이요법에서는 야채와 과일 같은 전체식(whole food)과 저지방 유제품(low-fat dairy products)을 강조하고 있다. 이 음식은 지방질을 27% 수준으로 낮추고 과일과 야채의 양은 높이는 것을 원칙으로 하며, 채식주의 음식이라고 까지는 할 수 없지만 약 11주 정도의 기간에 현저한 혈압강하 효과가 있다는 임상연구결과도 발표된 바 있다. 약간의 유제품과 고기류도 허용이 되는 프로그램이기 때문에 완전 채식을 거부하는 사람들도 어느 정도 쉽게 수용하는 식이요법인 것이다.

④ 지중해식 식이요법(Mediterranean Diet)

지중해(地中海) 지역에서 보편적으로 먹는 음식인데, 신선한 야채, 올리브유, 생선, 가금류(家禽類, poultry〈닭, 오리 따위〉)를 많이 먹는다. 이런 음식은 염분(Na)의 함량이 비교적 적고, 올리브유는 몸에 이로운 HDL 콜레스테롤은 낮추지 않으면서도 해로운 LDL 콜레스테롤 양은 낮추는 작용을 한다. 이들 식습관에는 포도, 포도주, 엉겅퀴(artichoke) 등도 많이 사용하는데 이들에는 심장질환과 간 질환을 예방하는 항산화제(anti-oxidants)를 제공하고 있다. 지중해식 식이요법이 비만치료에 특별한 효과가 있는 것은 아니지만, 맛도 좋고 쉽게 구할 수도 있으면서 여러 면으로 건강증진에 도움을 주는 음식임에는 틀림이 없다.

⑤ 매크로바이오 식이요법(Macrobiotic Diet)

이것은 기본적으로 동양의 채식이 위주이다. 이 음식에는 쌀, 된장(soy), 해초(seaweed), 저린 야채(pickled vegetables) 등이 함유된다. 일본계 미국인인 미찌오 구시(Michio Kushi)에 의해서 1980년대 초부터 소개 보급 확산된 주로 암의 예방과 치료를 위한 식이요법이다. 특히 미국의 저명한 한 의사 사틸라로(Sattilaro) 박사가 1980년대 초반에 자신의 전립선암을 매크로바이오 식이요법으로 완치시켰다는 사실이 미 전국에 보도됨으로써 더욱 널리 알려지게 되었다. 그러나 매크로바이오 식이요법을 연구하는 일부 학자들은 암을 치료하는 데 있어서 필요한 화학요법(chemotherapy), 외과적 수술(surgery), 방사선 치료(radiation),

스트레스 관리, 전일 운동요법(holistic fitness program), 심신의학(mind body medicine), 영적(spirit) 치료 등을 이 식이요법 프로그램에 병용할 것을 강력히 권고하고 있다.

⑥ 거슨 식이요법(Gerson Diet)

독일 태생의 의사 맥스 거슨(Max Gerson)에 의해 1930년대에 창시된 식이요법을 그의 이름을 따서 거슨 요법이라 칭한다. 이 거슨 식이요법은 최근에 인기 상승하고 있는 20여종의 신진대사 식이요법(metabolic diet)의 원조라고도 할 수 있는데 주로 암을 치료하는 항암 요법의 일환으로 응용되고 있다. 이 분야의 전문가들은 거슨 식이요법을 통해 신체의 해독 작용과 면역계의 항진을 이끌어 냄으로써 직접 또는 간접으로 암 치료에 도움을 준다고 주장한다. 음식물의 준비와 특별한 용기의 사용 등이 까다로워 환자가 혼자서 해 내기는 좀 어려운 식이요법이라는 지적도 있다.

거슨 요법에서는 칼륨(K)을 첨가한 야채 쥬스와 과일 쥬스를 많이 사용하며, 여기서 중요한 것은 유기농법으로 재배된 야채, 과일, 곡물을 주로 사용한다는 점이다. 원래는 송아지 간(liver) 쥬스도 사용하였으나 일부 환자들이 감염된 간에서 병을 얻은 경우가 발견되고서는 그 사용이 중지되었다. 동물성 단백질은 주로 섭취하지 않는 것을 원칙으로 삼으며 상당히 많은 종류의 식물성 음식도 제한되어 있다.

⑦ 피라미드 식 식이요법(Pyramid Diet)

미국 농무성(Department of Agriculture) 영양정보국(Human Nutrition Information Service)에서 제공한 영양 분포도를 이용한 식이요법이다. 음식물의 영양 분포를 많은 양을 소모해야 되는 음식물은 피라미드의 밑바닥에 분포시키고, 적게 소모해야 되는 음식물은 피라미드 꼭대기 부분에 가시적으로 분포시키는 도표이다. 피라미드를 상하로 4등분 하여 제일 밑 부분 1/4에는 쌀, 빵, 씨리얼(cereal), 분식(粉食) 그룹을 분포시키고, 밑에서 두 번째 1/4에는 과일과 야채를 분포시키고, 밑에서부터 세 번째(위에서부터는 두 번째) 층에는 유제품(우유, 요구르트, 치즈), poultry와 생선을 포함한 육류, 그리고 콩이나 계란을 포함한 견과류(堅果類, nuts)를 분포시키고, 제일 꼭대기에는 지방(脂肪, fats), 기름(食用油, oils), 당류(糖類, sweets)를 분포시킨다.

결국 이러한 피라미드 형태의 비율로 영양분을 섭취하는 것이 건강증진에 도움이 된다는 점을 제시하는 추천 식이 도표(食餌圖表)인 셈이다.

⑧ 존 식이요법(Zone Diet, 영양 분포 영역별 식이요법)

섭취하는 음식물을 엄격하게 40%의 탄수화물, 30%의 단백질, 30%의 지방질의 비율로 구성된 세트 메뉴(set menu)로 제공된다. 어떤 영양분이 어떤 비율로 함유되어 있는지에 따라 영역(領域, zone) 또는 띠(帶, belt)를 정해 놓고 각 사람에 따라 가장 알맞은 음식을 처방하는 식이다. 탄수화물로 자극이 되는 인슐린의 분비를 감소시킴으로써 체중 감소의 효과를 노리는 것이다. 규칙적인 운동과 총 칼로리 섭취 절제를 병행할 것을 강조하고 있다.

⑨ 당 지표 식이요법(糖指標 食餌療法, Sugar Busters Diet)

인슐린 분비 기능의 정도에 따라 각 음식물에

"당 지표(糖 指標, Glycemic Index)"를 부여하고 이 당 지표 수준에 따라 음식물을 분류하고, 이 기준에 따라 각 사람에게 알맞은 음식을 처방하는 것이다. 여기서도 규칙적 운동과 총칼로리 절제를 강조한다.

⑩ 혈액형 식이요법(food according to blood type)

B형은 유목민(遊牧民, nomads)에서 유래되었음으로 주로 유제품(乳製品, dairy products), 소량의 육류를 먹어야 하며, 닭고기는 먹지 말아야 한다.

A형은 육류를 잘 소화시키지 못함으로, 채식 주의자가 되어야 한다.

AB형은 보리와 같은 맥류(麥類, wheat)는 먹어서는 안 되나, 된장, 유제식품, 해물(sea food), 그리고 약간의 육류는 먹어도 좋다.

O형은 사냥꾼으로부터 진화된 혈액임으로 고육류 저야채(高肉類 低野菜, meat-based low-plant-food) 음식을 먹는 게 좋다.

⑪ 된장위주 식이요법(diet using soy products)

콩과 된장에는 식물성 여성 호르몬(phyto-estrogen)이 함유되어 있으므로 유방암 예방에 도움이 된다. 동양의 여성들에게 유방암의 발생률이 서양 여성들보다 낮은 것은 동양 여인들의 모유수유(母乳授乳, breast feeding)라던가 저지방 식사 등의 일상생활습관과 밀접한 관계가 있지만 상당량의 콩과 된장의 소모와도 무관하지 않다는 것이 이 분야 전문가들의 주장이다.

(4) **절식요법**(絶食療法, fasting)

"사람은 일생동안 무엇을 하면서 시간을 보내는가?"에 대한 연구가 1994년에 발표된 적이 있다. 이에 따르면 잠을 자는데 24년, 일을 하는데 13년, 음식을 먹는데 4년, 사회활동을 하는데 4년, 목욕하는데 1년, 화장실에서 9개월, 성생활을 하는데 5개월을 소모한다고 보고했고, 최근에는 텔레비전을 보는데도 평균 10년을 보내는가 하면 전화를 하는 시간도 10개월에 달한다고 한다. 자고 일하는 시간 다음으로는 먹고 마시는데 가장 많은 시간을 보낸다는 사실을 알 수 있다. 일생동안 먹는 시간이 4년 정도라고 하는 것은 '입을 통해서 물을 위(胃)속에 부어넣거나 음식을 퍼 넣는 시간'의 합이 4년 정도 된다는 뜻이지마는, 사실 위가 음식물을 주물럭주물럭 소화시키고 있는 시간을 관찰해 보면 "사람은 하루 24시간 먹고 있다"라고 해도 과언이 아닐 것이다. 위가 빌 만 하면 음식물을 집어넣고 빌 만 하면 또 집어넣고 하기 때문이다.

입으로 들어간 음식은 식도, 위, 십이지장, 소장, 대장을 거치는 동안 자꾸 잘게 부셔 져서 결국 물과 같은 상태로 잘게 갈아 지면서 몸에 필요한 영양분은 흡수되고 불필요하거나 독성이 있는 것은 배설물이 되어 몸 밖으로 내 보내지게 된다. 일단 먹은 음식은 삼키는 순간부터 6시간 내지 9시간 안에 대장에 도달하게 되어 있고, 대부분의 사람들에게 있어서는 24시간 이내에 대변이 몸 밖으로 나갈 준비가 되어있다고 볼 수 있다. 이처럼 음식물 섭취와 소화과정을 통해서 필요한 영양을 조절하고, 또 이러한 영양상태의 조화를 통해서 건강을 유지하게 되는 것이다. 다시 말해서 '먹음'으로서 건강을 증진하는 것이다. 그런데 반대로 '먹지 않고 굶음'으로서 건강증진을 도모하는 방법도 또한 전통적으로 전해 내려오고 있다.

금식은 전통의학에서 하나의 치료방법으로도 사용돼 왔고, 소위 도(道)를 닦는 수도자들에 의해서도 이용되어 왔으며, 종교적 의식행위로도 꾸준히 시행되어 오고 있다. 금식은 보통 1일 내지 7일 정도 계속하는 경우가 많으며 일주일 이상 금식하는 경우에는 전문가의 감독하에 하던가 아니면 경험이 있는 사람들만이 해야 한다. 비교적 장기적인 금식을 할 때에는 주로 물만을 마시면서 진행하였었으나 최근에는 야채와 쥬스 등의 자연적인 요소를 사용하기도 한다. 금식이 우리 몸에 어떠한 영향을 끼치는가에 대한 학자들의 연구는 여러 가지이다.

첫째로 내장의 휴식을 제공한다는 것이다. 이상에서 열거한 것처럼 음식물을 먹으면 이것을 받아들이는 내장이 있고, 잘게 부셔서 체내로 흡수시키는 내장이 따로 있으며 이렇게 흡수된 양분을 전신에 돌리거나 에너지로 변화시키는 장기가 있는가 하면, 이런 과정 속에서 발생한 노폐물이나 유독물질을 체외로 방출시키는 장기가 따로 있게 마련이다. 그런데 음식을 먹지 않으니까 음식물을 받아들이고 부수고, 소화시키고, 양분을 흡수시키는 내장들은 휴식을 취할 수 있을 것이다. 팔 다리의 근육처럼 자주 사용하지 않으면 점점 약해지는 생리적 변화도 있을 수 있으나 너무 많이 먹고 너무 자주 먹어서, 혹사당하고 있는 내장을 잠시 쉬게 한다면 지쳐있는 장기의 기능 회복에 도움이 될 것이다.

둘째로는, 장기나 내장계통 즉 소화기 계통이나 순환기 계통이나 순환기 계통 등의 기능을 향상시키는 일이다. 이것은 금식을 통해서 요산(uric acid)이나 중금속 같은 유독성 성분을 체외로 배출시켜 버리기 때문에 가능한 것이다. 이와 같은 유독성 물질의 배출현상은 맹물을 마시면서 금식할 때 보다 과일 쥬스를 마시면서 할 때 더욱 효과적이다. 이는 생명력 유지에 필수적인 비타민, 미네랄(광물질), 효소 등이 계속 공급되기 때문이다.

셋째로는, 장기의 정화작용(cleansing)을 들 수 있다. 몸속에 새로운 음식물을 집어넣지 않으니 영양분을 흡수하는 계통의 장기들은 휴식을 취할 것이고, 노폐물을 제거하거나 배설하는 장기들은 계속 활발하게 작업을 하게 될 것이다. 따라서 남아있는 찌꺼기를 체외로 깨끗이 몰아내는 작용을 하게 됨으로 유독성 물질을 제거하는 간, 폐, 콩팥 그리고 노폐물을 배설시키는 대장 등이 깨끗하게 정화된다는 말이다. 금식을 하게 되면 입 안에서 나쁜 냄새가 나게 되고 소변도 색깔이 진하다 못해 거의 검은 색깔마저 띠게 되는 데 이러한 현상은 유독성 물질이 체외로 배출되는 것과 무관하지 않다.

넷째로, 혈액 내 화학성분들이 균형을 되찾게 된다. 불규칙한 식사, 편식, 포식 등의 불량한 식생활로 불균형을 이루고 있는 혈액성분들이 금식을 통해 다시 균형과 조화를 찾을 수 있게 된다. 금식을 할 때는 혈액이 산성 쪽으로 기우는 경향이 있음으로 단순한 맹물만을 마시면서 하는 것보다는 보통 알카리성을 지니고 있는 과일 쥬스를 마시면서 하는 게 혈액 내 화학성분 균형을 맞추는 데 더욱 효과적이라는 뜻이다.

다섯째로는, 마음과 정신이 맑아진다는 것이다. 음식을 먹고 나면, 특히 너무 많은 양의 음식을 먹게 되면 우리 몸의 에너지가 소화기 계통에 집중하게 됨으로 몸이 나른하고 졸리게 되는 데, 반대로 소화기 계통이 휴식을 취하는 동안에는 머리가 맑아지게 마련이다. 이것이 수도자나 신앙생활을 하는 사람들이 금식을 하는 주된 이유라 할 수 있다.

여섯째로, 체중을 조절하는 데 도움을 준다. 인체는 자신을 유지하기 위해서 단백질을 필요로 하는데, 금식기간 중 공급이 중단되면 주로 축적된 지방질에서 에너지 전환의 과정을 거쳐 부족 되는 부분을 채우게 된다. 따라서 불필요한 지방분을 제거해 줌으로 비만증 치료에 효과를 발휘하게 된다.

이외에도 금식의 효력 중에는 극기를 통한 자기강화, 인체의 자생력 활성화, 약물복용 의존도의 저하, 편안한 수면의 유도 등이 포함된다.

이와 같이 금식이 다양하게 육체적·정신적 건강증진에 도움을 준다고 해서, 모든 사람들에게 다 도움이 되고 또 모든 병들을 다 치료할 수 있다고 생각한다면 이는 대단한 착각이며 큰 오해라고 할 수밖에 없다. 특히 금식을 장기적으로 시행해서는 안 되는 경우를 열거하면 다음과 같다. 악성종양(암)이 있을 때라던가 당뇨병이 진행되어 있을 때, 활동성 결핵을 앓고 있을 때, 임신 중이나 수유기에 있는 산모의 경우, 전신 건강상태가 극도로 쇠약해져 있을 때 등에는 금식을 해서는 안 된다. 염증을 비롯한 급성 질병이 진행되고 있을 때라던가 소모성 질환이 진행되고 있을 때에도 금식을 해서는 안 된다. 그리고 특정한 약물치료를 받고 있을 때 특히 인슐린(insulin), 디지탈리스(digitalis), 스테로이드(steroid), 페니실린(항생제) 등으로 치료를 받고 있는 환자들도 금식을 해서는 안 된다.

금식을 하는 기간동안에 운동을 해도 괜찮은가 하는 질문에 대해서는 "평소에 규칙적인 운동을 하던 사람이 자신에게 알맞게 적응된 운동을 하는 것은 괜찮다"가 정답이다.

장기간 금식의 경우, 금식을 어떻게 시작하며 또 어떻게 진행하느냐 하는 것도 중요하지만, 어떤 의미에서는 금식을 어떻게 끝내느냐 하는 것이 더 중요하다고도 할 수 있다. 금식이 끝나고 정상식사를 하기 전까지의 기간을 보식기간(補食期間)이라고 하는데, 이 보식기간을 효율적으로 지나는 방법은 다음과 같다. 과식하지 않는다. 처음에는 가벼운 식사기간을 거쳐 서서히 정상식사로 연결되도록 한다. 첫날은 과일, 야채, 요구르트 등 쉽게 소화할 수 있는 음식부터 섭취하도록 한다. 둘째 날은 위의 식사에 수프, 죽 또는 약간의 야채를 곁들여 먹는다. 셋째 날은 죽이나 무른 밥을 먹고 가벼운 반찬을 소량씩 먹도록 한다.

보통 금식기간 3~4일 정도에 보식기간을 1일로 계산한다. 따라서 10일 정도의 금식기간에는 3~4일의 보식기간이 알맞다는 뜻이다.

건강을 위해서는 모든 것을 제대로 해야 한다. 먹는 것도 제대로 먹어야 하지만, 굶는 것도 제대로 굶어야 건강해 질 수 있다.

(5) 동종요법

옛날부터, 텅 빈 공간(空)에 들어 있는 기(氣)라고 해서 공기(空氣)라 불렀다. 그 텅 빈 공간에 색깔도 없고, 냄새도 없고, 보이지도 않고, 만져 지지도 않는, 그러나 생명을 유지하는데 없어서는 안 되는 기(氣)가 들어 있다는 사실을 뒤늦게 과학이 발견해 낸 것이다.

그런데 색깔도 없고 맛도 없는 그저 보통 물인데 병이 치유되는 약효가 있다고 한다면 사람들이 믿어 줄까. "분명히 있다"고 하는 것이 동종요법사들의 믿음이다. 이것이 바로 동종요법(同種療法)의 신비함이요, 환자들의 감탄함이며, 의학자들의 갑론을박함이다. 실제로 동종요법에서 사용하는 약은 화학적으로 성분을 분석해 보면 그냥 맹물에 가깝다. 그러니 이 분야에 대해서 이해가 없는 사람들이 "맹물로 병을 치료하다니", "말도 안 되는 소리", "터무니없는 과장"이라는 등의 의심 섞인 소리도 있을 법한 일이다.

동종요법은 1810년에 독일 의사 사무엘 하네만(Samuel Hahnemann)이 발표한 새로운 치료법이고 그 당시 의학계를 깜짝 놀라게 했다. 전통적으로 우리나라에서도 이열치열(以熱治熱)이라 해서 더위를 더위로 극복해야 된다는 사상이 있어 왔다. 큰 열을 치료하기 위해서는 작은 열을 이용한다는 뜻이다. 동종요법의 창시자 하네만 박사는 "어떤 질병을 치료하기 위해서는, 그 질병의 증상과 비슷한 증상을 일으키는 약제를 사용하여야 한다"고 주장했다. 그는 "심한 열을 일으키는 말라리아의 치료는 정상 사람에게 열을 발생시킬 수 있는 키니네(quinine)를 사용함으로 가능하다"는 것을 자신의 학설을 뒷받침하는 예로 들면서 설명하였다. 이와 같이 같은 종류(同種)를 사용한다는 뜻에서 동종요법이라 번역한 것이다.

서양에서는 호메오파시(homeopathy)라 부르는데, 원래 어원이 '조화(調和)'라는 뜻의 호메오(homeo-)와 병 또는 치료라는 뜻의 파시(pathy)가 합친 말이니 "몸의 조화"를 이뤄 주는 치료라는 뜻을 지니고 있는 것이다. 특히 동종요법에 대해서 경험이 있는 사람들이나 이의 신봉자들은 이를 종교처럼 굳게 믿고 있는 반면에, 회의론 자들이 계속 비판적인 입장을 고수하고 있는 이유는 "약물의 제조과정"에 대한 견해가 상당히 다르기 때문이다.

동종요법의 이론은 "약을 희석하면 희석할수록 약의 치유력은 더 강해진다"는 것이다. 예를 들어서, 약물 1cc를 맹물 100cc에 섞으면 100분의 1로 희석될 것이고, 이 희석된 성분 1cc를 또 100cc의 맹물에 희석하면 10,000분의 1로 희석된 셈이며, 여기서 1cc를 또다시 100cc의 맹물에 섞으면 100만 분의 1로 희석될 터인데, 1/100로 희석된 것보다는 1/10,000로 희석된 것이 더 효력이 강하고, 1/10,000로 희석된 것보다는 1/1,000,000로 희석된 것이 더 강하다는 것이다. 사실상 1/1000,000로 희석된 것은 약물의 성분으로 따지면 거의 없는 거나 마찬가지이다. 그러니, 약물이건 독(毒)이건 간에 농도가 높아야 더 강하다고 알고 있는 일반적인 생각으로는 '희석될수록 더 강해진다'는 생각을 그대로 받아들일 수 없는 것은 어쩌면 당연한 지도 모르겠다.

그러나 동종요법에 대해서 조금만 더 자세히 알아보면 금방 "그것도 일리가 있다"는 생각이 들것이다. 동종요법에서 사용하는 희석 방법은 진탕법(振蕩法, succussion)이라 부르는 특수 방법이다. 진탕법이란 "막 흔들어 섞는 것"을 말한다. 모든 성분에는 물질적인 것만이 있는 것이 아니고 그 물질 안에는 역동적(力動的, dynamic)인 에너지도 같이 있는 법인데, 이 고유한 에너지가 '흔들어 섞는 진탕 과정'을 통해서 더 순화(純化)되고 이 에너지의 활성도(活性度)도 훨씬 더 강해진다고 보는 것이다. 따라서 1/1,000,000 정도로 희석하면 약물의 성분은 물질적인 측면으로는 거의 없어진 상태가 되었을지라도, '흔들어 섞는 진탕(succussion)의 과정을 거치는 동안 역동적 에너지(dynamic energy)의 활성도는 몇 십배 몇 백배로 강화된 상태로 남아 있게 된다는 것이다.

동종요법은 각종 내과나 소아과 영역에 많이 사용되고 있는데 특히 알레르기성 질환에 좋은 효험이 있는 것으로 보고되고 있다. 또 만성(慢性)에서보다는 급성(急性)에서 더 효과가 좋은 것으로 되어 있다.

미국 네바다 주의 라스베가스에서 동종요법 클리닉을 운영하고 있는 로버트 밀네(Robert Milne) 박사는 감기나 독감(flu)의 증상을 예방하고 치료하는데 탁월한 효과가 있다고 보고하고 있다. 그는 특히 아코나이트(aconite), 브리오니아(bryonia), 벨라돈나(belladonna) 같은 약물을 투여함으로써 감기 증상을 다스리는 데에 매우 유효했다고 한다. 또 그는 두통, 피곤증, 불안증(irriatability), 월경전 증후군(premenstrual symptoms), 경부 강직증(neck stiffness), 요통, 복부 팽만감(bloating) 등에도 임상적 효과가 좋았다고 보고하고 있다.

세계에서 동종요법이 가장 성행하고 있는 나라가 인도인데 현재 인도에는 70,000명 이상의 동종요법사가 면허를 가지고 있다. 유럽의 경우는 불란서에서 약 6,000명의 의사가 동종요법을 사용하고 있으며, 영국이나 네덜란드나 러시아에서도 활발히 사용하고 있는 실정이며, 남미에서는 브라질, 아르헨친, 멕시코 등에서 꽤 많이 사용하며, 미국에는 현재 약 1,000명 정도의 의사와 또 거의 비슷한 수의 일반인 요법사가 있는 것으로 추산되고 있다. 우리나라에서는 약 10년 전부터 동종요법 의사가 활동하기 시작했고 지금은 이 분야의 의학자와 임상가들의 수가 빠른 속도로 늘어나는 추세에 있다. 한의학에서는 기미론(氣味論)에 입각하여 동종요법과 비슷한 치료법이 전통적으로 사용되어 오고 있는 셈이다.

동종요법이 서양에서 그렇게 오래 전에 생겼음에도 서양의학의 주류에 속하지 못하고 '변두리 의학'으로 차별대우를 받았던 이유는 "약을 희석할수록 강해진다"는 동종요법의 이론이 그대로 받아들여지지 않았기 때문이었다. 그런데 최근에 들어서 유난히 관심이 높아지고 일종의 붐을 이루기 시작하는 이유는, 동양의학이 미국에 소개되어 소위 동양의학 붐이 일어나면서 기타 대체의학에 대한 관심이 따라서 고조됐기 때문이라 할 수 있다.

동종요법은 물질의 성분과 원소를 추출하여 순화시켜 사용한다는 측면에서는 서양의학의 성격을 띠였다고 할 수 있고, 역동성 에너지(氣)와 조화(調和)의 개념을 강조하며 이열치열의 개념과 같다는 점에서는 동양의학의 성격을 띠고 있다고 볼 수 있다. 동종요법은 동서 의학 접목의 한 실질적 모델이다. 동종요법은 동양의학의 아이디어와 서양의학의 아이디어를 융합시켜 의학의 수준을 한 차원 높이는 견인차 역할을 할 충분한 잠재력을 지니고 있다.

(6) **광선요법**(光線療法, light therapy)

광선요법이란 자연 햇빛이나 인공광선을 이용하여 인체의 생리적 변화를 유도하는 요법이다. 인도의 전통의학인 아유르베다의 원조로 알려져 있는 차라카란 의사는 이미 기원전 6세기경에 질병을 치료하는 데에 햇빛을 이용할 것을 추천했었다. 1970년대에 들어 와서는 현대의학에서도 사람들의 행동이 광선의 노출과 관계있다는 사실을 인정하고 있다. 어떤 사람들은 낮이 긴 봄과 여름에는 마음이 편안해 지고, 이유 없는 행복을 느끼고, 생활에 만족을 느끼며, 일에 대한 의욕이 왕성해 지지만, 밤이 긴 가을과 겨울이 되면 반대로 신경이 예민해 지고, 정서는 불안해 지며, 이유 없이 울적해 지고, 심한 우울증에 빠지기도 하고, 불면증을 호소하고, 식욕부진에 빠지거나 폭식을 하게 된다. 그러다가 봄이 오면 다시 기분이 들떠지는 계절적 주기가 해마다 반복되는 사람들이 꽤 많다는 것이다. 따라서 이러한 계절성 정서 불안증 환자에게 햇빛을 많이 노출시키는 것이 하나의 치료법이 될 수 있다는 이론이 성립된다.

인체에는 여러 가지 리듬이 있는데 이들 모두는 호르몬과 기타 화학물질에 의해 조절된다.

어떤 시간이 되면 졸음이 오고 또 어떤 시간에는 잠이 깨는 소위 수면-각성 주기도 이러한 리듬 중의 하나이다. 빛은 매우 강력한 각성 자극제이기 때문에 수면 각성 주기는 우리 눈의 망막에 들어오는 햇빛에 의해 많이 좌우된다. 망막의 수용체들은 이 햇빛 자극을 뇌의 각 부위에 보내어 이제 자야 될 시간이라던가 아니면 잠자리에서 일어나야 될 시간이라는 정보를 전달하여 준다. 그런데 햇빛이 부족하게 되면 낮 시간인데도 몸이 나른하고 피곤하며 축 늘어지는 기분을 느끼게 된다. 멜라토닌이라는 호르몬은 졸음과 우울증을 유발하는데 빛은 이 멜라토닌의 생성을 억제하는 성질을 갖고 있다. 밤에 자다가 소변을 보고 난 후부터 다시 잠을 이루지 못했다는 사람들이 더러 있는데 이는 소변을 볼 때 켠 밝은 불빛에 노출된 것과 무관하지 않다.

광선의 모든 파장을 다 함유하고 있는 자연 햇빛이 치료에 가장 이상적이기 때문에, 인공광선도 햇빛의 온파장(full spectrum)을 다 지닐수록 좋은 것으로 평가된다. 밝기의 척도를 럭스라 하는데 햇빛은 50,000럭스이며, 계절성 정서장애를 치료 하는 데는 10,000럭스의 빛이 필요하다. 하루에 15분 내지 3시간 동안 햇빛이나 인공광선 조명등 아래 앉아서 치료를 받을 경우 수일 내 효과를 볼 수도 있다. 광선에는 자외선이 포함되어 인체에 심각한 해를 끼칠 수도 있기 때문에 과다한 노출을 피하거나 자외선 차단기기를 사용해야 한다.

광선요법으로 도움을 줄 수 있는 질병이나 증상에는 계절성 정서장애 외에도 갓난아기의 황달, 월경 전 증후군, 피부의 발진이나 자극반점, 편두통, 고혈압, 각종 스트레스 증상, 불면증, 단순성 헤르페스 등이 포함된다.

(7) 수 치료(水治療, hydrotherapy)

수 치료 또는 물 요법(Hydrotherapy)이란 어떤 형태로든 질병의 치료나 건강의 유지 목적으로 물을 사용하는 것을 통틀어 일컫는 말이다. 수 치료는 인류의 역사와 더불어 시작되었다고 해도 과언이 아니다. 수 치료는 이집트, 아시리아, 바빌로니아, 페르시아, 그리스, 유태, 힌두, 미주 원주민, 그리고 중국과 한국을 포함한 극동 지역 등 거의 모든 문화권에서 사용하였던 흔적을 찾아 볼 수 있기 때문이다. 본격적으로 1800년대에 대부분의 스파(spa) 등에서 운영하던 각종 프로그램이 물 요법이라는 개념의 원조라고도 할 수 있는데, 많은 학자들은 그 무렵의 오스트리아의 농부 빈센즈 프리스니츠가 물 요법의 창시자로 인정하고 있다. 특히 체코슬로바키아, 루마니아, 헝가리, 독일, 러시아 등 소위 동유럽에서 인기리에 이용되고 있었다. 이 곳 클리닉에서는 혼자만 들어 갈 수 있는 작은 욕조에 한 30분간 가만히 들어 누어 있다가 샤워하고 집으로 돌아가는 환자들의 모습을 흔히 볼 수 있다. 이런 욕조에 담긴 물은 나트륨, 칼슘, 마그네슘, 탄산성분, 유황성분 등이 많이 함유되어 있으며, 탄산수는 작은 외상, 화상, 피부 경화, 소화기 장해, 알레르기 등에 치료 효과가 있으며, 유황성분은 관절염, 만성 중독증, 당뇨병, 피부 질환, 비뇨기 질환 등에 효험이 있다고 알려져 있기 때문이다.

수 치료는 이미 제도권 의학에서 특히 재활의학 분야에서 자주 사용하고 있는 치료법이다. 단지 물의 사용방법이나 치료 대상이 정통의학의 틀보다 더 넓게 확대되었기 때문에 물 요법의 많은 부분을 대체의학 범주에 포함시키는 것이다. 이처럼 물 요법은 병원에서도, 집에서도, 온천에서도 할 수 있다. 물도 뜨거운 물, 따뜻한 물, 찬물을 모두 사용하고, 액체 나 수증기 혹은 얼음 형태로도 이용한다. 입이나 항문을 통해 내복할 수도 있고, 사우나, 샤워, 입욕, 월풀(whirlpool), 좌욕처럼 체외에 적용할 수도 있다. 스프레이나 호스를 사용할 수도 있고, 습포(hot moist pack)를 이용할 수도 있다. 물이 제공하는 효과는 열·냉 효과, 마사지 효과, 물에 포함된 광물질 효과, 물에 뜨는 부력 효과 등이다. 습포의 형태로 주로 이용되는 냉찜질은 혈관을 수축시키고, 혈류를 감소시켜 부종이나 염증을 가라앉히고, 국소 마취제와 같은 작용을 하여, 두통, 치통, 코피, 삠, 타박상, 찰과상, 근육경련 등을 완화시키는 효과가 있다. 반면에 열은 혈관을 확장시키고 혈류를 증가시킴으로써 통증을 줄이는 작용을 하는데, 특히 욕탕의 열은 마사지 효과와 부력 효과가 더해져 관절의 통증을 줄여 주고 근육 긴장을 풀어 준다. 더구나 고열 요법은 면역 기능도 향상시키고 만성 피로 증후군에도 효험이 있다는 주장이 있다. 또 월풀(whirlpool)은 근육과 관절의 긴장을 이완시키고, 피부의 외상성 감염, 부종, 경증의 동상 치료에 도움을 준다. 열을 가미한 수 치료는 불면증, 인후통, 감기, 월경통, 다리 경련, 신경통, 두통에도 효험이 있다는 것이 전문가들의 경험이다. 수치료의 정확한 효능에 대해서는 지속적인 연구가 뒷받침되어야 하겠으나, 광범위한 의미에서의 물 요법은 앞으로도 동양의학, 서양의학, 대체의학 영역에서 계속 애용될 전망이다.

(8) 오감요법(五感療法, sense therapy)

삶(生)은 영위(營衛)하는 것이다. 영위(營衛)는 영양(營養)하고 방위(防衛)하는 것이다. 영양은 짓는다(營, 지을 영, build)는 의미와 기른다(養, 기를 양, nourish)는 의미를 갖고 있으니 우리 몸의 세포와 조직과 장기 등의 구조를 짓고, 여기에 자양분을 공급하여 기른다는 뜻이다. 위(衛)는 방위(防衛)를 말하는 것이며, 방위는 막아(防, 막을 방, defend)주고 모신다(衛, 모실 위, protect)는 뜻을 지니고 있다. 따라서 생명이란 영위하는 존재 즉 "기르고 모시는" 존재라는 뜻임을 알 수 있다.

생명을 유지하기 위한 기본 행위로, 식물에게는 먹고(食) 숨쉬는(息) 행위가 있으며, 동물에게는 먹고 숨쉬는 것 외에 움직이고(動) 잠자는(眠) 행위가 추가된다. 그리고 만물의 영장인 사람에게는 생각한다(思)는 행위가 하나 더 추가되는 특혜를 누린다. 이러한 생명의 기본 행위를 제대로 행하기 위해서는 주위환경에 날쌔게 적응하여야 하며, 빠른 적응을 위해서는 주위 환경으로부터 끊임없는 정보를 입수하여야 한다. 정보를 입수하는데 사용되는 도구를 감각 기관이라 하며 가장 중요한 감각 다섯 가지를 오감(五感, five senses)이라 부른다. 오감에는 시각(視覺, vision), 청각(聽覺, hearing), 미각(味覺, taste), 취각(臭覺, smell), 촉각(觸覺, tactile) 등이 포함된다.

오감의 감각 기관은 주로 얼굴에 붙어 있다. 그래서 주위환경의 정보를 재빨리 입수하기 위해서는 필요한 방향으로 얼굴이 홱홱 돌아가야 한다. 대부분의 동물에 있어서 목의 운동 범위가 가장 다양하고 매우 부드러운 이유는 바로 이 때문이다. 목의 길이가 너무 짧거나 거의 없는 물고기라던가 돼지의 경우에는 몸 전체를 홱홱 돌릴 줄 모르면 살아남기 어려울 것이다.

사람의 시각(視覺)은 다른 동물에 비해 아주 둔하지도 않고 그렇다고 아주 예민하지도 않다. 독수리는 밝은 대낮에는 십리밖에 있는 병아리를 볼 수 있으며, 부엉이는 밤에 사람 눈으로는 전혀 볼 수 없는 것을 훤하게 볼 수 있다. 말의 눈은 크고 툭 튀어 나와서 한군데 가만히 서 있어도 앞 뒤 위아래 사방 360°가 안 보이는 데가 없는데 사람은 눈을 크게 부릅떠도 보이는 시야는 매우 좁다. 그래서 눈이 움푹 들어간 서양 사람들은 시야도 좁고 눈치도 없는지 모르겠다.

청각(聽覺)은 감정과 밀접한 관계가 있다. 소리의 종류에 따라 우리를 놀라게도 만들고 슬프게도 만들고 기쁘게도 만든다. 남성은 시각적인데 비해 여성은 청각적이란 보고도 있다. 깜깜한 동굴 속에 사는 박쥐는 눈으로 보는 것이 아니고 사람 귀에는 들리지도 않는 초음파(超音波)를 감지함으로써 날아가는 벌레를 잡아먹는다고 한다.

냄새 맡는 취각(臭覺)도 사람에서는 비교적 둔한 편인데, 그나마 적응도가 높아서 쉽게 냄새의 자극을 잃어버리는 게 특징이다. 공중변소에 처음 들어갈 때는 구린내가 역하게 나다가도 조금 있으면 냄새가 별로 안 나는 것 같은 것이 그 좋은 예이다. 진한 향수 냄새도 항상 옆에 있으면 냄새가 안 나는 법이다. 개는 취각이 유별나게 발달해서 사람보다 500배 이상 냄새를 잘 맡는다고 하며, 5리나 10리 바깥에서 풍기는 냄새도 맡을 수 있다고 한다.

맛을 보는 미각(味覺)은 다른 감각과는 달라서 혀와 입안에 닿아야 감지할 수 있으며, 냄새를 제대로 맡을 수 있어야 맛도 제대로 알 수 있다는 사실이다. 감기 걸려서 코가 막히면 입맛도 제대로 나지 않는 것은 이 때문이다. 사과도 코 막고 먹으면 생감자 맛과 구별이 안 된다.

만져 보고 아는 촉각(觸覺)은 온 몸에 다 흩어져 있지만 제일 예민한 부위가 혀이고 그 다음으로 예민한 부분이 손끝이다. 크고 작은 것을 구별 한다던가 한 개인지 두 개인지를 구별하는 감각이 제일 둔한 부위는 등이다.

최근에는 대체의학에 대한 관심과 연구열이 매우 고조되고 있는 세계 추세에 힘을 얻어 오감(五感)을 이용한 치료법이 우후죽순처럼 고개를 쳐들고 일어나고 있다. 시각 자극(視覺刺戟)을 이용하여 치료 효과를 노리는 요법에서는, 다양한 색깔이나 광선을 이용하기도 하고 그림이나 조각이나 도요(도자기)를 사용하기도 한다. 빨간 색은 본능적 열정을, 주홍은 현실성을, 노랑은 지혜를, 초록은 화평을, 파랑은 맑은 정신을, 남색은 직관성을, 보라는 신성을 활성화 시켜 주는 작용이 있음으로 환자의 증상에 따라 그에 알맞는 색을 처방할 수 있다. 조각에서처럼 어떤 형태를 봄으로써 뇌 기능을 자극 해 주기도 하고, 햇빛과 같은 자연광선이나 레이저와 같은 인공광선을 사용하기도 한다. 청각을 자극하는 요법으로는 정서 불안과 언어 장애를 도와주는 "음악 치료", 심신 수련과 건강증진 섭생법으로서 새소리, 파도 소리, 시냇물 소리 등을 이용하는 "자연의 소리" 요법 등을 들 수 있다. 취각 자극(臭覺刺戟)에는 향기 요법 즉 아로마데라피(aroma-therapy)가 포함된다. 특별한 방법으로 추출 조제된 향유를 목욕물에 섞어 목욕을 하거나, 크림에 섞어 피부 마사지를 하거나, 수건에 몇 방울 떨어뜨려 수시로 냄새를 맡거나 함으로써 스트레스를 포함한 여러 가지 증상을 다스리는데 사용한다. 미각(味覺)자극으로는 다섯 가지 맛(단맛, 쓴맛, 짠맛, 신맛, 매운맛)을 조화시킴으로써 건강증진을 이룬다는 한의학의 기미론(氣味論)적 요법이 가장 각광을 받는다. 촉각(觸覺) 자극 요법으로는 전통적인 침술, 뜸, 지압, 부항 외에도 전기, 자기, 초음파, 광선, 레이저, 얼음 등을 사용하는 치료법을 들 수 있고, 마사지(massage)나 수기 요법(manipulation) 또는 타칭(접촉, touching)요법 등도 여기에 포함시킬 수 있다.

오감을 이용한 치료법은 동서의학이 협조하여 그 연구에 같이 참여한다면 미래 의학의 한 부분으로서 놀랍게 발전할 것이다.

(9) **관장요법**(灌腸療法, colon therapy)

장세척요법 또는 관장요법은 대장의 기능을 건강하게 유지향상시킴으로써 인체의 화학적 균형(balance body chemistry)을 바로 잡고, 노폐물을 효율적으로 제거하고, 조직과 기관(tissue and organ)의 손상된 기능을 회복시켜 줌을 목표로 삼고 있다. 건강한 대장은 필수 영양소(vital nutrients)의 흡수와 노폐물 제거(elimination of bodily waste and toxins)에 가장 중요한 역할의 일부를 담당하고 있다. 관장요법에는 장의 세척(irrigation of colon)뿐만 아니라, 대변의 구조와 화학성분을 분석하고, 환경적 요인, 면역학적 요인과 심인성 영향(psycho-somatic influence) 등의 분석도 병행하여 시행한다.

우리나라 속담에 "잘 먹고 잘 누어야 건강하다"는 말이 있는데, 의학적으로도 역시 일리가 있다고 본다. 건강하면 저절로 잘 먹고 잘 누게 되어 있고, 또 잘 먹고 잘 누면 건강하게 되어 있다. 우리 몸의 생리는 생명을 영위하기 위하여 항상 에너지를 필요로 하며, 이러한 에너지를 얻기 위해서 우리는 음식을 먹고 물을 마시며 산소를 들여 마셔야 하고 소변과 대변을 배설해야 하고 탄산가스를 내 뿜어야 한다. 그런데 일반적으로 서양문화권에서는 몸속에 집어넣는(input) 부분을 강조하는 경향이 있는가 하면 동양문화권에서는 몸속에서 밖으로 내보내는(output) 부분을 강조하는 경향이 있다. 다시 말해서 서양에서는 '어떻게 하면 좋은 음식을 먹고, 좋은 생각을 할까'에 치중한다면, 동양에서는 '어떻게 하면 몸속의 독소를 몸 밖으로 내 보내고, 또 나쁜 생각을 머리 속에서 비워 버릴까'에 치중한다는 뜻이다. 그래서 동양에서는 단식(또는 금식)이나 배변 행위를 상당히 중요시하고 단전호흡과 같은 호흡 운동에서도 흡기(吸氣, inspiration)보다는 호기(呼氣, expiration)에 많은 기술을 강조하는 것이다.

사람들은 아주 옛날부터 장을 비우는 관장을 행해 왔다. 고대 이집트의 통치자 파라오가 나일 강둑에서 피크닉을 하고 있는 어느 날, 의술의 신 토트가 신성한 새 따오기의 형태를 하고 나타나 그 커다란 부리에 물을 채우고는 부리의 끝을 자신의 항문에 집어넣고 그 많은 물을 그 안에 쏟아 부었다. 이를 신의 메시지로 받아들인 승려 의사들이 파라오에게 관장을 실시했단다. 우리 조상들도 큰창자 벽에 노폐물의 찌꺼기가 끼어 있는 것을 숙변(宿便)이라 하여 이를 제거하는 것이 건강에 도움이 된다는 사실을 굳게 믿고 있었다. 장세척요법에 대한 가장 오래 된 기록은 80여 년 전에 미국 미쉬간의 자연 의학의 개척자인 죤 하비 켈록(John Harvey Kellogg) 박사가, 가능한 한 수술을 회피한다는 목적 하에 자신이 돌보고 있는 40,000명의 소화기 질환 환자에게 장세척을 광범위하게 시술하였다는 것이다. 1920년대와 1930년대에 미국에서는 장세척 요법이 매우 성행하였다. 일반적으로 관장에는 비누 거품을 사용하거나, 이미 만들어져 있는 관장용 용액을 사용하거나, 또 참깨, 감초, 심지어는 우유와 당밀의 혼합물 같은 보조제를 사용하기도 한다. 특히 50여 년 전에 맥스 거슨(Max Gerson) 박사가 개발한 관장에 커피를 사용하는 소위 "커피 관장 요법"은 오늘 날 까지도 여러 나라에서 각종 암을 치유하기 위해 널리 사용되고 있다.

(10) 심층근육 자극요법(IMS, Intra-Muscular Stimulation)

비교적 길고 비교적 굵은 바늘로 비교적 깊이 찔러 주로 근육을 자극해 주는 치료법이다. 카나다의 챈 건(Chan Gunn, M.D.)박사가 개발하여 1970년 대 중반에 보급 확산시키기 시작한 치료법이다. 처음에는 주로 바늘을 깊숙이 찔러 근육을 물리적으로 자극하여 줌으로써 통증을 완화시키는 것을 치료 목표로 삼았었다. 그러나 후에 통증이 있는 국소를 주로 자극해 주는 치료법에서 그 국소뿐만 아니라 그 국소와 관계가 있는 신경근(Nerve Root)을 자극해 주는 방법도 포함하게 되었다. 신경근 부위를 자극하기 위하여 깊숙이 들어가는 바늘을 관찰할 수 있는 모니터(monitor)를 사용하기도 한다.

치료대상도 처음에는 주로 통증이었으나 점차 비 통증 증상(non-pain condition)을 완화하는 방향으로 확대되었고 심지어 내장 질환을 치료하는 방향에로까지 연구가 진행되고 있다.

심층근육 자극요법(IMS)이 침술과 다른 점은, 진단과 치료를 경락과 경혈에 전혀 의존하지 않는다는 사실이다. 근막통 증후군(MPS, Myofascial Pain Syndrome)과 다른 점은 역시 진단과 치료면에 있어서 유발점(trigger points)에 전적으로 의존하지 않는다는 사실이다. 주로 신경근 병변(radiculopathy)에 관계된 증후군을 강조하며 감각 수용기(感覺受容器, receptor)의 초민감성(超敏感性, Supersensitivity)을 그 이론의 바탕으로 삼고 있다. 즉 신경근 병변에 의한 수용기의 초민감성을 바늘의 강렬한 자극으로 둔화시킨다는 이론이다.

(11) 고열요법(高熱療法, hyperthermia)

고열요법이라고 하는 것은 "우리 몸은 감염이나 염증에 대항하기 위해 자연적으로 열이 생기게 되어 있는데, 열이 생기지 않을 때 인위적으로 발열시켜 국소 질환이나 전신 질환을 치료하려는 모든 방법을 일컫는 말이다. 열은 질병에 대해 가장 힘있게 대항할 수 있는 것 중에 하나이다.

(12) 양자의학(陽子醫學, quantum medicine)

양자의학이란 분자 생물학(Molecular Biology)차원을 넘어서 원자 차원으로 접근하는 치료법인데, 원자에서 방사하는 양자 에너지(quantum energy)를 전자(electrons)군에서 나오는 에너지와 그 주위의 소립자(素粒子, subtle particles)군에서 나오는 에너지를 구별하여 분석함으로서 우리 몸의 정상적인 상태와 비정상적인 상태를 가려내고, 병적인 에너지의 발원지(source)를 미세 전자파(微細電磁波, subtle electro-magnetic waves)로 자극함으로서, 정상적인 상태로 되돌려 놓는다는 이론을 바탕으로 하는 치료법이 양자의학이다. 미국에서는 자기공명 분석기(磁氣共鳴分析器, Magnetic Resonance Analyzer)로 불리고, 일본에서는 양자 공명 측정기(陽子共鳴測定器, Quantum Resonance Analyzer)로 불리는 기기(器機, Instrument)를 이용하여 연구와 시술을 병행하고 있다. 우리나라에도 최근에 도입이 되어 사용 중에 있다.

(13) **쥬스 요법**(juice therapy)

쥬스 요법은 과일 및 채소로부터 얻은 신선하고 생생한 주스를 이용하여 신체를 자양시키고 충전시키는 방법이다. 스트레스나 질병이 있는 상태에 영양 물질 공급의 차원에서 주스 요법은 건강을 유지시키는 방법으로 사용될 수 있다. 이 주스 치료 시행자들은 면역 체계를 자극시키고, 혈압을 낮추고, 독소를 제거하며, 환경적 요인에 의한 질병이나 음식 알레르기나 소화기 장해를 치료하는데도 도움이 된다고 주장하고 있다.

(14) **뇨 요법**(尿療法, urine therapy)

뇨 요법은 건강유지 섭생법으로 소변을 마시는 방법이다. 주로 자기 자신의 오줌을 마신다. 소변에는 인체의 여러 생리적 상태를 반영하는 정보가 들어 있는데, 이 되 마시는 소변의 정보가 몸의 생리기전을 자극하여 불건강한 요소들을 수정 보완할 수 있다는 이론을 바탕으로 하고 있다. 많은 연구가 뒷받침 되어야 할 분야이다.

(15) **테이핑 요법**(taping therapy)

1970년대에 일본의 카세 겐조 박사가 창시하여 보급된 요법으로, 처음에는 주로 통증을 완화시킬 목적으로 사용되었으나 후에 근육통증과 연관된 2차적 질환과 통증 이외의 증상을 호전시키는 데에도 확대 응용하고 있다. 긴장이나 손상으로 통증이 생긴 근육부위에 신축성 있는 테이프(elastic tape)를 부쳐주는 치료법이다. 테이프에 의해서 피부가 위로 들려지면 피부와 근육 사이에 공간이 커지게 되고 그 공간으로 혈액과 임프액의 순환이 증가하여 통증이 완화된다는 이론을 비롯하여 관문 조절설(gate control theory)이나 반사반응(cutaneo-vascular reflex 포함)설 등의 다양한 설명이 있다.

참고문헌

바산트 레드(이호준 역). 생명의 신비, 진영사. 1989.

이응세. 대체의학(Alternative Medicine), 원광 한의과대 개교 25주년 기념 국제학술대회 회보, pp.24~38, 1997.

전세일. 보완대체의학, 계축문화사, 2004.

전세일. 보완대체의학의 임상응용과 실제, 한국의학사, 2009.

전세일. 침술의학, 계축문화사, 2005.

Bauman E., Brint AI, Piper L, Wright PA., The Wholistic Health Handbook, A Tool for Attaining Wholeness of Body, Mind, and Spirit. AND/OR PRESS, Berkley, California, 1978.

Chun SI. The Role of Oriental Medicine in Rehabilitation Medicine, The Proceedings of 8th World Congress of international Rehabilitation Medicine Association, pp.507~512, 1997.

DeLisa JA, Martin GM, Currie DM., Chapter One, Rehabilitation Medicine : Past, Present, and Future(pp.3~24). in Rehabilitation Medicine, Principles and Practice, Edited by DeLisa JA, Lippincott, Philadelphia, 1988.

Diamond J. Life Energy, Dodd, Mead and Co., New York, 1985.

Esdaile J. Hypnosis in Medicine and Surgery. New York, Julian Press, 1957.

Hastings AC, Fadiman J, Gordon JS., Health for the Whole Person, The Complete guide to Holistic Medicine, Westviewe Press, Boulder, Colorado, 1980.

Hintze N., Pratt JG, The Psychic Realm. What Can We Believe ? New York, Random House, 1975.

International Chiropractic Association. Modern Development in Principles and Practices of Chiropractics. New York, Applrton-Century-Crofts, 1979.

Kushi M. One Peaceful World, Kushi's Approach to Creating a Healthy and Harmonious Mind, Home, and World Community, St. Martins Press, 1987.

Ott J. Health and Light, Old Greenwich, Conn. Devin-Adair, 1973.

Pelletier KR. Mind as Healer, Mind as Slayer. A Holistic Approach to Preventing Stress Disorders. New York. Delacorte and Delta, 1977.

Stalker D, Glymour G., Quantum Medicine, pp.107~125, in Examining Holistic Medicine, Prometheus Book, Buffalo, NY, 1985.

Sharma, CH. A Manual of Homeopathy and Natural Medicine. New York. Dutton, 1976.

Williams RJ. Nutrition Against Disease. New York, Bantam, 1973.

찾아보기

【ㅇ】

【A】

【I】

【M】

[N]

[O]

[P]

[T]

재활치료학 값 35,000원

1998년 3월 25일 초 판 발행
2011년 7월 20일 개정판 1쇄 발행
2023년 1월 2일 개정판 4쇄 발행

대표저자 : 전 세 일
발 행 인 : 주 영 일
발 행 처 : 계 축 문 화 사

서울특별시 종로구 통일로12길 16-17
우편번호 03029
TEL : 735-2257 · 738-9746
FAX : 723-9025
E-mail : gyechuk@hanmail.net
홈페이지 : http://gyechuk.co.kr
1973. 10. 31 등록번호 제300-1973-8호
ISBN 978-89-5629-243-4 93510